高级卫生专业技术资格考试用书

外科护理学

高级护师进阶

（副主任护师/主任护师）

（第2版）

主　编　丁淑贞

副主编　庄丽娜　周　军　张　丽
　　　　黄芳艳　吴建华

编　者　（按姓氏笔画排序）

丁淑贞　于蕾均　马　慧　王庆华　王庆阳
冯　红　庄丽娜　刘春鸣　安　丽　李　硕
李世博　杨　红　杨　晶　吴建华　何玉翠
冷　静　宋　杰　宋英茜　张　伟　张　丽
张　彤　张　茹　张晓霞　陈　瑜　周　军
姜　红　宫　颖　秦　晶　高筱琪　桑　甜
黄芳艳　崔丽艳　梁　艳　潘　杰

中国协和医科大学出版社
北　京

图书在版编目（CIP）数据

外科护理学：高级护师进阶／丁淑贞主编 . —2 版 . —北京：中国协和医科大学出版社，2022.8

（高级卫生专业技术资格考试用书）

ISBN 978 - 7 - 5679 - 2004 - 0

Ⅰ . ①外… Ⅱ . ①丁… Ⅲ . ①外科学 - 护理学 - 资格考试 - 自学参考资料 Ⅳ . ①R473.6

中国版本图书馆 CIP 数据核字（2022）第 120600 号

高级卫生专业技术资格考试用书

外科护理学·高级护师进阶（第 2 版）

主　　编：丁淑贞

责任编辑：张青山

封面设计：许晓晨

责任校对：张　麓

责任印制：张　岱

出版发行：**中国协和医科大学出版社**
　　　　　（北京市东城区东单三条九号　邮编 100730　电话 010 - 65260431）

网　　址：www.pumcp.com

经　　销：新华书店总店北京发行所

印　　刷：三河市龙大印装有限公司

开　　本：787mm × 1092mm　　1/16

印　　张：38.75

字　　数：900 千字

版　　次：2022 年 8 月第 2 版

印　　次：2022 年 8 月第 1 次印刷

定　　价：138.00 元

ISBN 978 - 7 - 5679 - 2004 - 0

前　言

护理学是将自然科学与社会科学紧密联系起来的为人类健康服务的综合性应用学科。随着医学科学的迅速发展和医学模式的不断转变，以及医学理论和诊疗技术的不断更新，护理学科领域发生了很大的变化。本书是对临床护理实践及技能给予指导的专业参考书，旨在为临床护理人员提供最新的专业理论和专业指导，帮助护理人员熟练掌握基本理论知识和临床护理技能，提高护理质量。

本书第 1 版上市后，受到广大读者的一致好评，也帮助众多考生顺利通过高级卫生专业技术资格考试。为了更好地服务读者，提升图书品质，现出版第 2 版图书。本书内容紧扣最新版高级卫生专业技术资格考试大纲，将专业知识分为"熟悉""掌握""熟练掌握"的不同层次要求，重点突出，详略得当。同时，针对上一版中存在的不足与疏漏进行了修订与补充。本书共分为 34 章，包括外科专业常见疾病和多发疾病的概念、病因及发病机制、病理生理、临床表现、辅助检查、治疗要点、护理评估、护理诊断、护理措施及健康指导等内容。语言简洁，内容丰富，侧重实用性和可操作性，力求详尽准确。

本书是拟晋升护理专业副高级和正高级职称考试人员的复习指导用书，也可供外科医师、全科医师、急诊科医师及医学院校师生在临床护理、教学中查阅参考，具有很强的临床实用性和指导意义。

尽管力臻完善，但书中难免存在疏漏和不足之处，敬请广大读者批评指正，以便进一步修正。

编　者

2022 年 6 月

目　　录

第一章　水、电解质、酸碱平衡失调患者的护理

第一节　概　述

知识点1：体液平衡失调的表现　　　　　　副高：掌握　正高：熟练掌握

人体每日摄入的水和各种电解质的量会有较大变动，但每日的排出量也随之变动，以使水和电解质在人体内经常保持动态平衡。这种水和电解质在人体内经常不断地变动和维持平衡，主要是通过机体的内在调节完成的。但如果由于疾病、创伤等多种因素的影响，这种调节功能被破坏，就会发生水和电解质的紊乱。体液平衡失调可以表现为容量失调、浓度失调或成分失调。

（1）容量失调：是指体液量的等渗性减少或增加，仅引起细胞外液量的变化，而细胞内液量无明显改变，如等渗性脱水。

（2）浓度失调：是指细胞外液内水分的增加或减少，导致渗透压发生改变。由于 Na^+ 构成细胞外液渗透微粒的90%，其浓度失调就表现为低钠血症或高钠血症。

（3）成分失调：细胞外液中其他离子的浓度改变虽能产生各自的病理生理影响，但因渗透微粒数量少而不致明显影响细胞外液的渗透压，故仅造成成分失调，如低钾血症或高钾血症、酸中毒或碱中毒等。

知识点2：体液组成及分布　　　　　　　　副高：掌握　正高：熟练掌握

人体内体液的主要成分是水与电解质。人体内的体液总量及分布与人体骨骼肌、脂肪含量有关，因性别、年龄和胖瘦等因素而异。成年男性的体液量约占体重的60%，女性占体重的55%，婴幼儿可高达70%~80%。随着年龄增长和体内脂肪组织的增多，体液量所占比例有所下降，14岁后青少年体液量占体重的比例已接近成人。

体液分为细胞内液与细胞外液。细胞内液大部分位于骨骼肌内，成年男性的骨骼肌量多，因此其细胞内液约占体重的40%，女性的细胞内液约占体重的35%。男性、女性的细胞外液均占体重的20%（表1-1）。细胞外液分为血浆与组织间液，分别约占体重的5%和15%。绝大部分的细胞外液属于功能性细胞外液，具有快速平衡水、电解质的功能，但部分结缔组织液和透细胞液如胸膜腔液、心包液、消化液、关节液、滑膜液和脑脊液等，它们具有各自的生理功能，在维持体液平衡方面的作用甚小，因此被称为无功能性细胞外液，它们仅占体重的1%~2%。但是，无功能性细胞外液的变化有时也会导致机体水、电解质和酸碱平衡的显著变化，如大量胃肠消化液的丢失。

表 1-1　正常成人体液分布

分类	比例（占体重）	主要分布	主要电解质
细胞内液	男 40%、女 35%	骨骼肌	K^+、Mg^{2+}、HPO_4^{2-}
细胞外液	20%	血浆、组织间液	Na^+、Cl^-、HCO_3^-

知识点 3：水平衡	副高：掌握　正高：熟练掌握

水平衡对于人体内环境的稳定非常重要，正常人体水分的摄入和排出处在动态平衡之中（表 1-2）。

表 1-2　正常人体水分摄入量和排出量

摄入量（ml）		排出量（ml）	
饮水	1600	尿	1500
食物水	700	粪便	200
代谢氧化水	200	皮肤蒸发	500
总量	2500	呼吸蒸发	300
		总量	2500

知识点 4：电解质平衡	副高：掌握　正高：熟练掌握

正常情况下，细胞内、外液的渗透压相等，正常为 290~310mmol/L。细胞外液阳离子以 Na^+ 为主，阴离子有 Cl^- 和 HCO_3^- 等；细胞内液阳离子以 K^+ 和 Mg^{2+} 为主，阴离子有 HPO_4^{2-} 和蛋白质，共同维持细胞内外的渗透压。

（1）Na^+ 的平衡：正常成人对钠盐的需要量为每日 5~9g，Na^+ 主要从食物中获得，主要功能是维持细胞外液的渗透压和神经肌肉的兴奋性。Na^+ 主要从小肠吸收，由尿液排出体外，小部分随汗液和粪便排出（大量出汗例外）。正常血清 Na^+ 浓度为 135~145mmol/L。

（2）K^+ 的平衡：全身 K^+ 总量的 98% 位于细胞内。K^+ 参与维持细胞的正常代谢，维持细胞内液的渗透压和酸碱平衡，维持神经肌肉的兴奋性以及心肌的生理特性。K^+ 主要随食物摄入，正常成人对钾盐的需要量为每日 2~3g，80% 经肾排出。正常血清 K^+ 浓度为 3.5~5.5mmol/L。

知识点 5：体液容量与渗透压平衡的调节	副高：掌握　正高：熟练掌握

体液的平衡和渗透压的稳定是由神经-内分泌系统来调节的。体液失衡时，一般先通过下丘脑-神经垂体-抗利尿激素系统恢复和维持体液的正常渗透压，然后通过肾素-血管紧张素-醛固酮系统恢复和维持血容量。但血容量与渗透压相比，前者对机体更为重要，所以，

在血容量锐减时，机体将优先保持与恢复血容量，以保证重要器官的灌注。

体内水分缺乏或丧失时，细胞外液渗透压升高，刺激下丘脑-神经垂体-抗利尿激素系统，产生口渴感觉而增加主动饮水；同时刺激抗利尿激素分泌增加，使肾远曲小管和集合管上皮细胞加强对水的重吸收，于是尿量减少，水分被保留于体内，细胞外液渗透压随即降至正常。反之，体内水分增多时，细胞外液渗透压降低，口渴反应被抑制；同时抗利尿激素的分泌减少，尿量增加，细胞外液的渗透压会增至正常。

当循环血量减少和血压下降时，可刺激肾素分泌增加，催化血浆中的血管紧张素原转化为血管紧张素，进而刺激肾上腺皮质分泌醛固酮，后者可促进远曲小管与集合管对 Na^+ 的重吸收和 K^+、H^+ 的排泄，水的重吸收增多、尿量减少，使细胞外液增加，从而使循环血量和血压恢复正常。

知识点6：酸碱平衡及调节　　　　　　　　　　　副高：掌握　　正高：熟练掌握

人体正常的生理和代谢活动需要在一个酸碱适度的体液环境中进行。在代谢过程中，体液中的 H^+ 浓度虽然经常发生变化，但人体能通过体液的缓冲系统、肺的呼吸和肾的调节作用，使血液中的 H^+ 浓度只在小范围内变动，即保持血液的 pH 在 7.35~7.45。

（1）缓冲系统：血液中 HCO_3^-/H_2CO_3 是最重要的一对缓冲物质。体内酸增多时，HCO_3^- 与 H^+ 结合（$H^+ + HCO_3^- \rightarrow H_2CO_3 \rightarrow CO_2\uparrow + H_2O$），使酸中和；碱增多时，$H_2CO_3$ 释放 H^+ 中和碱（$OH^- + H_2CO_3 \rightarrow HCO_3^- + H_2O$），保持血液 pH 在正常范围内。缓冲系统的作用发生快，但总量有限，最终还要依靠肺和肾来调节。

（2）脏器调节：肺是排出体内挥发性酸（H_2CO_3）的重要器官，可以通过控制血 CO_2 的排出量调节酸碱平衡。血中二氧化碳分压（$PaCO_2$）升高时，呼吸中枢兴奋，使呼吸加深加快，加速 CO_2 排出，降低血液中的 H_2CO_3 浓度；血液中 $PaCO_2$ 降低时，呼吸就变慢变浅，减少 CO_2 排出。

肾调节酸碱平衡的能力最强，可以通过排出固定酸和保留碱性物质的量来维持血浆 HCO_3^- 浓度，保持血浆 pH 不变。其主要机制如下：排出 H^+，回吸收 Na^+ 和 HCO_3^-；通过 Na^+-H^+ 交换排出 H^+；通过 HCO_3^- 重吸收而增加碱储备；通过产生 NH_3 并与 H^+ 合成 NH_4^+ 后排出 H^+；通过尿的酸化过程排出 H^+。

第二节　体液平衡失调

知识点1：等渗性脱水的概念　　　　　　　　　　副高：掌握　　正高：熟练掌握

等渗性脱水又称急性脱水、混合性脱水，是指细胞外液水分急剧丢失但不伴有 Na^+ 浓度的变化，包括细胞外液丢失于体外（经过体表与体腔）以及细胞外液丢失于体腔之中而不再参与循环，是血液或细胞外液的同步迅速丢失，所以不出现细胞外液中 Na^+ 浓度和渗透压的变化，多合并循环低血容量甚至休克的表现。

知识点 2：等渗性脱水的病因及发病机制　　　　　　副高：掌握　正高：熟练掌握

（1）消化液急性丢失：如肠瘘、胃肠减压、呕吐、腹泻等，通常伴有电解质与酸碱平衡失调。

（2）经肾脏丢失：等渗性脱水常见原因包括垂体性尿崩症、肾性尿崩症及使用大剂量利尿药。

（3）通过皮肤和呼吸道丢失：高温大量出汗未及时补充；气管切开、使用人工呼吸机者，每日经呼吸道可丢失大量水分。

（4）液体在第三间隙积聚过多：如烧伤、肠梗阻、急性腹膜炎、急性重症胰腺炎、严重挤压伤等。因为体液短时间积聚在第三间隙内不能重吸收回循环，可出现急性容量不足。肝硬化腹水时大量体液积聚在第三间隙，但由于其逐步发展，肾脏有充分时间将 Na^+、水重吸收，故患者以水肿为主要表现。

任何等渗液体由于大量丢失造成血容量减少，在短时间内一般均属于等渗性脱水，若未经任何处理，患者可通过不感蒸发、呼吸等途径不断丢失水分，从而因失水多于失钠而转为高渗性脱水；如果补给过多的低渗溶液或大量饮水则可转变为低渗性脱水，临床上的单纯等渗性脱水比较少见。

知识点 3：等渗性脱水的病理生理　　　　　　　　　副高：掌握　正高：熟练掌握

细胞外液量的减少会刺激肾入球小动脉壁压力感受器，同时肾小球滤过率下降使远曲小管内 Na^+ 减少。这些可引起肾素-血管紧张素-醛固酮系统兴奋，醛固酮分泌增加。醛固酮促进远曲小管对 Na^+ 重吸收，同时水的重吸收也增加，从而代偿性地使细胞外液量增多。

由于丧失的体液为等渗液，细胞内、外液的渗透压无明显变化，细胞内液一般不发生变化。若此种体液失衡持续时间较长，细胞内液也将逐渐外移，随细胞外液一起丧失，导致细胞内脱水。

知识点 4：等渗性脱水的临床表现　　　　　　　　　副高：掌握　正高：熟练掌握

患者的主要表现有尿少、食欲缺乏、恶心、乏力、舌干、眼球塌陷，皮肤干燥、松弛等，但不口渴。如短期内体液丧失过多，丧失量超过体重的5%，即丧失超过细胞外液的25%时，患者可出现血容量不足的表现，如脉搏细速、肢端湿冷、血压不稳定或下降等。体液继续丧失达体重的6%~7%，相当于丧失细胞外液的30%~35%时，休克表现更为严重，常伴有代谢性酸中毒。如果丧失的体液主要为胃液，因有 H^+ 的大量丧失，可并发代谢性碱中毒。

知识点5：等渗性脱水的辅助检查　　　　副高：掌握　正高：熟练掌握

（1）血常规检查：血液浓缩致红细胞计数、血红蛋白、血细胞比容均增高。

（2）尿液检查：尿 Na^+ 减少或正常，尿比重增加。

（3）血清钠和血浆晶体渗透压检查：血清 Na^+ 水平正常（135~145mmol/L），血浆晶体渗透压正常。

知识点6：等渗性脱水的治疗要点　　　　副高：掌握　正高：熟练掌握

（1）积极治疗原发疾病，尽可能去除或控制病因，减少体液丢失。

（2）补充等渗液体、平衡盐溶液或生理盐水。

（3）补液量＝细胞外液缺失量＋每日生理需要量（约2000ml），其中，细胞外液缺失量（L）＝血细胞比容上升值/血细胞比容正常值×体重（kg）×0.25。

（4）肾功能不全或大量快速补液患者应警惕高氯性酸中毒。

（5）补充水分的同时注意补钠和补钾，尿量恢复≥40ml/h 后应适时补钾。

知识点7：等渗性脱水的护理评估　　　　副高：掌握　正高：熟练掌握

（1）健康史

1）年龄：老年人常伴有多种慢性病和各类药物服用史，且老年人器官功能逐步衰退、新陈代谢减慢，对疾病所致内循环失衡的代偿能力相对较弱，易诱发等渗性脱水。

2）体重：评估体重变化，若在短期内明显减轻，多提示有水钠缺失。

3）生活习惯：包括日常饮食、液体摄入及运动等情况，以评估水钠缺失的原因。

4）既往史：评估有无引起等渗性脱水的常见病因，如呕吐、消化道梗阻、消化道瘘或大面积烧伤等。

（2）身体状况

1）局部：①评估有无皮肤弹性下降，用手轻捏手背或前臂皮肤，松开后不能立即恢复原状，即表示皮肤弹性下降；若轻捏皮肤、松开后持续20~30秒恢复原状者，常提示严重体液不足。②口腔内颊黏膜或龈线区出现干燥，提示体液不足。

2）全身：①评估患者有无心率加快、脉搏细速、血压不稳或降低等血容量不足的表现。②评估患者的意识状态及有无乏力表现。若患者神志淡漠，提示严重体液不足。③评估患者的出入水量。

（3）心理-社会状况：评估患者和家属对疾病及其伴随症状的认识程度、心理反应和承受能力，以及对治疗和护理的配合程度等。

知识点8：等渗性脱水的护理诊断　　　　　　　　副高：掌握　正高：熟练掌握

（1）体液不足：与高热、呕吐、腹泻、肠梗阻、出血、胃肠减压、大面积烧伤等导致的体液丧失有关。

（2）营养失调，低于机体需要量：与禁食、呕吐、腹泻及创面感染等应激导致的摄入减少和分解代谢增加有关。

（3）有受伤的危险：与意识障碍、低血压有关。

知识点9：等渗性脱水的护理措施　　　　　　　　副高：熟练掌握　正高：熟练掌握

（1）维持适当的液体容积：①观察并记录患者的生命体征、中心静脉压、意识状态、出入量，以及尿比重的变化，以作为补充液体的根据。②补液时监测是否出现循环负荷过重，如出现颈静脉怒张、中心静脉压升高、呼吸困难、肺部听诊有湿啰音、心动过速等，立刻通知医师并控制输液速度及量。补液时应严格遵循定量、定性、定时的原则。

（2）避免因直立性低血压造成身体创伤：①观察患者的意识状态和病情变化。②加强对意识模糊及定向障碍患者的保护，移除环境中的危险因素，加床栏保护，加强室内灯光，安排护理人员照顾。③定时监测患者的血压，血压过低时应补充液体。④提醒血压低的患者或家属，凡进行从床上坐起或下床等改变姿势的动作时，均应缓慢小心，以免造成眩晕而跌倒受伤。

（3）维持皮肤和黏膜的完整性：①定时观察患者皮肤和黏膜的完整情况。②预防压疮，加强生活护理，保持皮肤清洁干燥，维持床单位整洁，定时给予患者翻身。③预防口腔炎，指导患者养成良好的卫生习惯，对有口腔黏膜炎症者，定时给予口腔护理。

（4）密切关注并发症：如有无休克、酸碱平衡失调以及低钾血症的表现，一旦发现立即处理。

知识点10：等渗性脱水的健康指导　　　　　　　　副高：掌握　正高：掌握

进行安全防护的教育，预防受伤；提醒有大量呕吐、严重腹泻、大面积烧伤等易致等渗性脱水者，应及早针对病因治疗。

知识点11：低渗性脱水的概念　　　　　　　　副高：掌握　正高：熟练掌握

低渗性脱水又称为慢性或继发性脱水、低容量性低钠血症，是指细胞外液水、Na^+同时丧失，但水分丢失的比例低于Na^+的丢失。细胞外液因Na^+浓度降低而出现低渗状态，因此患者往往脱水但没有明显的口渴感。因为细胞外液渗透压下降，水分向细胞内转移，容易造成细胞水肿，尤其是脑细胞水肿，甚至致命。

知识点12：低渗性脱水的病因及发病机制　　　　副高：掌握　正高：熟练掌握

低渗性脱水的病因如下：①胃肠道消化液持续丢失如反复呕吐、长期胃肠减压、慢性肠梗阻。②大面积创面的慢性渗液。③排钠过多，如使用排钠利尿药但未及时补充钠盐等。④钠补充不足，如治疗等渗性脱水时补充水分过多而忽略补钠。

以上原因导致失钠多于失水，造成细胞外液渗透压降低，首先引起抗利尿激素分泌减少，进而使肾小管水的重吸收减少，尿量增加，以提高细胞外液渗透压，结果使细胞外液量进一步减少。当血容量明显减少时，机体将优先保持和恢复血容量。此时，肾素-血管紧张素-醛固酮系统兴奋，醛固酮分泌量增加，远曲小管对钠和水的重吸收增加。另外，血容量的下降通过刺激神经垂体，使抗利尿激素分泌增加，使水重吸收增加，尿量减少。但若循环血量继续减少，超过了机体的代偿能力将出现休克，称为低钠性休克。严重缺钠时，细胞外液可向渗透压相对较高的细胞内液转移，进而出现细胞肿胀，脑组织肿胀可引起意识障碍等表现。

知识点13：低渗性脱水的病理生理　　　　副高：掌握　正高：熟练掌握

水和钠同时缺失，但失钠多于缺水，故血清钠低于正常范围，细胞外液呈低渗状态。机体通过代偿机制使尿量排出增多，细胞外液总量更为减少，细胞间液进入血液循环，以部分补偿血容量。

知识点14：低渗性脱水的临床表现　　　　副高：掌握　正高：熟练掌握

细胞外液减少致血容量下降是低渗性脱水的特点。患者早期即发生有效循环血容量减少，刺激抗利尿激素、醛固酮分泌增加，尿量减少，但无口渴感；严重者水向细胞内转移，导致细胞内低渗、细胞水肿。根据缺钠程度将低渗性脱水分为3度。

（1）轻度缺钠：血清钠 <135mmol/L。患者感疲乏、头晕、手足麻木、尿量增多，尿中 Na^+ 减少。

（2）中度缺钠：血清钠 <130mmol/L。患者除有轻度缺钠临床表现外，还伴恶心、呕吐、脉搏细速、视物模糊、血压不稳定或下降、脉压变小、浅静脉瘪陷、直立性低血压。尿量减少，尿钠几乎测不到。

（3）重度缺钠：血清钠 <120mmol/L。患者神志不清，木僵；昏迷或四肢痉挛性抽搐，腱反射减弱或消失，常发生休克。

知识点15：低渗性脱水的辅助检查　　　　副高：掌握　正高：熟练掌握

（1）尿液检查：尿Na^+、Cl^- 显著降低，中度或缺度缺钠时尿中几乎测不到 Na^+、Cl^-，尿比重 <1.010。

（2）血液检查：血液浓缩，红细胞计数、血红蛋白量、血细胞比容及血尿素氮（BUN）均升高。血清钠<135mmol/L，血浆晶体渗透压降低，多<280mmol/L。

知识点16：低渗性脱水的治疗要点　　　　　副高：掌握　正高：熟练掌握

积极治疗原发病，首先要补充血容量，针对缺钠多于缺水的特点，采用高渗盐水或含盐溶液静脉输注，以纠正细胞外液的低渗状态，补充血容量。①轻、中度缺钠者，根据临床缺钠程度估计需要补给的液体量，可通过补充5%葡萄糖盐溶液完成。②缺钠较重者，为了迅速提高其细胞外液的渗透压并避免输入过多液体，可静脉输注浓氯化钠溶液（3%~5% NaCl）。③重度缺钠并出现休克者，先输晶体溶液如复方乳酸氯化钠溶液、等渗盐水，后输胶体溶液如右旋糖酐溶液和血浆等以补足血容量，且晶体溶液用量要比胶体溶液多2~3倍，然后再静脉滴注高渗盐水如5%氯化钠溶液，以进一步恢复细胞外液的渗透压。④输注高渗盐水时应严格控制滴速，每小时不超过100~150ml。低渗性脱水的补钠量可按以下公式计算：

需补钠量(mmol) = ［正常血钠值(mmol/L) − 测得血钠值(mmol/L)］× 体重(kg) × 0.6（女性为0.5）

此公式作为补钠安全剂量的估计，补液量可按氯化钠1g含Na^+17mmol折算。高渗液补充不宜过快，一般以血钠每小时升高0.5mmol/L的速度为宜。一般当日先补1/2量，其余1/2量第2天补给。注意补给每日氯化钠正常需要量约4.5g。

知识点17：低渗性脱水的护理评估　　　　　副高：掌握　正高：熟练掌握

（1）健康史：了解患者是否存在消化液慢性丢失、大面积创面渗液等容易导致低渗性脱水的病因及可能导致低渗性脱水的治疗如使用排钠利尿药等。

（2）身体状况：评估患者是否有疲劳无力、头晕、手足麻木等症状；是否有脉搏细速、血压不稳定或下降、浅静脉瘪陷、视物模糊、神志淡漠等表现。

（3）心理-社会状况：评估患者的心理承受能力、对疾病及伴随症状的认知程度以及社会支持系统等。

知识点18：低渗性脱水的护理诊断　　　　　副高：掌握　正高：熟练掌握

（1）体液不足：与长期大量呕吐、胃肠减压等原因致慢性体液丧失有关。

（2）有受伤的危险：与意识障碍、低血压有关。

（3）潜在并发症：低钠性休克。

知识点19：低渗性脱水的护理措施　　　　　副高：熟练掌握　正高：熟练掌握

（1）维持体液平衡：①每日测量体重，记录24小时出入水量、生命体征、尿比重，并记录水肿程度。检测血钠值，了解缺钠程度。②能口服者尽量鼓励其口服含电解质的液体，静脉输液注意输入的速度及量，避免增加心肺负担。

（2）避免受伤和并发症的发生：注意意识混乱、疲倦、定向感丧失、昏迷、抽搐等患者的安全状态，去除环境中的危险因素。监测患者意识、血压，避免脑水肿的发生。

知识点 20：低渗性脱水的健康指导　　　　副高：掌握　正高：掌握

（1）高温环境作业者和高强度体育活动者出汗较多时，应及时补充水分且宜饮用含盐饮料。

（2）有进食困难、呕吐、腹泻和出血等易致体液失衡症状者应及早就诊和治疗。

知识点 21：高渗性脱水的概念　　　　　　副高：掌握　正高：熟练掌握

高渗性脱水又称原发性脱水、低容量性高钠血症，是指细胞外液水分和 Na^+ 同时丢失，且水的丢失多于 Na^+ 的丢失。因 Na^+ 浓度的升高而导致细胞外液渗透压升高，因此患者常有明显的口渴感。由于细胞外液呈高渗状态，细胞内水分向细胞外转移，容易造成细胞膜及细胞器皱缩损伤，引起功能障碍。

知识点 22：高渗性脱水的病因及发病机制　副高：掌握　正高：熟练掌握

（1）入液量不足：如外伤、昏迷、食管疾病致患者吞咽困难，不能进食；危重患者给水不足；鼻饲高渗饮食或输注大量高渗盐水溶液等；下丘脑病变损害饮水中枢，患者丧失渴感也可导致水分摄入不足。

（2）水丧失过多：如高热患者大量出汗；气管切开；大面积烧伤暴露疗法；胸腹手术时脏器长时间暴露；大面积开放性损伤经创面蒸发大量水分；糖尿病患者因血糖未控制致高渗性利尿等。水丧失过多包括单纯失水和失水多于失钠，即丧失低渗性液体两种情况。

以上原因导致水和钠丧失，当缺水多于缺钠时，细胞外液渗透压增加，使抗利尿激素分泌增多，进而使肾小管对水的重吸收增加，尿量减少。醛固酮分泌增加，水、钠再吸收增加，以维持血容量。如继续缺水使细胞外液渗透压进一步升高，细胞内液移向细胞外，细胞内脱水的程度超过细胞外脱水的程度，最后可导致脑细胞脱水而引起脑功能障碍。

知识点 23：高渗性脱水的病理生理　　　　副高：掌握　正高：熟练掌握

由于失水多于失钠，细胞外液的渗透压高于细胞内液，水分由细胞内向细胞外转移，导致细胞内、外液量都有减少，但以细胞内液减少为主。严重时，脑细胞因脱水而致脑功能障碍。机体对高渗性脱水的代偿机制包括两个方面：①细胞外液的高渗状态刺激位于下丘脑的饮水中枢，患者感口渴而饮水，使体内水分增加，以降低细胞外液渗透压。②高渗状态可引起抗利尿激素分泌增多，致肾小管对水的重吸收增加，尿量减少，使细胞外液的渗透压降低并恢复其容量。如脱水加重致循环血量显著减少，可引起醛固酮分泌增加，加强对钠和水的重吸收，维持血容量。

| 知识点24：高渗性脱水的临床表现 | 副高：掌握　正高：熟练掌握 |

高渗性脱水的临床表现随着缺水程度而异，一般可分为3度。

（1）轻度缺水：除口渴外，多无其他症状，缺水量占体重的2%~4%。

（2）中度缺水：表现为极度口渴、乏力、眼窝明显凹陷、唇舌干燥、皮肤弹性差、心率加快、尿量减少。缺水量占体重的4%~6%。

（3）重度缺水：除有上述症状外，可出现烦躁、谵妄、昏迷等脑功能障碍症状，血压下降乃至休克，少尿乃至无尿以及氮质血症等。缺水量占体重的6%以上。

| 知识点25：高渗性脱水的辅助检查 | 副高：掌握　正高：熟练掌握 |

（1）尿常规检查：尿比重升高（>1.030）。

（2）血常规检查：外周血红细胞计数、血红蛋白含量及血细胞比容轻度升高。

（3）血清钠及血浆晶体渗透压检查：血清钠>150mmol/L，血浆晶体渗透压>320mmol/L。

| 知识点26：高渗性脱水的治疗要点 | 副高：掌握　正高：熟练掌握 |

需要积极治疗原发病，祛除病因，防止体液继续丢失，补充已丧失的液体。尽量使用口服液，不能口服者可静脉输注5%葡萄糖或低渗盐水溶液。补充累计丧失液体量的估算方法如下：①根据临床表现估计失水量占体重的百分比，每丧失体重的1%，需补液400~500ml。②根据血清钠浓度计算：补水量（ml）=［测得血清钠（mmol/L）－正常血清钠（mmol/L）］×体重（kg）×4。计算所得的补液量不宜在当日全部输入，一般在2日内补完。此外，还需补充每日正常需要量2000ml。

补液时需注意，因为缺水和缺钠是同时存在的，在补水的同时应适当补钠，以纠正缺钠，如同时有缺钾，纠正时应在尿量>40ml/h后再补钾，以免引起高钾血症。经过补液治疗，酸中毒仍未得到纠正者可补充碳酸氢钠溶液。

| 知识点27：高渗性脱水的护理评估 | 副高：掌握　正高：熟练掌握 |

（1）健康史：评估患者的一般状况，了解患者的年龄、性别、体重、体型（胖瘦）及有无重要脏器的疾病等；评估导致体液失衡的病因与类型。了解患者是否存在水分丢失过多、摄入不足等引起失水多于失钠的各种危险因素。

（2）身体状况：评估患者是否有口渴、乏力、皮肤弹性差、眼窝凹陷；是否有精神、意识的改变。

（3）心理-社会状况：评估患者对体液失衡的心理反应，评估患者及家属对疾病知识的掌握与了解程度。

知识点28：高渗性脱水的护理诊断	副高：掌握　正高：熟练掌握

（1）体液不足：与水分丢失过多或摄入不足有关。

（2）口腔黏膜改变：与体液不足、口腔黏膜干燥有关。

（3）皮肤完整性受损：与体液缺乏及不适当的组织灌流引起皮肤黏膜干燥、弹性降低以及原发病有关。

（4）有受伤的危险：与意识障碍有关。

（5）潜在并发症：直立性低血压和脑损伤等。

知识点29：高渗性脱水的护理措施	副高：熟练掌握　正高：熟练掌握

（1）观察生命体征：患者若出现烦躁不安、脉率增快、呼吸加快等症状时，应警惕是否有输液速度太快、输液量过多或心力衰竭及肺水肿等情况发生。

（2）观察脱水情况：注意患者的神志状态，皮肤、黏膜干燥程度，有无口渴感，眼窝及前囟凹陷程度，尿量，呕吐与腹泻的次数及量等，比较治疗前后的变化，判定脱水改善情况。

（3）观察酸中毒表现：观察患者面色和呼吸改变，有无精神萎靡。注意酸中毒纠正后，由于血浆稀释、离子钙降低，可出现低钙惊厥。

（4）维持充足的体液量：鼓励患者饮水或经静脉输注非电解质溶液。补液时先适当给予葡萄糖溶液，再给予晶体溶液。因高渗性脱水者也缺钠，只是因缺水更多致血液浓缩，才使血清钠浓度相对升高，故在输液过程中，应观察血清钠含量的动态变化，必要时适当补钠，避免低钠血症。

（5）做好口腔护理：不能饮水者，鼓励患者漱口，必要时润唇。

（6）减少受伤害的危险：①定时监测血压，告知血压偏低或不稳定者在改变体位时动作宜慢，以免因直立性低血压或眩晕而跌倒受伤。②建立安全的活动模式，为了减少患者受伤的危险，应与患者及家属共同制定活动的时间、量及形式，如患者除在床上主动活动外，也可由他人协助在床上做被动运动。根据患者肌张力的改善程度，逐步调整活动内容、时间、形式和强度，以免长期卧床致失用性肌萎缩。③加强安全防护措施，移去环境中的危险物品，减少意外受伤的可能；对定向力差及意识障碍者，建立安全保护措施，如加床栏保护、适当约束及加强监护，以免发生意外。

知识点30：高渗性脱水的健康指导　　　　　副高：掌握　正高：掌握

（1）高温环境作业者和高强度体育活动者出汗较多时，应及时补充水分且宜饮用含盐饮料。

（2）有进食困难、呕吐、腹泻和出血等易导致体液失衡症状者应及早就诊和治疗。

知识点31：水中毒的概念　　　　　　　　副高：掌握　正高：熟练掌握

水中毒又称高容量性低钠血症、稀释性低钠血症，是指当机体所摄入水总量大大超过了排出水量，以致水分在体内潴留，引起血浆渗透压下降和循环血量增多。临床上较少发生。其症状取决于水过多的速度和程度，可分为急性水中毒和慢性水中毒两类。程度较轻者，停止水分摄入，排除体内多余水分后，即可纠正，严重者可导致神经系统永久性损伤或患者死亡。

知识点32：水中毒的病因及发病机制　　　　副高：掌握　正高：熟练掌握

（1）摄入或输入过多不含电解质的液体：正常人摄入水较多时，由于肾脏具有强大的调节水平衡能力，一般不会发生水潴留，更不会引起水中毒。然而，饮水中枢受刺激饮水过多或精神性饮水过多时，由于超过肾脏排水能力的最大极限，也可能发生水中毒。尤其婴幼儿的水、电解质调节功能尚未成熟，过多给予不含电解质的液体更易发生水中毒。

（2）急、慢性肾功能不全：肾功能不全时，肾脏的排水能力降低，容易发生水中毒，尤其是急性肾衰竭少尿期或慢性肾衰竭晚期对水的摄入未加控制者。此时，有功能的肾单位太少，不能排出每日的水负荷，所以即使摄入正常水量也会引起水中毒。

（3）抗利尿激素分泌过多：抗利尿激素分泌过多时，肾远曲小管和集合管重吸收水增强，肾排水能力降低。摄入水稍多即引起明显的水中毒症状。

（4）某些特殊病理状态：心力衰竭、肝性腹水等可引起有效循环血量减少，使肾小球滤过率下降、肾排水减少，此时若增加水负荷，容易引起水中毒；饮水中枢受刺激所致饮水过多、精神性饮水过多或使用抗利尿激素等，也是水中毒的常见原因。

知识点33：水中毒的病理生理　　　　　　副高：掌握　正高：熟练掌握

机体的摄入水总量超过了排出水量，导致水分潴留于体内，细胞外液量明显增加，循环血量增多；同时血清 Na^+ 浓度降低，血浆渗透压下降。由于此时渗透压低于细胞内液的正常渗透压，水分由细胞外向细胞内移动，使细胞内、外液的渗透压均降低，液体量亦均增加。同时，细胞外液量的增加抑制醛固酮分泌，使远曲小管和集合管对 Na^+ 重吸收减少，尿中排 Na^+ 增加，血清钠浓度降低更明显，细胞外液渗透压也明显降低。

知识点 34：水中毒的临床表现	副高：掌握 正高：熟练掌握

按起病急缓，水中毒分为急性和慢性两类。

（1）急性水中毒：发病急骤，由于细胞内外液量增多，颅腔和椎管无弹性，脑组织水肿可致颅内压升高症状，引起神经、精神症状如头痛、躁动、谵妄、惊厥，甚至昏迷，严重者可发生脑疝。

（2）慢性水中毒：发病缓慢，多被原发疾病的症状所掩盖，可出现软弱无力、恶心、呕吐、嗜睡、体重增加、皮肤苍白等症状，一般无凹陷性水肿。

知识点 35：水中毒的辅助检查	副高：掌握 正高：熟练掌握

血红细胞计数、血红蛋白量、血细胞比容和血浆蛋白量均降低，血浆渗透压降低，红细胞平均容积增加，红细胞平均血红蛋白浓度降低。

知识点 36：水中毒的治疗要点	副高：掌握 正高：熟练掌握

一旦出现水中毒，应立即停止水分的摄入。病情轻者，限制水分的摄入，记录 24 小时出入水量，使入水量少于尿量；或适当加用利尿药，以依他尼酸和呋塞米等袢利尿药为首选。在机体排出多余的水分后，水中毒即可解除；病情严重者，除禁水外，还需静脉输注高渗盐水或利尿药以促进水分排出。一般可用渗透性利尿药如 20% 甘露醇或 25% 山梨醇 200ml 静脉快速滴注，可减轻脑水肿。肾衰竭引起的水中毒，可应用透析治疗。

知识点 37：水中毒的护理评估	副高：掌握 正高：熟练掌握

（1）健康史：了解是否存在导致水中毒的病因。

（2）身体状况：评估患者是否有头痛、嗜睡、躁动、精神异常、定向障碍、谵妄、昏迷等表现。

（3）心理-社会状况：评估患者对体液失衡的心理反应，评估患者及家属对疾病知识的掌握与了解的程度。

知识点 38：水中毒的护理诊断	副高：掌握 正高：熟练掌握

（1）体液过多：与水分过多在体内潴留有关。

（2）有受伤的危险：与意识障碍有关。

（3）潜在并发症：脑水肿、脑疝等。

知识点39：水中毒的护理措施　　　　　　　副高：熟练掌握　正高：熟练掌握

（1）去除病因及诱因：①停止应用可能继续增加体液量的治疗，如使用大量低渗液或用清水洗胃、灌肠等。②对易引起 ADH 分泌过多的高危患者，严格按治疗计划补充液体，切忌过量、过速。③肾衰竭患者应严格控制入液量，量出为入。

（2）病情观察：每日监测患者的体重、出入量平衡情况。监测呼吸的次数、节律及呼吸音，必要时遵医嘱给予吸氧。注意观察患者有无肺水肿或脑水肿的表现，及时评估其进展程度。

（3）纠正体液过多：限制液体摄入或输入量，并且根据医嘱将限水量平均分配于 24 小时给予。遵医嘱给予患者利尿药，并评价其治疗效果。为避免容量负荷加重，应限制应用 5% 葡萄糖注射液输液治疗。密切监测患者的生命体征、中心静脉压、意识状态、出入量，以及尿量、尿比重的变化。

知识点40：水中毒的健康指导　　　　　　　　　　副高：掌握　正高：掌握

（1）高温环境作业者和高强度体育活动者出汗较多时，应及时补充水分且宜饮用含盐饮料。

（2）有进食困难、呕吐、腹泻和出血等易导致体液失衡症状者应及早就诊和治疗。

知识点41：低钾血症的概念　　　　　　　　　副高：掌握　正高：熟练掌握

低钾血症是临床上最常见的钾代谢失调类型，是指由于钾摄入不足、排出过多或分布异常造成血清 K^+ 浓度低于 3.5mmol/L 的一种病理生理状态。

知识点42：低钾血症的病因及发病机制　　　　副高：掌握　正高：熟练掌握

（1）钾摄入不足：如长期进食不足或者禁食而补充钾盐不足。

（2）钾排出过多：如呕吐、腹泻、持续胃肠减压或长期应用肾上腺皮质激素、利尿药等，也见于急性肾衰竭多尿期。

（3）钾体内分布异常：如大量注射葡萄糖或氨基酸，进行高营养支持及代谢性碱中毒时，K^+ 向细胞内转移等。

此外，低钾性周期性麻痹发作时，因细胞外液中的 K^+ 进入细胞内，可造成血清钾浓度下降。

知识点43：低钾血症的临床表现　　　　　　　副高：掌握　正高：熟练掌握

（1）肌无力：是最早的临床表现，一般先出现四肢软弱无力，后可延及躯干和呼吸肌，出现抬头及翻身困难、吞咽困难、呛咳、呼吸困难，甚至窒息。严重者可有软瘫、腱反射减弱或消失等。

（2）消化道功能障碍：因胃肠平滑肌兴奋性降低，出现恶心、呕吐、腹胀、肠鸣音减弱或消失等肠麻痹表现。

（3）心脏功能异常：出现心悸及心动过速、心律不齐、血压下降，严重时可发生心室颤动或收缩期停搏。

（4）代谢性碱中毒：细胞外 K^+ 减少，引起 K^+ 由细胞内代偿性移至细胞外，而 H^+ 则进入细胞内，使细胞外 H^+ 减少；另外，肾脏为了保 K^+，K^+-Na^+ 交换减少，H^+-Na^+ 交换增多，排 H^+ 增多，尿液反而呈酸性，出现反常性酸尿。这些作用的结果导致低钾血症常合并碱中毒。

知识点 44：低钾血症的辅助检查　　　　　　　　副高：掌握　正高：熟练掌握

（1）实验室检查：①血清钾 <3.5mmol/L 即可确诊。②血 pH 升高，碱剩余（BE）增加，二氧化碳结合力（CO_2-CP）升高，尿呈酸性。③尿钾 <20mmol/L 多提示胃肠道性失钾，尿钾 >20mmol/L 多提示肾性失钾。

（2）心电图检查：典型的心电图改变为 T 波降低、变宽、双相或倒置，随之出现 ST 段降低，QT 间期延长，出现 U 波更有诊断价值。

知识点 45：低钾血症的治疗要点　　　　　　　　副高：掌握　正高：熟练掌握

（1）寻找并除去引起代钾血症的病因，如术后鼓励患者及早恢复饮食，积极治疗引起呕吐和腹泻的原发疾病，采用含钾丰富的饮食等。

（2）尽量口服或经胃肠管饲补充钾，胃肠不能利用或急危重症者可静脉输液补钾。

（3）静脉补钾时，外周静脉输液钾浓度宜≤0.3%，中心静脉输液钾浓度可酌情增加，补充氯化钾溶液的速度应限制在≤1.5g/h（20mmol/h）。

（4）长期严重低钾血症补钾时，输液早期宜选用复方氯化钠注射液（林格液）或生理盐水，尽量避免输注葡萄糖及碱性液体，血清钾每上升 1mmol/L 需补钾约 200mmol。

（5）必须坚持见尿补钾，注意保持尿量≥40ml/h。

知识点 46：低钾血症的护理评估　　　　　　　　副高：掌握　正高：熟练掌握

（1）健康史：了解患者的年龄、性别、体重精神状态、饮食习惯等；了解有无引起低钾的原因，有无使用过利尿药、糖皮质激素等；有无手术史、创伤史；有无周期性钾代谢紊乱发作史。

（2）身体状况：评估患者有无四肢软弱等肌无力的表现，有无心脏功能的异常以及恶心、呕吐等消化道的症状。

（3）心理–社会状况：评估患者及家属是否了解钾的作用、引起低钾血症的原因及安全补钾等方面的有关知识。

知识点47：低钾血症的护理诊断　　　　副高：掌握　正高：熟练掌握

（1）活动无耐力：与低钾血症致肌无力有关。
（2）有受伤的危险：与软弱无力和意识障碍有关。
（3）潜在并发症：代谢性碱中毒、高钾血症、心律失常等。

知识点48：低钾血症的护理措施　　　　副高：熟练掌握　正高：熟练掌握

（1）鼓励患者多进食富含钾的食物，如橙、香蕉、牛奶、新鲜蔬菜等。
（2）经口补充钾盐时，观察患者有无胃肠道刺激反应。
（3）根据医嘱静脉补钾：①限制总量，可依据血清钾降低程度，每日补钾40~80mmol。②补钾速度不宜过快，输注氯化钾 <1.5g/h，避免引起高钾血症或心室颤动。③氯化钾浓度不超过3g/L，绝对禁止静脉推注氯化钾，以免血钾突然升高导致心搏骤停。④见尿补钾，尿量 >500ml/d 或40ml/h 才可补钾。肾功能欠佳而必须补钾者，应严密监测。⑤大剂量静脉补钾时，需心电监护，并密切监测血清钾的浓度。⑥使用洋地黄或利尿药的患者，密切监测血清钾的变化，防止血钾过低引起洋地黄中毒（中毒征象为恶心、呕吐、心律失常及视力障碍）。
（4）密切监测患者心电图的变化，监测有无心律失常或低血压、面色苍白、眩晕、出汗、呼吸困难等心排血量减少的情况，动态监测血清钾浓度。
（5）与患者讨论适当的活动项目与时间，协助患者床上被动活动和下床活动，移除环境中的危险物品，避免患者因肌肉乏力导致跌倒等意外伤害。

知识点49：低钾血症的健康指导　　　　副高：掌握　正高：掌握

（1）教育患者注意摄入平衡饮食，禁食时间较长、呕吐、腹泻、胃肠引流者应及时补钾。
（2）静脉补钾时告诉患者和家属不能自行调节滴速，能进食者尽量口服补钾。
（3）使用排钾利尿药者应监测血钾变化情况，防止发生低钾血症。

知识点50：高钾血症的概念　　　　副高：掌握　正高：熟练掌握

高钾血症是指由于钾摄入过多，排出减少或者分布异常等造成血清 K^+ 浓度高于5.5mmol/L。

知识点 51：高钾血症的病因及发病机制　　　　副高：掌握　正高：熟练掌握

（1）钾摄入过多：如静脉补钾浓度过高、速度过快或过量，输入过多保存较久的库存血。

（2）钾排出减少：如急性肾衰竭排钾功能减退，使用抑制排钾的利尿药（如螺内酯、氨苯蝶啶等）、盐皮质激素分泌不足等。

（3）体内钾分布异常：如代谢性酸中毒、严重挤压伤、溶血及大面积烧时，细胞内的 K^+ 转移至细胞外。

知识点 52：高钾血症的临床表现　　　　　　副高：掌握　正高：熟练掌握

（1）神经肌肉症状：早期常有四肢及口周麻木感、极度疲乏、肌肉酸痛、肢体苍白湿冷等症状。血钾浓度达 7mmol/L 时四肢麻木软瘫，先躯干后四肢，最后影响到呼吸肌，发生窒息。中枢神经系统可表现为烦躁不安或神志不清。

（2）心血管症状：血钾升高使心肌的应激性下降，血钾 > 7.0mmol/L，可出现心率缓慢、传导阻滞等心律失常。严重时出现心室颤动、心搏骤停，其症状常与肾衰竭同时存在。

（3）微循环障碍：常见于病情较重者，患者表现为皮肤苍白、湿冷、青紫，血压下降等，甚至发生心搏骤停。

（4）其他症状：由于高钾血症引起乙酰胆碱释放增加，故可引起恶心、呕吐和腹痛。高血钾对肌肉的毒性作用还可引起四肢瘫痪及呼吸停止。高钾血症均有不同程度的氮质血症和代谢性酸中毒，代谢性酸中毒又可加重高钾血症。

知识点 53：高钾血症的辅助检查　　　　　　副高：掌握　正高：熟练掌握

（1）常用血化验指标：血清钾浓度高于 5.5mmol/L，血 pH 在正常低限或小于 7.35，钠离子浓度在正常高限或高于 145mmol/L。

（2）常用尿化验指标：尿钾浓度和尿钾排出量增加，尿偏碱，尿钠排出量减少。

（3）肾功能检查：及早发现是否有肾衰竭。

（4）心电图检查：血钾 > 7mmol/L 者，几乎都有异常心电图表现，典型的表现为早期 T 波高尖、QT 间期延长，随后出现 QRS 波增宽。

知识点 54：高钾血症的治疗要点　　　　　　副高：掌握　正高：熟练掌握

本病有导致心搏骤停的危险，因此一旦确诊应立即处理。

（1）病因治疗：积极治疗原发病，去除引起高钾血症的原因。

（2）禁钾：停用一切含钾药物；禁食含钾多的食物；禁输库存血。

（3）降低血钾浓度

1）促进 K^+ 转入细胞内：①输注高渗碱性溶液，给予5%碳酸氢钠溶液 $60\sim100ml$ 静脉注射后，再继续静脉滴注5%碳酸氢钠溶液 $100\sim200ml$，以纠正酸中毒，促使 K^+ 转入细胞内和增加肾小管排 K^+。②输入葡萄糖及胰岛素：给予25%葡萄糖溶液 $100\sim200ml$，以每 5g 葡萄糖加胰岛素 1U 静脉滴注，通过合成糖原，促使 K^+ 部分转入细胞内以暂时降低血清 K^+ 浓度。

2）促进 K^+ 排泄：呋塞米 40mg 静脉注射；阳离子交换树脂口服或保留灌肠，每克可吸附 1mmol 钾，加速 K^+ 经肠道排出；血液透析或腹膜透析。

（4）拮抗 K^+ 的毒性作用：因 Ca^{2+} 能拮抗 K^+，从而缓解 K^+ 对心肌的毒性作用，如心电图显示情况严重、出现心律失常，可以给予10%葡萄糖酸钙 20ml 缓慢静脉注射。必要时可重复使用。

知识点55：高钾血症的护理评估　　　　　　　副高：掌握　正高：熟练掌握

（1）健康史：评估有无导致 K^+ 代谢紊乱的各类诱因，如长期禁食、肾衰竭、酸碱代谢紊乱等；有无手术、创伤史；有无周期性钾代谢紊乱的发作史、既往史和家族史。

（2）身体状况：评估患者是否有乏力、手足麻木和感觉异常，是否出现呼吸困难和软瘫；是否出现微循环血管收缩，如皮肤苍白、湿冷、血压改变（早期升高、晚期下降）；是否出现心搏缓慢和心律不齐，以致心搏骤停。

（3）心理-社会状况：评估患者和家属是否因对疾病缺乏相关认识而有沮丧的情绪。

知识点56：高钾血症的护理诊断　　　　　　　副高：掌握　正高：熟练掌握

（1）活动无耐力：与高钾血症导致的肌无力、软瘫有关。

（2）有受伤的危险：与软弱无力、意识障碍、感觉异常有关。

（3）潜在并发症：心律失常、心搏骤停。

知识点57：高钾血症的护理措施　　　　　　　副高：熟练掌握　正高：熟练掌握

（1）恢复血清钾水平：①指导患者停用含钾药物，避免进食含钾量高的食物。②遵医嘱用药以对抗心律失常及降低血钾水平。③透析患者做好透析护理。

（2）并发症的预防和急救：①在加强对患者生命体征观察的同时，严密监测患者的血钾、心率、心律、心电图。②一旦发生心律失常应立即通知医师，积极协助治疗。若出现心搏骤停，立即实施心肺复苏。

（3）心理护理：告知患者疾病相关知识，肌无力、心律失常、呼吸困难等是由高钾血症引起的，及时就诊治疗和积极预防即可避免危险的发生。

知识点 58：高钾血症的健康指导　　　　副高：掌握　正高：掌握

对于肾功能减退及长期使用保钾利尿药的患者，告知其应限制含钾高的食物摄入，不用含钾药物，定期复诊，监测血钾浓度，以防发生高钾血症。

知识点 59：低钙血症的概念　　　　副高：掌握　正高：熟练掌握

低钙血症是指血清钙浓度低于 2.25mmol/L。

知识点 60：低钙血症的病因及发病机制　　　　副高：掌握　正高：熟练掌握

低钙血症的病因有急性重症胰腺炎、坏死性筋膜炎、肾衰竭、消化道瘘、甲状旁腺功能受损、降钙素分泌亢进、血清白蛋白水平下降、高磷酸血症、维生素 D 缺乏等。

成人每日需钙量为 0.5~1.0g，儿童、妊娠和哺乳期需钙量增多，摄入的钙主要在十二指肠与空肠上段被吸收，决定钙吸收的因素是维生素 D 和机体对钙的需要量。吸收的维生素 D 无活性，它须经肝、肾羟化为 1,25（OH）$_2$ 维生素 D$_3$ 后才具有活性。有活性的 1,25（OH）$_2$ 维生素 D$_3$ 才能促进钙、磷的吸收，调节钙、磷代谢和骨代谢。甲状旁腺激素（PTH）对钙、磷代谢具有重要的调节作用。PTH 的分泌主要受血清 Ca^{2+} 水平的反馈调节。PTH 的基本功能是动员骨钙，促进肠对钙的吸收，排出尿磷，维持血钙水平，同时促进 25（OH）$_2$ 维生素 D$_3$ 经肾转化为 1,25（OH）$_2$ 维生素 D$_3$，从而促进肾小管对钙的重吸收。所以，甲状旁腺功能受损、维生素 D 缺乏或代谢异常都可致低钙血症的发生。

慢性肾衰竭时低血钙的发生主要与以下因素有关：肾小球滤过率降低，磷酸盐排出受阻，导致血磷升高；肾小管对维生素 D 的羟化障碍；肠对钙的吸收减少；骨骼对 PTH 的敏感性降低，骨钙动员入血受阻等。急性胰腺炎时因胰腺炎症、坏死，释放的脂肪酸与钙结合成钙皂，以及胰腺炎可引起胰高血糖素分泌过多，后者刺激降钙素分泌增加，这些都与低血钙的发生有关。

知识点 61：低钙血症的临床表现　　　　副高：掌握　正高：熟练掌握

低钙血症经常没有明显的临床症状。临床症状的轻重与血钙降低的程度不完全一致，而与血钙降低的速度、持续时间有关。低血钙的临床表现主要和神经肌肉的兴奋性增高有关。

（1）神经肌肉系统：低钙血症时神经肌肉的兴奋性升高，可出现肌痉挛，早期周围神经系统症状为指/趾麻木。轻症患者面神经叩击试验（Chvostek 征）或束臂加压试验（Trousseau 征）可诱发典型抽搐。严重的低钙血症能导致喉、腕、足、支气管等痉挛，癫痫发作甚至呼吸暂停。此外，患者可出现烦躁不安、抑郁及认知能力减退等精神症状。

（2）心血管系统：主要为传导阻滞等心律失常，严重时可出现心室颤动等，心力衰竭时对洋地黄反应不良。心电图典型表现为 QT 间期和 ST 段明显延长。

（3）骨骼与皮肤、软组织：慢性低钙血症可表现为骨痛、病理性骨折、骨骼畸形等。患者常有皮肤干燥、无弹性、色泽灰暗和瘙痒等表现，此外易出现毛发稀疏、指甲易脆、牙齿松脆等现象。低钙血症引起白内障较为常见。

（4）低血钙危象：当血钙低于 0.88mmol/L 时，可发生严重的随意肌与平滑肌痉挛，导致惊厥、癫痫发作、严重哮喘，症状严重时可引起喉肌痉挛致窒息、心功能不全及心搏骤停。

知识点62：低钙血症的辅助检查　　　　　副高：掌握　正高：熟练掌握

（1）实验室检查：①血清钙测定，血清钙 <2.0mmol/L 有诊断价值。②血清无机磷测定，多数成年患者血清无机磷可上升到 1.94~2.58mmol/L，部分成人和幼年患者可以更高。③血清 PTH 测定，部分患者可伴 PTH 水平低于正常。

（2）心电图检查：心电图表现为 QT 间期延长，ST 段平坦或延长，T 波低平或倒置，严重时发生二度房室传导阻滞甚至三度房室传导阻滞。

（3）CT 扫描和 X 线检查：多无特殊发现，偶见骨硬板增厚。如显示脑钙化、基底结钙化多为特发性或假性甲状旁腺功能减退。

知识点63：低钙血症的治疗要点　　　　　副高：掌握　正高：熟练掌握

治疗原发病，补充钙剂。急性低血钙伴有强直性痉挛时需要立即静脉补充氯化钙或葡萄糖酸钙溶液，需长期治疗者可口服钙剂和维生素 D。

知识点64：低钙血症的护理评估　　　　　副高：掌握　正高：熟练掌握

（1）健康史：评估患者有无导致 Ca^{2+} 代谢紊乱的各类诱因，如钙过度流失，摄入或吸收过少，孕期和哺乳期需要量增加而补充不足。

（2）身体状况：评估患者是否表现为易激惹、口周和指（趾）尖麻木及针刺感、手足抽搐、肌疼痛、腱反射亢进及 Chvostek 征阳性。

（3）心理-社会状况：评估患者的情绪，评估患者及其家属对疾病知识的掌握及了解程度。

知识点65：低钙血症的护理诊断　　　　　副高：掌握　正高：熟练掌握

有受伤的危险：与低钙血症致手足抽搐有关。

知识点66：低钙血症的护理措施 　　　　副高：熟练掌握　正高：熟练掌握

（1）密切监测血清钙变化趋势，及时给予患者补充钙剂。

（2）密切观察患者是否出现肌强直，建立安全的活动模式和防护措施，避免患者因手足抽搐而受伤。

（3）防止窒息，观察呼吸频率和节律，必要时做好气管切开的准备。

（4）遵医嘱输注氯化钙或葡萄糖酸钙溶液，输注时须注意下列事项：①避免局部渗漏，速度应缓慢，以避免发生低血压或心律失常。②不可与碳酸盐或磷酸盐混合使用，避免出现沉淀反应。③禁止肌内注射，静脉注射时勿使药液渗至皮下，以防引起组织坏死。④若同时使用洋地黄制剂需监测心律的变化。

知识点67：低钙血症的健康指导 　　　　副高：掌握　正高：掌握

指导患者正确补充钙和维生素D的方法及告知其重要性，忽略或盲目补充钙和维生素D都对健康不利。

知识点68：高钙血症的概念 　　　　副高：掌握　正高：熟练掌握

高钙血症是指血清钙浓度 >2.75mmol/L。

知识点69：高钙血症的病因及发病机制 　　　　副高：掌握　正高：熟练掌握

高钙血症是一种电解质紊乱性的疾病。主要的原因如下。

（1）摄入的钙增多，大量的食用一些含钙高的食物可能引起血钙增高。

（2）原发性甲状旁腺功能亢进症，出现的代谢紊乱容易造成血钙升高。

（3）服用维生素D过多使得肠道和肾脏吸收钙增加。

（4）一些肿瘤或者是骨病使得相应的骨溶解增加造成血钙增高。

（5）由于失用性萎缩或者一些固定措施，可能会引起骨脱钙而造成血钙的升高。

知识点70：高钙血症的临床表现 　　　　副高：掌握　正高：熟练掌握

高钙血症的临床表现是以血清钙水平确定的。前期症状有疲乏、食欲缺乏、恶心、呕吐和体重下降。随着血清钙浓度增高，可出现头痛、背和四肢痛、口渴和多尿等，甚至出现室性期前收缩和自发性室性节律。甲状旁腺功能亢进症患者在病程后期可出现全身性骨质脱钙，发生多发性病理性骨折。血清钙浓度高达4~5mmol/L时，可能危及生命。

知识点 71：高钙血症的辅助检查　　　　　　　　　　　副高：掌握　　正高：熟练掌握

血清钙 >2.75mmol/L；血清甲状旁腺素明显升高；部分患者可伴尿钙增加。心电图表现为 Q-T 间期缩短及室房传导阻滞。

知识点 72：高钙血症的治疗要点　　　　　　　　　　　副高：掌握　　正高：熟练掌握

以处理原发病及促进钙排泄为原则。可通过低钙饮食、补液，以及应用乙二胺四乙酸（EDTA）、类固醇和硫酸钠等措施降低血清钙浓度。甲状旁腺功能亢进症患者经手术切除腺瘤或增生的腺组织可彻底治愈。

知识点 73：高钙血症的护理评估　　　　　　　　　　　副高：掌握　　正高：熟练掌握

（1）健康史：评估患者有无导致 Ca^{2+} 代谢紊乱的各类诱因如甲状旁腺功能亢进，长期卧床、骨转移性癌等疾病导致骨钙释放，静脉输入过多、食入过多维生素 D 使钙的摄取及吸收增加，肾功能不全引起钙排泄减少。

（2）身体状况：评估患者有无神经肌肉应激性减退、疲倦、乏力、尿路结石、骨质疏松、口渴及多尿等症状。

（3）心理-社会状况：评估患者及其家属对疾病的知识掌握及了解的程度。

知识点 74：高钙血症的护理诊断　　　　　　　　　　　副高：掌握　　正高：熟练掌握

便秘：与高钙血症有关。

知识点 75：高钙血症的护理措施　　　　　　　　　　　副高：熟练掌握　　正高：熟练掌握

（1）加强血清钙浓度变化的动态监测，积极给予对症处理。

（2）鼓励患者多饮水和多食膳食纤维丰富的食物，以利于排便。严重便秘者，通过导泻或灌肠等方式缓解便秘。

（3）有高钙血症危险性的患者，须限制钙剂及维生素 D 的摄取量。

（4）移动患者及为患者摆放体位时须小心，以防发生病理性骨折。

知识点 76：高钙血症的健康指导　　　　　　　　　　　副高：掌握　　正高：掌握

重点在于正确掌握补充钙和维生素 D 的重要性和方法，鼓励患者多食粗纤维食物，保证排便通畅。

| 知识点 77：低镁血症的概念 | 副高：掌握 正高：熟练掌握 |

低镁血症是指血清镁浓度 <0.75mmol/L。

| 知识点 78：低镁血症的病因及发病机制 | 副高：掌握 正高：熟练掌握 |

本病主要因饮食中镁摄取不足、小肠吸收不良或胃肠道丢失过多（如肠瘘、使用泻药或鼻胃管吸引）所致，也可因尿中镁丢失过多、慢性酒精中毒、醛固酮过多和高血钙而致。急性胰腺炎、糖尿病酮症酸中毒、烧伤或长期完全肠外营养的患者，如镁补充不足，偶尔也可发生低镁血症。

（1）消化道丢失过多：镁在小肠及部分结肠被吸收，当严重腹泻、脂肪泻、吸收不良、肠瘘、大部小肠切除术后等均可因镁在消化道丢失过多而致低镁血症。

（2）肾脏丢失过多：慢性肾盂肾炎、肾小管性酸中毒、急性肾衰竭多尿期，或长期应用袢利尿药、噻嗪类及渗透性利尿药等可导致肾性丢失镁而发生低镁血症。

（3）补充不足：营养不良，某些疾病营养支持液中补镁不足，或者长期应用无镁溶液治疗均可因镁补充不足而引起低镁血症。

（4）甲状腺功能亢进症患者常伴低血镁和负氮平衡：原发性甲状旁腺功能亢进症可引起症状性镁缺乏症。

| 知识点 79：低镁血症的临床表现 | 副高：掌握 正高：熟练掌握 |

患者临床表现为神经系统及肌肉功能亢进，出现精神紧张、易激惹、烦躁不安、眼球震颤、手足抽搐及 Chvostek 征阳性，可伴高血压、心动过速、记忆力减退、精神错乱和定向障碍等。由于血清镁浓度与镁缺乏症状并非平行关系，故在排除或纠正钙缺乏后，对症状未改善者应注意是否存在镁缺乏。

| 知识点 80：低镁血症的辅助检查 | 副高：掌握 正高：熟练掌握 |

血清镁浓度 <0.75mmol/L，常伴血清钾和钙缺乏。心电图示 QT 间期延长和 QRS 的增宽。镁负荷试验阳性。正常人在静脉输注氯化镁或硫酸镁 0.25mmol/L 后，90% 的注入量很快从尿中排出，而镁缺乏者尿镁很少，40%~80% 的注入量被保留于体内。

| 知识点 81：低镁血症的治疗要点 | 副高：掌握 正高：熟练掌握 |

（1）防治原发疾病：防止或排除引起低镁血症的原因。

（2）补镁：症状轻者口服镁剂。严重低镁血症且有症状，特别是各种类型的心律失常时必须及时补镁。对于缺镁引起的严重心律失常，只有静脉内缓慢注射或滴注镁盐（一般是用硫酸镁）才能奏效。静脉内补镁时，如患者肾功能受损要谨慎。在补镁过程中要经常检测血清镁浓度，防止因补镁过快而转变为高镁血症。因为镁可使外周小动脉等血管扩张，故小儿静脉内补镁时还应特别注意低血压的发生。对于症状较轻的低镁血症，也可通过肌内注射的途径补镁。补镁的剂量须根据缺镁程度和症状轻重而定。完全纠正镁缺乏需要较长时间，症状消失后应继续补充镁剂 1~3 周。

（3）纠正水、电解质代谢紊乱：因为低镁血症常伴有失水、低钾血症和低钙血症，故应补水，尤其进行补钾和补钙。

知识点 82：低镁血症的护理评估　　　　　副高：掌握　　正高：熟练掌握

（1）健康史：评估患者有无导致 Mg^{2+} 代谢紊乱的各类诱因，如饮食中摄取不足、小肠吸收不良、急性胰腺炎或长期完全肠外营养的患者镁补充不足。

（2）身体状况：评估患者是否表现为神经、肌肉功能亢进，是否伴高血压、心动过速、记忆力减退、精神错乱和定向障碍等症状。

（3）心理-社会状况：评估患者的心理及家属对疾病的知识掌握及了解的程度。

知识点 83：低镁血症的护理诊断　　　　　副高：掌握　　正高：熟练掌握

舒适受损：与低镁血症有关。

知识点 84：低镁血症的护理措施　　　　　副高：熟练掌握　　正高：熟练掌握

（1）密切监测生命体征、意识状态、血清镁变化。

（2）轻度缺镁者，可由饮食或口服镁剂补充。

（3）肌内注射镁剂时应做深部注射，且经常更换注射部位，以防局部形成硬结而影响疗效。

（4）静脉注射硫酸镁注意事项：①观察尿量及肾功能变化。②给药速度需缓慢，以免发生镁中毒和心搏骤停。③给药后密切监测有无呼吸抑制、血压下降及腱反射减弱等情况，早期发现镁中毒。一旦出现可用葡萄糖酸钙治疗。

（5）完全纠正镁缺乏需较长时间，加之低镁血症所致的神经、肌肉功能障碍，患者容易出现精神紧张和激惹。护士应加强鼓励和安慰，帮助调整情绪，面对疾病。

知识点 85：低镁血症的健康指导　　　　　副高：掌握　　正高：掌握

完全纠正镁缺乏需要较长的时间，应兼顾补钾和补钙，帮助患者调整情绪，加强鼓励和安慰。

知识点86：高镁血症的概念 　　　　　　　　　　副高：掌握　正高：熟练掌握

高镁血症是指血清镁浓度 >1.25mmol/L。

知识点87：高镁血症的病因及发病机制 　　　　　副高：掌握　正高：熟练掌握

本病常发生于有肾脏疾病的患者中，在外科患者中比较罕见，可在低血容量性休克时发生，此时镁从细胞中释出；偶可见于应用硫酸镁治疗子痫的过程中；烧伤早期、广泛性外伤或外科应激反应、严重细胞外液量不足和严重酸中毒等也可引起血清镁浓度升高。

（1）肾脏排出镁减少：镁主要通过肾脏调节维持血清浓度的平衡与稳定，肾功能正常者尿镁排泄量相当于肾小球滤过量的 3%~5%，当血清镁升高时，肾脏的排镁能力可显著增强，故一般不会发生高镁血症。高镁血症主要见于肾功能损害的患者。

（2）摄取镁过多或胃肠道镁的重吸收增加：①摄取过多。一般由药物引起，如长期口服氧化镁、氢氧化镁等含镁制剂。另外，大量应用硫酸镁治疗子痫或先兆子痫等也可使镁摄取过多。②胃肠道重吸收增多。维生素 D 可增加镁在肠道的吸收，大剂量应用维生素 D 的患者，偶可发生高镁血症。

（3）分布异常：①组织细胞大量破坏。镁主要存在于细胞内，当大量组织破坏时，大量镁离子会进入血液中，发生高镁血症。临床上常见于溶血、大面积烧伤、严重创伤或手术损伤、骨骼肌溶解等情况，也见于高分解代谢等情况。②镁离子在正常细胞内、外转移。主要见于酸中毒，此时镁从细胞内转移至细胞外，发生高镁血症。上述两者的不同主要在于前者是镁离子在细胞内、外的直接转移，而后者是由酸中毒时造成的离子相互交换而引起的。

知识点88：高镁血症的临床表现 　　　　　　　　副高：掌握　正高：熟练掌握

高镁血症的临床表现与血清镁升高的幅度和速度有关，短时间内迅速升高者临床症状较重，一般早期表现为食欲缺乏、恶心、呕吐、皮肤潮红、头痛、头晕等，因缺乏特异性，容易忽视，当血清镁浓度达 2~4mmol/L，可出现神经-肌肉及循环系统的明显改变。

（1）对神经-肌肉的影响：血清镁离子升高可抑制神经-肌肉接头及中枢神经乙酰胆碱的释放，表现为呼吸肌无力和中枢抑制状态。血清镁浓度 >3mmol/L 时，腱反射减弱或消失；血清镁浓度 >4.8mmol/L 时，发生肌无力、四肢肌肉软瘫，影响呼吸肌时，可发生呼吸衰竭，甚至呼吸停止；血清镁浓度 >6mmol/L 时，可发生严重的中枢抑制，如昏睡、木僵、昏迷等。

（2）对心脏的影响：主要表现为自律性细胞的抑制作用，表现为窦性心动过缓、各种情况的传导阻滞。由于高位正常细胞的自律性降低，低位自律性细胞兴奋，可发生各种心律失常。

（3）对血管的影响：高血镁可抑制交感神经节前纤维释放乙酰胆碱，使去甲肾上腺素释放相应减少；高血镁也抑制副交感神经释放乙酰胆碱，但由于前者的作用更强，故表现为血管平滑肌舒张，皮肤潮红，血压下降。

（4）对消化系统的影响：高血镁抑制自主神经递质的释放，并直接抑制胃肠道平滑肌，患者表现为腹胀、便秘、恶心、呕吐等。

（5）对呼吸系统的影响：严重高血镁可使呼吸中枢兴奋性降低，使呼吸肌麻痹，导致呼吸停止。

知识点89：高镁血症的辅助检查　　　　副高：掌握　正高：熟练掌握

（1）血清镁浓度测定：血清镁浓度升高（>1.25mmol/L）可直接确诊。

（2）24小时尿镁排泄量：对诊断病因有较大帮助。若丢失量减少，说明是肾性因素、内分泌因素、代谢因素所致，否则是摄取增加或分布异常所致。

（3）心电图检查：高镁血症可出现传导阻滞和心动过缓，心电图表现为PR间期延长，QRS增宽及QT间期延长。因高血镁常伴随高血钾，故可出现高尖T波。

（4）B超检查：可及早发现肾器质性改变。

知识点90：高镁血症的治疗要点　　　　副高：掌握　正高：熟练掌握

（1）对症处理。①补充钙离子：由于钙对镁有拮抗作用，静脉注射10%葡萄糖酸钙或10%氯化钙可以对抗镁剂对心脏和肌肉的抑制作用，常能缓解症状。②一般对症处理：根据需要可采取呼吸支持治疗、升压药治疗、抗心律失常治疗等。③胆碱酯酶抑制药：高镁血症可使神经末梢释放乙酰胆碱减少，应用胆碱酯酶抑制药可使乙酰胆碱破坏减少，从而减轻高镁血症引起的神经-肌肉接头兴奋性的降低。可使用的药物有新斯的明等。

（2）降低血清镁浓度。①增加尿镁的排出：肾功能正常者可适当补充生理盐水或葡萄糖液以纠正脱水，增加肾小球滤过量，加速镁的排出。在补充血容量的基础上，使用利尿药可增加尿镁排出，也可联合使用噻嗪类利尿药和袢利尿药。但对于明显肾功能不全患者来说，应用利尿药是无效的。②血液透析：肾功能不全时发生高镁血症是应用透析疗法的指征，因为肾功能不全时高镁血症与高钙血症常合并存在，这时应用钙治疗是不合适的。但注意透析时要使用无镁液。③严格控制镁的摄取：必须停用一切含镁药物。

知识点91：高镁血症的护理评估　　　　副高：掌握　正高：熟练掌握

（1）健康史：评估患者有无导致Mg^{2+}代谢紊乱的各类诱因，如肾脏疾病的患者出现低血容量性休克时，镁从细胞中释出。

（2）身体状况：评估患者有无中枢和周围神经传导障碍、肌软弱无力、腱反射消失、血压下降，甚至呼吸肌麻痹。

（3）心理-社会状况：评估患者及其家属是否了解和掌握此疾病相关知识。

| 知识点92：高镁血症的护理诊断 | 副高：掌握　正高：熟练掌握 |

舒适受损：与高镁血症有关。

| 知识点93：高镁血症的护理措施 | 副高：熟练掌握　正高：熟练掌握 |

（1）加强监测：了解血清镁的动态变化趋势，一旦发现血清镁异常，及时通知医师。

（2）遵医嘱用药：静脉缓慢推注钙剂，以对抗镁对心脏和肌肉功能的抑制作用，必要时行透析治疗。

| 知识点94：高镁血症的健康指导 | 副高：掌握　正高：掌握 |

告知肾功能减退的患者定期监测血镁浓度，以防发生高镁血症。

| 知识点95：低磷血症的概念 | 副高：掌握　正高：熟练掌握 |

低磷血症是指血清无机磷浓度 <0.96mmol/L。

| 知识点96：低磷血症的病因及发病机制 | 副高：掌握　正高：熟练掌握 |

（1）禁食，特别是进行静脉高营养的患者。因葡萄糖可增加细胞对磷酸盐的摄取，导致低磷血症。

（2）长期服用氢氧化铝、氢氧化镁或碳酸铝等结合剂，抑制了磷酸盐在肠道的吸收，导致低磷血症。

（3）糖酵解及碱中毒能迅速消耗细胞内的磷酸盐，增加细胞对磷酸盐的摄入，从而引起低磷血症。糖尿病酸中毒患者进行胰岛素治疗后，糖酵解增加，磷酸盐也向细胞内移动。

（4）甲状旁腺功能亢进症、甲状旁腺素分泌增加时，尿磷酸盐排泄增加。

（5）维生素 D 缺乏可减少肠道磷酸盐的吸收。

（6）发生范科尼综合征等肾小管疾病时，尿磷酸盐排出明显增加。

（7）酗酒，由于饮食减少、糖酵解增加以及用抗酸结合剂治疗胃炎，可引起低磷血症。

（8）抗维生素 D 佝偻病（家族性低磷血症）为性连锁显性遗传病，当发生此病时，近曲小管磷重吸收障碍，肠道钙吸收亦不良。

| 知识点97：低磷血症的临床表现 | 副高：掌握　正高：熟练掌握 |

（1）轻度低磷血症无明显症状。

（2）严重者可导致严重临床后果，但症状通常无特异性。

1）神经精神症状：表现为唇周感觉异常、烦躁不安，严重者可发生精神错乱、木僵、抽搐、昏迷，甚至死亡。

2）骨骼和肌肉症状：表现为肌无力、肌麻痹及感觉异常、虚弱、步态蹒跚、骨痛、佝偻病和病理性骨折。严重低磷血症可出现组织缺氧及急性呼吸衰竭，系因心肌和膈肌收缩力减低引起。

3）心血管系统症状：由于能量代谢障碍，严重的低磷血症可导致严重的心肌病变、心排血量降低、低血压，甚至充血性心力衰竭。

4）消化系统症状：慢性低磷血症患者常有食欲缺乏、恶心、呕吐的症状，严重者可有胃张力减低、肠麻痹以及咽下困难等症状。

知识点98：低磷血症的辅助检查　　　副高：掌握　正高：熟练掌握

血清无机磷浓度 <0.96mmol/L，常伴血清钙浓度升高。

知识点99：低磷血症的治疗要点　　　副高：掌握　正高：熟练掌握

积极治疗原发病。需长期静脉输液者，溶液中应补充磷 10mmol/d。严重低磷者，可酌情增加磷制剂用量，但须密切监测血清磷水平。甲状旁腺功能亢进者，手术治疗可使低磷血症得到纠正。

知识点100：低磷血症的护理评估　　　副高：掌握　正高：熟练掌握

（1）健康史：评估患者有无导致磷代谢紊乱的各类诱因，如重度营养不良、饮食摄入不足，评估患者有无嗜酒等。

（2）身体状况：评估患者是否有头晕、食欲缺乏、肌无力等神经肌肉症状；重者是否有抽搐、精神错乱、昏迷，甚至呼吸肌无力而危及生命的症状。

（3）心理-社会状况：评估患者是否经常处于恐惧中，评估患者及其家属对疾病的知识掌握及了解的程度。

知识点101：低磷血症的护理诊断　　　副高：掌握　正高：熟练掌握

舒适受损：与低磷血症有关。

知识点102：低磷血症的护理措施　　　副高：熟练掌握　正高：熟练掌握

了解血清无机磷的动态变化，一旦发现血清磷低于正常值，及时通知医师并遵医嘱补磷。长期禁食者，每日经静脉补充磷 10mmol 预防低磷血症。鼓励患者进食富含磷的食物，如牛奶、紫菜、香菇、蛋黄、豆类等。

知识点 103：低磷血症的健康指导　　　　　　　副高：掌握　正高：掌握

告知完全肠外营养的患者定期监测血磷浓度，以防发生低磷血症。

知识点 104：高磷血症的概念　　　　　　　副高：掌握　正高：熟练掌握

高磷血症是指血清无机磷浓度 >1.62mmol/L。

知识点 105：高磷血症的病因及发病机制　　　　　　　副高：掌握　正高：熟练掌握

（1）急、慢性肾功能不全：是高磷血症最常见原因。肾小球滤过率在 $0.3 \sim 0.5$ ml/s 及以下时，肾脏排出磷减少，血磷升高，继发性甲状旁腺素分泌增多，骨盐释放增加。

（2）骨中的磷释放增加：某些继发性甲状旁腺功能亢进症，因甲状旁腺激素溶骨作用增强，骨中的磷释放增加，可导致血磷升高；甲状旁腺功能低下（原发性、继发性和假性）时，尿排磷减少也可导致血磷增高。

（3）磷进入细胞外液增多：应用含磷缓泻剂或灌肠剂及维生素 D 中毒时，磷进入细胞外液增多；磷从细胞内移到细胞外，也可致细胞外液磷增多，见于高热、急性酸中毒、骨骼破坏、恶性肿瘤（化疗）等。

知识点 106：高磷血症的临床表现　　　　　　　副高：掌握　正高：熟练掌握

高磷血症无特异的临床症状。症状持续过久，可以影响钙的内环境稳定；钙磷的结合可以导致异位性钙化，并可抑制肠钙吸收，使血钙降低，可继发低钙血症，出现一系列低钙症状，如手足搐搦，肾的钙化造成的肾功能进行性损害等。

知识点 107：高磷血症的辅助检查　　　　　　　副高：掌握　正高：熟练掌握

（1）血电解质检查：血清无机磷浓度高于 1.62mmol/L，并可伴有血钙降低或血清 pH 降低。

（2）肾功能检查：若肾功能正常，考虑为尿磷酸盐排出；若肾功能减退，考虑为肾衰竭所致高磷酸盐血症。

（3）尿磷酸盐：在肾功能正常情况下，尿磷酸盐排出增加，考虑为磷酸盐摄入增加、肿瘤破坏或肿瘤治疗后的高磷酸盐血症；尿磷酸盐排出减少，应考虑为甲状旁腺功能减退症。

（4）影像学检查：骨骼 X 线检查可有骨质疏松表现。

知识点 108：高磷血症的治疗要点　　　　　副高：掌握　正高：熟练掌握

一经诊断，应积极处理病因，若肾功能正常，可通过补给生理盐水，扩大细胞外容积，使磷酸盐经尿排出，以降低血磷酸盐；服用能与磷结合的抗酸药，如氢氧化铝凝胶；同时针对低钙血症进行处理。急性肾衰竭者必要时行透析治疗。

知识点 109：高磷血症的护理评估　　　　　副高：掌握　正高：熟练掌握

（1）健康史：评估患者有无导致 P^{2+} 代谢紊乱的各类诱因，如有无严重肾脏疾病及甲状旁腺功能亢进。

（2）身体状况：评估患者是否表现为易激惹、手足抽搐、肌肉疼痛、腱反射亢进以及 Chvostek 征阳性。

（3）心理-社会状况：评估患者是否感到疼痛和焦虑，评估患者及其家属对疾病知识的掌握及了解程度。

知识点 110：高磷血症的护理诊断　　　　　副高：掌握　正高：熟练掌握

舒适受损：与高磷血症有关。

知识点 111：高磷血症的护理措施　　　　　副高：熟练掌握　正高：熟练掌握

高磷血症的护理措施包括低磷饮食，使用磷结合剂，限制磷摄入和促进磷排出。注意观察药物的不良反应。

知识点 112：高磷血症的健康指导　　　　　副高：掌握　正高：掌握

告知患者高磷血症的危害性，强调限磷饮食及遵医嘱服药的重要性。

第三节　酸碱平衡失调

知识点 1：反映机体酸碱平衡的基本因素　　　　　副高：掌握　正高：熟练掌握

血 pH、HCO_3^- 及 $PaCO_2$ 是反映机体酸碱平衡的 3 个基本因素。其中，HCO_3^- 反映代谢性因素，HCO_3^- 原发性减少或增加，可引起代谢性酸中毒或代谢性碱中毒；$PaCO_2$ 反映呼吸性因素，$PaCO_2$ 原发性增加或减少，可引起呼吸性酸中毒或呼吸性碱中毒。

| 知识点2：代谢性酸中毒的概念 | 副高：掌握　正高：熟练掌握 |

代谢性酸中毒是临床最常见的酸碱平衡失调类型，是体内酸性物质积聚或产生过多，或HCO_3^-丢失过多所致。

| 知识点3：代谢性酸中毒的病因及发病机制 | 副高：掌握　正高：熟练掌握 |

（1）代谢产酸增多：是代谢性酸中毒最主要的原因。如休克、抽搐、心搏骤停等原因引起的缺氧及组织低灌注使细胞葡萄糖无氧酵解增强，致乳酸增加，可发生乳酸性酸中毒；糖尿病、饥饿、酒精中毒等情况下，体内脂肪分解过多，形成大量酮体，引起酮症酸中毒。

（2）酸性物质排出减少：肾小管功能障碍或应用一些肾毒性药物等可致内生性 H^+ 不能排出体外或者HCO_3^-的重吸收减少，引起酸中毒。

（3）碱性物质丢失过多：如严重腹泻、肠瘘或肠道引流、胆瘘或胰瘘等使大量碱性消化液丢失。

（4）高钾血症：K^+与细胞内 H^+ 交换，引起细胞外 H^+ 增加。

| 知识点4：代谢性酸中毒的病理生理 | 副高：掌握　正高：熟练掌握 |

代谢性酸中毒时体内HCO_3^-减少，H_2CO_3 相对增加，人体通过肺和肾的调节，使之重新达到平衡。体内 H^+ 浓度升高刺激呼吸中枢产生代偿反应，呼吸加深、加快，加速 CO_2 排出、降低动脉血 $PaCO_2$，使HCO_3^-/H_2CO_3接近或维持于 20∶1，从而维持血液 pH 于正常范围。同时，肾小管上皮细胞中的碳酸酐酶和谷氨酰胺酶活性增加，促进 H^+ 和 NH_3 的生成，两者形成NH_4^+后排出，致 H^+ 排出增多。此外，$NaHCO_3$重吸收亦增加，但该代偿能力有限。

| 知识点5：代谢性酸中毒的临床表现 | 副高：掌握　正高：熟练掌握 |

轻度代谢性酸中毒无症状，重症患者出现疲乏、眩晕、嗜睡、感觉迟钝或烦躁不安、神志不清或昏迷。最突出的表现是代偿性呼吸深而快，酮症酸中毒时呼出的气体有酮味。患者面色潮红、心率加快、血压偏低、对称性肌张力减弱、腱反射减弱或消失，伴有脱水症状。因代谢性酸中毒可降低心肌收缩力和周围血管对儿茶酚胺的敏感性，故患者易发生心律不齐、急性肾功能不全和休克。

知识点6：代谢性酸中毒的辅助检查　　　　　　　　副高：掌握　正高：熟练掌握

（1）动脉血气分析

1）代偿期：血浆 pH 可在正常范围，但HCO_3^-、BE 和 $PaCO_2$ 有一定程度降低。

2）失代偿期：血浆 pH < 7.35，血浆 HCO_3^- 降低（正常值 22~27mmol/L），$PaCO_2$ 正常（正常值 35~45mmol/L）或代偿性降低。

（2）血清电解质：血清钾浓度升高。

知识点7：代谢性酸中毒的治疗要点　　　　　　　　副高：掌握　正高：熟练掌握

（1）消除病因：机体有代偿机制，只要消除病因和补液纠正脱水，较轻的酸中毒患者（血浆HCO_3^-浓度为 16~18mmol/L）可自行纠正。

（2）应用碱性药物：对血浆HCO_3^-浓度低于 10mmol/L 的患者，立即静脉输液及应用碱性溶液进行治疗。碱性溶液常用的有 5% 碳酸氢钠溶液，可将应补充量的 50% 在 2~4 小时内输入，以后再决定是否继续输注剩余量或部分剩余量。使用碱性药物纠正酸中毒后，血液中 Ca^{2+} 浓度降低，可出现手足抽搐，应及时静脉注射葡萄糖酸钙。过度纠正酸中毒还可能引起大量的 K^+ 移至细胞内，引起低钾血症，应注意观察和补充钾。

知识点8：代谢性酸中毒的护理评估　　　　　　　　副高：掌握　正高：熟练掌握

（1）健康史：评估患者的病史。①酸性代谢产物产生过多：休克、循环衰竭、高热、糖尿病酮症酸中毒、长期饥饿。②CO_3^{2-} 排出过多：腹泻、长期呕吐、肠瘘、胆瘘、胰瘘、大面积烧伤。③酸性代谢产物在体内潴留：急、慢性肾衰竭。

（2）身体状况：①评估患者有无乏力、眩晕、头痛、嗜睡、感觉迟钝、烦躁不安、神志不清甚至昏迷以及少尿或无尿。②评估患者有无呼吸深而快、严重时减弱的症状；如为酮症酸中毒，呼气中是否带有酮味；评估是否心率快、血压偏低，对称性肌张力减退，腱反射减弱或消失。

（3）心理-社会状况：了解患者及其家属有无紧张、焦虑和恐惧的心理，评估对治疗和预后的认知程度及心理反应。

知识点9：代谢性酸中毒的护理诊断　　　　　　　　副高：掌握　正高：熟练掌握

（1）低效性呼吸形态：与代谢性酸中毒导致哮喘、呼吸困难有关。

（2）口腔黏膜受损：与代谢性酸中毒致呼吸深快有关。

（3）活动无耐力：与肌无力，反射减弱有关。

（4）体液不足：与呕吐、腹泻有关。

（5）有受伤的危险：与代谢性酸中毒所致意识障碍有关。

（6）潜在并发症：高钾血症、代谢性碱中毒。

知识点 10：代谢性酸中毒的护理措施　　副高：熟练掌握　正高：熟练掌握

（1）维持正常的气体交换形态

1）消除或控制引起代谢性酸中毒的危险因素。

2）应用碱性药物，纠正酸中毒，常用的碱性溶液为 5% 碳酸氢钠溶液。静脉滴注 5% 碳酸氢钠溶液时应注意：①5% 碳酸氢钠溶液不必稀释，可直接供静脉注射或滴注。②碱性溶液宜单独滴入，不加入其他药物。③补充碳酸氢钠溶液后应注意观察缺钙或缺钾症状的发生，并及时予以纠正。④补碱不宜过速、过量，避免发生医源性碱中毒。

（2）并发症的观察和护理：在纠正代谢性酸中毒时，加强对患者生命体征、动脉血气分析和血电解质指标动态变化趋势的监测，及时发现相应的并发症：①应用碳酸氢钠过量可致代谢性碱中毒，表现为呼吸浅、慢，脉搏不规则及手足抽搐。②代谢性酸中毒未及时纠正可致高钾血症，表现为神志淡漠、感觉异常、乏力、四肢软瘫等，严重者可出现心搏骤停。一旦发现上述并发症，及时通知医师，并配合治疗。

（3）做好口腔护理：指导患者养成良好的卫生习惯，经常用漱口液清洁口腔，避免口腔黏膜干燥、损伤。

（4）减少受伤的危险：①定时监测血压，告知血压偏低或不稳定者在改变体位时动作宜慢，以免因直立性低血压或眩晕而跌倒受伤。②建立安全的活动模式，为了减少患者受伤的危险，应与患者及家属共同制定活动的时间、量及形式，如患者除在床上主动活动外，也可由他人协助在床上做被动运动。根据患者肌张力的改善程度，逐步调整活动内容、时间、形式和强度，以免长期卧床致失用性肌萎缩。③加强安全防护措施，移去环境中的危险物品，减少意外受伤的可能；对定向力差及意识障碍者，建立安全保护措施，加床栏保护、适当约束及加强监护，以免发生意外。

知识点 11：代谢性酸中毒的健康指导　　副高：掌握　正高：掌握

（1）高度重视对导致酸碱平衡紊乱的原发病和诱因的治疗。

（2）发生呕吐、腹泻、高热者应及时就诊。

知识点 12：代谢性碱中毒的概念　　副高：掌握　正高：熟练掌握

代谢性碱中毒是指体内酸丢失过多或从体外进入碱过多的临床情况，其主要特征是血浆 HCO_3^- 浓度增高，$PaCO_2$ 代偿性上升。

知识点 13：代谢性碱中毒的病因及发病机制 　　副高：掌握　正高：熟练掌握

（1）胃液丧失过多：是外科患者发生代谢性碱中毒最常见的原因，如严重呕吐、长期胃肠减压等，可丢失大量的 H^+、Cl^- 及 Na^+ 致碱中毒。

（2）碱性物质摄入过多：如长期服用碱性药物或大量输注库存血，后者所含抗凝剂入血后可转化为 HCO_3^-。

（3）低钾血症：钾缺乏时，细胞内钾向细胞外转移，同时细胞外 H^+ 及 Na^+ 进入细胞内，导致代谢性碱中毒。同时，在血容量不足的情况下，机体为了保存 Na^+，经远曲小管排出 H^+ 及 K^+ 增多，HCO_3^- 重吸收也增加，加重了碱中毒及低钾血症，同时出现反常性酸性尿。

（4）利尿药的应用：使用呋塞米、依他尼酸等利尿药可抑制近曲小管对 Na^+ 和 Cl^- 的重吸收，并不影响远曲小管内 Na^+ 和 H^+ 的交换。因此，排出的 Cl^- 比 Na^+ 多，重吸收的 Na^+ 和 HCO_3^- 增多，发生低氯性碱中毒。

知识点 14：代谢性碱中毒的病理生理 　　副高：掌握　正高：熟练掌握

代谢性碱中毒时，血浆 H^+ 浓度下降抑制呼吸中枢，使呼吸变浅、变慢，起到代偿的作用，使 CO_2 排出减少，$PaCO_2$ 升高，从而使血液 pH 维持在正常范围。同时，肾小管上皮细胞中的碳酸酐酶和谷氨酰胺酶活性降低，使 H^+ 排泌和 NH_3 生成减少，同时使 HCO_3^- 重吸收减少，减少血浆 HCO_3^-。另外，由于氧合血红蛋白解离曲线左移，氧不易从氧合血红蛋白中释放，故患者虽然血氧饱和度正常，但是组织仍处于缺氧的状态。

知识点 15：代谢性碱中毒的临床表现 　　副高：掌握　正高：熟练掌握

（1）呼吸系统：呼吸变浅、变慢。

（2）中枢神经系统：症状严重者表现为烦躁不安、精神错乱、谵妄，甚至昏迷。

（3）神经肌肉症状：碱中毒引起低钾血症及 Ca^{2+} 游离度降低，可出现肌张力增强、腱反射亢进、手足抽搐等。

知识点 16：代谢性碱中毒的辅助检查 　　副高：掌握　正高：熟练掌握

（1）动脉血气分析：标准碳酸氢盐（SB）> 26mmol/L，实际碳酸氢盐（AB）> 26mmol/L，BE > 3mmol/L。$PaCO_2$ > 50mmHg，未有呼吸代偿或并发呼吸性酸中毒；$PaCO_2$ < 35mmHg，并发呼吸性碱中毒，即混合型呼吸性及代谢性碱中毒。pH > 7.45 无呼吸代偿，可并发呼吸性碱中毒；pH 为 7.35~7.45 完全呼吸代偿；pH < 7.35 只有原发性呼吸性酸中毒。

（2）血清电解质：可伴血清钾、氯降低。

| 知识点17：代谢性碱中毒的治疗要点 | 副高：掌握　正高：熟练掌握 |

碱中毒的纠正不宜过度，一般不要求完全纠正，关键在于积极治疗原发病，解除病因。对胃液丧失所致的代谢性碱中毒，可输入等渗盐水或葡萄糖盐水，以纠正低氯性碱中毒。代谢性碱中毒者多伴有低钾血症，在尿量 >40ml/h 后，给予氯化钾。严重代谢性碱中毒者（pH >7.65，血浆 HCO_3^- 为 45~50mmol/L），可应用稀释的盐酸溶液或盐酸精氨酸溶液，以尽快中和细胞外液中过多的 HCO_3^-，每 4~6 小时重复监测血气分析及血电解质，根据监测结果调整治疗方案。

| 知识点18：代谢性碱中毒的护理评估 | 副高：掌握　正高：熟练掌握 |

（1）健康史：了解患者是否有长期胃肠减压、幽门梗阻等病史，有无长期服用碱性药物、利尿药等。

（2）身体状况：评估患者是否有呼吸浅而慢、烦躁不安、精神错乱、谵妄，甚至昏迷等表现。监测代谢性碱中毒可能引起的肌张力增强、腱反射亢进、手足抽搐等表现。

（3）心理-社会状况：评估患者是否由于呼吸功能障碍以及原发病加重，感到焦虑或恐惧。

| 知识点19：代谢性碱中毒的护理诊断 | 副高：掌握　正高：熟练掌握 |

（1）低效性呼吸形态：与呼吸代偿反应、胸廓活动力下降有关。

（2）活动无耐力：与肌无力有关。

（3）有受伤的危险：与代谢性碱中毒致意识障碍及手足抽搐有关。

（4）潜在并发症：低钾血症、低钙血症。

| 知识点20：代谢性碱中毒的护理措施 | 副高：熟练掌握　正高：熟练掌握 |

（1）遵医嘱用药并加强监测：①定期监测患者的生命体征、意识状态、动脉血气分析及血清电解质等。②盐酸溶液经中心静脉滴入，应注意滴速，以免造成溶血等不良反应。③盐酸精氨酸溶液可致高钾血症，使用时须密切监测心电图和血清钾变化。④遵医嘱正确应用含钙、钾药物。

（2）减少受伤的危险：①定时监测血压，告知血压偏低或不稳定者在改变体位时动作宜慢，以免因直立性低血压或眩晕而跌倒受伤。②建立安全的活动模式，为了减少患者受伤的危险，应与患者及家属共同制定活动的时间、量及形式，如患者除在床上主动活动外，也可由他人协助在床上做被动运动。根据患者肌张力的改善程度，逐步调整活动内容、时间、形式和强度，以免长期卧床致失用性肌萎缩。③加强安全防护措施，移去环境中的危险物品，减少意外受伤的可能。对定向力差及意识障碍者，建立安全保护措施，加床栏保护、适当约束及加强监护，以免发生意外。

（3）并发症的观察和护理：密切观察脉搏、呼吸、血压及意识的变化，尤其是呼吸的频率和深度、脉律，了解心血管功能及脑功能的改变。监测神经肌肉的情况，避免低钾血症和低钙血症。

知识点 21：代谢性碱中毒的健康指导　　　　副高：掌握　正高：掌握

告知患者警惕引起酸碱平衡失调的原发病因，当患者出现中枢神经系统症状和手足抽搐时应及时就诊，以免贻误救治。

知识点 22：呼吸性酸中毒的概念　　　　副高：掌握　正高：熟练掌握

呼吸性酸中毒是指肺泡通气及换气功能减弱，以致体内生成的 CO_2 不能充分地排出到体外，以致血液中的 $PaCO_2$ 原发性升高引起的高碳酸血症。

知识点 23：呼吸性酸中毒的病因及发病机制　　　　副高：掌握　正高：熟练掌握

引起肺泡通气功能不足的疾病均可导致呼吸性酸中毒，常见病因如下。
（1）呼吸中枢受抑制：如全身麻醉过深、镇静药过量、颅内压增高、高位脊髓损伤等。
（2）呼吸道梗阻：如喉头痉挛和水肿、支气管痉挛、溺水、支气管异物等。
（3）胸部活动障碍：如严重胸部创伤、严重气胸、胸腔积液等。
（4）肺部疾病：肺不张及肺炎、肺水肿、急性呼吸窘迫综合征等。
（5）呼吸机使用不当，通气量过小。

知识点 24：呼吸性酸中毒的病理生理　　　　副高：掌握　正高：熟练掌握

呼吸性酸中毒时，人体通过血液中的缓冲系统进行调节，即血液中 H_2CO_3 与 Na_2HPO_4 结合形成 $NaHCO_3$ 和 NaH_2PO_4，后者从尿中排泄，使 H_2CO_3 减少、HCO_3^- 增多。肾小球上皮细胞中的碳酸酐酶和谷氨酰胺酶活性增加，使 H^+ 和 NH_3 的生成增加；H^+ 除与 Na^+ 交换外，还与 NH_3 形成 NH_4^+ 后排出，从而使 H^+ 排出和 $NaHCO_3$ 重吸收增加。这两种代偿机制使血液 HCO_3^-/H_2CO_3 接近 20:1，保持血液 pH 于正常范围。细胞的代偿调节是急性呼吸性酸中毒的主要代偿方式，呼吸性酸中毒常伴有高钾血症。

知识点 25：呼吸性酸中毒的临床表现　　　　副高：掌握　正高：熟练掌握

患者有胸闷、气促、呼吸困难、躁动不安等表现。因换气不足致缺氧，可有头痛、发绀。随酸中毒加重，出现血压下降、谵妄、昏迷等。脑缺氧致脑水肿、脑疝，甚至呼吸骤停。患者因严重酸中毒致高钾血症，可出现突发性心室颤动。

知识点 26：呼吸性酸中毒的辅助检查　　　　副高：掌握　正高：熟练掌握

动脉血气分析表现为 $PaCO_2$ 升高，血液 pH 降低。AB 升高，因受 $PaCO_2$ 明显升高的影响，AB＞SB。慢性呼吸性酸中毒经肾代偿后血浆 HCO_3^- 浓度升高，故 SB 和全血缓冲碱（BB）均升高，BE 升高；急性呼吸性酸中毒因肾来不及代偿，故 SB、BB 和 BE 基本正常。

知识点 27：呼吸性酸中毒的治疗要点　　　　副高：掌握　正高：熟练掌握

（1）急性呼吸性酸中毒：①积极治疗原发病。②改善患者的通气功能，必要时气管插管或气管切开。调整呼吸机参数，保证足够的有效通气量。③呼吸中枢抑制者可使用呼吸中枢兴奋药（尼可刹米、二甲弗林等）。④处理高钾血症。

（2）慢性呼吸性酸中毒：①积极治疗原发病。②针对性地采取控制感染、扩张小支气管、促进排痰等措施，改善换气功能和减轻酸中毒。

知识点 28：呼吸性酸中毒的护理评估　　　　副高：掌握　正高：熟练掌握

（1）健康史：评估导致患者产生呼吸性酸中毒的病因，如外科感染、发热、休克、颅脑疾病、中枢神经系统药物中毒及不适当地使用人工呼吸机等。

（2）身体状况：评估患者是否有头晕、胸闷、表情淡漠、面色苍白、昏迷的表现；是否有换气速率及深度增加，间以叹息样呼吸；是否有低钙引起的手足搐搦及腱反射亢进。

（3）心理-社会状况：该疾病影响心肺功能，造成患者呼吸困难和乏力，易引起患者焦虑和不安的情绪，评估患者及其家属对疾病知识的掌握和了解程度。

知识点 29：呼吸性酸中毒的护理诊断　　　　副高：掌握　正高：熟练掌握

（1）低效性呼吸形态：与呼吸中枢受抑制、呼吸道梗阻、呼吸机管理不当有关。

（2）活动无耐力：与乏力、呼吸困难有关。

（3）心排血量降低：与心律不齐、低血压有关。

（4）焦虑：与呼吸困难及意识障碍有关。

（5）有受伤的危险：与中枢神经系统受抑制、意识障碍有关。

知识点 30：呼吸性酸中毒的护理措施　　　　副高：熟练掌握　正高：熟练掌握

（1）加强观察和预防并发症：持续监测呼吸频率、深度、呼吸肌运动情况及评估呼吸困难的程度；定时监测生命体征、动脉血气分析及血清电解质。

（2）改善通气功能：恢复与维持有效的通气功能是护理的关键。鼓励患者深呼吸，改善换气；给予低流量持续给氧，浓度不宜过高；协助患者采取体位引流、雾化吸入等措施促进排痰；协助医师解除呼吸道梗阻、调节呼吸机参数、做好气管插管或气管切开的准备。

知识点31：呼吸性酸中毒的健康指导	副高：掌握　正高：掌握

警惕易导致酸碱代谢失衡的原发病，当患者出现胸闷、呼吸困难、发绀时及时就诊，警惕肺性脑病的发生。

知识点32：呼吸性碱中毒的概念	副高：掌握　正高：熟练掌握

呼吸性碱中毒是指由于肺泡过度换气，体内 CO_2 排放速度超过生成速度，CO_2 排出过多，致 $PaCO_2$ 降低而引起的低碳酸血症。

知识点33：呼吸性碱中毒的病因及发病机制	副高：掌握　正高：熟练掌握

凡引起过度通气的因素均可导致呼吸性碱中毒，常见病因有癔症、高热、中枢神经系统疾病、疼痛、严重创伤或感染、肝衰竭、呼吸机辅助过度通气等。肺换气过度时，可导致身体排出过多的 CO_2，此时呼吸过快或过深，从而引发呼吸性碱中毒。

知识点34：呼吸性碱中毒的病理生理	副高：掌握　正高：熟练掌握

$PaCO_2$ 降低抑制呼吸中枢，呼吸变浅变慢、CO_2 排出减少，使血液中 H_2CO_3 代偿性升高。但该代偿过程很难维持，因其可致机体缺氧。肾的代偿作用表现为肾小管上皮细胞排泌 H^+ 和生成 NH_3 均减少，使 H^+-Na^+ 交换、NH_4^+ 生成和 $NaHCO_3$ 重吸收均减少，随着血 HCO_3^- 的代偿性降低，HCO_3^-/H_2CO_3 接近 20:1，保持血液 pH 于正常范围。

知识点35：呼吸性碱中毒的临床表现	副高：掌握　正高：熟练掌握

患者无明显症状，部分有呼吸急促的表现。急性呼吸性碱中毒患者表现为眩晕、手足和口唇麻木及针刺感、肌肉颤动、抽搐，伴心率加快。严重低二氧化碳血症致脑血管痉挛，可有意识不清甚至晕厥。

知识点36：呼吸性碱中毒的辅助检查	副高：掌握　正高：熟练掌握

动脉血气分析表现为血液 pH 升高，代偿后正常；$PaCO_2$ 降低；PaO_2 降低；HCO_3^- 浓度代

偿性降低，一般不低于 15mmol/L。

积极治疗原发病，对症处理。

（1）降低过度通气，如精神性通气过度可用镇静药，呼吸机管理不当者应调整参数。

（2）用纸袋罩住口、鼻，以增加呼吸道无效腔，减少 CO_2 呼出和丧失，提高血液 $PaCO_2$。

（3）手足抽搐者，缓慢静脉注射 10% 葡萄糖酸钙，以纠正 Ca^{2+} 不足。

（4）危重患者或中枢神经系统疾病所致的呼吸急促，可使用药物阻断自主呼吸，由呼吸机进行适当的辅助呼吸。

（1）健康史：评估患者是否有癔症、脑外伤、高热、疼痛、呼吸机使用不当等引起呼吸性碱中毒的原因存在。

（2）身体状况：评估患者是否有过度通气、呼吸急促，是否有口周、手足麻木等神经肌肉兴奋性增高的表现。

（3）心理-社会状况：评估患者及其家属有无焦虑、恐惧的心理及其对本病的知识掌握及了解程度。

（1）焦虑：与感觉异常、肌肉震颤有关。

（2）低效性呼吸形态：与呼吸深快或呼吸不规则有关。

（3）有受伤的危险：与中枢神经系统异常及神经肌肉应激性增强有关。

（1）维持正常的气体交换形态：①遵医嘱积极控制原发病，以消除导致呼吸性碱中毒的危险因素。②定时监测并记录患者的生命体征、出入量、意识状态、动脉血气分析结果等。③指导患者深呼吸、放慢呼吸频率，教会患者使用纸袋呼吸的方法。

（2）减少受伤的危险：①定时监测血压，告知血压偏低或不稳定者在改变体位时动作宜慢，以免因直立性低血压或眩晕而跌倒受伤。②建立安全的活动模式，为了减少患者受伤的危险，应与患者及家属共同制定活动的时间、量及形式，患者除在床上主动活动外，也可由他人协助在床上做被动运动。根据患者肌张力的改善程度，逐步调整活动内容、时间、形式和强度，以免长期卧床致失用性肌萎缩。③加强安全防护措施，移去环境中的危险物品，减少意外受伤的可能。对定向力差及意识障碍者，建立安全保护措施，加床栏保护、适当约束及加强监护，以免发生意外。

知识点41：呼吸性碱中毒的健康指导	副高：掌握　正高：掌握

高度重视对导致酸碱平衡紊乱的原发病和诱因的治疗。教会患者正确的呼吸方法，保持情绪的平稳。发生呕吐、腹泻、高热者应及时就诊。

第二章　休克患者的护理

第一节　概　述

知识点1：休克的概念　　　　　　　　　　　副高：掌握　正高：熟练掌握

休克是严重的全身性应激反应，是指机体受到强烈致病因素侵袭后，由于有效循环血量锐减，组织灌注不足引起的以微循环障碍、细胞代谢紊乱和功能受损为特点的病理生理综合征。休克发病急、进展快，若未能及时发现和治疗，则可发展至不可逆阶段并引起死亡。

知识点2：休克的分类　　　　　　　　　　　副高：掌握　正高：熟练掌握

（1）根据病因分类：是最常用的分类方法。休克可分为低血容量性休克、感染性休克、心源性休克、神经源性休克和过敏性休克，其中低血容量性休克与感染性休克在外科最常见。

（2）根据休克的始动环节分类：可分为低血容量性休克、血管源性休克、心源性休克。

（3）按休克时的血流动力学特点分类：可分为低排高阻型休克和高排低阻型休克。

知识点3：心源性休克的病因　　　　　　　　副高：掌握　正高：熟练掌握

心源性休克是心脏泵血功能障碍，心排血量下降，动脉系统血流量减少，静脉系统回流受阻，心脏前负荷增加，导致左心衰竭，出现急性肺水肿。在治疗上以减少前负荷进行容量调节为目的。本病常见于心肌源性疾病，如大范围急性心肌梗死（梗死范围超过左心室体积的40%）、重症心肌炎；非心肌源性疾病，如心脏压塞、严重二尖瓣关闭不全、严重心律失常，尤其是室性心律失常。

知识点4：低血容量性休克的病因　　　　　　副高：掌握　正高：熟练掌握

因各种原因导致的患者血管内血容量不足是低容量性休克的临床病理生理改变。快速大量失血、大面积烧伤所致的大量血浆丧失、大量出汗、严重腹泻或呕吐、内脏器官破裂、穿孔等情况引起的大量血液或体液急剧丧失都可引起血容量急剧减少而导致低血容量性休克。失血性休克、创伤性休克均属于此类。

知识点5：休克不同时期的病理生理　　　　副高：掌握　　正高：熟练掌握

休克的病理生理过程是一个连续发展的过程，创伤、骨折、出血作为休克的始动因子、导致一系列休克介导因子的参与。各类休克共同的病理生理改变主要表现在微循环的改变，即有效循环血量减少及组织灌注不足，其临床表现也与微循环变化的对应关系较为明显。

（1）微循环缺血期（休克早期或休克代偿期）：因循环血量减少，引起交感神经兴奋，儿茶酚胺类物质分泌增多，使内脏小动、静脉血管平滑肌和毛细血管前括约肌收缩，血液通过新开放的直接通路和动静脉短路流经静脉回心，这时外周血压尚正常，但微循环仍处于低灌注、缺氧状态。如能去除病因并采取积极措施，休克较易纠正。

（2）微循环淤血期（休克进展期）：微循环缺血、缺氧持续进展，酸性代谢产物堆积，细小动脉和毛细血管前括约肌对儿茶酚胺类的反应性降低而松弛，致使大量血液流入毛细血管网（微循环）滞留并使之扩张、麻痹，造成血液淤滞，此期，循环血量显著减少、血压下降，微循环缺氧更趋严重。

（3）微循环衰竭期（休克晚期或休克失代偿期）：血管内皮细胞肿胀，白细胞和血小板黏附，红细胞变形、聚集，加重血液淤滞，甚至引起弥散性血管内凝血（DIC）。若器官损伤不重，尚可恢复，否则会因严重功能衰竭而死亡。

知识点6：休克的代谢改变　　　　副高：掌握　　正高：熟练掌握

（1）能量代谢障碍：由于组织灌注不足和细胞缺氧，体内葡萄糖以无氧酵解为主。葡萄糖经无氧酵解所获得的能量比有氧代谢获得的能量少。因此，休克时机体能量极度缺乏。休克引起的应激状态使儿茶酚胺（多巴胺、肾上腺素、去甲肾上腺素）明显升高，这些激素变化引起以下反应：①促进糖异生、抑制糖降解，导致血糖水平升高。②抑制蛋白合成、促进蛋白分解，为机体提供能量和合成急性期反应蛋白的原料，在有特殊功能的酶类蛋白质被分解消耗后，则影响机体的生理过程。③脂肪分解代谢明显增加，成为机体获取能量的重要来源。

（2）代谢性酸中毒：随着无氧代谢的加重，乳酸盐不断增加，同时肝脏因灌注量减少，处理乳酸的能力减弱，使乳酸在体内的清除减少而致血液内含量增多引起代谢性酸中毒。

知识点7：休克的炎症介质释放和细胞损伤　　　　副高：掌握　　正高：熟练掌握

严重损伤、感染等刺激机体释放大量炎症介质，包括白介素、肿瘤坏死因子、集落刺激因子、干扰素和一氧化氮等，形成"瀑布样"级联反应。活性氧代谢产物造成脂质过氧化和细胞膜破裂。

能量不足和代谢性酸中毒影响细胞各种膜的屏障功能，导致细胞膜上的钠-钾泵功能失常，表现为 K^+ 无法进入细胞内，细胞外液却随 Na^+ 进入细胞内，造成细胞外液减少及细胞肿胀、死亡；另外，质膜，如细胞膜、线粒体膜、溶酶体膜等被破坏，释放大量水解酶，引起细胞自溶和组织损伤，进一步加重休克。

知识点8：休克时内脏器官的继发性损害	副高：掌握　正高：熟练掌握

持续的缺血、缺氧状态导致细胞发生变性、坏死，脏器出现功能障碍甚至衰竭，这是休克患者死亡的主要原因。

（1）肺：是休克引起多器官功能障碍综合征（MODS）时最常累及的器官。低灌注和缺氧损伤肺毛细血管内皮细胞和肺泡上皮细胞。内皮细胞损伤致血管壁通透性增加而造成肺间质水肿；肺泡上皮细胞受损影响表面活性物质的生成，使肺泡表面张力升高，继发肺泡萎陷并出现局限性肺不张。患者出现氧弥散障碍，通气-血流比例失调，肺内分流，表现为进行性呼吸困难，动脉血氧分压进行性下降，称为急性呼吸窘迫综合征（ARDS）。一旦发生ARDS，后果极为严重，病死率很高。

（2）肾：是休克时易受损害的重要器官。休克时儿茶酚胺、抗利尿激素、醛固酮分泌增加，肾血管收缩，肾血流量减少，肾小球滤过率降低，水、钠潴留，尿量减少。肾内血流重新分布，主要转向髓质，致肾皮质血流锐减，肾小管上皮细胞大量坏死，引起急性肾衰竭（ARF）。

（3）心：除心源性休克外，其他类型的休克在早期无心功能异常。但是在晚期由于80%的冠状动脉灌流量来源于心脏舒张期，休克时由于心率过快、舒张期过短或舒张压降低，冠状动脉灌流量减少，心肌因缺血缺氧而受损。一旦心肌微循环内血栓形成，可引起局灶性心肌坏死和心力衰竭。此外，休克时缺血再灌注损伤、酸中毒、高钾血症等均可加重心肌功能的损害。

（4）脑：休克早期，因血液重新分布和脑循环的自身调节，脑的血液供应基本能够保证。休克晚期，持续性的血压下降使脑灌注压和血流量下降，出现脑缺氧。脑缺氧和酸中毒时，毛细血管周围胶质细胞肿胀，血管通透性升高，血浆外渗，继发脑水肿，出现颅内压增高，严重者出现脑疝。

（5）胃肠道：由于休克时有效循环血量不足、血压降低，机体需要代偿性进行血液重新分布，胃肠道最早发生缺血和酸中毒。胃肠道黏膜缺血、缺氧使正常黏膜上皮细胞屏障功能受损，并发急性胃黏膜糜烂或应激性溃疡，临床表现为上消化道大出血。肠黏膜缺血，致肠的屏障作用被破坏，肠道内细菌及毒素进入血液循环，并发肠源性感染或毒血症。

（6）肝：肝细胞缺血缺氧，肝血窦及中央静脉内微血栓形成，肝小叶中心区坏死。肝脏灌流障碍使库普弗细胞受损，肝脏的解毒及代谢能力减弱，发生内毒素血症，加重代谢紊乱及酸中毒。临床出现黄疸、氨基转移酶升高，严重时出现肝性脑病和肝衰竭。

知识点9：休克的临床表现	副高：掌握　正高：熟练掌握

按照休克的病程演变，其临床表现分为休克代偿期和休克抑制期。

（1）休克代偿期：是休克早期，机体有一定代偿作用。患者中枢神经系统兴奋性增高，交感－肾上腺轴兴奋，表现为精神紧张、烦躁不安、面色苍白、四肢湿冷、脉搏加快、呼吸增快；血压变化不大，但脉压缩小；尿量正常或减少。若处理及时，休克可纠正。反之，病情继续发展，进入休克抑制期。

（2）休克抑制期：患者意识改变明显，表现为表情淡漠、反应迟钝甚至出现意识模糊或昏迷。可有口唇肢端发绀、四肢冰冷、脉搏细速、血压进行性下降。严重者全身皮肤、黏膜明显发绀，四肢厥冷、脉搏微弱、血压测不出、尿少或无尿。若皮肤、黏膜出现瘀斑或鼻腔、牙龈、内脏出血，提示并发 DIC。若出现进行性呼吸困难、烦躁、发绀，给氧但不能改善呼吸状态，提示并发 ARDS。此时患者常继发 MODS 而死亡。

知识点 10：休克的辅助检查　　　　　　　　　　副高：掌握　　正高：熟练掌握

（1）实验室检查

1）血常规检查：红细胞计数、血红蛋白量降低提示失血，增高则提示失液；血细胞比容增高反映血浆丢失；白细胞计数和中性粒细胞比例增加提示感染存在；尿比重增高常提示血液浓缩或容量不足；消化系统出血时粪便隐血阳性或呈黑粪。

2）动脉血气分析：有助于了解有无酸碱平衡失调。休克时，因过度换气，二氧化碳分压（$PaCO_2$）低于正常或正常。氧分压（PaO_2）反映血液携氧状态，若 < 60mmHg，吸入纯氧后仍无改善，提示 ARDS。

3）血液生化检查：包括肝肾功能检查、动脉血乳酸盐测定、血糖及电解质检查等，可以帮助了解患者是否合并 MODS 及细胞缺氧、酸碱平衡失调的程度。

4）凝血功能检查：包括血小板、出凝血时间、纤维蛋白原、凝血酶原时间及其他凝血因子检查。出现血小板计数 < 80×10^9/L、纤维蛋白原 < 1.5g/L 或进行性下降，凝血酶原时间较正常延长 > 3 秒，提示 DIC。

5）血乳酸水平监测：乳酸可作为评估疾病严重程度及预后的指标之一。严重感染与感染性休克时组织缺氧使乳酸生成增加。在常规血流动力学监测指标改变之前，乳酸水平已升高。单纯血乳酸水平不能充分反映组织氧合状态，所以动态监测乳酸水平变化和计算乳酸清除率可能是更好的监测方法。

（2）影像学检查：创伤患者应做相应部位的影像学检查，以排除骨骼、内脏或颅脑的损伤。感染患者可通过 B 超检查发现深部感染病灶和引起感染的原因。

（3）血流动力学监测

1）中心静脉压（CVP）：代表右心房或胸腔段腔静脉内的压力，其变化反映血容量和右心功能。CVP < 5cmH$_2$O 提示血容量不足；> 15cmH$_2$O 提示心功能不全；> 20cmH$_2$O 提示存在充血性心力衰竭。

2）肺毛细血管楔压（PCWP）：应用 Swan-Ganz 漂浮导管测量，反映肺静脉、左心房和左心室功能状态。正常值为 6~15mmHg。PCWP < 6mmHg 提示血容量不足；增高提示肺循环阻力增加，如肺水肿。

3）心排血量（CO）和心脏指数（CI）：CO＝心率×每搏输出量。通过 Swan-Ganz 漂浮导管，应用热稀释法可测 CO，成人正常值为 4~6L/min。CI 正常值为 2.5~3.5L/（min·m²）。休克时，CO 及 CI 多降低，有些感染性休克时可见升高。

（4）后穹隆穿刺：育龄妇女有停经史者、伴有不规则出血及腹痛者应做后穹隆穿刺，若抽出不凝血，应怀疑异位妊娠破裂出血。

知识点 11：休克的诊断标准 　　　　　　　　副高：掌握　　正高：熟练掌握

休克的诊断标准：①存在诱发休克的病因。②意识异常。③脉搏＞100 次/分，细弱或不能触及。④收缩压＜80mmHg，脉压＜20mmHg，或在原有高血压基础上，收缩压下降30% 以上。⑤四肢湿冷，皮肤苍白、发绀或出现花纹。⑥尿量＜30ml/h 或无尿。凡符合①以及②③④中的 2 项和⑤⑥中的 1 项者，即可诊断为休克。

知识点 12：休克的治疗要点 　　　　　　　　副高：掌握　　正高：熟练掌握

休克的治疗要点是尽早去除病因，迅速恢复有效循环血量，纠正微循环障碍，恢复正常代谢，防止 MODS。

（1）急救

1）止血：对大出血的患者，立即采取措施控制出血，如加压包扎、扎止血带等，必要时可使用抗休克裤（MAST）。抗休克裤是一种膨胀的完全包绕肢体末端和腹部的装备，不仅可起到止血作用，还可以压迫下肢，增加回心血量，改善重要脏器的血流灌注。

2）保持呼吸道通畅：松解领扣，清除呼吸道异物或分泌物，保持呼吸道通畅。经鼻导管及面罩间歇性给氧，增加动脉血氧含量，减轻组织缺氧状态。呼吸困难严重者，施行气管插管或气管切开。

3）取适当体位：取休克体位，即头和躯干抬高 20°~30°，下肢抬高 15°~20°，以增加回心血量及缓解呼吸困难。

4）其他：注意患者保暖，尽量减少搬动，骨折处临时固定，必要时应用镇痛药。

（2）补充血容量：是纠正组织低灌注和缺氧的关键，原则为及时、快速、足量，先晶后胶。应迅速建立静脉通道，根据监测指标估算输液量及判断补液效果。输液的种类主要有两种：晶体液和胶体液。通常先输入扩容迅速的晶体液如平衡盐溶液，再输入扩容作用持久的胶体液如羟乙基淀粉。若血细胞比容＜30%，给予浓缩红细胞。大量出血时可快速输注全血。近年来常将 3.0%~7.5% 高渗溶液用于休克复苏治疗，以减轻组织细胞肿胀并扩容。

（3）积极处理原发病：恢复有效循环血量后，及时手术处理原发病（如消化道穿孔、内脏大出血等）。有时需在抗休克的同时施行手术，以免耽误抢救时机。

（4）纠正酸碱平衡失调：休克患者由于组织缺氧，常有不同程度的酸中毒。轻度酸中毒在机体获得充足的血容量和微循环改善后即可缓解，而且酸性环境有利于氧合血红蛋白解离，增加组织氧供，因此，轻度酸中毒无须用碱性药物纠正。休克严重、酸中毒显著、扩容治疗效果不佳时，需应用碱性药物，常用的碱性药物为5%碳酸氢钠溶液。

（5）应用血管活性药物

1）血管收缩药：临床常用的血管收缩药有多巴胺、间羟胺和去甲肾上腺素等。血管收缩药使小动脉普遍处于收缩状态，虽可暂时升高血压，但组织缺氧会更加严重，应慎重选用。多巴胺是最常用的血管活性药，兼具兴奋 α 受体、$β_1$ 受体和多巴胺受体的作用。去甲肾上腺素也较为常用，主要兴奋 α 受体，具有兴奋心肌、收缩血管、升高血压、增加冠状动脉血流量的作用。

2）血管扩张药：解除小动脉痉挛，关闭动静脉短路，改善微循环，但可使血管容量扩大，导致血容量相对不足并引起血压下降，故只有当血容量已基本补足且患者出现发绀、四肢厥冷、毛细血管充盈不良等循环状况不佳时，才考虑使用。常用的血管扩张药有酚妥拉明、酚苄明、阿托品、山莨菪碱等。

3）强心药：最常用的是强心苷如毛花苷C。休克发展到一定程度可伴有不同程度的心肌损害，应用强心药可增强心肌收缩力，减慢心率。

（6）治疗DIC：对诊断明确的DIC，早期需应用肝素抗凝治疗，用量为 1.0mg/kg，每6小时1次。DIC晚期，纤维蛋白溶解系统亢进，可使用抗纤溶药如氨甲苯酸、氨基己酸等以及抗血小板黏附和聚集的阿司匹林、双嘧达莫和低分子右旋糖酐等。

（7）皮质激素和其他药物的应用：严重休克及感染性休克患者可使用皮质激素治疗。其作用机制是扩张血管，改善微循环；防止细胞内溶酶体破裂；增强心肌收缩力，增加心排血量；增强线粒体功能；促进糖异生，减轻酸中毒。临床主张大剂量静脉滴注，如地塞米松 1~3mg/kg，一般只用1~2次，以防过多应用引起不良反应。

其他药物如钙通道阻滞药维拉帕米、吗啡类拮抗药纳洛酮、氧自由基清除剂超氧化物歧化酶（SOD）、前列环素（PGI_2）、三磷腺苷-氯化镁（ATP-$MgCl_2$）等也有助于休克的治疗。

知识点13：休克的护理评估　　　　　　　　　　　　**副高：掌握　　正高：熟练掌握**

（1）健康史：了解引起休克的各种原因，如有无腹痛和发热；有无因严重烧伤、损伤或感染引起的大量失血和失液；患者受伤或发病后的救治情况。

（2）身体状况

1）局部：根据患者情况了解是否有骨骼、肌肉和皮肤、软组织损伤；有无局部出血并估测出血量；腹部损伤者有无腹膜刺激征和移动性浊音；后穹隆穿刺有无不凝血。

2）全身：全身状况是反映休克程度的敏感指标，可以判断是否发生休克及休克的分期。①意识和表情：是反映休克的敏感指标，患者兴奋、烦躁不安或表情淡漠、意识模糊、反应迟钝，甚至昏迷，提示存在不同程度的休克。②生命体征：收缩压 <90mmHg，脉压 <20mmHg 提示休克。休克早期即有脉搏增快，且出现在血压下降前，是休克的早期诊断指标。休克加重时脉细弱；休克指数 = 脉率/收缩压（mmHg），正常值约为0.58，≥1.0提示休克，>2.0提示严重休克。休克患者体温偏低，感染性休克患者可有高热。体温突升至 40℃或骤降至 36℃以下，提示病情危重。③外周循环情况：皮肤和口唇黏膜苍白、发绀，四肢湿冷，提示休克。④尿量：是反映肾灌注情况的指标，也是判断血容量是否补足简单而有效的指标。尿量少通常是休克早期的表现。若尿量 <25ml/h，尿比重增加，提示肾血管收缩或血容量不足。若血压正常而出现少尿、尿比重低下，提示肾衰竭。

（3）心理-社会状况：休克患者起病急，病情进展快，易使患者及家属有病情危重及面临死亡的感受，出现不同程度的紧张、焦虑。应及时评估患者及家属的心理承受能力及对疾病的了解程度。

知识点 14：休克的护理诊断　　　　副高：掌握　正高：熟练掌握

（1）体液不足：与大量失血、失液有关。
（2）气体交换受损：与微循环障碍、缺氧和呼吸形态改变有关。
（3）体温异常：与感染、组织灌注不良有关。
（4）有感染的危险：与免疫力降低、接受侵入性治疗有关。
（5）有受伤的危险：与微循环障碍、烦躁不安、意识障碍等有关。

知识点 15：休克的护理措施　　　　副高：熟练掌握　正高：熟练掌握

（1）恢复有效循环血量

1）体位护理：取休克体位，头和躯干抬高 20°~30°，下肢抬高 15°~20°，增加回心血量，改善重要器官血供，使膈肌下降，促进肺膨胀，利于呼吸。

2）建立静脉通路：迅速建立两条以上静脉输液通道，大量快速补液（除心源性休克外）。若周围血管萎陷或肥胖患者静脉穿刺困难，立即行中心静脉插管，同时监测中心静脉压。

3）合理补液：输液的种类主要有晶体液和胶体液两种。一般先快速输入扩容作用迅速的晶体液，再输入扩容作用持久的胶体液。晶体液以平衡盐溶液为首选。胶体液包括低分子右旋糖酐、血浆、代血浆、全血和人血白蛋白等。全血是补充血容量的最佳胶体液，急性失血量达 30%以上时应快速输注；低分子右旋糖酐既可扩容，又可降低血液黏稠度，改善微循环；血细胞比容 <30%时，给予浓缩红细胞。根据血压及血流动力学监测情况调整输液速度。血压及中心静脉压均低下，提示血容量不足，予以快速大量补液；若血压下降中心静脉压升高，提示心功能不全或血容量超负荷，应减慢补液速度，限制补液量，以防肺水肿及心力衰竭。

4）监测病情变化：①输液时记录出入液量，尤其在抢救过程中，应有专人准确记录输入液体的种类、数量、时间、速度等，并详细记录 24 小时出入液量作为调整治疗的依据。②定时监测体温、脉搏、呼吸、血压及中心静脉压。③观察意识、口唇色泽、肢端皮肤温度、瞳孔及尿量。若患者从烦躁转为平静，淡漠迟钝转为对答自如、口唇红润、肢体转暖、尿量 >30ml/h，提示休克好转。

（2）改善组织灌注

1）使用抗休克裤：抗休克裤充气后在腹部与腿部加压，使血液回流入心脏，改善组织灌流，同时可以控制腹部和下肢出血。休克纠正后，由腹部开始缓慢放气，每15分钟测量血压1次，若血压下降>5mmHg应停止放气，并重新注气。

2）应用血管活性药：①血管活性药应选择从中心静脉通路输入。②使用时应从低浓度、慢速度开始，应用心电监护仪每5~10分钟测量1次血压，血压平稳后每15~30分钟测量1次，并按药物浓度严格控制滴数。③严防药物外渗。若注射部位出现红肿、疼痛，立即更换静脉滴注部位，患处用0.25%普鲁卡因封闭，以免发生皮下组织坏死。④血压平稳后，逐渐降低药物浓度，减慢速度后停用，以防突然停药后引起不良反应。

（3）呼吸道管理：①密切观察患者的呼吸频率、节律、深浅度及面唇色泽变化，动态监测动脉血气，了解缺氧程度及呼吸功能。②在病情允许的情况下，鼓励患者定时深呼吸，协助其有效咳嗽、排痰。昏迷患者头偏向一侧，或置入通气管，以免舌后坠，及时清除气道分泌物。严重呼吸困难者，协助医师行气管插管或气管切开，并尽早使用呼吸机辅助呼吸。③经鼻导管给氧，氧浓度为40%~50%，氧流量为6~8L/min，以提高肺静脉血氧浓度。

（4）预防感染：休克患者机体处于应缴状态，免疫功能下降，抵抗力减弱，容易并发继发感染。应注意：①严格执行无菌技术操作规程。②遵医嘱应用有效抗生素。③避免误吸引起肺部感染，必要时给予雾化吸入，以利于痰液稀释和排出。加强导尿管的护理，预防尿路感染。④保持床单清洁、干燥，每2小时翻身、拍背1次，按摩受压部位皮肤，以防压疮。有创面者及时更换敷料，保持创面清洁干燥。

（5）维持体温正常：①保暖。采用加盖棉被、毛毯和调节病室内温度等措施，切忌用热水袋、电热毯等进行体表加温，以防烫伤及皮肤血管扩张，增加局部组织耗氧量而加重缺氧。②降温。高热患者予以物理降温，必要时用药物降温。及时更换被汗液浸湿的衣、被等。③复温库存血。失血性休克时，若为补充血容量而快速输入低温保存的大量库存血，易使患者体温降低，故输血前应将库存血置于常温下复温后再输入。

（6）预防意外损伤：对躁动或神志不清的患者，应加床栏以防坠床；输液肢体宜用夹板固定，必要时，四肢以约束带固定，防止患者自行将输液管道或其他引流管拔出。

（7）心理护理：因病情危重，患者及家属容易产生焦虑恐惧心理，应及时做好安慰和解释工作。

知识点16：休克的健康指导	副高：掌握 正高：掌握

（1）预防指导：指导患者及家属加强保护，避免损伤或意外伤害。

（2）知识讲解：向患者及家属讲解各项治疗护理的必要性及疾病的转归过程。讲解意外损伤后的初步处理和自救知识。

（3）康复指导：指导患者康复期加强营养，若发生高热或感染应及时就诊。

第二节　外科常见休克

知识点 1：低血容量性休克与失血性休克的概念　　　副高：掌握　正高：熟练掌握

低血容量性休克是由各种原因引起短时间大量出血、体液丢失或体液积聚在组织间隙，使有效循环血量降低所致。急性大量出血所引起的休克称为失血性休克，通常失血量超过总血量的 20%，即发生休克。失血性休克在外科休克中常见。

知识点 2：失血性休克的病因及发病机制　　　副高：掌握　正高：熟练掌握

失血性休克常见于严重外伤、大手术、消化性溃疡、食管静脉曲张破裂、妇产科疾病等所引起的出血。严重的体液丢失如大面积烧伤、肠梗阻、剧烈吐泻等引起大量血浆或体液的丢失，导致有效循环血量急剧减少，也引发休克。

知识点 3：失血性休克的临床表现　　　副高：掌握　正高：熟练掌握

（1）休克代偿期：表现为精神紧张或烦躁不安、皮肤和口唇苍白、手足湿冷、心率加快、脉压减小、呼吸浅快、尿量减少。

（2）休克抑制期：表现为神志淡漠、皮肤苍白、口唇及肢端发绀、四肢厥冷、脉搏细速、血压进行性下降、皮下浅表静脉萎陷、毛细血管充盈时间延长、尿量减少。

在休克末期，患者表现为意识模糊或昏迷，皮肤、结膜明显苍白发绀，四肢厥冷，脉搏触不清，血压测不到，浅表静脉严重萎陷，毛细血管充盈非常迟缓，少尿或无尿，常伴有反复出现的心律失常和重度代谢性酸中毒。

知识点 4：失血性休克的临床分级　　　副高：掌握　正高：熟练掌握

根据机体的失血量，失血性休克可分为 4 级，见表 2-1。

表 2-1　失血性休克的临床分级

级别	失血量（ml）（占全血量%）	心率（次/分）	血压	脉压	毛细血管充盈试验	呼吸（次/分）	尿量（ml/h）	意识
Ⅰ级	<750（<15%）	<100	–	–或↑	–	14~20	>30	轻度躁动
Ⅱ级	750~1500（15%~30%）	>100	–	↓	+	20~30	20~30	焦虑不安
Ⅲ级	1500~2000（30%~40%）	>120	↓	↓	+	30~40	5~15	模糊
Ⅳ级	>2000（>40%）	>140	↓	↓	+	>35	无	昏迷

知识点 5：失血性休克的辅助检查　　　　　　　　副高：掌握　　正高：熟练掌握

（1）血压：早期收缩压正常或升高，脉压缩小，进入休克抑制期后血压进行性下降，收缩压多 <90mmHg，脉压缩小。

（2）中心静脉压：下降，常 <5cmH_2O。

（3）尿量：减少，<30ml/h。

（4）动脉血氧饱和度（SaO_2）：降低。

（5）复苏后血红蛋白减少，血细胞比容 <30%；而失液性休克补液后血红蛋白和血细胞比容无此变化。

知识点 6：失血性休克的治疗要点　　　　　　　　副高：掌握　　正高：熟练掌握

在补充血容量的同时应积极控制出血。

（1）补充血容量：根据血压和脉率变化估计失血量。补充血容量并非是指失血量全部由血液补充，而是指快速扩充血容量。可先经静脉在 45 分钟内快速滴注等渗盐水或平衡盐溶液 1000~2000ml，观察血压回升情况。若血压恢复正常，且血红蛋白 >100g/L，血细胞比容 >30%，表明能够满足患者的携氧能力，无须再输血；若低于此标准，可再根据血压、脉率、中心静脉压等监测指标情况，决定是否补充新鲜血或浓缩红细胞。

（2）止血：在补充血容量的同时，对有活动性出血的患者，迅速控制出血。首先采用非手术止血方法如予止血带、三腔双囊管压迫、纤维内镜止血等，为手术治疗赢得时间。若出血迅速、量大，难以用非手术方法止血，在快速补充血容量的同时及早实施手术止血。

知识点 7：失血性休克的护理评估　　　　　　　　副高：掌握　　正高：熟练掌握

（1）健康史：了解患者的年龄、体重等，有助于评估严重程度。了解患者是否存在胃溃疡、门静脉高压等原发病，了解腹部损伤的伤情，是否存在手术止血不当等情况。

（2）身体状况：评估患者有无皮肤、口唇黏膜苍白及四肢湿冷的表现。评估患者的意识和表情、血压与脉压、脉搏、呼吸、体温、尿量及尿比重。

（3）心理-社会状况：了解患者及家属有无紧张、焦虑或恐惧情绪，了解患者的心理承受能力、对疾病和伴随症状的认知程度及社会支持系统等。

知识点 8：失血性休克的护理诊断　　　　　　　　副高：掌握　　正高：熟练掌握

（1）体液不足：与大量失血、失液有关。

（2）气体交换受损：与微循环障碍、缺氧和呼吸形态改变有关。

（3）体温异常：与感染、组织灌注不良有关。

（4）有感染的危险：与免疫力降低、接受侵入性治疗有关。

（5）有受伤的危险：与微循环障碍、烦躁不安、意识障碍等有关。

知识点9：失血性休克的护理措施　　　　副高：熟练掌握　正高：熟练掌握

补液护理是纠正失血性休克的重要保证。补液的种类、量和速度是纠正休克的关键。应迅速建立两条以上静脉通路，快速补充平衡盐溶液，改善组织灌注，并定时监测生命体征、中心静脉压等指标。若患者血压恢复正常并能保持稳定，说明失血量较小且已不再继续出血；若患者血红蛋白 >100g/L、血细胞比容 >30%，可以不用输血；血红蛋白 <70g/L，可输浓缩红细胞；血红蛋白在 70~100g/L 时，可根据患者的代偿能力、其他器官情况，来决定是否输注红细胞。

知识点10：失血性休克的健康指导　　　　副高：掌握　正高：掌握

（1）预防指导：指导患者及家属加强保护，避免损伤或意外伤害。

（2）知识讲解：向患者及家属讲解各项治疗护理的必要性及疾病的转归过程。讲解意外损伤后的初步处理和自救知识。

（3）康复指导：指导患者康复期加强营养，若发生高热或感染应及时就诊。

第三节　感染性休克

知识点1：感染性休克的概念　　　　副高：掌握　正高：熟练掌握

感染性休克是由病原微生物及其内毒素侵入人体内引起的一种微循环障碍，导致组织缺氧、代谢紊乱和细胞损害，又称内毒素性休克。在外科较常见，病死率 >50%。

知识点2：感染性休克的病因及发病机制　　　　副高：掌握　正高：熟练掌握

感染性休克是由于病原微生物及内毒素作用引起，常见于胆道化脓性感染、急性化脓性腹膜炎、急性化脓性阑尾炎、绞窄性肠梗阻、尿路感染及败血症等。其致病菌多是革兰阴性菌。该类细菌可释放大量内毒素而导致休克。

知识点3：感染性休克的病理生理　　　　副高：掌握　正高：熟练掌握

感染性休克患者的血流动力学变化比较复杂，心排血量、血容量和周围血管阻力都会受累，可分为低排高阻型休克和高排低阻型休克两种。

（1）低排高阻型休克：又称低动力型休克、冷休克，是最常见的类型。其病理生理表现为外周血管收缩，阻力增高，微循环淤滞，毛细血管通透性增高、渗出增加，以致血容量和心排血量减少。

（2）高排低阻型休克：又称高动力型休克、暖休克，临床较少见，仅见于部分革兰阳性菌感染引起的休克早期。其病理生理表现为外周血管扩张，阻力降低，心排血量正常或增加，血流分布异常，动-静脉短路开放增多，存在脑细胞代谢障碍和能量合成不足。病情加重时可转为低排高阻型休克。

知识点 4：感染性休克的临床表现　　　　　　　副高：掌握　正高：熟练掌握

（1）低排高阻型休克：表现为烦躁不安、神志淡漠甚至嗜睡、昏迷；面色苍白、皮肤发绀或呈花斑样；皮肤湿冷、体温降低；毛细血管充盈时间延长；脉搏细速，血压下降，脉压减小低于 30mmHg；尿量减少低于 25ml/h。

（2）高排低阻型休克：表现为意识清醒、面色潮红、皮肤温暖、干燥；毛细血管充盈时间 1~2 秒；脉搏慢而有力、血压下降，脉压较大高于 30mmHg；尿量增多，多于 30ml/h。

知识点 5：感染性休克的辅助检查　　　　　　　副高：掌握　正高：熟练掌握

（1）血常规检查：白细胞计数增多，为（15~30）×10⁹/L，中性粒细胞增多，伴核左移。血细胞比容和血红蛋白增高为血液浓缩的标志。并发 DIC 时，血小板进行性减少。

（2）病原学检查：①抗菌药治疗前，常规进行血（或其他体液、渗出物）和脓液培养（包括厌氧菌和真菌）。②分离出致病菌后，做药敏试验。鲎溶解物试验（LLT）有助于内毒素的检测。③血乳酸含量测定有助于对微循环障碍和预后情况的判定。其他同一般休克检查。

（3）影像学检查：有助于发现原发病灶和腔隙感染。

知识点 6：感染性休克的治疗要点　　　　　　　副高：掌握　正高：熟练掌握

休克纠正前，应重点纠正休克，同时控制感染。休克纠正后，应重点控制感染。

（1）补充血容量：首先快速输入平衡盐溶液，再补充适量的胶体液（人工胶体液、血浆或全血）。补液期间密切监测中心静脉压，以调节输液种类、量和速度等，确保机体维持理想的血流动力学状态。

（2）控制感染：尽早处理原发病灶，行药敏试验，以选用敏感抗生素。对未确定病原菌者，可先根据临床规律和经验选用抗生素或广谱抗生素。

（3）纠正酸碱失衡：感染性休克者伴有严重酸中毒，应予以纠正。轻度酸中毒，在补足血容量后即可缓解。重度酸中毒，补充血容量的同时，经另一静脉通道滴注5%碳酸氢钠溶液200ml，1小时后复查动脉血气分析，根据结果决定继续用量。

（4）应用血管活性药：经补充血容量、纠正酸中毒后，休克仍未见好转者，考虑应用血管扩张药。有时可联合应用以α受体激动为主、兼轻度β受体激动作用的血管收缩药和兼有β受体激动作用的α受体阻断药如山莨菪碱、多巴胺等；或者合用间羟胺、去甲肾上腺素。心功能受损者，可予多巴酚丁胺、毛花苷C等。

（5）应用皮质类固醇激素：皮质类固醇激素能抑制多种炎症介质的释放，稳定细胞内溶酶体，缓解全身炎症反应综合征（SIRS）。临床常用氢化可的松、地塞米松或甲基泼尼松龙等。应早期、大剂量、短程使用，不宜超过48小时。

（6）其他治疗：包括营养支持、DIC及重要器官功能不全的处理等。

知识点7：感染性休克的护理评估 　　　　　副高：掌握　正高：熟练掌握

（1）健康史：了解患者有无胆道、肠道、腹膜、尿道、呼吸道等严重感染及大面积烧伤。了解有无感染的诱因，如老年人或婴幼儿、使用免疫抑制药及皮质激素等药物及免疫系统的慢性疾病。

（2）身体状况：评估患者血压、脉压、脉率等情况；评估皮肤颜色及温度、指端色泽、面色及意识等情况。判断休克的类型和程度及抗休克药物使用的效果。

（3）心理-社会状况：评估患者及家属有无紧张、焦虑或恐惧情绪，了解患者的心理承受能力、对疾病和伴随症状的认知程度及社会支持系统等。

知识点8：感染性休克的护理诊断 　　　　　副高：掌握　正高：熟练掌握

（1）体液不足：与严重感染有关。
（2）体温过低：与外周组织血流减少有关。
（3）体温过高：与感染有关。

知识点9：感染性休克的护理措施 　　　　副高：熟练掌握　正高：熟练掌握

（1）病情观察：外科感染患者出现神志、面色、脉搏、血压、尿量等改变时须警惕感染性休克的发生。若体温突升至40℃以上或突然下降，表示病情危重。

（2）控制感染：大剂量使用有效抗生素，必要时采集标本行细菌培养。全身脓毒血症者，在寒战、高热发作时采集血培养标本，以提高检出率。

（3）维持体温正常：感染性休克患者常有高热，首先应给予物理降温，将冰帽或冰袋置于头部、腋下、腹股沟等处降温，也可用4℃等渗盐水100ml灌肠，必要时采用药物降温。

（4）给氧：氧疗是感染性休克患者的重要治疗措施，可以减轻酸中毒，改善组织缺氧。实施中应注意监测患者的血氧饱和度、末梢血液循环情况等，维持血氧饱和度≥92%。

知识点10：感染性休克的健康指导　　　　　　　　　副高：掌握　正高：掌握

（1）预防指导：指导患者及家属加强保护，避免损伤或意外伤害。

（2）知识讲解：向患者及家属讲解各项治疗护理的必要性及疾病的转归过程。讲解意外损伤后的初步处理和自救知识。

（3）康复指导：指导患者康复期加强营养，若发生高热或感染应及时就诊。

第三章 外科营养支持患者的护理

第一节 营养状态的评估

外科患者应激状态下机体代谢变化的特征如下：①静息能量消耗增加。②高血糖、伴胰岛素抵抗。创伤后糖异生活跃，葡萄糖生成明显增加；胰岛素分泌受抑制，机体对胰岛素反应降低，出现胰岛素抵抗。③蛋白质分解加速，尿氮排出增加，出现负氮平衡。④脂肪分解明显增加。⑤水、电解质及酸碱平衡失调，微量元素、维生素代谢紊乱。此种状态下，适当的营养支持是创伤、感染时合成代谢的必备条件。

营养支持（NS）是指在饮食摄入不足或不能进食的情况下，通过肠内或肠外途径补充或提供维持人体必需的营养素。临床营养支持的方式包括肠内营养（EN）和肠外营养（PN）。首选肠内营养，必要时肠内与肠外营养联合应用。

体内的能量来源包括糖、蛋白质和脂肪。糖原的贮备有限，在饥饿状态下仅能供应12小时；蛋白质为体内各器官、组织的重要组成部分，一旦消耗将影响脏器功能，故不能视为能量贮备物；只有脂肪是饥饿时的主要能量来源。创伤、手术或感染应激后的神经–内分泌变化，使体内三大营养素处于分解代谢增强而合成降低的状态。

（1）糖：手术、创伤或感染早期，中枢神经系统对葡萄糖的消耗基本维持在120g/d。肝糖原分解增强时空腹血糖升高，水平与应激程度平行。葡萄糖生成基本正常或仅轻度增加，虽然此时胰岛素水平正常或升高，但存在高糖血症现象，提示机体处理葡萄糖的能力受到影响及对胰岛素敏感性减弱，即出现了胰岛素抵抗。

（2）蛋白质：较大的手术、创伤或严重感染后，骨骼肌进行性分解，大量氮从尿中排出，源自氨基酸的糖异生增强。氮的丢失除与手术创伤大小和感染严重性相关外，也取决于患者原来的营养状况与年龄等因素。

（3）脂肪：手术创伤或感染后，儿茶酚胺使体内脂肪被动用，一体内脂肪的氧化利用率增加。此时，即使提供外源性脂肪，也难以完全抑制体内脂肪分解，该现象与交感神经系统受到持续刺激有关。

知识点4：营养状态的人体测量评估指标　　　　　副高：掌握　正高：熟练掌握

（1）体重：是临床上最简单、直接和常用的营养评价指标，能综合反映蛋白质、能量的摄入、利用和储备情况，并能较好地反映一定时期内的营养状况和疾病的严重程度及预后。由于短期内出现的体重变化可受水钠潴留或脱水影响，应根据病前3~6个月的体重变化加以判断。标准体重 = 身高（cm）－105。实际体重在标准体重的90%以下，即可视为体重显著下降。近期体重变化：（原体重 － 测量体重）÷原体重×100%。1周内体重下降 >1%，1个月内下降 >5%或3个月内下降 >7.5%或6个月内下降 >10%，都有临床意义。

（2）体质指数（BMI）：是评价肥胖和消瘦的良好指标，也是反映蛋白质－能量营养不良或肥胖症的可靠指标。BMI = 体重（kg）/身高（m）的平方。中国成人BMI的评价标准：正常值为18.5~24；<18.5为营养不良；>24为肥胖。

（3）三头肌皮褶厚度（TSF）：可间接判断体内脂肪量。测量方法：患者坐位，臂自然下垂，患者也可平卧，臂在胸前交叉。用一种特制的夹子以一定的夹力（$10g/mm^2$）捏住肩峰与尺骨鹰嘴连线中点处的上臂伸侧皮肤3秒，测定其厚度，连测3次取平均值。正常参考值：男性8.3mm；女性15.3mm。减少24%以下为轻度营养不良，减少25%~34%为中度营养不良，减少35%~40%为重度营养不良。

（4）上臂肌围（MAMC）：用上臂中点周径（MAC）推算，即 MAMC = MAC（cm）－3.14×TSF（cm），可代表全身肌肉储存状况。正常参考值：男性25.3mm，女性23.2mm。标准值的90%以上为轻度营养不良，60%~90%为中度营养不良，60%以下为重度营养不良。

知识点5：营养状态的实验室检测评估指标　　　　　副高：掌握　正高：熟练掌握

（1）血浆蛋白

1）血浆白蛋白：持续的低白蛋白血症被认为是判定营养不良的可靠指标。

2）血浆前白蛋白：与白蛋白相比，前白蛋白的生物半衰期短，血清含量少，故能反映短期营养状态变化，是营养不良早期诊断和评价营养支持效果的敏感指标。

3）血浆转铁蛋白：能反映营养治疗后的营养状态和免疫功能的恢复率，且改变较敏感，可用于贫血的诊断和对治疗的监测。

（2）氮平衡（NB）：氮平衡是指摄入氮和排出氮相等，提示人体代谢平衡；正氮平衡是摄入氮大于排出氮，适用于生长期的儿童；负氮平衡是摄入氮小于排出氮，常提示饥饿或消耗性疾病。是评价机体蛋白质营养状况最可靠与最常用的指标之一，常用于营养治疗过程中观察患者的营养摄入是否足够和了解分解代谢的演变。氮平衡和热量的摄入密切相关，负氮平衡既可由氮摄入不足引起，也可因热量摄入不足造成。方法：收集患者24小时尿液测定尿素氮，公式如下：

24 小时尿内尿素氮(g) = 尿素氮(g) × 24 小时尿量（L）

24 小时总氮丧失量(g) = 24 小时尿内尿素氮(g) + 4g（代表从粪、肺、皮肤等损失的非尿内尿素氮）

24 小时摄入氮量 = 蛋白质摄入量（g)/6.25

氮平衡值 = 24 小时摄入氮量 - 24 小时总氮丧失量

（3）肌酐身高指数（CHI）：是衡量机体蛋白质水平的灵敏指标。在蛋白质营养不良、消耗性疾病和肌肉消耗时，肌酐生成量较少，尿肌酐含量也随之降低，公式如下：

CHI = 24 小时实际排出的尿肌酐量（mmol/L)/相同性别及身高的健康人 24 小时尿肌酐排出量（mmol/L) × 100%

（4）免疫指标：营养不良时常伴有免疫功能降低，因此需要检测免疫指标。①周围血总淋巴细胞计数：< 1.5×10^9/L 常提示营养不良。②延迟型皮肤超敏试验：接种 5 种抗原，观察皮肤迟发型超敏反应以了解免疫功能。但因其影响因素较多，特异性较差。

（5）基础能量消耗（BEE）：男性 BEE（kcal) = 66.5 + 13.75 × 体重（kg) + 5 × 身高（cm) - 6.8 × 年龄（岁）；女性 BEE（kcal) = 655.1 + 9.56 × 体重（kg) + 1.85 × 身高（cm) - 4.68 × 年龄（岁）。对于手术创伤后患者，应加上临床校正系数，如体温高于 37℃ 时，每升高 1℃，能量需求增加 12%；严重感染如脓毒症时，增加 10%~30%；大范围手术时，增加 10%~30%；发生呼吸窘迫综合征时，增加 20%。

知识点 6：营养状态体格检查的重点　　　　　　副高：掌握　正高：熟练掌握

体格检查的重点在于发现：①恶病质。②肌肉萎缩。③毛发脱落。④肝大。⑤水肿或腹水。⑥皮肤改变。⑦维生素、必需脂肪酸及常量和微量元素缺乏体征等。

知识点 7：营养不良的分类　　　　　　　　　　副高：掌握　正高：熟练掌握

营养不良是因能量、蛋白质及其他营养素缺乏或过度消耗，影响机体功能以及临床结局的状态。根据全面营养评定的结果，可以了解患者是否存在营养不良及判断营养不良的类型。临床根据蛋白质或能量缺乏种类，营养不良分为 3 种类型。

（1）消瘦型营养不良：是由于蛋白质和能量摄入不足，肌肉组织和皮下脂肪被消耗引起的。表现为体重下降，人体测量值较低，但血浆蛋白指标基本正常。常见于慢性疾病或长期饥饿的患者。

（2）低蛋白血症型营养不良：又称水肿型或恶性营养不良。常见于长期蛋白质摄入不足或应激状态下。临床表现为明显的生化指标异常。主要为淋巴细胞计数下降和血浆白蛋白浓度明显下降，患者的臂围和脂肪储备可在正常范围。所以一些因人体测量指标仍正常易被忽视。此类患者内脏蛋白量迅速下降，毛发易脱落，水肿，伤口延迟愈合。对此型患者应进行有效营养支持，否则可因免疫受损而导致败血症或严重的真菌感染。

（3）混合型营养不良：是临床上最常见的营养不良类型，是因为热量和蛋白质摄入量均不足所致，是长期慢性营养不良发展的结果。此型常见于消化道疾病、晚期肿瘤等患者。这类患者原本能量储备就少，在应激状态下，机体蛋白质急剧消耗，极易发生伤口不愈合和感染等并发症，病死率高。

知识点 8：营养支持的适应证　　　　　　　　　副高：掌握　正高：熟练掌握

患者出现以下情况，应给予营养支持：①近期体重下降 > 正常体重的 10%。②血浆清蛋白 <30g/L。③连续 7 天以上不能进食。④已明确为营养不良者。⑤营养风险筛查（NRS 2002）评估所得总分 ≥3 分或可能发生手术并发症的高危患者。

知识点 9：营养筛查工具　　　　　　　　　　　副高：掌握　正高：熟练掌握

（1）NRS 2002：适用于住院患者的营养风险筛查。

（2）主观综合评定法（SGA）：适用于发现已经存在营养不良者，是美国肠外肠内营养学会（ASPEN）推荐的临床营养不良筛查工具。

（3）营养不良通用筛查工具（MUST）：适用于社区人群的营养筛查，主要用于评定因功能受损引起的营养不良。

（4）微型营养评定法（MNA）：主要用于社区老年患者的营养不良筛查。

第二节　肠内营养

知识点 1：肠内营养的优点　　　　　　　　　　副高：掌握　正高：熟练掌握

肠内营养是指经口或鼻饲途径提供人体代谢所需营养素的一种营养支持方式。其优点如下：①营养物质经门静脉系统吸收输送到肝内，有利于合成内脏蛋白与代谢调节。②营养肠道本身，促进肠蠕动，增加肠血流，保证营养的吸收和利用。③可以改善和维持肠道黏膜细胞结构的完整性，维持肠道的屏障功能，防止肠源性感染。④严重并发症少，使用方便，易于临床管理，费用仅为全静脉营养的 1/10。

知识点 2：肠内营养的适应证　　　　　　　　　副高：掌握　正高：熟练掌握

凡有营养支持指征，胃肠道有功能并可利用者都是肠内营养支持的适应证。

（1）胃肠功能正常：①不能正常经口进食者，如意识障碍、吞咽困难及口腔、咽喉、食管疾病患者。②处于高分解状态者，如严重感染、大面积烧伤、复杂大手术后、病情危重患者。③慢性消耗状态者，如肿瘤、结核病患者等。④肝、肾、肺功能不全及糖不耐受者。

（2）胃肠功能障碍：如消化道瘘、短肠综合征、急性坏死性胰腺炎等经肠外营养至病情稳定时，可逐步增加或过渡至肠内营养。

知识点 3：肠内营养的禁忌证　　　　　　　　副高：掌握　正高：熟练掌握

肠内营养的禁忌证包括：①肠梗阻。②消化道活动性出血。③腹腔或肠道感染。④严重腹泻或吸收不良。⑤休克。

知识点 4：肠内营养制剂　　　　　　　　　　副高：掌握　正高：熟练掌握

应根据患者的年龄、疾病种类、消化吸收功能、喂养途径及患者耐受力等选择肠内营养制剂，必要时调整配方。根据肠内营养制剂的组成，可分为以下 4 种类型。

（1）溶液非要素型制剂：适用于胃肠功能较好的患者。该类制剂以整蛋白或游离大分子蛋白为氮源，渗透压接近等渗，口感好，可口服，也可管饲。

（2）要素型制剂：适用于胃肠道消化、吸收功能部分受损者。该类制剂由氨基酸或蛋白水解产物、葡萄糖、脂肪、多种维生素和矿物质、微量元素等单体物质组成，营养成分较为全面，溶液的渗透压较高，无须消化即可直接或接近直接被吸收和利用。

（3）组件型制剂：以某种或某类营养素为主，主要包括蛋白质组件、脂肪组件、糖类组件、维生素组件和矿物质组件。它可补充或强化完全制剂。

（4）特殊治疗用制剂：针对疾病特点而给予患者个体化的营养支持，目的在于将衰竭脏器的代谢负荷减至最低，纠正脏器功能障碍所致的代谢异常。高支链氨基酸（BCAA）配方适用于肝功能异常的患者。BCAA 包括亮氨酸、异亮氨酸和缬氨酸，它们均可在肌肉和脂肪组织中被代谢，是人体唯一可不经肝代谢的必需氨基酸（EAA）。BCAA 可与芳香族氨基酸竞争性进入血脑屏障，有助于防治肝性脑病。在应激状态下，BCAA 可以抑制蛋白质分解，刺激肝蛋白质合成，有助于或加速疲劳膈肌肌力的恢复。必需氨基酸配方适用于肾衰竭患者，含有足够的能量、必需氨基酸、组氨酸、少量脂肪和电解质。针对糖尿病患者应限制葡萄糖用量，并充分补充外源性胰岛素，以控制血糖。

知识点 5：肠内营养的输入途径　　　　　　　副高：掌握　正高：熟练掌握

肠内营养的输入途径主要取决于患者胃肠道解剖的连续性、功能的完整性、肠内营养实施预计时间、有无误吸可能等因素。常用的途径有口服、鼻胃管、鼻肠管、胃造口、空肠造口等。多数患者经口摄入受限或不足而采用管饲。

（1）经鼻胃管或胃造口：鼻胃管通常用于仅需短期（小于 2 周）肠内营养支持、胃肠功能良好的患者。胃造口可在术时或经皮内镜辅助造口，适用需较长时期肠内营养支持的患者。

（2）经鼻肠管或空肠造口：适用于胃功能不良、误吸危险性较大或消化道手术后必须胃肠减压，又需长期肠内营养支持者。鼻肠管有单腔和双腔之分，前者为临床常用，后者较少应用。双腔鼻肠管中的一个管腔开口于鼻肠管的中段，用作胃肠减压，另一管腔开口于鼻肠管的尖端，用作营养治疗。空肠造口包括针刺置管空肠造口（NCT），常在腹部手术时实施。近年来，经皮内镜空肠造口（PEJ）因能在门诊患者中实施而使需长期肠内营养但无须手术的患者得益。

知识点6：肠内营养的输注方式　　　　　副高：掌握　　正高：熟练掌握

（1）按时分次给予：适用于喂养管尖端位于胃内和胃肠功能良好者。将配好的肠内营养液用注射器分次缓慢注入，每次入量100~300ml，在10~20分钟内完成。此方式患者有较多自由活动时间，但易引起胃肠道反应。

（2）间歇重力滴注：将配制的营养液置于塑料输注袋或吊瓶内，经输注管路接喂养管，每次250~500ml，在2~3小时内完成，4~6次/天，每次间隔2~3小时，缓缓滴注（30ml/min）。如患者胃肠道正常或病情不严重，多数患者可以耐受。此种间歇滴注方式有助于恢复胃液正常酸碱平衡并维持正常的上消化道菌群，且较连续输注有更多的活动时间。

（3）持续连续输注：装量与间隙重力滴注相同，在12~24小时内持续滴注。临床推荐采用肠内营养输注泵连续输注营养液，使营养液缓慢匀速地进入消化道，可促进各种营养成分缓慢均匀的吸收。适用于危重及十二指肠、空肠造口喂养的患者。

知识点7：肠内营养的并发症　　　　　　副高：掌握　　正高：熟练掌握

因营养剂选择或配制不合理、营养液被污染、耐受性差或护理不当等因素而产生肠内营养并发症，包括如下几种。

（1）机械性并发症：主要与喂养管的放置、柔软度、位置和护理有关。

1）鼻咽部和食管黏膜损伤：常因喂养管质硬、管径粗、置管时用力不当或放置时间较长，压迫损伤鼻咽部和食管黏膜所致。

2）喂养管阻塞：常见原因如下。①营养液未调匀。②药丸未经研碎即注入喂养管。③添加药物与营养液不相容，形成凝结块。④营养液较黏稠，输注时流速缓慢，黏附于管壁。⑤管径太细。

（2）感染性并发症

1）误吸致吸入性肺炎：多见于经鼻胃管喂养者。原因：①胃排空迟缓。②喂养管移位。③体位不当，营养液反流。④咳嗽和呕吐反射受损。⑤精神障碍。⑥应用镇静药及神经肌肉阻滞药。

2）腹膜炎：偶见因空肠造口管滑入游离腹腔及营养液流入而并发急性腹膜炎。

（3）胃肠道并发症：是肠内营养治疗时最多见的并发症，包括恶心、呕吐、腹胀、腹痛、便秘和腹泻等，其中最常见的是腹泻。原因：①营养液的浓度、温度及输注速度不合适。②营养液的渗透压过高或营养液被污染。③低蛋白血症致肠黏膜水肿。④抗生素治疗致肠内菌群失调。

（4）代谢性并发症：如高血糖或水、电解质代谢紊乱，但因胃肠道具有缓冲作用而较少发生。

（1）健康史：了解患者年龄、意识，近期的饮食情况，如饮食习惯和食欲有无改变，有无明显食欲缺乏，饮食种类和进食量；是否因检查或治疗而须禁食以及禁食的天数。有无额外体液丢失；是否存在消化道梗阻、出血、严重腹泻或因腹部手术等而不能经胃肠道摄食的病症或因素。评估患者近期或既往有无消化系统手术史，有无较大的损伤、灼伤、严重感染或慢性消耗性疾病，如结核病、癌症等。

（2）身体状况：评估患者有无腹部胀痛、恶心、呕吐、腹泻、压痛、反跳痛和肌紧张等腹膜炎症状和体征。评估患者生命体征是否平稳，有无休克、脱水或水肿征象。

（3）心理-社会状况：评估患者及家属对营养支持重要性和必要性的认知程度，对营养支持的接受程度，以及对营养支持费用的承受能力。

（1）有误吸的危险：与胃排空障碍、喂养管尖端位置、患者意识和体位等有关。

（2）有胃肠动力失调的危险：与不能经口进食、管饲、患者不耐受等有关。

（3）有皮肤完整性受损的危险：与长期留置喂养管有关。

（4）潜在并发症：感染。

（1）喂养管的护理：喂养管妥善固定，记录外露长度，每天检查固定于鼻部的胶布或腹部造口管出口处的缝线，如有松动，妥善固定或通知医师。胃或空肠造口处应2~3天换药1次，并注意检查有无消化液流出腐蚀皮肤。经喂养管注入药物时，必须碾碎，彻底溶解后方可注入。鼻饲前后用50ml温开水冲洗管道，以免管道堵塞。聚氯乙烯管内含有增塑剂，柔软性较差，对胃内pH很敏感，一般放置7天左右予以更换。聚氨酯材料制成的喂养管可放置6~8周，患者耐受性好。

（2）预防误吸

1）管道护理：①妥善固定喂养管。注意观察喂养管在体外的标记；经鼻置管者妥善固定于面颊部；造口置管者采用缝线固定于腹壁；患者翻身、床上活动时防止压迫、扭曲、拉脱喂养管。②输注前确定导管的位置是否恰当。可用pH试纸测定抽吸液的酸碱度，必要时可借助X线透视、摄片确定管端位置。输注前观察管道在体外的标记有无变化，判断管理是否移位。

2）取合适体位：无病情禁忌时，经鼻胃管或胃造口途径给予肠内营养时应取半卧位，床头抬高30°~45°，以防止营养制剂反流和误吸；经鼻肠管或空肠造口途径者可取随意卧位。

3）及时评估胃内残余量：每次输注营养制剂前及连续输注过程中，每隔4小时应抽吸胃残余量，若超过150ml，应减慢或暂停输注，适当调整喂养量，必要时遵医嘱给予胃动力药物，以防胃潴留引起反流和误吸。

4）加强观察：若患者突然出现呛咳、呼吸急促或咳出类似营养液的痰液时，疑有误吸可能。此时鼓励和刺激患者咳嗽，并排出吸入物或分泌物，必要时经鼻导管或气管镜清除误吸物。

（3）避免黏膜和皮肤损伤：经鼻置管常引起患者鼻咽部不适，可采用细软材质的喂养管，用油膏涂拭鼻腔黏膜以润滑，防止鼻咽部黏膜长期受压而产生溃疡。经胃、空肠造口者，保持造口周围皮肤干燥、清洁，防止造口周围皮肤损伤。

（4）感染性并发症的护理

1）吸入性肺炎：是肠内营养最严重的并发症。每次喂食前评估患者的意识状态，有无咽反射；输注食物前评估管道位置是否正确。输注过程中，监测呼吸状态，咳嗽、呼吸短促都是误吸的指征。喂食期间或喂食后半小时抬高床头30°，以促进食物借重力通过胃十二指肠括约肌，减少误吸的危险。

2）急性腹膜炎：多见于经空肠造口置管行肠内营养者，与导管移位有关。若患者突然出现腹痛、造口管周围渗出或腹腔引流管引流出类似营养液的液体，应怀疑喂养管移位致营养液进入游离腹腔。立即停输并报告医师，尽可能协助清除或引流出渗漏的营养液。遵医嘱合理应用抗生素，避免继发性感染或腹腔脓肿。

（5）提高胃肠道耐受力

1）严格无菌操作：营养液配制、输入过程中应严格执行无菌操作，现配现用，暂不用时可置于4℃冰箱内保存，24小时内用完，每日更换输注管或专用泵管。

2）加强观察与评估：倾听患者主诉，评估有无腹泻、腹胀、恶心、呕吐等不适症状；对无腹部感觉的患者，听诊肠蠕动情况，必要时监测腹内压的情况。针对出现的症状查明原因并采取相应措施，如减慢输注速度或降低浓度。若对乳糖不耐受，应改用无乳糖配方营养制剂。

3）输注期间的调控：输注时遵守循序渐进的原则，注意营养制剂的浓度、速度和温度。①经胃管给予：开始即可用全浓度（20%~24%），滴速约50ml/h，每日给予500~1000ml，3~4天内逐渐增加滴速至100ml/h，达到1天所需总量2000ml。②经空肠管给予：先用1/4~1/2全浓度（即等渗液），滴速宜慢（25~50ml/h），从500~1000ml/d开始，逐日增加滴速、浓度，5~7天达到患者能耐受和需要的最大输入量。用肠内营养专用输注泵控制滴速为佳，输注时应使用恒温加热器以保持适宜温度（38~40℃）。

4）支持治疗：伴有低蛋白血症者，遵医嘱给予清蛋白或血浆等，以减轻肠黏膜组织水肿导致的腹泻。

（6）代谢及效果监测：输注的营养制剂中含有过多的蛋白质或葡萄糖容易造成体内高渗状态，导致代谢功能紊乱，出现高血糖及水、电解质、微量元素平衡失调等并发症。每日需记录患者液体出入量，并定期检测患者电解质、血脂、肝肾功能等生化指标，以评估患者营养状况，如有异常及时告知医师，必要时暂停肠内营养。

（7）心理护理：开始实施肠内营养时患者可因出现腹胀、腹泻等并发症而不愿继续治疗，尤其是有些患者在开始进行肠内营养时需要反复尝试，容易产生厌烦心理。因此，在实施肠内营养时应先告诉患者营养支持的重要性，解释治疗过程中可能出现的并发症，在治疗过程中及时与患者交流，了解其感受和心理状况，出现并发症及时处理，针对不同情况因人施护，取得患者积极配合，顺利完成肠内营养治疗。

知识点11：肠内营养的健康指导 副高：掌握 正高：掌握

（1）告知患者及家属留置喂养管的目的、肠内营养的重要性和鼻饲喂养期间的注意事项。

（2）告知患者术后恢复经口饮食是循序渐进的过程，指导患者及家属保持均衡饮食。

（3）指导携带喂养管出院的患者及家属掌握居家喂养和自我护理的方法，告知患者如有不适及时就诊。

第三节 肠外营养

知识点1：肠外营养的概念 副高：掌握 正高：熟练掌握

肠外营养（PN）是通过静脉为无法经胃肠道摄取营养物或摄取的营养物不能满足自身代谢需要的患者提供包括氨基酸、脂肪、碳水化合物、维生素及矿物质在内的营养素，以抑制分解代谢，促进合成代谢并维持结构蛋白功能的一种营养支持方式。所有营养素完全经肠外获得的营养支持方式称为完全肠外营养（TPN）。

知识点2：肠外营养的适应证 副高：掌握 正高：熟练掌握

凡不能或不宜经口摄食超过7天的患者，都是肠外营养的适应证。①不能从胃肠道进食者：如高流量消化道瘘、食管胃肠道先天性畸形、短肠综合征、急性坏死性胰腺炎等。②消化道需要休息或消化不良者：如肠道炎性疾病、长期腹泻者等。③高分解代谢状态者：如严重感染、大面积烧伤、复杂手术特别是腹部大手术后患者。④需要改善营养状况者：如营养不良者的术前应用，放射治疗或化学治疗期间胃肠道反应重者，肝、肾衰竭者。

知识点3：肠外营养的禁忌证 副高：掌握 正高：熟练掌握

（1）胃肠功能正常、适应肠内营养或5天内可恢复胃肠功能者。

（2）不可治愈、无存活希望、临终或不可逆昏迷患者。

（3）需急诊手术、术前不可能实施营养支持者。

（4）心血管功能障碍或严重代谢紊乱需要控制者。

知识点4：肠外营养制剂　　　　　　　　　　　　　副高：掌握　　正高：熟练掌握

（1）葡萄糖加胰岛素：是肠外营养常用的能量供给方式。糖尿病和手术创伤所致胰岛素不足的患者，必须补充外源性胰岛素。在严重应激状态下，机体存在胰岛素抵抗，即使供给外源性胰岛素，糖的利用仍较差，因此需严密监测血糖并给予适当比例的胰岛素。

（2）脂肪乳剂：是肠外营养的另一种重要能源。其作用特点如下：所含热量高，尤其适用于对液体摄取量受限的患者；可提供机体必需脂肪酸和甘油三酯，维持机体脂肪组织的恒定；有利于人体吸收脂溶性维生素；对静脉壁无刺激，可经周围静脉输入；脂肪乳剂无利尿作用，亦不自尿和粪中失去；脂肪与葡萄糖共同供能，更符合生理。临床常用的脂肪乳剂有2类：①由长链甘油三酯（LCT）构成。②由等量物理混合的LCT及中链甘油三酯（MCT）构成。临床上危重患者、肝功能异常者常选用中/长链脂肪乳剂。

（3）复方氨基酸溶液：是肠外营养的唯一氮源，供给机体合成蛋白质及其他生物活性物质的氮源。输注时应同时提供足量非蛋白热量以保证氨基酸能被机体有效利用。复方氨基酸可分为平衡型与特殊型两类。平衡型氨基酸含有8种必需氨基酸和8~12种非必需氨基酸，适用于大多数患者；特殊氨基酸适用于特殊患者，如高支链氨基酸和用于肾病患者的制剂等。

（4）电解质：肠外营养时所使用的电解质制剂，除了已熟悉的10%氯化钾、10%氯化钠、10%葡萄糖酸钙和25%硫酸镁之外，磷制剂是独特的电解质溶液。磷与能量代谢和蛋白质合成密切相关，肠外营养时忽视磷的补充可发生低磷血症，轻者表现为肌肉酸痛、无力，重者出现神志恍惚、白细胞功能紊乱和血小板减少。

（5）维生素：常用制剂有水溶性维生素及脂溶性维生素。前者在体内无贮备，故肠外营养时应每日给予；后者在体内有一定储备，禁食时间超过2~3周才需补充。

（6）微量元素：复方微量元素静脉用制剂含人体所需锌、铜、锰、铁、铬、钼、硒、氟、碘9种微量元素。短期禁食者可不予补充，TPN超过2周时静脉给予。

知识点5：肠外营养液的输注途径　　　　　　　　　副高：掌握　　正高：熟练掌握

（1）经外周静脉肠外营养支持（PPN）：技术操作较简单、并发症较少，主要适用于营养支持在2周以内、治疗剂量不大，或因单纯肠内营养不能满足需要而须同时辅以静脉营养的患者。由于周围静脉管径细小，不能耐受较高的渗透压，超过10%浓度的葡萄糖容易引起静脉炎，所以不适于需要较多热量的患者。

（2）经中心静脉肠外营养支持（CPN）：超过2周的胃肠外营养，必须从中心静脉24小时滴注，或因需要的热量高而难以由外周静脉营养提供时应用。中心静脉因血流量大且快，输入的高渗营养液瞬间被稀释，对血管的损伤轻微。因为需经中心静脉置管，所以在技术上和护理上比外周静脉营养复杂。

| 知识点6：肠外营养液的输注方式 | 副高：掌握　正高：熟练掌握 |

（1）全营养混合液（TNA）输注：TNA系将肠外营养各营养素配制于3L塑料袋中，又称全合一（AIO）营养液。其优点如下：①以较佳的热氮比和多种营养成分同时进入体内，增加节氮效果，降低代谢性并发症发生率。②混合后液体的渗透压降低，使经外周静脉输注成为可能。③单位时间内脂肪乳剂输入量大大低于单瓶输注，可避免因脂肪乳剂输注过快引起的不良反应。④使用过程中无须排气及更换输液瓶，简化了输注步骤。⑤全封闭的输注系统减少了污染和空气栓塞的机会。目前已有将TNA制成两腔或三腔袋的产品，腔内分装氨基酸、葡萄糖和脂肪乳剂，有隔膜将各成分分开，临用时用手加压即可撕开隔膜，使各成分立即混合。

（2）单瓶输注：在不具备以TNA方式输注条件时，可采用单瓶输注方式。但由于各营养素非同步输入，不利于所供营养素的有效利用。此外，若单瓶输注高渗性葡萄糖或脂肪乳剂，可因单位时间内进入体内的葡萄糖或脂肪酸量较多而增加代谢负荷，甚至发生与之相关的代谢性并发症，如高糖血症或高脂血症。单瓶输注时氨基酸宜与非蛋白质能量溶液合理间隔输注。

| 知识点7：肠外营养的并发症 | 副高：掌握　正高：熟练掌握 |

（1）技术性并发症

1）气胸：是最常见的并发症，多见于老年、体弱者。经锁骨上途径穿刺锁骨下静脉，穿刺点距肺尖胸膜很近，很容易伤及，穿刺颈内静脉则较少发生气胸。

2）动脉损伤：主要是锁骨下动脉裂伤，甚少发生。注意穿刺针方向在水平位上不要超过10°。

3）血胸：因刺破锁骨下静脉血流入胸膜腔所致。

4）纵隔血肿：常发生于有凝血功能障碍者。

5）神经损伤：穿刺针致臂丛神经损伤。

6）胸导管损伤：罕见。与中心静脉导管的放置和留置有关。

7）液胸：中心静脉导管错误置入而未发现，以致输液进入胸膜腔。

8）空气栓塞：是最严重的并发症。空气可在穿刺置管过程中或导管接头脱开时逸入，一旦发生，后果严重，甚至导致死亡。

9）导管栓塞：发生在穿刺置管不成功，拔出导管（穿刺针未拔出）时导管被针头斜面割断而掉入静脉。

10）锁骨下静脉血栓形成：是中心静脉置管的后期并发症。表现为上肢及颈部肿胀、疼痛。

11）血栓性浅静脉炎：多发生于经外周静脉营养支持时，主要原因如下。①输液的血管腔小，高渗营养液不能得到及时稀释，化学性损伤血管内皮。②置有导管的静脉跨越关节时，导管与静脉壁的碰触致静脉受到机械性损伤。输注部位可见静脉呈条索状变硬、红肿、触痛，少有发热现象。

（2）感染性并发症：主要是导管性和肠源性感染。随着护理水平的提高，导管性感染的发生率明显下降，但肠源性感染在临床已引起高度重视。

1）穿刺部位感染：一般于置管数日或数周后出现，表现为穿刺部位红肿、压痛。若处理不当，可成为全身性感染的原发灶，关键在于加强局部护理。

2）导管性感染或脓毒症：常见原因为患者免疫力低下，静脉穿刺置管、局部护理和营养液配制时无菌操作技术不严等。当临床出现难以解释的发热、寒战、反应淡漠或烦躁不安，甚至休克时，应疑有导管性感染或脓毒症。

3）肠源性感染：TPN患者可因长期禁食，胃肠道黏膜缺乏食物刺激和代谢的能量致肠黏膜结构及屏障功能受损、通透性增加，导致肠内细菌易位和内毒素吸收，并发全身性感染。故提倡尽可能应用肠内营养或在肠外营养时增加经口饮食机会。

（3）代谢性并发症

1）非酮症高渗高糖性昏迷：较常见，常见原因如下。①单位时间内输入过量葡萄糖。②胰岛素相对不足。临床主要表现为血糖升高（22.2~33.6mmol/L）、渗透性利尿（>1000ml/h）、脱水、电解质紊乱、中枢神经系统功能受损甚至昏迷。

2）低血糖性休克：由突然停输高渗葡萄糖溶液或营养液中胰岛素含量过多所致。临床表现为心率加快、面色苍白、四肢湿冷及乏力，严重者有休克表现。

（4）胆汁淤积及肝功能异常：在TPN过程中，肠道缺少食物刺激、体内谷氨酰胺大量消耗，以及肠道黏膜屏障功能降低等，引起氨基转移酶、碱性磷酸酶、胆红素水平升高，胆囊增大，胆泥形成，可出现肝功能异常、胆囊炎症和结石，多数患者这些变化是暂时的，终止TPN后多能好转。

（5）电解质及微量元素缺乏：患者主要依靠TPN补充电解质、微量元素，内环境比较脆弱。同时高糖血症可导致水、电解质排出增加，K^+转移入细胞内。因此，TPN治疗时容易发生水、电解质平衡紊乱，其中低钾血症是最常见的类型。

知识点8：肠外营养的护理评估	副高：掌握　正高：熟练掌握

（1）健康史：评估患者近期的饮食情况，如有无明显食欲缺乏，饮食种类和进食量；因检查或治疗所需禁食的天数。患者的胃肠道有无功能、能否利用，可利用的部位或程度。有无额外丢失和急、慢性消耗性疾病；有无肝胆系统或其他代谢性疾病；有无水、电解质代谢紊乱等内环境失衡现象。评估患者既往有无较大的手术、损伤或其他慢性病史。

（2）身体状况：评估患者周围静脉显露是否良好，颈部和锁骨上区皮肤有无破损，有无气管切开或其他影响静脉穿刺（置管）的因素。评估患者的生命体征是否平稳，有无脱水或休克等征象。

（3）心理-社会状况：评估患者及其家属对肠外营养支持重要性和必要性的认知程度、对相关知识的了解程度，以及对肠外营养支持费用的承受能力。

知识点9：肠外营养的护理诊断　　　　　　副高：掌握　正高：熟练掌握

潜在并发症：气胸、血管损伤、胸导管损伤、空气栓塞、导管移位、感染、糖代谢紊乱、肝功能异常、血栓性静脉炎等，与肠外营养有关。

知识点10：肠外营养的护理措施　　　　　　副高：熟练掌握　正高：熟练掌握

（1）肠外营养输液的护理

1）合理安排输液种类和顺序：对已脱水者，为避免体液不足应先补充平衡盐溶液；而对于电解质紊乱者，应先予以纠正。

2）控制输液速度：应24小时匀速输注，输注速度不超过200ml/h，如果输注速度过快或过慢都可引起患者血糖波动，不利于营养物质的吸收和利用，甚至发生非酮症高渗性昏迷或低血糖反应及其他严重的代谢性并发症。

3）加强观察和记录：观察患者输注过程中有无不适主诉与症状，并予以记录。根据患者24小时液体出入量，合理补液，维持水、电解质、酸碱平衡。

（2）静脉导管的护理

1）严格无菌操作，保持置管口敷料清洁干燥，置管口每日或隔日更换1次敷料。如气温高、出汗多，敷料有潮湿，应及时更换。

2）输液管道每日更换，衔接处牢固固定。输液完毕用等渗盐水5~10ml或0.1%肝素稀释液2~5ml封管，防止导管堵塞，肝素帽每周更换1次。

3）外周静脉置入中心静脉导管用于为患者提供中期至长期的静脉输液治疗（7天至1年）；经外周静脉营养支持的套管针留置时间以3~5天为宜。

（3）导管并发症的护理

1）气胸、血胸、血管神经损伤：可在置管后即刻或置管后24小时内发生。因此，要严密观察患者生命体征与局部情况，了解患者的主诉，如胸闷、呼吸困难、肢体活动障碍等，及时发现，及时作出处理。气胸的临床处理根据严重程度分别予以观察、胸腔抽气或胸腔闭式引流。血管损伤表现为出血或血肿形成时，立即退针，局部压迫。

2）脓毒血症：当出现不能以其他原因解释的发热时，应及时拔除导管并做血及导管尖端的细菌培养，留剩余液送培养。适当给予抗生素，对症处理，重新建立静脉通路。

3）空气栓塞：可因输液瓶内药液输完未及时更换，输液管接头松脱、静脉导管断裂而引起。护理中应勤加巡视、多检查、严密观察。接头处要妥善固定，输液瓶内药液即将输注完毕时及时更换。现采用3L塑料袋将营养液混合输注，使这一并发症的发生率降低。

4）静脉炎、静脉栓塞：可因导管、高渗液与感染等而发生，病变可累及锁骨下静脉或上腔静脉。患者表现为局部肿痛，上肢、颈、面部皮肤发绀，颈静脉扩张等现象，应及时发现，及时处理，即刻抽血送培养，经导管造影后拔除导管，并给予抗凝治疗。

（4）TNA液的保存和输注的护理：TNA液配制后若暂时不输，应保存于4℃冰箱内，并在 24 小时内输完。为避免降解，TNA 液内不宜添加其他治疗用药，如抗生素等；水溶性维生素宜在输注时加入 TNA 液。TNA 液输注系统和输注过程应保持连续性，其间不宜中断，以防污染。

（5）心理护理：向患者解释 TPN 支持对其在治疗上的重要性，耐心解答患者提出的问题，消除顾虑与恐惧，使其对治疗有初步认识并取得配合。

知识点11：肠外营养的健康指导　　　　　　　　　　副高：掌握　　正高：掌握

（1）告知患者及家属合理输注营养液并控制输注速度的重要性，不可自行调节速度；告知保护静脉导管的方法，防止翻身、活动、更衣时导管脱出。

（2）当患者胃肠功能恢复或允许进食时，鼓励患者尽早经口进食或行肠内营养，以预防和降低肠外营养相关并发症。

（3）制订饮食计划，指导均衡营养，定期到医院复诊。

第四章　损伤患者的护理

第一节　创　伤

知识点 1：创伤的概念　　　　　　　　　　　　　　副高：掌握　正高：熟练掌握

创伤是临床最常见的一种损伤，是指因机械性致伤因素使人体组织结构完整性遭到破坏并产生功能障碍。创伤致残率高，多发生于青壮年。

知识点 2：创伤的病因及分类　　　　　　　　　　　副高：掌握　正高：熟练掌握

（1）**按受伤部位分类**：可分为颅脑、颌面部、颈部、胸（背）部、腹（腰）部、骨盆、脊柱脊髓和四肢损伤等。这种分类有利于判断重要脏器的损害和功能情况。

（2）**按受伤组织分类**：可分为软组织、骨骼或内脏器官损伤等。

（3）**按致伤因素分类**：可分为烧伤、冻伤、擦伤、挫裂伤、撕脱伤、挤压伤、刃器伤、火器伤、冲击伤、爆震伤、毒气伤、核放射伤及多种因素所致的复合伤等。这种分类利于评估伤后的病理变化。

（4）**按皮肤完整性分类**

1）闭合性损伤：损伤后皮肤黏膜保持完整。①挫伤：最常见，是指由钝性外力（如石块、枪托）直接作用于人体软组织而发生的损伤。②扭伤：因旋转、牵拉或肌肉猛烈而不协调的收缩等间接暴力，关节突然发生超出生理范围的活动，造成肌肉、肌腱、韧带、筋膜、关节囊等组织撕裂、断裂或移位等。③挤压伤：是指四肢、躯干等人体肌肉丰富的部位受重物长时间挤压后所造成的损伤。凡四肢或躯干肌肉丰富的部位受到重物长时间挤压致肌肉组织缺血性坏死，继而引起肌红蛋白血症、肌红蛋白尿、高血钾和急性肾衰竭为特点的全身性改变，称为挤压综合征，又称 Bywaters 综合征。④震荡伤：又称冲击伤，头部受钝力打击所致的暂时性意识丧失，无明显或仅有轻微的脑组织形态变化。⑤关节脱位和半脱位：是指关节部位受到不均匀的暴力作用后所引起的损伤。骨骼完全脱离关节面者称为完全性脱位，部分脱离关节面者称为半脱位。⑥闭合性骨折：是指强暴力作用于骨组织所产生的骨断裂。⑦闭合性内脏伤：是指强暴力传入体内后所造成的内脏损伤。

2）开放性损伤：损伤部位皮肤或黏膜有破损。①擦伤：皮肤与表面较粗糙的物体快速摩擦造成的损伤。②刺伤：多由尖锐物体损伤所致，易伤及深部组织和脏器，容易发生感染，尤其是厌氧菌感染。③切割伤：皮肤、皮下组织或深层组织受到玻璃碎片、刀刃等锐器划割而发生的破损裂伤，可造成血管、神经和肌腱等深部组织损伤。④撕裂伤：由于急剧的牵拉或扭转导致浅表和深部组织的撕脱与断裂，伤口多不规则。

（5）按伤情轻重分类

1）轻度：伤及局部软组织，只需局部处理或小手术治疗。大多不影响生活、学习和工作。

2）中度：广泛软组织损伤、四肢长骨骨折及一般腹腔脏器损伤等，需手术治疗，但一般无生命危险。

3）重度：指危及生命或治愈后留有严重残疾的损伤。

知识点3：创伤的病理生理　　　　　　　　　副高：掌握　正高：熟练掌握

（1）炎症与免疫反应：机体在致伤因素的作用下，会出现炎症反应，表现为局部红、肿、热、痛。红、肿、热主要是因为肥大细胞释放组胺，使微血管扩张和通透性增高，形成充血和渗出所致。疼痛是因组织内压增高、缓激肽释放等引起。炎症和免疫反应两者关系非常密切，许多免疫因子可激发诱导和调控炎症反应。炎症细胞，如中性粒细胞和单核细胞免疫功能可能低下，也可能亢进。

（2）神经-内分泌系统反应：致伤因素作用于人体后可引起一系列神经内分泌系统的变化，其中以交感-肾上腺髓质、下丘脑-垂体和肾素-醛固酮3个系统的反应最重要。在上述神经内分泌变化的作用下，机体会发生糖、脂肪和蛋白质的代谢变化，出现高血糖、高乳酸血症，引起负氮平衡；水、电解质代谢紊乱可致水钠潴留，钾排出增多；也可出现钙磷代谢异常等。

（3）主要内脏器官的功能变化：严重创伤可引起多器官功能障碍综合征（MODS）。肠道不仅是创伤和休克时最易受损的靶器官，同时因肠屏障功能障碍而成为体内最主要的内源性感染源；对肝、肺及全身脏器功能产生重要影响。肝库普弗细胞吞噬功能减弱，可诱发或加重感染；肝是机体生化代谢反应和能量转化的中心器官，肝细胞损伤必然会导致全身生化代谢紊乱和能量转化障碍；肺功能不全通常在创伤后最先发生且发生率最高，可产生全身缺氧和酸碱平衡紊乱；因肺代谢和屏障功能丧失，大量有害物质得不到消除。

知识点4：创伤组织修复的方式　　　　　　　副高：掌握　正高：熟练掌握

创伤组织修复的基本方式是由伤后增生的细胞和细胞间质再生增殖、充填、连接或代替缺损的组织。理想的修复是完全修复，即缺损的组织完全由原来性质的组织细胞修复，恢复其原有的结构和功能。由于人体各种组织细胞固有的再生增殖能力不同，大多数组织损伤后由其他性质细胞（多为成纤维细胞）增生来替代。其形态和功能虽不能完全复原，但仍能修复创伤，促进纤维组织-瘢痕愈合，仍有利于内环境稳定。

知识点5：创伤组织修复的过程 副高：掌握 正高：熟练掌握

（1）局部炎症反应阶段：在创伤后立即发生，常持续3~5天。主要是血管和细胞反应、免疫应答、血液凝固和纤维蛋白的溶解，目的在于清除损伤或坏死的组织，防止感染，为组织再生和修复奠定基础。

（2）组织增生和肉芽形成阶段：创伤性炎症开始不久，即可有新生的细胞在局部出现，成纤维细胞、内皮细胞等增生、分化、迁移，分别合成、分泌组织基质（主要为胶质纤维），逐渐形成新生毛细血管，并共同构成肉芽组织，充填伤口，形成瘢痕愈合。

（3）组织塑形阶段：经过细胞增生和基质沉积，伤处组织可以达到初步修复，但新生组织在数量和质量方面不一定能达到结构和功能的要求，所以需要进一步改构和重建，最终达到受伤部位外观和功能的改善。主要是胶原纤维交联增加、强度增加；多余的胶原纤维被胶原蛋白酶降解；过度丰富的毛细血管网消退及伤口黏蛋白和水分减少等。

知识点6：创伤的伤口愈合类型 副高：掌握 正高：熟练掌握

（1）一期愈合：又称原发愈合。组织修复以同类细胞为主，见于伤口边缘对齐严密，呈线状，创伤程度轻、范围小的创伤，仅含少量纤维组织，局部无感染、血肿及坏死组织，伤口愈合快。

（2）二期愈合：又称瘢痕愈合。组织修复以纤维组织为主，见于创伤程度重、范围大、坏死组织多及伴有感染的伤口。不同程度地影响结构和功能恢复，主要通过肉芽组织增生和伤口收缩达到愈合。临床上应采取恰当措施，创造条件，争取达到一期愈合。

知识点7：创伤愈合的影响因素 副高：掌握 正高：熟练掌握

（1）局部因素：伤口感染是常见的影响因素。其他因素，如创伤范围大、坏死组织多、有异物、局部血液循环障碍、伤口引流不畅、伤口位于关节处、局部制动不当等也不利于伤口愈合。

（2）全身性因素：主要影响因素有年龄、营养等，另外大量使用皮质激素，合并慢性疾病，如糖尿病、结核病、肿瘤，以及全身严重并发症等时，伤口愈合的时间常延迟。

知识点8：创伤的临床表现 副高：掌握 正高：熟练掌握

创伤因原因、部位、程度不同，临床表现也不同，共性表现如下。

（1）局部表现

1）疼痛：疼痛的程度与受伤部位的神经分布、创伤程度、性质、范围、炎症反应强弱及个人耐受力等有关。疼痛于活动时加剧，制动后可减轻。一般的创伤在受伤2~3天后疼痛可缓解，若疼痛持续或加重表示可能并发感染。

2）肿胀：因局部出血及炎性渗出所致，常伴有皮肤青紫、瘀斑、血肿。严重肿胀可致局部或远端肢体，表现为苍白、皮温降低等。

3）功能障碍：组织结构破坏可直接造成功能障碍，如骨折或脱位的肢体不能正常运动；局部炎症也可引起功能障碍，如咽喉创伤后水肿可造成窒息。此外，局部疼痛常使患者运动受限。某些急性功能障碍可直接致死，如窒息、开放性或张力性气胸引起的呼吸衰竭，必须立即抢救。

4）伤口和出血：开放性损伤多有伤口和出血。创伤原因不同则伤口特点也不同，如擦伤的伤口多较浅，刺伤的伤口小而深，切割伤的伤口较整齐，撕裂伤的伤口多不规则。受伤程度和部位不同，出血量不同。若有小动脉破裂，则可出现喷射性出血。

（2）全身表现

1）体温升高：为损伤区血液成分及其他组织成分的分解产物被吸收所致，一般在38℃左右。体温过高，除了可由脑损伤引起（中枢性高热），一般为并发感染所致，并发感染时体温可达40℃。

2）全身炎症反应综合征：创伤后儿茶酚胺释出增多，使心率和脉搏加快。周围血管收缩，故舒张压可上升，收缩压可接近正常或稍高，脉压缩小。但如果发生大出血或休克，则可因心排血量明显减少，血压降低，脉搏细弱。一般的创伤患者，呼吸多无明显改变，较重的创伤常使呼吸加快，其原因可能是换气不足使机体缺氧、失血多或休克等，有时可能与精神紧张、疼痛等有关。

知识点9：创伤的辅助检查　　　　　　　　　副高：掌握　正高：熟练掌握

（1）实验室检查：①血常规和血细胞比容，可判断失血、血液浓缩或感染等情况。②尿常规、尿淀粉酶检查，可判断有无泌尿系统和胰腺的损伤。③血生化检查，对疑有肾损伤的患者，可进行肾功能检查；疑有胰腺损伤时应做血淀粉酶检查；血电解质检测和血气分析有助于了解有无水、电解质、酸碱平衡和呼吸功能异常。

（2）影像学检查：X线检查可诊断有无骨折、脱位、金属异物，以及胸、腹腔的游离气体；计算机断层扫描（CT）主要用于颅脑损伤的检查；磁共振成像（MRI）对脊髓、颅底、骨盆等处损伤的诊断效果很好；B型超声检查可明确有无肝、脾、肾等实质性器官的损伤和腔内积液等。

（3）试验穿刺：常用于闭合性损伤的诊断，有助于判断内脏器官有无破裂、出血，如血气胸或心包积液或积血。

（4）导管术：通过插入导管而进一步明确诊断或动态观察内脏出血等情况。

（5）探查手术：对于患者伤情重，病情变化快并高度怀疑有内脏破裂等严重创伤时，临床立即行探查手术，以起到抢救和治疗的作用。

知识点10：创伤的治疗要点　　　　　　　　　　副高：熟练掌握　正高：熟练掌握

（1）现场急救：原则是抢救先于诊断和治疗，优先处理致命性损伤，采取边诊断、边救治、再诊断、再救治。急救的目的是抢救生命，必须优先抢救的急症主要包括心搏与呼吸骤停、窒息、大出血、开放性或张力性气胸和休克等。常用的急救技术为复苏、通气、止血、包扎、固定和搬运（转运）。

（2）局部治疗

1）闭合性损伤：单纯软组织损伤，应给予局部制动、患肢抬高，局部冷敷，12小时后改热敷和红外线治疗，服用云南白药等；如骨折或关节脱位，应及时复位，并妥善固定，逐步进行功能锻炼；如颅内血肿、内脏破裂等，应紧急手术。

2）开放性损伤：按不同伤口分别处理。①清洁切口：可直接缝合，一期愈合。②污染切口：有细菌污染但尚未构成感染的伤口，应及早采用清创术，对伤口进行清洗、扩创和缝合，让污染伤口变为清洁伤口。③感染伤口：已发生感染的伤口，要在引流的基础上积极更换敷料，清除伤口的分泌物、坏死组织和脓液，保持引流通畅，控制感染，减少瘢痕形成。

（3）全身治疗

1）抗感染：根据伤口性状给予相应的抗生素治疗。

2）液体调整和营养支持：临床中根据中心静脉压、尿量、血压及电解质检测结果，进行体液调整，以纠正脱水、血清钾异常、血清钙的降低以及酸碱失衡。

知识点11：创伤的护理评估　　　　　　　　　　副高：掌握　正高：熟练掌握

（1）健康史：评估患者的年龄、性别、婚姻、文化、职业、饮食、睡眠状况等。了解其既往健康状况，有无药物过敏史等。了解患者伤前是否饮酒，是否合并高血压、糖尿病、营养不良等慢性疾病；是否长期使用皮质激素类、细胞毒性类药物。

（2）身体状况：了解患者受伤部位，检查受伤处有无伤口、出血；有无血肿、异物、青紫、瘀斑、肿胀、疼痛及功能障碍；有无合并伤及其他脏器损伤等。观察患者意识、生命体征、尿量等变化，有无休克及其他并发症发生。了解各项辅助检查有无异常。

（3）心理-社会状况：评估患者产生焦虑的原因和程度，了解患者及其家属对疾病的认知程度以及对治疗所需费用的承受能力等问题。

知识点12：创伤的护理诊断　　　　　　　　　　副高：掌握　正高：熟练掌握

（1）体液不足：与伤后失血、失液有关。

（2）疼痛：与创伤、局部炎症反应或伤口感染有关。

（3）组织完整性受损：与组织器官受损伤、结构被破坏有关。

（4）潜在并发症：休克、感染、挤压综合征等。

知识点13：创伤的护理措施　　　　　　　副高：熟练掌握　正高：熟练掌握

（1）急救护理

1）判断伤情、抢救生命：经紧急处理后，迅速进行全面、简略且有重点地检查，如有无合并其他创伤，并作出相应处理；评估患者，找出危及生命的紧迫问题，并就地救护。应优先抢救的急症主要包括心搏和/或呼吸骤停、窒息、大出血、开放性或张力性气胸、休克、腹部内脏脱出等。

2）呼吸支持：维持呼吸道通畅，立即清理口腔异物，使用人工气道、加压面罩等。

3）循环支持：有效止血后，立即开放2~3条静脉输液通道，给予输液、输血或血浆代用品及血管活性药等，尽快恢复有效循环血量并维持循环的稳定；髂静脉或下肢静脉损伤及腹膜后血肿的患者，禁止经下肢静脉输液、输血，以免加重出血。密切观察患者意识、呼吸、血压、脉搏、中心静脉压和尿量等，做好记录。

4）迅速有效止血及包扎：目的是保护伤口，减少污染，压迫止血、固定骨折和减轻疼痛。根据条件，以无菌或清洁布料包扎伤口，用压迫法、肢体加压包扎、止血带或器械迅速控制伤口大出血。颅脑、胸部、腹部创伤应用无菌敷料或干净布料包扎，填塞封闭开放的胸壁伤口，用敷料或器具保护由腹腔脱出的内脏，勿轻易还纳，以防污染。

5）妥善固定：肢体骨折或脱位可用夹板或就地取材，也可用自身肢体、躯干进行固定，以减轻疼痛、防止再损伤，方便搬运。较重的软组织损伤也应局部固定制动。

6）安全转运：经急救处理，待伤情稳定、出血控制、呼吸好转、骨折固定、伤口包扎好后，由专人迅速护送患者到医院。多用担架或徒手搬运。为了避免损伤加重，搬运脊柱损伤者时应保持伤处稳定，勿弯曲或扭动；昏迷患者应采取半卧位/侧卧位，将头偏向一侧，以保持呼吸道通畅。

（2）疼痛的护理：骨与关节损伤时将患肢固定和制动以减轻疼痛。多取平卧位，肢体受伤时应抬高患肢，有利于患肢静脉回流和减轻肿胀，减轻局部疼痛。根据疼痛程度，遵医嘱合理使用镇静、镇痛药，同时注意观察病情变化和药物的不良反应。

（3）伤口的护理

1）开放性伤口清创术后护理：伤肢抬高制动，注意观察伤口有无出血、感染征象，引流是否通畅，肢端循环情况；定时更换伤口敷料。遵医嘱应用破伤风抗毒素及抗菌药。

2）闭合性损伤患者的护理：软组织损伤者抬高或平放受伤肢体；12小时内予以局部冷敷和加压包扎，以减少局部组织出血和肿胀。伤后12小时起改用热敷、理疗、药物外敷等，以促进血肿和炎症吸收。注意观察皮下出血及血肿的变化情况。伤情稳定后指导患者进行功能锻炼。

3）深部组织或器官损伤的护理：疑有颅脑、胸部、腹部和骨关节等任何部位的损伤，除局部处理外，还要兼顾其对全身的影响，加强心、肺、肾、脑等重要器官功能的监测，采取相应的措施防治休克和MODS，最大限度地降低病死率。

（4）引流管的护理：急救中一般留置胃管、胸腔闭式引流管、导尿管等，护士应密切观察引流液的性状、颜色、量，保持引流管通畅，妥善固定，特别是变换体位时，要留出足够长度，更换引流装置时，要遵守无菌原则。对于张力性气胸、血气胸需做胸腔穿刺或胸腔闭式引流，以解决心肺受压问题，如一次引流 1000~1500ml 或每小时血性引流液 >200ml 连续 3 小时，应立即报告医师并做好剖胸探查的准备。

（5）并发症的观察和护理

1）伤口感染：开放性损伤如污染较重，应当及时施行清创术，注意观察体温、创面情况，避免感染。若伤口出现红、肿、热或疼痛再次加重，体温升高、脉速，白细胞计数增多等，表明伤口已感染，早期可以局部理疗和使用有效抗生素。若已形成脓肿，则行脓肿切开引流术，并协助做细胞培养和药敏试验。创伤后或清创后应及时给予破伤风抗毒素，预防破伤风。

2）挤压综合征：局部压力解除后，出现肢体肿胀及压痛、肢体主动活动及被动牵拉引起疼痛、皮温下降、感觉异常、弹性减弱，在 24 小时内出现茶褐色或血尿改变时提示可能发生挤压综合征。早期禁止抬高患肢，禁止对患肢进行按摩及热敷。医师切开减压，清除坏死组织后，密切观察患肢皮肤温度、血供、感觉、活动等。遵医嘱应用碳酸氢钠和利尿药，防止肌红蛋白阻塞肾小管。对肾衰竭患者做好腹膜透析或者血液透析的护理。

（6）心理护理：多发伤患者均是意外伤害，缺乏心理准备，对受伤后果顾虑较多，常表现惊恐、焦虑、担忧、急躁等情绪，护士应关心、体贴患者，帮助患者树立信心，同时关心家属，主动与其沟通，及时提供抢救信息，保证抢救工作顺利进行。

知识点 14：创伤的健康指导　　　　　　　　副高：掌握　正高：掌握

（1）普及安全知识，加强安全防护意识，避免受伤。一旦受伤，无论是开放性或闭合性损伤，都要及时到医院就诊，接受正确的处理，以免延误抢救。

（2）鼓励、指导并协助患者伤后恢复期加强功能锻炼，促进机体功能恢复，防止肌肉萎缩和关节僵硬等并发症的发生。功能锻炼以主动活动为主、被动活动为辅、循序渐进为原则。

第二节　烧　　伤

知识点 1：烧伤的概念　　　　　　　　　　副高：掌握　正高：熟练掌握

烧伤是指由热力、电流、射线、激光及某些化学物质作用于人体所引起的局部或全身损害，以热力烧伤最为常见。热力烧伤是火焰、热液、蒸气、热固体等引起的组织损伤。通常所称的烧伤或狭义的烧伤，一般指热力烧伤。

知识点 2：烧伤的病理生理与临床分期　　　　副高：掌握　正高：熟练掌握

根据烧伤的病理生理特点，一般将烧伤临床发展分为 4 期，各期之间相互交错。烧伤越重，4 期间的关系越密切。

（1）急性体液渗出期：组织烧伤后，无论烧伤深浅或面积大小，其立即反应是体液渗出，一般伤后 6~12 小时最快，持续 24~48 小时，随后逐渐减缓，至 48 小时渐趋稳定并开始吸收，严重烧伤可延至 48 小时以上。此期由于体液大量渗出和血管活性物质释放，容易发生低血容量性休克，临床又称为休克期。

（2）急性感染期：烧伤早期由于皮肤黏膜屏障功能受损，机体免疫功能受抑，抵抗力下降，机体对致病菌的易感性增加，通常在休克的同时即可继发局部和全身性感染。在严重烧伤时，内源性感染是早期全身性感染的重要来源，细菌可以通过呼吸道、肠道等进入血液循环，播散至各脏器，严重者可引起 MODS。

（3）创面修复期：创面修复过程在伤后不久即开始。Ⅰ度烧伤，生发层存在，再生能力强，3~7 天痊愈，脱屑，无瘢痕形成；浅Ⅱ度烧伤，2 周左右痊愈，不留瘢痕；深Ⅱ度烧伤，3~4 周愈合，留有瘢痕；Ⅲ度烧伤或严重的深Ⅱ度烧伤，因皮肤及其附件已全部烧毁，无上皮再生的来源，创面纤维化不可避免，形成瘢痕或挛缩，导致肢体畸形和功能障碍，需要皮肤移植修复。

（4）康复期：深度创面愈合后，可形成瘢痕，严重者影响外观和功能，均需进行功能锻炼或整形以期恢复。

知识点 3：烧伤面积的计算方法　　　　　　　　　　副高：掌握　正高：熟练掌握

烧伤面积是指皮肤烧伤区域占全身表面积的百分数。

（1）中国新九分法：将全身体表面积划分为 11 个 9% 的等份，另加 1%，构成 100% 的体表面积。其中头颈部为 9%（1 个 9%）、双上肢为 18%（2 个 9%）、躯干（包括会阴）为 27%（3 个 9%）、双下肢（包括臀部）为 46%（5 个 9% +1%）（表 4-1）。

儿童头较大，下肢相对短小，可按下法计算：头颈部面积 = [9 +（12 - 年龄）]%，双下肢面积 = [46 -（12 - 年龄）]%。

表 4-1　中国新九分法

部位			占成人体表面积（%）	占儿童体表面积（%）
头颈	头部	3		
	面部	3	9×1	9 +（12 - 年龄）
	颈部	3		
双上肢	双手	5		
	双前臂	6	9×2	9×2
	双上臂	7		

续表

部位			占成人体表面积（%）	占儿童体表面积（%）
躯干	躯干前	13		
	躯干后	13	9×3	9×3
	会阴	1		
双下肢	双臀	5*		
	双大腿	21		
	双小腿	13	9×5+1	46－（12－年龄）
	双足	7*		

注：＊表示成年女性的双臀和双足各占6%。

为便于计算和记忆，临床总结出九分法面积估计口诀，即"头三面三颈三，双手五双上臂六双前臂七，身躯前十三后十三会阴一，两侧臀部一个五，双足七双小腿十三，双大腿二十一"。

（2）手掌法：用患者自己的手掌测量其烧伤面积。不论年龄还是性别，不论儿童还是成人，将五指并拢，其一掌面面积为体表面积的1%。此法适用于小面积烧伤的估计，也可辅助九分法评估烧伤面积。

知识点4：烧伤深度的估计方法　　　　　　副高：掌握　正高：熟练掌握

按国际通用的三度四分法将烧伤分为Ⅰ度、浅Ⅱ度、深Ⅱ度和Ⅲ度烧伤。

（1）Ⅰ度烧伤：为表皮角质层、透明层、颗粒层的损伤。表现为局部红肿，又称红斑性烧伤，有疼痛和烧灼感，皮温稍高，3~7天愈合，不留瘢痕。

（2）Ⅱ度烧伤：局部出现水疱，又称水疱性烧伤，分为浅Ⅱ度和深Ⅱ度。

1）浅Ⅱ度烧伤：伤及真皮表层，即生发层健在。局部红肿，有大小不等水疱。创面质地较软，温度较高，剧烈疼痛，痛觉敏感。约2周痊愈。不留瘢痕，皮肤功能好。

2）深Ⅱ度烧伤：伤及真皮乳头层以下，仍残留部分网状层，局部肿胀，间或有较小水疱，感觉迟钝，温度较低，拔毛感疼痛。接近浅Ⅱ度的烧伤，3~4周可自行愈合；接近深Ⅱ度烧伤，愈合后可有瘢痕和瘢痕收缩，引起局部功能障碍。

（3）Ⅲ度烧伤：全层皮肤烧伤，可深达肌肉甚至骨、内脏等器官。皮肤坏死、脱水后形成焦痂，硬如皮革，干燥、无渗液，发凉，针刺或拔毛无痛觉。若创面小，3~4周焦痂脱落后，周围健康皮肤生长可将其覆盖；创面大者，需要手术植皮，愈合后形成瘢痕，正常皮肤功能丧失，常造成畸形。

知识点5：烧伤严重程度的判断　　　　　　副高：掌握　正高：熟练掌握

按烧伤的总面积和烧伤的深度将烧伤程度分为4类（通常情况下，烧伤总面积的计算不包括Ⅰ度烧伤）。

（1）轻度烧伤：Ⅱ度烧伤总面积在10%以下。

（2）中度烧伤：Ⅱ度烧伤面积在11%~30%，或Ⅲ度烧伤面积不足10%。

（3）重度烧伤：烧伤总面积31%~50%，或Ⅲ度烧伤面积在11%~20%；或总面积、Ⅲ度烧伤面积虽未达到上述范围，但已合并休克、吸入性损伤或有较重复合伤者。

（4）特重烧伤：烧伤总面积在50%以上，或Ⅲ度烧伤面积在20%以上，或存在较重的吸入性损伤、复合伤等。

| 知识点6：特殊烧伤 | 副高：掌握　正高：熟练掌握 |

（1）会阴部烧伤：伤口易被尿、粪污染，容易感染，常导致瘢痕挛缩、粘连、畸形，会给患者带来许多不便。由于涉及外生殖器和排尿、排便功能，会产生心理与精神问题。

（2）吸入性损伤：又称呼吸道烧伤，常与头面部烧伤同时发生，系吸入浓烟、火焰、蒸气、热气或有毒、刺激性气体所致。可有呛咳、声音嘶哑、吞咽疼痛、呼吸困难、发绀、肺部哮鸣音等表现，易发生窒息或肺部感染。多死于吸入性窒息。

| 知识点7：烧伤的全身表现 | 副高：掌握　正高：熟练掌握 |

小面积、浅度烧伤无全身症状，大面积、重度烧伤患者易发生低血容量性休克，常发生于伤后48小时内，主要表现为口渴、脉搏细速、血压下降、皮肤湿冷、尿量减少、烦躁不安等。感染发生后可出现体温骤升或骤降，呼吸急促、心率加快、创面骤变，白细胞计数骤升或骤降。其他如尿素氮、肌酐清除率、血糖、血气分析都可能变化。

| 知识点8：烧伤的辅助检查 | 副高：掌握　正高：熟练掌握 |

重度烧伤早期，体液丢失，血液浓缩时，血常规检查红细胞计数、血红蛋白量和血细胞比容明显升高，尿比重升高；代谢性酸中毒时，二氧化碳结合力降低，非蛋白氮升高，有条件时可查血气分析以及血清Na^+、K^+、Cl^-，以确定有无酸中毒；脓毒败血症时，白细胞计数常在 $(10~25) \times 10^9/L$，中性粒细胞达85%以上，并可见中性粒细胞核左移及中毒颗粒；血细菌培养阳性时有助于诊断；脓液细菌培养及药敏试验有助于确定致病菌种类，可针对性地选择抗生素。

| 知识点9：烧伤的现场抢救 | 副高：掌握　正高：熟练掌握 |

烧伤的现场抢救目的是去除致伤原因，脱离热源，抢救危及患者生命的损伤，如大出血、窒息、开放性气胸、中毒等。如心搏呼吸骤停，立即就地实施心肺复苏。

（1）迅速脱离热源：如火焰烧伤应尽快灭火，脱去燃烧衣物，就地翻滚或跳入水池，熄灭火焰，并减轻创面疼痛。互救者可就近用棉被或毛毯覆盖，隔绝灭火。切忌用手扑打火焰、奔跑呼叫，以免增加损伤。当有水源时可用大量冷水淋洗或浸入水中（水温一般为15~20℃）或用冷水浸湿的毛巾、纱垫敷于创面。

（2）保持呼吸道通畅：火焰、烟雾可致吸入性损伤，引起呼吸窘迫，可放置通气管，必要时行气管内插管或气管切开，保持呼吸道通畅，同时给予氧气吸入。合并一氧化碳中毒，应移至通风处，给予高流量氧气或纯氧吸入。

（3）保护创面：热液浸渍的衣裤，可冷水冲淋后剪开取下，以免强力剥脱而撕脱水疱皮。创面可用干净敷料或布类简单包扎后送医院处理，避免受压，防止创面再损伤和污染。避免用有色药物涂抹，以免影响对烧伤深度的判断。

（4）其他救治措施：应尽快建立静脉通道，给予补液治疗，避免过多饮水，以免发生呕吐及水中毒，可适量口服淡盐水或烧伤饮料。安慰和鼓励患者，使其保持情绪稳定。疼痛剧烈可酌情使用镇静、镇痛药。

（5）尽快转送：现场急救后，轻症患者即可转送，但大面积烧伤者早期应避免长途转运，休克期最好于就近医疗机构给予抗休克或气管切开，待病情平稳后再进行转运。转运途中应建立静脉输液通道，保持呼吸道通畅。

知识点10：烧伤的早期处理　　副高：掌握　正高：熟练掌握

（1）轻度烧伤的早期处理

1）一般处理：疼痛明显者，遵医嘱给予镇痛药；禁食者给予静脉补液，无禁忌者可以酌情进食；遵医嘱给予抗生素和注射破伤风抗毒素。

2）创面初期处理：可根据烧伤面积、深度、部位及污染或感染情况选择包扎、暴露或半暴露治疗。针对烧伤面积小者，趋向于包扎。包扎具有保护创面，防止创面干燥及再损伤，减轻疼痛，减少污染和及时引流创面渗液的作用。对患者包扎时，要保持其功能位。烧伤面积大者趋向于暴露，使创面的渗液和坏死组织干燥成痂，以暂时保护创面。要求室内清洁，温度28~32℃，相对湿度50%~60%，接触创面的用品应无菌。

（2）中、重度烧伤的早期处理

1）一般处理：询问病史，了解伤前体重；清洁创面，评估烧伤面积和深度，测量生命体征，检查有无复合伤、中毒或吸入性损伤，保证呼吸道通畅；进行血常规、肝功能、肾功能等相关检查，并使用广谱抗生素。

2）烧伤休克的防治：根据体液丢失情况给予补液。①估算液体量：根据烧伤早期体液渗出的规律估算液体总量。国内通用按烧伤面积和体重计算补液量和补液方案。伤后第1个24小时：成人每1%Ⅱ、Ⅲ度烧伤面积每千克体重补充体液0.5ml和电解质1ml，另加生理盐水2000ml（小儿按体重或年龄计算）。伤后第2个24小时：电解质和胶体为第1个24小时液体量的50%，另加生理盐水2000ml。伤后第3个24小时：视患者病情变化而定。②补液的种类分为以下几种：胶体液，包括血浆、血浆代用品（如右旋糖酐、羟乙基淀粉等），如补液后休克不明显好转，大面积深度烧伤或深度电烧伤红细胞破坏不严重，可考虑输全血；电解质，选用平衡盐溶液，可按2份等渗盐溶液和1份等渗碳酸氢钠溶液的比例补充或给予乳酸林格液；水分，如5%~10%葡萄糖注射液、生理盐水。③补液速度：输液速度先快后慢。伤后8小时内输入第1个24小时总量的50%，另50%于以后16小时内输完。

知识点11：烧伤创面的处理　　　　　　　　　　　　副高：掌握　　正高：熟练掌握

主要目的是保护创面，减轻损伤和疼痛；防止感染，减少瘢痕产生，及时封闭创面，促进愈合，最大限度恢复功能。

（1）浅度创面处理：Ⅰ度烧伤创面的处理主要是镇痛和防止再损伤；浅Ⅱ度烧伤创面除镇痛外，主要防止感染，促进早日愈合。可采用暴露、半暴露或包扎疗法，特殊部位如头、面、颈、会阴部不便包扎，可采用暴露或半暴露疗法，趋于愈合或小片植皮的创面亦可采用半暴露疗法。创面的水疱可以保留，也可用无菌注射器将液体抽出，破裂的疱皮应予清创，表面用凡士林纱布覆盖。采用包扎疗法时，用生理盐水、0.1%苯扎溴铵溶液或聚维酮碘等消毒创面，涂烧伤软膏，厚层纱布覆盖创面。

（2）深度创面处理：一般采用切痂、削痂或植皮（游离皮片移植）等方法，促使创面愈合。

（3）感染创面处理：导致烧伤创面感染的常见菌种为铜绿假单胞菌、金黄色葡萄球菌、大肠埃希菌、白色葡萄球菌等。近年来真菌感染逐渐增多，并有克雷伯菌、无芽孢厌氧菌感染。应加强无菌管理，定时翻身，避免长时间受压，充分暴露创面，局部可用1%磺胺嘧啶银霜剂或溶液，也可用聚维酮碘处理。全身应用抗生素，可先合理选用两种抗菌药联合抗感染，以后再根据创面细菌培养和药敏试验结果加以调整，并配合营养支持治疗。

知识点12：烧伤的护理评估　　　　　　　　　　　　副高：掌握　　正高：熟练掌握

（1）健康史：了解患者既往有无慢性疾病等，同时了解患者年龄、性别、婚姻、文化、职业、饮食、睡眠等情况。了解患者是否有呼吸道、颜面部、手、生殖器或关节处烧伤等影响伤情的情况。了解是否合并骨折、软组织损伤以及颅内、胸腔和腹腔内脏器的损伤。

（2）身体状况：了解是何种原因导致烧伤，进一步了解热源种类、温度、受热时间。了解烧伤现场情况和患者伤后急救措施的实施情况，通过对烧伤程度、烧伤病程的估计，全面了解患者的身体状况、并发症发生的可能性和危险性、病情严重性和预后。

（3）心理-社会状况：评估患者的心理承受能力，了解患者及家属对疾病和预后的认知情况，了解其对治疗所需费用的承受能力等。

知识点13：烧伤的护理诊断　　　　　　　　　　　　副高：掌握　　正高：熟练掌握

（1）有窒息的危险：与头面部、呼吸道或胸部等部位烧伤有关。

（2）体液不足：与烧伤创面渗出过多、血容量减少有关。

（3）皮肤完整性受损：与烧伤导致组织破坏有关。

（4）有感染的危险：与皮肤完整性受损有关。

（5）焦虑/抑郁：与烧伤后毁容、肢残及躯体活动障碍有关。

知识点 14：烧伤的现场急救护理　　　　副高：熟练掌握　　正高：熟练掌握

（1）抢救生命：对头、颈部烧伤或疑有呼吸道烧伤者，应备齐氧气和气管切开包等抢救物品，并保持口、鼻腔通畅。必要时协助医师行气管切开术，持续生命体征监测。

（2）预防休克：合并呼吸道烧伤或颅脑损伤者忌用吗啡。伤后应尽早实施补液方案，尽量避免口服补液。若病情平稳，口渴者可口服淡盐水，但不能饮白开水。中度以上烧伤需转运者，须建立静脉通道，途中须持续输液。

（3）转送护理：转送途中应建立静脉输液通道，保持呼吸道通畅。转运前和转运中避免使用冬眠药物和呼吸抑制剂。

知识点 15：烧伤的液体疗法护理　　　　副高：熟练掌握　　正高：熟练掌握

（1）补液原则：一般是先晶体后胶体、先盐后糖、先快后慢、交替输注，尤其注意不能集中在一段时间内输入大量不含电解质的液体。

（2）输液监测：注意观察肾功能，尿量是判断血容量是否充足的简便而可靠的指标，通常大面积烧伤患者补液时应常规留置导尿管进行观察。根据动脉血压、中心静脉在心率、尿量、末梢循环、精神状态等判断液体复苏的效果。液体复苏有效的指标如下：①成人每小时尿量为 30~50ml，小儿每千克体重每小时 >1ml。②患者安静，无烦躁不安。③无明显口渴。④脉搏搏动有力，脉率 <120 次/分，小儿脉率 <140 次/分。⑤收缩压维持在 90mmHg，脉压 >20mmHg，中心静脉压为 5~12cmH_2O。⑥呼吸平稳。

知识点 16：烧伤的创面护理　　　　副高：熟练掌握　　正高：熟练掌握

（1）清创术护理：配合医师实施清创术，及时提供相关的物品。清创术后应注射破伤风抗毒素，必要时及时使用抗生素。

（2）包扎疗法护理：①抬高肢体并保持各关节功能位。②保持敷料清洁和干燥，及时换药。③密切观察创面，及时发现感染征象，如发热、伤口有异味、疼痛加剧、渗出液颜色改变等，需加强换药及抗感染治疗，必要时可改用暴露疗法。④包扎松紧适宜，压力均匀，达到要求的厚度和范围，注意观察肢体末梢血液循环情况，如肢端色泽和温度。

（3）暴露疗法护理

1）病室要求：保持病室环境清洁，通风好，室内温度维持在 28~32℃，相对湿度为 50%~60%，使创面暴露在温暖、干燥、清洁的空气中。

2）注意隔离，防止交叉感染：接触患者前须洗手、戴手套，接触患者的所有用物，如床单、治疗巾、便盆等均需要消毒。注意保持床单位干燥和清洁。

3）保持创面干燥：用消毒敷料定时吸去创面过多的分泌物，表面涂以抗菌药，以减少细菌繁殖，避免形成厚痂。若发现痂下有感染，立即去痂引流，清除坏死组织。

4）定时翻身或使用翻身床：交替暴露受压创面，避免创面长时间受压而影响愈合。创面已结痂时注意避免痂皮裂开引起出血或感染。极度烦躁或意识障碍者，适当约束肢体，防止抓伤。

5）感染创面的护理：加强烧伤创面的护理，及时清除脓液及坏死组织。局部根据感染特征或细菌培养结果和药敏试验选择抗生素，已成痂的创面保持干燥，或采用湿敷、半暴露（薄层药液纱布覆盖）、浸浴疗法清洁创面。待感染基本控制，肉芽组织生长良好，及时植皮促使创面愈合。

（4）植皮术护理：早期采取切痂、削痂和植皮，做好植皮手术前后的护理。①术前准备：术前受皮区用生理盐水湿敷。在取皮前1天剃除供皮区的毛发，防止损伤皮肤；皮肤用肥皂、清水清洁干净。②术后护理：供皮区采取包扎或半暴露法，2周后换药，如出现渗血、异味、剧烈疼痛应及时检查；受皮区也采取包扎或暴露法，保持清洁，防止受压；植皮区应适当固定制动，若植皮肢体需要移动，应用手掌托起该部位，切忌拉动；大腿根部植皮区应避免粪便污染。

（5）特殊部位烧伤护理

1）眼部：化学烧伤者早期应反复彻底冲洗以降低化学物质在眼部的浓度，一般选用生理盐水，酸烧伤可用2%碳酸氢钠溶液，碱烧伤可用3%~4%硼酸液起到中和作用。分泌物较多者，白天用氯霉素滴眼液滴眼，晚间用红霉素眼膏涂在眼部。眼睑闭合不全者，用油纱布覆盖以保护眼球。

2）耳部：保持耳部干燥，及时清理流出的分泌物，在外耳道入口处放置无菌干棉球，并经常更换；耳周部烧伤应用无菌纱布铺垫，避免耳郭受压，并防止发生中耳炎或耳软骨炎。

3）鼻：及时清理鼻腔内分泌物及痂皮，鼻黏膜表面涂烧伤膏以保持局部湿润、预防出血；合并感染者用抗菌药液滴鼻。

4）口腔：为防止口腔黏膜干燥，用湿棉签湿润口腔黏膜，拭去脱落的黏膜组织。进食后要保持口腔创面清洁，进食后清洁口腔，用生理盐水或硼酸溶液漱口或做口腔护理，必要时给予静脉营养。

5）会阴部：多采用湿润暴露疗法。及时清理创面分泌物，保持创面清洁、干燥，将股部外展，使创面暴露；避免尿粪污染，便后使用生理盐水清洗肛门、会阴部。在严格无菌操作下留置导尿管，并每日行会阴擦洗2~3次，预防尿路及会阴部感染。

知识点17：烧伤防治感染的护理	副高：熟练掌握　正高：熟练掌握

（1）遵医嘱及早应用抗生素：注意观察全身情况及创面变化，及时发现创面感染、全身性感染及感染性休克。做好创面细菌培养和药敏试验，合理选用抗生素，注意避免不良反

应及二重感染的发生。

（2）密切观察病情变化：要密切观察生命体征、意识变化、胃肠道反应，注意是否存在脓毒血症的表现，意识改变常是其早期出现的症状。创面如果水肿严重、渗出液增多、肉芽颜色转暗、创缘出现水肿，或上皮停止生长，原来干燥的焦痂变得潮湿、腐烂，创面有出血点等，这都是感染的征象。应及时报告医师，并协助医师正确处理创面，做好创面护理。

（3）营养支持：烧伤后患者多呈高代谢状态，容易造成负氮平衡。应依据患者具体病情给予口服、鼻饲或完全肠外营养，促使肠黏膜屏障的修复及身体功能的康复。

（4）严格无菌原则，做好消毒隔离工作：病房用具应专用，工作人员出入病室要更换隔离衣、口罩、鞋帽；接触患者前后要洗手，做好病房的终末消毒工作。采取保护性隔离措施，防止交叉感染。

知识点18：烧伤的康复护理	副高：熟练掌握　正高：熟练掌握

（1）纠正不良体位，维持并固定肢体于功能位：如颈部烧伤应取后伸位，四肢烧伤取伸直位，手部固定在半握拳的姿势且指间垫油纱以防粘连。

（2）活动和功能锻炼：鼓励患者尽早下床活动。指导患者坚持常规的肢体和关节功能锻炼，必要时行理疗，以恢复功能。

（3）营养指导：烧伤后患者丢失蛋白质增多及消耗增加，应与营养师、患者及家属共同制定营养食谱，保证营养素的摄入，以加速组织和皮肤创面的修复及身体功能的康复。

知识点19：烧伤的心理护理	副高：熟练掌握　正高：熟练掌握

烧伤后因强迫性体位、创面愈合远期可能出现的畸形和外表的改变、疼痛、死亡等均可导致烧伤患者心理失衡。护理过程中应以真诚的态度加强与患者沟通和交流，耐心解释病情，说明各项治疗的必要性和安全性；帮助患者面对烧伤的事实，鼓励其树立信心，配合治疗；鼓励其做力所能及的活动，增强其自信心与独立能力，尽早回归社会。

知识点20：烧伤的健康指导	副高：掌握　正高：掌握

（1）宣传防火、灭火和自救等安全教育知识。

（2）创面愈合过程中，可能出现皮肤干燥、痒痛等，告知患者避免使用刺激性肥皂清洗，水温不宜过高，勿搔抓。烧伤部位在1年内避免暴晒。

（3）指导康复训练，最大限度地恢复机体的生理功能。

（4）指导生活自理能力训练，鼓励参与一定的家庭和社会活动，重新适应生活和环境，树立重返工作岗位的信心。

第三节　清创术与更换敷料

| 知识点1：清创术的概念 | 副高：掌握　正高：熟练掌握 |

清创术是用外科手术的方法，清除开放伤口内的异物，切除坏死、失活或严重污染的组织，缝合伤口，使之尽量减少污染甚至变成清洁伤口，达到一期愈合，以利于受伤部位的功能和形态恢复的手术方法。清创术是处理开放性损伤最重要、基本、有效的手段。清创可使污染伤口变为清洁伤口，使开放性损伤变为闭合性损伤，通常在局部浸润或全身麻醉下施行。

| 知识点2：清创的时机 | 副高：掌握　正高：熟练掌握 |

清创越早效果越好，应争取在伤后6~8小时内施行，同时还需考虑其他影响感染形成的因素。若伤口污染显著，4~6小时即为感染伤口，清创有可能促进感染扩散；污染轻、位于头面部且早期已应用了有效抗生素的伤口，清创缝合的时间可延长至伤后12小时或更迟；特殊部位伤口，如面部、关节附近及有神经、大血管、内脏等重要组织或器官暴露的伤口，如果无明显感染现象，尽管时间延长，原则上应清创并缝合伤口。

| 知识点3：清创术的步骤 | 副高：掌握　正高：熟练掌握 |

（1）清创前准备：根据损伤部位和程度选择麻醉方式。

（2）清洗消毒伤口：无菌纱布覆盖伤口，剃除伤口周围毛发，清除油污等。用肥皂水清洗伤口周围皮肤，再以等渗盐水洗净皮肤。去除伤口内敷料；分别用等渗盐水、3%过氧化氢溶液反复交替冲洗伤口，冲洗后进行皮肤消毒，目前常用碘仿或聚维酮碘（碘伏）消毒液，对皮肤刺激性小，可用于创面内冲洗。用无菌纱布擦干伤口周围皮肤，术者更换无菌手套后常规消毒，铺无菌巾。

（3）清创：仔细检查伤口，去除血凝块及异物，去除失去活力和已游离的组织，修剪出较整齐的健康组织创面和边缘，随时冲洗干净伤口各层，术中注意严格止血。

（4）修复组织：更换全部已用过的手术物品，重新消毒铺单实施手术。对清创彻底的新鲜伤口，可一期缝合；对伤口污染重，清创不彻底，感染危险大者，可开放伤口，观察1~2天后延期缝合。施行较大清创术的同时，可能还需行骨折内固定、关节复位、血管和神经吻合、肌腱缝合等修复和功能重建性手术。清创后的伤口内还应酌情放置各种引流物，以促使渗出物排出、减少毒素吸收、控制感染、促进肉芽生长。有时加用负压或冲洗以使引流更充分。

（5）包扎：目的是保护伤口、减少污染、固定敷料和有助于止血。包扎时应注意引流物的固定并记录其数量，松紧适宜，便于观察局部或肢体末梢循环，包扎后酌情使用外固定。

知识点4：更换敷料的概念	副高：掌握 正高：熟练掌握

更换敷料又称换药，是对经过初期治疗的伤口（包括手术切口）做进一步处理的总称。其目的是动态观察伤口变化，保持引流通畅，控制局部感染，使肉芽组织健康生长，以利于伤口愈合或为植皮做好准备。更换敷料是外科的一项基本技术操作，也是护理的重要内容。合理的更换方法、伤口用药、引流物放置，以及科学的敷料更换间隔时间，是保证伤口愈合的重要条件。

知识点5：更换敷料的原则	副高：掌握 正高：熟练掌握

（1）更换敷料的操作原则：严格遵守无菌操作原则，防止发生医院感染。

（2）更换敷料的环境和时间：更换敷料时要求室内空气清洁，光线明亮，温度适宜。晨间护理时、患者进餐时、患者睡眠时、家属探视时、手术人员上手术台前一般不安排更换敷料。

（3）更换敷料的顺序：同一科室内每日更换敷料应先换清洁伤口，再换污染伤口，最后换感染伤口，特异性感染伤口由专人更换敷料。

（4）更换敷料的次数：按伤口情况和分泌物多少而定。清洁伤口一般在缝合后第3天更换敷料，至伤口愈合或拆线时，再度更换敷料；肉芽组织生长健康、分泌物少的伤口，每日或隔日更换1次；放置引流的伤口，渗出较多时应及时更换；脓肿切开引流次日可不更换敷料，以免出血；感染脓液多时，一日需更换多次，保持外层敷料不被分泌物浸湿。

知识点6：更换敷料的步骤	副高：掌握 正高：熟练掌握

（1）更换敷料前准备

1）患者准备：向患者做好解释工作，取得配合，帮助患者取舒适体位，充分暴露创面便于操作，同时注意保暖。严重损伤或大面积烧伤患者，必要时在更换敷料前应用镇静、镇痛药。

2）更换敷料者准备：按无菌操作原则戴口罩、帽子，穿工作服，操作前须清洁双手。应先观察患者伤口情况，然后准备更换敷料用品。

3）物品准备：无菌换药碗（盘）、器械、消毒棉球、干纱布、绷带、引流物及污物盘等；无菌镊2把，一把用于传递无菌物品，一把用于操作、接触伤口和敷料。必要时备探针、刮匙和剪刀等。

（2）操作

1）去除伤口敷料：用手揭去外层敷料，用无菌镊除去内层敷料。揭去胶布和敷料时方向与伤口呈纵轴方向平行，动作轻柔。最内层敷料干燥，与创面贴合紧密时，用生理盐水浸湿敷料后再揭除，防止用力揭开引起疼痛、渗血及新生肉芽组织的损伤。

2）处理创面：先以乙醇棉球由外向内擦拭、消毒伤口周围皮肤，消毒范围稍大于敷料范围，再以生理盐水棉球拭净分泌物、脓液和纤维素膜等，剪除坏死组织、痂皮，酌情取标本送细菌培养。视伤口深度和创面情况置入适宜的引流物，一般浅部伤口常用凡士林纱布，分泌物多时可用盐水纱布，外加多层干纱布。

3）包扎固定伤口：用乙醇或聚维酮碘再次消毒周围皮肤1遍，以无菌敷料覆盖创面及伤口，用胶布或绷带固定。敷料覆盖的大小以不暴露伤口并达伤口外3cm左右为宜，数量视渗出情况而定。最后以胶布固定，如创面广泛、渗液多，可加用棉垫及绷带包扎。

（3）更换敷料后整理：更换敷料完毕，协助患者采取舒适卧位，整理床单位，整理用物，更换下来的各种敷料集中于弯盘，倒入感染垃圾污物桶内。可重复使用的器械送消毒供应中心消毒灭菌。特殊感染的敷料，如破伤风杆菌、铜绿假单胞菌感染敷料应随即单独特殊处理，器械、器皿做特殊灭菌处理。

知识点7：不同伤口的处理　　　　　　　　　　　副高：掌握　正高：熟练掌握

（1）缝合伤口的处理：无引流物的缝合伤口，如无感染现象，可至拆线时再更换伤口敷料。手术中渗血较多或有污染的伤口内常放置橡皮片或橡皮管引流，如伤口渗血、渗液湿透外层纱布，应随时更换敷料，引流物一般于术后24~48小时取出。患者伤口缝合后应注意观察其缝线周围是否有红、肿、分泌物，创面下是否有硬结。观察患者是否自觉伤口疼痛或有发热，预防感染的发生。

（2）肉芽创面的处理

1）生长健康的肉芽为鲜红色，较坚实，表面呈颗粒组织，分泌物少，触之易出血，处理时可先以生理盐水棉球除去分泌物，用等渗盐溶液纱布或凡士林纱布覆盖即可。较窄的伤口可用蝶形胶布拉拢创缘，以利尽早愈合，减少瘢痕形成。面积较大的新鲜肉芽创面应尽早植皮覆盖，缩短愈合时间，增强伤口表层强度。

2）肉芽生长过度，突出于伤口、阻碍周围表皮生长者，可将其剪平后用棉球压迫止血，或用硝酸银烧灼后再用生理盐水湿敷，数小时后肉芽可复原，再拉拢创缘或植皮。

3）肉芽水肿创面淡红，表面光滑，质地松软，触之不易出血者，宜用3%~5%高渗氯化钠溶液湿敷，促进水肿消退，并注意患者全身营养状况。

4）创面脓液量多而稀薄时多用抗菌溶液的纱布湿敷，促进水肿消退。

5）创面脓液稠厚，坏死组织多且有臭味者，应用含氯石灰硼酸溶液等湿敷。

（3）脓肿伤口的处理：伤口深而脓液多者，更换敷料时必须保持引流通畅，必要时冲洗脓腔。可向脓腔插入导尿管，选用生理盐水、过氧化氢、碘酊溶液等进行有效的脓腔冲洗。根据创面、伤口情况选用引流物：浅部伤口常用凡士林或液体石蜡纱布；伤口较小而深时，应将凡士林纱条送达创口底部，但不可堵塞外口，个别小的引流口需再切开扩大。由于肉芽组织有一定的抗感染能力，一般无须在局部使用抗菌药。

知识点8：拆线	副高：掌握　正高：熟练掌握

一期愈合的伤口或切口应按预期愈合的时间及缝合方法，按清洁伤口操作并拆除皮肤缝线。消毒皮肤和缝线后，用手术镊夹起缝合线结，用线剪在线结下紧贴皮肤处剪断缝线，随即将其向切口方向抽出。再消毒切口，用无菌敷料覆盖，用胶布固定。伤口拆线时间：一般头、面、颈部伤口在手术后4~5天拆线；四肢伤口在手术后10~12天拆线；其他部位伤口在手术后7~8天拆线；减张缝合需14天拆线。

第五章 外科重症监护

第一节 概 述

知识点1：重症监护病房的概念　　　　　　　　副高：熟练掌握　正高：熟练掌握

重症监护病房（ICU）是指专业医护人员将疑难危重患者集中管理，应用现代化的医疗设施和先进的临床监测技术，对患者进行严密的监测和治疗的单位。

知识点2：重症监护病房的特点　　　　　　　　副高：熟练掌握　正高：熟练掌握

ICU 的水平和规模是医院现代化建设的内容和标志之一，其特点与普通病房有很大的区别，主要如下：①收治重要脏器功能不全的危重患者。②可对患者进行连续、动态、全面的监测，以达到早期诊断并及时处理的目的。③具有最先进的诊治手段。④ICU 专职医师与专科医师协同诊治。

知识点3：重症监护病房的治疗范围　　　　　　副高：熟练掌握　正高：熟练掌握

ICU 的模式、规模、建筑、设施和组织管理形式应由医院的特点及条件决定，目前国内外没有统一模式。外科重症监护病房（SICU）主要收治严重创伤、烧伤、严重中毒、复苏后、各种大手术后严重失血、低心排血量综合征及呼吸功能障碍、器官移植、各种类型的严重休克、严重感染、各种原因导致一个或多个器官功能障碍或衰竭、严重代谢障碍以及严重变态反应患者。各种急慢性传染病、晚期恶性肿瘤患者、病因不能纠正的濒死患者、脑死亡患者、精神病患者等均不属 ICU 收治对象。

知识点4：重症监护病房中对病情严重程度的判断方法
副高：熟练掌握　正高：熟练掌握

ICU 中对病情严重程度的判断可通过危重疾病严重程度评分来实现。危重疾病严重程度评分是根据疾病的一些重要症状、体征和生理参数等来量化评价危重疾病严重程度的方法。

（1）急性生理和慢性健康状况评价系统（APACHE）

1）APACHE I 系统：克瑙斯（Knaus）1979 年通过以下 3 种评分，反映患者疾病严重程度。①急性生理评分：体温（Temperature）；平均动脉压（MAP）、心率（HR）、呼吸频率（R/R）；肺泡－动脉氧分压差（AaDO$_2$）；动脉血 pH（Arterial pH）；血清钠（Serum Na）、钾（K）、血清肌酐（Cr）；血细胞比容（Hct）、白细胞计数（WBC）；格拉斯哥昏迷评分（GCS）；每个项目为 0~4 分。②年龄评分：≤44 岁 =0；45~54 岁 =2；55~64 岁 =3；65~74 岁 =5；≥75 岁 =6。③慢性病评分：脑血管（CVS）、呼吸（Resp）、肝脏（Liver）、肾脏（Renals）、免疫（Immune），每个项目为 2~5 分。

2）APACHE Ⅱ系统：1985 年提出了 APACHE Ⅰ的修改本 APACHE Ⅱ（表 5-1、表 5-2、表 5-3）。APACHE Ⅱ评分 = 急性生理评分（A）+ 年龄评分（B）+ 慢性健康状况评分（C），为 0~79 分，评分越高，病死率越高。

表 5-1　APACHE Ⅱ急性生理评分

指标	异常升高分值				0	异常降低分值			
	4	3	2	1		1	2	3	4
直肠温度（℃）	≥41.0	39.0~40.9		38.5~38.9	36.0~38.4	34.0~35.9	32.0~33.9	30.0~31.9	≤29.9
平均动脉压（mmHg）	≥160	130~159	110~129		70~109		50~69		≤49
心率（次/分）	≥180	140~179	110~139		70~109		55~69	40~54	≤39
呼吸频率（次/分）	≥50	35~49		25~34	12~24	10~11	6~9		≤5
肺泡-动脉氧分压差（A-a）DO$_2$（吸入气氧浓度≥0.5）	≥500	350~499	200~349		<200				
动脉血氧分压（吸入气氧浓度<0.5）					>70	61~70		55~60	<55
动脉血 pH 或 HCO$_3^-$（mmol/L）	≥7.7 或 ≥52.0	7.6~7.69 或 41.0~51.9		7.5~7.59 或 32.0~40.9	7.33~7.49 或 22.0~31.9		7.25~7.32 或 18.0~21.9	7.15~7.24 或 15.0~17.9	<7.15 或 <15.0
血清钠（mmol/L）	≥180	160~179	155~159	150~154	130~149		120~129	111~119	≤110
血清钾（mmol/L）	≥7.0	6.0~6.9		5.5~5.9	3.5~5.4	3.0~3.4	2.5~2.9		<2.5
血肌酐（μmol/L）	≥309	177~301	133~168		53~124		<53		
血细胞比容	≥0.60		0.50~0.59	0.46~0.49	0.30~0.45		0.20~0.29		<0.20
白细胞计数（×10^9/L）	≥40.0		20.0~39.9	15.0~19.9	3.0~14.9		1.0~2.9		<1.0
神经功能	等于 15 减去实际格拉斯哥（Glasgow）昏迷评分的分值								

表 5-2 APACHE Ⅱ 年龄评分

年龄（岁）	分数
≤44	0
45~54	2
55~64	3
65~74	5
≥75	6

表 5-3 APACHE Ⅱ 慢性健康状况评分

既往健康状况	分值
无慢性病史*	0
有慢性病史，患者为择期手术后	2
有慢性病史，患者为非手术或急诊手术后	5

注：* 指住院前患者具有严重器官功能障碍或免疫功能受损病史，判定标准如下，具备一项即可。①肝：活检证实肝硬化或门静脉高压；过去有消化道出血史或肝衰竭、肝性脑病。②心血管：心功能Ⅳ级（纽约心脏病协会分线）。③呼吸系统：慢性限制性、阻塞性或者血管性疾病导致活动严重受限，如不能上楼或操持家务，或证明有慢性缺氧、高碳酸血症、继发性红细胞增多症、严重肺动脉高压（>40mmHg）或依赖呼吸机。④肾：长期接受透析。⑤免疫损害：曾接受治疗，如免疫抑制治疗、化疗或放疗、长期使用大量类固醇，抗感染能力受抑制，或有损害免疫功能的疾病如白血病、淋巴瘤、获得性免疫缺陷综合征（AIDS）。

3）APACHE Ⅲ 系统：在 APACHE Ⅱ 系统的基础上做了如下改动。①把疾病种类及相应的风险系数增加到 150 项，补充了中等程度的慢性器官损害指标，并给予计分。②扩大了急性生理测量项目，增设 6 个新的项目，包括血尿素氮、胆红素、动脉血二氧化碳分压、血糖、尿量和血清蛋白等。③为排除入 ICU 后治疗的影响和偶然数值的影响，不记录 24 小时内的最差值，而强调记录到达 ICU 时的最原始数值。APACHE Ⅲ 评分的总分是 0~299 分，以 60 分为界限，评分越高，病情越重，病死率越高。

（2）治疗干预评分系统（TISS）：是卡伦（Cullen）提出的，每个患者每天都会被评分，以量化其所需接受的治疗项目，评分越高，反映患者的疾病越严重，同时也反映照顾各类患者的人力需求。TISS 可分 4 级：①一级（0~9 分），不需要 ICU 护理。②二级（10~19 分），需要高依赖病房（HDU）护理，需要 ICU 护士 0.5 名。③三级（20~39 分），需要高依赖 HDU 或 ICU 护理，需要 ICU 护士 0.5~1.0 名。④四级（>40 分），需要常规的 ICU 护理，需要 ICU 护士 1~2 名。

第二节　呼吸功能监测和氧疗

知识点1：呼吸功能的临床观察指标　　　副高：熟练掌握　　正高：熟练掌握

①呼吸的频率和节律、呼吸运动。②咳嗽、咳痰情况，包括痰量和痰液的性质、有无咯血。③肺部叩诊音的变化。④肺部呼吸音的变化。⑤心率、血压和意识状态。

知识点2：肺功能的监测指标　　　　　　副高：熟练掌握　　正高：熟练掌握

（1）潮气量（V_T）：指平静呼吸时每次吸入或呼出的气量，正常成人为500ml或5~7ml/kg。

（2）每分通气量（V_E）：是静息状态下每分钟吸入或呼出肺的气体总量，正常成人平均为6L/min（5~7L/min）。

（3）肺活量（VC）：用最大力量吸气后所能呼出的最大气量，正常成人为65~75ml/kg。

（4）肺泡通气量（V_A）：是安静状态下每分钟吸气时进入呼吸性细支气管及肺泡参与气体交换的有效气量，正常情况下，V_A为4L/min。

（5）通气/血流比值（V/Q）：是肺泡通气量与肺血流量之比，正常成人肺血流量为5L/min，正常V/Q为0.8。

（6）肺泡-动脉血氧分压差［$P_{(A-a)}O_2$］：指肺泡氧分压与动脉血氧分压的差值，一般为5~15mmHg。

（7）肺顺应性：指单位压力变化时引起的肺容量变化。

（8）呼吸道阻力：指呼吸过程中气体在呼吸道内流动时与气道旁内壁产生的摩擦力。

（9）氧合指数（PaO_2/FiO_2）：是监测肺换气功能的主要指标之一，正常值为430~560mmHg。PaO_2/FiO_2是目前国内外诊断急性肺损伤（ALI）和急性呼吸窘迫综合征（ARDS）最常用、最主要和最简单的指标，结合病史和其他指标，$PaO_2/FiO_2 < 300$mmHg为ALI，$PaO_2/FiO_2 < 200$mmHg为ARDS。

知识点3：呼吸功能的血气分析指标　　　副高：熟练掌握　　正高：熟练掌握

（1）pH：是血液中H^+浓度的负对数，反映血液的酸碱度，正常值为7.35~7.45，相应的H^+为（40 ± 5）nmol/L，平均为7.40。

（2）动脉血二氧化碳分压（$PaCO_2$）：是血液中物理溶解的CO_2分子所产生的压力，正常值为35~45mmHg，平均40mmHg。$PaCO_2$是判断肺泡通气状态的重要指标，升高提示通气不足，降低提示通气过度。$PaCO_2 \geqslant 50$mmHg表示存在Ⅱ型呼吸衰竭。还可以通过$PaCO_2$判断有无呼吸性酸碱平衡紊乱或有无代谢性酸碱平衡紊乱的代偿反应。

（3）碳酸氢盐（HCO_3^-）：是反映机体酸碱代谢状况的指标，包括标准碳酸氢盐（SB）

和实际碳酸氢盐（AB）。SB 是指动脉血在 37℃，$PaCO_2$ 40mmHg，动脉血氧饱和度（SaO_2）100% 条件下，所测得的血浆 HCO_3^- 含量；AB 是指隔绝空气的动脉血在实际条件下所测得的血浆 HCO_3^- 含量，正常值为 22～27mmol/L，平均 24mmol/L。正常情况下 SB 和 AB 无差异。SB 不受呼吸因素影响，为血液碱储备，受肾调节，能准确反映代谢性酸碱平衡状况。AB 则受呼吸性和代谢性双重因素影响，AB 升高可能是代谢性碱中毒或呼吸性碱中毒肾的代偿调节反映。AB 与 SB 的差值反映了呼吸因素对 HCO_3^- 的影响。AB > SB 提示存在呼吸性酸中毒，AB < SB 提示存在呼吸性碱中毒，AB = SB 且小于正常值，提示存在代谢性酸中毒，AB = SB 且大于正常值，提示存在代谢性碱中毒。

（4）缓冲碱（BB）：是血液中具有缓冲作用的碱性物质的总和，包括 HCO_3^-、血红蛋白、血浆蛋白和磷酸盐等，正常值为 45～55mmol/L。BB 反映了机体对酸碱平衡紊乱的总缓冲能力（重要成分是 HCO_3^-），不受呼吸因素和 CO_2 改变的影响。

（5）碱剩余（BE）：是在 37℃、$PaCO_2$ 40mmHg、SaO_2 100% 条件下，将血标本滴定至 pH 7.40 所消耗的酸或碱的量，反映了全血或血浆中碱储备增加或减少的情况，不受呼吸因素的影响。BE 为正值，表明缓冲碱增加，固定酸减少；BE 为负值，表明缓冲碱减少，固定酸增加。正常值为（0±3）mmol/L。BE 只反映了代谢性因素对酸碱平衡的影响，与 SB 的意义大致相同。

（6）血浆二氧化碳总量（TCO_2）：是血浆中以各种形式存在的 CO_2 的总量，主要包括结合形式的 HCO_3^- 和物理溶解的 CO_2。动脉血浆 TCO_2 为 28mmol/L，其中 95% 以上为 HCO_3^-，故 TCO_2 基本反映了 HCO_3^- 的含量。CO_2 潴留或代谢性碱中毒时，TCO_2 增加；通气过度或代谢性酸中毒时，TCO_2 降低。

（7）二氧化碳结合力（CO_2-CP）：是指血浆中以 HCO_3^- 形式存在的二氧化碳的含量。二氧化碳结合力增多可见于代谢性碱中毒或呼吸性酸中毒；减少可见于代谢性酸中毒或呼吸性碱中毒，正常值为 22～31mmol/L，它代表机体中 HCO_3^- 的储备量，储备增加，既可能是呼吸性酸中毒的代偿，也可能是代谢性碱中毒的直接结果；反之，储备减少，可能是代谢性酸中毒，也可能是呼吸性碱中毒的代偿。

（8）动脉血氧分压（PaO_2）：是指物理溶解在动脉血液中的 O_2 分子产生的压力，是评估动脉氧合是否充分的标准。在海平面，PaO_2 的正常值大约是 100mmHg，PaO_2 除了受大气压影响外，还与年龄呈负相关。临床上 PaO_2 主要用于判断机体是否缺氧和缺氧的程度。PaO_2 < 60mmHg 可作为判断呼吸衰竭的标准。

（9）动脉血氧饱和度：反映了动脉血氧与血红蛋白的结合程度，是血红蛋白与氧结合的氧含量与血红蛋白完全与氧结合的氧容量之比，正常值为 95%～98%。动脉血氧饱和度间接反映了组织缺氧的程度，可用于评价组织摄氧能力。

知识点 4：胸部 X 线片分析　　　　　　　　　　副高：熟练掌握　　正高：熟练掌握

胸片也是临床应用最多的 X 线检查。胸部具有含气的肺组织作为天然对比，为 X 线检查提供有利的条件，胸部 X 线平片的表现是肺部病理生理和病理解剖改变的综合反映，它不仅能显示肺内和纵隔的各种疾病，也可了解病变的严重程度，对于 ICU 患者还能提供体液平衡的信息，并为各种插管提供准确位置。近年来，计算机 X 线摄影（CR）技术的应用使 X 线检查又有进一步的提高，尤其为手术后和 ICU 患者提供了更清晰的胸部 X 线检查。

知识点5：氧疗的概念及目的	副高：熟练掌握　正高：熟练掌握

氧疗是通过吸入不同浓度的氧，使吸入气氧浓度（FiO_2）和肺泡氧分压（P_AO_2）升高，以增加 PaO_2，其目的是缓解或纠正低氧血症，降低低氧所致的过度呼吸做功，降低低氧对心脏的刺激，减少心脏做功和心肌氧耗量。

知识点6：呼吸道内给氧的方法	副高：熟练掌握　正高：熟练掌握

（1）鼻导管、鼻塞给氧：是临床上最常采用的方法，适用于长期吸氧的患者。传统的鼻导管吸氧需将吸氧管插入鼻咽部，对患者刺激较大，且有实验证实并不比鼻塞给氧效果好，故目前已被较短的双腔吸氧管所代替。

（2）面罩给氧：常用的有以下两种。①简单面罩：面罩应罩住患者口鼻，且应有足够的出气孔，一般给氧流量宜在 5~6L/min，使面罩内 FiO_2 在 40% 左右，偏低会使面罩内 CO_2 聚积。适合严重缺氧而无 CO_2 潴留者。②附贮袋面罩：在简单面罩的基础上，加用一贮气袋，以贮存较高浓度的氧。如果附有单项活瓣，患者可吸入贮气袋内氧而呼出气由面罩出气孔逸出。此面罩可以小流量而使患者吸入高浓度氧，不浪费氧。

（3）口含管给氧：主要适用于昏迷伴舌根后坠阻塞呼吸道的患者。

（4）经气管给氧：已有开放气道的患者，用无菌吸氧管插入气管插管或气管切开套管内吸氧。其氧疗效果好，有利于呼吸道分泌物的排出，保持呼吸道通畅，主要适用于肺部感染严重、呼吸道分泌物多或黏稠不易排出的患者；也常用于意识障碍，不能主动排痰和随时有可能发生误吸的患者。

（5）呼吸机给氧：是最有效的氧疗途径或方法，它借助机械的作用和不同的物理原理及功能，能最大限度地提高氧浓度，纠正许多特殊类型的缺氧。

知识点7：呼吸道外给氧的方法	副高：熟练掌握　正高：熟练掌握

（1）氧气帐和头罩：主要用于儿童及重症不合作患者。现在有各种材料制成的氧气帐和头罩，一般罩内氧浓度、气体的湿度和温度均可控制和调整，但耗氧量大。

（2）高压氧疗：是指将患者置于高压氧舱内，在 2~3 个大气压下给予纯氧，可提高吸入气的氧分压，还可显著提高动脉血中物理溶解的氧含量。在重危患者中，高压氧治疗对改善脑组织和细胞的缺氧与脑功能的恢复尤其有效。许多医疗实践已证明，对某些脏器的缺氧，高压氧治疗是其他治疗所无法替代的。

（3）体外膜肺氧合（ECMO）及腔静脉内氧合（IVOX）：是设备较复杂、技术要求高、并发症多的有创氧疗技术。近年来多用于新生儿、早产儿的某些可逆性严重肺疾病。

知识点8：胸部物理治疗	副高：熟练掌握　正高：熟练掌握

胸部物理治疗是采用规范的护理程序，通过对胸部情况进行评估，采取雾化吸入-叩拍-振肺-咳嗽运动-体位引流、吸痰等物理措施来保证机体维持正常的肺通气和肺换气的一种临床治疗方法。

胸部物理治疗的作用：①可以打开萎陷的肺泡，促进肺泡复张，保持肺泡换气。②清除痰液，利于肺内分泌物的引流。③改善通气/血流灌注。④通过变换体位，最大限度地增加心肺功能。⑤预防及治疗以下疾病及并发症，如上腹部手术后的肺炎，因痰液滞留而导致的肺炎或呼吸衰竭，长期卧床导致的坠积性肺炎。

知识点9：机械通气的适应证	副高：熟练掌握　正高：熟练掌握

（1）通气泵衰竭为主的疾病：慢性阻塞性肺疾病（COPD）、支气管哮喘、重症肌无力、吉兰-巴雷综合征，胸廓畸形、胸部外伤或胸部手术后等所致外周呼吸泵衰竭；脑部炎症、外伤、肿瘤、脑血管意外、药物中毒等所致中枢性呼吸衰竭。

（2）换气功能障碍为主的疾病：ARDS、肺炎、间质性肺病、肺栓塞等。

（3）需强化气道管理者：如使用某些抑制呼吸药物者，可保持呼吸道通畅，防止窒息。

知识点10：机械通气的禁忌证	副高：熟练掌握　正高：熟练掌握

机械通气的禁忌证如下：①气胸及纵隔气肿未行引流者。②肺大疱和肺囊肿。③低血容量性休克未补充血容量者。④严重肺出血。⑤气管食管瘘。⑥缺血性心脏病及充血性心力衰竭。

知识点11：机械通气模式的选择	副高：熟练掌握　正高：熟练掌握

机械通气的模式很多，选择时主要根据各种通气模式的特点，结合患者的具体病情，如缺氧纠正的情况、患者的肺功能状况、是否准备撤机等综合考虑。有时在呼吸机使用过程中还需要根据患者的病情变化，不断地调整和改变通气模式。

（1）容积控制通气（VCV）：V_T、呼吸频率（RR）、吸呼比（I/E）和吸气流速完全由呼吸机来控制。能保证 V_T 和 V_E 的供给，完全替代自主呼吸，有利于呼吸肌休息，但不利于呼吸肌锻炼。

（2）压力控制通气（PCV）：预置压力控制水平和吸气时间。吸气开始后，呼吸机提供的气流很快使气道压达到预置水平，之后送气速度减慢以维持预置压力到吸气结束，再转向呼气。该通气模式可使峰压降低，从而降低气压伤的发生；能改善气体分布和 V/Q，有利于气体交换。

（3）同步辅助/控制通气：自主呼吸触发呼吸机送气后，呼吸机按预置参数（V_T、RR、I/E）送气。患者无力触发或自主呼吸频率低于预置频率时，呼吸机则以预置参数通气。该模式与控制强制通气（CMV）相比，唯一不同的是需要设置触发灵敏度，其实际 RR 大于或等于预置 RR。

（4）间歇强制通气（IMV）/同步间歇强制通气（SIMV）：IMV 是指按预置频率给予 CMV，实际 IMV 的频率与预置相同，间隙控制通气之外的时间允许自主呼吸存在；SIMV 是指 IMV 的每一次送气在同步触发窗内由自主呼吸触发，若在同步触发窗内无触发，呼吸机按预置参数送气，间隙控制通气之外的时间允许自主呼吸存在。IMV/SIMV 与 CMV/辅助强制通气（ACMV）不同之处在于前者的控制通气是"间歇"给予，每一次"间歇"之外是自主呼吸，而后者每一次通气都是控制通气。

（5）压力支持通气（PSV）：吸气努力达到触发标准后，呼吸机为克服吸气阻力和扩张肺提供一高速气流，使气道压很快达到预置的辅助压力水平，并维持此压力至吸气流速降低至吸气峰流速的一定百分比时，吸气转为呼气。该模式有较好的人机协调，由自主呼吸触发，并决定 RR 和I/E。

（6）SIMV + PSV：可调节的支持范围很大，实际应用十分广泛。在使用 SIMV 时，由于间歇控制通气之外的每一次自主呼吸不具有压力辅助，自主功能不强的患者往往会感觉此模式较控制通气时费力，并且控制通气和自主呼吸之间的 V_T 的波动也会造成患者不适。因而在患者的每一次自主呼吸都给予一定水平的压力支持，使患者能获得与控制通气水平相当的 V_T，对于减少呼吸功耗、增加人机协调具有十分重要的意义。

（7）持续气道正压（CPAP）：是指气道压在吸气相和呼气相都保持相同水平的正压。当患者吸气使气道压低于 CPAP 水平时，呼吸机通过持续气流或按需气流供气，使气道压维持在 CPAP 水平；当呼气使气道压高于 CPAP 时，呼气阀被打开释放气体，气道压仍维持在 CPAP 水平。

（8）双相气道正压通气（BiPAP）：为一种双水平 CPAP 的通气模式，自主呼吸在双相压力水平均可自由存在。高水平 CPAP 和低水平 CPAP 按一定频率进行切换，两者所占时间比例可调。该模式允许自主呼吸与控制通气并存，能实现从 PCV 到 CPAP 的逐渐过渡，具有较广的临床应用范围和较好的人机协调。

知识点12：呼吸机参数的设置和调节　　　　副高：熟练掌握　正高：熟练掌握

（1）FiO_2：该值超过 0.5 时需警惕氧中毒。原则是在保证氧合的情况下，尽可能使用较低的 FiO_2。

（2）V_T：一般为 6~15ml/kg。调节原则如下：首先应避免气道压过高，即使平台压在 30~35cmH_2O，并与 RR 相配合，也应保证一定的 V_E。容积目标通气模式预置 V_T，压力目标通气模式通过调节压力控制水平（如 PCV）和压力辅助水平（如 PSV）来获得一定量的 V_T。PSV 的水平一般为 $25\sim30cmH_2O$，若此水平仍不能满足通气要求，应考虑改用其他通气方式。

（3）RR：应与 V_T 相配合，以保证一定的 V_E。①根据原发病而定：慢频率通气有利于呼气，一般为 $12\sim20L/min$。②根据自主呼吸能力而定：采用 SIMV 时，可随着自主呼吸能力的不断加强而逐渐下调 SIMV 的辅助频率。

（4）I/E：一般为 1/2。采用较小 I/E 可延长呼气时间，有利于呼气，在 COPD 和哮喘时常用，一般可 <1/2。在 ARDS 时可适当增大 I/E，甚至采用反比通气（I/E>1），使吸气时间延长，平均气道压升高，甚至使内源性呼气末正压（PEEPi）也增加，有利于改善气体分布和氧合。

（5）流速波形：一般有方波、正弦波、加速波和减速波 4 种。其中减速波与其他 3 种波形相比，具有可以使气道峰压更低、气体分布更佳、氧合改善更明显的优点，在临床更为推崇。加速波应用较少。

（6）吸气峰流速：正常值为 $40\sim80L/min$。对于有自主呼吸的患者，理想的吸气峰流速应与自主呼吸相匹配，吸气需求越高，为减少呼吸功耗流速也应相应提高。

（7）吸气末正压时间：指吸气结束至呼气开始的时间，一般不超过呼吸周期的 20%。较长的吸气末正压时间有利于气体在肺内的分布，减少无效腔通气，但其使平均气道压升高，对血流动力学不利。

（8）呼气末正压（PEEP）：不同病种常规所需的 PEEP 水平差别很大，COPD 可予 $3\sim6cmH_2O$，ARDS 则可高达 $10\sim15cmH_2O$，支气管哮喘以前趋向于较高水平的 PEEP，目前则趋向于较低水平的 PEEP，甚至为 0。目前推荐"最佳 PEEP（best PEEP）"的概念：达到最佳氧合状态、最大氧输送（DO_2）、最好顺应性、最低肺血管阻力、最低肺内分流量（Qs/Qt）要求的最小 PEEP。但在实际操作时，可根据病情和监测条件进行调节，一般从低水平开始，逐渐上调，待病情好转，再逐渐下调。

知识点13：呼吸机的压力监测系统　　　　　副高：熟练掌握　　正高：熟练掌握

呼吸机压力监测系统是较重要的监测系统，使用压力传感器持续监测患者气道压的变化。

（1）高压报警：多见于患者咳嗽、分泌物堵塞气道、管道扭曲、自主呼吸与呼吸机拮抗或不协调等。处理方法如下：检查呼吸机管道是否扭曲、受压，倾倒管道内冷凝水；检查患者是否有分泌物堵塞气道、咳嗽等情况发生。若患者存在激动、烦躁不安等表现可以按医嘱适当使用镇静药；如因呼吸机拮抗或不协调应与医师共同检查，重新设置参数。

（2）低压报警：呼吸机低压报警装置是发现患者脱机的一种保护措施，因为低压报警最可能的原因就是患者脱机。患者一般表现为呼吸急促、发绀，可听到咽喉部有漏气声或听到患者说话声；气管切开患者可见气管切开口周围分泌物有气泡出现。处理方法如下：检查气管导管气囊充气情况，必要时重新充气，如气囊破裂立即更换气管导管；仔细检查呼吸机管路，更换破裂管道并将各接头接紧，尤其注意检查容易忽视的接口，如集水瓶等；如患者出现呼吸急促、发绀等缺氧症状，立即使用简易呼吸器进行人工呼吸。

知识点 14：呼吸机的容量监测系统　　　　副高：熟练掌握　　正高：熟练掌握

呼吸机的容量监测系统主要为保障患者的通气量或 V_T 而设置。监测是以流量传感器对吸气或呼气流量积分计算，持续监测患者通气量或 V_T 的变化，监测得到的具体数值可以被直接显示。

（1）低容量报警：常见原因主要为患者的气管导管与呼吸机脱开或某处漏气，处理见低压报警；对于有闭式引流者，大量气体自胸腔漏出，需重新设置报警限，调节 V_T 以补偿漏气。

（2）高容量报警：是针对实际 V_T 或 V_E 高于所设置水平的报警，多预示患者可能存在自主呼吸与呼吸机拮抗或不协调。处理见高压报警，同时要检查所设置的通气方式、V_T、呼吸频率等参数是否合适，如不合适报告医师及时调整。

知识点 15：呼吸机的其他自动监测　　　　副高：熟练掌握　　正高：熟练掌握

（1）FiO_2 监测：由于 FiO_2 过高会引起氧中毒，过低不能满足患者纠正缺氧需要，所以必须控制 FiO_2。大多数呼吸机有此装置并具备气源报警功能。

（2）湿化器温度监测：湿化器温度监测装置是防止湿化瓶内温度过高或过低的保险装置，以保持湿化器温度恒定在所需要的范围，一般在 $30\sim40℃$。

（3）电源报警：见于停电或电源插头脱落、跳闸。现在呼吸机配有蓄电池，停电后蓄电池短时间内工作，保证通气。如无蓄电池应立即将呼吸机与患者的人工气道脱开，给予人工通气以确保患者正常的通气功能。

（4）低 PEEP 或 CPAP 水平报警：设置此项报警参数时，一般以所应用的 PEEP 或 CPAP 水平为准，如设置的 PEEP 或 CPAP 水平为 $10cmH_2O$，报警水平也设在此，一旦低于这个水平，呼吸机就会报警。如未用 PEEP 或 CPAP，则该项参数无须设置。

知识点 16：呼吸机的撤离　　　　　　　　副高：熟练掌握　　正高：熟练掌握

呼吸机的撤离是由机械通气向自主呼吸过渡的过程。撤机技术包括逐渐增加患者自主呼吸的时间或逐渐降低通气支持的水平。需严密监护新近撤机患者的病情，撤机时患者须神志清楚。在撤机过程中应鼓励患者多做自主呼吸，锻炼呼吸肌，增强自信，并告知患者，倘若在撤机过程中出现呼吸困难，一定要有相应的呼吸支持，以确保其有足够的供氧及通气，减少患者的焦虑情绪，增加撤机成功率。撤机指征包括：①患者氧合良好，在 $FiO_2<0.6$ 的情况下，$PaO_2>60mmHg$。②能够维持二氧化碳分压在相对正常范围内。③可以满足断开呼吸机后的呼吸功耗。④神志清楚，反应良好，患者应有张口及咳嗽反射。

知识点 17：气道的湿化与雾化　　　　副高：熟练掌握　　正高：熟练掌握

正常的上呼吸道黏膜有加温、加湿、滤过和清除呼吸道内异物的功能。呼吸道只有保持湿润，维持分泌物的适当黏度，才能保持呼吸道黏液纤毛装置的正常生理功能和防御功能。建立人工气道后，呼吸道加温、加湿功能丧失，纤毛运动功能减弱，易导致分泌物排出不畅。雾化吸入可用于稀释分泌物、刺激痰液咳出，并治疗某些肺部疾病。雾化液一般选择蒸馏水或生理盐水，根据病情还可以加入抗炎、平喘、化痰药物。

第三节　血流动力学监测和调节

知识点 1：无创血流动力学监测　　　　副高：熟练掌握　　正高：熟练掌握

无创血流动力学监测是应用对机体组织没有机械损伤的方法，经皮肤或黏膜等途径间接获取有关资料。此方法安全方便，患者易接受。

（1）心率：是 ICU 中最简单的、最基本的监测项目。

（2）心电图：心电信号通过导联线上的电极获取。

（3）动脉压：用袖带血压计测定血压是临床上最常见的检查方法。

（4）尿量：监测每小时尿量有助于分析周围组织灌注情况。每小时尿量超过 0.5ml/kg 提示肾血流灌注良好。

（5）心排血量（CO）和心功能

1）心阻抗血流图：测定心排血量是通过心阻抗仪和多导生理记录仪来完成的，它的原理是在心动周期中，随着心脏舒缩引起血流动力学变化的同时，组织的电阻也随之变化。

2）超声心动图：是利用超声反射观察心脏大血管部位活动情况的检查方法，有助于研究评价心脏大小、室壁厚度、瓣膜功能和异常室壁活动。

3）多普勒心排血量：是利用多普勒超声血流测定技术来测定血液成分、流动方向及流速，全面反映心排血量、心肌收缩力、后负荷及间接前负荷等血流动力学指标。

知识点 2：有创血流动力学监测——中心静脉压　　副高：熟练掌握　　正高：熟练掌握

中心静脉压（CVP）监测是测定位于胸腔内的上、下腔静脉近右心房入口处的压力，主要反映右心充盈情况。

（1）适应证：①休克、脱水、失血、血容量不足等危重症需手术麻醉的患者。②较大、较复杂的颅内手术的患者。③术中需大量输血、血液稀释的患者。④麻醉手术中需施行控制性降压、低温的患者。⑤心血管代偿功能不全或手术（如主动脉瘤手术）本身可引起血流动力学显著变化的患者。⑥脑血管舒缩功能障碍的患者。

（2）禁忌证：①凝血功能严重障碍者避免进行锁骨下静脉穿刺。②局部皮肤感染者应另选穿刺部位。③血气胸患者避免行颈内及锁骨下静脉穿刺。

（3）置管部位：围手术期监测 CVP 最常用的部位是右侧颈内静脉。此外，锁骨下静脉、左侧颈内静脉及股静脉也常选用。

（4）测压方法：有换能器测压和水压力计测压两种。其体表零点位置通常是第 4 肋间腋中线部位。导管的位置、是否标准零点、胸膜腔内压大小及测压系统的通畅程度是影响 CVP 测定值的主要因素。

（5）监测意义：①CVP 升高，见于补液量过多或过快、右侧心力衰竭、血管收缩、心脏压塞、急性或慢性肺动脉高压、机械性通气和高 PEEP。②CVP 降低，见于血容量不足（失血、脱水）、血管扩张、血管收缩扩张功能失常如败血症。

（6）临床并发症：①疼痛和炎症。②出血。③空气栓塞。④插管部位出现血肿。⑤气胸。⑥心律失常。⑦局部感染。

知识点 3：有创血流动力学监测——动脉压　　　　副高：熟练掌握　　正高：熟练掌握

有创直接动脉测压法是指经皮肤穿刺或切开皮肤将导管置于周围动脉内，连接压力换能器连续测定动脉压的方法。

（1）适应证：①心血管手术。②血流动力学波动大的手术如嗜铬细胞瘤相关手术。③大量出血患者手术，如巨大脑膜瘤切除和海绵窦漏修复术。④各类休克、严重高血压及其他危重症患者手术。⑤术中需进行血液稀释、控制性降压的患者。⑥需反复抽取动脉血做血气分析等检查的患者。

（2）禁忌证：①艾伦（Allen）试验阳性者禁用同侧桡动脉穿刺。②穿刺部位皮肤感染。③凝血功能障碍为相对禁忌证。

（3）置管部位：常采用桡动脉、肱动脉、腋动脉、足背动脉、颈动脉等。

（4）并发症：主要由于血栓形成或栓塞引起血管堵塞，其他并发症包括出血、感染、动脉瘤和动静脉瘘等。

知识点 4：有创血流动力学监测——肺动脉压和肺毛细血管楔压

副高：熟练掌握　　正高：熟练掌握

（1）适应证：①心脏大血管手术及心脏病患者非心脏大手术，包括瓣膜置换术、心功能差的冠状动脉搭桥术、主动脉瘤手术和嗜铬细胞瘤摘除术。②手术患者近期并发心肌梗死或不稳定型心绞痛、COPD、肺动脉高压者。③各种原因引起的休克、多器官功能障碍综合征。④左侧心力衰竭、右侧心力衰竭、肺栓塞，需高 PEEP 治疗者。⑤血流动力学不稳定，需用血管活性药治疗者。

（2）禁忌证：三尖瓣或肺动脉瓣狭窄、右心房或右心室肿瘤、法洛四联症。

（3）肺动脉导管位置：一般通过颈内静脉或锁骨下静脉在监测仪屏上的压力波形指导

下判断导管进入心脏位置。

（4）临床意义：肺动脉压（PAP）正常值为收缩压 < 30mmHg，舒张压 < 12mmHg，平均压 < 16mmHg。PAP > 30mmHg 为轻度肺动脉高压，> 60mmHg 为中度肺动脉高压，> 90mmHg 为重度肺动脉高压。肺毛细血管楔压（PCWP），正常值为 8 ~ 12mmHg，< 5mmHg 表示体循环血容量不足，> 18mmHg 为即将出现肺淤血，> 30mmHg 时为肺水肿（心源性）。

知识点5：有创血流动力学监测——心排血量　　副高：熟练掌握　正高：熟练掌握

CO 是反映心泵功能的重要指标，受心率、心肌收缩性、前负荷和后负荷等因素影响。Swan-Ganz 导管监测 CO 采取的是温度稀释法（或称热稀释法），这是目前最为简便而且相对准确的方法。近年来新技术不断出现，根据动脉脉搏波形连续测定心排血量（PiCCO），测定时不需要经肺动脉的导管，仅进行锁骨下静脉（或颈静脉）和股动脉穿刺，在股动脉放置特殊的导管。

知识点6：有创血流动力学监测——混合静脉血氧饱和度　　副高：熟练掌握　正高：熟练掌握

混合静脉血氧饱和度（$S_{\bar{v}}O_2$）监测反映全身氧利用的程度，代表氧供和氧耗的平衡在组织水平的结果。正常混合静脉血氧分压（$P_{\bar{v}}O_2$）为 40mmHg，$S_{\bar{v}}O_2$ 为 75%。$S_{\bar{v}}O_2$ 正常说明组织有充足的氧供，$S_{\bar{v}}O_2$ 下降提示氧供减少或氧需增加。已有报道，在 SaO_2 变化不大时，$S_{\bar{v}}O_2$ 与 CO 有关。当 CO < 3L/min 时，微小的变化可引起 $S_{\bar{v}}O_2$ 的巨大变化，故可用 $S_{\bar{v}}O_2$ 间接监测心排血量的情况。

知识点7：血流动力学监测的目的及变化影响因素　　副高：熟练掌握　正高：熟练掌握

（1）血流动力学监测的目的：及时准确地监测心血管系统功能变化，评估心血管功能，明确诊断，指导治疗，制定治疗方案，从而对血流动力学进行调节与控制，并监测调控结果。

（2）血流动力学变化的主要影响因素：包括前负荷、心肌收缩力和后负荷 3 个方面。保证静脉回心血量及充足的有效循环血量、维持良好的心功能状态和调节恰当的血管张力是维护循环稳定的关键环节。有效的循环血量、有效的心肌收缩力、一定的血管张力三者中，有效的循环血量主要通过容量复苏来调节，而后两者主要通过药物来进行调控。

知识点8：前负荷的调节　　副高：熟练掌握　正高：熟练掌握

前负荷不足不能有效地发挥心脏的代偿功能，前负荷过高又会损害心肌收缩力，增加心肌耗氧。前负荷过低可以通过调整体位和输液来纠正；前负荷过大则可采取以下方法处理。

（1）体位：取半卧位或坐位垂腿可立即减少静脉回心血量，降低前负荷。

（2）利尿药：通过抑制肾水、钠重吸收而降低前负荷以及减轻肺淤血，改善心室功能。对使用强心苷的患者给予呋塞米后应预防低钾血症的发生。

（3）血管扩张药：通过扩张容量血管减轻心脏前负荷，减少心肌耗氧，改善心室功能。临床以硝酸甘油最为常用，硝酸甘油扩张静脉的作用比扩张小动脉的作用强，降低前负荷的作用明显，心力衰竭伴高容量负荷时首选硝酸甘油。

| 知识点 9：后负荷的调节 | 副高：熟练掌握　正高：熟练掌握 |

后负荷过高可增加心室射血阻力，使心肌做功和氧耗增加，而后负荷过低又可影响组织灌注，导致心、脑、肾等重要脏器缺血。临床调节后负荷的具体方法有使用血管扩张药和血管收缩药等。

（1）血管扩张药：包括 α 肾上腺素受体阻断药、M 胆碱受体阻断药及其他直接作用于血管的血管扩张药，通过解除血管痉挛，增加微循环灌注，改善组织器官缺血、缺氧及功能衰竭状态。α 肾上腺素受体阻断药酚苄明、酚妥拉明主要用于嗜铬细胞瘤的术前准备和术中高血压危象的处理。钙通道阻滞药硝苯地平和尼卡地平可有效扩张小动脉平滑肌，降低后负荷。硝普钠扩张小动脉的作用比扩张静脉作用强，因而降低后负荷的作用强。心力衰竭伴血压高、低心排血量者首选硝普钠。前列腺素 E_1 和前列环素为相对选择性肺血管扩张药，近年被广泛应用于肺动脉高压和右心功能障碍的治疗。

（2）血管收缩药：收缩皮肤、黏膜血管和内脏血管，增加外周阻力，使血压回升，从而保证重要生命器官的微循环血流灌注。一般很少应用，只有在一些特定情况下才考虑使用。当存在严重的低血压而使用一般的正性肌力药治疗无效时，可考虑暂时使用去甲肾上腺素或与其他血管扩张药联合应用。

| 知识点 10：心肌收缩力的调节 | 副高：熟练掌握　正高：熟练掌握 |

心肌收缩力是维持心功能的基础，任何造成心肌受损及做功过多的因素均可导致心肌收缩力下降。临床调节心肌收缩力除治疗原发病、调节心脏前后负荷外，常应用正性肌力药。正性肌力药又称强心药，能增强心肌纤维的收缩力，改善心血管的功能状态。正性肌力药主要用于治疗心力衰竭（心功能不全），通过增加心排血量，满足机体组织的需要。

| 知识点 11：正性肌力药的应用 | 副高：熟练掌握　正高：熟练掌握 |

正性肌力药又称强心药，主要用来治疗心力衰竭（心功能不全），可以通过增加心排血量，以适应机体组织的需要。根据作用的方式不同，正性肌力药主要分为以下几类。

（1）洋地黄苷类：临床上常用的洋地黄苷类包括地高辛、毛花苷 C、洋地黄毒苷及毒毛花苷。这类药物可加强心功能不全患者的心肌收缩力，使心排血量增加，心室舒张末压及容量下降，缓解静脉及器官充血，全身各组织器官血流灌注增加。心肌收缩力加强虽可使心肌耗氧量增加，但心室腔缩小及室壁张力下降则使心肌耗氧量下降。其结果是洋地黄苷类能改善心肌的工作能力而不增加心肌耗氧量。心排血量增加可反射性地使原已亢进的交感神经系统的兴奋性降低，使心室排血阻力下降，从而使心排血量进一步增加。

（2）拟交感胺类：临床上常用的拟交感胺类药物有多巴胺、多巴酚丁胺，此外还有异丙肾上腺素、羟苯心安、吡布特罗及沙丁胺醇等。其主要作用是直接兴奋心脏的 β 肾上腺素受体，增强心肌收缩力和心排血量。可单独使用，亦可与洋地黄或血管扩张药联合使用治疗心力衰竭。

（3）双吡啶衍生物类：临床应用的双吡啶衍生物类主要为氨力农和米力农，具有正性肌力和扩张外周血管的作用。

（4）新合成的强心药：①匹罗昔酮：具有正性肌力及扩张外周血管的作用，对急性充血性心力衰竭有改善血流动力学作用。②异波帕明：与多巴胺药物类似，具有正性肌力和利尿作用，且不影响心率和血压，部分作用是激动 β 受体，增加心肌收缩性，能增加心排血量，降低外周阻力，利尿。③双氢吡啶衍生物：具有激活心肌细胞膜上慢钙通道的作用，可促使 Ca^{2+} 经慢钙通道进入心肌细胞内。④撒吗唑：为苯丙咪唑衍生物，具有正性肌力及扩张血管的作用。其正性肌力作用被认为与其提高心肌细胞内肌钙蛋白对 Ca^{2+} 的敏感性有关。

知识点 12：负性肌力药的应用　　　　　　副高：熟练掌握　正高：熟练掌握

（1）β 受体阻断药：通过阻断心脏 β 受体降低心肌收缩力和心率。目前临床常用的静脉制剂有美托洛尔和艾司洛尔。美托洛尔为中效制剂，反复使用应注意蓄积作用。

（2）钙通道阻滞药：在钙通道阻滞药中维拉帕米的心肌抑制作用最强，如剂量过大，可出现心动过缓、窦性停搏、低血压、心源性休克、心脏传导阻滞甚至无收缩等。氯化钙或正性肌力药可拮抗维拉帕米的负性肌力作用，而维拉帕米引起的心动过缓和房室传导阻滞则需用异丙肾上腺素或暂时性起搏处理。

第四节　肝、肾及凝血系统监测

知识点 1：肾小球滤过功能测定　　　　　　副高：熟练掌握　正高：熟练掌握

（1）肾小球滤过率（GFR）测定：GFR 是单位时间内经肾小球滤过的血浆量，可通过测定菊粉清除率和内生肌酐清除率等方法来进行评测。

（2）血尿素氮（BUN）测定：BUN 是反映肾小球滤过功能的另外一个常用指标。GFR 下降到正常值 50% 以下时，BUN 才会升高，故该指标亦非敏感指标。BUN 正常值为 3.2 ~ 7.1mmol/L，影响 BUN 的因素很多，如感染、高热、脱水、消化道出血、进食高蛋白饮食等。

（3）血肌酐（Cr）测定：Cr 是反映肾小球滤过功能的常用指标。在外源性肌酐摄入量稳定的情况下，Cr 浓度取决于肾小球滤过的能力。研究证实，只有当 GFR 下降到 30%~50% 时，Cr 才明显上升，所以该指标并非敏感指标。Cr 正常值为 88.4~132.6μmol/L，性别、肌肉容积可影响 Cr 数值。

知识点 2：肾小管功能测定　　　　　　　副高：熟练掌握　正高：熟练掌握

（1）尿量：是肾功能监测最常用的重要指标，正常人尿量 1000~2000ml/24h；<400ml/24h 或 <17ml/h 为少尿；<100ml/24h 为无尿。

（2）尿比重：生理状态下正常人尿比重为 1.015~1.025；尿比重持续在 1.010 左右称为尿比重固定。

（3）尿渗透压：代表血中和尿中各种溶质分子和离子颗粒总数，当尿渗透压高于血渗透压时，尿被浓缩，反之尿被稀释。尿渗压测定可以比较准确地反映尿浓缩和尿稀释功能，一般采用渗透压自动测定仪测定，正常值为 (800±300)mmol/L。

（4）CO_2-CP：血中 HCO_3^- 的浓度是指温度为 0℃、大气压为 101kPa 时，每 100ml 血浆中 HCO_3^- 所含 CO_2 的毫升数，通常用 CO_2-CP 表示，正常值为 22~31mmol/L。

知识点 3：急性肾衰竭的治疗　　　　　　　副高：熟练掌握　正高：熟练掌握

（1）控制原发病或致病因素

1）纠正水、电解质与酸碱平衡，恢复血容量：特别是老年人与原有肾病者。

2）抗休克：注意休克时内脏血管可能处于收缩状态，单纯应用血管收缩药对肾功能可能具有不利的影响，在扩容恢复血容量的同时，降低外周血管阻力与黏滞度，增加肾灌注。

3）有效抗感染治疗：积极治疗存在的感染性疾病，但注意应选择肾毒性低的药物，必要时配以清创处理。

4）预防弥散性血管内凝血（DIC）：有效控制感染与抗休克是预防 DIC 的关键环节。

（2）利尿治疗：适用于血容量恢复、休克纠正后尿量仍然不增加的患者，利尿可以增加尿量与肾小管内的尿流率，减少管型形成的机会，从而有可能降低小管内压力而增加 GFR，以多巴胺与呋塞米联用效果为佳。

（3）保守治疗

1）少尿期：以控制液体入量为最重要，应"量出为入"，液体入量宜小于前一天的全部出量再加 500ml，体液出量计算包括尿量、粪便量、呕吐量、引流量、伤口渗出量等。

2）多尿期：以防止脱水与离子水平低下为主，多尿 1 周后尿素氮与肌酐水平下降，此时宜补充蛋白质，以利恢复。

3）恢复期：主要是避免应用肾毒性药物，防止出现新的肾损害。

（4）透析疗法：是抢救急性肾衰竭最有效的手段，可降低病死率、缩短病程，适用于少尿或无尿 2 天；尿毒症症状明显；GFR 下降 50% 以上；血钾 ≥6.5mmol/L；严重代谢性酸中毒；$CO_2\text{-}CP \leqslant 13mmol/L$；脑水肿与肺水肿等。

知识点4：肝功能测定项目　　　　　　　　　副高：熟练掌握　正高：熟练掌握

（1）肝代谢功能监测：包括蛋白质、糖、脂肪代谢监测。血清胆固醇正常值为$3.10 \sim 6.50mmol/L$。急性肝衰竭（ALF）患者血清总胆固醇水平下降，若$<1.5mmol/L$，表示预后较差。

（2）胆红素代谢监测：总胆红素正常值为$1.7 \sim 17.0\mu mol/L$，直接胆红素为$0.5 \sim 3.4\mu mol/L$，间接胆红素为$1.7 \sim 13.4\mu mol/L$。肝细胞破坏严重，血清胆红素进行性升高，以结合胆红素为主，谷丙转氨酶（GPT）先升后降，形成"酶胆分离"现象，提示预后较差。

（3）肝酶谱监测：GPT国际推荐法正常值为$5 \sim 35U/L$。谷草转氨酶（GOT）国际推荐法正常值为$5 \sim 40U/L$。GPT与GOT比值可以判断预后，比值$0.31 \sim 0.63$时预后良好，比值$0.64 \sim 1.19$与预后无肯定关系，比值$1.20 \sim 2.26$时预后极差。

（4）凝血功能监测：ALF患者凝血因子合成减少，出现凝血功能障碍。凝血酶原时间（PT）超过50秒，纤溶酶原激活物（PA）$<20\%$，提示预后不良，是肝移植的指征。

知识点5：急性肝衰竭的治疗　　　　　　　　副高：熟练掌握　正高：熟练掌握

急性肝衰竭患者应在ICU实施加强医疗和监护，强调基础治疗的同时，注重针对三高（血氨、脑脊液与血清中芳香氨基酸、假性神经传导介质升高）、三低（血糖、血钾、血清蛋白低）、二水肿（脑水肿、肺水肿）、二障碍（出凝血功能障碍、肾功能障碍）进行综合治疗，从而改善肝损害所致的内环境紊乱。①少量多次输注新鲜血或新鲜血浆，可补充多种凝血因子，有助于预防出血，并能提供调理素，增强机体免疫力。②应用乳果糖，治疗作用较为肯定，除具有酸化肠道与轻泻的作用外，还可提供细菌利用氨的基质，所以它能抑制肠道阴性菌繁殖，减少内毒素血症，而且还可降低肠道毒素的吸收，使血氨下降。③血浆置换疗法可部分清除患者体内中分子量以上的毒性物质，减轻肝内炎症，同时补充新鲜血浆蛋白、凝血因子等，有利于肝细胞恢复和再生。④暂时性人工肝支持可以清除因肝衰竭所产生的各种有害物质，维持内环境稳定。因为肝的代谢功能部分被取代，病变的肝可望通过再生而恢复其原有结构和功能。

知识点6：出凝血功能监测　　　　　　　　　副高：熟练掌握　正高：熟练掌握

（1）血液凝固时间测定：包括凝血时间（CT）、PT、部分凝血活酶时间（PTT或APTT）以及凝血酶时间（TT）等。凝血的第一阶段是凝血活酶的形成，APTT测定从第一阶段到血凝时间；第二阶段是凝血酶的形成，PT测定的就是从凝血酶活化到血浆凝固的时间；而TT测定的是纤维蛋白原生成纤维蛋白的时间，即第三阶段。PT反映Ⅰ、Ⅱ、Ⅴ、

Ⅶ、Ⅹ诸凝血因子的含量、质量。APTT反映Ⅰ、Ⅱ、Ⅴ、Ⅶ、Ⅹ、Ⅺ、Ⅻ等凝血因子的含量和质量。TT反映的是纤维蛋白原的含量。

（2）凝血因子活性测定：通常测定Ca^{2+}含量以及因子Ⅶ、Ⅷ、Ⅴ、Ⅳ、Ⅹ、Ⅻ和血小板计数及质量。

（3）凝血酶原激活的标志物测定：纤维蛋白肽A（FPA）和纤维蛋白肽B（FPB）的出现是凝血酶原激活凝血过程正在进行的标志物。

（4）抗凝系统测定：包括抗凝血酶Ⅲ（ATⅢ）及其复合物测定，ATⅢ是体内最重要的抗凝物质，占血浆中抑制凝血酶物质总活性的50%~60%。蛋白C（PC）和蛋白S（PS）在DIC时被消耗。蛋白C活化肽（PCP）在DIC早期含量升高。

（5）纤溶系统测定：体内凝血系统激活后常伴有继发性纤溶系统的激活。监测包括纤溶酶原激活物、纤溶抑制剂等，纤维蛋白（原）降解产物（FDP）有显著的抗凝作用，血浆肽段$B_{1~42}$和$B_{15~42}$可用来鉴别原发和继发纤溶亢进，D-二聚体（D-Dimer）在DIC患者的阳性率可达93%。

（6）血栓弹力图（TEG）：可以应用微量血标本，在相对短的时间内用简便的方法获得准确的凝血障碍资料，指导治疗，并具有可动态观察的优点。

第六章　多器官功能障碍综合征患者的护理

第一节　概　述

知识点1：多器官功能障碍综合征的概念　　　　　副高：掌握　正高：熟练掌握

多器官功能障碍综合征（MODS）是指机体遭受严重感染、创伤、休克及大手术等急性损伤后，同时或序贯出现2个或2个以上器官功能障碍，以至于不能维持内环境稳定的临床综合征。临床上常见的器官功能障碍包括肠道屏障功能障碍（应激性溃疡）、心功能障碍、急性呼吸窘迫综合征（ARDS）、急性肾衰竭和急性肝衰竭等。MODS是一个复杂的综合征，既不是独立疾病，也不是单一脏器的功能障碍，而是涉及多器官的病理生理变化。MODS是危重症患者的严重并发症和重要死亡原因。

知识点2：MODS的病因　　　　　　　　　　　　副高：掌握　正高：熟练掌握

任何引起全身炎症反应的疾病均可能导致MODS，常见于以下几种情况。

（1）严重损伤：如创伤、烧伤、大手术后失血、脱水，在有或无感染的情况下均可发生MODS。

（2）感染：约70%的MODS由感染引起，特别是严重的腹腔内感染（如重症胰腺炎、梗阻性化脓性胆管炎、绞窄性肠梗阻、急性腹膜炎等）引起的败血症，其致病因素主要为内毒素。

（3）休克：严重休克，特别是休克晚期，可引起MODS。

（4）其他：心搏、呼吸骤停复苏术后；急性药物或毒物中毒；大量输血或输液；呼吸机应用失当；肢体、大面积的组织或器官缺血再灌注损伤等。若患者原有慢性器官病损（如冠心病、肝硬化、慢性肾病等）或免疫功能低下及营养不良等病理因素，则MODS发病更易、更重。

知识点3：MODS的发病机制　　　　　　　　　　副高：熟练掌握　正高：熟练掌握

（1）过度的炎症反应：MODS的发病机制尚未被完全阐明，目前较一致的看法是全身炎症反应综合征（SIRS）可能是形成MODS最主要的原因。

（2）肠道动力学说：肠道是机体最大的细菌和内毒素库，因此肠道很可能是MODS的菌血症的主要来源。肠道屏障功能障碍是MODS形成的重要原因，危重症情况下肠黏膜因灌注不足而遭受缺氧性损伤，可导致细菌移位，形成"肠源性感染"，从而诱发多种炎症介质释放，引起远距离器官损伤。

知识点4：重要器官功能障碍的发生机制　　　　　副高：掌握　正高：熟练掌握

（1）MODS早期发生肺衰竭，表现为肺毛细血管内皮损伤、肺间质水肿、肺泡失去表面活性物质和肺泡塌陷、部分肺血管栓塞、肺分流和无效腔通气增加，即ARDS。

（2）肝在MODS的进展和结局中起了决定性作用。肝有重要代谢功能，若MODS中存在严重肝功能障碍，可使肝的合成和代谢功能恶化。

（3）MODS时，由于肠道屏障功能障碍发生细菌移位或存在其他感染源，导致炎症介质持续释放，且不可控制。

（4）MODS时肾功能障碍可以是组织低灌注的结果，被激活的炎症细胞及其介质亦可直接损伤肾组织。

（5）冠脉血流减少，内毒素的直接毒性和血液循环中的心肌抑制因子可引起心功能障碍，原来已存在心血管疾病的患者更易于发生较严重的心功能障碍。

知识点5：MODS的临床分型　　　　　　　　　　副高：掌握　正高：熟练掌握

MODS的临床过程有两种类型。

（1）一期速发型：是指原发急症发病24小时后有2个或更多的器官系统同时发生功能障碍。如ADRS、急性肾衰竭（ARF）、弥散性血管内凝血（DIC）。若原发急症极严重，患者可在24小时内因器官衰竭而死亡，一般归于复苏失效，未列为MODS。

（2）二期迟发型：通常先发生肾、肺或心血管的1个功能障碍，经过一段近似稳定的维持时间，继而发生更多的器官或系统功能障碍。此型往往多因继发感染所致。

知识点6：MODS的辅助检查　　　　　　　　　　副高：掌握　正高：熟练掌握

（1）血常规检查：①急性贫血危象：血红蛋白<50g/L。②白细胞计数：发生感染时白细胞计数和中性粒细胞占比显著增高或降低（白细胞计数≤2×10^9/L）。③血小板计数：≤20×10^9/L。

（2）血液生化检查：①进行性低氧血症：$PaCO_2 > 65$mmHg，$PaO_2 < 40$mmHg，$PaO_2/FiO_2 < 200$mmHg。②凝血酶原时间（PT）、部分凝血活酶时间（APTT）：>正常的1.5倍。③肾功能受损：代谢产物潴留，电解质平衡紊乱，排除氨的尿素生成能力下降，血清BUN≥35.7mmol/L，血清肌酐≥176.8μmol/L。④肝功能受损：血清胆红素增高，谷草转氨酶（GOT）增高，谷丙转氨酶（GPT）增高，乳酸脱氢酶（LDH）增高，总胆红素>85.5μmol/L及GOT或LDH为正常值两倍以上。⑤低灌注表现的检测指标：血乳酸2~10mmol/L、血清pH<7.2（$PaCO_2$不高于正常值）。⑥其他：心肌酶增高，血浆蛋白合成

低，酮体增加等。

（3）病原菌检查：感染性疾病细菌培养阳性、病毒核酸测定阳性等。

（4）尿液检查：蛋白尿、血尿等改变。

| 知识点7：MODS 的诊断依据 | 副高：掌握　正高：熟练掌握 |

目前，MODS 的诊断标准不统一，临床可根据具体情况选择标准完整的 MODS 诊断依据，包括诱发因素、SIRS 和多器官功能障碍3个方面：①存在严重创伤、休克、感染、复苏延迟、急性胰腺炎、大量坏死组织存留或自身免疫病等诱发 MODS 的病史或征象。②存在 SIRS 或败血症的表现及相应的临床症状。③存在2个或2个以上系统或器官功能障碍的表现。在上述3项内容中，诱发因素通过仔细地询问病史和查体不难获得，而如何准确地判断是否存在 SIRS 和器官功能障碍则成为 MODS 早期诊断的关键。

| 知识点8：MODS 的诊断标准 | 副高：掌握　正高：熟练掌握 |

MODS 的诊断标准包括多个器官功能障碍及代谢障碍，如循环系统、呼吸系统、中枢神经系统、血液系统、泌尿系统、消化系统等功能障碍。

（1）循环系统障碍：收缩压 <90mmHg 持续1小时以上，或需药物支持才能稳定循环。

（2）呼吸系统障碍：氧合指数 ≤200mmHg，胸部 X 线片可见双肺浸润，肺毛细血管楔压 ≤18mmHg。

（3）中枢神经系统障碍：出现淡漠、躁动症状，严重的患者出现嗜睡、浅昏迷，甚至深昏迷症状，格拉斯哥昏迷评分 <7分。

（4）血液系统障碍：血小板 $<50 \times 10^9/L$ 或减少25%，部分患者表现为弥散性血管内凝血（DIC）。

（5）泌尿系统障碍：血肌酐浓度 >177μmol/L，伴有少尿或多尿，或者需要进行血液净化治疗。

（6）消化系统障碍：出现上消化道出血，24小时出血量 >400ml，或不能耐受食物，或消化道坏死、穿孔。出现肝功能障碍，血清总胆红素 >34.2μmol/L，血清氨基转移酶在正常值上限的2倍以上，或出现肝性脑病。

（7）代谢障碍：不能为机体提供所需的热量，糖耐量降低，需用胰岛素，或出现骨骼肌萎缩、肌无力等。

| 知识点9：MODS 时 DIC 的诊断 | 副高：掌握　正高：熟练掌握 |

（1）突然发生多部位自发性出血，常为皮肤黏膜出血，伤口及注射部位渗血，严重者可有肺、胃肠系统、泌尿系统等内脏系统出血甚至脑出血。

（2）微血管栓塞：表现为指（趾）、鼻、颊及耳部发绀。

（3）微循环障碍：发病短期内出现低血压、休克，不易用原发病解释。

（4）实验室检查：血小板 $<100 \times 10^9$/L 或进行性下降；血浆纤维蛋白原含量 <1.5g/L 或进行性下降；3P 试验阳性或纤溶蛋白降解产物 >20mg/L；PT 缩短或延长 3 秒以上或者呈动态变化。

知识点 10：MODS 的防治　　　　　　副高：掌握　正高：熟练掌握

防治 MODS 的关键是避免和消除诱发因素。

（1）预防性或针对性应用高效、广谱抗生素控制严重的全身感染。

（2）及时、彻底处理感染病灶，如坏死组织彻底清创、腹腔脓肿早期引流、梗阻性化脓性胆管炎及时手术等均是控制外科感染的重要原则。

（3）尽早纠正休克，尽快改善微循环，防止缺血再灌注损伤。

（4）及时纠正水、电解质、酸碱失衡。

（5）尽早开始有效的营养治疗。

（6）消除炎症介质的作用，使用炎症介质的阻滞剂与拮抗剂可中断 MODS 发病的链环。

知识点 11：MODS 时防治 ARDS　　　　副高：掌握　正高：熟练掌握

（1）维持呼吸道通畅，及时清除呼吸道分泌物，必要时行气管插管或气管切开。

（2）监测血气，及时纠正低氧血症。若吸入空气 $PaO_2 <70$mmHg，或低氧血症进行性加重而不能靠单纯增加 FiO_2 加以纠正，应早期用机械辅助通气。目前，临床最常用的通气方法是呼气末正压（PEEP）通气，早期使用可预防肺泡萎缩，提高功能残气量，增加肺泡血量，减少肺内分泌，改善血氧浓度。PEEP 治疗中，应监测 FiO_2、血流动力学及血气分析指标，防止气胸、心排血量减少、颅内压增高及氧中毒等并发症的发生。

（3）对不伴有严重感染或败血症者，可应用糖皮质激素，原则为早期、大剂量、短疗程。

知识点 12：MODS 时防治 ARF　　　　副高：掌握　正高：熟练掌握

（1）少尿时，应针对肾前性因素进行纠治。①在监测中心静脉压的情况下做补液试验，进而纠正血容量不足。在 30~60 分钟内补液 500~1000ml，若尿量增加至 30ml/h 以上，而中心静脉压仍低于 $6cmH_2O$，提示血容量不足，应继续补液。②早期使用大剂量呋塞米或依他尼酸钠，与多巴胺联合应用可能效果更好。③适当应用血管活性药如酚妥拉明、多巴胺以及扩容剂甘露醇等。

（2）少尿期治疗的关键在于纠治高血容量、代谢性酸中毒、高钾血症、氮质血症，防止感染并发症的发生。早期透析对纠正水、电解质、酸碱平衡紊乱，减轻心、肺等器官的负担，防止感染和消化道出血等并发症有极高价值，并能简化治疗。透析的指征如下：在确定

ARF诊断2日内，凡属高分解代谢型（血尿素氮每日升高值大于8.9mmol/L），应立即进行透析。

知识点13：MODS时防治肝功能不全　　　　　　　　副高：掌握　　正高：熟练掌握

防治肝功能不全的治疗原则如下：采用综合疗法，加强支持治疗，抑制肝细胞坏死和促进肝细胞再生；密切监护，及早防治肝性脑病和凝血功能障碍等出血性并发症。重症病例可考虑血浆置换疗法。

知识点14：MODS时防治消化道出血　　　　　　　　副高：掌握　　正高：熟练掌握

（1）预防措施：①常规应用H_2受体阻断药；胃肠减压抽空胃液和反流的胆汁，必要时应用抗酸药以中和胃酸，使胃腔内pH维持在4以上。②慎用可能诱发急性胃黏膜病变的药物如阿司匹林、肾上腺皮质激素等。③应用大剂量的维生素A。④应用生长抑素。⑤完全肠外营养治疗或肠内营养治疗。

（2）出血治疗：①输新鲜血。②持续胃肠吸引。③给予抗酸药、H_2受体阻断药。④给予止血药。⑤用冰盐水洗胃有较好的止血作用。⑥有条件时可采用选择性动脉插管（胃左动脉、肠系膜上动脉）行垂体后叶素灌注疗法。⑦如经过积极非手术治疗后出血仍不能止住和/或有消化道穿孔，应迅速手术治疗。

知识点15：MODS时防治DIC　　　　　　　　　　　副高：掌握　　正高：熟练掌握

（1）病因治疗：消除诱因、治疗原发病，如积极有效地控制感染，抗休克，纠正水、电解质紊乱及酸碱失衡等。

（2）肝素治疗：无明显出血倾向者应及早使用肝素治疗，肝素钠的一般剂量为62.5~125.0U/kg静脉滴注，20~60分钟滴完，每6小时1次，以部分凝血活酶时间（APTT）延长1.5~2.0倍为度，若APTT＞100秒，出血症状加重应减量或停用，严重时给予硫酸鱼精蛋白对抗，每1mg鱼精蛋白能对抗1mg肝素。采用小剂量肝素治疗（成人每日用量600~1200U，加入葡萄糖溶液、血浆或低分子右旋糖酐内静脉滴注，或首次3125U，以后每4~6小时750U）较安全，无须实验室监测。应注意逐渐减量，不可骤停。

（3）抗血小板药治疗：用于轻型DIC或疑诊DIC而未肯定或处于高凝状态的患者。常用双嘧达莫（潘生丁）200~400mg/d，分3次口服，阿司匹林1.2~1.5g/d，分3次口服，后者多用于亚急性或慢性DIC，二者合用有协同作用。另外，亦可合用低分子右旋糖酐500ml/d静脉滴注。

（4）抗纤溶药物治疗：有继发纤溶时在足量肝素的基础上应用。常用药物有氨基己酸、氨甲苯酸（又称止血芳酸，PAMBA）、氨甲环酸（又称止血环酸，AMCHA）等。

（5）其他治疗：在肝素治疗的同时，可根据病情输新鲜全血、新鲜血浆、纤维蛋白原或浓缩血小板等以补充血小板和凝血因子。

知识点 16：MODS 的营养支持治疗　　　　　　　　　　副高：掌握　正高：熟练掌握

重症患者的营养支持治疗并不仅是营养素的补充，而是保护器官的结构与功能、推进各种代谢通路、维护组织与细胞代谢的根本措施，也是防止 MODS 发生与进展的重要手段。营养治疗要点如下。

（1）根据应激的严重程度提供相对足够的热量。如果热量不足会加重机体"自身相食"，热量过多也会加重机体代谢紊乱。

（2）总热量在 1800~2500kcal（1cal≈4.2J）选择。

（3）以免产生或加重高血糖，降低葡萄糖的输入和负荷，葡萄糖不超过 600g/d。

（4）在非蛋白热量中，提高脂/糖比值，使脂肪供能达总非蛋白热量的 50%~70%。

（5）提高蛋白质的摄入量达到 2.0~3.0g/（kg·d）或氨基酸的输入量。热量与氮量之比以（100~150）:1 为佳。

（6）病情允许时，尽量采用肠内营养途径。

知识点 17：MODS 的护理评估　　　　　　　　　　　　副高：掌握　正高：熟练掌握

（1）健康史：详细询问有无引起 MODS 的疾病或接触过有害物质。

（2）身体状况

1）体温：低体温为严重创伤后的常见表现，老年人和儿童容易出现，常引起凝血功能障碍和心功能不全。体温升高达 38~40℃，伴有白细胞增多则提示全身感染的可能，MODS 多伴有各种感染。一般情况下血温、肛温、皮温各相差 0.5~1.0℃，当严重感染发生感染性休克时，血温可高达 40℃以上，而皮温可低于 36℃以下，提示病情十分严重，常是危急征象或临终表现。

2）心率：注意心搏的频率、节律，同时注意心率与脉率的一致性，有无出现脉搏短绌。

3）呼吸：注意呼吸的快慢、深浅及是否规则，注意是吸气性呼吸困难还是呼气性呼吸困难等。观察是否伴有发绀、哮鸣音、三凹征、强迫体位及胸膜式呼吸变化等。浅快呼吸预示有呼吸窘迫的存在。观察有无深大的库斯莫尔呼吸、深浅快慢周期性变化的潮式呼吸、周期性呼吸暂停的比奥呼吸、反常呼吸以及点头样呼吸等，这些均属垂危表现。

4）血压：过低提示可能合并休克，表现有气短、呼吸困难、心率快或周围灌注不足，血压低者还应考虑心力衰竭的可能。

5）意识：在 MODS 时，脑受损可出现嗜睡、意识模糊、谵妄、昏迷等。注意观察瞳孔大小、对光及压眶反射，注意识别中枢性原因与其他原因造成的征象。

6）尿：注意尿量、颜色、比重、酸碱度和血中尿素氮、肌酐的变化，警惕非少尿型肾衰竭。

7）皮肤：注意颜色、湿度、弹性、皮疹、出血点、瘀斑，观察有无缺氧、脱水、过敏、DIC 现象。

（3）心理–社会状况：评估患者及家属有无紧张、焦虑或恐惧情绪，了解患者的心理承受能力、对疾病和伴随症状的认知程度及社会支持系统。

知识点 18：MODS 的护理诊断	副高：掌握　正高：熟练掌握

（1）低效性呼吸形态：与呼吸衰竭有关。

（2）体温过高：与感染有关。

（3）有皮肤完整性受损的危险：与长期卧床有关。

（4）营养失调——低于机体需要量：与消化功能减退有关。

（5）焦虑/恐惧：与病情加重或担心预后等因素有关。

（6）潜在并发症：休克。

知识点 19：MODS 的护理措施	副高：熟练掌握　正高：熟练掌握

（1）基础护理：患者应行心电、血压、动脉血氧饱和度（SaO_2）持续监测，及时准确记录特护单。绝对卧床休息，宜卧交替式充气气垫床，预防压疮的发生。严格执行无菌操作和隔离制度。

（2）心理支持：①护士应了解患者的心理需求，建立良好的护患关系。②护士应以娴熟的操作技术、高度的责任心取得患者信任。③做好保护性医疗，稳定家属情绪，鼓励患者树立康复自信心。

（3）安全护理：①预防患者坠床。②防止气管套管或气管插管脱出或自行拔出。③防止深静脉置管的堵塞与滑落。④预防动脉压监测管滑出或接头松脱。⑤观察身体各种引流管位置和引流情况，防止脱出。

（4）衰竭脏器的护理

1）循环功能衰竭：MODS 常发生心功能不全、血压下降、微循环淤血、血流分布异常、外周组织氧利用障碍，故应对心功能及其前、后负荷进行严密监测，注意心率、心律、血压、脉压的变化。在心电监护下应用洋地黄制剂和抗心律失常药。使用利尿药、血管扩张药时将患者置于头高足低位。确定输液量，用输液泵控制输液速度，维持血压，尤其是脉压。

2）呼吸功能衰竭：MODS 早期出现低氧血症，必须立即给予氧气输入，4～6L/min，使 PaO_2 保持在 60mmHg 以上。如病情进一步发展，就转变为 ADRS，此期应尽早用呼吸机行机械通气治疗，常用辅助辅控制通气（A/C）或同步间歇强制通气（SIMV），加用 PEEP 方式治疗。

3）急性肾衰竭：临床最显著的特征是尿的变化，因此护理应注意以下。①每小时测量 1 次尿量和尿比重，注意血中尿素氮、肌酐变化。②严格记录 24 小时出入量。③如条件允许，每日应测量体重 1 次。④密切观察补液量是否合适，可通过测定中心静脉压来指导输液。⑤防止高血钾，密切监测心电图的变化，患者出现嗜睡、肌张力低下、心律失常、恶心、呕吐等症状，提示血钾过高，应立即处理。⑥积极防治水中毒，如肺底听诊闻及啰音伴呼吸困难、咳血性泡沫痰，是肺水肿的表现，应及时报告医师，并采取急救措施。⑦行床旁透析治疗时，做好相应护理。

（5）营养护理：①保证营养与热量的摄入。MODS 时机体处于高代谢状态，体内能量消耗很大，机体免疫功能受损，代谢障碍，内环境紊乱，故保证营养至关重要。尽可能采取经口进食，不能经口进食者可采取鼻饲法。②完全肠外营养液浓度高，24 小时均匀输注营养液有利于营养物质的吸收和利用。严格无菌操作，积极预防感染，注意并发症的观察与护理。

知识点 20：MODS 的健康指导	副高：掌握　正高：掌握

（1）消除或避免加重病情的有害因素。
（2）注意合理饮食，增加营养。
（3）避免过度劳累，教会患者有效排痰。
（4）告知并发症的表现、预防和自我观察方法。

第二节　急性肾衰竭

知识点 1：急性肾衰竭的概念	副高：掌握　正高：熟练掌握

急性肾衰竭（ARF）是指某种原因造成肾功能在短时间内急剧降低，代谢产物潴留而引起体内水与电解质代谢紊乱、酸碱平衡失调和氮质血症等的临床综合征。急性肾衰竭在既往无肾脏疾病的患者和原有慢性肾脏疾病的患者中均可出现，是临床常见的危重症之一。若得到及时治疗，则肾功能有望恢复。

知识点 2：ARF 的病因与分类	副高：掌握　正高：熟练掌握

由于含氮复合物在血液内潴留，ARF 临床表现为氮质血症，根据不同病因和早期处理的差异通常将其分为 3 型。

（1）肾前型：因脱水、血容量减少、心排血量下降导致肾灌注不足，可引起可逆性肌酐清除率下降，常见的病因有大出血、休克、脱水等。

（2）肾型：肾缺血和肾中毒等各种原因引起肾本身病变，急性肾小管坏死（ATN）是其主要形式，约占 3/4。大出血、脱水、全身严重感染、血清变态反应等可造成缺血性肾小管上皮损伤。

（3）肾后型：因尿路梗阻而继发 ARF。多见于双侧输尿管结石、前列腺增生、盆腔肿瘤压迫输尿管等。

知识点3：ARF的分期 　　　　　　　　　　　　　　　　副高：熟练掌握　正高：熟练掌握

根据改善全球肾脏病预后组织（KDIGO）发表的《KDIGO急性肾损伤临床实践指南》，ARF可分为3期（表6-1）。

表6-1　KDIGO的ARF分期标准

分期	血清肌酐	尿量
1期	基线值的1.5~1.9倍或增加≥26.5μmol/L	<0.5ml/（kg·h）持续6~12小时
2期	基线值的2.0~2.9倍	<0.5ml/（kg·h）持续超过12小时
3期	基线值的3.0倍；或增至353.6μmol/L以上；或开始肾脏替代治疗；对于<18岁的患者，估算肾小球滤过率（eGFR）下降至<35ml/（min·1.73m²）	<0.3ml/（kg·h）持续超过24小时；或无尿持续超过12小时

知识点4：ARF的病因及发病机制 　　　　　　　　　　　副高：掌握　正高：熟练掌握

（1）肾缺血。

（2）肾小管上皮细胞变性坏死：是ARF持续存在的主要因素，多由肾毒性物质或肾持续缺血所致，可引起肾小管内液反漏和肾小管堵塞。

（3）肾小管机械性堵塞：也是ARF持续存在的主要因素。脱落的黏膜、细胞碎片、肾小管蛋白均可在缺血后堵塞肾小管；滤过压力降低更加重肾小管堵塞；严重挤压伤或溶血后产生的血红蛋白、肌红蛋白亦可导致肾小管堵塞。

（4）缺血再灌注损伤：肾缺血时细胞三磷酸腺苷（ATP）浓度急剧下降，膜的转运功能受损，细胞内Na^+、Ca^{2+}积聚，细胞器功能障碍。肾血供恢复后可产生大量氧自由基（OFR），导致细胞功能障碍或凋亡。

（5）感染和药物引起间质性肾炎。

（6）非少尿型ARF：因肾单位损伤的量和程度以及液体动力学变化不一致所引起。若仅有部分肾小管细胞变性坏死和肾小管堵塞，肾小管和肾小球损害程度不一致或者某些肾单位血流灌注量并不减少，血管并无明显收缩和血管阻力不高，可发生非少尿型ARF。

知识点5：ARF的临床表现 　　　　　　　　　　　　　　副高：掌握　正高：熟练掌握

根据临床疾病进展，可分别出现不同的症状。

（1）少尿或无尿期：成人总尿量<400ml/24h称少尿，<100ml/24h为无尿。一般可持

续 7~14 天，平均 5~6 天，最长达 1 个月以上，此时提示存在广泛的肾皮质坏死。临床出现少尿或无尿，主要是由于肾小球滤过率下降、肾小管阻塞及原尿液从坏死的肾小管漏回至肾间质等引起，此时尿少而比重低，一般在 1.010~1.014，尿中常含有蛋白质、红细胞、白细胞和管型等成分。主要表现如下。

1）高钾血症：少尿后 2~3 天，血清钾便开始增高，4~5 天可达危险的高度，是本期最主要和最危险的并发症，也是引起患者死亡的最常见原因。

2）水潴留导致水中毒：最常见的是肺水肿和脑水肿，前者引起呼吸困难，肺内大量水泡音甚至有大量血沫状痰液；后者可导致颅内压升高继而出现头痛、呕吐、昏迷甚至脑疝，出现呼吸骤停而死亡。水中毒是肾衰竭早期死亡最常见的原因。

3）代谢性酸中毒及其他电解质紊乱：血液中其他电解质变化常见为高血镁、低血钙、高血磷等，可出现嗜睡及神经肌肉症状。

4）尿毒症：肾衰竭的直接后果是代谢产物在体内堆积，血中尿素氮、肌酐水平上升。临床上出现头痛、呕吐、烦躁、意识障碍或昏迷抽搐等症状，称为尿毒症。

5）出血倾向：由于血小板质量下降、多种凝血因子减少、毛细血管脆性增加，故有出血倾向，常有皮下、口腔黏膜、牙龈及胃肠道出血。

（2）多尿期：常表示 ARF 向好转的方向发展，如每日尿量超过 400ml，则表示进入多尿期，尿量不断增加，最多可达 3000ml 以上，有时会高达 5000~7000ml。此期虽然尿量多，但肾功能仍未能恢复，氮质血症仍持续存在。多尿期后期，可因大量水分和电解质排出而出现脱水及低钾血症、低钠血症。一般持续 1~2 周。此期患者体重减轻、营养失调、内环境紊乱、抵抗力低下，容易继发感染。

（3）恢复期：多尿期之后，血肌酐及尿素氮逐渐下降，待尿素氮处于稳定后即进入恢复期，但要恢复正常还需要较长时期，部分患者较长时间不能恢复而转入慢性肾衰竭。肾功能完全恢复需 6 个月至 1 年。少数患者的肾功能无法完全恢复，遗留不同程度的肾脏结构、功能缺陷，甚至需要长期透析以维持生命。

知识点 6：ARF 的辅助检查　　　　　　　　　　**副高：掌握　正高：熟练掌握**

（1）尿液检查：准确记录每小时尿量，ARF 尿呈酸性，尿比重固定在 1.010~1.014，可见到红细胞、肾衰管型及蛋白质。肾前性及肾后性 ARF 早期可无明显异常。注意：尿常规检查应在输液或口服利尿药（如呋塞米等）之前进行，以免影响结果。

（2）肾功能测定：肌酐清除率较正常值下降 50% 以上，可降至 1~2ml/min，血肌酐和尿素氮迅速升高。尿中 N-乙酰-β-D 氨基葡萄糖苷酶、溶菌酶和 β_2 微球蛋白等常增多。

（3）血生化检查：无大量失血或溶血者多无严重贫血，血红蛋白多不低于 80g/L。生化检查常有高血钾等电解质紊乱及二氧化碳结合力（CO_2-CP）下降，血气分析示代谢性酸中毒。

（4）影像学检查：主要用于鉴别有无肾后性病变。B 超可显示双肾大小及输尿管积水，尿路 X 线摄片、CT 检查可发现尿石影像。

（5）肾活检：对 ATN 有确诊的意义。此外，当原有肾脏疾病突然出现 ARF 或肾功能持续不恢复等情况时，也需要进行肾活检。

知识点 7：ARF 的治疗要点　　　　　　　　　　副高：掌握　　正高：熟练掌握

（1）少尿期治疗：①除了预防性用药，还应早期使用利尿药。②限制水分和电解质，严格限制液体摄入，记录 24 小时出入量。③饮食和营养：应选择高糖、低蛋白、富含维生素的食物，尽可能供给足够的能量。蛋白质应选择优质动物蛋白。④预防和治疗高血钾。⑤纠正酸中毒。⑥预防和控制感染。⑦血液净化，当非手术治疗无效而出现以下情况时，应采用血液净化技术：血肌酐 $>442\mu mol/L$，血钾 $>6.5mmol/L$，严重代谢性酸中毒，尿毒症状加重，出现水中毒症状和体征。血液净化是通过在高通透性血滤器中放置大量置换液，模拟正常肾小球滤过和肾小管重吸收功能，将血引入滤过器，使得血液中的水分不断被超滤，同时补充置换液，借以清除体内多余水分及氮质产物，维持酸碱平衡。

（2）多尿期治疗：多尿期初，尿量虽有所增加，但肾的病理改变并未完全恢复，病理生理改变仍与少尿期相似。当尿量明显增加时，可面临水、电解质失衡状态，这一阶段全身情况仍差，蛋白质不足，虚弱、易于感染，故仍需积极治疗。

知识点 8：ARF 的护理评估　　　　　　　　　　副高：掌握　　正高：熟练掌握

（1）健康史：详细询问患者有无引起 ARF 的某种严重疾病或接触过有害物质，临床上一般将这些高危因素分为肾前性、肾性、肾后性 3 种。

（2）身体状况：观察患者临床上的躯体表现，评估其是处于少尿期或无尿期，还是多尿期或者恢复期。

（3）心理-社会状况：评估当肾功能出现障碍时，患者有无紧张、焦虑或恐惧、悲观或绝望等情绪。

知识点 9：ARF 的护理诊断　　　　　　　　　　副高：掌握　　正高：熟练掌握

（1）焦虑/恐惧：与肾功能障碍、病程较长等因素有关。

（2）体液过多：与水中毒、肾泌尿功能障碍有关。

（3）潜在并发症：高钾血症、代谢性酸中毒、尿毒症等，与 ARF 有关。

（4）有感染的危险：与限制蛋白质饮食和免疫功能降低有关。

知识点 10：ARF 的护理措施　　　　　　　　　　副高：熟练掌握　　正高：熟练掌握

（1）心理护理：有针对性地介绍疾病的治疗方案，消除患者的紧张情绪，以增加康复信心，减轻或消除悲观、绝望情绪，取得积极配合，达到早日康复。

（2）少尿或无尿期的护理

1）饮食护理：给予低蛋白、高热量、高维生素饮食。少尿早期（3天内）的机体分解代谢亢进，故应限制蛋白质。热量供应以糖为主，可给适量的脂肪乳剂及必需氨基酸制剂，同时补充各种维生素。少尿3~4天后，组织分解代谢减慢，可进食少量蛋白质（<20g/d）。进行透析治疗者，可适当多补充一些蛋白质。对不能进食的患者，可行完全肠外营养。

2）控制入水量：准确记录24小时出入量，包括尿量、汗液、粪便、引流液等。监测血电解质，限制补液。补液原则是"量出为入，宁少勿多"，以防止入量过多，因此期易出现体内水分过多及高钾血症。符合下列条件者，说明补液比较恰当：①体重每日减轻0.5kg。②血钠>130mmol/L。③中心静脉压正常。④无肺水肿、脑水肿及心功能不全等表现。

3）常见电解质紊乱的护理

高钾血症：①应禁止患者摄入含钾食物、含钾药物，不输库存血。②彻底清创，控制感染，以减少组织分解和钾的释放。③可用10%葡萄糖酸钙20~40ml静脉注射，以对抗K^+对心肌的抑制作用。④必要时采用血液净化疗法。

低钠血症：限制水分的摄入，定期监测血钠水平，可给予碳酸氢钠或乳酸钠溶液，以免血钠骤然变化而出现神经功能紊乱。

高磷血症与低钙血症：若出现手足抽搐，一般可用10%葡萄糖酸钙10~20ml静脉注射，或将10%葡萄糖酸钙加入葡萄糖溶液中静脉缓滴。注意控制含磷食物的摄入。

4）代谢性酸中毒护理：应定期监测患者血pH及CO_2-CP等指标的变化。当动脉血pH<7.25或CO_2-CP<13mmol/L时，应根据病情给予5%碳酸氢钠或11.2%乳酸钠溶液，既可纠正酸中毒，亦可使K^+进入细胞，有利于降低血钾浓度。纠酸时注意防治低钙性抽搐。

5）预防感染：感染是ARF主要并发症，除原发感染外，可继发肺、泌尿系统等组织器官的感染。在护理中应注意：①保持病房环境清洁，做好消毒隔离。②严格遵守无菌操作规程。③尽量减少患者体内不必要的留置管道。④根据细菌培养及药敏试验合理选用抗生素。⑤使用抗生素时应考虑有无肾毒性，四环素族、新霉素、磺胺类、甲氧苄啶等禁忌使用。

（3）多尿期的护理：此期患者体内各种紊乱依然存在，尚未脱离危险，仍要密切注意病情变化，加强护理。

1）控制液体量：因多尿期尿量逐日增多，主要来自少尿期潴留在体内的液体，故在护理时应让其逐步排出，不能按"量出为入，宁少勿多"的原则计算。即多尿初期补液量以出水量的1/2或1/3为宜。

2）低钠、低钾血症的护理：因有大量的钠或钾随尿液排出，可造成低钠、低钾血症，故应依据血电解质的测定结果，遵照医嘱补给氯化钠和氯化钾。

3）预防感染：患者体质衰弱，易继发肺部等器官感染，应继续使用抗生素，做好患者的口腔护理，保持皮肤清洁，注意消毒隔离以预防交叉感染。

4）营养支持：加强营养，注意蛋白质的摄入，提高患者免疫力，促进康复。

（4）恢复期的护理：此期持续较长，给高热量、高维生素、富含蛋白质易消化的饮食，注意休息。要避免各种对肾有害的因素如创伤、感染、妊娠和药物等。

（5）血液净化的护理

1）防止低血压：低血压主要由滤过速度过快或补液量不足所致。可降低滤过速度，减慢血流速度，应适当补液。

2）抗凝治疗的护理：抗凝的目的是使血液凝固时间延长，以利于血液净化治疗。应维持 APTT 为正常值 2 倍。观察患者牙龈、气道、消化道等是否出血，及时调整抗凝药。

3）血管通路的护理：妥善固定，保持通畅，预防感染。

4）血液净化治疗中的护理：观察患者生命体征、意识状态，严密观察仪器运转情况，及时排除报警。保持管路密闭、连接完好，防止空气进入、漏血、管道滑脱，及时发现并处理破膜、凝血等。

（6）常见致死原因的监测与处理

1）高钾血症：一旦通过监测血钾及心电图发现异常，应尽快去除发病原因，避免食用高钾食物，禁忌采用库存血，静脉推注 10% 葡萄糖酸钙、静脉滴注碳酸氢钠、供能剂（葡萄糖＋胰岛素），使用无钾透析液透析。

2）心力衰竭：一旦发现，及时采取超滤透析以减轻液体负荷，同时给予强心治疗。

3）消化道出血：应用不含镁的抗酸药和选择性 H_2 受体阻断药。

4）代谢性酸中毒：观察患者的呼吸和神志变化，观察有无嗜睡、乏力及深大呼吸。监测动脉血气分析，改善通气，进行补碱治疗，同时纠正高血钾和低钙血症。

知识点 11：ARF 的健康指导　　　　　　　　　　　　　副高：掌握　正高：掌握

ARF 健康指导的主要目的是保护肾功能，促进康复。①注意合理饮食，增加营养。②适当参加活动，避免过度劳累。③消除或避免加重病情的有害因素。④定期复查。

第三节　急性呼吸窘迫综合征

知识点 1：急性呼吸窘迫综合征的概念　　　　　　副高：掌握　正高：熟练掌握

急性呼吸窘迫综合征（ARDS）是急性呼吸衰竭的类型之一，多指在严重创伤、感染、休克、大手术等严重疾病的过程中继发的一种以进行性呼吸困难和顽固性低氧血症为特征的急性呼吸衰竭。ARDS 病死率高，其预后与原发病和疾病严重程度明显相关。

知识点 2：ARDS 的病因　　　　　　　　　　　　副高：掌握　正高：熟练掌握

ARDS 的病因包括肺内原因和肺外原因两大类。①肺内原因：如严重肺部感染、胃内容物误吸、肺挫伤、吸入有毒物质、淹溺、氧中毒等。②肺外原因：如全身严重感染、严重多发伤（多发骨折、连枷胸、严重脑外伤和烧伤）、休克、高危手术（心脏手术、大动脉手术等）、大量输血、药物中毒、胰腺炎和心肺转流术后等。

此外，按照致病原不同，ARDS 的病因也可以分为生物致病原因素和非生物致病原因素两大类。①生物致病原因素：如细菌、病毒、真菌、非典型病原体，部分损伤相关分子模式（DAMPs），恶性肿瘤等。②非生物致病原因素：如酸性物质、药物、有毒气体吸入、机械通气相关损伤等。

知识点 3：ARDS 的病理生理	副高：掌握　正高：熟练掌握

由于各种损伤和疾病，引起肺泡和/或肺血管内皮受损，在多种介质、因子作用下，血管通透性增高，血液成分渗漏，肺间质和肺泡发生水肿。肺泡 II 型细胞受损，表面活性物质缺失，造成肺泡萎陷，肺顺应性降低，功能残气量减少，使通气血流比例失调，肺内动静脉样分流增加和弥散障碍，造成换气功能严重受损的低氧血症。

知识点 4：ARDS 的临床表现	副高：掌握　正高：熟练掌握

ARDS 多发病迅速，常常在严重创伤、感染后突然发病，大多数于原发病后 72 小时内发生，一般不超过 1 周。临床上以进行性呼吸困难为其特征，但在早期体格检查时除呼吸音稍弱外，肺内常无啰音，X 线检查也无显著变化。根据其病变程度分为以下 3 期。

（1）初期：患者出现呼吸困难，呼吸频率加快，呼吸有窘迫感，检查无明显体征，X 线检查也无明显异常。血气分析动脉血氧分压（PaO_2）下降，一般性给氧病情不能缓解。

（2）进展期：初期 ARDS 未经过充分有效治疗，病理变化进展而进入该期。此期患者有明显的呼吸困难，同时出现发绀，此时听诊双肺可有中小水泡音、管状呼吸音，病情继续恶化，患者出现昏迷，体温可升高，胸部 X 线片可见广泛性点状、片状阴影，血生化检查呈现呼吸性及代谢性酸中毒。

（3）末期：患者出现深度昏迷，呼吸困难及缺氧更加严重，长时间通气不良导致严重酸中毒、心律失常。PaO_2 降至 25mmHg，$PaCO_2$ 上升至 55mmHg，提示呼吸衰竭已达临终状态，患者将不可避免地发生心搏、呼吸停止，各种抢救措施已很难奏效。

知识点 5：ARDS 的辅助检查	副高：掌握　正高：熟练掌握

（1）体格检查：可观察到鼻翼扇动，锁骨上窝、胸骨上窝和肋间隙凹陷；双肺听诊时，可以表现轻微，也可闻及细湿啰音、管状呼吸音。

（2）动脉血气分析：典型改变为 PaO_2 降低，pH 升高，$PaCO_2$ 低于正常，发病 1 周以后可出现 pH 降低，$PaCO_2$ 升高。

计算氧合指数（PaO_2/FiO_2）、肺泡-动脉氧分压差 [$P(A\text{-}a)O_2$]、肺内分流（QS/QT）等肺氧合功能指标，对建立诊断、严重性分级和疗效评价等均有重要意义。

（3）胸部 X 线片：早期可无异常，或呈轻度间质改变，表现为边缘模糊的肺纹理增多，继之出现斑片状以至融合成大片状的磨玻璃状或实变浸润影。

（4）胸部 CT：尤其是高分辨 CT（HRCT）对 ARDS 的早起诊断提供重要帮助，可见肺部斑片影主要局限于下垂的肺区域（仰卧时，主要在背部），也可出现双肺均匀分布的斑片影。

（5）床旁呼吸功能监测：可通过呼吸机进行床旁监测，患者可出现呼吸肺顺应减低、出现明显的肺内右向左分流，无呼吸气流受限。

（6）心脏超声和 Swan-Ganz 导管检查：常规进行心脏超声检查，置入 Swan-Ganz 导管可测定肺动脉楔压（PAWP），PAWP > 18mmHg 支持左心衰竭的诊断。

知识点6：ARDS 的诊断依据	副高：掌握　正高：熟练掌握

诊断 ARDS 需满足以下条件。

（1）明确临床病因后 1 周内出现的急性或进行性呼吸困难。

（2）胸部 X 线平片/胸部 CT 显示双肺浸润影，不能完全用胸腔积液、肺叶/全肺不张和结节影解释。

（3）其原因不能完全用心力衰竭和液体负荷过重解释的呼吸衰竭。如果临床没有危险因素，需要用客观检查（如超声心动图）来评价心源性肺水肿。

（4）低氧血症根据 PaO_2/FiO_2 确立 ARDS 诊断，并按其严重程度分为轻度、中度和重度3 种。①轻度：$200mmHg < PaO_2/FiO_2 \leq 300mmHg$，呼气末正压（PEEP）或持续气道正压（CPAP）$\geq 5cmH_2O$，轻度 ARDS 组中可能采用无创通气。②中度：$100mmHg < PaO_2/FiO_2 \leq 200mmHg$，$PEEP \geq 5cmH_2O$。③重度：$PaO_2/FiO_2 \leq 100mmHg$，$PEEP \geq 5cmH_2O$。

知识点7：ARDS 的治疗要点	副高：掌握　正高：熟练掌握

（1）原发病治疗：全身性感染、创伤、休克、烧伤、急性重症胰腺炎等是导致 ARDS 的常见病因。控制原发病、遏制其诱发的全身失控性炎症反应是预防和治疗 ARDS 的必要措施。

（2）迅速纠正低氧血症，改善肺泡换气功能：主要治疗方法是机械通气，PEEP。应用PEEP 时，间断地给予高于常规平均气道压的压力并维持一段时间，充分复张萎陷的肺泡，增加肺泡通气量；改善通气/血流比例，同时增加肺泡和肺间质的压力，促进肺泡和肺间质的水肿消退，从而改善 ARDS 患者呼吸功能，纠正低氧血症。PEEP 应从 $3 \sim 5cmH_2O$ 开始逐步增加，以 $5 \sim 15cmH_2O$ 为宜。

（3）氧疗：吸氧治疗的目的是改善低氧血症，使动脉血氧分压（PaO_2）达到$60 \sim 80mmHg$。可采用可调节吸氧浓度的文丘里面罩或带储氧袋的非重吸式氧气面罩。ARDS患者低氧血症严重，机械通气是最主要的呼吸支持手段。

（4）维持有效循环，防止液体过量及肺水肿发生：治疗中应准确记录出入量，患者若有低血容量，必须及时补液以支持循环。输液总量进行控制时，以晶体液为主，辅以胶体液，适当补充蛋白及血浆，液体入量偏多时，适当使用利尿药，以排出过多水分。

（5）控制感染：全身严重感染及肺部感染不但会诱发 ARDS，而且会使已发生的 ARDS 病情加重，故不论治疗原发病或是 ARDS，抗感染措施始终是非常重要的。脓毒血症是 ARDS 的常见病因，ARDS 发生后又可并发肺部感染，因此需要抗感染治疗。

（6）药物治疗：①鱼油富含 ω-3 脂肪酸，具有免疫调节作用，有助于改善 ALT/ARDS 患者氧合，缩短机械通气时间。②还有糖皮质激素、一氧化氮吸入、肺表面活性物质、前列腺素 E_1、重组人活化蛋白 C 等。

（7）营养支持：ARDA 患者处于高代谢状态，在抢救过程中应注意补充足够热量、必需氨基酸及维生素等。应尽早给予强有力的营养支持，防止在治疗过程中出现负氮平衡。患者不能正常进食，且消耗率高，需采用静脉营养。

（8）前沿治疗——体外膜氧合（ECMO）：ECMO 具有支持气体交换和血流动力学的能力，因此是抢救危及生命的呼吸和/或心力衰竭的治疗选择。ECMO 为患者提供持续的体外呼吸与循环，以维持患者生命，为原发病的治疗和肺的修复赢得时间和空间。重度 ARDS 患者，机械通气宜联合 ECMO 治疗。ECMO 技术具有操作复杂、人员技术水平要求高、需具有专业部队实施、费用高等特点。在应用时，医疗团队需与患者及家属充分沟通。该技术在我国很多地区三级甲等医院内已经发展得较为成熟。

知识点 8：ARDS 的护理评估	副高：掌握　　正高：熟练掌握

（1）健康史：了解患者有无与 ARDS 相关的危险因素如休克、感染、严重创伤、DIC、吸入刺激性气体、溺水、大量出血、急性胰腺炎、氧中毒、药物或麻醉品中毒等。

（2）身体状况：评估患者呼吸状况，咳嗽、咳痰情况，皮肤及甲床色泽，有无窒息先兆。评估患者动脉血气分析结果及心功能情况。

（3）心理-社会状况：评估突然发病、病情危重，出现进行性呼吸困难是否使患者感到极度不安、恐慌，甚至绝望。患者应用呼吸机而无法表达意愿时，是否出现急躁和不耐烦。

知识点 9：ARDS 的护理诊断	副高：掌握　　正高：熟练掌握

（1）焦虑/恐惧：与意外创伤或病情加重等因素有关。
（2）低效性呼吸形态：与肺水肿、肺不张、呼吸道分泌物潴留等有关。
（3）气体交换受损：与肺泡-毛细血管壁病理改变有关。
（4）有感染的危险：与呼吸道不畅、肺水肿、全身抵抗力降低及某些治疗护理操作等有关。

知识点 10：ARDS 的护理措施	副高：熟练掌握　　正高：熟练掌握

（1）病因预防：针对引起 ARDS 的原发病及时进行处理。对于创伤、感染及休克患者，避免吸入高浓度氧或输入较多库存血等。对大手术患者，术前要检查肺功能，术后采用雾化

吸入疗法，鼓励深呼吸和排痰，预防肺部感染。

（2）观察病情：监测生命体征和意识状态，尤其是呼吸困难和缺氧情况，遵医嘱及时采集和送检动脉血气分析和生化检测标本。①呼吸状态：观察呼吸频率、节律、深度，有无发绀、球结膜水肿，肺部有无异常呼吸音及啰音。②循环状况：监测心率、心律及血压，必要时进行血流动力学监测。③意识状况和神经精神状况：观察患者有无嗜睡、谵妄及昏迷。昏迷者应评估瞳孔、肌张力，腱反射及病理反射。④实验室检查：监测动脉血气分析、电解质、酸碱平衡和肝肾功能。

（3）配合治疗

1）纠正低氧血症：迅速纠正缺氧是抢救 ARDS 最重要的措施。采取高浓度（>50%）给氧，及早应用机械通气。目前较常使用 PEEP，可以尽早提高血氧分压。但是 PEEP 可使静脉回心血量减少，并使肺泡内压增加而导致肺气压伤和心脏循环负担加重，所以在护理时必须加强对呼吸、循环的监测和临床症状、体征的观察。在氧疗过程中，要记录给氧方式、给氧浓度及时间，观察氧疗的效果和不良反应等。

2）消除肺水肿：遵医嘱应用利尿药、人血白蛋白等药物消除肺水肿，同时限制液体入量（1500~2000ml/24h）；应用肾上腺皮质激素抗炎、缓解支气管痉挛。用药期间注意观察疗效和药物不良反应。

3）营养支持：ARDS 患者处于高代谢状态，患者应多补充高热量、高蛋白、高维生素、高脂肪饮食，必要时遵医嘱行肠内或肠外营养，以避免发生营养代谢失调和电解质紊乱。

（4）心理护理：根据患者的心理需求，通过语言、表情、手势等与患者交流，解释疾病的发展过程和积极配合治疗的重要性，鼓励患者树立战胜疾病的信心。

知识点11：ARDS 的健康指导	副高：掌握　正高：掌握

（1）指导患者缓解期适度活动，避免过度劳累，教会患者有效排痰，避免刺激性气体的吸入。

（2）告知患者出现气急、发绀加重等变化时，及时就医。

（3）给予用药指导，并进行自我病情监测。

第四节　应激性溃疡

知识点1：应激性溃疡的概念	副高：掌握　正高：熟练掌握

应激性溃疡是机体在严重应激状态下发生的一种急性上消化道黏膜病变，以胃为主，表现为急性炎症、糜烂或溃疡，严重时可发生大出血或穿孔。此病可属于 MODS，也可单独发生。去除诱因、治疗原发病是早期治疗的关键，大部分患者可自愈，对药物治疗反应良好。

知识点 2：应激性溃疡的病因及发病机制　　　　　副高：掌握　正高：熟练掌握

（1）中度、重度烧伤，可继发胃、十二指肠的急性炎症及溃疡，又称柯林（Curling）溃疡。

（2）颅脑损伤、颅内手术或脑病变，可继发胃、十二指肠或食管的急性炎症及溃疡，又称库欣（Cushing）溃疡。

（3）其他重度创伤或大手术，特别是伤及腹部者可继发本病。

（4）重度休克、严重全身感染可诱发本病。

知识点 3：应激性溃疡的病理生理　　　　　　　副高：掌握　正高：熟练掌握

应激性溃疡病变主要见于胃，可分布在胃的各部分，一部分病变侵及十二指肠，少数累及食管，黏膜先有点状苍白区，继而充血水肿，发生糜烂和浅的溃疡，病变加重时侵及黏膜下，发生程度不等的出血，甚至可破坏胃壁全层，而发生穿孔导致急性腹膜炎。

知识点 4：应激性溃疡的临床表现　　　　　　　副高：掌握　正高：熟练掌握

多发生在原发病发生后的 3~5 天内，少数可延至 2 周。早期临床表现往往不明显，本病不严重时无上腹痛和其他胃肠道症状，常被忽视。部分患者可出现不同程度的上腹痛、腹胀、恶心及呃逆等，严重时可出现失血性休克。由于原发病危重，掩盖了消化系统的症状，故常以出现呕血和排柏油便为早期表现，大出血可导致休克，反复出血可导致贫血。

知识点 5：应激性溃疡的辅助检查　　　　　　　副高：掌握　正高：熟练掌握

（1）实验室检查：血常规检查血红蛋白下降、血细胞比容下降。

（2）胃镜检查：有特殊重要性，早期在胃的近段黏膜上可见多数散在的苍白斑点，24~36 小时即可见到多发性浅表红色的糜烂点，以后即可出现溃疡，甚至呈黑色，有的表现为活动性出血。

（3）粪便检查：黑便、隐血阳性提性患者有应激性溃疡伴出血的可能。

（4）选择性动脉造影：可确定出血的部位及范围，且可经导管注入药物止血。

知识点 6：应激性溃疡的治疗要点　　　　　　　副高：掌握　正高：熟练掌握

诊断明确后，积极治疗原发病，控制严重创伤、烧伤、休克及全身感染等原发病的发生与发展是防治应激性溃疡的关键。

（1）控制胃酸分泌和保护黏膜：可以缓解胃十二指肠的炎症，以免大出血和穿孔。可用胃管尽量吸出胃液，同时用抗酸药、H_2受体阻断药，如患者正在使用肾上腺皮质激素类药物，应给予停药处理。常用药物如下。

1）质子泵抑制药（PPI）：PPI为应激性溃疡首选药物，可以抑制应激性溃疡早期产生的过多胃酸，显著提高胃内pH。可口服、经鼻胃管给药或静脉给药。病情严重者静脉滴注至少3天，若病情较前好转，则改为口服继续治疗。代表药物有奥美拉唑、泮托拉唑、兰索拉唑、雷贝拉唑、埃索美拉唑等。

2）H_2受体阻断药：本药也能使胃酸分泌减少。可口服、经鼻胃管给药或静脉注射。主要药物有西咪替丁、雷尼替丁、法莫替丁等。

3）胃黏膜保护药：可增强胃黏膜的防御功能，保护其不被破坏。常用药物有硫糖铝、米索前列醇。硫糖铝可口服或经鼻胃管给药。肾功能不全患者可服用硫糖铝，服用2周以上应监测血铝含量。

4）抗酸药：能中和胃酸并保护胃黏膜，使胃内pH升高。可口服或经鼻胃管给药。常用药物有氢氧化铝、铝碳酸镁、5%碳酸氢钠溶液、磷酸铝凝胶等。常见的不良反应包括高镁血症、高钙血症、低磷血症、便秘和腹泻。

5）生长抑素：可以减少局部出血位置的血流，通过抑制促胃液素达到抑制胃酸的生成。采取静脉给药，常用的药物有生长抑素8肽、生长抑素14肽和伐普肽等。

（2）非手术疗法：置入较粗的胃管，先以冷盐水冲洗去除胃内血液和凝血块，静脉滴注西咪替丁等降低胃酸的药物。经内镜止血、栓塞治疗。

（3）手术治疗：经各种非手术治疗仍继续反复大量出血、不能维持血压、合并溃疡穿孔或腹膜炎者为手术适应证。以选择迷走神经切断加胃窦切除或次全胃切除并行局部止血为常用术式。经手术止血后，应继续应用抑酸药物，直到溃疡愈合。

（4）肠功能屏障的治疗：营养支持，包括肠外和肠内营养；维护肠黏膜屏障功能；维护肠免疫及生物屏障作用。

| 知识点7：应激性溃疡的护理评估 | 副高：掌握　正高：熟练掌握 |

（1）健康史：了解患者有无胃、十二指肠溃疡病史，近期是否服用过激素。

（2）身体状况：评估患者有无腹痛、腹胀等症状，评估呕吐物颜色及性质以判断胃出血程度；评估患者有无黑便、柏油便，粪便隐血试验是否阳性，以判断胃出血时间；评估患者血压、脉搏是否正常，甲床、口唇是否发绀，以判断组织灌注是否有障碍；评估患者是否处于严重外伤、休克、感染应激状态，以判断是否存在诱发因素。

（3）心理-社会状况：评估当肾功能出现障碍时，患者有无紧张、焦虑或恐惧、悲观或绝望等情绪。

| 知识点8：应激性溃疡的护理诊断 | 副高：掌握　正高：熟练掌握 |

（1）疼痛：与胃酸刺激溃疡面进而引起化学性炎症反应有关。

（2）营养失调——低于机体需要量：与疼痛致摄入量减少及消化吸收障碍有关。

（3）潜在并发症：休克。

知识点9：应激性溃疡的护理措施　　　　　副高：熟练掌握　　正高：熟练掌握

（1）休息与体位：保持情绪稳定，减少身体活动有利于减少出血。少量出血者应限制活动，大出血者绝对卧床休息，取去枕平卧位并将下肢略抬高，以保证脑部供血。呕吐时，协助患者将头偏向一侧，防止窒息或误吸。

（2）病情监测

1）判断出血量：粪便隐血试验阳性提示每日出血量＞5ml，出血量达50~70ml，即可出现黑便。如短时间内出血量达250~300ml，多可导致呕血。一次出血量≤400ml，一般不引起全身症状，出血量＞500ml，患者可有头晕、乏力、心悸、心动过速和血压偏低。大量出血可引起急性周围循环衰竭，严重时可致失血性休克、失血性贫血、氮质血症和体温升高。

2）留置导尿管：监测每小时尿量和比重，作为调节体液的指标。

3）监测生命体征：根据病情一般每30分钟至1小时测量生命体征1次。收缩压＜90mmHg，脉率＞120次/分，尿量＜30ml/h，CVP＜3.75mmHg，提示为休克或低血容量状态。

4）监测血常规、血细胞比容、出凝血时间、血气分析、电解质、肝肾功能，老年人或原有心血管病者应监测心电图。

5）记录呕血和黑便次数和量，记录24小时出入量，观察肢体温度、皮肤和甲床色泽、静脉充盈度和意识状态。面色苍白、四肢冰凉、皮肤湿冷、烦躁不安提示微循环血液灌注不足；皮肤逐渐转暖、出汗停止则提示血流灌注好转。

6）监测胃液pH，控制胃液pH＞4，抑制胃蛋白酶活性可终止消化性溃疡与急性胃黏膜病变所致出血。

（3）补充血容量的护理：上消化道大量出血时，应紧急建立静脉通道，立即配血，配合医师迅速、准确地补充血容量，采取各种止血治疗及用药等抢救措施。

1）药物止血：抗酸药或去甲肾上腺素盐水胃管注入等。

2）纤维内镜下局部止血的护理：术后密切观察有无活动性出血，以及生命体征和粪便颜色。

3）放射介入止血的护理：患者术后卧床24小时，用沙袋压迫穿刺点。穿刺的肢体制动，咳嗽、排便、呕吐时均需按压穿刺点。观察患者的生命体征、腹部情况及穿刺肢体远端的血液循环情况。

（4）饮食护理：出血期间禁食，出血停止后先从流质饮食开始，逐渐改为营养丰富、易消化、无刺激性半流食或软食，开始少量多餐，以后可改为正常饮食。

（5）生活护理：在发病期间应注意休息，待病情控制后，可进行适当活动。限制活动时间，嘱患者坐起、站立时应动作缓慢。出现头晕、心悸、出汗时应立即卧床休息并告知护士，必要时由护理人员陪同出入卫生间或卧床排泄。排便次数多者应注意及时清洁肛门周围的皮肤。重症者有烦躁不安或神志不清时应加强巡视，并给予适当的约束。

知识点10：应激性溃疡的健康指导 　　　　　　　　副高：掌握　正高：掌握

（1）告知患者引起和加重溃疡的相关因素。

（2）指导患者学会自我调节，保持乐观情绪，减轻压力。

（3）指导患者合理饮食（如避免食用刺激性食物）、戒除烟酒、劳逸结合。

（4）指导药物的服用时间、方式、剂量，提醒药物不良反应。

（5）告知术后远期并发症的表现、预防和自我观察方法。

第七章　器官移植患者的护理

第一节　概　　述

器官移植是指通过手术的方法将某一个体的活性器官移植到另一个体的体内，使之迅速发挥原有的功能。被移植的器官或组织称为移植物，提供移植物的个体称为供者或供体，分为活体供体和尸体供体，接受移植物的个体称为受者或受体。若移植物的供者和受者不属于同一个体，称为异体移植术；反之则称为自体移植术。自体移植物重新移植到原来的解剖位置，称为再植，如断肢再植术。常见的移植器官与组织有肾、心、肝、肺、胰腺与胰岛、甲状旁腺、骨髓、角膜等。

（1）按供者和受者的遗传学关系分类

1）自体移植：指供、受者为同一个体，器官移植后不引起排斥反应。

2）同质移植：指相同基因的不同个体间的器官移植，移植后不会发生排斥反应。如单卵双胎同胞间的器官移植。

3）同种异基因移植：指供、受者属于同一种族，但遗传基因不同的个体之间的移植，如人和人之间的器官移植，是目前应用最广泛的器官移植，移植后会发生不同程度的排斥反应。

4）异种移植：为不同种族之间的组织或器官移植，移植后可引起强烈的排斥反应，目前处于研究阶段。

（2）按移植物植入的部位分类

1）原位移植：移植物植入受者切除的病变器官的原解剖位置。

2）异位移植：或称辅助移植，是指移植物植入受者器官原解剖位置以外部位，原来的器官可以切除或者不切除。

3）原位旁移植：移植物植入受者该器官原解剖位置旁，原器官不切除。

（3）按移植物的活力分类

1）活体移植：移植物在移植过程中始终保持原活体供体生命力，术后即能恢复其原有功能。临床上大部分器官移植均为活体移植。

2）结构移植（支架移植）：指移植物已丧失活力（如骨、软骨、血管、筋膜等），移植后仅提供支持性基质和机械性解剖结构，使受者的同类细胞得以生长存活，术后不会发生排斥反应。

（4）按移植物供体来源分类

1）尸体供体移植：供体器官或组织来源于尸体的移植。尸体供体又分为有心搏的脑死亡供体、心脏停搏的脑死亡供体和无心搏的尸体供体，后者必须是心搏停止很短时间内的死亡供者，是我国目前主要供体来源。

2）活体供体移植：供体器官或组织来源于活体的移植。活体又分为活体亲属（指有血缘关系如双亲与子女或兄弟姊妹）和活体非亲属（如配偶或其他人）。

（5）按移植器官的数量分类

1）单一或单独移植：每次只移植肾、肝或心脏等单个器官。

2）联合移植：2个器官同时移植到1个个体的体内，如胰肾、肝肾、心肺联合移植等。

3）多器官移植：同时移植3个或更多的器官到1个个体的体内。

4）器官簇移植：是指在移植多个腹部脏器时，若这些器官仅有1个总的血管蒂，在移植时只需吻合其主要动静脉主干，常见的有肝肠联合移植及肝胰胃肠联合移植。器官簇移植比单一器官移植排斥反应轻，具有免疫学方面的优势。

为了准确描述某种移植术，往往综合使用上述分类，如同种异体原位肝移植、活体亲属异位肾移植术。

知识点3：器官移植排斥反应的分类和机制　　　　　　副高：熟悉　　正高：掌握

排斥反应是受体免疫系统对具有抗原特异性的供体器官抗原的特异性免疫应答反应。根据发生时间、免疫机制及组织形态学的不同，分为以下5类。

（1）超急性排斥反应：是以抗体介导为主的不可逆转的体液免疫反应。该反应发生在移植物与受者血液循环恢复后的数分钟至数小时内，是由于受者体内预先存在抗供者组织抗原的抗体引起的免疫应答。反应中预存的抗体与抗原形成的复合物激活补体系统，引起免疫炎症反应，从而使移植器官发生不可逆性缺血、变性和坏死。常见于供者与受者 ABO 血型不符、多次妊娠、反复输血或接受过器官移植者，也可发生在被移植器官灌流不畅或缺血时间过长等情况时。本反应发生迅速、反应强烈、不可逆转。一般不能用免疫抑制药物治疗，但大多数可以预防，关键在于供、受者 ABO 血型必须相容，并禁止在抗淋巴细胞抗体强阳性及交叉配合试验阳性的个体间进行器官移植。一旦发生，只能切除移植物，进行再次移植。

（2）加速血管排斥反应：又称血管性排斥反应或延迟性超急性排斥反应，也是体液免疫反应。多认为是受者体内预存有抗供者人类白细胞抗原（HLA）或血管内皮细胞的低浓度抗体，为较弱的超急性排斥反应。通常发生在移植后3~5天内，病程进展快，移植物功能逐渐恶化并最终发生衰竭。经激素冲击治疗结合血浆置换去除血液中的抗体，有可能逆转。

（3）急性排斥反应：是最常见的类型，多发生于移植术后1周以后，大多数发生在术后6个月内。主要由 T、B 淋巴细胞介导，以特异性细胞免疫为主并有体液免疫参与的免疫应答。患者主要临床表现为寒战、高热、全身不适，移植物肿大引起局部胀痛，并出现移植物功能减退，如心脏移植患者发生心律失常及右心衰竭。诊断明确应尽早治疗，90%~95%可以逆转。急性排斥反应治疗不彻底或反复发生，可导致慢性排斥反应甚至移植器官功能丧失。

（4）慢性排斥反应：一般手术后数月甚至数年发生，表现为进行性移植器官的功能减退直至丧失，主要病理特征是移植器官的毛细血管床内皮细胞增生，使动脉腔狭窄，并逐渐纤维化。慢性免疫性炎症是导致组织病理变化的主要原因。此外，发生还与缺血再灌注、病毒感染等非免疫因素明显相关。唯一有效治疗方法是再次移植。

（5）移植物抗宿主反应（GVHR）：存在于移植物中的淋巴细胞可介导针对受者的排斥反应。主要免疫反应为损伤宿主组织器官引起的移植物抗宿主病。主要见于同种异体骨髓移植，骨髓移植物中成熟 T 细胞可识别宿主的组织相容性抗原，对宿主组织或器官发起攻击，损伤宿主组织或器官。此外在某些复合淋巴器官如肠、胸腺、脾、肝等移植，以及免疫缺陷、个体接受大量输血时也会发生 GVHR。

知识点4：器官移植的免疫抑制药　　　　　副高：熟悉　　正高：掌握

为预防排斥反应必须使用免疫抑制药。但应注意免疫抑制药对肝、肾、骨髓具有毒性，且可导致新生肌瘤，机会感染、肝炎病毒复发等。

（1）皮质类固醇激素：是用于预防和治疗同种异基因移植排斥反应的一线药物，常与其他免疫抑制药联合应用。其免疫抑制机制可能是通过抑制淋巴细胞的增殖、对外源性抗原反应的作用及其非特异性免疫作用而实现的。临床上最常用的是泼尼松和甲基泼尼松龙。长期应用可产生皮质醇增多症、感染、高血压、糖尿病、白内障、骨无菌性坏死、骨质疏松、肌萎缩和行为异常等不良反应。

（2）增殖抑制药物：①硫唑嘌呤（Aza），是免疫抑制治疗的经典药物，主要作用是抑制所有分裂活跃细胞特别是 T 细胞 DNA 的合成。该药主要的不良反应为骨髓抑制、肝毒性、胃肠道反应和脱发等，已较少应用。②霉酚酸酯（MMF），能特异地抑制 T、B 淋巴细胞的增殖，不良反应主要有呕吐、腹泻和白细胞减少，无肝肾毒性。③环磷酰胺，目前很少应用。

（3）钙调神经蛋白抑制药（CNI）：①环孢素（CsA），是目前免疫抑制维持治疗的最基本药物之一，其可与 T 细胞胞质中的环孢亲合素结合，阻碍 IL-2 等早期 T 细胞激活因子的转录，抑制 T 细胞的活化与增殖。其主要的不良反应是肝肾毒性，患者可出现高血压、牙龈增生、多毛症、骨质疏松等。②他克莫司（FK506），又名普乐可复，可通过阻止 IL-2 受体的表达抑制 T 细胞的活化与增殖。FK506 的肝肾毒性比 CsA 小，高血压和高胆固醇血症发生较少，但神经毒性、致糖尿病作用比 CsA 稍多。

（4）哺乳类雷帕霉素靶分子（mTOR）抑制药：西罗莫司（SRL），又名雷帕霉素，是通过阻断 IL-2 启动的 T 细胞增殖而选择性抑制 T 细胞。与 CsA 和 FK506 相比，SRL 是肾毒性最低的免疫抑制药，且无神经毒性，用量小。

（5）抗淋巴细胞制剂：主要是一些免疫球蛋白制剂。

1）多克隆抗体：临床上多用于免疫抑制的诱导阶段，如抗淋巴细胞球蛋白（ALG）和抗胸腺细胞球蛋白（ATG）。

2）单克隆抗体：①OKT$_3$。为抗人淋巴细胞表面分子 CD9 的单克隆抗体，特异性较强。也可用于逆转耐激素的难治性排斥反应。②IL-2R 阻断药。巴利昔单抗和达利珠单抗均为嵌合型单克隆抗体，定向拮抗 IL-2R α 链。对于肾功能不全受者，可采用联合 MMF 和皮质类固醇的诱导方案。

（6）新型免疫抑制药：如来氟米特及其衍生物。

知识点 5：器官移植的免疫抑制治疗	副高：熟悉　正高：掌握

临床器官移植的免疫抑制治疗可分为基础治疗和挽救治疗。基础治疗是指应用免疫抑制药预防排斥反应的发生。由于移植物血流开通后即开始了免疫应答，故术后早期免疫抑制药用量较大，称为诱导阶段；而后减量，达到维持量以预防急性排斥反应的发生，称为维持阶段；当发生急性排斥反应时，加大免疫抑制药的应用剂量，以逆转排斥反应，称为挽救治疗阶段。

理想的免疫抑制治疗应既能保证移植物不被排斥，又尽可能使其不良反应及对受者免疫系统的影响减至最小程度。免疫抑制治疗应根据不同的器官和不同的受者制定个体化的治疗方案，其基本原则是联合用药，即选择数种作用途径不同的药物组成免疫抑制治疗方案，以增加药物的协同作用，减少单一药物的剂量，从而达到减轻其不良反应的目的。

知识点 6：器官移植前组织配型的目的	副高：熟悉　正高：掌握

供受者的免疫学选择亦即通常所称的组织配型，其目的：①测定供–受者间 HLA 和 ABO 血型的匹配程度。②分析受者血清中抗供者特异性抗体的反应性。

知识点 7：器官移植前供体免疫学选择的意义和方法	副高：熟悉　正高：掌握

为了提高移植效果，在器官移植前选择供体时，除考虑年龄、解剖及生理、病理等因素外，还必须进行相关的免疫学检测。临床常用的检测方法有以下几种。

（1）ABO 血型相容试验：是检测供、受体的红细胞血型抗原是否相同或相容。同种异基因移植时要求供、受体血型相同，至少要符合输血的原则。若供、受体 ABO 血型不合，移植后可发生超急性排斥反应而导致移植失败。

（2）预存抗体的检测

1）淋巴细胞毒交叉配合试验：是检测受者血清中是否存在针对供体特异性抗体的最直接方法。若淋巴细胞毒交叉配合试验阳性（>10%），提示移植后有发生超急性排斥反应或血管排斥反应的风险。肾移植、心脏移植要求淋巴细胞毒交叉配合试验必须 <10% 或阴性；肝移植可相对放宽，但仍以 <10% 为佳。

2）群体反应性抗体（PRA）检测：是通过检测受体体内同种异基因抗体对随机细胞群体反应的细胞筛查试验来测定其被致敏的程度，用 PRA 百分率表示。PRA 高的患者交叉配型阳性率高，提示不容易找到合适的供体。

（3）人类白细胞抗原（HLA）配型：按照国际标准的六抗原相配原则进行配型，包括 MCH-Ⅰ 类分子抗原 HLA-A、HLA-B、HLA-C，以及 MCH-Ⅱ 类分子抗原 HLA-DR、HLA-DP、HLA-DQ。临床主要检测 HLA-A、HLA-B 和 HCA-DR 3 个位点。HLA 六抗原配型与肾移植及骨髓移植的存活率密切相关，但与肝移植无关。

知识点 8：器官移植前供体的非免疫学要求　　　　副高：熟悉　正高：掌握

移植器官功能正常，供体无血液病、结核病、恶性肿瘤、严重全身性感染和人类免疫缺陷病毒（HIV）感染等疾病，供者年龄以小于 50 岁为佳，但随着移植技术的提高和经验的积累，年龄界限已放宽，如供肺、胰者不大于 55 岁，供心、肾、肝者分别不大于 60 岁、65 岁、70 岁。活体移植以单卵双胎间最佳，然后依次是二卵双胎、同胞兄弟姐妹、父母子女、血缘相关的亲属及无血缘者之间。

知识点 9：器官保存原则　　　　副高：熟悉　正高：掌握

安全有效的器官保存是移植成功的先决条件，目的是保持移植器官的最大活力。离体缺血器官在 35~37℃ 常温下（称为热缺血）短时间内即趋于失去活力。为延长供体器官的存活时间，保持移植器官的最大活力，器官保存应遵循低温、预防细胞肿胀和避免生化损伤的原则。目前临床大多数器官保存采用单纯低温保存法。保存器官的低温状态，从器官切取时即必须开始，一般用特制的灌注液（0~4℃），经血管系统进行灌洗，使供者器官的中心温度迅速且均匀地降至 0~4℃，随后保存于低温的保存液中直至移植，在移植过程血液供应恢复之前也须用碎冰等使移植器官保持低温。临床推荐离体器官冷缺血的保存时限：心脏 5 小时、肝 6~12 小时、胰腺 10~20 小时、肾 40~50 小时。

知识点 10：器官保存方法　　　　副高：熟悉　正高：掌握

器官保存方法主要有单纯低温保存法、持续低温机械灌流法和冷冻保存法等。目前临床大多采用单纯低温保存法，这种方法主要是采用特制的器官灌洗液（0~4℃）快速灌洗，使被灌洗的器官迅速又均匀的降到 10℃ 以下，然后保存于 0~4℃ 的保存液中直至移植。单纯低温保存法方便实用，便于器官的转运，大多数器官保存效果满意。

知识点 11：器官灌洗液和保存液　　　　副高：熟悉　正高：掌握

（1）器官灌洗液：是指用于器官灌洗的特制成分液体。器官灌洗液目前多采用细胞外液型液体如乳酸钠林格注射液；多器官快速原位联合灌洗多采用保存液进行灌洗。

（2）器官保存液：是指用于器官保存的特制成分液体。目前常用的液体分为仿细胞内液型、仿细胞外液型和非细胞内液非细胞外液型3类。

0~4℃的UW、Hartmann、HTK等保存液在临床最为常用。UW保存液为仿细胞内液型，其阳离子浓度与细胞内液相似，多用于器官灌洗与保存。UW保存液理论上可以保存肝24~30小时，保存肾和胰腺可达72小时，但临床上一般将心、肝、胰腺、肾保存时限分别定为5小时、12小时、20小时和50小时内。Hartmann液为仿细胞外液型，由乳酸钠林格注射液加血浆白蛋白组成，多用于器官切取冷灌洗。HTK保存液为非细胞内液非细胞外液型，多用于器官灌洗与保存。

知识点12：器官移植前受体的准备　　　　　　副高：熟悉　正高：掌握

（1）心理准备：为患者提供术前指导，让患者了解器官移植的基本知识，解除思想顾虑，减轻对移植的恐惧，以良好的心理状态接受手术。

（2）完善相关检查：除一般术前常规检查外，还需检查肝、肾、心、肺和神经系统功能，肝炎病毒相关指标及电解质水平。此外，根据不同的移植器官进行相关的免疫学检测，如血型、HCA配型等。

（3）免疫抑制药的应用：根据器官移植的种类及受者情况决定术前或术中用药。

（4）预防感染：及时治疗咽喉部和尿路等潜伏病灶；遵医嘱预防性应用抗菌药物。

（5）其他准备：①保持皮肤清洁卫生，预防皮肤感染。②注意防寒保暖，防止呼吸道感染。③饮食和肠道准备：术前8小时禁食、4~6小时禁饮，必要时术前1日晚给予生理盐水或肥皂水灌肠1次。④保证足够的睡眠：术前晚可遵医嘱予以口服适量的地西泮或阿普唑仑。⑤术晨测量体重。⑥加强营养：保证足够的热量及蛋白质，以增强抵抗力。⑦纠正水、电解质及酸碱平衡失调。

知识点13：器官移植前的病室准备　　　　　　副高：熟悉　正高：掌握

（1）病室设施：为移植后的患者准备隔离病房，病房要光线及照明充足，通风良好，各种灭菌物品及抢救设备齐全。

（2）专用药柜：根据移植器官的种类准备相关的药品，如止血药、抗生素、免疫抑制药、维生素、降压药、利尿药、白蛋白及急救药等。

（3）消毒与隔离：病房要求术前一日用0.5%过氧乙酸或其他消毒液擦拭病房内一切物品和门窗，然后用乳酸熏蒸或其他方法空气消毒。术后每日以消毒液擦拭室内地板及屋内其他物品，并进行空气消毒。医护人员或患者家属进移植病房前应洗手，穿戴隔离衣、帽、口罩和鞋等。

第二节　肾　移　植

知识点1：肾移植的适应证　　　　　　　　　副高：熟悉　正高：掌握

（1）原发疾病的种类：肾小球肾炎、慢性肾盂肾炎、间质性肾炎、多囊肾、肾硬化、糖尿病肾病。

（2）患者的年龄：5~60岁均可，一般认为在12~50岁较好。近年年龄范围有所扩大，没有绝对明确的年龄界限。高达80余岁的患者接受肾移植也可成功，但要慎重考虑患者的心血管情况及患者的预期寿命。

知识点2：肾移植的禁忌证　　　　　　　　　副高：熟悉　正高：掌握

合并以下疾病的患者在考虑行肾移植前必须慎重：①活动性肝炎患者不宜做肾移植。已确诊的肝硬化患者不宜做肾移植。②对于冠心病、不稳定型心绞痛的患者一般不宜马上做肾移植，对于有明显症状的冠心病患者应先行冠状动脉造影评价，必要时冠状动脉旁路移植术成功后再接受肾移植。③活动性消化性溃疡病的患者不适宜马上做移植，由于术后要使用大量激素，因此术前必须将溃疡治愈。④体内有活动性慢性感染病灶的患者，应先系统治疗，控制病情稳定后再做肾移植。⑤恶性肿瘤已发生转移或发病两年以内的患者禁忌行肾移植，因为免疫抑制可能使肿瘤发展或复发。⑥淋巴毒试验或PRA强阳性者。

知识点3：肾移植的手术方式　　　　　　　　副高：熟悉　正高：掌握

肾移植手术基本采用异位移植，即髂窝内或腹膜后移植，以前者多见。将供肾动脉与受者的髂内或髂外动脉做端端或端侧吻合，供肾静脉与受者的髂外静脉做端侧吻合，供肾输尿管与受者的膀胱吻合。一般无须切除受者的病肾；若病肾为肾肿瘤、严重肾结核、巨大多囊肾、多发性肾结石合并感染等则必须切除。

知识点4：肾移植供体的选择评估　　　　　　副高：熟悉　正高：掌握

（1）供体的选择：供肾可来源于尸体供体或活体供体。供体的选择应遵循供体、受体免疫学和非免疫学选择的条件。

（2）供体的评估：评估供体的健康史及身体状况，排除供体全身性疾病及供肾的功能或解剖结构异常。对活体供体术前必须做全面详细的检查，确保供给肾后供体的健康和安全。

知识点5：肾移植受体的术前护理评估　　　　副高：熟悉　正高：掌握

（1）健康史：了解患者肾病的病因、病程及诊疗情况，尿毒症发生的时间和治疗经过，透析治疗的频率和效果等。心、肝、肺、脑等其他器官功能是否良好。有无心肺、泌尿系统及糖尿病等病史，有无手术及过敏史等。

（2）身体状况：了解患者的生命体征、营养状况；有无水肿、高血压、贫血或皮肤溃疡等；是否有排尿及尿量等；有无其他并发症或伴随症状。评估肾区有无疼痛、压痛、叩击痛及疼痛的性质、范围和程度。

（3）心理-社会状况：评估患者是否恐惧手术、担心手术失败，是否有犹豫不决、萎靡不振、不安和失眠等心理状况。了解患者及其家属对肾移植手术、术后并发症、术后治疗、疗效和康复等相关知识的了解及接受程度。评估家属及社会、医疗保健支持体系对肾移植手术的风险、肾移植所需高额医药费用的承受能力。

| 知识点6：肾移植受体的术后护理评估 | 副高：熟悉　正高：掌握 |

（1）健康史：了解术中血管吻合、出血、补液及尿量情况，了解术中是否输血及输血量；了解移植肾植入部位、是否切除病肾等。

（2）身体状况：监测患者生命体征，特别是血压和中心静脉压（CVP）。评估移植肾的排泄功能及尿量、血肌酐及电解质变化情况。评估患者移植肾区局部有无肿胀和压痛等。评估患者是否有出血、感染及排斥反应。

（3）心理-社会状况：评估移植后患者对肾移植的认同程度；了解患者及家属对肾移植后治疗、康复、保健知识的了解和掌握程度。

| 知识点7：肾移植的护理诊断 | 副高：熟悉　正高：掌握 |

（1）焦虑/恐惧：与担心手术效果及移植后治疗康复有关。

（2）营养失调，低于机体需要量：与食欲缺乏、胃肠道吸收不良及低蛋白饮食等有关。

（3）有体液失衡的危险：与术前透析过度或不足、摄入水分过多或不足、术后多尿期尿液过多等有关。

（4）潜在并发症：出血、感染、急性排斥反应、泌尿系统并发症等。

| 知识点8：肾移植的术前护理措施 | 副高：熟悉　正高：掌握 |

（1）病室准备：为移植后的患者准备隔离病房，病房要光线及照明充足，通风良好，各种灭菌物品及抢救设备齐全，要求术前一日用0.5%过氧乙酸或其他消毒液擦拭病房内一切物品和门窗，然后用乳酸熏蒸或其他方法空气消毒。术后每日以消毒液擦拭室内地板及屋内其他物品，并进行空气消毒。医护人员或患者家属进移植病房前应洗手，穿戴隔离衣、帽、口罩和鞋等。

（2）皮肤准备：保持患者皮肤清洁卫生，预防皮肤感染；皮肤准备范围为上起肋弓，下至股部上1/3，两侧至腋后线；术前淋浴或手术日前晚用消毒液擦身。

（3）营养支持：根据患者的营养状况指导并鼓励患者进食低钠、优质蛋白、高碳水化合物、高维生素饮食，必要时遵医嘱通过肠内、外途径补充营养，以改善患者的营养状况和纠正低蛋白血症，提高手术耐受性。

（4）实验室检查：进行入院常规检查、ABO 血型相容试验、人类白细胞抗原配型及淋巴细胞毒交叉配合试验等免疫学检查，此外还要进行 B 超检查，以了解双侧髂血管情况。

（5）病情监测：术前监测血压、透析后体重变化，术前 24 小时增加血液透析 1 次。

（6）心理护理：患者术前普通存在复杂的心理反应，应根据患者的反应做好相应的心理护理，向患者讲解手术性质及术后注意事项，使患者对肾移植手术有初步的了解，减少对手术的恐惧，同时做好患者家属的心理护理。

| 知识点9：肾移植的术后常规监测与护理措施 | 副高：熟悉　正高：掌握 |

（1）监测生命体征：术后每小时测量脉搏、血压、出入量及中心静脉压，连续监测 3 天，待病情平稳后逐渐减少测量次数。术后如患者出现发热、血压升高、尿量减少、血肌酐上升伴移植肾区疼痛，应注意是否发生排斥反应或感染。

（2）监测尿量与维持体液平衡：详细记录出入量，尤其要严密监测每小时尿量，并根据尿量及时调整补液速度与量，保持出入量平衡。

1）监测尿量：尿量是反映移植肾功能状况及体液平衡的重要指标，术后 72 小时内宜每小时监测尿量，术后第 1 天尿量宜维持在 300ml/h 以上，多数患者术后早期易发生多尿，即尿量达 1000ml/h 以上，应注意患者电解质的变化；部分患者术后可出现少尿或无尿，注意是否由于血容量不足、血压偏低造成移植肾血流灌注不足，仔细分析原因，为合理补液提供依据。

2）合理补液：原则上不在手术侧下肢和动静脉造瘘肢体建立静脉通道，且术后早期应建立两条静脉通道。肾移植术后静脉输液应遵循"量出为入"的原则，根据尿量和 CVP 及时调整补液速度与量，及时补充水、电解质，后 1 小时的补液量与速度依照前 1 小时排出的尿量而定。一般当尿量 <200ml/h、200~500ml/h、500~1000ml/h 和 >1000ml/h 时，补液量分别为等于尿量、尿量的 4/5、2/3 和 1/2。尿量 <100ml/h，及时向医师报告，主要原因有术前血透过度、术中失血等造成血容量不足、移植肾发生急性肾小管坏死或急性排斥反应等，当血容量不足时须加速扩容。24 小时出入量差额一般不能超过 2000ml。除治疗用药外，输液种类以糖和盐交替或 0.45% 氯化钠溶液补给；尿量 >300ml/h，应加强盐的补充，盐与糖的比例为 2:1。另外，术后早期一般不补钾。如出现低钙血症应适当补钙。

（3）伤口及引流液的观察与护理：①观察伤口有无红、肿、热、痛及分泌物，视伤口渗出情况及时换药。②观察并记录髂窝引流管引出液的色、质、量。若引出血性液体 >100ml/h，提示有活动性出血的可能；若引流出尿液样液体且引流量 >100ml，提示尿漏的可能；若引流出乳糜样液则提示淋巴漏，均应及时向医师报告。③注意移植肾局部有无压痛，加强对移植肾质地的检查。

（4）饮食指导和营养支持：术后第 2 天如胃肠道功能恢复，待肛门排气后即可给予少量饮食，以后如无不适可逐渐加量并过渡到普食，并严格记录饮食和饮水量。对肾功能恢复较好者给予高蛋白、高热量、高维生素、低脂、易消化饮食，以保证营养，提高机体免疫力；必要时可给予要素饮食或者静脉高营养；记录饮食和饮水量。

知识点10：肾移植术后免疫抑制药的应用与监测　　　　副高：熟悉　正高：掌握

（1）免疫抑制药的应用常规：常用的肾移植三联免疫抑制治疗方案有常规剂量 CsA + MMF/西罗莫司/硫唑嘌呤 + 激素，以及 TAC + MMF/西罗莫司/硫唑嘌呤 + 激素。

（2）抗淋巴细胞球蛋白（ALG）的应用：术前使用抗体诱导者，继续按疗程使用 ALG 等。

（3）免疫抑制药浓度监测：按医嘱定期测定患者血药浓度，以防因血药浓度过低或过高而引起排斥反应或药物中毒。测血药浓度应在服药前，抽血完毕，取下针头，沿试管壁缓慢注入，轻轻摇匀，及时送检，抽血剂量要准确。

知识点11：肾移植术后并发症的观察与护理措施　　　　副高：熟悉　正高：掌握

（1）出血：肾移植患者术后可发生移植肾的血管出血和创面出血。

1）表现：常见于术后72小时内，表现为心率增快，血压迅速下降及 CVP 降低，出现血尿，伤口引流管瞬间有大量鲜血涌出或者伤口敷料有较多渗血。有时因血凝块堵塞引流管，仅有少量甚至没有血性液体排出，表现为局部包裹性肿块。血常规示红细胞计数及血细胞比容明显下降。

2）护理措施：密切观察患者的神志、生命体征变化；注意观察外周循环情况、伤口和各引流管引流情况，注意保持引流管通畅；正确记录每小时出入量，特别是尿液量性状及颜色的变化；按时送检和查询血常规等检验结果。

3）防止血管吻合口破裂：①采取适当体位。术后平卧24小时，要求移植肾侧下肢髋膝关节水平屈曲15°~25°，避免突然改变体位。②指导活动。术后第2天指导患者进行床上活动，术后第3天可根据病情协助其下床活动，活动量以逐渐增大为原则，不宜过早活动下肢。③保持排便通畅以避免腹压增高。一旦发现出血征象，应保持输液通畅，加快补液速度，并及时报告医师，配合处理。

（2）感染：是器官移植后最常见的致命并发症。肾移植术后以并发肺部感染和败血症的病死率较高。

1）表现：常见感染部位有切口、肺、尿道、口腔和皮肤等。若患者体温逐渐升高，无尿量减少但血肌酐上升，常提示感染的存在。

2）护理：应以预防为主。①遵医嘱合理预防性使用抗菌药物，做好保护性隔离，密切观察病情变化，及时发现感染先兆。②严格进行病房管理和无菌操作，确保病室符合器官移植病房的感染控制规范要求；患者使用的衣被等物品应灭菌后使用。③做好各项基础护理：包括口腔、会阴部、皮肤、创口、留置导尿管和引流管护理，及时更换渗湿敷料。鼓励患者床上活动，按时翻身叩背，预防肺部感染。④预防交叉感染：医护人员进入病室前应洗手并穿戴隔离衣帽、口罩和鞋。术后早期，患者不宜外出，若必须外出检查或治疗时，应注意保暖，并戴好口罩、帽子。⑤定期查血、尿、粪便、痰、咽拭子、引流液的细菌培养及药敏，以早期发现感染病灶。⑥一旦出现疑似感染的症状，遵医嘱应用敏感抗菌药或抗病毒药，及时有效控制感染。

（3）急性排斥反应

1）表现：体温突然升高且持续高热，同时伴随血压升高、尿量减少、血清肌酐上升、移植肾区闷胀感、压痛及情绪改变等。

2）护理措施：①做好患者的心理护理，解释发生移植肾排斥的原因、药物治疗的效果，消除其紧张、恐惧的心理，以配合治疗与护理。②密切观察患者的生命体征、尿量、肾功能及移植肾区局部情况。③加强消毒隔离工作和基础护理。④遵医嘱正确、及时执行抗排斥的冲击治疗，如应用甲泼尼龙、莫罗莫那 CD₃（OKT₃）等，及时观察用药效果。MP 冲击治疗期间应注意观察患者腹部及粪便色泽等情况，警惕应激性消化道溃疡的发生。⑤排斥逆转的判断：抗排斥治疗后如体温降至正常，尿量增多，体重稳定，移植肾肿胀消退、质变软、无压痛，全身症状缓解或消失，血肌酐、尿素氮下降，往往提示排斥逆转。

（4）泌尿系统并发症：肾移植术后早期应观察有无尿漏、移植肾输尿管梗阻、肾动脉血栓形成或栓塞，以及移植肾自发性破裂等并发症发生。通过观察有无伤口引流管尿液引出、尿量突然减少或无尿、血尿、移植肾区胀痛和压痛、移植肾质地改变、血尿素氮和肌酐增高等来判断有无并发症发生。如有上述情况，及时报告医师，协助进行 B 超检查，并做好再次手术前准备。

知识点 12：肾移植的健康指导　　　　　　　　　　　　副高：熟悉　　正高：掌握

（1）合理活动：①指导患者合理安排休息时间，根据身体情况选择适当的活动方式，注意保护移植肾不被硬物挤压或碰撞。②保持心情愉悦，避免不良情绪刺激，采取适当方式宣泄抑郁情绪，保持心理平衡。

（2）自我监测：①指导患者自我监测体温、血压、尿量、体重等。每日监测体温并记录，每日测晨起空腹体重并记录，监测 24 小时尿量并记录。②指导患者自我检查移植肾区移植肾是否有压痛及肿胀等。如有异常及时就诊，避免长时间在阳光下暴晒。

（3）预防感染：①避免交叉感染，不到人多嘈杂的环境，外出时戴口罩，居室内保持通风。②注意保暖，预防感冒，注意个人卫生，勤更换内衣，保持被褥干燥清洁。③注意饮食卫生，不到饮食卫生不合格的餐厅就餐，不吃生、冷及不洁食物。④移植术后 3~6 个月内外出应戴口罩，以避免交叉感染。⑤户外运动时避免蚊虫叮咬。

（4）用药指导：加强依从性教育，指导患者正确、准时服用各种药物，不能自行增减或替换药物；并强调长期、按时服用免疫抑制药的重要性，不宜服用对免疫抑制药有拮抗或增强作用的药物和食品；指导患者学会观察排斥反应的表现和各种药物的不良反应。

（5）饮食指导：正常进食后应少量多餐，选择高糖、高蛋白、丰富维生素、低脂、易消化及少渣饮食；早期禁食酸性、高糖水果；避免生冷及刺激性食物；禁烟酒；进食前食物需经煮沸消毒或微波消毒；不吃人参、灵芝等可使免疫力发生变化的食物及补品。

（6）定期门诊随访：一般患者术后 3 个月内每周门诊随访 1 次，术后 4~6 个月每 2 周门诊随访 1 次，6 个月至 1 年每月 1 次。以后根据患者的身体状况及医嘱安排随访时间，但每年至少要有 2 次门诊随访，如有不适及时就诊。

（7）加强患者配偶的健康教育，适时恢复性生活：在对配偶实施同步健康教育的研究中发现对于肾移植患者的配偶同步实施健康教育后，患者的躯体功能、角色功能、情绪功能、社会功能等明显改善，这对改善患者的性功能、婚姻及生活质量均有重要意义。

第三节 肝 移 植

| 知识点 1：肝移植的适应证 | 副高：熟悉　正高：掌握 |

肝移植是指经手术切取供体全部或部分肝来取代受体终末期病肝，以恢复肝功能，挽救患者生命。肝移植是治疗终末期肝病的最根本方法。我国肝移植起步于 1977 年，近年来取得了较快发展。肝移植的适应证如下。

（1）肝实质疾病：各种失代偿期肝硬化（肝炎后肝硬化、酒精性肝硬化等）、肝功能衰竭（急慢性重症肝炎、药物中毒、新生儿肝炎等）、先天性肝纤维化、多囊肝、严重肝外伤等。

（2）肝肿瘤：原发性肝癌、肝母细胞瘤、特殊类型的肝转移癌。

（3）静脉回流障碍性疾病：Budd-Chiari 综合征、肝小静脉闭塞症。

（4）先天代谢障碍性疾病：肝豆状核变性（Wilson 病）、α_1-抗胰蛋白酶缺乏病、糖原贮积综合征、家族性非溶血性黄疸。

（5）胆汁淤滞性疾病：先天性胆道闭锁、原发性或继发性胆汁性肝硬化、硬化性胆管炎。

| 知识点 2：肝移植的禁忌证 | 副高：熟悉　正高：掌握 |

（1）绝对禁忌证：①肝胆系统外的难以控制的全身感染。②肝胆系统外的恶性肿瘤或肝癌已出现肝外转移。③心、脑、肺等重要生命器官功能衰竭者。④严重酒精依赖、吸毒及精神病患者。⑤HIV 阳性患者。

（2）相对禁忌证：①转移性肝肿瘤。②门静脉血栓或栓塞者。③胆管癌。④肝、胆感染所致的败血症。⑤乙型肝炎病毒表面抗原（HBsAg）和 e 抗原（HBeAg）均阳性或乙型肝炎病毒核酸（HBV-DNA）阳性的乙型肝炎患者。

| 知识点 3：肝移植的手术方式 | 副高：熟悉　正高：掌握 |

目前临床上开展肝移植术式很多，但最常用术式是经典原位肝移植、（改良）背驮式肝移植和活体部分肝移植。

（1）经典原位肝移植：指切除病肝时，肝后下腔静脉与之一并切除，供肝植入时依次吻合肝上下腔静脉、肝下下腔静脉及门静脉、肝动脉和胆管。

（2）背驮式肝移植：指不切除受体肝后下腔静脉，将受体肝静脉共干与供肝的肝上下腔静脉吻合，而供肝肝下下腔静脉则予结扎。由于背驮式肝移植容易造成流出道梗阻，目前采用较多的是改良背驮式肝移植，两者均仅用于良性终末期肝病，一般不适宜于肝癌患者。

（3）减体积式肝移植：以 Couinaud 肝段解剖为基础，根据供、受者身材体重比，取部分肝做移植，常用于儿童及供、受者体积差别较大的肝移植。常用于移植的部位有左外叶肝段、左半肝和右半肝。

（4）活体部分肝移植：是一种来自活体供肝的减体积式肝移植，必须以保持供体肝的管道结构和保证供体的生命安全为前提，供者多为受者的亲属。供肝可以为右半肝（带或不带肝中静脉）、左半肝、左外叶（供儿童移植）。

（5）其他术式：如劈裂式肝移植、辅助性或异位肝移植、肝的联合移植等。

知识点 4：肝移植受体的术后护理评估　　　　副高：熟悉　　正高：掌握

（1）健康史：了解术中血管吻合、出血、补液及尿量情况，是否输血及输血量；了解移植肝植入部位、是否切除病肝等。

（2）身体状况：监测患者生命体征，尤其是血压和 CVP。评估移植肝的功能及体液平衡，移植肝区局部有无肿胀和压痛等。评估患者是否有出血、感染及排斥反应。

（3）心理–社会状况：评估移植后患者对肝移植的认同程度；了解患者及家属对肝移植后治疗、康复、保健知识的了解和掌握程度。

知识点 5：肝移植的护理诊断　　　　　　　　副高：熟悉　　正高：掌握

（1）焦虑/恐惧：与患者长期受慢性肝病的折磨，担心手术有关。

（2）有体液不足的危险：与摄入减少、腹水或大量放腹水、利尿等有关。

（3）营养失调，低于机体需要量：与慢性肝病消耗、禁食或摄入减少有关。

（4）低效性呼吸形态：与手术时间长、创伤大及气管插管有关。

（5）潜在并发症：出血、感染、急性排斥反应、胆道并发症等。

知识点 6：肝移植的术前护理措施　　　　　　副高：熟悉　　正高：掌握

（1）增加营养：指导患者进食含优质蛋白、高糖、高维生素、易消化的低脂饮食。对禁食患者，严格遵医嘱补液。

（2）预防感染：保持环境清洁舒适，及时发现并处理全身或局部感染性病灶，纠正凝血机制异常。

（3）预防感冒：注意患者保暖，指导患者呼吸锻炼。

（4）保护和改善肝功能：经静脉或口服给予保肝药物，每日晨测腹围1次。观察黄疸的变化，关心患者的主诉。

（5）遵医嘱合理补液：包括输血浆、白蛋白、利尿药、补充维生素 K_1、凝血酶原复合物等以纠正体液失衡、贫血、低蛋白血症、凝血异常等，维持血红蛋白 >90g/L，白蛋白 >30g/L。

（6）备血：肝移植手术因创伤大、患者本身凝血功能差、门静脉高压等致术中出血较多，术前常规配同型浓缩红细胞 4000ml 以上，血浆 3000~4000ml 以及一定数量的凝血因子、白蛋白、血小板等。

（7）肠道准备：①术前一天进流食，口服肠道抗生素。术前一天晚及术晨清洁灌肠。②术前 12 小时禁食、6 小时禁水。术晨留置胃管、导尿管。

（8）皮肤准备：备皮范围是从锁骨水平到股上 1/3 前内侧及外阴部，两侧到腋后线。毛发多影响术野的患者需备皮剃除毛发。

（9）药物准备：①术前一天及术中抗生素治疗。②术前进行组织配型，配血、新鲜血浆、血小板，根据凝血情况配各种凝血因子及纤维蛋白原等。③药物准备：除一般药品外，还要准备人血白蛋白、免疫抑制药、抗生素、保肝抗凝药物、利尿药和各种抢救药等。

（10）无菌层流室的准备：①层流室的消毒：术前一天彻底清洁病房，用含氯消毒液擦拭室内物品、墙、窗及提前 24 小时启用层流设施。②物品准备：配备多功能监护仪、呼吸机、吸引器、消毒的衣被及其他常用物品。③药物准备：备齐免疫抑制药、抗生素、人血白蛋白，保肝、抗凝药及各种抢救药。

（11）心理护理：耐心向患者解释疾病的有关知识及进行移植的必要性，制订完整的宣教计划，帮助患者逐步了解肝移植的有关知识及术后用药的注意事项，向患者说明术前准备及检查的必要性，指导患者掌握有关术后康复过程的配合技巧及相关知识，确保其对手术的风险及可能出现的问题有明确理解，以便合作。

知识点 7：肝移植的术后常规监测与护理措施　　　　　　副高：熟悉　正高：掌握

（1）维持有效呼吸

1）监测呼吸功能，维持有效呼吸：绝大多数肝移植患者术后早期仍需要通过呼吸机辅助呼吸，以保证足够的氧合，促进术后平稳恢复。应根据病情调整呼吸机的各项参数；保持呼吸道通畅，定时湿化，及时吸痰；动态监测动脉血气分析指标。

2）脱机指标：术后应尽早拔除气管插管，保持呼吸道通畅，鼓励患者进行深呼吸、有效咳嗽。脱机和拔除气管插管指征同一般腹部大手术。拔管后注意观察呼吸情况，监测血氧饱和度及动脉血气分析等。

（2）维持体液平衡

1）血流动力学监测：持续、动态监测患者心率、血压、血氧饱和度、肺毛细血管楔压等，术后早期 15~30 分钟记录 1 次，稳定后改为每小时 1 次，以掌握患者血容量情况。

2）监测水、电解质及酸碱平衡：监测每小时尿量、引流量、补液量等并准确记录出入液量，定时监测动脉血气分析及血电解质等，以了解体液平衡情况。

3）合理静脉补液：维持静脉通路通畅，遵医嘱及时补充晶体液和胶体液，特别是肝移植术后血浆和白蛋白输注量大，更应根据监测情况合理安排各类液体的输注顺序和速度，以维持体液平衡。

（3）动脉测压管、漂浮导管和深静脉导管护理：与其他危重患者使用时的护理基本相同，但应注意肝移植后患者抵抗力差，特别强调导管创口护理。

（4）各种引流管的护理

1）胃管：除进行一般胃管护理外，需特别注意观察引流液内是否含有胆汁，以了解移植肝功能恢复情况；若无T管者观察胃管引流液性状，若1小时内胃管引流出血性液体>100ml，提示有活动性出血的可能，应及时报告医师。

2）T管：观察胆汁的量，并观察色泽，有无混浊、泥沙或絮状物等。一般术后引出的胆汁量正常为每日300～500ml，最初每日为100ml左右，数日后增多，如出现胆汁过少可能因肝功能障碍引起；每日胆汁过多可能是由于胆总管下段不通畅所致。正常胆汁色泽为深绿色或金黄色、较稠厚、清而无渣。

3）腹腔引流管：通常留置3根，分别放置在左肝上、右肝上、右肝下，应严密观察并准确记录引流液的色、质、量。若1小时内引流血性液体>100ml，提示有活动性出血；若引流出胆汁样液体提示有胆瘘，均应及时向医师报告。

（5）饮食指导和营养支持：术后待肠蠕动恢复、肛门排气后即可拔除胃管，先进食少量流食，以后逐渐增加，如无不适可改为半流食。肝移植术后机体消耗较大且抵抗力低，对肝功能恢复较好的患者给予高蛋白、高热量、丰富维生素、低脂、易消化的饮食，以保证营养，提高机体免疫力。

（6）用药护理：免疫抑制药是移植患者要终身服用的抗排斥药，使用时应做到按医嘱正确用药，剂量准确、准时，并注意药物的配伍禁忌。①他克莫司（FK506）：常用剂量为0.15mg/（kg·d），空腹口服，饭前1小时或饭后2小时服用，服药后需严格监测血药浓度。肝移植术后1个月内理想的血药浓度为10～12ng/ml。②皮质激素：常用药有泼尼松龙，口服、静脉均可吸收。③硫唑嘌呤：是同种异基因移植免疫治疗的经典药物之一。常用剂量为2～5mg/（kg·d），维持量为0.5～3.0mg/（kg·d），可通过口服或静脉注射给药。

（7）肝、肾功能监测

1）肝功能监测：通过监测患者意识、凝血功能、胆汁和肝功能生化指标，了解移植肝的功能恢复情况。术后T管引出金黄色黏性胆汁、胃管引出含胆汁液、凝血功能好转、黄疸减退等均是移植肝功能良好的表现。

2）肾功能监测：肝移植术后易并发肾功能不全，应注意保护肾功能，慎用肾毒性药物。

　　知识点8：肝移植术后并发症的观察与护理措施　　　　副高：熟悉　正高：掌握

（1）出血：多发生在术后48小时内，主要表现有引流管内血性液体较多或突然增多，心率加快，脉搏细速，尿量减少或口干等症状，实验室检查发现血红蛋白减少。术后要严密观察腹腔引流液的情况，每60分钟向上向下挤压引流管1次，并随时记录每次引流液的性质和量，如短期内大量鲜血引出，血压下降，则提示活动性出血，须立即通知医师处理，同时迅速建立静脉输液通道，准备输血。

（2）感染：感染是肝移植术后最常见的致命性并发症，以肺部感染和败血症的病死率最高。常见致病原有细菌、真菌、病毒，其中以细菌感染最为常见。移植术后患者感染的主要原因有长期留置导管，使用大量免疫抑制药、大量激素，机体抵抗力低等。术后持续应用免疫抑制药增加了感染的风险。巨细胞病毒（CMV）是机会感染的主要病原体。加强观察可及时发现感染先兆。患者表现为体温逐渐升高。术后护理应以预防为主，预防措施包括：①严格进行保护性隔离：安置患者在单人房间，术后早期严格控制家属探视及医务人员进出。保持室内空气新鲜，温度、湿度适宜，定期空气消毒及细菌监测。进入病室的一切物品先要经过消毒处理。②严格无菌技术：医护人员操作前后，严格洗手，进行任何操作和接触患者均应戴口罩、手套，穿隔离衣。保持各种静脉插管及桡动脉插管处干燥清洁，每日更换无菌透明敷料，如有污迹血迹随时更换。保持切口敷料干燥，注意定时行胆汁、引流液、血、尿、痰培养和药敏试验。③加强基础护理：注重患者皮肤护理，防止发生破溃引起感染。④遵医嘱预防性应用抗CMV感染的药物，并在防排斥治疗结束后继续应用1~3个月。⑤术后预防性使用抗菌药，使用甲氧苄啶、磺胺甲基异噁唑，单强度剂量每日或双强度剂量每周3次，持续至少6~12个月。⑥如不能耐受阿托伐醌和氨苯砜，可选择甲氧苄啶磺胺甲噁唑，提高患者治疗依从性。⑦肝移植受体应避免接种活病毒疫苗，建议每年接种流感疫苗、每3~5年接种一次肺炎链球菌疫苗。

（3）排斥反应：肝移植术后2~4周是急性排斥反应的高危期，急性排斥反应，主要表现为发热、全身不适、胆汁量锐减且稀薄而色淡，肝功能异常。排斥反应的处理原则是早期发现、早期鉴别、早期用药。明确诊断需行肝组织穿刺活检。慢性排斥反应常发生在移植术后数月或数年，是一缓慢、进行性发展的过程，表现为移植肝功能逐渐减退，最终发展为慢性肝衰竭。慢性排斥反应通常是不可逆的。在护理过程中应严密观察皮肤及巩膜黄染消退情况、胆汁引流情况，遵医嘱及时准确采取血标本检验，以监测肝功能各项指标及血药浓度，一旦排斥反应确定，应及时给予抗排斥反应治疗。常用的联合用药方案是激素冲击和加大免疫抑制药用量。

（4）血管并发症：血管并发症是肝移植术后预后最严重的并发症之一，会导致明显的移植肝功能丧失和患者死亡。其中肝动脉血栓形成是最严重的并发症，多发生在术后1周内，表现为肝区突发性疼痛、高热、肝功能异常、反复菌血症并常伴有肝脓肿，术后1周应每天定时行肝血管彩超检查。

（5）胆道并发症：主要包括胆瘘、感染或胆道梗阻。患者发生胆瘘时表现为腹痛、腹胀、发热、血白细胞计数升高和/或腹腔引流管引出胆汁，黄疸逐步加深为胆道梗阻症状；腹痛、发热、寒战及肝功能异常等为胆道感染症状。护理时应注意观察有无上述异常表现。一旦发现，立即报告医师。注意监测体温；保持各引流管通畅，观察并记录各引流液的颜色、性状和量；遵医嘱协助完成MRI、ERCP、超声等检查。

（6）神经系统并发症：神经系统并发症分为器质性疾病和非器质性疾病。此类并发症的常见症状为幻视、幻听、被害妄想、意识障碍和精神活动异常等。护理时应注意评估患者的精神状况，严格免疫抑制药的应用，并注意患者的心理护理。

| 知识点9：肝移植的健康指导 | 副高：熟悉　正高：掌握 |

（1）加强营养，增加抵抗力，但禁食具有增强机体免疫力的补品及保健品，以免引起排斥反应。

（2）带T管出院者，必须指导其保持T管周围皮肤及敷料清洁、干燥，按时换药，避免管道扭曲、受压或脱出，防止胆汁逆流感染，术后3~6个月复诊，如无胆道、胃肠不适症状可考虑拔管。

（3）注意劳逸结合，保持良好的情绪，注意个人卫生，适当体育锻炼。

（4）注意季节变化，添加衣服防止感冒，尽量少去公共场所防止交叉感染。

（5）遵医嘱正确服用免疫抑制药，不可自行减量或停药。

（6）定期检查肝肾功能、移植肝情况；术前为慢性乙型肝炎者，术后必须坚持抗病毒治疗。

第八章　肿瘤患者的护理

| 知识点1：肿瘤的概念 | 副高：掌握　正高：熟练掌握 |

　　肿瘤是在各种始动与促进因素作用下，机体细胞在基因水平上失去对其生长的正常调控，导致单克隆性异常增殖而形成的新生物。正常细胞转变为肿瘤细胞后具有异常的形态、代谢和功能，并在不同程度上失去了分化成熟的能力。肿瘤生长旺盛，并具有相对的自主性，即使致瘤因素已不存在时，仍能持续生长。

| 知识点2：肿瘤的病因 | 副高：掌握　正高：熟练掌握 |

　　目前认为肿瘤的发生是由多种外源性的致癌因素和内源性的促癌因素长期共同作用的结果。外界因素有化学、物理、生物因素，以及不良生活方式和癌前病变。促癌因素包括遗传倾向性、内分泌、免疫和营养因素，心理、社会因素可通过影响人体内分泌、免疫功能而诱发肿瘤。

| 知识点3：肿瘤的分类与命名 | 副高：掌握　正高：熟练掌握 |

　　根据肿瘤的形态及肿瘤对机体的影响，即肿瘤的生物学行为，肿瘤可分为良性肿瘤、恶性肿瘤、介于良恶性肿瘤之间的交界性肿瘤。

　　（1）良性肿瘤：是在其来源组织名称之后加"瘤"字。良性肿瘤通常有包膜或边界清楚，呈膨胀性生长、速度缓慢，色泽和质地接近相应的正常组织，无浸润和转移能力。瘤细胞分化成熟，组织和细胞形态变异较小，少有核分裂象。彻底切除后少有复发。对机体危害小。

　　（2）恶性肿瘤：来自上皮组织的恶性肿瘤统称为"癌"；来自间叶非上皮性组织者称为肉瘤；幼稚组织恶性肿瘤常称母细胞瘤，如神经母细胞瘤、肾母细胞瘤等。恶性肿瘤具有浸润和转移能力，通常无包膜，边界不清，向周围组织浸润生长，生长速度快。瘤细胞分化不成熟，有不同程度的异型性，对机体危害大。患者常因肿瘤复发、转移而死亡。

　　（3）交界性肿瘤：少数肿瘤形态上属良性，但常浸润性生长，切除后易复发，甚至可出现转移，在生物学行为上介于良性与恶性之间，故称交界性或临界性肿瘤，如包膜不完整的纤维瘤、黏膜乳头状瘤、涎腺混合瘤等。有的肿瘤虽为良性，但由于生长部位与器官特性所致的恶性后果而显示为恶性生物行为，如颅内良性肿瘤伴颅内高压、肾上腺髓质肿瘤伴恶性高血压及胰岛素瘤伴低血糖等。

知识点 4：恶性肿瘤的病理生理　　　　　副高：掌握　正高：熟练掌握

（1）恶性肿瘤的发生发展：包括癌前期、原位癌和浸润癌 3 个阶段。从病理形态上看，癌前期上皮增生明显，伴有不典型增生；原位癌的癌变细胞仅限于上皮层内，是未突破基膜的早期癌；浸润癌则突破基膜向周围组织浸润、发展，破坏周围组织的正常结构。

（2）肿瘤细胞的分化：依据恶性肿瘤细胞的分化程度，分为高分化、中分化和低分化（或未分化）3 类，或称Ⅰ、Ⅱ、Ⅲ级。高分化（Ⅰ级）细胞接近正常，恶性程度低；低分化或未分化（Ⅲ级）细胞核分裂较多，恶性程度高，预后差；中分化（Ⅱ级）的恶性程度介于两者之间。

（3）生长方式：主要呈浸润性生长，肿瘤沿组织间隙、神经纤维间隙或毛细血管扩展，边界不清，实际扩展范围远较肉眼所见大，局部切除后极易复发。

（4）生长速度：恶性肿瘤生长快、发展迅速、病程较短。良性肿瘤恶变时亦可逐渐增大，合并出血、感染时短期内增大明显。

（5）转移方式：恶性肿瘤易发生转移，其转移方式有 4 种。①直接蔓延：肿瘤细胞由原发部位直接侵入毗邻组织，如直肠癌侵及骨盆壁。②淋巴转移：多数为邻近区域淋巴结转移，少数不经区域淋巴结而转移至第二、第三站淋巴结。③血行转移：由血液循环将原发病灶的癌细胞带到肺、肝、骨骼及脑部的微血管床，造成转移。④种植转移：肿瘤细胞脱落后在体腔或空腔器官内的转移，如肝癌种植转移至盆腔。

知识点 5：肿瘤的临床表现　　　　　　　副高：掌握　正高：熟练掌握

（1）局部表现：位于体表或浅在的肿瘤，肿块常是第一症状，良性肿瘤生长缓慢，形状规则，表面光滑、易于推动；恶性肿瘤生长较快，质硬，边界不清，表面不平，活动度小，中晚期不易推动甚至固定。良性肿瘤一般无疼痛，肿瘤压迫或侵犯空腔脏器时出现梗阻症状。恶性肿瘤中晚期常有癌肿溃疡、出血和感染症状，当侵犯神经时出现疼痛，常难以忍受。晚期破坏所在器官的功能和结构，以及出现恶病质和转移症状。

（2）全身表现：良性及恶性肿瘤的早期多无明显的全身症状。恶性肿瘤中晚期患者有乏力、食欲缺乏、消瘦、贫血、低热等表现，至晚期患者全身衰竭呈现恶病质。某些部位的肿瘤可呈现相应的功能改变和全身表现，如颅内肿瘤引起颅内压增高和定位症状，肾上腺嗜铬细胞瘤可引起高血压。

知识点 6：肿瘤的辅助检查　　　　　　　副高：掌握　正高：熟练掌握

（1）实验室检查
1）一般检验：三大常规、肝功能、BUN 测定。
2）肿瘤标志物检测：为肿瘤患者体液中出现浓度异常的生化物质。甲胎蛋白（AFP）

对原发性肝癌诊断特异性很高；癌胚抗原（CEA）特异性不强，其动态检测对结肠癌疗效判断有参考价值。

（2）影像学检查：X 线平片和各种造影检查、超声波显像、计算机断层成像（CT）、磁共振成像（MRI）、放射性核素显像等检查能显示占位性肿块的部位、形态和大小，以推断有无肿瘤及其性质。

（3）内镜检查：应用金属或纤维光导的内镜直接观察空腔器官、胸腔、腹腔及纵隔等部位的病变，并取活体组织做病理学检查，还能对小的病变进行治疗。

（4）病理学检查：病理学检查是确诊肿瘤最准确的方法之一，包括脱落细胞检查、组织印片染色检查、病理切片检查。

1）脱落细胞检查：主要是收集痰液、胃液、胸腔积液、腹水、尿液、阴道分泌物等，离心或直接涂片，用特殊染色法在显微镜下找癌细胞。这种方法简单易行、经济安全，适用于防癌普查，可在农村推广。

2）组织印片染色检查：与脱落细胞检查法大致相同，不同的是直接把切除的肿块剖面印在玻片上，经特殊染色后进行镜检，其阳性率比脱落细胞检查法稍高，准确率约 90%。

3）病理切片检查：是最准确的诊断方法，但也非百分之百准确，有刮取活检、切取活检、切除活检等方法。刮取活检多用于肿块表面、瘘管、子宫颈等处的肿瘤，可用压舌板或刮匙在肿物表面轻轻刮下组织，既可做细胞学检查，也可做病理切片检查。

知识点 7：肿瘤诊断的特点　　　　　　　　　　　副高：掌握　　正高：熟练掌握

（1）肿瘤的早期症状常不明显，不能仅靠症状进行诊断，它的特异性很差，和很多疾病有相似的表现，体检往往可以为早期发现肿瘤提供资料和数据。

（2）影像学检查不仅能为肿瘤的诊断提供重要的依据，而且能为制定治疗方案和观察疗效提供依据。

（3）细胞和组织学证据仍然是肿瘤确定诊断的主要依据。

（4）有些肿瘤有生物化学和免疫学标志物证据，对明确诊断有帮助，目前生物学的标志物越来越多地应用于临床。

知识点 8：肿瘤 TNM 分期的原则　　　　　　　　副高：掌握　　正高：熟练掌握

肿瘤临床分期的目的是反映疾病的发展阶段，为制定治疗方案和评估治疗效果提供依据。目前临床常用的主要是 TNM 分期。T 代表原发肿瘤，根据肿瘤大小和局部范围可分为 4 级（T_1、T_2、T_3、T_4）；N 表示区域淋巴结的情况，按淋巴结受累范围可分为 4 级（N_1、N_2、N_3、N_4）；M 表明远处转移，M_0 为无远处转移，M_1 则为有远处转移。根据 TNM 的不同组合，诊断为不同的期别。临床无法判断肿瘤体积时以 T_x 表示。

知识点9：肿瘤综合治疗的原则　　　　　　　副高：掌握　正高：熟练掌握

（1）目的要明确：安排的顺序要符合肿瘤细胞生物学规律。肿瘤治疗失败的主要原因可有三方面：一是局部治疗不彻底或在不成功的治疗后局部复发；二是远处播散；三是机体免疫功降低给肿瘤复发播散创造了有利条件。

（2）安排要合理：在充分衡量正邪之间、局限与播散的情况下，如何制定合理、有计划的综合治疗方案很重要。这需要通过多学科的医师充分讨论协商。对于某些肿瘤，局部控制相对是个主要问题。即使是同一种肿瘤，也需要根据不同发展阶段和趋向，估计局部与播散哪一个可能性更大，从而采取适当有效的治疗措施。多数早期癌，单独手术即可治愈，过分的放疗或化疗反而有害。从免疫学角度来看，肿瘤发展迅速，说明机体免疫处于抑制和"麻痹"状态，手术后无疑易发生播散。而若经过其他治疗措施，待肿瘤稳定后再手术，则播散机会将大大下降。

知识点10：肿瘤的手术治疗　　　　　　　　　副高：掌握　正高：熟练掌握

肿瘤治疗多采用综合治疗方法，其中，手术治疗是目前早期或较早期实体肿瘤的首选方法。根据手术应用目的不同分为以下7类。

（1）预防性手术：对于有潜在恶性趋向的疾病和癌前病变做相应的切除术，以防止癌症发生。临床常采用的预防性手术：先天性多发性结肠息肉者做全结肠切除术；溃疡性结肠炎者做结肠切除术；重度乳腺小叶增生伴有乳腺癌高危因素者做乳房切除术。

（2）诊断性手术：指采取细针穿刺细胞学检查、针吸活组织检查、切取活检或切除活检等方式获取肿瘤组织标本并经病理学检查明确诊断后再进行相应的治疗。

（3）根治性手术：指对肿瘤所在器官的大部分或全部连同的区域淋巴结做整块切除，以期达到彻底治愈的目的。若癌瘤侵犯其他脏器，则按侵犯的器官亦应做部分或全部切除。广义的根治性手术包括瘤切除术、广泛切除术、根治术及扩大根治术等。

（4）姑息性手术：晚期肿瘤已失去手术治愈的机会，但在许多情况下，为了减轻症状、延长寿命，或为下一步其他治疗创造条件，可采用姑息性手术。

（5）减瘤手术：有时肿瘤的体积较大，手术治疗已不能达到根治目的，此时将原发病灶做大部分切除便于用其他治疗方法控制手术后所残存的瘤细胞，称为减瘤手术。减瘤手术仅适合于原发病灶的大部手术切除后，残留的肿瘤能用其他治疗方法，如放射治疗或化学药物治疗等有效地控制。

（6）远处转移癌手术：远处转移癌属于晚期肿瘤，难以手术治愈，但临床上确有部分转移癌患者手术后获得长期生存，故对转移癌手术不能一概否定。孤立性肺、肝、脑、骨转移，实施切除术后可能获得良好效果。

（7）重建和康复手术：为了提高肿瘤患者的生存质量，重建和康复手术越来越受到重视。由于外科技术，特别是显微外科技术的进步，使肿瘤切除后的器官重建有很大的发展。

如头面部肿瘤切除术后，常用带血管皮瓣进行面部修复。

知识点 11：肿瘤的化学治疗　　　　　　　　副高：掌握　　正高：熟练掌握

（1）药物分类：根据药物作用的分子靶点可分为以下几类：①作用于 DNA 化学结构的药物。②影响核酸合成的药物。③作用于 DNA 模板影响 DNA 转录或抑制 DNA 依赖 RNA 聚合酶而抑制 RNA 合成的药物。④影响蛋白质合成的药物。⑤其他类型的药物。

（2）给药方式

1）全身性用药：一般通过静脉、口服、肌内注射给药。大多数化疗药物在抑制或杀伤肿瘤细胞的同时，对机体正常组织，特别是代谢增殖旺盛的器官组织或细胞有不同程度的损害，并在出现疗效的同时，常伴有不同程度的毒性反应。

2）局部用药：为了提高药物在肿瘤局部的浓度，有些药物可通过肿瘤内注射、腔内注射、动脉内注入或者局部灌注等途径提供。

3）介入治疗：是近年来应用较多的一种特殊化疗途径，可通过动脉插管行局部动脉化疗灌注栓塞，也可经皮动脉插管配合皮下切口植入导管药盒系统进行长期灌注、栓塞化疗，提高肿瘤局部的药物浓度并阻断肿瘤的营养、血液供应，减少全身毒性反应。可采用同时给药或序贯给药的方式，以提高疗效，减少不良反应。

（3）不良反应：①急性和亚急性不良反应，是指用药后立即和疗程内出现的不良反应，如变态反应、恶心、呕吐、腹泻、手指麻木、皮疹、手足综合征和脱发、肝肾功能受损等。②长期不良反应，是指停药后甚至停药后多年出现的不良反应，包括神经毒性、造血功能障碍、心脏毒性、间质性肺炎内分泌失调等。并且根据严重的情况分为 4 度：1 度是轻微反应；2 度是中度反应；3 度是严重反应；4 度为致命性严重不良反应。在治疗实施过程中 1 度、2 度是允许的；3 度应尽量避免，并应该调整剂量；出现 4 度时立即停药进行处理或急救。

知识点 12：肿瘤的放射治疗　　　　　　　　副高：掌握　　正高：熟练掌握

放射治疗简称放疗，是一种无选择性的损伤性治疗，即治疗过程对肿瘤和正常组织器官产生同样的破坏作用。放疗是利用放射线的电离辐射作用，破坏或杀灭肿瘤细胞，从而达到治疗目的的一种方法，是治疗恶性肿瘤的主要手段之一，目前约 70% 的恶性肿瘤患者在病程不同时期因不同的目的需要接受放射治疗。放射线可采用光子类的 X 线、γ 射线，以及粒子类的电子束、中子束等。放疗技术包括远距离治疗（外照射）、近距离治疗（腔内放疗）、立体定向放射治疗（X 刀或 γ 刀）和适形放射治疗等。立体定向放射治疗（X 刀或 γ 刀）属于外照射的特殊技术，其与适形放射治疗都是新的放疗技术。

（1）放疗适应证：①对射线高度敏感的低分化肿瘤，如淋巴造血系统肿瘤、性腺肿瘤、多发性骨髓瘤、肾母细胞瘤等。②对射线中度敏感的表浅肿瘤或位于生理管道的肿瘤，如皮肤癌、宫颈癌、肛管癌、中耳癌、鼻咽癌、口腔癌等。③放射治疗与手术综合治疗的肿瘤，如乳腺癌、食管癌、支气管肺癌、卵巢癌、脑肿瘤等。④放射治疗价值有限，只能起到缓解症状的肿瘤，如喉癌、下咽癌、甲状腺癌和尿道癌等。⑤对放疗不敏感或价值不大的肿瘤，如成骨肉瘤、纤维肉瘤、脂肪肉瘤、恶性黑色素瘤、胃肠道高分化癌、胆囊癌、肾上腺癌等。

（2）放疗禁忌证：①伴严重贫血、恶病质晚期肿瘤患者。②外周血白细胞计数 $< 3.0 \times 10^9 /L$，血小板 $< 50 \times 10^9 /L$，血红蛋白 $< 90g/L$ 者。③合并活动性肝炎、活动性肺结核等传染病者。④有心、肺、肾、肝等功能严重不全者。⑤接受放疗的组织器官已有放射性损伤者。⑥对放射线中度敏感的肿瘤已有广泛远处转移或经足量放疗后近期内复发者。

| 知识点13：肿瘤放疗的常见并发症 | 副高：掌握　正高：熟练掌握 |

（1）头颈部放疗常见并发症

1）引起口腔、口咽、鼻和鼻咽黏膜红肿充血、水肿与糜烂或溃烂等急性反应。表现为口腔、咽喉肿痛，进食困难和声音嘶哑等。若未得到积极的对症支持处理，则可引起营养缺乏。若中断治疗，甚至可影响疗效。

2）可损伤到腮腺、颌下腺等唾液腺，损伤味蕾，引起不同程度的口腔干燥、味觉障碍，由于引起唾液减少和味觉障碍，严重时可能影响消化功能。尽管其功能障碍在治疗后可能有一定程度的恢复，但仅为部分恢复。

3）引起喉水肿，表现为咽喉肿痛、声音嘶哑，呼吸困难等，应给予抗炎消水肿治疗。喉水肿一般在治疗后6个月恢复。如果是喉癌，6个月不消失时，应警惕有肿瘤残留的可能性。

4）引起早期皮肤反应，表现为皮肤痒痛、红肿、水疱、溃破等。出现以上反应时，应保持皮肤干燥，禁止搔抓，穿柔软的内衣以免使皮肤破溃影响治疗。

5）脑部肿瘤放射治疗中，可能出现头痛、恶心、呕吐或症状加重等颅内压增高的现象，处理主要为脱水利尿，降低颅内压。

6）颞颌关节受损时，可出现不同程度的张口困难等。

7）口腔卫生差者在放射治疗中易引起牙齿受损。因此，在进行头颈部肿瘤治疗时，特别是在照射野包括口腔和口咽时，首先要进行洁齿。

（2）胸部放疗常见并发症

1）放射性支气管炎：以刺激性干咳为主，一般不需要特殊处理，给予对症支持处理即可，治疗结束后恢复。

2）放射性肺炎：在治疗开始后约1个月即可发生，多发生在治疗后3个月内。症状主要表现为干咳少痰、气短、呼吸困难，伴有或无发热。体征少，仅有呼吸音粗或少许啰音，白细胞计数正常或稍高。

3）肺纤维化：多发生在治疗后6个月。在肺部受到较高剂量和一定体积照射时，或重或轻会出现放射性肺纤维化，但2年后可逐渐出现部分缓解。

4）放射性食管炎：一般在照射2周后出现，以进食不适、疼痛为主要表现，重者有吞咽困难、前胸后背疼痛不适，甚至滴水不入。在放化疗结合治疗时，可能出现更早，症状重，特别是同步化疗时。

（3）腹部放疗常见并发症

1）恶心、呕吐：是腹部肿瘤放射治疗中最常见的并发症，在胃肠肿瘤研究组（GITSG）随机分组研究中，恶心、呕吐发生率为36%~48%，重度者为5%左右。

2）腹泻与胃炎：相对较少，腹泻发生率约为7%，胃炎发生率为9%。如果为盆腔照射，约10%有不同程度的直肠炎。

3）白细胞和血小板下降：白细胞下降常见，发生率为40%~70%，多为轻度下降，仅不到5%发生比较严重的白细胞下降。血小板下降为8%~65%，重者约为3%。

4）放射性直肠炎：主要为盆腔照射时发生，发生率约为10%，在直肠癌和妇科恶性肿瘤的治疗中常见。腹泻常见，重者有疑似痢疾样表现。

| 知识点14：肿瘤的生物治疗 | 副高：掌握　正高：熟练掌握 |

肿瘤的生物治疗是运用生物学技术改善个体对肿瘤的应答反应及直接效应的治疗，包括免疫治疗与基因治疗两类。

（1）免疫治疗：是指利用人体的免疫机制，通过主动或被动的方法增强肿瘤患者的免疫功能，达到杀灭肿瘤细胞的目的。

（2）基因治疗：利用遗传物质，纠正在正常基因结构或功能上的异常，或抑制外源病原体遗传物质的复制，从而达到治疗目的。

| 知识点15：肿瘤治疗前的护理评估 | 副高：掌握　正高：熟练掌握 |

（1）健康史：了解患者的年龄、性别、婚姻和职业，女性患者需要了解月经史、生育史、哺乳史。了解患者有无长期吸烟、饮酒史，有无不良的饮食习惯或与职业因素有关的接触与暴露史；有无肿瘤家族史；有无经历重大精神刺激、剧烈情绪波动或抑郁。了解患者有无肿块及肿块的发展速度，是否伴随疼痛、出血等症状。评估病程长短、发病人群与肿瘤进展特性。询问患者有无其他部位肿瘤病史或手术治疗史，有无其他系统伴随疾病。患者有无用（服）药史、过敏史。

（2）身体状况：评估患者病情、相关的辅助检查结果。①局部表现：评估肿块的部位、大小、外形、软硬度、表面温度、血管分布、界限及活动度；评估患者有无疼痛，以及疼痛的性质与程度；评估患者有无坏死、溃疡、出血及空腔器官肿瘤导致的梗阻等继发症状。②全身表现：评估易发生肿瘤转移的部位，如颈部、锁骨上、腹股沟区有无肿大淋巴结；评估患者有无肿瘤引起的相应器官功能改变和全身性表现，如颅内肿瘤引起颅内压增高和定位症状等；评估患者有无消瘦、乏力、体重下降、低热、贫血等恶病质症状。

（3）心理-社会状况

1）认知程度：评估患者对疾病诱因、常见症状、拟采取的手术方式、手术过程、手术可能导致的并发症、化疗、放疗、介入治疗、疾病预后及康复知识的认知及配合程度。

2）心理反应：评估患者的心理状况，包括对疾病诊断的心理承受能力，对治疗效果、预后等的心理反应。

3）经济和社会支持状况：评估患者家庭对其手术、化疗、放疗的经济承受能力；家属对本病及其治疗方法、预后的认知程度及心理承受能力；家属与患者的关系和态度；患者的社会支持系统等。

知识点 16：肿瘤治疗后的护理评估	副高：掌握　正高：熟练掌握

（1）术后评估：了解手术方式、肿瘤的临床分期及预后，了解患者术后康复及心理变化情况。

（2）化疗后评估：评估和判断患者使用化疗药物后是否出现不良反应。①静脉炎、静脉栓塞或药物外渗引起皮肤软组织损伤。②恶心、呕吐、腹泻、口腔溃疡等。③骨髓抑制，白细胞、血小板减少。④肝、肾功能损害及神经系统毒性。⑤免疫功能降低。⑥其他如脱发、色素沉着、变态反应等。

（3）放疗后评估：评估患者放疗后有无骨髓抑制（白细胞、血小板减少）、皮肤黏膜改变和胃肠道反应等。放疗不良反应出现。

知识点 17：肿瘤的护理诊断	副高：掌握　正高：熟练掌握

（1）焦虑与恐惧：与担忧疾病预后和手术、化疗、放疗、在家庭和社会的地位，以及经济状况改变有关。

（2）营养失调，低于机体需要量：与肿瘤所致高分解代谢状态及摄入减少、吸收障碍、化疗与放疗所致味觉改变、食欲缺乏、进食困难、恶心、呕吐等有关。

（3）急性疼痛：与肿瘤生长侵及神经、肿瘤压迫及手术创伤有关。

（4）潜在并发症：感染、出血、皮肤和黏膜受损、静脉炎、静脉栓塞及脏器功能障碍。

知识点 18：肿瘤患者术前的心理特点	副高：熟练掌握　正高：熟练掌握

肿瘤患者的心理变化一般分为以下 5 个时期。

（1）否认期：大多数患者在得知自己患有癌症的时候，最初都是以否认的态度来看待这个事实，患者在这个阶段会出现坐立不安，会怀着侥幸的心理去求医。对此期患者，应鼓励家属给予其情感上的支持和生活上的关心，使之有安全感。然后，因人而异地逐渐使患者了解病情真相。

（2）愤怒期：当患者无法逃避这个问题时，就会产生愤怒，心怀嫉妒。对此期患者，应通过交谈和沟通，尽量诱导患者表达自身的感受和想法，教育和引导患者正视现实。

（3）协议期：这个阶段的患者持续的时间会比较短，他们都希望自身患有的癌症能够神奇的消失。此期应维护患者的自尊，尊重其隐私，兼顾身心需要，提供心理护理。

（4）抑郁期：经过一些治疗之后，患者的身体会比较虚弱，当疾病发生恶化的时候，患者会感到巨大的失落感。对此期患者，应给予更多关爱和抚慰，诱导其发泄不满，鼓励患者家属陪伴在其身旁，满足其各种需求。

（5）接受期：当疾病随着时间逐渐恶化的时候，这个阶段患者就会出现坦然面对疾病的心理状态。应加强与此期患者交流，尊重其意愿，满足其需求，尽可能提高其生活质量。

以上心理变化可同时或反复发生，且不同心理特征者在心理变化分期方面存在很大差异，各期持续时间、出现顺序也不尽相同。

知识点 19：肿瘤的术前护理措施　　　副高：熟练掌握　正高：熟练掌握

（1）减轻焦虑和恐惧：根据患者不同的心理反应有针对性地进行心理疏导，消除其负性情绪的影响，从而增强战胜疾病的信心。

（2）纠正营养不良：术前对患者的体质、全身营养状况和进食情况进行全面了解。对因疾病消耗所致营养不良者，增加营养，提高对手术的耐受性。鼓励患者多摄入蛋白质、糖类和维生素；伴疼痛或恶心不适者餐前可适当用药物控制症状；口服摄入不足者通过肠内、肠外营养支持改善营养状况。

（3）缓解疼痛：术前除观察疼痛的部位、性质、持续时间外，还应创造安静舒适的环境，鼓励患者适当参与娱乐活动以分散注意力，并与患者共同探索控制疼痛的不同途径，如松弛疗法、音乐疗法等，同时鼓励患者家属参与实施镇痛计划。

知识点 20：肿瘤的术后近期护理措施　　　副高：熟练掌握　正高：熟练掌握

（1）生命体征护理：医院有条件的应设麻醉恢复室，专人守护至患者清醒。密切观察血压、脉搏、呼吸、血氧饱和度，有条件时患者回病房 30 分钟后抽取动脉血查血气分析，以调节氧流量。

（2）术后体位护理：根据病情随时调整体位。选择体位时，要分清主次，权衡利弊，以能增加患者舒适、促进引流、减轻疼痛及利于呼吸为原则。术后如无禁忌，应早期开始活动。

（3）饮食和营养支持：术后鼓励患者尽早进食。给予易消化且富有营养的饮食；术后患者在消化道功能恢复之前，可经肠外途径给予所需能量和营养素，以利创伤修复；也可经管饲提供肠内营养，促进胃肠功能恢复。康复期患者要少量多餐、循序渐进恢复饮食。

（4）引流管的护理：①护士要经常巡视观察、挤压引流管保持其通畅，防止堵塞或引流管被压、扭曲，胸腔闭式引流还要了解有无皮下气肿等。②观察并准确记录引流液的颜色、性质及量，特别是术后 24 小时内的引流情况。③胃肠减压及各种负压吸引，要注意经常保持负压状态，并调节负压的大小，达到有效吸引。④记录各引流管置管的深度，尤其是食管癌术后营养管及胃管的深度。⑤引流管要妥善固定，长短适中，以患者在床上能自由翻身活动不易拉出为标准。⑥对各种引流管均应做好交接班，并让患者及其家属认识到其重要性，以及注意事项和应急措施，如胸管一旦脱开，及时用手夹闭并寻求护士帮助。

（5）切口的护理：①一般无菌切口应注意观察敷料有无渗血、脱落等，保持清洁干燥。对切口出现的异常情况要通知医师及时处理。②口腔手术后要定时清洁口腔，张口困难者可用压舌板和喉镜暴露口腔，以1.5%过氧化氢溶液棉球擦洗后，再给予冲洗和吸引。注洗器头不可直接冲洗切口，以免引起出血。③对行皮瓣移植术的患者，需密切观察皮瓣的颜色、温度，如颜色苍白或青紫、局部变冷应及时处理。④面部手术后切口多暴露，需经常用乙醇棉球轻轻擦拭，保持局部清洁、干燥，促使切口愈合。⑤肠造口一般在左侧，应嘱患者尽量左侧卧位，以免造口处粪便流出污染切口。

（6）镇痛护理：术后遵医嘱及时予以镇痛治疗。当患者担心镇痛药物成瘾时，应向其解释正确用药的可靠效果；晚期肿瘤疼痛难以控制者，可按世界卫生组织（WHO）三级阶梯镇痛方案处理。①一级镇痛法：疼痛较轻者，可用阿司匹林等非阿片类解热消炎镇痛药。②二级镇痛法：适用于中度持续性疼痛者，用可待因等弱阿片类药物。③三级镇痛法：疼痛进一步加剧，改用强阿片类药物，如吗啡、哌替啶等。癌性疼痛的给药要点：口服、按时（非按需）、按阶梯、个体化给药。镇痛药物剂量根据患者的疼痛程度和需要由小到大直至患者疼痛消失为止，不应对药物限制过严导致用药不足。

（7）并发症预防和护理：根治性手术范围广、创伤大，且多数肿瘤患者年龄较大，全身营养状况较差，故手术耐受性差、风险大，患者术后易并发呼吸道、泌尿系统、切口或腹腔内感染等。常见的并发症：肺不张，肺部感染，出血，吻合口漏，吻合口梗阻，切口感染、坏死、裂开，尿潴留等。甲状腺癌术后还应观察患者有无呛咳或声音嘶哑，手足抽搐，以判断有无喉上及喉返神经或甲状旁腺损伤。肝癌术后应密切观察患者神志、尿量、腹水、化验血尿素氮等以及时发现肝性脑病、肝肾综合征。胃癌术后应预防倾倒综合征。对高强度聚焦超声治疗的患者应做好皮肤降温，预防局部皮肤灼伤；同时应观察有无腹部压痛、反跳痛及腹胀，预防肠管损伤；观察有无咳嗽、咯血，以及早发现肺部损伤。为促进患者的康复、减少并发症的发生，采取以下护理措施：①对患者进行有效的术前指导，如指导患者在术前练习床上使用便器；胸、腹部手术者，术前应指导其进行深呼吸、咳痰练习及肢体活动。②术后严密观察生命体征的变化。③加强引流管护理。④观察伤口渗血、渗液情况，保持伤口敷料干燥；观察切口的颜色、温度，尤其是皮瓣移植术后，如发现颜色苍白或青紫、局部变冷应及时处理。⑤加强皮肤和口腔护理。⑥鼓励患者多翻身、深呼吸、有效咳嗽、咳痰。⑦早期下床活动可促进肠蠕动、减轻腹胀、预防肠粘连，并可增进食欲、促进血液循环及切口愈合，但应注意保暖和安全。

知识点21：肿瘤的术后远期护理措施　　　　　副高：掌握　　正高：熟练掌握

术后远期护理即术后恢复期护理。此阶段的护理重点是指导患者锻炼、恢复机体功能，以及建立和适应新的生活习惯。术前应使患者及其家属理解功能锻炼及训练的意义，教会患者锻炼的方法，锻炼时要循序渐进，防止过度活动造成损伤。

（1）功能锻炼：功能锻炼是提高手术效果、促进机体和器官功能恢复，以及预防畸形的重要手段。

1）乳癌根治术：术后第2~3天即可开始进行握拳、屈腕、屈肘、上举和肩关节活动范围的锻炼，要求术后2周内达到术侧手臂能越过头顶摸到对侧耳部，不致影响日后生活自理。

2）开胸术后：由于切口长，肋骨被切除，患者常因怕疼不敢活动患侧上肢，以致肩关节活动受限，造成肩下垂，术后应指导患者进行肩关节活动，主要为上举与外展动作。

3）颈淋巴结清扫术：由于手术造成颈部肌肉缺损，并因神经被切断造成斜方肌不同程度的麻痹而致肩下垂、肩胛扭转及上臂外展受限，影响术后生活及劳动能力，因此，当切口愈合后即开始肩关节锻炼及颈部活动。

4）截肢术后：对截除下肢者手术前应教会患者如何使用拐杖，同时进行双臂拉力锻炼及用健肢站立平衡训练，以便术后尽早锻炼，防止失用性萎缩，不仅练习在平地行走，也应练习上下楼梯。并做好装义肢的准备。

5）全喉切除及喉成形术后：全喉切除术后患者依靠永久性气管造口呼吸并失去发声功能，因此术后应训练食管发声，护士应讲解发声方法，并耐心主动地帮助练习，或使用人工喉或电子喉。

（2）培养自我护理能力，适应新的生活习惯：增强自信心，逐渐训练自理能力，是癌症患者争取康复的重要内容之一。

1）训练患者自行处理气管造口：做到能对着镜子吸痰，清洗导管，更换喉垫。造口可盖以湿纱布，以湿润并滤过吸入的空气，并讲解应注意的事项，如告诉患者气管套管不可随意拔出，不可沐浴及游泳以免误吸，并应避免接触粉尘及有毒气体，注意保暖，预防感冒等。

2）训练患者护理永久性人工肛门或膀胱造口：指导患者选择合适用具，示范、教会患者及其家属自行处理假肛的方法、造口周围皮肤的清洁、饮食卫生以预防腹泻，以及造口的扩张方法等。同时应协助患者调节饮食，养成定时、定量进餐及定时排便等习惯。外出可用一宽带围腰等方法临时将造口封住。

知识点22：肿瘤化疗的护理措施　　　　　　副高：熟练掌握　　正高：熟练掌握

（1）营养支持：对化疗患者应给予正确的饮食指导，增加饮食营养，保证营养供给。鼓励患者摄入高蛋白、低脂肪、易消化的清淡食物，多喝水，多吃水果。少量多餐，忌辛辣、油腻等刺激性食物，忌烟酒。保持口腔清洁，增进食欲。遵医嘱应用止吐药。严重呕吐、腹泻者给予静脉补液，防止脱水，必要时给予肠内、肠外营养支持。

（2）保护皮肤黏膜：指导患者保持皮肤清洁、干燥，不用刺激性物质；治疗时要重视患者对疼痛的主诉，鉴别疼痛的原因，若怀疑药物外渗即停止输液，并针对外渗药液的性质给予相应的处理。

（3）并发症的观察与护理

1）静脉炎、静脉栓塞：选择合适的给药途径和方法，最常见为静脉给药。根据药性选用适宜的溶媒稀释；合理安排给药顺序，掌握正确的给药方法，减少对血管壁的刺激；有计划地由远端开始选择静脉并注意保护，妥善固定针头以防滑脱、药液外漏。一旦发生药物外渗，及时停止药物输注，使用注射器回抽外渗药液，并根据药物特性选择治疗措施，如冰袋冷敷、热敷或局部封闭等。对刺激性强、作用时间长的药物，若患者的外周血管条件差，可行深静脉置管化疗。

2）脏器功能障碍：了解化疗方案，熟悉化疗药物剂量、作用途径、给药方法及不良反应，做到按时、准确用药。化疗药物现配现用，不可久置。推注过程中注意控制速度，并严密观察患者的反应。化疗过程中密切观察病情变化，监测肝肾功能，了解患者不适。准确记录患者出入液量，鼓励多饮水、采用水化疗法碱化尿液，以减少或减轻化疗所致的不良反应。

3）感染：每周查1次血常规，白细胞计数 $<3.5\times10^9/L$ 者应遵医嘱停药或减量。血小板计数 $<80\times10^9/L$、白细胞计数 $<1.0\times10^9/L$ 时，做好保护性隔离，预防交叉感染；给予必要的支持治疗，必要时遵医嘱应用升血细胞类药。加强病室空气消毒，减少探视；预防医源性感染；对大剂量强化化疗者实施严密地保护性隔离或置于层流室。

4）出血：观察患者血常规变化，骨髓严重抑制者，注意有无皮肤瘀斑、牙龈出血、血尿、血便等全身出血倾向；血小板计数 $<50\times10^9/L$ 时避免外出，$<20\times10^9/L$ 时绝对卧床休息，限制活动。注意安全、避免受伤，尽量避免肌内注射及用硬毛牙刷刷牙。

（4）其他：注意休息，协助患者逐渐增加日常活动；保持病室整洁，创造舒适的休养环境，减少不良刺激。协助脱发患者选购合适的发套，避免因外观改变所致的负性情绪。

知识点23：肿瘤放疗前的护理措施　　　　副高：掌握　正高：熟练掌握

（1）摘除金属物质：在放疗中金属物质可形成次级电子，使其相邻的组织受量增加，出现溃疡且不易愈合。因此，接受头颈部照射的患者在放疗前应摘除金属牙套，气管切开的患者将金属套管换成塑料套管或硅胶管，避免造成损伤。

（2）洁齿：头颈部肿瘤放疗不可避免地包括牙齿、牙龈、颌骨，故放疗前必须做好口腔的处理。做好非手术治疗照射范围内的患齿处理，如充填龋齿，拔除短期内难以治愈的患牙和残根。如有严重的牙龈炎，要积极对症处理。避免诱发放疗并发症。

（3）评估全身状况，一般情况较差者尽快调整，如纠正贫血、脱水、电解质紊乱等，白细胞和血小板低给予治疗。如有感染，须先控制感染后再行治疗。如有伤口，应妥善处理，一般应待伤口愈合后开始放疗。

知识点24：肿瘤放疗期间的护理措施　　　　副高：掌握　正高：熟练掌握

（1）照射野皮肤保护：①充分暴露照射野皮肤，避免机械性刺激，内衣要选择柔软、宽松、吸湿性强的棉织品，颈部有照射野要求衣领柔软或穿无领衫。②照射野皮肤可用温水软毛巾轻轻沾洗，禁用碱性肥皂擦洗，不可涂乙醇、油膏等对皮肤有刺激性的药物。禁贴胶布。局部不可用热水袋，避免冷热刺激。③剃毛发宜用电动剃须刀，以防损伤皮肤造成感染。④保持照射野皮肤的清洁干燥，特别是多汗区皮肤如腋窝、腹股沟、外阴等处。⑤外出时防止暴晒及风吹雨淋。

（2）保持口腔清洁：头颈部放疗患者，由于射线的影响，唾液分泌减少，口腔自洁能力下降，容易发生龋病及口腔感染，从而诱发更严重的放疗并发症或后遗症。可以采取以下措施：①保持良好的口腔卫生，餐后睡前漱口，清除食物残渣，预防感染和龋病发生。②每日用软毛牙刷刷牙，建议用含氟牙膏。③饮食以易消化软食为好，禁烟酒，禁止强冷强热及辛辣食品对口腔黏膜刺激。

（3）监测血常规：放疗可使造血系统受到影响致使外周血常规下降，尤其是大范围照射，如颅骨、脊柱、骨盆、肋骨、脾等，均可抑制血细胞的生成，造成骨髓抑制，使白细胞和血小板锐减，以致出现严重感染。患者在放疗期间每周查1次血常规，及时监测血细胞的变化，并观察有无发热等症状，及早对症治疗，以保证放疗顺利进行。

（4）放疗时的头颈部护理：①眼、鼻、耳可使用滴剂预防感染，保持照射部位清洁舒适。②根据需要做鼻咽冲洗、上颌窦冲洗，保持局部清洁，提高放射敏感性。③气管切开的患者保持呼吸道通畅，观察有无喉头水肿并备齐急救物品。④指导督促患者张口功能锻炼，预防放射性张口困难。⑤脑肿瘤患者放疗期间，观察有无颅内压增高症状，预防癫痫发作。

（5）放疗时的胸部护理：食管癌照射后局部黏膜反应较重，疼痛和吞咽困难暂时加重，做好患者的宣教工作，指导饮食，注意观察有无食管穿孔。肺癌患者放疗期间，注意预防感冒，以免诱发放射性肺炎。

（6）放疗时的腹部护理：腹腔盆腔照射前应排空小便，减少膀胱反应。

（7）饮食护理：接受放疗后患者会出现食欲缺乏，头颈部放疗患者会出现口干、味觉改变、口咽疼痛等不同程度的口腔黏膜反应，从而影响进食；加上放疗后消耗增加，使患者体重下降，全身反应加重，严重者可导致中断治疗。科学合理的营养饮食可促进组织修复，提高治疗效果。尤其要注意以下几点。①味觉改变、口干，口咽疼痛等症状出现时，饮食应以清淡、无刺激易咀嚼的半流食和软食为主，多饮水，增加维生素 A、维生素 B_2、维生素 C 的供给。多吃生津止渴、养阴清热食品，如藕汁、萝卜汁、绿豆汤、冬瓜汤、芦根汤、西瓜、蜂蜜、猕猴桃、雪梨、葡萄等新鲜蔬菜和水果。配合中药，如胖大海、菊花、麦冬、洋参片等泡水饮用。②口腔黏膜反应严重引起进食疼痛，可将新鲜水果或蔬菜榨汁后饮用，可将肉松或鱼、肉等切碎放入粥或面片中食用。重度口腔黏膜反应不能进食时，可采用鼻饲饮食或静脉营养，以保证足够的营养，促进机体恢复。③腹泻患者给予少渣、低纤维饮食，避免产气食品，如豆类、牛奶、糖、碳酸类饮料。

知识点 25：肿瘤放疗后的护理措施　　　　　　　　　副高：掌握　　正高：熟练掌握

（1）放疗结束后，告诉患者后期放射反应可能出现的情况，以免反应出现患者误认为复发或病情加重，感到惊慌。做好放疗后宣教工作。

（2）定期复查：住院患者出院后1个月复查，以后根据情况每3个月或6个月复查。如病情变化，及时就诊。

（3）放疗结束后仍注意照射野皮肤的保护，避免感染、损伤及物理性刺激，防止强风吹及雨淋、阳光暴晒。

（4）养成良好口腔卫生习惯，预防龋齿。放疗后 2～3 年不能拔牙，如需要拔牙，须向牙医告知头颈部放疗史，采取相应措施，以免诱发颌骨骨髓炎或骨坏死。

（5）预防感冒及时治疗头面部感染，以免诱发放射性肺炎、头颈部蜂窝织炎。反复发作的蜂窝织炎可加重日后张口困难和皮肤软组织纤维化。

（6）使患者充分认识功能锻炼的重要性，头颈部放疗患者应掌握张口锻炼的方法，以便出院后能自觉坚持锻炼，预防张口困难，提高生存质量。

知识点 26：正常组织放射反应的表现及处理　　　副高：掌握　正高：熟练掌握

（1）早反应组织的表现及处理

1）皮肤急性反应：根据国际肿瘤放射学会关于急性放射损伤分级标准，将皮肤急性放射反应分为 4 级。Ⅰ级：暗红色红斑，干性脱皮或脱发，出汗减少。Ⅱ级：触痛性或鲜色红斑，皮肤皱褶处有片状湿性脱皮或中度水肿。Ⅲ级：皮肤皱褶以外部位融合的湿性脱皮，凹陷性水肿。Ⅳ级：溃疡、出血、坏死。

皮肤急性反应的处理：①出现干性反应时，局部涂薄荷淀粉、氢化可的松油等药物，可起到清凉止痒作用，勿用手抓挠，以免造成皮肤损伤。②出现湿性反应时，局部外用氢化可的松油、重组人表皮生长因子外用溶液（金因肽）或湿润烧伤膏等，可减轻局部炎症反应、促进皮肤愈合；充分暴露反应区皮肤，切勿覆盖或包扎，外出注意防晒；当照射野皮肤出现结痂、脱皮时，禁用手撕剥，以免感染溃烂；出现皮肤色素沉着不必做特别的处理，放疗结束后皮肤会逐渐恢复。

2）口腔黏膜反应：根据国际肿瘤放射学会关于急性放射损伤分级标准，将黏膜急性放射反应分为 4 级。Ⅰ级：充血，可有轻度疼痛，无须镇痛药。Ⅱ级：片状黏膜炎，或有炎性血清血液分泌物，中度疼痛，需用镇痛药。Ⅲ级：融合的纤维性黏膜炎，可伴重度疼痛，需用麻醉药。Ⅳ级：溃疡、出血、坏死。

口腔黏膜反应处理：①患者出现口干、唾液分泌减少，口腔黏膜稍有红斑、充血、轻度疼痛，进食略少。护理措施是保持口腔清洁，避免过食过热、过硬及刺激性食品，餐后漱口，清除食物残渣，用氯己定漱口液或复方硼砂含漱液漱口，每日至少 4 次。红肿红斑处勿用硬物刺激以免黏膜受损出血。②口咽部明显充血水肿，斑点状白膜、溃疡形成，有明显疼痛，进食困难。相应处理：氯丙酮液或金喉健等药物喷喉，也可用口腔溃疡陈涂口腔溃疡面，这些药物可起到保护口咽黏膜、消炎镇痛、促进溃疡愈合的作用。2% 利多卡因含漱或丁卡因糖块于餐前含服，可改善进食引起的疼痛症状，可适当应用镇痛药。③口腔黏膜极度充血、糜烂、出血、白膜融合成片状，溃疡加重并有脓性分泌物，剧痛不能进食并可伴发热。此期应暂停放疗，禁食，给予静脉营养或鼻饲饮食。合理应用镇痛药，减轻患者的痛苦。口腔自洁困难者，由护士完成口腔护理，防止感染，促进创面愈合。

（2）晚反应组织的表现及处理：晚反应组织特点是这些组织中的细胞群体的更新很慢（如肺、肾、心、中枢神经系统），增殖层的细胞在数周甚至 1 年或更长时间也不进行自我更新，因此损伤很晚才会表现出来。皮肤除了早期的上皮反应还会发生严重的晚期损伤（如纤维化、萎缩、毛细血管扩张）。

不同照射部位可出现不同的晚期反应，如放射性肺炎、直肠炎、膀胱炎、肾炎、放射性骨髓炎、放射性颅脑损伤、骨坏死及局部组织纤维变形成瘢痕狭窄等。有些晚期反应是不可逆的，且无特殊治疗，故应以预防为主。

知识点 27：肿瘤介入治疗的术前特殊准备	副高：掌握　正高：熟练掌握

（1）按医嘱做碘过敏试验、抗生素试验，并做记录。

（2）穿刺部位皮肤准备范围为大腿内侧上 1/3 至脐下，备皮后洗澡，更换病号服。

（3）术后患者需卧床 12~24 小时，故应训练床上排尿排便。

（4）术前如发现患者有以下情况应及时报告主管医生考虑暂停手术，发热（体温 38.5℃以上）、感冒、女性患者月经期间、备皮部位有感染等。

（5）按医嘱准备好术中所需物品及药品，如病历、影像资料、化疗药物、止吐药、造影剂、栓塞剂等，经核对医嘱后送导管室。

（6）术前 4 小时禁食以免术中因化疗药引起呕吐，导致窒息。

（7）术日晨按医嘱给患者输液，一般选择左侧上肢静脉。

知识点 28：肿瘤介入治疗的术后护理	副高：掌握　正高：熟练掌握

（1）协助患者平卧 12~24 小时，术侧下肢严格制动 6~8 小时，严禁弯曲。加压包扎处按压 1~2 小时。观察穿刺点是否有渗血及血肿，若有渗血或绷带松动应给予重新加压包扎。术后 24 小时解除加压包扎，观察穿刺部位并消毒局部皮肤后用无菌敷料覆盖。

（2）严格观察病情的变化，术后 24 小时测量生命体征并记录，若发现异常情况立即报告医师并及时处理。

（3）严密观察术侧下肢足背动脉的搏动情况，皮肤的颜色、温度、感觉的变化。穿刺侧下肢有无疼痛及感觉障碍，若趾端苍白、小腿疼痛、皮肤温度下降、感觉迟钝，则首先检查是否包扎过紧，导致血管严重受压，其次检查有无下肢血管栓塞的可能。

（4）按医嘱给予静脉补液，观察尿量及性状。若用铂类药物，术后 3 天给予水化疗法，每天补液在 2500ml 以上。应保持每日尿量在 2000ml 以上，嘱患者多喝水或增加输液量，以减少化疗药物对肾的损害。如出现少尿、血尿，立即报告医师，及时利尿，静脉滴注 5%碳酸氢钠注射液以碱化尿液。

（5）发热护理：发热是栓塞术后最常见的并发症，发热大多是由于化疗药物或栓塞剂注入肿瘤组织造成组织坏死，机体吸收坏死组织所致。一般在栓塞化疗后 1~3 天出现，通常在 38℃左右，经过对症处理后 7~14 天可消退。对栓塞化疗患者，术后 3 天内应每日测量体温 4 次，当腋温超过 38.5℃时应嘱患者卧床休息，保持室内空气流通，并给予清淡且易消化的高热量、高蛋白、含丰富维生素的流食或半流食，鼓励患者多饮水、汤、果汁，选择不同的物理降温法如冰敷、温水或乙醇擦浴、温盐水灌肠，若无效则按医嘱使用解热镇痛药，如对乙酰氨基酚（百服宁）、吲哚美辛（消炎痛）栓，必要时加用地塞米松等。患者高热时还要保持口腔清洁，注意保暖，出汗后及时更换衣服，不要盖过厚的被子，以免影响机体散热。遵医嘱给予输液和应用抗生素，记录降温效果，高热致呼吸急促者给予低流量吸氧。若体温持续在 38.5℃以上不退，应抽血进行细菌培养及药敏试验。

（6）疼痛护理：疼痛是栓塞术的必然结果，由于栓塞（或化疗药物）使肿瘤组织缺血、水肿和坏死可引起不同程度的手术后暂时性疼痛，造成患者精神上的过度紧张和焦虑，常使疼痛加重。因此，患者可能认为病情加重，治疗效果不好，心情消极，烦躁不安甚至拒绝合作。护士应了解患者的心理，采取相应的护理措施，给予正确的引导，告诉患者疼痛是介入治疗的一种常见反应，烦躁会加重痛苦。患者疼痛时护士应观察疼痛的性质、程度、时间、发作规律、伴随症状及诱发因素，疼痛较轻者可告知疼痛原因、分散注意力、采取舒适体位等方法帮助患者稳定情绪、缓解疼痛。疼痛严重者要及时给予药物控制疼痛，并观察记录用药后效果。

（7）呃逆现象：有些患者特别是肝癌或肺癌患者，由于介入治疗后病灶受化疗药物及其代谢产物、血管栓塞等因素影响，继发性引起膈肌充血或膈肌间接受到刺激产生痉挛可出现呃逆。轻者可持续 2~3 天，重者可达 1 周以上。轻者可嘱其深吸一口气，然后再慢慢呼出，反复多次，或用纱布包住舌尖轻轻地牵拉多次，一般都可奏效；重者则需应用药物治疗，如丁溴东莨菪碱（解痉灵）、山莨菪碱、哌甲酯（利他林）肌内注射或者足三里注射。

（8）局部皮肤损伤：因肿瘤内毛细血管丰富，血流缓慢，在介入治疗过程中，当高浓度的化疗药物和栓塞剂局限于某一区域时会对正常的皮肤黏膜造成损伤，表现为皮肤红、痛、肿、灼热，严重时会出现水疱、溃烂。当皮肤出现红肿时立即冰敷患处，以减少药物的吸收；也可外敷多磺酸黏多糖乳膏（喜疗妥）或用 33% 硫酸镁溶液冷湿敷，切忌热敷。如果出现了水疱或已溃烂时要防止感染，每日换药，保持患处清洁、干燥，必要时应用抗生素。

知识点 29：肿瘤患者的健康指导 　　副高：掌握　正高：掌握

（1）保持心情舒畅：各种精神刺激、情绪波动可促进肿瘤的发生和发展。肿瘤患者应保持良好的心态，避免情绪刺激和波动。

（2）动员社会支持系统的力量：家庭支持是社会支持系统最基本的形式。鼓励患者亲属给予患者更多的关心和照顾，增强患者自尊感和被爱感，提高其生活质量。

（3）加强营养：患者应饮食均衡，摄入高热量、高蛋白、富含膳食纤维的各类营养素，多食新鲜水果，饮食宜清淡、易消化。忌烟酒。

（4）指导运动与功能锻炼：对于因术后器官、肢体残缺而引起生活不便的患者，应早期协助和鼓励其进行功能锻炼，如截肢术后的义肢锻炼。

（5）继续治疗：鼓励患者积极配合治疗，勇敢面对现实，克服化疗带来的身体不适，坚持接受化疗。根据患者和家属的理解能力，有针对性地提供化疗、放疗等方面的信息资料，提高其对各种治疗反应的识别和自我照顾能力。督促患者按时用药和接受各项后续治疗，以缓解临床症状、减少并发症、降低复发率。

（6）加强随访：肿瘤患者应终身随访，在手术治疗后最初 3 年内至少每 3 个月随访 1 次，继之每半年复查 1 次，5 年后每年复查 1 次。随访可早期发现复发或转移征象。

第九章　颅脑疾病患者的护理

第一节　颅内压增高

知识点1：颅内压增高的概念　　　　　　　　　　　副高：掌握　正高：熟练掌握

颅内压增高是颅脑疾病导致颅腔内容物体积增加或颅腔容积缩小，超过颅腔可代偿的容量，导致颅内压持续 >200mmH$_2$O，出现头痛、呕吐和视盘水肿3个主要表现的综合征。颅内压增高是危重病症，如不及时解除引起颅内压增高的病因，或采取降低颅内压力的措施，可导致脑疝而危及患者生命。

知识点2：颅内压增高的病因　　　　　　　　　　　副高：掌握　正高：熟练掌握

（1）颅腔内容物体积或量增加：①脑的创伤、炎症及缺血缺氧、中毒等导致脑水肿，因脑的体积增大引起颅内压增高。②脑脊液分泌过多或吸收失衡导致脑积水。③高碳酸血症时血液中 PaCO$_2$ 增高、脑血管扩张致颅内血容量急剧增多。

（2）占位性病变：如颅内血肿、肿瘤、脓肿等在颅腔内占据一定体积导致颅内压增高。

（3）颅腔容积缩小：如凹陷性骨折、先天性畸形、颅底异常增生症等使颅腔容积变小。

知识点3：颅内压增高的病理生理　　　　　　　　　副高：掌握　正高：熟练掌握

颅内压增高的发生发展过程中，机体通过调节脑脊液和脑血容量维持正常的功能。这种调节有一定限度，超过限度就会引起颅内压增高。

（1）脑脊液量减少：颅内压增高早期，为保持一定的血流量使脑组织维持正常功能，需要减少脑脊液流量。通过以下途径完成：①颅内脑室和蛛网膜下隙的脑脊液被挤入椎管。②脑脊液吸收加快。③脉络丛血管收缩，脑脊液分泌减少。因脑脊液总量仅占颅腔容积的10%，颅内压增加到一定程度时，上述生理调节能力逐渐丧失，导致严重的颅内压增高。

（2）脑血流量减少：正常成人每分钟约有1200ml血液进入颅内，并能自行调节。脑血流量 = 脑灌注压/脑血管阻力，其中脑灌注压 = 平均动脉压 − 颅内压，正常的脑灌注压为70~90mmHg，脑血管阻力为1.2~2.5mmHg。

颅内压增高时，脑灌注压下降，机体通过脑血管扩张来降低脑血管阻力，从而维持脑血流量稳定。但当颅内压急剧增高，脑灌注压 <40mmHg 时，脑血管的自动调节功能丧失，脑血流量急剧下降，导致脑组织缺氧和代谢紊乱，加重脑水肿，颅内压进一步增高；当颅内压

增高接近平均动脉压时，脑血流量几乎为零，脑组织处于严重缺血缺氧状态，最终可导致脑死亡。

（3）全身血管加压反应：当颅内压增高至35mmHg以上或接近动脉舒张压水平，脑灌注压在40mmHg以下时，脑处于严重缺血缺氧状态。为了改善脑缺氧，机体一方面通过脑血管扩张，使脑血流量增加；另一方面全身周围血管收缩，使血压升高，伴心率减慢，使心排血量增加，同时呼吸减慢加深，以提高血氧饱和度，这种全身性血管加压反应，又称为库欣（Cushing）反应。

知识点4：颅内压增高的分类　　　　　　副高：掌握　　正高：熟练掌握

（1）按颅内压增高的范围分类

1）弥漫性颅内压增高：因颅腔狭小或脑实质体积增大引起，特点是颅腔内各部位及各分腔之间压力均匀升高，不存在明显压力差，故脑组织无明显移位。

2）局灶性颅内压增高：由颅内局限性病变（如颅内血肿、肿瘤等）引起，病变部位压力首先增高，造成颅内各腔隙间的压力差，使附近的脑组织受到挤压而移位，并把压力传向远处。患者对这种颅内压增高的耐受力较差，压力解除后神经功能的恢复慢且不完全。

（2）按病变发展的快慢分类

1）急性颅内压增高：病情发展快，颅内压增高引起的症状和体征严重，生命体征变化剧烈。主要见于急性颅脑损伤引起的颅内血肿、高血压性脑出血等。

2）亚急性颅内压增高：病情发展较快，但没有急性颅内压增高紧急，多见于发展较快的颅内恶性肿瘤、转移瘤及各种颅内炎症等。

3）慢性颅内压增高：发展较慢，可长期无颅内压增高的表现，病情发展时好时坏。多见于生长缓慢的颅内良性肿瘤、慢性硬脑膜下血肿等。

知识点5：颅内压增高的临床表现　　　　　　副高：掌握　　正高：熟练掌握

（1）颅内压增高三主症

1）头痛：是最常见的症状，系颅内压增高使脑膜血管和神经受刺激与牵拉所致。以清晨和晚间较重，多位于前额及颞部，可从颈枕部向前方放射至眼眶。头痛性质以胀痛和撕裂痛多见。头痛的部位和性质与颅内原发病变的部位和性质有一定关系。程度可随颅内压增高而进行性加重。当患者咳嗽、打喷嚏、用力、弯腰低头活动时，头痛加重。

2）呕吐：系因迷走神经受激惹所致，常出现于剧烈头痛时，多呈喷射状，易发生于饭后，可伴恶心，与进食无直接关系。呕吐后头痛可有所缓解。

3）视盘水肿：是颅内压增高的重要客观体征，常为双侧性，由视神经受压、眼底静脉回流受阻引起。眼底检查可见视盘充血水肿，边缘模糊，中央凹陷变浅或消失，视网膜静脉怒张、迂曲，动静脉比例失调，搏动消失，严重时可见出血。早期多不影响视力，存在时间较久者有视力减退引起视神经萎缩而导致失明。

（2）生命体征改变：早期表现为呼吸慢而深，脉搏慢而有力，血压升高，脉压增大（两慢一高，称为库欣三联征），体温升高；随着病情发展，出现血压下降，呼吸快而浅，脉搏细速（两快一低），体温下降；最终呼吸、心搏骤停。

（3）意识障碍：颅内压增高的初期意识障碍可出现嗜睡、反应迟钝等。持续及严重的颅内压增高，可出现昏睡、昏迷，伴有瞳孔散大、对光反射消失、脑疝、去皮质强直。

（4）其他症状和体征：颅内压增高还可引起复视、视物模糊、颈部僵硬或斜颈，易激惹或性格改变，局灶性神经功能缺损。小儿颅内压增高时可有头皮静脉怒张、头颅增大、颅缝增宽或分离、前囟饱满、日落现象（由于颅内压增高压迫眼球，形成双目下视、巩膜外露的特殊表情）、生长阻滞等。

不同程度颅内压增高的症状及体征：①轻度增高（20~29mmHg），出现顽固性的体位性头痛、呕吐、视物模糊、视盘水肿、视网膜静脉搏动消失。②中度增高（30~40mmHg），出现意识障碍（躁动、嗜睡、昏睡）、瞳孔对光反射减弱和/或缓慢；癫痫、自发性过度换气、局部肢体运动反应减弱。③重度增高（＞40mmHg），意识障碍进一步加重、瞳孔不等大、强直性眼偏斜、癫痫、去大脑强直、库欣三联征、呼吸异常、低血压，甚至死亡。

知识点6：颅内压增高的辅助检查　　　　　　　副高：掌握　　正高：熟练掌握

（1）腰椎穿刺：可以直接测定颅内压力，同时取脑脊液做检查。但有明显颅内压增高时，有促成枕骨大孔疝的危险，应禁忌腰穿。

（2）影像学检查

1）头颅X线摄片：慢性颅内压增高患者，可见脑回压迹增多、加深，蛛网膜粒压迹增大、加深，蝶鞍扩大，颅骨的局部破坏或增生等；小儿可见颅缝分离。

2）CT及MRI：可见脑沟变浅，脑室、脑池缩小或脑结构变形等，通常能显示病变的位置、大小和形态，对判断引起颅内压增高的原因有重要参考价值。CT快速、精确、无创伤，是诊断颅内病重的首选检查，而MRI检查用时较长，对颅骨骨质显像差。

3）脑血管造影或数字减影脑血管造影（DSA）：主要用于疑有脑血管畸形等疾病的诊断。

（3）颅内压监测：凡是临床需要监测颅内压者都可以植入颅内压力传感器，进行持续监测以指导药物治疗和手术时机选择。

（4）眼科检查：可通过眼底检查、光学相关断层扫描（OCT）等观察视盘的大小、形状、色泽，视网膜动、静脉直径、比例以及边缘是否清晰等。

知识点7：颅内压增高的治疗要点　　　　　　　副高：掌握　　正高：熟练掌握

根本的治疗方法是去除颅内压增高的病因，如手术切除颅内肿瘤、清除颅内血肿、处理大片凹陷性骨折、控制颅内感染等。病因未查明或一时不能解除病因者可对症治疗。

（1）减少脑脊液或脑循环血量的技术

1）脑脊液引流术：将脑室内的液体通过特殊导管引入蛛网膜下隙、腹腔或心房。

2）过度换气：是治疗颅内高压症的急救措施。目的是使体内 CO_2 排出。$PaCO_2$ 每下降 1mmHg，可使脑血流量递减 2%，使颅内压相应降低。适度过度通气可增加血液中的 PO_2、排出 CO_2，使脑血管收缩，减少脑血流量。

3）合适体位：床头抬高 30°斜坡位，通过重力作用增强颅内静脉回流，减轻脑水肿。

（2）减轻脑水肿：①脱水药。适用于颅内压增高原因不明或虽已明确病因但仍需非手术治疗的患者，也可作为手术前准备。常用高渗性和利尿性脱水药，使脑组织间的水分通过渗透作用进入血液循环再由肾脏排出，达到缩小脑体积、降低颅内压的目的，如甘露醇、高渗盐水及呋塞米等。②类固醇。肾上腺皮质激素可通过稳定血脑屏障，预防和缓解脑水肿，达到改善患者症状的目的。该疗法多见于脑肿瘤引起的高颅压患者的治疗。③预防及治疗癫痫。

（3）全身性治疗：①减小刺激。②镇静药和/或神经肌肉阻滞剂药的应用。③控制血糖。④控制体温，即亚低温治疗，控制体温 35℃ 有利于降低脑的新陈代谢率，减少脑组织的氧耗量，暂时降低颅内压，防止脑水肿的发生与发展。

（4）手术扩大颅腔：包括颅内肿瘤切除术、去骨瓣减压术及颅骨修补术、双额开颅去骨瓣减压科。

知识点 8：颅内压增高的护理评估　　　　副高：掌握　　正高：熟练掌握

（1）健康史：了解患者的年龄。了解加重颅内压增高的因素，如患者有无脑外伤、颅内炎症、脑肿瘤及高血压、脑动脉硬化病史，是否合并其他系统疾病，如尿毒症、肝性脑病、毒血症、酸碱平衡失调等。密切监测患者生命体征及瞳孔变化。注意患者是否有高热，因其可加剧颅内压增高。了解致颅内压急骤升高的相关因素，如有无呼吸道梗阻、便秘、剧烈咳嗽、癫痫等；有无剧烈头痛、喷射性呕吐等症状，密切观察疾病发展。

（2）身体状况：评估头痛的部位、性质、程度、持续时间及变化，有无诱因及加重因素影响患者休息和睡眠。患者有无因肢体功能障碍而影响自理能力。评估呕吐的程度是否影响患者进食而导致水、电解质紊乱及营养不良，患者有无视力障碍、意识障碍等。

（3）心理-社会状况：了解患者有无因头痛、呕吐等不适所致烦躁不安、焦虑等心理反应。了解患者及家属对疾病的认知和适应程度。

知识点 9：颅内压增高的护理诊断　　　　副高：掌握　　正高：熟练掌握

（1）头痛：与颅内压增高有关。

（2）脑组织灌注异常、无效性呼吸形态：与颅内压增高、脑疝有关。

（3）有体液不足的危险：与剧烈呕吐及应用脱水药有关。

（4）有感染、受伤的危险：与颅内压增高有关。

（5）潜在并发症：脑疝、心搏骤停。

知识点 10：颅内压增高的一般护理措施　　　副高：熟练掌握　　正高：熟练掌握

（1）体位护理：床头抬高 30° 的斜坡位，有利于颅内静脉回流，减轻脑水肿。观察床头角度的变化对颅内压的影响，保持合适的床头位置。避免颈部侧屈、头低足高位、俯卧位、髋关节过度屈曲或大腿压迫腹部的体位。昏迷患者取侧卧位，便于呼吸道分泌物排出。

（2）给氧：通过持续或间断吸氧，根据情况使用辅助过度换气可以降低 $PaCO_2$，使脑血管收缩，减少脑血流量，达到降低颅内压的目的。

（3）饮食与补液：不能经口进食者可鼻饲。成人每天静脉输液 1500~2000ml，其中等渗盐水不超过 500ml，保持每日尿量不少于 600ml，并且应控制输液速度，防止短时间内因输入大量液体，加重脑水肿。意识清醒者给予普通饮食，但要限制钠盐摄入量。频繁呕吐者暂时禁食，以防吸入性肺炎。

（4）维持正常体温和防治感染：高热可使机体代谢率增高，加重脑缺氧，故应给予及时、有效的降温措施。遵医嘱应用抗生素预防和控制感染。

（5）加强生活护理：适当保护患者以避免意外损伤。昏迷躁动不安者切忌强制约束，防止患者因挣扎引起颅内压增高。

知识点 11：颅内压增高药物治疗的护理措施　　　副高：熟练掌握　　正高：熟练掌握

（1）高渗性脱水药治疗：最常用 20% 甘露醇 250ml，在 30 分钟内快速静脉滴注，每日 2~4 次，静脉滴注后 10~20 分钟颅内压开始下降，维持 4~6 小时，可重复使用。脱水治疗是通过减少脑组织中的水分，缩小脑的体积，起到降低颅内压的作用。若脱水治疗过程中同时使用利尿药，降低颅内压效果会更好。脱水治疗期间，应准确记录出入量，并注意纠正利尿药引起的电解质紊乱。停止使用脱水药时，应逐渐减量或延长给药间隔时间，以防止颅内压反跳现象。

（2）肾上腺皮质激素治疗：常用地塞米松 5~10mg 静脉或肌内注射，每日 2~3 次；氢化可的松 100mg 静脉注射，每日 1~2 次。治疗期间应注意防止应激性溃疡和感染等不良反应的发生。

（3）巴比妥类药物治疗：常用苯巴比妥。使用中应严密监测患者的意识、脑电图、血药浓度及呼吸情况，防止因药物应用剂量过大引起严重的呼吸抑制和呼吸道引流不畅。

知识点 12：颅内压增高辅助过度换气的护理措施　　　副高：熟练掌握　　正高：熟练掌握

过度换气的目的是排出体内 CO_2，减少脑血流量。$PaCO_2$ 每下降 1mmHg，可使脑血流量递减 2%，从而使颅内压相应降低。但脑血流量显著减少会加重脑缺氧，故使用期间应监测血气分析结果，维持患者 PaO_2 在 90~100mmHg、$PaCO_2$ 在 25~30mmHg 水平为宜。过度换气持续时间不宜超过 24 小时，以免引起脑缺血。

知识点13：颅内压增高亚冬眠低温治疗的护理措施

副高：熟练掌握　　正高：熟练掌握

亚冬眠低温疗法是应用药物和物理方法降低体温，使患者处于亚低温状态。

（1）目的：降低脑耗氧量和新陈代谢率，减少脑血流量、改善细胞膜通透性、增加脑对缺血缺氧的耐受力、减轻脑水肿，同时有一定的降低颅内压的作用。适用于各种原因引起的严重脑水肿、中枢性高热患者。儿童和老年人慎用，休克、全身衰竭或有房室传导阻滞者禁用。

（2）环境和物品准备：将患者安置于单人病房，室内光线宜暗，室温18~20℃。室内备氧气、吸引器、血压计、听诊器、温度计、冰袋或冰毯、导尿包、集尿袋、吸痰盘、冬眠药物、急救药物及器械、护理记录单等，由专人护理。

（3）降温方法：遵医嘱给予冬眠药物，如冬眠Ⅰ号合剂（氯丙嗪、异丙嗪及哌替啶）或冬眠Ⅱ号合剂（哌替啶、异丙嗪、氢化麦角碱），待自主神经被充分阻滞，患者御寒反应消失，进入昏睡状态后，方可加用物理降温措施。若未进入冬眠状态即开始降温，御寒反应会使患者出现寒战，使机体代谢率增高、耗氧量增加，反而增高颅内压。

物理降温方法可采用头部戴冰帽或在颈动脉、腋动脉、肱动脉、股动脉等主干动脉表浅部位放置冰袋。此外，还可采用降低室温、减少被盖、体表覆盖冰毯或冰水浴巾等方法，使患者体温稳定在治疗要求的范围内，避免大起大落。降温速度以每小时下降1℃为宜，体温降至肛温32~34℃、腋温31~33℃较为理想。体温过低易诱发心律失常、低血压、凝血障碍等并发症。冬眠药物最好经静脉滴注，便于调节给药速度、控制冬眠深度。此疗法持续时间2~3天，停止治疗后，先停物理降温，再逐渐停用冬眠药物。

（4）严密观察病情：在治疗前应观察生命体征、意识状态、瞳孔和神经系统体征并进行记录，作为治疗后观察对比的基础。冬眠低温治疗期间，若脉搏 >100 次/分，收缩压 <100mmHg，呼吸次数减少或不规则，应及时通知医师，停止冬眠疗法或更换冬眠药物。

（5）饮食护理：冬眠期间机体代谢率降低，对能量及水分的需求减少，故每日液体入量不宜超过1500ml。鼻饲者，流质或肠内营养液的温度应与当时体温相同。低温时患者肠蠕动减弱，观察有无胃潴留、腹胀、便秘、消化道出血等，防止反流和误吸。

（6）预防并发症：冬眠患者肌肉松弛，易出现舌后坠，吞咽、咳嗽反射减弱，应保持呼吸道通畅，加强肺部护理，防止发生肺部并发症。搬动患者或为其翻身时，动作要缓慢、轻稳，防止发生直立性低血压；加强皮肤护理，防止发生压疮和冻伤。

知识点14：颅内压增高脑室外引流及腰椎穿刺持续引流的护理措施

副高：熟练掌握　　正高：熟练掌握

脑室外引流是指经颅骨钻孔穿刺侧脑室，放置引流管将脑脊液引流出体外，以达到降低颅内压的目的。腰椎穿刺持续引流是指在腰₃~₄或腰₄~₅椎体间穿刺，将硬膜外引流导管放入腰蛛网膜下隙内,外接无菌引流袋做持续引流达到治疗的目的。

（1）妥善固定导管、保持引流通畅：引流装置应高出耳屏（脑室额角水平）10~15cm,以维持正常的颅内压。如引流通畅,引流管内液面随患者呼吸、脉搏呈上下波动状。躁动、意识不清的患者予以约束,防止意外拔管。

（2）严格保持整个引流装置及管道清洁和无菌：移动患者或进行某些辅助检查时应将引流管夹闭,待体位及引流管位置正常再行开放,以免过度引流或逆流。如发现敷料潮湿,应立即查明原因,及时通知医师予以更换。

（3）观察引流液的颜色、性质和量：正常脑脊液无色透明,无沉淀,每天分泌400~500ml。术后1~2天引流液呈淡红色,以后转为橙黄色。若引流液中有大量血液或颜色逐渐加深,常提示脑室持续出血。若引流液混浊,呈磨玻璃状或有絮状物,提示存在颅内感染,均应及时引流脑脊液并送检。若24小时引流液>500ml,应通知医师,调整引流管高度。

（4）按期拔管：引流时间保持5~7天应及时拔管,因引流时间过长易发生颅内感染。拔管前应行头颅CT检查,应试行抬高引流袋或夹闭引流管,如患者无头痛、呕吐等症状即可拔管,反之,则重新开放引流。拔管时先夹闭引流管,防止逆流感染。拔管后加压包扎,嘱患者卧床休息和减少头部活动,观察穿刺点有无渗血、渗液,严密观察患者意识、瞳孔、肢体活动变化,发现异常及时通知医师给予处理。

知识点15：防止颅内压骤然升高的护理措施　　　副高：熟练掌握　　正高：熟练掌握

（1）卧床休息：保持病室安静,清醒患者不宜突然坐起或用力提重物。

（2）稳定患者情绪：避免情绪剧烈波动,引起血压骤升而加重颅内压增高。

（3）保持呼吸道通畅：当呼吸道梗阻时,患者用力呼吸、咳嗽,易引起胸腔内压力增高,加重颅内压增高。呼吸道梗阻使$PaCO_2$增高,致脑血管扩张,脑血容量增多,也可加重颅内压增高。昏迷患者或排痰困难者,应配合医师及早行气管切开术。

（4）避免剧烈咳嗽和用力排便：患者咳嗽和用力排便时胸、腹腔内压力增高,有诱发脑疝的危险。因此,要预防和及时治疗感冒,避免咳嗽。鼓励能进食者多食富含纤维素食物,促进肠蠕动。已发生便秘者切勿用力屏气排便,可用缓泻药或低压小量灌肠通便,避免高压大量灌肠。

（5）控制癫痫发作：癫痫发作可加重脑缺氧及脑水肿,遵医嘱定时定量给予抗癫痫药;一旦发作应协助医师及时给予抗癫痫及降颅压处理。

（6）躁动的处理：颅内压增高、呼吸道不通畅、尿潴留、便秘及冷、热、饥饿等不适感均可引起患者躁动。积极寻找并解除引起躁动的原因,避免盲目使用镇静药或强制性约束,以免患者挣扎而使颅内压进一步增高,适当加以保护,以防意外伤害。

知识点16：颅内压增高的病情监测　　　副高：熟练掌握　　正高：熟练掌握

观察患者意识、生命体征、瞳孔和肢体活动变化,可以警惕颅内压增高危象的发生,有条件者可监测颅内压。

（1）意识状态：意识反映大脑皮质和脑干的功能状态，通过意识障碍的程度、持续时间和演变过程的评估，可以对病情进展进行分析。目前临床对意识障碍程度的分级有多种方法，现介绍其中2种。

1）意识状态传统分级与表现：①清醒。属于正常状况，即各种反应、认知功能都正常，语言刺激反应灵敏，对自身及周围环境的认识能力良好，回答问题准确，意识状态正常，包括意识内容和意识觉醒度。②嗜睡。意识有稍微的改变，处于嗜睡的状况，患者可表现出意识状态稍有下降，但能够正常回答问题，有正常、准确的动作和眼球活动等，只是表现出意识觉醒度稍有下降，喜欢睡觉，此种情况称为嗜睡阶段。③意识模糊。主要表现为意识混乱，有两种情况。一种是对定位有所判断，但能力有所下降，不能准确进行判断，会出现冲动的现象，称为谵妄现象；另一种是患者意识觉醒度有所下降，同时伴有冲动，容易出现偏激、过激的行为和动作等，此时称为急性意识障碍和谵妄。④昏睡。主要表现为昏睡，此类患者能够对答，但是对答含糊，可能回答错误，但知道外界跟自己的沟通，能够有所反应，一般反应错误，刺激减退后没有反应，可快速进入昏睡状态。⑤昏迷。根据严重程度和反应等，可以分为轻度昏迷、中度昏迷和重度昏迷。轻度昏迷主要是对外界刺激不能产生正确的反应，也不能正常沟通，但生命体征稳定，脑干反射存在；中度昏迷是脑干反射有所下降，呼吸、心搏有所变化且不稳定；重度昏迷是指各种脑干反射基本消失，呼吸、心搏、血压非常不稳定。

2）格拉斯哥（Glasgow）昏迷评分法与表现：根据睁眼反应、语言反应及肢体运动反应，三者得分相加对患者进行评分，最高分为15分，最低分为3分。分数越高表示意识越清醒。轻度昏迷为12~14分，中度昏迷为9~11分，重度昏迷为8分以下，15分可能处于昏睡和昏迷的交界状态。

（2）生命体征：注意呼吸节律和深度、脉搏快慢和强弱，以及血压和脉压的变化。血压上升、脉搏缓慢有力、呼吸深而慢，同时有进行性意识障碍，是颅内压增高所致的代偿性生命体征改变，即"二慢一高"。

（3）瞳孔变化：正常瞳孔等大、圆形，在自然光线下直径3~4mm，直接、间接对光反射灵敏。瞳孔的观察对判断病变部位具有重要的意义，应注意观察双侧瞳孔是否等大、等圆，观察瞳孔对光反射是否正常。颅内压增高患者出现病侧瞳孔先小后大，对光反射迟钝或消失，应警惕小脑幕切迹疝的发生。

（4）颅内压监护：可动态反映颅内压变化。监护时，患者平卧或头部抬高10°~15°，呼吸道保持通畅，躁动患者适当使用镇静药，避免外来因素干扰监护。防止管道阻塞、扭曲、打折及传感器脱出。监护过程严格无菌操作，预防感染，监护时间不宜超过1周。

知识点17：颅内压增高的健康指导　　　　　　　　　　　　　　　　副高：掌握　正高：掌握

（1）患者原因不明的头痛进行性加重，经一般治疗无效，或头部外伤后有剧烈头痛并伴有呕吐者，应及时到医院做检查以明确诊断。

（2）颅内压增高的患者要避免剧烈咳嗽、便秘、提重物等使颅内压骤然升高的因素，以免诱发脑疝。

（3）指导患者学习康复的知识和技能，对有神经系统后遗症的患者，要针对不同的心理状态进行心理护理，调动他们的心理和生理的潜在代偿能力，鼓励其积极参与各项治疗和功能训练，如肌力训练、步态平衡训练、排尿功能训练等，最大限度地恢复其生活能力。

第二节　急性脑疝

知识点 1：急性脑疝的概念　　　　　　　　　　副高：掌握　正高：熟练掌握

　　颅腔内某一分腔有占位性病变时，该分腔的压力大于邻近分腔的压力，脑组织从高压区向低压区移位，部分脑组织被挤入颅内生理空间或裂隙，产生相应的临床症状和体征，称为脑疝。疝出的脑组织压迫脑的重要结构或生命中枢，故脑疝是引起颅内压增高危象和死亡的主要原因。

知识点 2：急性脑疝的病因　　　　　　　　　　副高：掌握　正高：熟练掌握

颅内任何部位占位性病变发展到严重程度均可引起脑疝，常见原因如下。
（1）外伤所致各种颅内血肿如硬膜外血肿、硬膜下血肿及颅内血肿。
（2）颅内脓肿。
（3）颅内肿瘤尤其是颅后窝中线部位及大脑半球的肿瘤。
（4）颅内寄生虫病及各种肉芽肿性病变。
（5）医源性因素，对于颅内压增高患者进行不适当的操作如腰椎穿刺放出脑脊液过多、过快，使各分腔间的压力差增大，可促使脑疝形成。

知识点 3：急性脑疝的病理生理　　　　　　　　副高：掌握　正高：熟练掌握

　　当发生脑疝时，移位的脑组织在小脑幕切迹或枕骨大孔处挤压脑干，脑干受压移位可致其实质内血管受到牵拉，严重时基底动脉进入脑干的中央支可被拉断而致脑干内部出血，出血常为斑片状，有时出血可沿神经纤维走行方向达内囊水平。由于同侧的大脑脚受到挤压而造成病变对侧偏瘫，同侧动眼神经受到挤压可产生动眼神经麻痹症状。移位的钩回、海马回可将大脑后动脉挤压于小脑幕切迹缘上致枕叶皮质缺血坏死。小脑幕切迹裂孔及枕骨大孔被移位的脑组织堵塞，使脑脊液循环通路受阻，进一步加重了颅内压增高，形成恶性循环，使病情迅速恶化。

知识点 4：急性脑疝的分类　　　　　　　　　　副高：掌握　正高：熟练掌握

根据移位的脑组织及其通过的硬脑膜间隙的不同，常见的脑疝有小脑幕切迹疝和枕骨大孔疝。小脑幕切迹疝又称为颞叶沟回疝，是小脑幕上方的颞叶沟回、海马回通过小脑幕切迹向幕下移位。因疝入的脑组织压迫中脑的大脑脚并牵拉动眼神经，可引起锥体束征和瞳孔变化。枕骨大孔疝又称为小脑扁桃体疝，由小脑扁桃体经枕骨大孔向椎管内移位所致。其他还有大脑镰下疝（扣带回疝）和小脑幕切迹上疝（小脑蚓疝）等，这几种脑疝可以单独发生，也可同时或相继出现。

知识点 5：急性脑疝的临床表现　　　　　　　　　**副高：掌握　　正高：熟练掌握**

（1）小脑幕切迹疝：典型的临床表现是在颅内压增高的基础上，出现进行性意识障碍，患侧瞳孔最初有短暂的缩小，对光反射迟钝，随病情进展出现进行性扩大，直接和间接对光反射均消失，并伴有患侧上睑下垂及眼球外斜。病变对侧肢体肌力减弱或瘫痪、肌张力增加、腱反射亢进、病理征阳性。若脑疝持续发展，患者则出现深度昏迷，双侧眼球固定及瞳孔散大、对光反射消失，四肢全瘫，去大脑强直等体征，生命体征严重紊乱，最后因呼吸、心搏停止而死亡。

（2）枕骨大孔疝：由于脑脊液循环通路被堵塞引起颅内压增高。患者常有剧烈头痛，以枕后部头痛为甚，频繁呕吐，颈项强直或强迫体位。生命体征紊乱出现较早，瞳孔改变和意识障碍出现较晚。因脑干缺氧，瞳孔可忽大忽小。由于位于延髓的呼吸中枢受损严重，患者早期可突发呼吸骤停而死亡。

知识点 6：急性脑疝的辅助检查　　　　　　　　　**副高：掌握　　正高：熟练掌握**

CT 检查可见脑沟变浅，脑室、脑池缩小或脑结构变形等，通常能显示病变位置、大小和形态，对判断引起颅内压增高的原因有重要参考价值。

知识点 7：急性脑疝的治疗要点　　　　　　　　　**副高：掌握　　正高：熟练掌握**

（1）非手术治疗：因颅内压急剧增高而造成脑疝，患者一旦出现典型的脑疝症状，应立即静脉快速输入高渗脱水药，以缓解病情，为后续的手术治疗争取时间。

（2）手术治疗：一旦确诊后尽快手术，去除病因，如清除颅内血肿或切除脑肿瘤等。若难以确诊或虽确诊但病变无法切除者，可通过脑脊液分流术、侧脑室外引流术或病变侧颞肌下、枕肌下减压术等姑息性手术降低颅内压和抢救脑疝。待病情缓解后再做开颅切除病变或做脑室－腹腔分流术。

知识点 8：急性脑疝的护理评估　　　　　　　　　**副高：掌握　　正高：熟练掌握**

（1）健康史：了解患者受伤的情况、现场的急救情况、患者既往的健康情况。

（2）身体状况：评价患者的生命体征、意识状态、瞳孔、GCS 评分。监测患者的电解质、血气分析，评估患者有无水、电解质、酸碱平衡紊乱。

（3）心理-社会状况：了解家属对疾病的认识程度，以及家庭经济状况和社会支持。

| 知识点9：急性脑疝的护理诊断　　　　　　　　副高：掌握　　正高：熟练掌握 |

（1）有脑组织灌注无效的危险：与颅内压增高、脑疝有关。

（2）潜在并发症：呼吸、心搏骤停。

| 知识点10：急性脑疝的急救护理　　　　　　　副高：熟练掌握　　正高：熟练掌握 |

（1）脑疝发生后应紧急处理：保持呼吸道通畅，并吸氧，立即静脉快速输入20%甘露醇200~500ml，并快速静脉滴注地塞米松10mg、静脉推注呋塞米40mg等，以暂时降低颅内压；同时紧急做好术前检查。密切观察生命体征、瞳孔的变化。对呼吸功能障碍者，立即气管插管进行辅助呼吸。

（2）病情观察：密切观察患者意识、生命体征、瞳孔和肢体活动的变化。警惕小脑幕切迹疝的发生。

| 知识点11：急性脑疝的护理措施　　　　　　　副高：熟练掌握　　正高：熟练掌握 |

（1）纠正脑组织灌注不足：①脱水治疗和护理。及时应用甘露醇等强力脱水药，并观察脱水效果。②维持呼吸功能。保持呼吸道通畅，吸氧，以维持适当的血氧浓度。对呼吸功能障碍者行人工辅助呼吸。

（2）密切观察病情变化，尤其注意呼吸、心率、瞳孔及意识变化。

（3）紧急做好术前特殊检查及术前准备。

（4）其他护理措施参见本章第一节。

| 知识点12：急性脑疝的健康指导　　　　　　　副高：掌握　　正高：掌握 |

（1）经常询问患者排便情况，保持排便通畅，必要时给予泻药或人工排便，以免排便用力造成再出血。

（2）饮食以高蛋白、高维生素、低脂肪易消化的食品（如鱼、瘦肉、鸡蛋、蔬菜、水果等）为宜。如有恶心、呕吐应暂停进食。保持充足睡眠，可适当地进行户外运动，颅骨缺损者要戴好帽子外出，并有家属陪护，防止意外发生。

（3）告知患者颅骨缺损的补修一般需要在脑外伤术后的6个月后进行。

（4）按医嘱服药，不得擅自停药，出院后1个月门诊随访。

（5）加强功能锻炼，必要时可行一些辅助治疗如高压氧等。如有外伤性癫痫者按癫痫常规护理。

第三节　颅脑损伤

知识点 1：颅脑损伤的概念　　　　　　　　　　　　副高：掌握　正高：熟练掌握

颅脑损伤是常见的外科急症，其发生率在全身各部位损伤中占第二位，仅次于四肢损伤，但病死率和致残率均居首位。平时常因交通和工矿作业事故、高处坠落、跌倒、锐器或钝器打击头部所致，战时多见于火器伤。颅脑损伤根据解剖部位分为头皮损伤、颅骨损伤和脑损伤，三者可单独发生，也可合并存在。按损伤发生的时间和类型又可分为原发性颅脑损伤和继发性颅脑损伤。按颅腔内容物是否与外界交通分为闭合性颅脑损伤和开放性颅脑损伤。根据伤情程度又可分为轻、中、重、特重 4 型。

知识点 2：头皮损伤的概念　　　　　　　　　　　　副高：掌握　正高：熟练掌握

头皮损伤是原发性颅脑损伤中最常见的一种，常因暴力的作用方式，力的大小、速度、方向不同而致损伤各异。它的范围可由轻微擦伤到整个头皮的撕脱伤。包括头皮血肿、头皮裂伤和头皮撕脱伤。其意义在于头皮损伤有助于颅脑损伤的部位及轻重的判断。

知识点 3：头皮损伤的病因及发病机制　　　　　　　副高：掌握　正高：熟练掌握

（1）头皮血肿：多由钝器伤所致，按血肿出现于头皮的层次分为皮下血肿、帽状腱膜下血肿和骨膜下血肿。

1）皮下血肿：血肿位于皮肤表层与帽状腱膜之间，常见于产伤或碰伤。

2）帽状腱膜下血肿：血肿位于帽状腱膜和颅骨骨外膜之间。由于头部受到斜向暴力，头皮发生剧烈滑动，撕裂该层的血管所致。

3）骨膜下血肿：血肿位于颅骨骨外膜和颅骨外板之间。常由于颅骨骨折引起或产伤所致。

（2）头皮裂伤：是常见的开放性头皮损伤，多为锐器或钝器打击所致。由于头皮血管比较丰富，所以裂伤后出血量较多，可因失血而发生失血性休克。

（3）头皮撕脱伤：是头皮损伤中最严重的一种，几乎都是因为长发被卷入转动的机器中而致。大片甚至整个头皮自帽状腱膜下撕脱，有的连同额肌、颞肌或骨膜一并撕脱。创口可有大量出血，引起出血性休克，暴露的颅骨可因缺血引起感染或坏死。

知识点 4：头皮损伤的临床表现　　　　　　　　　　副高：掌握　正高：熟练掌握

（1）头皮血肿

1）皮下血肿：血肿体积小、张力高、压痛明显，有时周围组织肿胀隆起，中央反而凹陷，稍软，易误认为凹陷性颅骨骨折。临床特点为血肿范围小，位于损伤中央，中心硬、周围软，无液波感。

2）帽状腱膜下血肿：因该处组织疏松，出血较易扩散，严重者血肿边界可与帽状腱膜附着缘一致，覆盖整个穹隆部，似戴一顶有波动的帽子，小儿及体弱者可因此导致休克或贫血。临床特点为血肿范围大，可蔓延至帽状腱膜下层，触诊有明显液波感。

3）骨膜下血肿：血肿多局限于某一颅骨范围内，临床特点为血肿范围不超过颅缝，张力高，有液波感，常伴该部颅骨骨折。

（2）头皮裂伤：头皮裂伤较浅时，因断裂血管受头皮纤维隔的牵拉，断端不能收缩，出血量反较帽状腱膜全层裂伤者多。由于出血多，常引起患者紧张，使血压升高，加重出血。

（3）头皮撕脱伤：大量出血及剧烈疼痛可导致失血性或神经性休克。较少合并颅骨损伤及脑损伤，但可合并颈椎骨折和脱位。

知识点 5：头皮损伤的辅助检查　　　　　副高：掌握　　正高：熟练掌握

头颅 X 线摄片可了解有无合并颅骨骨折。

知识点 6：头皮损伤的治疗要点　　　　　副高：掌握　　正高：熟练掌握

（1）头皮血肿：较小的头皮血肿一般 1~2 周可自行吸收，无须特殊处理。早期可给予加压冷敷以减少出血和疼痛，受伤 48 小时改用热敷以促进血肿吸收，切忌用力揉搓。如血肿过大且长时间不吸收者，应在严格无菌操作下，分次穿刺抽吸后加压包扎。

（2）头皮裂伤：现场急救可局部压迫止血，争取在 24 小时内实施清创缝合。头皮裂伤应争取一期缝合，清创时将伤口内异物全部清除，并将坏死的创缘切除，以确保伤口的愈合。清创缝合后，常规应用抗菌药和破伤风抗毒素（TAT）。

（3）头皮撕脱伤：防止失血性休克，加压包扎止血。使用镇痛药防止神经性休克，并根据受伤时间的长短、撕脱头皮的面积和活力、裸露颅骨上有无骨膜、有无感染的存在等因素采用不同的修复方法，如直接缝合、减张后缝合、转移皮瓣修复、血管重建头皮再植或颅骨外板钻孔，待肉芽组织形成后做二期皮瓣移植等。

知识点 7：头皮损伤的护理评估　　　　　副高：掌握　　正高：熟练掌握

（1）健康史：了解患者的基本资料、既往史、家族史、过敏史、生活状态、营养状态、有无烟酒嗜好、有无排便异常、生活是否能自理等一般情况。

（2）身体状况：详细了解患者的受伤过程，现场急救情况。评估患者的血肿部位、范围、张力及血肿波动情况。评估患者头皮创面情况、伤口大小、部位、性质、有无污染和异物、颅骨是否裸露。评估患者意识状态、瞳孔，GCS 评分及神经系统体征的变化。了解患者的出血情况、出血量、脉搏、呼吸、血压的变化，以判断有无休克。评估患者疼痛的部位、性质、程度。

（3）心理-社会状况：评估患者的心理承受能力、对疾病的认知程度、经济状况和费用支付方式，以及社会支持系统等。

知识点8：头皮损伤的护理诊断　　　　　　　　　副高：掌握　　正高：熟练掌握

（1）急性疼痛：与头皮血肿有关。

（2）自我形象紊乱：与头皮损伤后影响自我形象有关。

（3）有血容量不足的危险：与创伤引起大量出血有关。

（4）潜在并发症：感染、失血性休克。

知识点9：头皮损伤的护理措施　　　　　　　　　副高：熟练掌握　正高：熟练掌握

（1）早期冷敷以减少出血和疼痛，受伤24~48小时后改用热敷，以促进血肿吸收。做好解释工作，缓解患者的紧张情绪。遵医嘱给予镇静药和镇痛药，观察药物疗效及不良反应。

（2）头皮血肿患者切勿用力揉搓血肿部位，以免增加出血。

（3）注意观察患者的生命体征、意识状况和瞳孔等有无变化，警惕合并颅骨损伤及脑损伤的可能。

（4）头皮撕脱伤患者在急救过程中注意保护撕脱的头皮，避免污染，用无菌敷料包裹、隔水放置于有冰块的容器内，随患者一同送往医院，争取清创后再植。

（5）出现休克的患者，在送往医院途中应保持平卧。

（6）患者植皮术后应保护植皮片不受压、不滑动，利于皮瓣成活。

（7）遵医嘱应用抗菌药和TAT预防感染。

（8）头皮撕脱伤患者多为女性，伤后对容貌影响较大。应认真倾听患者主诉，耐心解释其所提出的问题。多与患者及家属沟通，鼓励患者面对现实。指导并协助患者修饰容貌，保持较好的自我形象。

知识点10：头皮损伤的健康指导　　　　　　　　　副高：掌握　　正高：掌握

（1）指导家属鼓励患者正视疾病，并安慰、开导患者，鼓励其参加社会活动，消除负面心理。

（2）加强营养，限制烟酒及辛辣刺激性食物。

（3）损伤较轻患者勿剧烈活动；血肿较大或存在联合伤、病情较重者，应卧床休息。

（4）避免搔抓伤口，待伤口痊愈后方可洗头。如伤口出现发红、积液、渗液及不明原因发热等情况应及时就诊。

（5）形象受损者可暂时戴帽子或假发修饰，必要时可行整容、美容术。

知识点 11：颅骨骨折的概念　　　　　　　　　　副高：掌握　　正高：熟练掌握

颅骨骨折是指颅骨受到暴力作用所致颅骨结构的改变。临床意义不在于骨折本身，而是由骨折引起的脑膜、脑、相关神经损伤可危及生命，常合并发生脑脊液漏、颅内血肿及感染。

知识点 12：颅骨骨折的分类　　　　　　　　　　副高：掌握　　正高：熟练掌握

（1）按骨折形态：分为线形骨折及凹陷性骨折。粉碎性骨折多呈凹陷性，一般列入凹陷性骨折。

（2）按骨折部位：分为颅盖骨折及颅底骨折。

（3）按骨折是否与外界相通：分为开放性骨折及闭合性骨折。

知识点 13：颅骨骨折的病因及发病机制　　　　　　副高：掌握　　正高：熟练掌握

颅骨骨折的发生是因为暴力作用于头颅所产生的反作用力的结果，如果头颅随暴力作用的方向移动，没有形成反作用力，则不致引起骨折。由于颅骨抗牵拉强度恒小于抗压缩强度，故当暴力作用时，总是承受牵张力的部分先破裂。如果打击面积小，多以颅骨局部形变为主；如果着力面积大，可引起颅骨整体变形，常伴发广泛脑损伤。

颅骨骨折的性质和范围与致伤物的大小和速度有最直接的关系：当致伤物体积大、速度慢时，颅骨整体变形较严重，致伤物多在较为薄弱的颞骨鳞部或颅底引起线形骨折，局部骨折线往往沿外力作用的方向和颅骨脆弱部分延伸；反之易造成凹陷性骨折或穿入性骨折。外力作用于头部的方向与骨折的性质和部位也有很大关系：颅盖部受到外力的垂直打击后，着力点处常引起凹陷性或粉碎性骨折；颅盖部受到斜向外力打击后，着力点常引起线形骨折。

知识点 14：颅骨骨折的病理生理　　　　　　　　副高：掌握　　正高：熟练掌握

颅盖骨折即穹隆部骨折，其发生部位以顶骨及额骨为多，枕骨和颞骨次之。颅骨骨折有3种主要形态，即线形骨折、粉碎性骨折和凹陷性骨折。骨折的形态、部位和走向与暴力作用方向、速度和着力点有密切关系。线形骨折的骨折线常通过上矢状窦、横窦及脑膜血管沟，可导致颅内出血。凹陷性骨折常为接触面较小的钝器打击或头颅碰撞在凸出的物体上所致，着力点附近颅骨多全层陷入颅内，可有脑受压的症状和体征。

颅底骨折以线形为主，可仅限于某一颅窝，亦可横行穿过两侧颅底或纵行贯穿颅前、中、后窝。由于骨折线常累及鼻窦、岩骨或乳突气房，使颅腔和窦腔交通而形成隐形开放性骨折，故可引起颅内继发感染。

额部前方受击，易致颅前窝骨折，骨折线常经鞍旁而达枕骨；额前外侧受击，骨折线可横过中线经筛板或向蝶鞍而至对侧颅前窝或颅中窝；顶前份受击，骨折线延至颅前窝或颅中窝；顶间区受击，可产生经颅中窝至对侧颅前窝的骨折线；顶后区受力，骨折线指向颅中窝底部，并向内横过蝶鞍或鞍背达对侧；枕部受力，骨折线可经枕骨向岩骨延伸或通过枕骨大孔而折向岩尖至颅中窝或经鞍旁至颅前窝。

| 知识点 15：颅骨骨折的临床表现 | 副高：掌握　正高：熟练掌握 |

（1）颅盖骨折：①线形骨折发生率最高，局部有压痛、肿胀，患者常伴有局部骨膜下血肿。②凹陷性骨折好发于额、顶部，多为全层凹陷，局部可扪及下陷区，部分患者仅有内板凹陷，若骨折片损伤脑功能区，则可出现偏瘫、失语、癫痫等神经系统定位体征。

（2）颅底骨折：多为颅盖骨折延伸到颅底，或由强烈的间接暴力作用于颅底所致，绝大多数为线形骨折。颅底部的硬脑膜与颅骨贴附紧密，故颅底骨折时易撕裂硬脑膜，产生脑脊液漏而成为开放性骨折。依骨折的部位可分为颅前窝、颅中窝和颅后窝骨折，主要临床表现为皮下或黏膜下瘀斑、脑脊液漏和脑神经损伤 3 个方面（表 9-1）。

表 9-1　颅底骨折的临床表现

骨折部位	脑脊液漏	瘀斑部位	可能损伤的脑神经
颅前窝	从鼻或口腔流出	眶周、球结膜下出血呈"熊猫眼"征	第Ⅰ、Ⅱ对脑神经
颅中窝	外耳道、鼻腔	乳突区（Battle 征）	第Ⅶ、Ⅷ对脑神经
颅后窝	胸锁乳突肌及乳突后皮下	乳突部、枕下部、咽后壁	第Ⅸ~Ⅻ对脑神经

| 知识点 16：颅骨骨折的辅助检查 | 副高：掌握　正高：熟练掌握 |

（1）X 线检查：颅盖骨折依靠头颅 X 线摄片确诊，凹陷性骨折者可显示骨折片陷入颅内的深度；颅底骨折 X 线摄片检查价值不大。

（2）CT 检查：有助于确诊骨折情况、有无合并脑损伤，为首选检查。

| 知识点 17：颅骨骨折的治疗要点 | 副高：掌握　正高：熟练掌握 |

（1）颅盖骨折：颅盖骨线形骨折或凹陷性骨折下陷较轻，一般无须特殊处理；合并脑损伤或大面积骨折片陷入颅腔导致颅内压升高有脑疝可能者、骨折片压迫脑重要部位引起神经功能障碍者、开放性粉碎性凹陷性骨折者须手术整复或摘除陷入的骨片。

（2）颅底骨折：本身无须特殊处理，重点是预防颅内感染。出现脑脊液漏时即属开放性损伤，应使用 TAT 及抗生素预防感染。大部分脑脊液漏在伤后 1~2 周可自愈，4 周以上仍未停止者，可行手术修补硬脑膜。若骨折片压迫视神经，应尽早手术减压。

知识点 18：颅骨骨折的护理评估　　　　副高：掌握　正高：熟练掌握

（1）健康史：了解患者心肺功能情况、既往有无其他慢性疾病、营养状况等。

（2）身体状况：评估患者生命体征、意识、瞳孔大小及对光反射、头部及全身伤口情况、有无脑脊液漏。

（3）心理-社会状况：评估患者对疾病的认知、心理承受能力及家属的配合支持程度。

知识点 19：颅骨骨折的护理诊断　　　　副高：掌握　正高：熟练掌握

（1）意识改变：与颅脑损伤有关。

（2）自我形象紊乱：与颅骨骨折、颅骨缺损有关。

（3）有感染的危险：与脑脊液漏有关。

（4）潜在并发症：颅内出血、颅内压增高、颅内低压综合征、外伤性癫痫。

知识点 20：颅骨骨折的护理措施　　　　副高：熟练掌握　正高：熟练掌握

（1）脑脊液漏的护理

1）卧位：颅前窝骨折患者神志清醒者，取半坐位，昏迷者床头抬高30°，患侧卧位。颅中窝、颅后窝骨折患者，采取患侧卧位。维持上述特定体位至脑脊液漏停止后 3~5 天，目的是借助重力作用使脑组织移向颅底，使脑膜逐渐形成粘连而封闭脑膜破口。

2）保持局部清洁：每天 2 次清洁、消毒鼻前庭或外耳道，避免棉球过湿导致液体逆流至颅内；在外耳道口或鼻前庭疏松放置干棉球，棉球渗湿及时更换，观察并记录 24 小时浸湿的棉球数，以此估计漏出液量。

3）预防颅内逆行感染：禁忌鼻腔、耳道的堵塞、冲洗和滴药，脑脊液鼻漏者，严禁经鼻腔置管（胃管、吸痰管、鼻导管），禁忌做腰椎穿刺。并应避免用力咳嗽、打喷嚏和擤涕；避免挖耳、抠鼻；避免屏气排便，以免鼻窦或乳突气房内的空气被压入颅内，引起颅内积气或颅内感染。遵医嘱应用抗生素和 TAT。

（2）颅内继发性损伤的护理：颅骨骨折患者可合并脑挫伤、颅内出血，因继发性脑水肿导致颅内压增高。脑脊液漏可推迟颅内压增高症状的出现，一旦出现颅内压增高的症状，救治更为困难。因此，应严密观察患者的意识、生命体征、瞳孔及肢体活动等情况以便及时发现颅内压增高及脑疝的早期迹象。

（3）颅内低压综合征的护理：若脑脊液漏过多，可使颅内压过低而导致颅内血管扩张，表现为剧烈头痛、眩晕、呕吐、食欲缺乏、反应迟钝、脉搏细弱、血压偏低。头痛在立位时加重，卧位时缓解。若患者出现颅压过低表现，则应卧床休息，采取头低足高位，可遵医嘱补充大量水分以缓解症状。

（4）心理护理：鼓励患者表达自己的感受，了解患者对有关治疗、进展、预后的真实想法。鼓励患者敢于面对现实，提高精神上的自尊感。在患者需要时给予必要的帮助，使其对未来充满信心。

知识点 21：颅骨骨折的健康指导　　　　　　　　副高：掌握　正高：掌握

（1）摄入高热量、高维生素、高蛋白饮食，避免辛辣、刺激性食品。

（2）遵医嘱服药，不可擅自停药或改变剂量。

（3）定期复查，如有异常变化应及时就医。

（4）颅骨缺损者注意保护缺损区，外出时可戴安全帽，术后3~6个月可行颅骨修补术。

（5）适当参加社会活动，消除思想顾虑，增加康复信心。

知识点 22：脑损伤的概念　　　　　　　　　　副高：掌握　正高：熟练掌握

脑损伤是指头颅受到外界暴力作用后，引起脑膜、脑组织、脑血管及脑神经的损伤，是神经外科常见的一种外伤，是颅脑损伤中最重要、最易导致患者出现神经功能障碍的损伤。由于伤及中枢神经系统，故有较高的致残率和病死率。临床上一般根据格拉斯哥昏迷（GCS）评分判断脑损伤的程度：GCS评分13~15分为轻度脑损伤；8~12分为中度脑损伤；3~8分为重度脑损伤。

知识点 23：脑损伤的病因及分类　　　　　　　　副高：掌握　正高：熟练掌握

脑损伤是由外力作用于头部而引起，致伤作用的大小主要与外力的强度和运动速度有关。

（1）根据外力作用的方式

1）直接暴力脑损伤：是直接作用于头部导致损伤的外力，可以根据作用点来判断损伤的部位和性质。常见有加速性损伤、减速性损伤、挤压性损伤3种情况。

2）间接暴力脑损伤：是指作用于其他部位后通过传递作用于头部引起颅脑损伤的外力。

（2）根据脑组织是否与外界相通

1）开放性脑损伤：多由火器或锐器直接造成，常伴有头皮裂伤、颅骨骨折和硬脑膜破裂，有脑脊液漏。

2）闭合性脑损伤：多为钝器或间接暴力所致，硬脑膜完整，无脑脊液漏。

（3）根据脑损伤机制和病理改变

1）原发性脑损伤：是指脑组织在外界暴力作用后立即出现病理性损害，主要有脑震荡、脑挫裂伤等。

2）继发性脑损伤：是指头部受伤后一段时间内逐渐出现的病理损害，主要有颅内血肿、脑水肿和脑疝等。

知识点24：脑损伤的损伤机制　　　　　　　　　　副高：掌握　正高：熟练掌握

脑损伤的机制甚为复杂，可概括为由两种作用力造成。①接触力：外力与头部直接碰撞，由于冲击、凹陷性骨折或颅骨的急速变形（内陷和弹回），导致局部脑损伤，这种损伤多发生在着力部位。②惯性力：来源于受伤瞬间头部的减速或加速运动，使脑在颅腔内急速移位，与颅壁相撞，与颅底摩擦以及受大脑镰、小脑幕的牵扯，导致多处或弥散性脑损伤。受伤时头部若为固定不动状态，则仅受接触力影响；运动中的头部突然受阻于固定物体，除有接触力作用外，还受减速引起的惯性力作用。脑与颅骨之间的相对运动造成的脑损伤，既可发生在着力部位，称为冲击伤；也可发生在着力部位的对侧，称为对冲伤。如人体坠落时，运动着的头颅撞击于地面，受伤瞬间头部产生减速运动，脑组织撞击在受力侧的颅腔内壁上造成冲击伤，并且在受力对侧造成对冲伤。由于颅前窝与颅中窝凹凸不平，各种不同部位和方式的头部外伤，均易在额极、颞极和底面发生惯性力的脑损伤。

知识点25：脑震荡的概念　　　　　　　　　　　　副高：掌握　正高：熟练掌握

脑震荡是指头部受到撞击后，立即发生一过性脑功能障碍，无肉眼可见的神经病理改变，但在显微镜下可见神经组织结构紊乱。脑震荡是最轻的脑损伤。

知识点26：脑震荡的病理生理　　　　　　　　　　副高：掌握　正高：熟练掌握

脑震荡时，脑组织无肉眼可见的病理变化而在显微镜下可以观察到细微的形态学改变如点状出血、水肿。有的毫无异常，故一般认为脑震荡为头部外伤引起的短暂的脑功能障碍。其意识障碍的发生机制为脑干网状结构受损害。

知识点27：脑震荡的临床表现　　　　　　　　　　副高：掌握　正高：熟练掌握

脑震荡是原发性脑损伤中最轻的一种，即脑干网状结构一过性功能障碍。临床表现为受伤后即刻出现意识障碍，时间短暂，持续数分钟至十余分钟，一般不超过30分钟。同时可伴有皮肤苍白、出汗、血压下降、心动徐缓、瞳孔改变、呼吸浅慢、肌张力降低、各生理反射迟钝或消失等自主神经和脑干功能紊乱的表现。意识恢复后大多不能回忆受伤当时及伤前近期的情况，而对往事记忆清楚，称为逆行性遗忘。患者常有头痛、头昏、失眠、耳鸣、恶心、呕吐、情绪不稳、记忆力减退等症状，一般可持续数日或数周，少数持续时间较长。神经系统检查无阳性体征。

知识点28：脑震荡的辅助检查　　　　　　　　　　副高：掌握　正高：熟练掌握

脑脊液检查无红细胞，CT检查颅内亦无异常发现。

知识点29：脑震荡的治疗要点　　　　　　　　　副高：掌握　正高：熟练掌握

脑震荡患者一般无须特殊治疗，一般卧床休息1~2周，给予适当的心理护理及对症治疗，并适当给予镇痛药和镇静药，多数患者2周内即可完全恢复，预后良好。

知识点30：脑震荡的护理诊断　　　　　　　　　副高：掌握　正高：熟练掌握

（1）焦虑：与缺乏脑震荡相关知识、担心疾病预后有关。
（2）急性疼痛：与脑震荡有关。

知识点31：脑震荡的护理措施　　　　　　　　　副高：熟练掌握　正高：熟练掌握

（1）缓解患者焦虑情绪：讲解疾病相关知识，缓解其紧张情绪。对少数症状迁延者，加强心理护理，帮助其正确认识疾病。
（2）镇痛、镇静：疼痛明显者遵医嘱适当给予镇静药和镇痛药。
（3）病情观察：少数患者可能合并严重颅脑损伤如颅内血肿，故应密切观察其意识状态、生命体征及神经系统体征。

知识点32：脑震荡的健康指导　　　　　　　　　副高：掌握　正高：掌握

嘱患者保证充足睡眠，适当进行体能锻炼（太极拳等），避免过度用脑和劳累。解除思想上对所谓"后遗症"的紧张和忧虑，保持心情愉快。

知识点33：脑挫裂伤的概念　　　　　　　　　　副高：掌握　正高：熟练掌握

脑挫裂伤是常见的原发性脑损伤，是外力造成的原发性脑器质性损伤，既可发生于着力部位，也可在对冲部位。脑挫裂伤包括脑挫伤及脑裂伤，前者指暴力作用头部后，脑组织遭受破坏较轻，软脑膜尚完整者；后者指软脑膜、血管及脑组织都有破裂，伴有外伤性蛛网膜下腔出血。由于二者常同时存在，合称为脑挫裂伤。

知识点34：脑挫裂伤的病理生理　　　　　　　　副高：掌握　正高：熟练掌握

脑挫裂伤指主要发生于大脑皮质的损伤，可单发，也可多发，好发于额极、颞极及其基底。脑挫裂伤轻者仅见软脑膜下有散在的点状或片状出血灶。重者有软脑膜撕裂，脑皮质和深部的白质广泛挫碎、破裂、坏死，局部出血，甚至形成血肿，在显微镜下，伤灶中央为血块，四周是碎烂或坏死的皮质组织及出血灶。脑挫裂伤的继发性改变脑水肿和血肿形成具有更为重要的临床意义。早期的脑水肿多属血管源性，一般伤后 3~7 天发展到高峰，期间易发生颅内压增高甚至脑疝。伤情较轻者，脑水肿可逐渐消退，病灶区日后可形成瘢痕、囊肿或与硬脑膜粘连，成为外伤性癫痫的原因之一；若蛛网膜与软脑膜粘连影响脑脊液循环，则可形成外伤性脑积水；广泛的脑挫裂伤在数周后可形成外伤性脑萎缩。

| 知识点35：脑挫裂伤的临床表现 | 副高：掌握 正高：熟练掌握 |

脑挫裂伤是指暴力作用于头部，造成脑组织的器质性损伤。其临床表现因受伤的范围和性质，以及合并损伤不同而存在很大的差异。轻者仅有轻微症状，重者深昏迷，甚至快速死亡。

（1）意识障碍：意识障碍的程度是衡量脑挫裂伤轻重的客观指标，是脑挫裂伤最突出的症状。脑挫裂伤的患者伤后多立即昏迷，昏迷时间可由半小时至数天，甚至数月，最严重者可持续昏迷至死亡。

（2）局灶症状与体征：根据损伤部位和程度的不同而表现各异。损伤发生于皮质功能区，则可出现偏瘫、失语、感觉障碍或癫痫发作。临床体检可有病理反射等阳性体征。损伤发生于非重要功能区时，则无明显的神经系统阳性体征。

（3）生命体征的改变：损伤当时可有脉搏细速、血压下降和呼吸缓慢的表现，多数迅速恢复，如血压持续降低，则提示脑干损伤严重或有其他合并损伤。当血压、心率恢复正常后，患者出现血压升高，脉搏慢而有力，呼吸深而缓慢，则提示中枢压力增高及脑缺氧引起的代偿反应。如脑损害严重，颅内压持续增高，最终导致中枢神经功能衰竭。

（4）头晕、头痛、呕吐：疼痛可局限于某一部位（多为着力部位），亦可为全头性疼痛，间歇或持续性，在伤后 1~2 周内最明显，以后逐渐减轻，与颅内压增高、自主神经功能紊乱或蛛网膜下腔出血有关。后者还可出现脑膜刺激征，脑脊液检查有红细胞。

（5）颅内压增高和脑疝：因继发脑水肿和颅内出血所致。可使早期的意识障碍或偏瘫程度加重或意识障碍好转后又加重。

| 知识点36：脑挫裂伤的辅助检查 | 副高：掌握 正高：熟练掌握 |

（1）影像学检查：CT 检查是首选检查项目，可了解脑挫裂伤的部位、范围及周围脑水肿的程度，还可了解脑室受压及中线结构移位等情况。MRI 检查对脑挫裂伤的敏感性要明显优于 CT。

（2）腰椎穿刺检查：腰椎穿刺脑脊液中含大量红细胞，可与脑震荡鉴别。同时可测量颅内压或引流血性脑脊液，以减轻症状。但颅内压明显增高者禁忌腰穿。

| 知识点37：脑挫裂伤的治疗要点 | 副高：掌握 正高：熟练掌握 |

脑挫裂伤以非手术治疗为主，其目的是减轻脑损伤后的病理生理改变，维持机体的生理

平衡，防治颅内血肿及各种并发症。

（1）防治脑水肿：是治疗脑挫裂伤的关键。使用脱水药、脑脊液外引流、亚低温疗法等措施，及时进行减轻脑水肿、降低颅内压的治疗，维持脑灌注压在 70 mmHg 左右。

（2）促进脑功能恢复：给予神经营养、促苏醒的药物，如胞磷胆碱、腺苷三磷酸（ATP）、醒脑静等，以供应能量、改善细胞代谢和促进脑细胞功能恢复。

（3）手术治疗：若经非手术治疗无效或病情恶化出现脑疝征象时，及时手术去除颅内压增高的原因，解除脑受压。可行手术清除挫伤脑组织并行去骨瓣减压术，但应尽可能保护功能区脑组织。

知识点 38：脑挫裂伤的护理评估　　　　　　副高：掌握　　正高：熟练掌握

（1）健康史：详细了解患者受伤过程，如暴力大小、方向、性质、速度；患者受伤后有无意识障碍，其程度及持续时间，有无逆行性遗忘；受伤当时有无口鼻、外耳道出血或脑脊液漏发生；是否出现头痛、恶心、呕吐、呼吸困难等情况；了解现场急救和转送过程。了解患者既往健康状况。

（2）身体状况：了解患者头部有无破损、出血，呼吸道是否通畅。检查患者生命体征、意识状态、瞳孔及神经系统体征的变化，了解患者有无颅内压增高和脑疝症状。了解患者营养状况，如体重、氮平衡、血浆蛋白、血糖、血电解质等，及时调整营养素的种类和量。

（3）心理-社会状况：了解患者及家属的心理反应；了解家属对患者的支持能力和程度。

知识点 39：脑挫裂伤的护理诊断　　　　　　副高：掌握　　正高：熟练掌握

（1）清理呼吸道无效：与脑损伤后意识障碍有关。

（2）意识障碍：与脑损伤、颅内压增高有关。

（3）营养失调，低于机体需要量：与脑损伤后高代谢、呕吐、高热等有关。

（4）有失用综合征的危险：与脑损伤后意识和肢体功能障碍及长期卧床有关。

（5）潜在并发症：颅内压增高、脑疝、蛛网膜下腔出血、癫痫发作、消化道出血。

知识点 40：脑挫裂伤的护理措施　　　　　　副高：熟练掌握　　正高：熟练掌握

（1）急救护理：对颅脑损伤患者进行救护时应保持呼吸道通畅，患者采取平卧，头部抬高，注意保暖，禁用吗啡镇痛。记录受伤经过，以及检查发现的阳性体征、急救措施，并注意使用的药物。

（2）保持呼吸道通畅

1）体位护理：意识清醒者取斜坡卧位，床头抬高 15°~30°，以利于颅内静脉回流。昏迷或吞咽功能障碍者取侧卧位或侧俯卧位，防止引起呕吐物、分泌物误吸。

2）及时清除呼吸道分泌物：颅脑损伤患者多有不同程度的意识障碍，应及时清除口腔和咽部血块或呕吐物，定时吸痰。呕吐时将头转向一侧以免误吸。

3）开放气道：深昏迷者，抬起下颌或放置口咽通气管，以免舌根后坠阻碍呼吸。短期不能清醒者，必要时行气管插管或气管切开。呼吸减弱、潮气量不足，不能维持正常血氧者，及早使用呼吸机辅助呼吸。

4）气管插管、气管切开患者的护理：保持室内适宜的温度和湿度，加强气管手术患者的护理，湿化气道，避免呼吸道分泌物黏稠，利于排痰。

5）预防感染：使用抗生素防治呼吸道感染。

（3）加强营养：必须及时、有效补充能量和蛋白质以减轻机体损耗。早期采用肠外营养，待肠蠕动恢复后，无消化道出血时尽早行肠内营养支持，以利于胃肠功能恢复和营养吸收。昏迷患者通过鼻胃管或鼻肠管给予每日所需营养，成人每日补充总热量约8400kJ和10g氮。当患者肌张力增高或癫痫发作时，应防止肠内营养液反流导致误吸。

（4）病情观察

1）意识状态：观察患者意识状态，了解患者有无意识障碍，并注意意识障碍程度及变化。意识障碍出现的迟早和有无继续加重可作为区别原发性和继发性脑损伤的重要依据。

2）生命体征：为避免患者躁动影响结果的准确性，应先测呼吸，再测脉搏，最后测血压。①体温：伤后早期，由于组织创伤反应，可出现中等程度发热；若损伤累及间脑或脑干，可导致体温调节紊乱，出现体温不升或中枢性高热；伤后即发生高热，多系视丘下部或脑干损伤；伤后数日体温升高，常提示有感染性并发症。②脉搏、呼吸、血压：注意呼吸节律和深度、脉搏快慢和强弱，以及血压和脉压变化。若伤后血压上升、脉搏缓慢有力、呼吸深慢，提示颅内压升高，应警惕颅内血肿或脑疝发生；枕骨大孔疝患者可突然发生呼吸心搏停止；闭合性脑损伤呈现休克征象时，应检查有无内脏出血，如迟发性脾破裂、应激性溃疡出血等。

3）瞳孔变化：可因动眼神经、视神经及脑干部位的损伤引起。观察两侧睑裂大小是否相等，有无上睑下垂，注意对比两侧瞳孔的形状、大小及对光反射。伤后一侧瞳孔进行性散大、对侧肢体瘫痪、意识障碍，提示脑受压或脑疝；双侧瞳孔散大、对光反射消失、眼球固定伴深昏迷或去皮质强直，多为原发性脑干损伤或临终表现；双侧瞳孔大小形状多变、对光反应消失，伴眼球分离或异位，常是中脑损伤的表现；眼球不能外展且有复视者，多为展神经受损；眼球震颤常见于小脑或脑干损伤。

根据有无间接对光反射可以鉴别视神经损伤与动眼神经损伤。观察瞳孔时应注意某些药物、剧痛、惊骇等也会影响瞳孔变化，如吗啡、氯丙嗪可使瞳孔缩小，阿托品、麻黄碱可使瞳孔散大。

4）神经系统体征：原发性脑损伤引起的偏瘫等局灶症状，在受伤当时已出现，且不再继续加重；伤后一段时间才出现一侧肢体运动障碍且进行性加重，同时伴有意识障碍和瞳孔变化，多为小脑幕切迹疝压迫中脑的大脑脚，损害其中的锥体束纤维所致。

5）其他：观察有无脑脊液漏，有无剧烈头痛、呕吐、烦躁不安等颅内压增高表现或脑疝先兆。注意 CT 和 MRI 扫描结果及颅内压监测情况。

> 知识点41：脑挫裂伤并发症的观察与护理措施　　　副高：熟练掌握　正高：熟练掌握

（1）压疮：保持皮肤清洁干燥，定时翻身，特别注意骶尾部、足跟、耳郭等骨隆突部位，不可忽视敷料覆盖部位。消瘦者伤后初期及高热者需每小时翻身1次，长期昏迷、一般情况较好者可每3~4小时翻身1次。

（2）呼吸道感染：保持室内适宜的温度和湿度，加强呼吸道护理，定期翻身叩背，保持呼吸道通畅，防止呕吐物误吸引起窒息和呼吸道感染。

（3）失用综合征：脑损伤患者因意识或肢体功能障碍，可发生关节挛缩和肌萎缩。保持患者肢体于功能位，防止足下垂。每日四肢关节被动活动及肌按摩2~3次，防止肢体挛缩和畸形。

（4）尿路感染：昏迷患者常有排尿功能紊乱，短暂尿潴留后继以尿失禁。长期留置导尿管是引起尿路感染的主要原因。必须导尿时，严格执行无菌操作；留置导尿管过程中，加强会阴部护理，夹闭导尿管并定时放尿以训练膀胱贮尿功能；导尿管留置时间不宜超过5天；需长期导尿者，宜行耻骨上膀胱造瘘术，以减少尿路感染的发生。

（5）暴露性角膜炎：眼睑闭合不全者可以角膜涂眼药膏保护。不需随时观察瞳孔时，可用纱布遮盖上睑，甚至行眼睑缝合术。

（6）蛛网膜下腔出血：脑裂伤引起的头痛、发热、颈项强直表现，可遵医嘱给予解热镇痛药对症处理。待病情稳定，排除颅内血肿及颅内压增高、脑疝后，可以协助医师行腰椎穿刺，放出血性脑脊液以减轻头痛。

（7）消化道出血：多因下丘脑或脑干损伤引起的应激性溃疡所致，大量使用皮质激素也可诱发。除遵医嘱补充血容量、停用激素外，还应使用止血药和奥美拉唑、雷尼替丁等抑制胃酸分泌的药物。及时清理呕吐物，避免因消化道出血发生误吸。

（8）外伤性癫痫：任何部位的脑损伤均可能导致癫痫，尤其是大脑皮质运动区受损。早期癫痫发作的原因是颅内血肿、脑挫裂伤、蛛网膜下腔出血等；晚期癫痫发作主要是脑的瘢痕、脑萎缩、感染、异物等引起。可采用苯妥英钠100mg，每天3次预防发作。癫痫发作时使用地西泮10~30mg静脉缓慢注射，直至控制抽搐为止。应坚持服用抗癫痫药控制发作。患者应保证睡眠，避免情绪激动，预防意外受伤。

（9）便秘：若患者发生便秘，可用缓泻药，必要时戴手套抠出干硬粪便，勿采用大量高压灌肠，以免加重颅内压增高而诱发脑疝。

> 知识点42：脑挫裂伤的健康指导　　　　　　　　　副高：掌握　正高：掌握

（1）心理指导：对恢复过程中出现头痛、耳鸣、记忆力减退的患者，给予适当解释和宽慰，使其树立信心，帮助患者尽早实现生活自理。

（2）控制外伤性癫痫：坚持服用抗癫痫药至症状完全控制后1~2年，逐步减量后才能停药，不可突然中断服药。癫痫患者不能单独外出、登高、游泳等，以防发生意外。

（3）康复训练：脑损伤后遗留语言、运动或智力障碍，在伤后 1~2 年内有部分恢复的可能。提高患者自信心，协助患者制订康复计划，进行语言、运动、记忆力等方面的训练，以提高生活自理能力及社会适应能力。

| 知识点 43：颅内血肿的概念 | 副高：掌握　正高：熟练掌握 |

颅内血肿是颅脑损伤中最常见、最严重的继发性病变。当颅脑损伤后颅内出血聚集在颅腔的某部位，达到相当的体积后，可导致颅内压增高，脑组织受压而引起相应的临床症状，称为颅内血肿。

按血肿的来源和部位可分为硬脑膜外血肿、硬脑膜下血肿和脑内血肿。血肿常与原发性脑损伤相伴发生，也可在没有明显原发性脑损伤的情况下单独发生。按血肿引起颅内压增高或早期脑疝症状所需时间，将其分为 3 型：3 天以内者为急性血肿；超过 3 天至 3 周以内为亚急性血肿；超过 3 周为慢性血肿。

| 知识点 44：颅内血肿的病理生理 | 副高：掌握　正高：熟练掌握 |

（1）硬脑膜外血肿：与颅骨损伤有密切关系。骨折或颅骨的短暂变形撕破位于骨沟内的硬脑膜动脉或静脉窦引起出血，或骨折的板障出血。血液积聚于颅骨与硬脑膜之间，在硬脑膜与颅骨分离过程中，可又撕破一些小血管，使血肿进一步增大。因颅盖部的硬脑膜与颅骨附着较松，易于分离，颅底部硬脑膜与颅骨附着较紧，所以硬脑膜外血肿一般多见于颅盖部。

（2）硬脑膜下血肿：①急性硬脑膜下血肿。根据其是否伴有脑挫裂伤可分为复合性血肿和单纯性血肿。复合性血肿的出血来源可为脑挫裂伤所致的皮质动脉或静脉破裂，也可由脑内血肿穿破皮质流到硬脑膜下隙。此类血肿大多由对冲性脑挫裂伤所致，好发于额极、颞极及其底面；单纯性血肿为桥静脉损伤所致，较少见，可不伴有脑挫裂伤，血肿较广泛地覆盖于大脑半球表面。②慢性硬膜下血肿。可能为相对独立于颅脑损伤之外的疾病，其出血来源和发病机制尚未完全清楚。好发于 50 岁以上老年人，无外伤史或仅有轻微头部外伤，有的患者本身尚患有血管性或出血性疾病。血肿可发生于一侧或双侧，大多覆盖于颞额部大脑表面，介于硬脑膜和蛛网膜之间，形成完整包膜。血肿增大缓慢，一般在 2~3 周后，因脑的直接受压和颅内压增高而引起临床病症。

（3）脑内血肿：常与枕部着力时的额、颞对冲性脑挫裂伤同时存在，少数位于着力部位。有 2 种类型：①浅部血肿，出血均来自脑挫裂伤灶，血肿位于伤灶附近或伤灶裂口中，部位多数与脑挫裂伤的好发部位一致，少数与凹陷骨折的部位相对应。②深部血肿，多见于老年人，血肿位于白质深部，脑的表面可无明显挫伤。

| 知识点 45：颅内血肿的临床表现 | 副高：掌握　正高：熟练掌握 |

（1）硬脑膜外血肿：大多属于急性型。患者的意识障碍有 3 种类型：①典型的意识障

碍是伤后昏迷有"中间清醒期"，即受伤后原发性脑损伤的意识障碍清醒后，在一段时间后颅内血肿形成，因颅内压增高导致患者再度出现昏迷。②原发性脑损伤严重，受伤后昏迷持续并进行性加重，血肿的症状被原发性脑损伤所掩盖。③原发性脑损伤轻，受伤后无原发性昏迷，至血肿形成后开始出现继发性昏迷。患者在昏迷前或中间清醒期常有头痛、呕吐等颅内压增高症状，幕上血肿大多有典型的小脑幕切迹疝表现。

（2）硬脑膜下血肿

1）急性硬脑膜下血肿：表现为受伤后持续昏迷或昏迷进行性加重，少有"中间清醒期"，较早出现颅内压增高和脑疝症状。

2）慢性硬脑膜下血肿：较少见，好发于老年人，病程较长。临床表现差异很大，多有轻微头部外伤史，主要表现为慢性颅内压增高症状，也可有间歇性神经定位体征，有时可有智力下降、记忆力减退、精神失常等智力和精神症状。

（3）脑内血肿：常与硬脑膜下血肿同时存在，临床表现与脑挫裂伤和急性硬脑膜下血肿的症状很相似。

知识点46：颅内血肿的辅助检查　　　　　副高：掌握　　正高：熟练掌握

CT 检查可助诊断。

（1）硬脑膜外血肿：CT 检查显示颅骨内板与脑表面之间有双凸镜形或弓形密度增高影，常伴颅骨骨折和颅内积气。

（2）硬脑膜下血肿

1）急性或亚急性硬脑膜下血肿：CT 检查显示颅骨内板与脑组织表面之间有高密度、等密度或混合密度的新月形或半月形影，多伴有脑挫裂伤和脑受压。

2）慢性硬脑膜下血肿：CT 检查显示颅骨内板下有低密度或等密度的新月形、半月形或双凸镜形影。

（3）脑内血肿：CT 检查显示脑挫裂伤灶附近或脑深部白质内可见到圆形或不规则高密度血肿影，周围有低密度水肿区。

知识点47：颅内血肿的治疗要点　　　　　副高：掌握　　正高：熟练掌握

（1）非手术治疗：适用于无症状的颅内小血肿，主要为脱水治疗和对症处理，但需要密切观察患者生命体征变化，及时复查 CT。治疗期间一旦出现颅内压进行性升高、局灶性脑损害、脑疝早期症状，应立即手术。

（2）手术治疗：有症状的颅内血肿，即血肿量幕上 >30ml，幕下 >10ml 或中线移位 >5mm 者，后颅血肿宜积极手术治疗。

知识点48：颅内血肿的护理诊断　　　　　副高：掌握　　正高：熟练掌握

（1）意识障碍：与颅内血肿、颅内压增高有关。

（2）潜在并发症：颅内压增高、脑疝、术后血肿复发。

知识点 49：颅内血肿的护理措施　　　　副高：熟练掌握　　正高：熟练掌握

颅内血肿为继发性脑损伤，护理中除需执行原发性脑损伤相关护理措施之外，还应注意以下几点。

（1）密切观察病情：严密观察患者意识状态、生命体征、瞳孔、神经系统症状和体征等变化，及时发现颅内压增高迹象。一旦发现，应积极采取措施降低颅内压，同时做好术前准备。术后注意病情变化，判断颅内血肿清除效果并及时发现术后血肿复发迹象。

（2）引流管的护理：慢性硬脑膜下血肿术后患者取平卧位或头低足高患侧卧位，以便充分引流。引流瓶（袋）应低于创腔30cm，保持引流管通畅，注意观察引流液的性质和量。术后不使用强力脱水药，亦不严格限制水分摄入，以免颅内压过低影响脑膨出。术后3天左右行 CT 检查，证实血肿消失后拔管。

知识点 50：颅内血肿的健康指导　　　　副高：掌握　　正高：掌握

（1）卧床休息，告知患者及家属与疾病相关的健康知识，使其消除焦虑和恐惧心理，保持良好心态，避免情绪激动，保持心情舒畅，积极配合治疗和护理。

（2）患者生命体征平稳，神经系统症状不再进展后 48~72 小时开始康复训练，早期开展被动运动，按摩肌肉。当患者神志清楚，可进行主动训练。然后过渡到坐位、站立、日常生活训练等。

（3）饮食以清淡、营养为主，忌辛辣、刺激性、油腻、生冷食物。

（4）防止气颅：叮嘱患者勿挖耳、挖鼻、也勿用力屏气排便、咳嗽或打喷嚏，以免鼻窦或乳突气房内的空气被吸入或压入颅内，导致气颅和感染。

第四节　颅内动脉瘤

知识点 1：颅内动脉瘤的概念　　　　副高：掌握　　正高：熟练掌握

颅内动脉瘤多为发生在颅内动脉壁上的囊性膨出，是造成蛛网膜下腔出血的首要病因，多因动脉壁局部薄弱和血流冲击而形成，极易破裂出血。本病以 40~60 岁中老年人群多见，在脑血管意外的发病率中，仅次于脑血栓形成和高血压脑出血，故早期治疗尤为重要。

知识点 2：颅内动脉瘤的病因　　　　副高：掌握　　正高：熟练掌握

颅内动脉瘤的发病原因尚不十分清楚。由于脑动脉的外膜和中膜缺乏弹性，内弹力层更薄，并且位于蛛网膜下隙的脑动脉没有组织支撑；同时后天性动脉粥样硬化和高血压破坏动脉内弹力板，动脉壁逐渐膨出形成囊性动脉瘤。另外，体内感染、黏液瘤栓子，以及头部外伤也可能导致动脉瘤形成。

| 知识点 3：颅内动脉瘤的病理生理 | 副高：掌握　正高：熟练掌握 |

动脉瘤多为囊性，呈球形或浆果状，紫红色，瘤壁极薄，瘤顶部更薄，是出血的好发部位。动脉瘤出血破入基底池和蛛网膜下隙，破口处与周围组织多有粘连。巨大的动脉瘤内常有血栓形成，甚至钙化，血栓分层呈"洋葱"状。动脉瘤 90% 位于颈内动脉系统，约 10% 是椎–基底动脉系统动脉瘤，通常位于脑血管分叉处。直径小的动脉瘤出血概率较大。

| 知识点 4：颅内动脉瘤的临床表现 | 副高：掌握　正高：熟练掌握 |

（1）动脉瘤破裂出血症状：中、小型动脉瘤破裂出血前可无任何症状。动脉瘤一旦破裂出血，临床表现为严重的蛛网膜下腔出血，发病急剧，患者剧烈头痛，频繁呕吐，大汗淋漓，体温可升高，颈强直，克氏征阳性。也可能出现意识障碍，甚至昏迷。部分患者出血前有劳累、情绪激动等诱因，也可无明显诱因或在睡眠中发病。约 1/3 的患者动脉瘤破裂后因未及时诊治而死亡。多数动脉瘤破口会被凝血封闭而出血停止，病情逐渐稳定。随着动脉瘤破口周围血块溶解，动脉瘤可能再次出血。二次出血多发生在第一次出血后 2 周内。蛛网膜下腔出血后，红细胞破坏产生 5–羟色胺、儿茶酚胺等多种血管活性物质作用于脑血管，发生血管痉挛，发生率为 21%~62%，多发生在出血后的 3~15 天。局部血管痉挛只发生在动脉瘤附近，患者症状并不明显。而广泛的脑血管痉挛会导致脑梗死发生，患者意识障碍、偏瘫、失语甚至死亡。

（2）局灶症状：取决于动脉瘤的部位、毗邻解剖结构及动脉瘤大小。小的动脉瘤可无症状，大的动脉瘤可出现动眼神经麻痹，常见于颈内动脉–后交通动脉瘤和大脑后动脉的动脉瘤，表现为单侧上睑下垂、瞳孔扩大，眼球内收及上、下视不能，直接、间接对光反射消失。有时局灶症状出现在蛛网膜下腔出血之前，被视为动脉瘤出血的前兆症状，如轻微偏头痛、眼眶痛，继之出现动眼神经麻痹，此时应警惕随之而来的蛛网膜下腔出血。大脑中动脉的动脉瘤出血如形成血肿或其他部位动脉瘤出血后，脑血管痉挛脑梗死，患者均可出现偏瘫、运动性或感觉性失语。巨大动脉瘤影响到视路，患者可有视力、视野障碍。

| 知识点 5：颅内动脉瘤的辅助检查 | 副高：掌握　正高：熟练掌握 |

（1）实验室检查：对动脉瘤有诊断意义的实验室检查主要是脑脊液，动脉瘤破裂后可造成蛛网膜下腔出血，腰穿检查可见颅内压升高，脑脊液呈血性，出血 12 小时后可检查出脑脊液黄变。

（2）头颅 CT：CT 显示出血的多少和部位，与患者的预后相关。但出血 1 周后 CT 不易诊断。

（3）头颅 MRI：优于 CT，有诊断价值，可判断瘤内血栓情况。

（4）MRA：是颅内动脉瘤的一种非创伤性检查方法，分辨率和清晰度有待提高，目前只作为脑血管造影前的筛选方法。

（5）多层螺旋 CT 血管成像（CTA）：是近年来出现的另一种非创伤性脑血管显影方法，有其独到之处，可立体显示动脉瘤与载瘤动脉及周围分支的关系，还可显示动脉瘤与周围骨性结构的关系，对手术前评估有帮助，尤其是对于颅内复杂动脉瘤的术前评估。

（6）全脑数字减影血管造影（DSA）：是确诊颅内动脉瘤的金标准。可显示动脉瘤的部位、大小、形态、数目、囊内有无血栓，动脉硬化及动脉痉挛的范围、程度，有无颅内血肿。

知识点 6：颅内动脉瘤的治疗要点　　　　　　　　　副高：掌握　正高：熟练掌握

（1）非手术治疗：主要是防止出血或再出血，控制动脉痉挛。绝对卧床，加强监护，对症处理，控制血压，降低颅内压。经颅多普勒超声监测脑血流变化，发现脑血管痉挛时，早期使用钙离子拮抗药等扩血管药物治疗。使用氨基己酸抑制纤溶酶的形成，预防再次出血。但肾功能障碍患者慎用，以防形成血栓。

（2）手术治疗：开颅动脉瘤蒂夹闭术是首选方法，既不阻断载瘤动脉，又完全彻底消除动脉瘤。也可采用颅内动脉瘤介入栓塞治疗，具有微创、简便、相对安全、恢复快等优点。术后均应复查脑血管造影，确认动脉瘤是否消失。

（3）血管内栓塞治疗：血管内栓塞是在数字减影机透视下将微导管插入动脉瘤腔内，再用微弹簧圈通过导管推送到动脉瘤腔内，达到闭塞动脉瘤的目的，载瘤动脉仍保持通畅。

知识点 7：颅内动脉瘤的护理评估　　　　　　　　　副高：掌握　正高：熟练掌握

（1）健康史：了解患者的基本资料、既往史、家族史、过敏史、生活状态、营养状态、有无烟酒嗜好、有无排尿排便异常、生活是否能自理等一般情况。

（2）身体状况：评估患者是否存在意识障碍及肢体运动障碍、失语，意识障碍的程度、肢体的肌力、失语的种类；是否存在高颅压症状，有无头痛及头痛的特点，有无呕吐及其性质，有无视盘水肿等。

（3）心理-社会状况：评估患者的心理承受能力、对疾病的认知程度、经济状况和费用支付方式，以及社会支持系统等。

知识点 8：颅内动脉瘤的护理诊断　　　　　　　　　副高：掌握　正高：熟练掌握

（1）知识缺乏：与缺乏颅内动脉瘤破裂的防治知识有关。

（2）潜在并发症：颅内动脉瘤破裂、颅内压增高、脑血管痉挛、脑缺血。

知识点9：颅内动脉瘤的术前护理措施 副高：熟练掌握 正高：熟练掌握

（1）一般护理：保持病房安静，尽量减少外界不良因素的刺激，稳定患者情绪，保证充足睡眠，预防再出血。患者应绝对卧床休息，床头抬高15°~30°，以利于静脉回流；减少不必要的活动，检查、治疗和护理应集中进行。给予高热量、高蛋白、高维生素且易消化的高营养饮食。

（2）病情观察：注意观察患者生命体征、意识、瞳孔、对光反射、肢体活动度等的变化。正确使用降压药，维持血压稳定。一旦发现血压升高，应采用硝酸甘油、硝普钠等有效降压药，使血压尽快降至正常。也要避免血压偏低造成脑缺血。

（3）保持适宜的颅内压：维持颅内压在100mmH$_2$O左右。①避免颅内压过低，因为颅内压骤降加大颅内血管壁内外压力差，会诱发动脉瘤破裂，所以脑动脉瘤患者应用脱水药时，一定要控制输注速度，一般不提倡快速输入，更不能用加压输入法；行脑脊液引流者引流速度要慢，脑室引流瓶的位置不能过低；做腰穿检查或治疗时，一次排放的脑脊液量不要超过30ml，穿刺后患者去枕平卧4~6小时。②避免引起颅内压增高的因素，如便秘、咳嗽、癫痫发作等。患者进食水时应采取侧卧位或头高位，速度应缓慢，防止误咽引起呛咳。

（4）手术前常规准备：按头颅手术要求备皮，介入栓塞治疗者常规行双侧腹股沟区备皮。术后患者要严格卧床，故术前应训练患者床上进食、床上大小便、术侧肢体制动等。对癫痫发作患者，由专人陪护，床加护栏，防止发生意外。

知识点10：颅内动脉瘤夹闭手术中的护理 副高：熟练掌握 正高：熟练掌握

（1）协助麻醉：患者进入手术室后，协助麻醉医师在完善局部麻醉下完成桡动脉、股静脉穿刺置管。

（2）物品准备：洗手护士提前洗手，准备开颅器械及不同型号动脉瘤夹等特殊器械，熟练掌握所需仪器的性能和使用方法，将物品按使用的先后顺序摆放整齐，准备2套负压吸引装置和双极电凝，安装好磨钻系统并测试。

（3）术中配合：洗手护士应熟知手术步骤，常规消毒铺巾后，粘贴脑科手术膜，术中要快速、准确地传递器械，使术者眼睛不离开显微镜即可拿取。根据手术部位深浅备好各种不同规格的脑棉及吸收性明胶海绵。暂时阻断载瘤动脉，一般应控制在15~20分钟，如果阻断大脑中动脉，则应控制在15分钟之内，否则可加重脑血管痉挛或发生脑缺血。

手术过程中分离瘤体时，动脉瘤有破裂的危险，护士要协助麻醉师保证患者术中有足够的麻醉深度，以防止患者活动。同时还应避免手术床及显微镜的无意碰撞，如需升降手术床及调整显微镜，应暂停手术操作，以免误伤术野组织。

知识点11：颅内动脉瘤的术后护理措施 副高：熟练掌握 正高：熟练掌握

（1）体位护理：术后送患者回ICU，麻醉未醒时给予平卧位或侧卧位，保持呼吸道通畅。待意识清醒后抬高床头 15°~30°，以利颅内静脉回流。术后体位应避免压迫手术伤口，以免引起颅内压增高。介入栓塞治疗的患者术后绝对卧床休息 24 小时，术侧下肢制动 8~12 小时。术侧下肢制动，健侧翻身。搬动患者或为其翻身时，应扶持头部，使头颈部成一直线，防止头颈部过度扭曲或震动。

（2）一般护理：①保持呼吸道通畅，给氧。②密切观察生命体征、意识、瞳孔对光反射、肢体活动、伤口及引流液等变化，注意有无颅内压增高或再出血迹象。③遵医嘱使用抗癫痫药物和抗生素。④术后当日禁食，次日给予流质或半流质饮食，昏迷患者经鼻饲提供营养。⑤保持大小便通畅，防止便秘或尿潴留导致腹压增加，进而引起颅内压增高或出血。

（3）引流管的护理：妥善固定各引流管，注意各引流袋内口要低于引流管出口的位置，以防逆行感染，并防止引流管扭曲、脱出、受压，保持各引流管无菌有效引流。严密观察引流液的颜色、性质及量，及时发现问题，及时报告医师处理，尤其是术腔引流管，一旦出现引流液突然增多，变红，应考虑是否为术腔出血。

（4）病情观察：密切监测生命体征和持续心电监护，特别注意血压的变化，维持血压在 120~130/80~90mmHg，特别是颅内动脉瘤介入栓塞治疗的患者，术后血压应保持略偏高水平，以增加脑血管的灌流量，减少因脑血管痉挛而致脑血流量不足。但高血压会增加术后出血机会，故血压不宜过高，对于血压较高的患者一般给予硝普钠静脉输入，采用自动微量泵控制输入速度。血压过高或过低时及时通知医师，在医师的指导下完成血压调节。定时记录生命体征、心电图变化、精神症状、水电解质平衡及引流情况等。详细了解手术过程中出血、抗凝药物的使用情况等，观察皮肤有无瘀斑、瘀点，若有异常及时报告。

（5）术后并发症的观察与护理

1）脑血管痉挛：动脉瘤栓塞治疗或脑血管受刺激，易诱发脑血管痉挛，表现为一过性神经功能障碍，如头痛、短暂的意识障碍、肢体瘫痪和麻木、失语症等。早期发现，及时处理，可避免脑缺血、缺氧而出现不可逆的神经功能障碍。为预防脑血管痉挛，术后常用尼莫地平治疗 7~10 天，给药期间观察有无胸闷、面色潮红、血压下降、心率减慢等不良反应。最好采用微量泵控制尼莫地平的剂量和速度，避光输注，患者如有不适应及时停用。

2）脑梗死：术后血栓形成或血栓栓塞可引起脑梗死，当出现一侧肢体无力、偏瘫、失语甚至意识不清时，应考虑有脑梗死的可能。嘱患者绝对卧床休息，保持平卧姿势，遵医嘱给予扩血管、扩容、溶栓治疗。若术后患者处于高凝状态，常给予短期 48 小时的肝素化，配合长期阿司匹林治疗，预防脑梗死，治疗中密切观察有无出血倾向。

3）穿刺点局部血肿：常发生于介入栓塞治疗术后 6 小时内。可能因动脉硬化、血管弹性差或术中肝素过量、凝血机制障碍，或术后穿刺侧肢体活动频繁、局部压迫力度不够所致。颈动脉穿刺后穿刺点加压包扎，并用沙袋压迫 8~10 小时，绝对卧床 24 小时。

4）动脉瘤再破裂：是血管内栓塞术后严重的并发症，多因血压波动引起，应避免一切引发血压骤升的因素。术后使用血压监护仪持续监测血压 24~72 小时，或持续动脉压监测，每 30 分钟观察并记录血压 1 次，必要时采取控制性低血压治疗，控制平均动脉压在 75~93mmHg，瘤体破裂出现头痛剧烈、频繁呕吐、意识障碍和神经损害症状，立即通知医师，做开颅手术准备。

5）下肢动脉血栓形成：栓塞治疗中有不同程度的血管内皮受损，均可造成动脉血栓形成。术后因患者处于高凝状态、肢体瘫痪，加上精神紧张，缺乏适当的活动，易造成下肢静脉血栓。故术后6小时在生命体征稳定的情况下，应鼓励患者进行自动翻身，增加被动四肢活动、按摩，或使用弹力长筒袜，以降低血栓的发生率。

| 知识点12：颅内动脉瘤的健康指导 | 副高：掌握　正高：掌握 |

（1）出院前向患者及家属详细介绍出院后有关事项，并将有关资料交给患者或家属，嘱患者3~6个月复查1次。

（2）教会患者及家属血压自我监测方法，减少再出血诱发因素，保持情绪稳定，避免过于激动导致血压增高诱发脑出血。

（3）告知家属要合理饮食，少食胆固醇高的食物，多吃蔬菜、水果及富含粗纤维易消化的食物，保持大便通畅。保持良好的心态，合理安排生活，戒烟戒酒。

（4）在医师指导下服用抗高血压、抗癫痫、抗痉挛等药物，不可擅自停药、改药。

（5）告知患者若再次出现症状，及时就诊。

第五节　颅内肿瘤

| 知识点1：颅内肿瘤的概念 | 副高：掌握　正高：熟练掌握 |

颅内肿瘤又称脑瘤，是一种中枢神经系统常见的严重疾病，分为原发性与继发性。原发性颅内肿瘤来源于颅内各种组织成分如脑膜、脑组织、脑神经、脑血管、垂体腺与胚胎残余组织等；继发性颅内肿瘤则由身体其他部位如肺、子宫、消化道等的恶性肿瘤转移至脑部或由邻近器官的恶性肿瘤经颅底侵入颅内，又称为颅内转移瘤，多发生在大脑半球额叶、顶叶及颞叶。颅内肿瘤可发生于任何年龄，以20~50岁多见，男性稍多于女性。患儿以髓母细胞瘤、生殖细胞瘤、颅咽管瘤和室管膜瘤等多见；成人患者以多形性胶母细胞瘤、脑膜瘤、转移瘤、垂体瘤等多见；老年患者则以胶母细胞瘤及转移瘤多见。

| 知识点2：颅内肿瘤的病因及发病机制 | 副高：掌握　正高：熟练掌握 |

颅内肿瘤的病因至今未完全明确。目前较为大家接受的是由正常组织或胚胎残留组织受到遗传的、生物的、化学的或物理的刺激因素，引起间变，一方面无限制增殖，另一方面细胞程序性死亡（即凋亡）减少，从而导致肿瘤的发生发展。

| 知识点3：颅内肿瘤的病理生理 | 副高：掌握　正高：熟练掌握 |

颅内肿瘤的发病部位以大脑半球最多，其次为蝶鞍、鞍区周围、小脑脑桥角、小脑、脑

室及脑干。一般不向颅外转移，但可在颅内直接向邻近正常脑组织浸润扩散，也可随脑脊液的循环通道转移。

知识点4：中枢神经系统肿瘤的分类	副高：掌握　正高：熟练掌握

1978年，WHO对中枢神经系统肿瘤进行了较为权威性的分类。并分别在1979年、1993年、2000年、2007年进行了4次修改和完善。WHO于2014年在荷兰哈勒姆会议中，达成基于在不改变目前治疗方式的前提下将分子诊断与形态学诊断相整合的共识，在2007版分类的基础上更新了诊断原则。随后在2016年发布了WHO CNS 4+版本的分类方案。但是WHO CNS 4+并不是一个完整的分类系统，针对其不足先后发布了7个版本的更新。经过多次会议讨论，在2021年6月发表WHO CNS 5版分类系统。

WHO CNS 5版本强调了更统一的肿瘤分类和分级方法，并支持使用阿拉伯数字进行分级。新版本将传统的胶质瘤、胶质神经元肿瘤和神经元肿瘤整合成1个大类。并根据组织来源、分子分型将其分为6个小类，分别为成人型弥漫性胶质瘤、儿童型弥漫性低级别胶质瘤、儿童型弥漫性高级别胶质瘤、局限性星形细胞胶质瘤、胶质神经元和神经元肿瘤，以及室管膜肿瘤。脑膜瘤在WHO CNS 5版本中被认为是单一类型，其15个亚型反映了广泛的形态学谱。现在强调定义不典型或间变性（2级和3级）脑膜瘤的标准应适用于任何潜在亚型。

知识点5：颅内肿瘤的临床表现	副高：掌握　正高：熟练掌握

颅内肿瘤是生长在颅腔内的新生物，随着体积逐渐增大可产生相应的临床症状。其症状取决于肿瘤的部位、性质和肿瘤生长的快慢。可归纳为颅内压增高症状和神经定位症状两方面，两者可先后或同时出现。

（1）颅内压增高症状：主要表现为头痛、呕吐与视盘水肿"三主征"。另外，可有复视、智力减退、情绪淡漠、尿便失禁、意识障碍、生命体征改变等。

1）头痛：头痛是颅内压增高的常见症状，主要以清晨及夜间较重，可为搏动性痛或胀痛，呈持续性或阵发性，严重时可伴恶性、呕吐，坐卧不安。

2）呕吐：有时伴剧烈头痛，呕吐呈喷射状，一般与饮食无关。严重者进食后即吐。

3）视盘水肿：是颅内压增高的重要客观体征。早期没有视觉障碍，视野检查仅可见生理盲点扩大。后期视力开始减退甚至失明。

4）脑疝：当发生严重脑水肿及肿瘤占位病变时，颅内压不断增高达到一定程度时，就会迫使一部分脑组织通过自然空隙，向压力较低处移动形成脑疝。

5）其他症状：情绪淡漠、智力减退、意识障碍、复视等。

（2）定位症状及体征：颅内占位性病变可刺激、压迫及破坏邻近的脑组织及脑神经，出现神经系统定位症状和体征如精神症状、癫痫发作、运动障碍、感觉障碍、失语、视野改变、视觉障碍、内分泌功能紊乱、小脑症状及各种脑神经功能障碍等。症状和体征因肿瘤的不同部位而异。如位于脑干等重要部位的肿瘤早期即出现局部症状，而颅内压增高症状出现较晚。

知识点 6：颅内肿瘤的辅助检查　　　　　　　　　　　　副高：掌握　正高：熟练掌握

（1）肿瘤标志物：肿瘤标志物可用于估计肿瘤发生的危险性，有助于诊断和评估肿瘤的进展、检测肿瘤的复发。

（2）影像学检查：头部 CT 或 MRI 是诊断颅内肿瘤的首选手段，结合二者检查结果，不仅能明确诊断和鉴别诊断，而且能确定肿瘤的位置、大小及瘤周组织情况，可以指导手术方案的选择，并对术后追踪和发现肿瘤复发及转移有很大的帮助。

知识点 7：颅内肿瘤的治疗要点　　　　　　　　　　　　副高：掌握　正高：熟练掌握

（1）降低颅内压：常用方法有脱水、激素治疗、冬眠低温和脑脊液外引流等，目的是缓解症状，为手术治疗争取时间。

（2）手术治疗：是颅内肿瘤治疗最直接、有效的方法。手术治疗的目的是切除肿瘤、降低颅内压并明确诊断、减少肿瘤负荷、增强放疗或化疗的疗效。

1）肿瘤根治性手术：为了保护脑组织，一般只能切除肿瘤的 90% 以上，不能彻底切除。

2）肿瘤大部分切除手术：切除超过 60% 以上，为姑息性手术。因恶性肿瘤弥漫性、浸润型生长，没有明显的分界，肿瘤部位深或部位位于重要功能区域等原因。

3）内减压手术：肿瘤不能完全切除时，可将肿瘤周围的非功能区域的脑组织大块取出使颅内留出空间，降低颅内压，延长生命。

4）外减压手术：手术中切除颅骨并切除硬脑膜，使颅腔容积扩大，以达到降低颅内压的目的。

5）立体定向活检手术：立体定向过程是将脑内结构靶点通过 CT、MRI 等影像学检查方法定位转换为立体定向仪的框架坐标，进行定位后将立体定向器械送至靶点，实施立体定向活检术，对于定性诊断困难的颅内病变，可以明确病理诊断，为选择治疗方案提供重要的参考依据。

（3）放射治疗：是颅内肿瘤主要的辅助治疗措施之一，包括常规放射治疗、立体定向放射外科治疗、放射性核素内放射治疗等。常规放疗选用直线加速器及 ^{60}Co 治疗机，适用于对放射线敏感的脑肿瘤；三维适形放疗的目的是使肿瘤剂量与靶区适形，以减低正常组织的剂量；调强放疗是三维适形放疗的高级阶段，适用于肿瘤形态不规则，并与周围正常重要组织相连的情况；立体定向放射外科治疗使用多个小野三维集束定向照射，周围正常组织受量很小，射线对病变起着类似手术的作用，故俗称为"刀"，γ 刀适用于直径小于 3cm 的肿瘤，效果较肯定，X 刀可用于直径较大的肿瘤，但整体效果不如 γ 刀。立体定向放射具有精确定位、精确摆位、精确剂量、安全快速、疗效可靠的特点；粒子束治疗对正常组织有更好的保护作用，但设备十分昂贵，目前国内仅有少数医院使用。颅内肿瘤放疗容易出现部分脑组织坏死，特别是 X 刀治疗后，有报道约 40% 患者有不同程度的脑组织坏死，大多数为无症状性。

（4）化学治疗：是恶性肿瘤手术治疗的必要补充。颅内肿瘤的化学治疗必须建立在肿瘤手术切除后有病理诊断的基础上，术后残余肿瘤越少，化疗效果越显著。目前使用的化疗方案可分为三大类：①含亚硝脲类药物的化疗方案。②含替莫唑胺的化疗方案。③不含亚硝脲类药物和替莫唑胺的化疗方案。前 2 种方案主要用于恶性胶质瘤的术后、放疗后辅助化疗和恶性胶质瘤复发的治疗。

（5）生物治疗：包括免疫治疗和基因治疗。

知识点 8：颅内肿瘤的护理评估　　　　　　　副高：掌握　正高：熟练掌握

（1）健康史：了解患者年龄、性别、职业等；了解患者的生活状态、营养状态以及生活是否能自理；评估患者的生命体征、意识状态、瞳孔、肌力及肌张力、运动感觉功能等。了解患者既往有无药物或食物过敏史。

（2）身体状况：询问患者的起病方式，注意患者有无进行性颅内压增高及脑疝症状，有无神经系统定位症状和体征如精神症状、癫痫发作、运动障碍、感觉障碍、失语、视野改变、视觉障碍、内分泌功能紊乱、小脑症状、各种脑神经功能障碍等，是否影响患者的自理能力及容易发生意外伤害。

（3）心理-社会状况：了解患者文化程度或生活环境、宗教信仰、家庭成员、经济状况、医疗费用支付方式等情况。评估患者的心理承受能力、对疾病的认知程度及社会支持系统。

知识点 9：颅内肿瘤的护理诊断　　　　　　　副高：掌握　正高：熟练掌握

（1）焦虑、恐惧、预感性悲哀：与诊断肿瘤、担心手术效果有关。

（2）脑组织灌注异常：与颅内压增高有关。

（3）有受伤的危险：与神经系统功能障碍导致的癫痫、视力障碍、肢体运动感觉障碍、语言功能障碍有关。

（4）自理缺陷：与肿瘤压迫脑组织导致肢体瘫痪及开颅手术有关。

（5）疼痛：与颅内压增高有关。

（6）潜在并发症：颅内压增高及脑疝、颅内出血、感染、中枢性高热、尿崩症、消化道出血、癫痫发作、脑脊液漏等。

知识点 10：颅内肿瘤的术前护理措施　　　　　副高：熟练掌握　正高：熟练掌握

（1）心理护理：耐心细致地与患者及家属沟通，帮助其得到更多的家庭与社会支持，并积极配合医护人员做好术前充分准备。

（2）饮食护理：给予营养丰富、易消化的食物。对于存在营养不良、脱水、贫血或因后组脑神经麻痹有呛咳而不能进食者，应遵医嘱给予鼻饲、输液。纠正水、电解质紊乱，改善全身营养状况后再行手术。术前禁食、禁饮10小时。

（3）病情观察：术前严密观察病情变化。观察有无生命体征、意识状态变化，有无颅内高压、神经功能障碍及内分泌系统的症状等。嘱患者勿剧烈咳嗽、用力排便，防止颅内压增高。便秘时可使用缓泻药，高颅压患者禁忌灌肠。

（4）安全的护理：对术前有肢体功能障碍者、癫痫发作史、视力或听力障碍等患者，护士需针对不同情况采取相应措施，防止发生意外。

（5）呼吸道准备：教患者练习深呼吸及有效咳嗽。劝患者戒烟酒，以减少对呼吸道的刺激。

（6）皮肤准备：开颅的患者术前即刻备皮，以减少皮肤损伤后的细菌入侵。经鼻蝶窦入路手术患者，需剪鼻毛。经眶上锁孔入路手术的患者，无须皮肤准备。

知识点11：颅内肿瘤的术后护理措施　　　　副高：熟练掌握　　正高：熟练掌握

（1）体位护理：术后未清醒的患者取仰卧位，头偏向健侧，以保持呼吸道的通畅；患者清醒后将床头抬高15°~30°；肿瘤腔较大的患者术后14~48小时要避免患侧卧位。以利于颅内静脉回流，降低颅内压，减轻脑水肿。颈椎手术后的患者需佩戴颈托。经鼻蝶窦入路的患者，术后平卧2~3天，若在术中损伤蛛网膜、有脑脊液漏术中做修补的患者，术后需遵医嘱平卧7天，以防脑脊液漏。

（2）饮食与营养护理：术后第2天酌情给予流食，以后逐渐改为半流食、普食。采用均衡饮食，保证营养摄入。对术后昏迷、吞咽困难、进食呛咳等不能自行进食的患者，给予鼻饲饮食或肠内营养。术后伴有后组脑神经损伤而存在吞咽困难的患者，临床应进行吞咽障碍的筛选，以便给予相应的干预措施。对术后病程较长的患者应定时监测体重，因为体重的变化是反映身体营养状况的重要指标。

（3）疼痛护理：正确评估患者的疼痛，了解疼痛的性质、强度、频率、持续时间等，遵医嘱给予相应处理。禁用吗啡和哌替啶，以免抑制呼吸中枢。

（4）保持呼吸道通畅：颅后窝、脑桥、小脑角肿瘤患者，手术后有舌咽、迷走神经损害，咳嗽及舌咽反射减弱或消失，气管内分泌物不能及时排出，极易并发肺部感染，也可能发生窒息、脑缺氧、脑水肿。因此需要积极采取肺部物理治疗措施，如翻身、拍背、雾化、吸痰，必要时做好气管切开的准备。

（5）眼部保护：额部手术患者在手术后2~3天会出现颜面部水肿，尤其眼部周围淤血较为明显；颅后窝手术时常损伤三叉神经与面神经两对脑神经，因而出现眼睑闭合不全、角膜感觉和放射消失。因此，必要时实施眼冲洗、滴眼药水、涂眼药膏或凡士林纱布遮盖眼部等护理措施。

（6）伤口护理：术后应密切观察伤口渗血、渗液情况，保持敷料清洁干燥，发现潮湿、污染及时更换。在肿瘤残腔内放置引流管，引流手术残腔血性液体和气体的患者，应遵医嘱给予适当负压。严密观察引流液的色、质、量。若引流液鲜红、黏稠或单位时间内引流量突然增加需怀疑活动性出血，应及时通知医生。若引流液为粉红色，呈水样液，则怀疑为脑脊液，遵医嘱调节负压引流的压力。脑室外引流及腰椎穿刺持续引流患者的护理详见本章第一节。

（7）康复护理：颅内肿瘤手术后患者可能存在偏瘫、失语、习得性失用等功能障碍，术后早期开展各种康复训练，可减轻患者功能障碍的程度，提高患者的生活质量，使患者能及早重返社会，减轻家庭和社会负担。患者在生命体征稳定 48 小时后，即可开始进行康复训练。训练内容包括防止关节挛缩的训练、呼吸物理学疗法、足下垂的预防、吞咽功能训练、膀胱功能训练、语言训练等。

知识点 12：颅内肿瘤术后并发症的观察和护理措施　　副高：熟练掌握　　正高：熟练掌握

（1）颅内出血：颅内出血是手术后最危险的并发症，多发生在术后 24~48 小时内。术后应密切观察病情变化，定时监测意识、瞳孔、血压、脉搏、呼吸、GCS 评分并记录。必要时还需监测中心静脉压和颅内压。若出现意识改变、瞳孔大小不等、肢体瘫痪及"两慢一高"（血压升高、脉搏和呼吸减慢）等体征，提示有发生血肿或脑疝的可能，应立即通知医师，并做好抢救或再次手术的准备。

（2）中枢性尿崩症（垂体性尿崩症）：为神经外科临床常见的尿崩症。主要发生于鞍区肿瘤手术后，如垂体腺瘤、颅咽管瘤等手术累及下丘脑，影响抗利尿激素（ADH）分泌所致。患者出现多尿、烦渴、低比重尿和低渗尿，每日尿量大于 4000ml，尿比重低于 1.005。术后应正确记录每小时及 24 小时出入液量。遵医嘱定时监测尿比重、血清电解质等生化指标，并根据生化检测结果给予患者相应的饮食指导。对低钾血症患者指导其进食香蕉、橙子等含钾丰富的食物。遵医嘱给予垂体后叶素、去氨加压素、鞣酸加压素（长效尿崩停）等药物治疗，用药期间注意观察尿量的变化、药物的疗效及不良反应。

（3）切口及颅内感染：与患者营养不良、免疫防御能力下降、皮肤准备不符合要求及无菌操作不严等有关。多发生于术后 3~5 天，患者感切口疼痛缓解后再次疼痛，局部有明显的红肿、压痛及皮下积液表现，严重感染可影响骨膜，甚至发生颅骨骨髓炎。颅内感染可伴有头痛、呕吐、意识障碍，甚至出现谵妄和抽搐。临床上患者如有持续性高热而又无其他部位感染迹象，应考虑颅内感染的可能性。通过体检是否有脑膜刺激征初步判断，并做腰穿以明确诊断。术后应按医嘱使用抗生素预防感染，严格无菌操作，加强营养和基础护理。

（4）脑脊液鼻漏：主要发生于经鼻蝶窦入路手术后，多因手术中鞍隔破损所致。可遵医嘱平卧或患侧卧位，借重力作用使脑组织与撕裂脑膜处紧密贴附，以利自行闭合，如脑脊液漏持续、量多，可腰穿置管持续引流脑脊液。保持鼻腔局部清洁，严禁堵塞鼻腔，禁止冲洗，避免用力咳嗽、擤鼻涕，禁止从鼻腔吸痰或插胃管，以免细菌逆行进入颅内而造成感染。如脑脊液鼻漏持续 2 周不愈，应考虑做漏口修补术。

（5）中枢性高热：主要由于手术损伤造成下丘脑体温调节中枢受损引起，患者表现为持续高热，体温达 39~40℃，呼吸、脉搏增快。其治疗原则是及早、尽快、安全、有效地降温，以降低脑代谢，减少脑组织的耗氧量，减轻脑水肿，降低颅内压，保护血脑屏障。如化学降温效果不佳，需要使用物理降温的方法如酒精擦浴、冰袋、降温毯、冰帽等。

（6）应激性溃疡：主要由于丘脑下部及脑干受损，加上术后激素的使用，可引起应激性胃黏膜糜烂、溃疡、出血。表现为患者呕吐血性或咖啡色胃内容物、呃逆、腹胀、解柏油便等。术后应密切观察患者呼吸道分泌物及呕吐物的颜色、性状和量，并准确记录。少量出血可给予少量温冷流质，出血量大者取平卧位，头偏向一侧保证呼吸道通畅，防止误吸或窒息，应禁食、胃肠减压。密切观察出血情况、血压、脉搏及腹部体征。按医嘱局部或全身应用止血药，注意观察药物疗效及不良反应。

（7）深静脉血栓（DVT）：多见于下肢。神经外科手术患者因手术时间长、卧床时间长、恶性肿瘤、应用激素、脱水治疗和脑内致血栓形成物质释放等因素，可增加静脉血栓发生的机会。表现为患肢疼痛、肿胀，可有发热、白细胞计数升高。一旦血栓脱落，发生肺栓塞及脑栓塞，病死率极高，故术后要鼓励患者早期下床活动。对于长期卧床、活动受限的患者应早期开始肢体被动运动，抬高下肢，使用间歇性空气压缩泵等，预防 DVT 的发生。

知识点 13：颅内肿瘤的放疗康复指导　　　　副高：熟练掌握　　正高：熟练掌握

（1）放疗 3~4 周后会出现放疗部位头发脱落、局部瘙痒，应注意保护放射野皮肤清洁干燥，避免抓挠受损的皮肤，可用薄荷痱子粉止痒，或局部涂搽氢化可的松软膏，穿宽松柔软的衣服，避免用肥皂及粗糙毛巾擦洗放射野皮肤，禁止粘贴胶布，涂搽碘酒、乙醇或有刺激性的药物，不可使用护肤品和局部热敷。

（2）长期卧床患者要注意防止肌肉萎缩和压疮的发生，定时活动肢体和翻身按摩受压部位，以达到预防的目的。

（3）嘱咐门诊患者要密切观察放疗后的反应，如出现恶心、呕吐、头痛、视力改变等，应及时到医院进行检查处理。

（4）放疗患者多有营养不良、食欲缺乏、体重减轻、免疫功能低下等，给予高蛋白易消化的饮食是十分必要的。

恶性脑瘤治疗后很容易复发，因此一定按照医嘱定期到医院复查，以便早期发现早期治疗。

知识点 14：颅内肿瘤的化疗毒性反应及护理　　　　副高：熟练掌握　　正高：熟练掌握

（1）亚硝脲类药物可产生严重延迟的骨髓毒性，亚硝脲类积累剂量 >1200mg/m^2 后，易出现严重的不可逆性肺纤维化。化疗前进行血常规检查，严格掌握用药适应证；化疗期间要定期监测血常规，若白细胞下降时要预防感染的发生，必要时采取保护性隔离措施；血小板减少时应保持皮肤和黏膜的完整性，注意预防出血。

（2）使用博来霉素联合替尼泊苷和顺铂方案时需注意博来霉素的变态反应及肺毒性。

给药前需要评估患者药物过敏史，准备抗过敏药及抢救物品，用药时必须密切观察患者情况，特别是在药物使用后第 1 个小时内进行生命体征监测，若发生变态反应，立即停药实施抢救措施。另外，化疗期间严格评估肺部的症状及体征，定期进行 X 线检查是十分必要的，即使停药后还应嘱咐患者定期随诊，因为博来霉素在停药后 2~4 个月仍可引发肺纤维化。

（3）氮芥类化疗药物可致出血性膀胱炎，肾功能异常患者慎用或禁用；水化、利尿及使用尿路保护药是减轻或消除出血性膀胱炎的有效措施。化疗期间嘱咐患者多饮水以利尿，碱化尿液，增加排尿次数，一般尿量维持在每日 2000~3000ml。

知识点 15：颅内肿瘤的健康指导　　　　　　　　　　副高：掌握　　正高：掌握

（1）指导患者及家属正确护理伤口。手术中去除骨瓣的患者，注意保护骨窗部位，外出需戴帽，在公共场所注意安全，防止发生意外。出院后 3~6 个月后可行颅骨修补术。

（2）按医嘱服药，不可随意增、减或停药，以免加重病情。抗癫痫药须按时服用，并定时监测血药浓度，以指导用药剂量。有癫痫史的患者，外出需有人陪护，防止意外发生。

（3）注意加强营养，提高机体抵抗力。保持排便通畅，指导患者多吃带皮的水果和各种蔬菜，排便时不能用力，以免引起颅内压增高，必要时可使用开塞露等缓泻药。

（4）指导患者及家属功能康复训练的方法，鼓励其坚持训练，提高自理能力。

（5）术后 3~6 个月门诊复查 CT 或 MRI。如出现颅内压增高和神经定位症状，应及时就诊。放化疗期间应定期复查血常规和肝、肾功能等血液生化指标。

第十章 甲状腺疾病患者的护理

第一节 甲状腺功能亢进症

| 知识点1：甲状腺功能亢进症的概念 | 副高：掌握 正高：熟练掌握 |

　　甲状腺功能亢进症简称甲亢，是指各种原因导致正常甲状腺素分泌的反馈控制机制丧失，引起循环中甲状腺激素分泌过多而出现神经系统兴奋性增高和全身代谢亢进为主要表现的临床综合征。分为原发性甲状腺功能亢进症（Graves病）、继发性甲状腺功能亢进症和高功能腺瘤3类。原发性甲状腺功能亢进症最为常见。

| 知识点2：甲亢的病因及发病机制 | 副高：掌握 正高：熟练掌握 |

　　甲亢为自身免疫病。80%~95%的患者血清中可检测出甲状腺特异性抗体，即促甲状腺素（TSH）受体抗体，包括促甲状腺激素受体刺激性抗体（TSAb）和促甲状腺激素刺激阻断性抗体（TSBAb）。TSAb可作用于TSH受体，产生TSH样的作用，使三碘甲腺原氨酸（T_3）、甲状腺素（T_4）合成和分泌增加，导致甲状腺功能亢进。

| 知识点3：甲亢的病理生理 | 副高：掌握 正高：熟练掌握 |

　　甲亢患者甲状腺病理学改变主要表现为甲状腺腺体内血管增多、扩张，淋巴细胞浸润；滤泡壁细胞多呈高柱状增生，并形成乳头状突起伸入滤泡腔内，腔内胶质减少。

| 知识点4：甲亢的分类 | 副高：掌握 正高：熟练掌握 |

　　（1）原发性甲亢：最常见。患者在甲状腺肿大的同时，出现功能亢进症状。腺体肿大呈弥漫性，两侧对称，常伴有眼球突出，故又称"突眼性甲状腺肿"。有时伴有胫前黏液性水肿。

　　（2）继发性甲亢：较少见，多发生于单纯性甲状腺肿的流行地区。如继发于结节性甲状腺肿的甲亢，患者先有结节性甲状腺肿多年，以后才出现功能亢进症状。发病年龄多在40岁以上。腺体呈结节状肿大，两侧多不对称，无眼球突出，也无胫前黏液性水肿，容易发生心肌损害。

　　（3）高功能腺瘤：是继发性甲亢的一种特殊类型，少见，甲状腺内有单发的自主性高功能结节，结节周围的甲状腺组织呈萎缩性改变，放射性碘扫描检查显示结节的聚^{131}I量增加，为热结节。患者无眼球突出，也无胫前黏液性水肿。

知识点5：甲亢的临床表现　　　　　　　　　　　副高：掌握　正高：熟练掌握

甲亢的临床表现并不局限于甲状腺，而是一种多系统的综合征，包括高代谢综合征、弥漫性甲状腺肿、眼征、皮肤损害和甲状腺肢端病。由于多数患者同时有高代谢综合征和甲状腺肿大，故称为毒性弥漫性甲状腺肿，又称格雷夫斯病（Graves病）。

（1）高代谢综合征：基础代谢率增高，甲状腺素（TH）分泌过多，促进物质代谢，产热和散热增多。患者基础代谢率明显增高，表现为乏力、怕热、多汗、低热；蛋白质分解加速致负氮平衡，可有消瘦、尿肌酸排出增多；糖、脂肪分解加速可致糖耐量异常、血总胆固醇降低。

（2）甲状腺表现：患者甲状腺多呈程度不等的弥漫性、对称性肿大，质软，可随吞咽动作上下移动。少数患者的甲状腺肿大不对称或肿大不明显。一般不引起压迫症状。由于腺体的血管扩张和血流加速，扪诊时可有震颤，听诊时可有血管杂音，尤其在甲状腺上动脉进入上极处更为明显。为本病的重要体征。

（3）眼征：可分为单纯性突眼和浸润性突眼。典型者双侧眼球突出、睑裂增宽、瞳孔大。个别患者突眼严重，上下眼睑闭合困难，甚至不能盖住角膜；患者视力减退、畏光、复视、眼部胀痛、流泪。但突眼的严重程度与甲状腺功能亢进的严重程度无关。

（4）神经系统：表现为交感神经功能过度兴奋，尤其是原发性甲状腺功能亢进症更为显著。患者多言多动，性情急躁，易激惹，失眠紧张，双手常有细速的颤动。在严重病例，舌和足亦有颤动。患者常有热感，容易出汗，皮肤常较温暖，这都说明血管舒缩功能的异常兴奋。

（5）心血管系统：由于代谢亢进和交感神经的过度兴奋，心率增快，脉率常＞100次/分，睡眠时亦然。心输出量增多，血液循环加快，脉压加大。多数患者诉说心悸、胸闷、气促，活动后加重，可出现各种期前收缩及心房颤动等。

除上述的主要症状外，有时还可出现停经、勃起功能障碍、内分泌紊乱、腹泻及肠蠕动增加等症状。个别患者伴有钾代谢障碍周期性肌麻痹，极个别患者伴有局限性胫前黏液性水肿，常与严重突眼同时或先后发生。

知识点6：甲亢的辅助检查　　　　　　　　　　　副高：掌握　正高：熟练掌握

（1）基础代谢率测定：临床上常根据脉压和脉率计算，或用基础代谢率测定器测定。后者较可靠，但前者更简便。常用计算公式：基础代谢率 ＝（脉率＋脉压）－111。测定基础代谢率要在完全安静、空腹时进行。正常值为 ±10%；增高至 ＋20%~30% 为轻度甲亢，＋30%~60% 为中度甲亢，＋60% 以上为重度甲亢。应在清晨、空腹和静卧时测定。

（2）甲状腺摄^{131}I率测定：正常甲状腺24小时内摄取的^{131}I量为人体总量的30%~40%。

如果在2小时内甲状腺摄取^{131}I量超过人体总量的25%或在24小时内超过人体总量的50%，且吸^{131}I高峰提前出现，均可诊断甲亢，但不反映甲亢的严重程度。

（3）血清TSH测定：TSH是国际上公认的诊断甲亢的首选指标，可作为单一指标进行甲亢筛查。一般甲亢患者TSH＜0.1mIU/L。但垂体性甲亢TSH不降低或升高。

（4）血清T_3、T_4含量测定：甲亢时血清T_3可高于正常值4倍以上，而T_4仅为正常值的2.5倍，因此，T_3测定用于甲亢的诊断具有较高的敏感性。

（5）甲状腺核素静态显像：对多结节性甲状腺肿伴甲亢和自主高功能腺瘤诊断意义较大。

知识点7：甲亢的治疗要点　　　　　　　　　　　　　　　副高：掌握　正高：熟练掌握

现阶段甲亢的治疗方式为药物治疗、^{131}I治疗和手术治疗，治疗的主要目的都是降低已升高的甲状腺激素水平。这3种疗法均有效，也各有优缺点。

（1）手术治疗：优点是治愈率高、死亡率低、复发率低，缺点是可能会有术后并发症风险。

1）手术适应证：①继发性甲亢或高功能腺瘤。②中度以上的原发性甲状腺功能亢进症。③腺体较大，伴有压迫症状或胸骨后甲状腺肿。④抗甲状腺药物或^{131}I治疗后复发者。⑤长期坚持用药有困难者。

2）手术禁忌证：①青少年甲状腺功能亢进症患者。②症状较轻者。③老年患者或有严重器质性疾病不能耐受手术治疗者。

3）手术方式：双侧甲状腺次全切除术，包括切除80%~90%甲状腺及峡部，保留双侧甲状腺如拇指末节大小，务必保持甲状腺背面的完整性，以防损伤喉返神经与甲状旁腺。

4）术后护理：甲状腺切除术后患者须按医嘱用药。患者应采取半卧位，上半身抬高约30°，以便于呼吸和引流手术切口的瘀血。此外，家属应帮助和鼓励患者积极咳痰，保持呼吸道通畅。

5）手术并发症：①患者手术治疗后可能会发生创口出血、呼吸道感染、喉返或喉上神经损伤、甲状旁腺功能减退导致的低钙血症，以及全麻导致的并发症。②由于部分或全部甲状腺被切除，患者术后可能需要服用左甲状腺素来维持机体正常甲状腺激素水平，并按照医师指导定期复查甲状腺功能。

（2）抗甲状腺药物治疗

1）适应证：①病程较短、病情较轻的原发性甲亢患者。②20岁以下的青少年和儿童。③伴有其他严重疾病而不宜施行手术的患者。④手术前准备。

2）禁忌证：①有压迫气管症状的患者或是胸骨后甲状腺肿的患者。②有高度突眼症状的患者。③妊娠和哺乳期女性。

3）主要药物：丙硫氧嘧啶、甲巯咪唑或卡比马唑等。初用剂量为丙硫氧嘧啶每日200~400mg，甲巯咪唑或卡比马唑每日20~40mg，3~4周后，如果疗效显著，即基础代谢率下降、体重增加，剂量可以减少。同时，给予甲状腺制剂每日30~60mg，以避免甲状腺肿大和充血。维持剂量为丙硫氧嘧啶每日 $100\sim200mg$，甲巯咪唑或卡比马唑每日 $10\sim20mg$，连续服用 $6\sim18$ 个月。在服用抗甲状腺药物时，每周需检查白细胞计数，如果降至 $3\times10^9/L$ 以下，中性粒细胞计数降至 $0.45\times10^9/L$，应立即停药。

（3）放射性^{131}I 治疗：治愈率较高、复发率相对较低。

1）适应证：①中度甲亢年龄在 30 岁以上者。②对抗甲状腺药物过敏，长期治疗无效或治疗后复发者。③合并严重并发症而无法手术者或术后复发者。

2）禁忌证：①妊娠哺乳妇女。②年龄在 20 岁以下，白细胞计数 $<3\times10^9/L$，伴严重的心、肝、肾疾病患者。

3）注意要点：放射性^{131}I 治疗可造成永久性甲状腺功能减退症，有时会加重突眼征。

4）治疗方法：应用半衰期为 8 天的^{131}I。通常剂量为每克甲状腺组织投^{131}I 3700kBq，空腹一次口服，$60\%\sim70\%$ 的患者在 1 次用药后 $4\sim6$ 周内都有明显缓解，而 $30\%\sim40\%$ 的患者在 $3\sim4$ 个月后第二次用药。对正在服用碘剂的患者，治疗前 $2\sim4$ 周应停服碘剂，也不进含碘食物。

5）护理要点：患者可能出现甲减，被认为是甲亢治愈的标志之一。放射性^{131}I 治疗后应定期监测甲状腺功能，尽早发现甲减，给予激素替代治疗。治疗后，部分患者可能会出现放射性甲状腺炎、甲状腺危象，或者甲亢病情短期内加重，需遵医嘱进行观察、复诊和治疗。患者接受放射性^{131}I 治疗前 $1\sim2$ 周应低碘饮食。避免使用含碘的造影剂和药物。

（4）其他治疗：做常规手术危险而非手术治疗无效或不宜者，可采用介入治疗。通过选择性动脉插管，应用聚乙烯醇（PVA）栓塞双侧甲状腺上下动脉，阻断甲状腺大部分血供，使甲状腺缺血、萎缩，降低甲状腺的功能，达到治疗甲亢的目的。

知识点 8：甲亢的护理评估　　　　　　　　　　副高：掌握　　正高：熟练掌握

（1）健康史：了解患者的发病情况，病程长短。是否患有结节性甲状腺肿、甲状腺腺瘤或其他自身免疫病；有无甲状腺疾病的用药史或手术史等；近期有无感染、劳累、创伤或精神刺激等应激因素；有无甲亢家族史。

（2）身体状况：注意患者有无甲状腺功能亢进的表现及其程度，如高代谢综合征、神经系统症状、心血管系统症状、消化系统症状等；甲状腺有无弥漫性、对称性肿块，肿块大小、形状、质地，有无触痛、震颤和血管杂音；有无眼球突出、睑裂增宽等。

（3）心理-社会状况：了解患者有无情绪不稳、易激动以及由此带来的人际关系恶化；有无疾病造成的自我形象紊乱；是否因害怕手术而产生焦虑或恐惧心理。了解患者及家属对甲亢和甲亢手术的认知程度，家庭经济情况及承受能力，患者所在的单位和社区医疗保健服务情况。

知识点 9：甲亢的护理诊断　　　　　　　　　　副高：掌握　　正高：熟练掌握

（1）个人应对无效：与甲状腺功能亢进所致精神神经系统兴奋性增高，性格与情绪改变不能自控有关。

（2）营养失调，低于机体需要量：与基础代谢率增高，蛋白质分解加速有关。

（3）清理呼吸道无效：与咽喉部及气管受刺激、分泌物增多及切口疼痛有关。

（4）有受伤害的危险：与突眼致眼睑不能闭合，可能导致角膜损伤、感染甚至失明有关。

（5）潜在并发症：呼吸困难和窒息、喉返神经损伤、喉上神经损伤、手足抽搐、甲状腺危象等。

知识点10：甲亢的术前准备　　　　　　　　　　副高：熟练掌握　　正高：熟练掌握

（1）术前检查：除全面的体格检查和必要的化验检查外，还包括以下检查。①颈部透视或X线片，了解气管有无受压或移位。②详细检查心脏有无扩大、杂音或心律失常等，并做心电图检查。③喉镜检查，确定声带功能。④测定基础代谢率，了解甲亢程度，选择手术时机。⑤测定血钙、血磷含量，了解甲状旁腺功能状态。

（2）药物准备：术前通过药物降低基础代谢率是甲亢患者手术准备的重要环节，有两种方法。①先用硫脲类药物，待甲亢症状得到基本控制后停药，改服2周碘剂，再行手术。由于硫脲类药物等能使甲状腺肿大和动脉性充血，手术时极易出血，因此，服用硫脲类药物后必须加用碘剂2周，待甲状腺缩小变硬，动脉性充血减轻后再手术。②开始即口服碘剂，2~3周后甲状腺功能亢进症状得到基本控制（患者情绪稳定，睡眠良好，体重增加，脉率<90次/分，基础代谢率<+20%），便可进行手术。对于心率≥90次/分的患者，加用普萘洛尔2~3天，也可以得到良好的效果。少数患者服碘剂2周后症状改善不明显，可加服硫脲类药物，待甲亢症状基本控制，停用硫脲类药物，继续单独服用碘剂1~2周或以后再进行手术。对于不能耐受碘剂或硫脲类药物，或经上述两类药物准备，心率降低不显著者，主张与碘剂合用或单用普萘洛尔做术前准备。普萘洛尔是一种肾上腺素能β受体阻滞药，能控制甲状腺功能亢进的症状，改善心动过速、心律失常，缩短手术前准备的时间，而且用药后不会引起腺体充血，有利于手术操作。

（3）饮食护理：给予高热量、高蛋白和富含维生素的食物，少食多餐，加强营养支持，纠正负氮平衡，保证术前营养。每日饮水2000~3000ml，补偿因腹泻、大量出汗及呼吸加快引起的水分丢失，有心脏病患者应避免大量摄入水分，以防肺水肿和心力衰竭。忌饮浓茶、咖啡及进食辛辣等刺激性食物，以免增加肠蠕动而导致腹泻。忌烟、酒。

（4）心理护理：针对患者的心理状态和对疾病知识的需求，向患者介绍手术医师和手术室情况，说明手术治疗的优点及有关疾病知识。为患者提供安静、宽松的休养环境，限制探视，避免外来刺激。做好同病室患者的解释工作，理解甲亢患者的情绪激动等表现，多关心和爱护、体谅患者。对精神过度紧张或失眠者，适当应用镇静和催眠药物。

（5）突眼护理：夜间使用金霉素眼药膏，白天滴0.25%氯霉素眼药水，出门戴墨镜，预防外伤引起角膜损伤，发生溃疡。

（6）其他措施：①练习咳嗽动作，以防术后发生肺部感染。②练习头、颈过伸体位，以充分暴露手术视野，有利于手术的顺利进行，减少并发症的发生。③指导患者掌握术后头部转动的方法，保持头、颈及躯体一起转动，防止过度活动颈部，造成结扎线脱落而引起出血。④介绍手术一般所需时间及手术经过等。⑤术中可能放置引流管，防止术后牵拉脱出。一般术后卧床休息2天，待拔除引流管后可起床活动。⑥术后第1天即可进流质饮食。

（7）术晨特殊准备：①禁用阿托品，以防心率加快，影响心功能。②备负压吸引装置，以便清除血肿及呼吸道分泌物。③备沙袋，术后固定颈部用。④备气管切开盘，以备血肿压迫气管引起呼吸困难，甚至窒息需紧急拆除缝线，清除血肿及气管切开之用。

知识点 11：甲亢的术后护理措施　　　副高：熟练掌握　正高：熟练掌握

（1）病情观察：密切监测患者生命体征的变化，若脉率过快，遵医嘱肌内注射利血平。观察伤口渗血情况，注意引流液的量和颜色，及时更换浸湿的敷料，估计并记录出血量。让患者发音，观察有无声音嘶哑或声调降低。了解患者进流质饮食后的反应，如有无呛咳或误咽，以早期判断有无神经损伤。

（2）体位和引流：术后取平卧位，待患者血压平稳或全麻清醒后取半坐卧位，以利呼吸和引流切口内积血。手术野常规放置橡皮片或引流管引流24~48小时，以利于观察切口内出血情况并及时引流切口内的积血，预防术后气管受压。

（3）活动和咳痰：指导患者在床上变换体位，起身活动时可用手置于颈后以支撑头部。指导患者深呼吸、有效咳嗽，并用手固定颈部以减少震动；亦可行超声雾化吸入帮助患者及时排出痰液，保持呼吸道通畅，预防肺部并发症。

（4）饮食与营养：术后清醒患者可给予少量温水或凉水。若无呛咳、误咽等不适，可逐步给予便于吞咽的微温流质饮食，以后逐步过渡到半流质和软食。鼓励患者少量多餐，加强营养，促进愈合。

（5）特殊药物的应用：甲亢患者术后继续服用复方碘化钾溶液，每日3次，以每次16滴开始，逐日每次减少1滴，直至病情平稳。年轻患者术后常口服甲状腺素，每日30~60mg，连服6~12个月，以抑制促甲状腺激素的分泌和预防复发。

知识点 12：甲亢术后并发症的观察及护理措施　　副高：熟练掌握　正高：熟练掌握

（1）出血：发生在术后24小时内。原因：①止血不彻底。②结扎线脱落、咳嗽、过多活动、呕吐、血压过高等。表现为伤口或颈部有血。如果出血造成血肿压迫，可引起呼吸困难。出血内渗可导致颈胸部片状淤血。处理：①立即报告医师给予及时处理。②出血少者可观察，局部加压包扎，应用止血药。出血多或影响呼吸者，应拆除缝线再次手术止血。内渗者，24小时后可行理疗，促进吸收与消散。

（2）术后呼吸困难和窒息：是最危急的并发症，多发生于术后48小时内。常见原因：①切口内出血压迫气管。②喉头水肿。③气管塌陷。④双侧喉返神经损伤。临床表现为进行性呼吸困难、烦躁、发绀，甚至窒息；可有颈部肿胀、切口渗出鲜血等。对于血肿压迫所致呼吸困难和窒息须立即进行床边抢救，剪开缝线，敞开伤口，迅速除去血肿，结扎出血的血管，再送手术室做进一步止血和其他处理。若呼吸仍无改善则行气管切开、给氧；待病情好转，再送手术室做进一步检查、止血和其他处理。喉头水肿者立即应用大剂量激素如地塞米松30mg静脉滴注。呼吸困难无好转时，行环甲膜穿刺或气管切开。

（3）喉返神经损伤：术中钳夹、牵拉、血肿压迫神经可导致暂时性的喉返神经损伤，如神经断离可造成永久性的喉返神经损伤。表现为声音嘶哑甚至失音，若损伤双侧喉返神经的后支，可出现呼吸困难甚至窒息。处理：①安慰患者，暂时性损伤一般在3~6个月内恢复，可行理疗；永久性损伤单侧可望在6个月内发音好转。②如双侧喉返神经损伤引起呼吸困难者应行气管切开。③神经重建手术。④神经营养药的应用。⑤针灸、理疗。

（4）喉上神经损伤：为手术时损伤喉上神经所致。表现：①损伤内支，喉部黏膜感觉丧失，进食饮水时易误咽发生呛咳。②损伤外支可使环甲肌瘫痪，引起声带松弛、音调降低。处理：①理疗。②呛咳者应给予半卧位或坐位进食，宜进半固体食物，以增强对咽喉部黏膜的刺激，关闭会厌，减少呛咳。

（5）手足抽搐：一般发生在术后1~3天。原因可能是手术时损伤甲状旁腺或术后早期甲状旁腺血液供应不足。表现为手足抽搐，神经肌肉兴奋性增高，拇指内收呈鸡爪状。处理：①补充钙剂，包括葡萄糖酸钙、氯化钙等。②控制高磷食物如蛋白、鱼子、牛奶、瘦肉等。③严重者补充维生素D_3，促进钙在肠道中吸收及在组织中蓄积。二氢速固醇可迅速提高血钙，降低神经肌肉的兴奋性，但应注意防止尿钙过高而引起结石。④骨化三醇（罗盖全）对提高血钙效果显著。⑤使用镇静药如苯巴比妥、溴化物等。

（6）甲状腺危象：是甲亢的严重并发症，多于术后12~36小时内发生。原因：①术前准备不充分。②手术应激反应，儿茶酚胺大量释放。③手术操作时大量甲状腺素进入血液。表现：①高热，体温>39℃。②脉快，>120次/分。③脉压增大。④呕吐、腹泻。⑤烦躁、大汗、谵妄、昏迷。处理：①镇静。苯巴比妥0.1g肌内注射或地西泮（安定）10mg肌内注射，必要时地西泮10mg加入500ml液体中静脉滴注。②降温。可用化学降温法或物理降温法，对症处理。③吸氧。④补液。⑤应用碘剂。口服卢戈液，首次3~5ml，紧急时10%碘化钠10~20ml加入生理盐水500ml中静脉滴注。⑥普萘洛尔5mg加入5%葡萄糖溶液100ml静脉滴注或口服40~80mg，每6小时1次。⑦丙硫氧嘧啶。首剂600mg。⑧高血压者。利血平2mg肌内注射或利血平1mg加入液体中静脉滴注，注意控制滴速，根据血压及时进行调节。⑨激素。氢化可的松200~400mg、地塞米松10mg等。⑩密切观察生命体征变化。

知识点13：甲亢的健康指导　　　　　　　　　　　　　副高：掌握　　正高：掌握

（1）康复指导：指导患者自我控制情绪，保持精神愉快、心境平和。合理安排休息与饮食，维持机体代谢需求。

（2）练习指导：指导患者进行颈仰卧位的练习，以适应手术时体位。指导突眼患者注意保护眼，睡前用抗生素眼膏敷眼，可戴黑眼罩或以油纱布遮盖，以避免角膜过度暴露后干燥受损，发生溃疡。

（3）服药指导：说明甲状腺功能亢进术后继续服药的重要性并督促执行。教会患者正确服用碘剂的方法，如将碘剂滴在饼干、面包等固体食物上，一并服下，以保证剂量准确。

（4）功能锻炼：切口未愈合前，嘱患者活动时头、颈、肩同时运动。稍后开始进行功能锻炼，促进颈部的功能恢复。

（5）随诊及复诊：如切口出现红肿热痛、体温升高、心悸、手足震颤、抽搐等情况时及时到医院就诊。定期门诊复查，若发现颈部有结节、肿块、及时治疗。

第二节　甲状腺癌

甲状腺癌患者的护理

| 知识点1：甲状腺癌的概念 | 副高：掌握　正高：熟练掌握 |

甲状腺癌是最常见的甲状腺恶性肿瘤，约占全身恶性肿瘤的1%。女性发病率高于男性。常见的甲状腺癌有4种类型，分别为甲状腺乳头状癌（PTC，最常见）、甲状腺滤泡状癌（FTC）、甲状腺髓样癌（MTC）、甲状腺未分化癌（ATC）。以恶性度较低、预后较好的乳头状癌较常见。除髓样癌外，大多数甲状腺癌起源于滤泡上皮细胞。PTC 和 FTC 合称分化型甲状腺癌（DTC），DTC 恶化程度极高，但预后较好。

| 知识点2：甲状腺癌的病因及发病机制 | 副高：掌握　正高：熟练掌握 |

（1）遗传因素：甲状腺髓样癌有明显的家族史，而且往往合并有嗜铬细胞瘤等，推测这类癌的发生可能与染色体遗传因素有关。

（2）碘和促甲状腺激素（TSH）：碘是人体必需的微量元素，碘缺乏导致甲状腺激素合成减少，TSH 水平增高，刺激甲状腺滤泡增生肥大，发生甲状腺肿大，分泌甲状腺激素增加，使甲状腺癌发病率增加。

（3）放射性损伤：用 X 线照射实验鼠的甲状腺，能促使其发生甲状腺癌，细胞核变形，甲状腺素的合成大为减少，导致癌变。甲状腺被破坏而不能产生内分泌素，由此引起的 TSH 大量分泌也能促发甲状腺细胞癌变。

（4）其他甲状腺疾病：在一些甲状腺良性疾病如结节性甲状腺肿、甲状腺增生、甲状腺功能亢进症的患者中，有少数合并甲状腺癌。甲状腺腺瘤也有发生癌变的可能。

| 知识点3：甲状腺癌的病理生理 | 副高：掌握　正高：熟练掌握 |

（1）乳头状腺癌：是甲状腺癌中最常见的类型，约占70%。一般分化良好，恶性程度低，生长较缓慢。一般以颈淋巴结转移最为常见，其次是血液转移到肺或骨。预后较好。

（2）滤泡状腺癌：较乳头状腺癌少见，约占甲状腺癌的15%。其患者的平均年龄较乳头状腺癌者大。恶性程度中等，发展较迅速，播散途径主要是通过血液转移到肺、骨和肝。预后不如乳头状腺癌。

（3）甲状腺髓样癌：较少见，仅占甲状腺癌的7%，常有家族史，具有分泌甲状腺降钙素以及伴发嗜铬细胞瘤和甲状腺腺增生［Ⅱ型多发性内分泌肿瘤（MENⅡ）］的特点。髓样癌源自甲状腺胚胎的鳃后体，从滤泡旁明亮细胞（C细胞）转变而来，可分泌降钙素，恶性程度中等，可有颈淋巴结侵犯和血行转移。预后不如乳头状腺癌。

（4）甲状腺未分化癌：占甲状腺癌的5%~10%，多见于老年人。恶性程度高，发展迅速，早期即可发生颈部淋巴结转移，多侵犯喉返神经、气管或食管，常经血液转移至肺、骨。预后差，对放射性碘治疗无效。

乳头状腺癌和滤泡状腺癌均属于分化型腺癌，是最常见的甲状腺恶性肿瘤，总体上预后良好。

知识点4：甲状腺癌的临床表现　　　　　　　　　　副高：掌握　正高：熟练掌握

（1）症状：早期无症状，晚期侵犯或压迫附近器官时出现相应的症状，压迫喉返神经、气管或食管者可发生声嘶、呼吸困难或吞咽困难。压迫颈交感神经节链可产生Horner综合征（即同侧瞳孔缩小、上睑下垂、眼球内陷、同侧头面部无汗等）。有的以转移癌为突出表现。部分患者可出现颈淋巴结转移及远处脏器转移。颈部淋巴结转移时常表现为颈部淋巴结肿大，尤其在甲状腺未分化癌，转移发生较早；远处转移如转移至肺部时，可出现咳血、呼吸困难等症状；若转移至骨，则出现骨痛、骨质破坏等症状。

（2）体征：甲状腺孤立性肿块，质地坚硬并逐渐增大，边界不清，表面高低不平，活动差，可触及同侧颈部转移肿大的淋巴结。未分化癌时双侧甲状腺可弥漫性肿大，质地坚硬。早期易血行转移。

知识点5：甲状腺癌的辅助检查　　　　　　　　　　副高：掌握　正高：熟练掌握

（1）影像学检查：①B超。可区分结节的实体性或囊肿性，结节若为实体性并呈不规则反射，则恶性可能大。超声检查是甲状腺最常用且首选的影像学检查方法，尤其对于甲状腺癌的早期诊断、合理评估、精确分期和及时治疗具有特有的优势。但超声检查对于微小隐匿病灶显示，仍有局限性。②X线。胸部及骨骼摄片可了解有无肺及骨转移，颈部摄片可了解有无气管移位、狭窄、肿块钙化及上纵隔增宽。若甲状腺部位出现细小的絮状钙化影，可能为癌。③CT。可对于大多数病例提出良、恶性诊断依据，而且可明确显示病变范围，尤其对扩展的病变范围以及与邻近重要器官及大血管的关系，对术前制定手术方案及预测手术中可能发生的损伤有重要意义，必要时可行强化CT。胸部强化CT还可早期发现有无肺转移。

（2）放射性核素扫描：甲状腺癌的放射性[131]I或[99m]Tc扫描多提示为冷结节，边缘一般较模糊。对怀疑为异位甲状腺体的诊断有重要的临床价值。必要时行全身骨扫描，可发现是否存在骨转移。

（3）细针穿刺细胞学检查：将细针自2~3个不同方向穿刺结节并抽吸、涂片。据此诊断的正确率可高达90%以上。是目前最准确、性价比最高的评估甲状腺结节的方法，在临床上已广为应用。尤其对于超声怀疑恶性的甲状腺结节应列为常规术前检查手段。

（4）血清降钙素测定：有助于诊断髓样癌。

| 知识点6：甲状腺癌的治疗要点 | 副高：掌握　正高：熟练掌握 |

甲状腺癌的治疗方案需根据疾病的分型、分期以及患者自身情况个性化制定。分化型甲状腺癌的治疗以外科治疗为主，辅以术后内分泌治疗、放射性核素治疗，某些情况下需辅以放射治疗、靶向治疗。甲状腺髓样癌以外科治疗为主，某些情况下需辅以放射治疗、靶向治疗。未分化癌的治疗，少数患者有手术机会，部分患者行放疗、化疗可能有一定效果，但总体来说预后很差、生存时间短。

（1）手术治疗：包括甲状腺本身的切除及颈淋巴结的清扫。甲状腺手术切除范围目前仍有分歧，范围最小的为腺叶加峡部切除，最大至甲状腺全部切除。手术方式的选择，需结合术前评估、复发危险度和患者意愿综合考虑。疗效与肿瘤的病理类型有关，并根据病情及病理类型决定是否加行颈部淋巴结清扫术或放射性碘治疗等。

（2）内分泌治疗：甲状腺癌的药物治疗主要是内分泌治疗，是临床上最常用的甲状腺癌的辅助治疗手段之一。通过给药的方式来抑制 TSH 的分泌，以纠正甲状腺功能减退，而且能够抑制垂体产生的 TSH，防止或抑制该病的复发和转移。甲状腺癌作次全或全切除者终身服用甲状腺片，以预防甲状腺功能减退及抑制 TSH。剂量以保持 TSH 低水平但不引起甲状腺功能亢进症为原则。

（3）放射性核素治疗：放射性核素^{131}I 治疗，是利用甲状腺癌细胞具有吸碘功能的特点，将放射性碘高度浓聚于肿瘤组织中，从而达到杀死癌细胞的目的。放射性核素^{131}I 治疗主要应用于原发肿瘤手术无法彻底切除或出现远处转移无法手术切除时，治疗前应确保全甲状腺切除，并常规先行全身^{131}I 扫描，确定肿瘤组织有吸碘功能才能进行。术后^{131}I 治疗适用于 45 岁以上乳头状腺癌、滤泡状腺癌、多发性病灶、局部浸润性肿瘤及存在远处转移者。

（4）放射外照射治疗：甲状腺癌对放射治疗敏感性差，单纯放射治疗对甲状腺癌的治疗并无益处，外照射放疗仅在很小一部分患者中使用。放射治疗原则上应配合手术使用，主要为术后放射治疗。具体实施应根据手术切除情况、病理类型、病变范围、年龄等因素而定。主要用于未分化型甲状腺癌。

（5）化疗：主要针对甲状腺未分化癌及一些局部无法切除或远处转移的病例。化疗方案的选择取决于肿瘤病理类型及分期，药物主要包括紫杉类、蒽环类、铂类等。化疗会产生骨髓抑制相关的症状如白细胞减少、血小板减少、贫血，还包括恶心、呕吐、脱发、心脏毒性等不良反应，医师将根据情况对症治疗，严重时终止化疗。

对于ⅣA 期和ⅣB 期甲状腺未分化癌，可考虑在放疗基础上加用化疗。化疗可以与放疗同步使用，也可在放疗后辅助性使用。对于ⅣC 期甲状腺未分化癌，可考虑给予全身化疗。

知识点 7：甲状腺癌的护理评估	副高：掌握　正高：熟练掌握

（1）健康史：评估患者的一般资料，年龄、性别等，询问是否曾患有结节性甲状腺肿或伴有其他自身免疫病；了解其既往健康状况，以及有无手术史和相关疾病的家族史。

（2）身体状况：评估肿块与吞咽运动的关系，肿块的大小、形状、质地和活动度，肿块的生长速度，以及颈部有无肿大淋巴结；评估患者全身有无压迫症状，如声音嘶哑、呼吸困难、吞咽困难、Horner 综合征等；有无骨和肺转移征象；有无腹泻、心悸、颜面潮红和血清钙降低等症状；是否伴有其他内分泌腺体的增生。

（3）心理-社会状况：了解和评估患者患病后的情绪、心情和心理变化状况。评估患者及其家属对疾病、手术和预后的不同认知程度及接受程度，对术后康复知识的了解程度。

知识点 8：甲状腺癌的护理诊断	副高：掌握　正高：熟练掌握

（1）恐惧、焦虑：与颈部肿块性质不明、担心手术及预后有关。

（2）清理呼吸道无效：与咽喉部及气管受刺激、分泌物增多及切口疼痛有关。

（3）舒适的改变：与肿块压迫和手术创伤有关。

（4）潜在并发症：呼吸困难和窒息、吞咽困难、甲状腺功能减退症、喉返神经损伤、喉上神经损伤或手足抽搐等。

知识点 9：甲状腺癌的手术护理措施	副高：熟练掌握　正高：熟练掌握

（1）术前护理

1）心理护理：加强沟通，有针对性地开展心理护理，建立良好的护患关系。告知患者甲状腺癌的有关知识，说明手术的必要性、手术的方法、术后恢复过程及预后情况，消除患者的顾虑和恐惧。

2）术前准备：配合医师完成术前检查及准备。指导患者练习术时体位，即将软枕垫于肩部，保持头低、颈过伸位。必要时，剃除患者耳后毛发，以便行颈淋巴结清扫术。术前晚遵医嘱予以镇静安眠类药物，使其身心处于接受手术的最佳状态。

（2）术后护理

1）体位和引流：回病室后，取平卧位。待麻醉清醒、血压平稳后，改半卧位，以利于呼吸和引流切口内积血。手术切口内引流管应正确连接引流装置，并观察切口内出血情况。如有血肿压迫气管出现呼吸困难者，立即配合床旁抢救，拆除切口缝线，消除血肿。

2）病情观察：严密监测生命体征，注意有无并发症发生。了解患者的呼吸、发音和吞咽情况，判断有无呼吸困难、声音嘶哑、音调降低、误咽、呛咳等。及时发现创面渗血情况，估计并记录渗血量，予以更换敷料。

3）活动和咳痰护理：指导患者在床上变换体位，起身活动时可用手置于颈后以支撑头部。指导患者深呼吸、有效咳嗽，并用手固定颈部以减少震动；亦可行超声雾化吸入帮助患者及时排出痰液，保持呼吸道通畅，预防肺部并发症。

4）饮食护理：病情平稳或麻醉清醒后，给少量饮水。若无呛咳、误咽等不适，鼓励进食或经吸管吸入便于吞咽的流质饮食，克服吞咽不适的困难，逐步过渡为半流质饮食及软食。禁忌过热饮食，以免引起手术部位血管扩张，加重切口渗血。鼓励患者少食多餐，加强营养，促进康复，必要时遵医嘱静脉补充营养和电解质。

5）药物护理：对于甲状腺全切除的患者，应早期给予足够量的甲状腺素制剂。

6）并发症的防治：密切监测患者呼吸、体温、脉搏和血压的变化，观察患者发音和吞咽情况，及早发现术后并发症，配合医师抢救。①乳糜漏：行颈淋巴结清扫术的患者，手术创伤较大，容易损伤胸导管导致乳糜漏。处理方法是局部加压包扎，并加强对症治疗，维持水电解质平衡，低脂饮食，适量补充蛋白质及维生素，乳糜漏多能愈合。②呼吸困难和窒息、神经损伤、甲状旁腺损伤详见本章第一节"甲亢术后并发症的观察及护理措施"。

知识点10：甲状腺癌[131]I 治疗患者的护理措施　　　　副高：熟练掌握　　正高：熟练掌握

（1）心理护理：由于患者对放射性治疗不了解，往往表现出焦虑、恐惧心理。护士要向患者及家属讲解单纯手术不可能将甲状腺组织完全切除，残留的甲状腺组织仍有摄取[131]I功能，并且分化好的滤泡状癌和乳头状癌，在切除原发灶或用 TSH 刺激后，其转移灶80%以上有摄取[131]I 的功能。两者均可以被[131]I 所释放的 β 射线破坏，该治疗具有方法简单、安全、痛苦少等优点。

（2）治疗前患者准备：患者治疗前停用甲状腺片、忌食含碘丰富的食物 1 个月以上。在患者无禁忌证的情况下，[131]I 治疗前 3 天给予泼尼松 10mg，3 次/天，以预防和缓解治疗期间的局部辐射反应。

（3）治疗前检查：常规检查血常规、肝功能、肾功能、血清甲状腺激素和促甲状腺激素、甲状腺球蛋白。摄胸部 X 线片、单光子发射计算机体层（SPECT）全身骨扫描、甲状腺显像，同时测定患者甲状腺吸碘率。

（4）治疗前病室准备：设有专门防护条件的单人间病室，备气管切开包、吸痰器、氧气、抢救车等急救药品及物品，同时依据患者的爱好需求在房间内放置一些书报、电视等设备。

（5）治疗后用药护理：[131]I 给药方法为口服溶液一次口服法。服[131]I 后 24 小时至 1 周开始甲状腺替代治疗，遵医嘱补充甲状腺激素。继续服用泼尼松片 10mg，3 次/天，疗程 1 周。观察患者甲状腺功能低下症状和有无服药后的不良反应，如有不适通知医师并给予对症处理。

（6）治疗后饮食护理：患者服[131]I 后 2 小时方可进食，进食利于通便的水果或食物，多饮水，勤排便。食谱与服药前相似，忌碘 4 周。

（7）治疗后病情观察：服药后护士多巡视，落实分级护理要求。指导患者掌握自行监测体温、脉搏及正确使用床头传呼电话的方法。注意观察患者的情绪、体温、脉搏、心率及血压的变化。服药早期少数患者易出现胃肠道反应、颈部局部轻度胀痛，一般无须特殊处理，1周内多会自行好转。患者服药后隔离观察14~21天可以出院。

（8）治疗后辐射防护：进行 ^{131}I 治疗的患者是一个开放型活动性的放射源，除病灶摄碘外，其余的 ^{131}I 可从患者尿液、汗液、唾液中排出。护理人员应将患者安置在专用核素治疗病房内，病房门上及床上挂标示牌，注明放射性核素的种类、放射强度、使用日期及隔离时间。病房内设专用卫生间，放射性废水污物进行规范处理。同时应注意孕妇和儿童不宜与患者接触，以避免意外照射。

（9）并发症的观察及处理：若患者出现放射性皮炎，局部灼痛剧烈，应及时给予大剂量糖皮质激素静脉推注，局部外敷地塞米松霜，保持皮肤清洁预防感染。若患者出现喉头水肿、呼吸困难，其原因可能是气管周围组织有广泛的癌细胞浸润或残留甲状腺组织过多，使残留甲状腺发生放射性炎症和水肿所致，应立即给予吸氧，常用地塞米松 5~10mg 静脉推注，必要时行气管切开。

知识点11：甲状腺癌的健康指导　　　　　　　　　　副高：掌握　正高：掌握

（1）不同病理类型的甲状腺癌预后有明显的差异，指导患者调整心态，保持良好心情，配合医生治疗和护理。

（2）向 ^{131}I 治疗的患者宣教射线防护知识，按正当性和防护最优化的原则，尽可能地减少射线对患者、家属及医护人员不必要的照射。

（3）出院后继续药物治疗，对于甲状腺全切除者，为预防肿瘤复发，可用左甲状腺素片，每日 0.05~0.10mg，并定期测定血浆 T_4 与 TSH，以此调整用药剂量。

（4）坚持功能锻炼，指导术后患者早期下床活动，注意保护头颈部。颈淋巴结清扫术者斜方肌不同程度受损，因此，切口愈合后应开始肩关节和颈部的功能锻炼，随时注意保持患肢高于健侧，以纠正肩下垂的趋势。功能锻炼应至少持续至出院后3个月。

（5）复诊和随诊，术后3个月、6个月、1年随访，以了解有无甲状腺组织增生，患者若发现颈部结节、肿块，及时到医院检查。

第三节　原发性甲状旁腺功能亢进症

知识点1：原发性甲状旁腺功能亢进症的概念　　　　副高：掌握　正高：熟练掌握

原发性甲状旁腺功能亢进症（PHPT）简称甲旁亢，是一组由于甲状旁腺肿瘤或增生，甲状旁腺腺体细胞功能亢进、分泌过多的甲状旁腺激素（PTH），导致全身性钙、磷及骨代谢异常的内分泌疾病。

知识点2：甲旁亢的病因　　　　　　　　　　　　　副高：掌握　正高：熟练掌握

本病的病因迄今尚未完全阐明，最可能是与基因突变有关。近年来发现，在甲状旁腺瘤及多发性内分泌腺瘤病Ⅰ型的甲状旁腺增生的细胞中，第11对染色体的q^{13}基因有重组及缺失。此外，放射线照射也可能致病，经X线照射后，PHPT及甲状旁腺肿瘤的发病率均提高10倍之多。

知识点3：甲旁亢的病理生理 副高：掌握 正高：熟练掌握

PHPT包括腺瘤、增生及腺癌。甲状旁腺腺瘤中单发者约占80%，多发性占1%~5%，甲状旁腺增生约占12%，4枚腺体均可受累，腺癌仅占1%~2%。PTH调节体内钙的代谢并维持钙和磷的平衡，它促进破骨细胞的作用，使骨钙溶解入血，导致血钙和血磷升高。当其血中浓度超过肾阈值时，便经尿排出，导致高尿钙和高尿磷。PTH同时还能抑制肾小管对磷的回收，使尿磷增加，血磷降低。所以发生甲状旁腺功能亢进时出现高血钙、高尿钙、低血磷。

知识点4：甲旁亢的临床分型 副高：掌握 正高：熟练掌握

（1）原发性PHPT：多由于单发的甲状旁腺腺瘤，较少由于多发的腺瘤或所有4个甲状旁腺的增生，很少由于腺癌引起血钙持续升高。原发性PHPT较多见，临床上可分为3种类型：①肾型：约占70%，主要表现为尿路结石。②肾骨型：约占20%，表现为尿路结石和骨骼的脱钙病变。③骨型：约占10%，主要表现为骨骼的脱钙病变。

（2）继发性PHPT：多见于下列原因所致的低血钙时：①肾功能不全（慢性肾炎）。②维生素D缺乏（佝偻病、骨软化症等）。③在妊娠或哺乳期母体失钙过多。长时期的低血钙和长时期刺激PTH分泌增加，即发生甲状旁腺代偿性的增生、肿大。

知识点5：甲旁亢的临床表现 副高：掌握 正高：熟练掌握

原发性PHPT包括无症状型、症状型两类。无症状型病例可仅有骨质疏松等非特异性表现，常在普查时因血钙增高而被确诊。我国目前以症状型原发性PHPT为多见。按其症状可分为3型。

（1）Ⅰ型：最为多见，以骨病为主，也称骨型。患者可诉骨痛，身高变矮，严重者合并胸廓畸形。易发生病理性骨折，甚至因腰椎骨折导致截瘫。骨膜下骨质吸收是本病特点，骨外膜和骨小梁萎缩、变薄，骨组织多被纤维组织所代替，形成多个骨囊肿和巨细胞瘤样病变，最常见于中指桡侧或锁骨外1/3处。

（2）Ⅱ型：以肾结石为主，故称肾型。在尿路结石患者中，甲状旁腺腺瘤者约占5%，对反复发作的肾结石，特别是双肾结石，应警惕患有此病的可能。患者在长期高血钙后，逐渐发生氮质血症。

（3）Ⅲ型：兼有上述两型的特点，表现有骨骼改变及尿路结石，称肾骨型。

（4）其他症状：可有消化性溃疡、腹痛、神经精神症状、虚弱，以及关节痛。如血

钙 >3.77mmol/L 易发生高钙血症危象而危及患者生命。

高钙血症危象可表现为脱水、胃肠道症状或出现注意力不集中、共济失调、嗜睡、神志改变等神经系统的症状，也可因高血钙对心肌细胞膜的钠内流抑制作用加大，心肌的兴奋性和传导性降低，患者可发生致命性的心律失常或心搏骤停。病情危重，应紧急处理。

知识点6：甲旁亢的辅助检查　　　　　　　　　　　　　　副高：掌握　正高：熟练掌握

根据病史、骨骼病变、尿路结石和高钙血症的临床表现，结合实验室检查结果，如高钙血症、低磷血症、高 PTH 血症、高血碱性磷酸酶（ALP）、高尿钙，可作出定性诊断。特别是早期无症状的患者，血 PTH 增高伴有高钙血症是原发性 PHPT 的重要诊断依据。

定性诊断明确后，可通过超声、颈部和纵隔 CT、放射性核素扫描等检查，判断甲状旁腺病变的部位，从而实现定位诊断。

（1）定性检查

1）血清钙：高血钙是本病最主要的生化指标，最具有诊断价值。血钙 >2.6mmol/L 才能诊断为高血钙。若能够测定游离钙，对高钙血症诊断更为有利。

2）血清磷：正常成人为 0.97~1.45mmol/L，儿童为 1.29~2.10mmol/L。PHPT 时 80% 患者血磷降低。

3）24 小时尿钙排量：我国成人 24 小时尿钙排量为 75~225mg，PHPT 时尿钙排量增加。24 小时尿钙 >250mg（女性）和 300mg（男性）有诊断意义。

4）24 小时尿磷排量：正常 24 小时尿磷小于 1g，PHPT 时通常增高。但受饮食因素的影响，诊断意义不如尿钙排量。尿磷清除率（Cp）对 PHPT 的诊断意义为 60%~70%。

5）尿环磷酸腺苷（cAMP）测定：尿 cAMP 的排泄率反映了循环中有生物活性的 PTH 的浓度。80% 的 PHPT 患者尿中 cAMP 增高。

6）肾小管重吸收磷试验（TRP）：在每天正常摄入 800~900mg 磷的情况下，磷从肾小球滤过，肾小管能吸收 80%~90%，即 TRP 为 80%~90%。PTH 会抑制肾小管对磷的重吸收。PHPT 时能抑制到 10%~70%，低于 78% 即有诊断意义。

7）尿羟脯氨酸（HOP）测定：PTH 使骨在有机基质中溶解，因此尿中 HOP 增加。

8）PTH 测定：原发性 PHPT 中，55%~95% 患者的血清中甲状旁腺激素（iPTH）明显增高。如血钙增高时 PTH 增高对 PHPT 有特殊诊断意义。

9）钙负荷试验：正常人静脉输注钙后，血钙浓度增高，PTH 减少。但 PHPT 患者血钙对 PTH 有负反馈障碍。钙负荷后，PHPT 患者的 PTH 并不下降。该试验仅适用于 PTH 增高，血钙增高不明显的可疑患者。

10）皮质醇抑制试验：主要用于鉴别其他原因引起的高钙血症。PHPT 患者口服大剂量糖皮质激素，如泼尼松 60mg/d，连续 1 周，血钙并不下降。

11）X 线检查：对骨型及混合型患者必须做 X 线检查，最早的 X 线征象为骨膜下骨吸收，可发生在骨质疏松前。

（2）定位检查：由于原发性 PHPT 大多为甲状旁腺腺瘤，故影像学检查可提示病变部位，有利于手术探查。

1）B超：有效率为70%~79%，可以发现0.5~1.0cm的肿瘤，假阳性率仅4%。但不容易发现异位和胸骨后甲状旁腺病变。

2）颈部及纵隔CT检查：对颈部病变意义不大。上纵隔的阳性率为67%，可发现1.6cm的病变，仅限于第一次颈部手术失败患者。

3）放射性核素检查：近年来，锝-99（Tc-MIBI）替代了原来的锝-99m（^{99m}Tc）和铊（^{201}Tl）双重放射性核素减影扫描。可检出直径1cm以上的病变。

4）选择性甲状腺静脉取血测iPTH：为创伤性检查，血iPTH的峰值点反映病变的甲状旁腺位置。

5）选择性甲状腺动脉造影：由于该检查可致严重的并发症，需慎重对待。

定位确诊后可考虑手术探查，需要有经验的外科医师进行探查。在再次手术前行颈部超声及放射性核素MIBI检查和纵隔CT检查也有一定意义。

知识点7：甲旁亢的治疗要点　　　　　　　　副高：掌握　正高：熟练掌握

主要采用手术治疗，效果确切，为首选治疗方法。手术指征：①有症状的患者。②无症状的患者合并以下任何一种情况：明显的高钙血症，血钙较正常上限升高超过0.25mmol/L；肾脏损害；任何部位骨密度值低于峰值骨量2.5个标准差（T值<2.5）和/或出现脆性骨折；年龄<50岁；不能接受常规随访。③无手术禁忌证，病变定位明确者。手术治疗需要依据个体化原则，可依据患者年龄、预期寿命、手术风险、手术意愿、靶器官损害风险等因素综合考虑。术中B超可帮助定位，术中冷冻切片病理检查有助于定性诊断。甲状旁腺腺瘤手术切除腺瘤；甲状旁腺增生做甲状旁腺次全切除，保留1或2枚血供良好的腺体；甲状旁腺腺癌应做整块切除且包括一定范围的周围正常组织。

如果患者高钙血症极轻微，或高龄、不能耐受手术，可选择药物治疗。对于中、重度高钙血症和高钙血症危象的患者，应即刻进行治疗，需采取各种措施有效降低血钙水平。高钙血症造成的各个系统功能紊乱会影响病因治疗，高钙血症危象可危及生命，短期治疗通常能有效地缓解急性症状、避免高钙血症危象造成的死亡，争取时间确定和去除病因。治疗原则包括扩容、促进尿钙排泄、抑制骨吸收等。对于上述治疗无效或不能应用上述药物的高钙血症危象患者，还可使用低钙或无钙透析液进行腹膜透析或血液透析，治疗顽固性或肾功能不全的高钙血症危象，可达到迅速降低血钙水平的目的。

知识点8：甲旁亢的护理评估　　　　　　　　副高：掌握　正高：熟练掌握

（1）健康史：了解患者的发病情况，病程长短。是否患有自身免疫病；有无甲状腺疾病的用药或手术史等；近期有无感染、劳累、创伤或精神刺激等应激因素；有无甲亢家族史。

（2）身体状况：注意患者有无PHPT的表现及其程度。

（3）心理–社会状况：评估患者有无恐惧感或幻觉、妄想等性格改变。了解患者及其家属对 PHPT 和 PHPT 手术的认识程度，家庭经济情况及承受能力，患者所在的单位和社区医疗保健服务情况。

知识点9：甲旁亢的护理诊断　　　　　　　　　　　副高：掌握　正高：熟练掌握

（1）焦虑、恐惧：与病程长、将要进行手术治疗有关。

（2）疼痛：与 PHPT 造成代谢性骨病以及手术创伤有关。

（3）自理缺陷：与代谢性骨病不能行走有关。

（4）知识缺乏：与缺乏疾病康复知识有关。

（5）营养失调，低于机体需要量：与食欲缺乏，低于机体需要量有关。

（6）有误吸的危险：与操作不慎损伤喉返神经有关。

（7）有窒息的危险：与术后甲状旁腺功能尚不足，甲状旁腺分泌甲状旁腺素不足或由于骨骼大量再吸收血钙使血钙突然降低有关。

（8）潜在并发症，病理性骨折：与代谢骨病引起的骨质疏松有关。

知识点10：甲旁亢的术前护理措施　　　　　　　副高：熟练掌握　正高：熟练掌握

（1）监测血钙变化，防治高钙血症危象：测定血钙采血时间应固定在清晨，用同一方法测，并结合 24 小时尿钙作为参考。对血钙 > 3.5mmol/L 或可能发生高钙血症危象者，可静脉补充生理盐水以稀释血钙，静脉滴注呋塞米促进排钙，皮下注射降钙素 100U/d 或奥曲肽 0.1mg /8h，以抑制甲状旁腺分泌 PTH，降低血钙。必要时血液透析可迅速降低血钙。

（2）心理护理：多数患者对手术有恐惧感，部分患者因高钙刺激而有性格改变，如幻觉、妄想等。护士应向他们说明手术的必要性且预后良好，介绍手术的过程，以取得患者的配合。

（3）饮食指导：患者由于血浆中 PTH 水平升高，小肠对钙的吸收作用增强，术前需进低钙、低磷饮食，每日钙总量应控制在 250mg 以下，磷总量 800mg 以下。叮嘱患者要严格按营养师配制的饮食进餐，以配合治疗。选择低钙食物如鸡、鸭、萝卜、大葱、马铃薯等。同时嘱患者多饮水，每日饮水 3000~4000ml，以促进尿钙的排出。

（4）预防病理性骨折：骨型患者因骨脱钙和囊肿形成，骨骼十分脆弱。对尚未发生骨折者，嘱其活动时动作宜轻缓，用力宜均衡，避免发生自发性骨折。如患者须做检查，应尽量安排在床边进行或有人陪护，预防意外跌倒。对已骨折的患者做好骨折的护理，避免加重病情。

（5）术前准备：完善术前检查，如血常规、凝血功能、血电解质、颈部彩超、颈部 CT、甲状旁腺 Tc-MIBI 显像、喉镜等。术前 1 天备皮、备血，禁食水 12 小时。术晨留置导尿管，肌内注射阿托品 0.5mg 和苯巴比妥钠 0.1g。

知识点 11：甲旁亢的术后护理措施	副高：熟练掌握 正高：熟练掌握

（1）一般护理：待全麻患者清醒，生命体征稳定后改半卧位，以利于呼吸和颈部切口引流，监测生命体征。术后 24 小时内严密观察颈部切口，保持引流通畅，床边备气管切开包，预防血肿压迫引起呼吸困难。观察有无手术并发症，如声音嘶哑、呼吸困难、饮水呛咳等表现。

（2）低血钙的观察及处理：手术成功的患者，血钙一般在术后 24~48 小时降至正常。以后多数患者转入暂时的低血钙阶段，原因是甲状旁腺腺瘤或增生腺体切除后，PTH 分泌减少，或由于骨骼大量吸收血钙，使血钙突然降低，出现神经、肌肉兴奋性增高，手足麻木及抽搐，严重者因喉、支气管痉挛发生窒息。低血钙多发生在术后 1~3 天，轻度手足麻木者给予口服钙剂 3~6g/d，发生抽搐者给予 10% 葡萄糖酸钙 10ml 缓慢静脉推注。以后根据患者血钙浓度和临床表现调整补钙的量和用法，使血钙浓度维持在 2.0~2.3mmol/L。通常 2 周左右血钙会逐渐恢复正常，PHPT 症状如四肢骨痛、乏力也明显好转，补钙量逐渐减少至停药。

（3）调整饮食：术后要进高钙低磷食物，如水果、蔬菜、牛奶、豆制品、虾皮、芝麻等，并给适量维生素 D，以帮助钙的吸收。限制含磷高的饮食如乳品、蛋类等，以免抑制钙的吸收。

知识点 12：甲旁亢的健康指导	副高：掌握 正高：掌握

（1）预防外伤骨折：恢复期应配合适当体育活动，促进骨钙化和肌力的恢复，告知患者生活中应避免因用力过度发生骨折。

（2）饮食指导：指导摄入钙、磷比例适当的饮食，禁食刺激性、含咖啡因、酒精含量较高的食物。遵医嘱补钙，定期测定血钙。

（3）定期复查和随访：有心血管疾病者，尤其是高血压病者应继续治疗，尿路结石应到泌尿科处理。

第十一章 乳腺癌患者的护理

乳腺癌患者
的护理（1）

乳腺癌患者
的护理（2）

| 知识点1：乳腺癌的概念 | 副高：掌握　正高：熟练掌握 |

乳腺癌是起源于乳腺各级导管及腺泡上皮的恶性肿瘤，以导管癌居多，根据不同演变过程可分为非浸润性癌、早期浸润性癌、浸润性癌等。近年来，有些地区的乳腺癌已经成为女性首位好发恶性肿瘤。其中以更年期和绝经后的妇女尤为多见，男性少见。

| 知识点2：乳腺癌的病因及发病机制 | 副高：掌握　正高：熟练掌握 |

乳腺癌的病因尚不清楚，目前认为与下列因素有关。

（1）高雌酮与雌二醇：20岁前本病少见，20岁后发病率上升，45~50岁较高，绝经后发病率继续上升，可能与年老者体内雌酮雌二醇水平升高相关。

（2）乳腺癌家族史：有研究发现，家族中一级亲属患有乳腺癌病史者，发病危险性是普通人群的2~3倍。

（3）乳腺疾病史：某些乳腺良性疾病如乳腺病、乳腺炎、乳腺导管扩张、乳腺囊肿及乳腺纤维腺瘤等与乳腺癌的发生有一定的关系。

（4）饮食习惯：营养过剩、肥胖、高脂肪饮食、饮食中雌激素含量高等可加强或延长雌激素对乳腺上皮细胞的刺激，从而增加乳腺癌的发病机会。

（5）环境因素和生活方式：北美、北欧地区乳腺癌发病率约为亚洲、非洲、拉丁美洲等地区的4倍。工作压力大、家庭不和睦、长期心情压抑、夫妻生活不和谐、人工流产多、吸烟和饮酒，也可能增加乳腺癌的发病率。

（6）其他因素：月经初潮早、绝经年龄晚、不孕和未哺乳者发病率增加；长期接触放射线、应用致癌药物等与乳腺癌的发生呈正相关。

| 知识点3：乳腺癌的病理分型 | 副高：掌握　正高：熟练掌握 |

乳腺癌分型方法较多，目前我国有非浸润性癌、早期浸润性癌、浸润性特殊癌、浸润性非特殊癌和其他罕见癌等几种类型。其中，浸润性非特殊癌是乳腺癌中最常见的类型，约占80%，一般分化低，预后较差，包括浸润性小叶癌、浸润性导管癌、硬癌、髓样癌（无大量淋巴细胞浸润）、单纯癌和腺癌等。

（1）非浸润性癌：包括导管内癌（癌细胞未突破导管壁基膜）、小叶原位癌（癌细胞未突破末梢乳管或腺泡基膜）及乳头湿疹样乳腺癌（伴发浸润性癌者除外）。此型属早期，预后较好。

（2）早期浸润性癌：包括早期浸润性导管癌（癌细胞突破管壁基膜，开始向间质浸润）及早期浸润性小叶癌（癌细胞突破末梢乳管或腺泡基膜，开始向间质浸润，但未超过小叶范围）。此期仍属早期，预后较好。

（3）浸润性特殊癌：包括乳头状癌、髓样癌（伴大量淋巴细胞浸润）、小管癌（高分化腺癌）、腺样囊性癌、黏液腺癌、大汗腺样癌、鳞状细胞癌、乳头湿疹样癌等。此型癌细胞一般分化程度高，预后尚好。

（4）浸润性非特殊癌：包括浸润性小叶癌、浸润性导管癌、硬癌、髓样癌（无大量淋巴细胞浸润）、单纯癌、腺癌等。此类癌是乳腺癌中最常见的类型，约占80%，一般分化低，预后较上述类型差，但判断预后需结合疾病分期等因素。

（5）其他罕见癌：包括分泌型（幼年型）癌、富脂质型（分泌脂质）癌、纤维腺瘤癌变、乳头状瘤癌变等。

知识点4：乳腺癌的临床分期　　　　　　　　　　　副高：掌握　正高：熟练掌握

国际抗癌联盟（UICC）制定的TNM分期是目前常用的临床分期方法。T代表原发肿瘤的分期；N代表局部淋巴结分期；M代表原发肿瘤发生远处转移。

（1）原发肿瘤（T）分期

T_x：原发肿瘤无法评估。

T_0：原发肿瘤未查出。

T_{is}：原位癌（非浸润性癌及未查到肿块的乳头湿疹样癌）。

T_1：肿瘤最大直径≤2cm。

T_2：肿瘤最大直径>2cm，≤5cm。

T_3：肿瘤最大直径>5cm。

T_4：肿瘤不论大小，直接侵犯胸壁或皮肤。

（2）区域淋巴结（N）分期

N_x：区域淋巴结无法评估（已切除）。

N_0：同侧腋窝淋巴结未扪及。

N_1：同侧腋窝淋巴结肿大，可推动。

N_2：同侧腋窝淋巴结肿大、固定或融合或现其他组织粘连。

N_3：有同侧胸骨旁淋巴结转移。

（3）远处转移（M）分期

M_0：无远处转移。

M_1：有同侧锁骨上淋巴结转移或远处转移。

（4）临床分期：根据上述情况组合，可把乳腺癌分为5个分期。

0期：$T_{is}N_0M_0$。

Ⅰ期：$T_1N_0M_0$。

Ⅱ期：$T_{0\sim1}N_1M_0$，$T_2N_{0\sim1}M_0$，$T_3N_0M_0$。

Ⅲ期：$T_{0\sim2}N_2M_0$，$T_3N_{1\sim2}M_0$，$T_4N_{0\sim2}M_0$，任何 TN_3M_0。

Ⅳ期：包括 M_1 的任何 TN。

以上分期以临床检查为依据，还应结合术后病理检查结果进行校正。

知识点5：乳腺癌的转移途径	副高：掌握　正高：熟练掌握

（1）直接蔓延：癌细胞沿导管或筋膜间隙蔓延，继而侵及乳房悬韧带和皮肤。

（2）淋巴转移：可循乳房淋巴液的4条输出途径扩散。原发癌灶位于乳房外侧，易向腋窝淋巴结转移，然后扩散到锁骨下及锁骨上淋巴结。位于乳房内侧者，常向胸骨旁淋巴结转移，继而达锁骨上淋巴结。癌细胞也可通过逆行途径转移到对侧腋窝或腹股沟淋巴结。腋窝淋巴结和锁骨下淋巴结途径最多见，这也是乳腺癌患者淋巴结转移最常见于腋窝的原因。

（3）血行转移：乳腺癌细胞可经淋巴途径进入静脉或直接侵入血液循环而发生远处转移。一般最易侵犯肺、骨骼、肝脏。有些早期乳腺癌已有血行转移。

知识点6：常见乳腺癌的临床表现	副高：掌握　正高：熟练掌握

（1）乳房肿块：是乳腺癌最常见的首发症状，占80%以上。早期表现为患侧乳房出现无痛单发的小肿块，多位于乳房外上象限，其次为内上、内下及外下象限。直径<1cm的小乳腺癌，质地较硬或韧，边界清楚，活动度良好，很少与皮肤粘连，不易被发现和重视。肿块进一步增大时，表面不光滑，质硬，与周围组织粘连，活动度差，生长速度较快，晚期可破溃。

（2）乳房外形改变：随着肿瘤体积增大，肿瘤侵及周围组织可引起乳房外形改变。表现为两侧乳房外形不对称，病灶局部凸起，患侧乳头抬高或凹陷，皮肤出现橘皮样改变。乳房皮肤发生凹陷称为"酒窝征"。晚期肿块固定，外突明显，出现多发结节围绕原发灶，肿瘤破溃呈菜花状，分泌物恶臭。

（3）乳头溢液：以血性分泌物多见。此外出现乳头回缩、瘙痒、脱屑、糜烂、溃疡、结痂等症状。

（4）转移征象：①淋巴转移：最初常见于患侧腋下，肿大淋巴结先是少数散在，质硬、无痛、可被推动，继而数目增多并融合成团，甚至与皮肤或深部组织粘连。②血行转移：乳腺癌转移到肺、骨、肝时，相应受累器官可出现症状。肺转移者可出现胸痛、气短，骨转移者可出现局部骨痛，肝转移者可出现肝大或黄疸。

知识点7：特殊类型乳腺癌的临床表现	副高：熟练掌握　正高：熟练掌握

（1）炎性乳腺癌：发病率低，多见于年轻女性。可表现为患侧乳房皮肤红、肿、热且

硬等，似急性乳腺炎，但无明显肿块。癌肿可迅速浸润乳房大部分皮肤，常可累及对侧乳房。本病恶性程度高，发展迅速，早期即发生转移，预后极差。

（2）乳头乳晕湿疹样癌（佩吉特病）：乳头有瘙痒、烧灼感，之后出现乳头和乳晕区皮肤发红、糜烂、潮湿，如同湿疹样，进而形成溃疡；有时有黄褐色鳞屑样痂皮覆盖，病变皮肤较硬。部分患者在乳晕区可扪及肿块。本病恶性程度低，发展慢，腋下淋巴结转移晚。

知识点8：乳腺癌的辅助检查　　　　　副高：掌握　正高：熟练掌握

（1）乳腺钼靶X线摄影：钼靶X线摄影显示乳房软组织结构，乳腺癌呈现密度增高阴影，边缘呈针状、蟹状改变，局部皮肤增厚。硒静电X线摄影也称干板摄影，方法简便、经济，显像效果好，可用于乳腺癌的普查。

（2）超声扫描：高频超声显示癌肿边缘不光滑，凹凸不平，无明显包膜，其组织或皮肤呈蟹足样浸润，内部多呈低回声区改变，腋下可探及肿大淋巴结。

（3）磁共振：对软组织分辨率高，敏感性高于X线检查。能三维立体观察病变，不仅能够提供病灶形态学特征，而且运用动态增强还能提供病灶的血流动力学情况。在国外及国内一些大城市已经广泛应用于乳腺癌的早期诊断。

（4）细胞学检查：一般采用6~8号细针头，穿入肿块后抽吸出细胞涂片观察，该方法阳性率高，诊断迅速。但对于肿瘤较小、位置较深的患者容易漏诊。

（5）活检：是确定乳腺良性和恶性肿瘤的最佳方法。对位置深并且患者乳房肥大或局限性腺体增厚采取此种检查。常用的活检方法有空芯针穿刺活检术（CNB）、麦默通旋切活检和细针穿刺细胞学检查（FNAC）。操作多在手术室进行，同时做好进行根治的准备。先在局部麻醉下将肿瘤及部分周围乳腺组织完整切除送冷冻切片检查，根据结果决定手术方式。

知识点9：乳腺癌的治疗要点　　　　　副高：掌握　正高：熟练掌握

以手术治疗为主，辅以化学药物、放射、内分泌、生物等综合治疗措施。

（1）手术治疗：是最根本的治疗方法。手术适应证为TNM分期的0期、Ⅰ期、Ⅱ期及部分Ⅲ期患者。已有远处转移、全身情况差、主要脏器有严重疾病及不能耐受手术者属于手术禁忌范围。目前应用的乳腺癌根治术、乳腺癌扩大根治术、乳腺癌改良根治术、全乳房切除术、保留乳房的乳腺癌切除术5种手术方式均属治疗性手术。现力主缩小手术范围，加强术后综合辅助治疗。手术方式的选择应根据病理分型、疾病分期及辅助治疗的条件而定。对可切除的乳腺癌，手术应达到局部及区域淋巴结最大限度的清除，以提高生存率，之后再考虑外观及功能。如对于Ⅰ期、Ⅱ期的乳腺癌患者可采用乳腺癌改良根治术或保留乳房的乳腺癌切除术；胸骨旁淋巴结有转移者如术后无放疗条件可行扩大根治术。综合辅助治疗较差的地区，乳腺癌根治术还是比较适合的。

（2）化学药物治疗：乳腺癌是实体瘤中应用化疗最有效的肿瘤之一。化学药物治疗是一种必要的全身性辅助治疗，需在手术后近期内开始，联合化疗的效果优于单药化疗。推荐的方案有 CMF（环磷酰胺、甲氨蝶呤、氟尿嘧啶）、ACMF（多柔比星、环磷酰胺、甲氨蝶呤、氟尿嘧啶）、CAF（环磷酰胺、多柔比星、氟尿嘧啶）和 MFO（丝裂霉素、氟尿嘧啶、长春新碱）等。

（3）放射治疗：属局部治疗的方法之一，术前放疗可用于局部进展期乳腺癌，在保留乳房的乳腺癌切除术后，放疗为重要组成部分。目前根治术后不作常规放疗，对复发高危病例，放疗可减少腋淋巴结阳性患者的局部复发率，提高生存质量。

（4）内分泌治疗：癌肿细胞中雌激素受体（ER）含量高者，称激素依赖性肿瘤，可通过调节内分泌治疗。对手术切除标本除做病理检查外，还应测定 ER 和孕激素受体（PR）。ER 阳性者优先应用内分泌治疗，阴性者优先应用化学治疗。内分泌治疗包括：①去势治疗：年轻妇女可采用卵巢去势治疗，包括药物、手术或 X 线去势。②抗雌激素治疗：常用他莫昔芬，该药可降低乳腺癌术后复发及转移，对 ER、PR 阳性的绝经后妇女效果尤为明显，同时可减少对侧乳腺癌的发生率。③芳香化酶抑制剂：这类药物能抑制肾上腺分泌的雄激素转变为雌激素过程中的芳香化环节，从而降低雌二醇水平，达到治疗乳腺癌的目的。

（5）生物治疗：近年临床上推广使用的是曲妥珠单抗注射液，其通过转基因技术制备，对人类表皮生长因子受体 2（HER2）过度表达的乳腺癌患者有一定效果。

知识点 10：乳腺癌的护理评估　　　　　　　　副高：掌握　　正高：熟练掌握

（1）健康史：了解患者家族中有无乳腺癌发病者，是否有乳腺良性疾病。了解患者月经初潮或绝经期的年龄、妊娠数和生育子女数、生育第一胎年龄等。了解乳腺肿块是由患者自我检查发现还是偶然发现。

（2）身体状况：评估肿块的大小、位置、肿块有无触痛、活动度情况，有无腋窝淋巴结肿大等。评估重要脏器功能状况，有无转移灶的表现及恶病质。

（3）心理-社会状况：评估患者有无因疾病、手术、各种治疗等产生不良心理反应及其应对情况；评估患者对拟采取的手术方式及术后康复锻炼知识的了解和掌握程度，患者家属尤其是配偶对本病及其治疗、预后的认知程度及心理承受能力。

知识点 11：乳腺癌的护理诊断　　　　　　　　副高：掌握　　正高：熟练掌握

（1）疼痛：与手术后皮瓣下放置引流管、患肢肿胀有关。

（2）有组织完整性受损的危险：与留置引流管、患侧上肢淋巴引流不畅、头静脉被结扎、腋静脉栓塞或感染有关。

（3）自我形象紊乱：与手术前担心乳房缺失，术后担心乳房切除影响自我形象与婚姻质量有关。

（4）知识缺乏：与缺乏有关术后涉及的患肢功能锻炼知识有关。

知识点 12：乳腺癌的术前护理措施   副高：熟练掌握   正高：熟练掌握

（1）心理护理：多了解和关心患者，鼓励患者表达对疾病和手术的顾虑与担心，有针对性地进行心理护理。向患者和家属解释手术的必要性和重要性，帮助患者度过心理调适期。

（2）终止妊娠或哺乳：妊娠期发生乳腺癌的患者应立即停止妊娠，哺乳期患者应停止哺乳，以免体内激素水平活跃而加快癌肿发展。

（3）术前准备：按术前常规护理。对手术范围大、需要植皮的患者，除常规备皮外，同时做好供皮区（如腹部或同侧股部）的皮肤准备。乳房皮肤溃疡者，术前每日换药至创面好转。乳头凹陷者应清洁局部。

知识点 13：乳腺癌的术后护理措施   副高：熟练掌握   正高：熟练掌握

（1）病情观察：密切监测患者生命体征的变化。扩大根治术患者注意呼吸，及时发现有无气胸，鼓励患者深呼吸防治肺部并发症。不可在患肢测血压、注射及抽血。

（2）体位护理：患者术后麻醉清醒、血压平稳后可取半卧位，以利于引流和改善呼吸功能。

（3）饮食：术后 6 小时无恶心、呕吐等麻醉反应者，可正常饮食，并保证足够热量和维生素，以利于机体康复。

（4）防止皮瓣移动：术后切口覆盖多层敷料并用胸带（或绷带）包扎，使胸壁与皮瓣紧密贴合。包扎松紧度要适当，包扎过紧会影响皮瓣血液循环，若患侧上肢脉搏摸不清、肢端发绀、皮温降低，提示腋部血管受压，应调整绷带松紧度。术后 3 天内患侧肩部制动，以免腋窝皮瓣移动而影响愈合，患侧上肢保持内收、紧贴腋窝，下床活动时用健侧手扶托患肢，他人扶持时只能扶健侧，避免牵拉引起皮瓣滑动。

（5）引流管护理：术后留置引流管，以便及时引流皮瓣下的渗液和积气，使皮瓣紧贴创面，避免坏死、感染，促进愈合。护理时应注意：①观察引流液色、质、量并记录，注意有无出血。②妥善固定引流管，患者卧床时固定于床旁，起床时固定于上衣，引流管的长度要适宜。③保证引流通畅和有效的负压吸引，连接固定，定时挤压引流管或负压吸引器，负压吸引的压力大小要适宜。④引流过程中若有局部积液、皮瓣不能紧贴胸壁且有波动感，应报告医师进行及时处理。术后 3~5 天，若皮瓣下无积液、创面与皮肤紧贴即可拔管。若拔管后更换敷料时发现皮瓣下仍有积液，可在严格消毒后无菌抽液并局部加压包扎。

（6）预防患侧上肢肿胀：为乳腺癌根治术后患侧腋窝淋巴结切除后上肢淋巴回流不畅或头静脉被结扎、腋静脉栓塞、局部积液或感染等因素导致回流障碍所致。①指导患者平卧时用软枕抬高患侧上肢，下床活动时用吊带托扶。②需他人扶持时只能扶健侧，以防腋窝皮瓣滑动而影响创面愈合。③向心性按摩患侧上肢或进行握拳、屈、伸肘运动，以促进淋巴回流。④肢体肿胀严重者，可戴弹力袖或使用弹力绷带以利于回流。⑤局部感染者，应用抗生素治疗。

（7）患侧上肢功能锻炼：早期功能锻炼是减少瘢痕牵拉，恢复术侧上肢功能的重要环节。为减少和避免术后残疾，应鼓励和协助患者早期开始患侧上肢的功能锻炼。①术后24小时内：患侧肩部制动，以免腋窝皮瓣移动而影响愈合，患者可活动手指及腕部，可做伸指、握拳、屈腕等锻炼。②术后1~3天：建议在拔除引流管前先不做肩关节的锻炼，以免引起引流液的增多。可进行上肢肌肉的等长收缩，利用肌肉泵作用促进血液、淋巴回流；可用健侧上肢或他人协助患肢进行屈肘、伸臂等锻炼。③术后4~7天：鼓励患者用患侧手洗脸、刷牙、进食等。④术后1~2周：待引流管拔除、无皮瓣下积液后，可开始肩关节活动，以肩关节为中心，前后摆臂，循序渐进地做抬高患肢、手指爬墙、梳头、患侧手触摸对侧肩部及同侧耳朵、扪对侧耳朵等锻炼。

> **知识点14：乳腺癌的健康指导**　　　　　　　　　　　　　　　**副高：掌握　正高：掌握**

（1）出院后继续坚持功能锻炼。除上述各项活动外，可进行爬墙运动、转绳运动、举杠运动、滑绳运动等，使上肢及肩关节的活动范围逐渐恢复正常。以上锻炼每天练习3~4次，每次20~30分钟。注意避免过劳，应循序渐进，适可而止。

（2）遵医嘱坚持化疗或放疗，期间应加强营养，多食高蛋白、高纤维素、高热量、低脂饮食，增加机体抵抗力。术后5年内避免妊娠，因妊娠常促使乳癌复发。定期到医院复查。

（3）避免患侧上肢搬动或提拉过重物品。

（4）定期乳房自我检查。20岁以上的妇女，特别是高危人群应每月进行1次乳房自我检查。术后患者也应每月自查1次，以便早期发现复发征象。检查时间最好选择在月经周期的第7~10天，或月经结束后2~3天，绝经妇女应选择每个月固定的1天进行自我检查。40岁以上女性或乳腺癌术后患者每年还应行钼钯X线检查。乳房自查方法如下。①视诊：站在镜前取各种姿势，如两臂放松垂于身体两侧、向前弯腰或双手上举置于头后，观察双侧乳房的大小及外形是否对称；有无局限性隆起、凹陷或皮肤橘皮样改变；有无乳头回缩或抬高等。②触诊：取仰卧位，肩下垫软薄枕，被查侧手臂枕于头下，使乳房完全平铺于胸壁。双手手指并拢平放于乳房，从乳房外上象限，依次按照外上、外下、内下、内上象限的顺序开始检查，然后检查乳头、乳晕，最后检查腋窝，检查中注意有无肿块、乳头有无溢液。若发现肿块和乳头溢液，及时到医院做进一步检查。

第十二章　胸部创伤患者的护理

第一节　概　　述

胸部由胸壁、胸膜和胸腔内器官三部分组成。

（1）胸壁：由胸椎、胸骨和肋骨组成的骨性胸廓及附着在其外面的肌肉、软组织和皮肤构成。骨性胸廓具有支撑、保护胸腔内器官和参与呼吸的作用。

（2）胸膜及胸膜腔：胸膜是附着在胸壁内面和覆盖在肺表面的浆膜。脏胸膜包裹肺并深入肺叶间隙；壁胸膜遮盖胸壁、横膈和纵隔。二者在肺门处连接，形成左右两个互不相通的胸膜腔。胸膜腔为潜在的密封腔隙，其内有少量的浆液起润滑作用。腔内的压力维持在$-10 \sim -8cmH_2O$，吸气时负压增大，呼气时减小。腔内负压的稳定对维持正常呼吸非常重要，并能防止肺萎陷。

（3）胸腔及胸腔内器官：胸腔分为左肺间隙、右肺间隙和纵隔三部分。左、右肺间隙分别由左、右肺和壁胸膜、脏胸膜组成。纵隔位于胸腔中央，上为胸腔入口、下为膈肌，两侧是左、右肺间隙，前有胸骨、后有胸椎，其间有心脏、心包、大血管、食管和气管。两侧胸膜腔负压的均衡是维持纵隔位置恒定居中的根本保证。若一侧胸腔积液或积气会挤压伤侧肺，严重时可导致纵隔移位压向健侧肺，甚至影响腔静脉回流。

根据致伤暴力性质不同，胸部创伤可分为钝性伤和穿透伤。根据创伤是否造成胸膜腔与外界沟通，可分为开放性损伤和闭合性损伤；开放性或闭合性胸部损伤同时发生膈肌破裂可造成胸腔和腹腔同时创伤，称为胸腹联合伤。

（1）闭合性损伤：指胸部创伤未造成胸膜腔与外界沟通，多由于暴力挤压、冲撞或钝器碰击胸部所致。多数闭合性损伤无须开胸手术治疗。

（2）开放性损伤：指胸部创伤造成胸膜腔与外界沟通，平时多因利器、刀锥，战时由于火器、弹片穿破胸壁所致。如进入胸膜腔，可导致开放性气胸和/或血胸，影响呼吸和循环功能，伤情多较严重。多数穿透性胸部损伤患者须开胸手术治疗。

（1）闭合性损伤：轻者仅有胸壁软组织挫伤和/或单纯肋骨骨折，重者多伴有胸腔内器官或血管损伤，导致肋骨骨折、气胸、血胸，有时还造成心肌挫伤、裂伤而产生心包腔内出血。若暴力挤压胸部的同时向静脉传导，可使静脉压骤升，导致头、颈、肩和胸部毛细血管破裂，引起创伤性窒息。闭合性损伤机制较复杂，早期容易误诊或漏诊。

（2）开放性损伤：重者可伤及胸腔内器官或血管，导致气胸、血胸，严重者导致呼吸和循环功能衰竭而死亡。创伤机制较清楚，创伤范围直接与伤道有关，早期诊断较容易。

知识点4：胸部创伤的临床表现　　　　　　　　　　副高：掌握　　正高：熟练掌握

（1）症状：①胸痛。是胸部损伤的主要症状，常位于受损处，并有压痛，呼吸时加剧，尤以肋骨骨折者为甚。②呼吸困难。胸部损伤后，疼痛可使胸廓活动受限、呼吸浅快。如气管、支气管有血液或分泌物堵塞，不能咳出，或肺挫伤后产生出血、淤血或肺水肿更易导致和加重缺氧和二氧化碳潴留。如有多根多处肋骨骨折，胸壁软化，影响正常呼吸运动，则呼吸更加困难，出现胸廓反常呼吸活动、气促、端坐呼吸、发绀、烦躁不安等。③咯血。大支气管损伤者，咯血量较多，且出现较早。小支气管或肺泡破裂，出现肺水肿及毛细血管出血者，多咳出泡沫样血痰。④休克。胸膜腔内大出血将引起血容量急剧下降，大量积气特别是张力性气胸，除影响肺功能外还可阻碍静脉血液回流；心包腔内出血引起心脏压塞、疼痛及继发感染等。这些均可致患者陷入休克状态。

（2）体征：按损伤性质和伤情轻重而有所不同，可有胸壁挫裂伤、胸廓畸形、反常呼吸运动、皮下气肿、局部压痛、骨摩擦音和气管、心脏移位征象。胸部叩诊：积气呈鼓音，积血呈浊音。听诊：呼吸音减低或消失，或可听到痰鸣音、啰音。

知识点5：胸部创伤的辅助检查　　　　　　　　　　副高：掌握　　正高：熟练掌握

（1）实验室检查：大出血的患者，血常规提示有血红蛋白、红细胞计数下降。若继发感染，血白细胞计数增高。

（2）胸部X线检查：可以判定有无肋骨骨折，显示肋骨骨折的部位、移位、范围，确定胸膜腔内有无积血及积血容量，并明确肺有无气胸、血胸或肺萎陷等病变。

（3）胸部CT检查：可检查胸部内出血的情况，肺损伤的情况。

（4）诊断性穿刺：包括胸膜腔或心包腔诊断性穿刺，可协助判断有无气胸、血胸或心包腔积血。

知识点6：胸部创伤的紧急处理　　　　　　　　　　副高：掌握　　正高：熟练掌握

胸部损伤的紧急处理包括入院前处理和入院后的急诊处理两部分。

（1）院前紧急处理：包括基本生命支持与严重胸部损伤的紧急处理。基本生命支持包括保持呼吸通畅、吸氧、及时控制出血并补充血容量、良好的镇痛和妥善固定及安全转运。对于严重胸部创伤的患者，应以维持呼吸循环系统稳定为第一原则，张力性气胸或严重的气胸，立即做胸腔穿刺尽快抽出胸内积气，为进一步行胸腔闭式引流争取时间。对胸壁的开放伤须立即用厚垫纱布或大块油纱布封闭并紧密固定，加压包扎。对出现连枷胸且伴有严重呼吸困难者，应及时给予人工辅助呼吸。

（2）院内急诊处理：根据患者胸部损伤的不同程度有针对性地实施紧急处理。对于一般轻症胸部损伤，只需给予必要的镇痛治疗和固定胸廓。有气胸、血胸且叩诊呈实音者，须做胸膜腔引流术或做胸腔穿刺抽出积血；对呼吸已经停止者立即行气管内插管等。急诊开胸探查手术指征：①胸、腹腔内进行性出血。②心脏大血管损伤。③严重肺裂伤或气管、支气管损伤。④食管破裂。⑤胸腹联合伤。⑥胸壁大块缺损。⑦胸内留存较大异物。

知识点7：胸部创伤的护理评估　　　　　　　副高：掌握　正高：熟练掌握

（1）健康史：了解患者的病史及受伤原因并行简单查体，包括患者受伤作用点、胸部两侧呼吸动度、双肺呼吸音，以及心音、脉压、休克程度等。

（2）身体状况：评估患者的生命体征、症状及受伤程度；评估患者疼痛的部位与性质，有无开放性伤口，有无气管移位和反常呼吸运动；评估患者有无咳嗽、咯血、咳痰等症状。

（3）心理-社会状况：评估患者的心理承受能力、对疾病的认知程度、经济状况和费用支付方式，以及社会支持系统。

知识点8：胸部创伤的护理诊断　　　　　　　副高：掌握　正高：熟练掌握

（1）气体交换受损：与疼痛、胸部创伤等有关。
（2）心排血量减少：与大出血、心力衰竭有关。
（3）疼痛：与组织创伤有关。
（4）潜在并发症：肺部或胸腔感染、心脏压塞。
（5）恐惧：与突然、强烈的意外创伤有关。

知识点9：胸部创伤的护理措施　　　　　　　副高：熟练掌握　正高：熟练掌握

（1）维持呼吸功能：①保持呼吸道通畅，预防窒息。鼓励和协助患者有效咳嗽、排痰，及时清除口腔、呼吸道内的血液、痰液及呕吐物。②痰液黏稠不易咳出时，应用祛痰药及超声雾化吸入，以稀释痰液并促使其排出。必要时经鼻导管吸痰。③病情稳定者取半坐卧位。④每小时协助患者咳嗽，做深呼吸运动。协助患者翻身、扶坐、拍背，以减少肺不张等肺部并发症的发生。⑤吸氧。⑥必要时行气管切开，应用呼吸机辅助呼吸。

（2）病情观察：①严密观察神志、瞳孔、胸部、腹部和肢体活动等情况，疑有复合伤时应立即报告医师。②严密观察呼吸：注意呼吸频率、节律、幅度及缺氧症状，观察患者是否有气促、发绀、呼吸困难等症状。③观察有无气管移位、皮下气肿等。④必要时测定中心静脉压和尿量。

（3）补充血容量，维持正常心排血量：①迅速建立静脉输液通路。②维持水、电解质及酸碱平衡：在监测中心静脉压的前提下，补充液体量。③通过补充血容量或抗休克处理，病情无明显好转且出现胸膜腔内活动性出血者，需迅速做好开胸止血术的准备。

（4）减轻疼痛与不适：肋骨骨折患者可采用胸带固定，也可用1%普鲁卡因做肋间神经封闭。对于连枷胸患者，协助医师采用巾钳夹住浮游离段肋骨的中央处，将其悬吊牵引，或采用手术进行肋骨内固定。当患者咳嗽或咳痰时，协助或指导患者及家属用双手按压患侧胸壁，以减轻疼痛。遵医嘱应用镇痛药。

（5）预防感染：①密切观察体温的变化，每4小时测1次体温，若有异常，报告医师后协助处理。②配合医师及时清创、缝合、包扎伤口，注意无菌操作。③鼓励患者深呼吸，有效咳嗽、排痰以促进肺扩张。④保持胸膜腔闭式引流管通畅，及时引流积血、积气，预防胸腔感染的发生。⑤遵医嘱应用抗生素。有开放性伤口者，注射破伤风抗毒素。

知识点10：胸部创伤的健康指导　　　　　　　　　副高：掌握　　正高：掌握

（1）饮食指导：①因考虑是否合并胸腹联合创伤以及为急诊行开胸探查术做准备，胸部创伤后暂禁食、禁水。②胸外伤决定给予非手术治疗及已排除其他合并创伤后，可进流质或半流质饮食，无特殊情况者进普通饮食。

（2）体位指导：①胸部创伤后合并休克、昏迷取平卧位。②开胸探查术后6小时，如无异常，取半坐卧位，以利于胸腔闭式引流和咳嗽排痰。

（3）出院指导：①注意安全，防止意外事故的发生。②肋骨骨折患者3个月后复查X线，以了解骨折愈合情况。③根据创伤的程度注意合理休息和营养。

第二节　肋骨骨折

知识点1：肋骨骨折的概念　　　　　　　　　　　副高：掌握　　正高：熟练掌握

肋骨骨折指暴力直接或间接作用于肋骨，使肋骨的完整性和连续性中断，胸部损伤中最为常见。肋骨骨折多发生在第4~7肋骨，此外肋骨长而薄，最易折断。第1~3肋骨粗短，且有锁骨、肩胛骨保护，不易发生骨折。一旦骨折常合并锁骨、肩胛骨骨折和颈部、腋部血管神经损伤。第8~10肋骨前端肋软骨形成肋弓与胸骨相连，而第11~12肋前端游离，弹性较大，均不易发生骨折。根据骨折断端是否与外界相通，可以分为开放性肋骨骨折和闭合性肋骨骨折。根据肋骨骨折的根数和每根肋骨折断的处数，可将肋骨骨折分为单根单处肋骨骨折、单根多处肋骨骨折、多根单处肋骨骨折和多根多处肋骨骨折。若发生骨折，应警惕腹内脏器和膈肌损伤。约40%的胸外伤患者合并有肋骨骨折，轻度肋骨骨折可保守治疗，严重者须手术治疗。

知识点2：肋骨骨折的病因　　　　　　　　　　　副高：掌握　正高：熟练掌握

多数肋骨骨折常因外来暴力所致，有直接和间接暴力。骨折发生于暴力打击处，导致肋骨向内弯曲折断的暴力称为直接暴力；骨折发生在胸部前后受压时，引起肋骨在腋中线附近向外过度弯曲而折断的暴力称为间接暴力。部分肋骨骨折见于恶性肿瘤发生肋骨转移的患者或严重骨质疏松者。此类患者可因咳嗽、打喷嚏或肋骨病灶处轻度受力而发生骨折。

知识点3：肋骨骨折的病理生理　　　　　　　　　副高：掌握　正高：熟练掌握

单根或多根肋骨骨折时，若上、下仍有完整的肋骨支持胸廓，对呼吸功能的影响不大；但若尖锐的肋骨断端向内移位，刺破壁胸膜和肺组织，可发生气胸、血胸、皮下气肿或引起血痰、咯血等；若刺破肋间血管，引起出血；若撕破动脉引起喷射性出血，则伤情迅速恶化。多根、多处肋骨骨折，特别是前侧局部胸壁可因失去完整肋骨的支撑而软化，产生反常呼吸运动，即吸气时软化区的胸壁内陷，呼气时该区胸壁向外鼓出。若软化区范围较广泛，在呼吸时两侧胸膜腔内压力不平衡，可使纵隔左右扑动，影响气体交换和静脉血液回流，导致缺氧和二氧化碳潴留，严重者可发生呼吸和循环衰竭。

知识点4：肋骨骨折的临床表现　　　　　　　　　副高：掌握　正高：熟练掌握

（1）症状：肋骨骨折断端可刺激肋间神经产生局部疼痛，咳嗽、深呼吸或转动体位时疼痛加剧，胸痛使呼吸变浅、咳嗽无力，呼吸道分泌物增多、潴留，易导致肺不张和肺部感染。部分患者可因肋骨骨折断端向内刺破肺组织而出现咯血。多根、多处肋骨骨折者可有气促、呼吸困难、发绀、休克等。

（2）体征：受伤的胸壁有压痛、肿胀，有时可触及骨折断端及骨摩擦感。多根多处肋骨骨折时，伤侧胸壁可有反常呼吸运动及皮下气肿。

知识点5：肋骨骨折的辅助检查　　　　　　　　　副高：掌握　正高：熟练掌握

（1）血常规检查：出血量大者，血常规检查示血红蛋白和血细胞比容下降。

（2）血气分析：多发肋骨骨折或伴有严重低氧血症者，应进行动脉血气分析，有助于评估病情，以明确有无低氧血症及二氧化碳潴留及其严重程度，诊断是否存在呼吸衰竭并决定进一步治疗。

（3）影像学检查：胸部X线和CT检查可通过肋骨骨折线及其断端有无移位而明确肋骨骨折的部位、性质、有无气胸、血胸或肺萎陷等。若骨折位于胸肋软骨交接处，X线检查可能阴性。肋骨三维重建CT可更好地显示肋骨骨折情况。

（4）诊断性穿刺：行胸膜腔或心包腔诊断性穿刺对是否存在气胸、血胸或心包积血有诊断性意义。

知识点6：肋骨骨折的治疗要点　　　　　　　　　　　　副高：掌握　正高：熟练掌握

肋骨骨折的治疗目的在于减少疼痛，清理呼吸道分泌物、改善肺通气，固定胸廓和防治并发症。

（1）镇痛：镇痛是治疗肋骨骨折的重要环节。给予足够的对呼吸无抑制的镇痛药，可缓解疼痛，有利于排痰，促进患者呼吸的改善。镇痛的方法：①口服或肌内注射镇痛药。②使用镇痛泵。③肋间神经阻滞或硬膜外置管。肋间神经阻滞或痛点封闭有较好的镇痛效果，且能改善呼吸和有效咳嗽功能。可用1%普鲁卡因5ml注射于脊柱旁5cm处的骨折肋骨下缘，注射范围包括骨折肋骨上、下各1根肋骨。痛点封闭是将普鲁卡因直接注射于肋骨骨折处，每处10ml。必要时阻滞或封闭可每12~24小时重复1次，也可改用长效镇痛药。

（2）清理呼吸道分泌物，改善肺通气：可给予一定祛痰药、雾化吸入、鼻导管甚至纤维支气管镜吸痰等方法帮助排痰，以维持呼吸道畅通。

（3）固定胸廓：胸廓固定方法可根据伤情使用不同方法。①多头胸带固定：对于单根单处肋骨骨折，由于周围组织完整，骨折端少有错位、活动及重叠者，可采用多头胸带予以固定，以减少肋骨断端活动，减轻疼痛。②牵引固定法：对于反常呼吸运动可采用牵引固定法，局麻消毒后用无菌布巾钳夹住软化胸壁中央处的肋骨，再固定于牵引支架上，使浮动胸壁复位。对于有开胸探查指征的病例，在术中以钢丝贯穿缝合肋骨断端，效果更佳。

（4）呼吸机维护呼吸：对于呼吸困难严重患者须立即做气管插管或气管切开，给予机械通气。通过间歇正压呼吸合并呼气末正压通气，可以保持呼吸道畅通、维持患者血氧，同时为胸廓提供机械支持，可抑制反常呼吸运动。

（5）并发症的预防：肋骨骨折发生气胸、血胸时应予以适当的处理。有些患者伤后即来急诊，气胸、血胸均极轻微，但绝不能轻视，应密切观察，根据患者的症状和体征定时复查胸部X线片，必要时行胸腔闭式引流。

知识点7：肋骨骨折的护理评估　　　　　　　　　　　　副高：掌握　正高：熟练掌握

（1）健康史：了解患者的病史及受伤原因并进行简单查体，包括患者受伤作用点、胸部两侧呼吸动度、双肺呼吸音，以及心音、脉压、休克程度等。

（2）身体状况：评估患者的全身状况，评估患者是否有反常呼吸、皮下气肿、血气胸。评估患者骨折部位是否疼痛，深呼吸、咳嗽或体位改变时是否加重，部分患者是否有咯血。多根多处肋骨骨折患者是否有气促、呼吸困难、发绀或休克等症状。

（3）心理-社会状况：评估患者的心理承受能力、对疾病的认知程度、经济状况和费用支付方式，以及社会支持系统。

知识点8：肋骨骨折的护理诊断　　　　　　　　　　副高：掌握　正高：熟练掌握

（1）气体交换障碍：与肋骨骨折导致的疼痛、胸廓运动受限、反常呼吸运动有关。

（2）急性疼痛：与胸部组织损伤有关。

（3）潜在并发症：肺部和胸腔感染。

知识点9：肋骨骨折的护理措施　　　　　　　　　副高：熟练掌握　正高：熟练掌握

（1）密切观察患者病情，做好各项抢救准备工作：①密切观察患者的血压、脉搏、呼吸及全身状态的变化，并做好记录。②密切观察患者胸部运动情况，及时发现有无呼吸困难和反常呼吸。若发现应及时通知主管医师并做好抢救准备。③观察患者有无皮下气肿，并记录气肿范围，如气肿蔓延迅速，应立即告知医师。使用弹力胸带外固定时要注意松紧适宜，必要时予以调整。

（2）保持患者呼吸道的通畅，防止发生肺部感染：①鼓励患者深呼吸，通过有效的主动咳嗽排出痰液。可在患者咳嗽时指导或协助患者用双手按住骨折部位，减少咳嗽时胸壁震动引起的疼痛。②痰多黏稠不易咳出时，可采用雾化或口服镇咳化痰药物，使痰液稀释后，再通过咳嗽动作排出痰液。③对咳痰无力的患者及时给予鼻导管或纤维支气管镜下吸痰帮助排痰。

（3）密切观察患者疼痛变化，做好疼痛管理：肋骨骨折患者均有不同程度的疼痛，因为肋骨骨折断端可刺激肋间神经产生局部疼痛，在深呼吸、咳嗽或转动体位时可加剧。有效的镇痛措施对提高患者舒适度、保持患者呼吸道的通畅、防止发生肺部感染等并发症、提高患者配合治疗信心有积极作用。但这些方法在为患者提供镇痛治疗的同时也会伴随不同程度和性质的不良反应，故镇痛治疗过程中，除密切观察患者疼痛变化外，还要做好并发症的观察，出现嗜睡、呼吸减弱、恶心、呕吐、便秘、精神异常等问题时，要及时请示医师，给予及时处理。

（4）预防便秘：患者常常因为疼痛或限制性治疗，使活动量减少，造成便秘的发生。可通过鼓励患者早日下床活动，顺肠蠕动的方向环形按摩腹部，给予高纤维饮食，同时多饮水、多食水果蔬菜等方法，促进肠蠕动，预防便秘。

（5）心理护理：护士应加强与患者沟通，做好心理护理及病情介绍，解释各种症状和不适产生的原因、持续的时间及预后，关心体贴安慰患者，使患者消除紧张情绪，帮助患者树立信心，配合治疗。

知识点10：肋骨骨折的健康指导　　　　　　　　　　副高：掌握　正高：掌握

（1）合理饮食：食用清淡且富含营养的食物，多食水果、蔬菜，防止便秘；忌食辛辣、生冷、油腻食物，多饮水。

（2）休息与活动：保证睡眠充足，骨折已临床愈合者可逐渐练习床边站立、床边活动、室内步行等活动，并系好肋骨固定带。待骨折完全愈合后逐渐加大活动量。

（3）用药指导：遵医嘱按时服用药物，服药时防止剧烈呛咳呕吐，影响伤处愈合。

（4）复诊指导：定期复查，有不适随诊。

第三节　气　　胸

知识点1：气胸的概念	副高：掌握　正高：熟练掌握

气胸是指胸膜腔内积气。胸膜腔由壁胸膜和脏胸膜构成，是不含空气的密闭的潜在性腔隙。任何原因使胸膜破损，空气进入胸膜腔，均称为气胸。此时胸膜腔内压力升高，甚至负压变成正压，使肺压缩，静脉回心血流受阻，产生不同程度的肺、心功能障碍。最常见的气胸是因肺部疾病使肺组织和脏胸膜破裂或者靠近肺表面的肺大疱、细小气泡自行破裂，肺和支气管内空气逸入胸膜腔，称为自发性气胸。根据气胸的性质，气胸又可分为闭合性气胸、张力性气胸及开放性气胸。

知识点2：气胸的病因及发病机制	副高：掌握　正高：熟练掌握

根据胸膜腔的压力情况，气胸分为3类。

（1）闭合性气胸：又称单纯性气胸。多并发于肋骨骨折，由于肋骨断端刺破肺，空气进入胸膜腔所致。

（2）开放性气胸：又称交通性气胸。多并发于刀刃锐器或弹片火器等导致的胸部穿透伤。

（3）张力性气胸：又称高压性气胸。主要是由于较大的肺泡破裂、较深较大的肺裂伤或支气管破裂所致。

知识点3：气胸的病理生理	副高：掌握　正高：熟练掌握

气胸的主要病理生理改变为气体进入胸膜腔，肺的弹性回缩引起肺萎陷，由于胸腔内压力和气体量的关系可使纵隔移向健侧，横膈下降。气体进入间质沿支气管血管鞘到肺门和纵隔，延及颈胸皮下，形成纵隔气肿、皮下气肿或对侧气胸；根据肺压缩的程度、发生的速度、气胸的类型及肺部基础疾病，将不同程度地影响肺功能。肺活量最大通气量下降，通气/血流比改变，引起低氧血症，张力性气胸患者常因严重低氧血症而危及生命。

知识点4：气胸的临床表现	副高：掌握　正高：熟练掌握

气胸不同患者的临床表现不同，大部分患者起病急，以胸痛、呼吸困难为主，常伴有咳

嗽、胸闷等症状。部分患者起病前可能有持重物、屏气、剧烈体力活动等诱因，但大多数患者在正常活动或者安静休息时也可发生气胸，偶尔也可在睡眠中发生。典型症状以一侧气胸多见，大多数起病急骤，患者突然感到患侧胸痛，呈针刺样或者刀割样，持续时间短暂，然后出现胸闷和呼吸困难，患者不能平卧，需采取健侧卧位缓解。

（1）闭合性气胸

1）症状：轻者胸闷、胸痛，重者出现呼吸困难。临床表现根据胸膜腔积气量以及出现肺萎陷程度有所不同。肺萎陷在30%以下者为小量气胸；肺萎陷在30%~50%者为中量气胸；肺萎陷在50%以上者为大量气胸。小量气胸时，患者呼吸、循环系统所受影响较小，常无特殊症状。随着胸膜腔积气量的增多，肺萎陷面积逐渐增加，继而影响肺的通气和换气功能，使通气/血流比失调。患者可出现胸闷、胸痛、呼吸困难等临床表现。后两者均可出现明显的低氧血症的症状。

2）体征：可见气管向健侧移位，伤侧胸部叩诊呈鼓音，呼吸音明显减弱或消失，少部分患者可出现皮下气肿，位置与受伤部位相关。

（2）开放性气胸

1）症状：明显呼吸困难、鼻翼扇动、口唇发绀，严重者伴有休克症状。

2）体征：可见胸壁有明显创口通入胸腔，并可听到空气随呼吸进出的"嘶-嘶"声音。伤侧叩诊鼓音，呼吸音消失，有时可听到纵隔扑动声。

（3）张力性气胸

1）症状：严重呼吸困难、烦躁、意识障碍、发绀、大汗淋漓、昏迷，呈现休克，甚至窒息状态。

2）体征：伤侧胸部叩诊高调鼓音，听诊呼吸音消失。查体可发现脉搏细弱，血压下降，气管显著向健侧偏移，伤侧胸壁饱满，肋间隙变平，呼吸动度明显减弱。患者可出现皮下气肿。

知识点 5：气胸的辅助检查　　　　　　　　　　　　副高：掌握　正高：熟练掌握

（1）影像学检查：①胸部 X 线检查是诊断气胸的主要方法，可以显示肺萎陷的程度、肺内病变情况，以及有无胸膜粘连、胸腔积液和纵隔移位等。气胸线以外透亮度增高，无肺纹可见。大量气胸时，肺向肺门回缩，外缘呈弧形或分叶状。纵隔旁出现透光带提示有纵隔气肿。②CT 对于小量气胸、局限性气胸，以及肺大疱与气胸的鉴别比 X 线片敏感和准确。气胸的基本 CT 表现为胸膜腔内出现极低密度的气体影，伴有肺组织不同程度的压缩萎陷改变。

（2）诊断性穿刺：胸腔穿刺既能明确有无气胸的存在，又能抽出气体，达到降低胸腔内压，缓解症状的目的。张力性气胸者胸腔穿刺有高压气体向外冲出，外推针筒芯。

知识点 6：气胸的治疗要点　　　　　　　　　　　　副高：掌握　正高：熟练掌握

以抢救生命为首要原则。根据气胸的不同类型适当进行排气，以解除胸腔积气对呼吸、循环所造成的障碍，使肺尽早复张，恢复呼吸功能。

（1）闭合性气胸：小量气胸一般可在1~2周自行吸收，无须特别处理，但应注意观察其发展变化。中、大量气胸须行胸腔穿刺，或放置胸腔闭式引流，促使肺尽早复张；应用抗生素防治感染。

（2）开放性气胸：须尽快封闭胸壁创口，变开放性气胸为闭合性气胸。可用多层清洁布块或凡士林纱布，在患者深呼气末敷盖创口并使用胶布或绷带包扎固定。封闭敷料要求够厚以避免漏气，但不能往创口内填塞；范围应超过创缘5cm以上，包扎固定牢靠。根据患者的不同情况进一步给予输血、补液和吸氧等治疗，纠正呼吸和循环功能紊乱。待患者呼吸循环稳定后，在气管内插管麻醉下进行清创术并留置胸腔闭式引流管。若怀疑有胸内重要脏器、血管损伤、活动性出血或异物留存，应尽早行剖开胸探查术。

（3）张力性气胸：最首要的急救措施是迅速行胸腔排气解压。用大号针头在锁骨中线第2肋间刺入胸膜腔，即刻达到排气减压。将针头用止血钳固定后，在其尾端接上乳胶管，连于水封瓶，若未备有水封瓶，可将乳胶管末端置入留有100~200ml盐水的输液瓶内底部，并用胶布固定于瓶口以防滑出，做成临时胸腔闭式引流。紧急时可在穿刺针尾端缚一橡皮指套、气球或避孕套等，其顶端剪一约1cm的小口制成活瓣排气针，以阻止气体进入，便于气体排出。经急救处理后，置患者于斜坡半坐位，在胸腔最高位置胸腔引流管接水封瓶持续排气减压，如有需要可接负压吸引。若肺已充分复张，可于漏气停止后24~48小时拔除胸引管。若肺不能充分复张，应追查原因。疑有严重的肺裂伤或支气管断裂者，应行开胸探查术。

| 知识点7：气胸的护理评估 | 副高：掌握　正高：熟练掌握 |

（1）健康史：了解患者的年龄、性别、职业、经济状况、社会、文化背景等；了解患者受伤经过与时间、受伤部位、暴力大小，有无恶心、呕吐、昏迷等；患者是否接受过处理；了解患者有无胸部手术史、服药史和药物过敏史等。

（2）身体状况：评估患者受伤部位及性质；评估患者有无开放性伤口，有无活动性出血，伤口是否肿胀，是否有肋骨骨折、反常呼吸运动或呼吸时空气进出伤口的吸吮样音，气管是否有偏移；评估有无颈静脉怒张或皮下气肿，肢体活动情况。评估患者生命体征是否平稳，是否有呼吸困难或发绀，有无休克或意识障碍；是否有咳嗽、咳痰，痰量和性质；有无咯血，咯血次数和量等。

（3）心理-社会状况：了解患者有无恐惧或焦虑及程度如何。了解患者及家属对损伤及预后的认知、心理承受能力及对本次损伤相关知识的了解程度。

| 知识点8：气胸的护理诊断 | 副高：掌握　正高：熟练掌握 |

（1）气体交换受损：与胸部损伤、疼痛、胸廓活动受限或肺萎陷有关。

（2）急性疼痛：与组织损伤有关。

（3）潜在并发症：胸腔或肺部感染。

知识点9：气胸的术前护理措施　　　　　　　　副高：熟练掌握　正高：熟练掌握

（1）急性期应嘱患者绝对卧床休息，保持情绪稳定以减少心、肺的活动强度。同时给予吸氧、补充血容量、纠正休克等措施缓解并改善临床症状。

（2）密切观察患者有无气促、呼吸困难、发绀和缺氧等症状，观察患者的呼吸频率、节律和幅度有无异常，观察患者有无皮下气肿和气管移位等情况，及时发现异常，早报告、早治疗。

（3）术前准备：①入院后患者应戒烟戒酒。②指导患者掌握深呼吸和有效咳嗽的方法。术前不鼓励剧烈咳嗽，以免加重肺部压缩或诱发张力性气胸。③加强口腔护理，指导患者晨起睡前及饭后刷牙，防止手术过程中口腔细菌随唾液流入呼吸道，增加肺部感染的机会。④手术前日洗澡，条件不允许时可于备皮前给予肥皂水擦洗患侧皮肤。备皮范围前至胸前正中线，后至术侧腋后线，上至锁骨，下至术侧肋弓下缘。⑤手术前晚给予 10% 水合氯醛 10ml 睡前口服，以保证术前的充分睡眠。⑥术前禁食 12 小时，禁饮 6 小时。

（4）心理护理：在建立良好护患关系的基础上，向患者及家属讲解手术方式，消除患者的顾虑，增强手术的信心。

知识点10：气胸的术后护理措施　　　　　　　　副高：熟练掌握　正高：熟练掌握

（1）病情观察：术后返回病房后，妥善安放、固定各种管路并保持患者呼吸通畅。密切观察生命体征的变化，给予心电监测，并详细记录。

（2）胸腔闭式引流的观察和护理

1）保持管道的密闭：①随时检查引流装置各个连接处是否连接完好，有无松脱或脱落现象。②定期观察并保持水封瓶长玻璃管在水下 3~4cm 处，防止空气进入胸腔。③在患者活动或被搬移以及需要更换胸引流瓶时，应双重夹闭引流管。

2）保持管道通畅：①定期观察引流管内的水柱波动情况，正常的水柱上下波动在 4~6cm，若引流管内的水柱随呼吸上下移动，或在深呼吸或咳嗽时有气泡逸出或液体流出，则表明管道通畅。若停止波动可能提示患者肺组织复张或胸腔引流管被堵塞。如出现气胸或张力气胸的早期症状，首先应怀疑引流管被血块堵塞，设法捏挤引流管使其通畅，并立即报告医师处理。②定期挤压引流管：初期每 30~60 分钟就要向水封瓶方向挤压引流管一次，及时检查管路是否有打折、受压、扭曲、滑落及堵塞等现象。③鼓励患者多活动，增加呼吸强度，也可依靠重力作用促进引流。

3）妥善固定好引流管：将引流管留出足够长的一段以方便患者翻身活动，避免因体位变化时牵拉引流管，发生引流管的移位或脱落。

4）严格无菌操作，防止逆行感染：①观察伤口有无渗血和液体，如果伤口渗出较多，应及时通知医师，及时更换敷料。②引流瓶不应高于患者胸部，必须处于患者胸腔以下60~

100cm 的位置，尽可能靠近地面或是贴紧床边放稳妥。移动时一定夹闭管路，严防瓶内液体反流至胸腔。③更换引流瓶时要严格对各接头消毒。

5）密切观察并准确记录引流液的颜色、量及性质。做好交接班工作。

（3）并发症的观察与护理

1）切口感染：保持切口处敷料的完整与清洁、干燥、并及时更换，同时观察切口有无红、肿、热、痛等炎症表现，若有异常及时报告医师采取抗感染措施。

2）肺部感染和胸腔内感染：密切观察体温变化及痰液性状，若患者出现畏寒、高热或咳脓痰等感染征象时，及时通知医师并配合处理。

（4）心理护理：做好心理护理和健康教育，消除患者紧张情绪，积极配合治疗。①指导患者适当的运动翻身，并进行深呼吸和咳嗽，或者吹气球，以利于肺组织的扩张。②指导患者不食辛辣刺激性强的食物，多进食含膳食纤维的食物如芹菜、竹笋、水果等，避免便秘的发生。③在气胸痊愈的 1 个月内，不要剧烈运动，如打球、跑步、抬提重物、剧烈咳嗽、屏气等。

知识点 11：气胸的健康指导　　　　　　　　　　副高：掌握　正高：掌握

（1）有效咳嗽、咳痰：向患者讲解腹式呼吸和有效咳嗽、咳痰的意义并给予指导，出院后仍应坚持腹式深呼吸和有效咳嗽。

（2）功能锻炼：告知患者恢复期胸部虽仍有轻微不适或疼痛，但不影响患侧肩关节功能锻炼，锻炼应早期进行并循序渐进；但在气胸痊愈的 1 个月内，不宜参加打球、跑步、抬举重物等剧烈的体育活动。

（3）定期复诊：胸部损伤严重的患者，出院后须定期来院复诊，发现异常及时治疗。伴有肋骨骨折患者术后 3 个月应复查胸部 X 线，以了解骨折愈合情况。

第四节　血　胸

知识点 1：血胸的概念　　　　　　　　　　　　副高：掌握　正高：熟练掌握

胸部损伤引起的胸膜腔积血称为血胸。血胸可与气胸同时存在，称为血气胸。

知识点 2：血胸的病因及发病机制　　　　　　　副高：掌握　正高：熟练掌握

血胸多由胸部创伤所致，肋骨断端或利器损伤胸部均可能刺破肺、心脏、血管而导致胸膜腔积血。此外，手术，凝血功能障碍、肺癌和肺结核等也可导致血胸。

知识点 3：血胸的病理生理　　　　　　　　　　副高：掌握　正高：熟练掌握

胸膜腔内积血时，随着血液的积聚和压力的升高，迫使肺萎陷，并将纵隔推向健侧，因而严重影响呼吸和循环功能。由于心、肺和膈肌的运动有去纤维蛋白的作用，故胸膜腔内的积血不易凝固。但若短期内大量积血，去纤维蛋白的作用不完善，即可凝固成血块。血块机化后形成纤维组织，束缚肺和胸廓，限制呼吸运动和影响呼吸功能。从伤口或肺破裂处进入的细菌，在积血中很快滋生繁殖，容易并发感染，形成脓胸。

知识点 4：血胸的分类	副高：掌握　正高：熟练掌握

（1）根据病情和疾病的特点分类

1）凝固性血胸：胸腔内积聚大量血液，当超过肺、心包和膈肌运动所起到的去纤维作用时，胸腔内的血液就会凝固，形成凝固性血胸。

2）感染性血胸：血液是良好的培养基，经伤口或肺破裂口侵入的细菌，会在积血中迅速滋生繁殖，引起感染性血胸，最终导致脓血胸。表现：①畏寒、高热等感染的全身表现。②抽出胸腔积血 1ml，加入 0.5ml 蒸馏水中，出现混浊或絮状物。③胸腔积血感染时白细胞计数明显增加，比例达 100∶1。④积血涂片和细菌培养可发现致病菌，可据此选择有效的抗生素。

3）进行性血胸：短时间内无法停止的持续性大量出血所致的胸腔积血称为进行性血胸。表现：①持续脉搏加快、血压降低，或虽经补充血容量血压仍不稳定。②胸腔闭式引流量每小时超过 200ml，持续 3 小时。③血红蛋白量红细胞计数和血细胞比容进行性降低，引流液的血红蛋白量和红细胞计数与周围血相接近，且迅速凝固。

4）迟发性血胸：少数患者肋骨断端活动刺破肋间血管，骨折损伤血管或血管破裂处的血凝块脱落，在受伤后一段时间才出现的胸腔内积血，称为迟发性血胸。

（2）根据胸腔积血的体积分类：①少量血胸，胸腔积血的体积不超过 500ml。②中量血胸，胸腔积血的体积为 500~1000ml。③大量血胸，胸腔积血的体积 >1000ml。

知识点 5：血胸的临床表现	副高：掌握　正高：熟练掌握

血胸的临床表现随出血量、出血速度、胸内器官创伤情况和个人体质而有所不同。一般来讲，成人血胸量 <500ml 为少量血胸，500~1000ml 为中量血胸，>1000ml 为大量血胸。对于少量血胸患者，临床上可无明显症状，查体也常无异常体征。中等量以上血胸，出血速度快，短时间即超过 1000ml 者，则呈现面色苍白、脉搏快而弱、呼吸急促、血压下降等低血容量休克症状。当胸膜腔大量积血压迫肺和纵隔引起呼吸困难和缺氧等，查体可呈现气管、心脏向健侧移位，伤侧肋间隙饱满，叩诊呈实音，呼吸音减弱或消失。出现以下征象应考虑患者可能存在进行性出血：①持续出现低血容量休克症状，经补充血容量仍不缓解。②胸腔引流血量每小时超过 200ml 并持续 3 小时以上。③胸腔引流出的血液很快凝固。

知识点6：血胸的辅助检查　　　　　　　　　　　　副高：掌握　正高：熟练掌握

（1）实验室检查：血常规检查显示血红蛋白和血细胞比容下降。继发感染者，血白细胞计数和中性粒细胞比例升高，积血涂片和细菌培养可发现致病菌。

（2）影像学检查

1）胸部X线检查：是最常用的检查。积留在肋膈窦的小量血胸，胸部X线检查可能不易被发现，有时可见到肋膈角消失。血胸量较多者，则显示患侧胸部密度增大。大量血胸则显示大片浓密的积液阴影和纵隔向健侧移位征象。血气胸病例则显示液平面。

2）胸部CT：其精确度高于X线，可分辨出较小体积的积血。

3）胸部B超检查：可明确胸腔积液位置和量。

（3）胸膜腔穿刺：胸膜腔穿刺抽得血液则可确定诊断，抽出血性液体时即可诊断为血胸。若演变形成纤维胸，如范围较大可出现患侧胸廓塌陷，呼吸运动减弱，气管、纵隔向患侧移位，肺通气量减少。

知识点7：血胸的治疗要点　　　　　　　　　　　　副高：掌握　正高：熟练掌握

血胸的治疗原则是及时排出积血，促使肺复张，改善肺功能和预防感染。

（1）密切观察：出血量很少且无活动性出血倾向时，积血通常能迅速被吸收而不残留后遗症，故无须特殊处理。

（2）留置胸腔闭式引流：中等量以上血胸（1000ml以上），应早期安置胸腔闭式引流，可以尽快排出积血和积气，使肺及时复张，也是预防胸内感染的有力措施，同时有监测漏气及活动性出血的作用。

（3）手术治疗：如胸膜腔进行性出血，则应在输血补液等抗休克治疗的同时，及时施行开胸探查术，清除血块和积血，寻找出血来源。对胸壁血管出血者，可分别在血管破口的近远端缝扎止血。肺裂伤出血绝大多数可缝合止血，如为广泛裂伤，组织损伤严重，须做肺部分切除术。凝固性血胸可在创伤后2~3天，胸膜纤维层形成后施行开胸探查术，剥除胸壁和肺表面胸膜上纤维组织板，使胸廓活动度增大，肺组织扩张，改善呼吸功能。

（4）其他治疗：血胸并发胸膜腔感染者，按脓胸进行治疗。

知识点8：血胸的护理评估　　　　　　　　　　　　副高：掌握　正高：熟练掌握

（1）健康史：了解患者的年龄、性别、职业、经济状况、社会、文化背景等；了解患者受伤经过与时间、受伤部位、暴力大小，有无恶心、呕吐、昏迷等；了解是否接受过处理；了解患者有无外伤史，有无胸腔其他疾患。

（2）身体状况：评估患者的生命体征及有无出血性休克的征象。评估患者有无缺氧、纵隔移位等临床症状，有无发热等胸腔感染症状。

（3）心理–社会状况：评估患者及其家属对血胸的认知程度及心理承受能力。

知识点9：血胸的护理诊断　　　　　　　　　　　　副高：掌握　正高：熟练掌握

（1）外周组织灌注无效：与失血引起的血容量不足有关。

（2）气体交换障碍：与肺组织受压有关。

（3）潜在并发症：感染。

知识点10：血胸的护理措施　　　　　　　　　　　副高：熟练掌握　正高：熟练掌握

（1）术前物品准备：在患者入院时应准备好抢救用物，如胸腔穿刺包、气管切开包、胸腔闭式引流瓶、吸氧管、吸痰管、输液器、各种检测及抢救药品等。

（2）密切监测生命体征及尿量：血胸患者常常会出现低血容量性休克，因此生命体征监测尤为重要。患者入院后，立即给予鼻导管吸氧（一般4L/min），测量血压，接好心电监护，观察心律，有无心律失常。有条件者监测手指脉搏氧饱和度。开始时每15分钟记录1次生命体征，平稳后改为每30分钟1次，以后视病情变化遵医嘱执行。同时开放静脉通道，便于抢救用药。若患者出现休克症状，应平卧，生命体征平稳后可改为半卧位，头部及上身支高30°~45°。这种体位使膈肌下降在正常位置，有利于通气及胸腔引流。每1~2小时给患者常规翻身1次或卧气垫床。但严重胸外伤则不宜翻身。

（3）密切观察胸腔引流液的颜色、量和性质：若引流量每小时＞200ml并持续3小时以上且引流出的液体颜色鲜红很快凝固，说明有活动性出血的可能，应积极做好开胸手术的准备。

（4）保持呼吸道通畅，维护呼吸功能：胸腔内大量积血压迫患侧肺和纵隔，影响呼吸。因此，护士应在患者入院后及时给予雾化吸入，及时清除口腔和呼吸道分泌物，以保持呼吸道通畅。

（5）其他护理：对放置胸腔闭式引流的患者，应做好相应的专科护理（详见本章第三节气胸中胸腔闭式引流护理）。

知识点11：血胸的健康指导　　　　　　　　　　　副高：掌握　正高：掌握

（1）休息与营养：指导患者合理休息，加强营养，保证充足的蛋白质、维生素等营养素的摄入，维持营养均衡，提高机体免疫力。

（2）呼吸与咳嗽：指导患者腹式呼吸及有效咳嗽的方法，教会其咳嗽时用双手按压患侧胸壁，以免切口疼痛。

（3）自我保健：定期复诊，出现呼吸困难、高热等不适时随时就诊。

第五节　心脏损伤

知识点 1：钝性心脏损伤的概念　　　　副高：掌握　正高：熟练掌握

钝性心脏损伤多由于胸前区受撞击、减速、挤压、高处坠落、冲击等暴力所致，引起大量出血、内环境紊乱、心律失常等现象。因右心室紧贴胸骨故此处为多发区域。心脏在等容收缩期遭受钝性暴力的后果最为严重。

知识点 2：钝性心脏损伤的病因及发病机制　　　　副高：掌握　正高：熟练掌握

（1）直接暴力：一定强度的单向力量直接作用于心前区造成损伤，可伴有胸骨和肋骨骨折的刺伤。

（2）间接暴力：腹部遭受突然挤压，大量血液骤然涌入心脏和大血管，腔内压力剧增，引起破裂性损伤。

（3）减速作用：高速运动的人体突受减速，因惯性作用，心脏可冲撞前胸壁或脊柱，或因不等同的减速而使心脏发生扭转，引起损伤。

（4）挤压作用：心脏被挤压于坚硬的胸骨与脊柱之间而受伤。

（5）爆震作用：冲击波直接作用于心脏所致损伤。

知识点 3：钝性心脏损伤的病理生理　　　　副高：掌握　正高：熟练掌握

钝性心脏损伤的严重程度与暴力撞击的速度、质量、作用时间和心脏受力面积有关。临床上常见的是心肌挫伤，轻者仅引起心外膜至心内膜下心肌出血，部分心肌纤维断裂；重者可发生心肌广泛挫伤及大面积心肌出血坏死，甚至瓣膜、腱索和室间隔等心内结构损伤。心肌挫伤修复后可能遗留瘢痕，导致日后可能发生室壁瘤。严重心律失常或心力衰竭为严重心肌挫伤的主要致死原因。此外，钝性损伤亦可致心脏破裂，此类患者大多死于事故现场。

知识点 4：钝性心脏损伤的临床表现　　　　副高：掌握　正高：熟练掌握

（1）症状：轻者可无明显症状，中、重度挫伤可能出现胸痛、心悸、气促、呼吸困难，甚至心绞痛等症状。可能存在胸前壁软组织损伤和胸骨骨折。可出现心脏压塞/大出血。

（2）体征：偶可闻及心包摩擦音。

知识点 5：钝性心脏损伤的辅助检查　　　　副高：掌握　正高：熟练掌握

（1）心肌酶学检测：磷酸肌酸激酶及其同工酶（CK、CK-MB），以及乳酸脱氢酶及其同工酶（LDH、LDHI、LDH2）的活性测定有诊断价值。

（2）心电图检查：可存在 ST 段抬高、T 波低平或倒置，房性、室性期前收缩或心动过速等心律失常的表现。

（3）超声心动图检查：可显示心脏结构和功能改变，食管超声心动图可减少胸部损伤时经胸探头检查的痛苦，还能提高心肌挫伤的检出率。

知识点 6：钝性心脏损伤的治疗要点　　　　　　副高：掌握　　正高：熟练掌握

（1）非手术治疗：①卧床休息。②严密观察病情，持续心电监护。预防危及生命的并发症如心律失常和心力衰竭。若出现心律失常，给予抗心律失常药物。治疗非低容量低血压症心脏损伤时须滴注多巴胺、肾上腺素等；若出现心力衰竭，在应用选择性地作用于心脏、增强心肌收缩力的药物的同时，正确使用利尿药。若患者血流动力学不稳定、心电图异常或实验室检查心肌标志物异常，宜转入 ICU 监护治疗。③补充血容量，输液速度宜慢，以防心力衰竭。④吸氧，纠正低氧血症。⑤有效镇痛。

（2）手术治疗：在全麻体外循环下实施房、室间隔缺损修补术、瓣膜置换术、腱索或乳头肌修复术、冠状动脉旁路移植术或室壁瘤切除术等。

（3）心脏破裂的抢救：立即施行手术，抢救急性心脏压塞，可先做心包腔穿刺，在减压缓解同时进行输血补液，争取手术时间。

知识点 7：钝性心脏损伤的护理评估　　　　　　副高：掌握　　正高：熟练掌握

（1）健康史：了解患者的一般情况如年龄、性别、婚姻、文化、职业、饮食、睡眠等；了解患者既往有无慢性疾病等；了解患者受伤原因并进行简单查体，包括患者受伤作用点、疼痛程度。

（2）身体状况：评估患者的生命体征、症状及受伤程度；评估患者疼痛的性质，是否有心悸、呼吸困难、休克等。

（3）心理-社会状况：了解患者有无恐惧或焦虑，程度如何；患者及家属对损伤及预后的认知、心理承受能力及对本次损伤相关知识的了解程度。

知识点 8：钝性心脏损伤的护理诊断　　　　　　副高：掌握　　正高：熟练掌握

（1）外周组织灌注无效：与心脏破裂、心脏及胸腔内出血、心律失常和心力衰竭有关。

（2）急性疼痛：与组织损伤有关。

（3）潜在并发症：胸膜腔和肺部感染。

知识点 9：钝性心脏损伤的护理措施　　　　　　副高：熟练掌握　　正高：熟练掌握

（1）急救：对怀疑有心脏破裂者，立即配合医师做好术前准备，尽快做开胸探查术。

（2）密切观察病情变化：心电监护、吸氧，监测瞳孔、神志、中心静脉压、尿量的变化。

（3）建立静脉通路：输血、补液并控制输液速度，防止心力衰竭。

（4）镇静镇痛：遵医嘱给予镇痛药。

（5）预防并发症：防止胸膜腔和肺部感染。

（6）心理护理：钝性心脏损伤多为意外伤害，患者缺乏心理准备，对受伤后果顾虑较多。表现为惊恐、焦虑、担忧、急躁等。护士应关心、体贴患者，同时关心家属，主动与其沟通，及时提供抢救信息，保证抢救工作顺利进行。

知识点 10：钝性心脏损伤的健康指导　　　　　　　副高：掌握　　正高：掌握

（1）有效咳嗽、咳痰：向患者讲解腹式呼吸和有效咳嗽、咳痰的意义并给予指导，出院后仍应坚持腹式呼吸和有效咳嗽。

（2）功能锻炼：告知患者恢复期胸部仍有轻微不适或疼痛，但不影响患侧肩关节功能锻炼，应早期并循序渐进进行锻炼；在气胸痊愈的 1 个月内，不宜参加剧烈的体育活动如打球、跑步、抬举重物等。

（3）定期复诊：胸部损伤严重的患者出院后须定期来院复诊，发现异常及时治疗。伴有肋骨骨折患者术后 3 个月应进行胸部 X 线检查，以了解骨折愈合情况。

知识点 11：穿透性心脏损伤的概念　　　　　　　副高：掌握　　正高：熟练掌握

穿透性心脏损伤是指由心脏穿透伤、锐器刺伤或介入性诊断和治疗技术操作所引起的医源性损伤。

知识点 12：穿透性心脏损伤的病因　　　　　　　副高：掌握　　正高：熟练掌握

穿透性心脏损伤多由锐器如刃器、火器如子弹或弹片等穿透胸壁而致心脏损伤，火器伤多导致心脏贯通伤，多数患者死于受伤现场；近年来，由于心脏介入诊断与治疗的普及，医源性心脏穿透伤有所增多；也可因暴力撞击前胸、胸骨或肋骨断端移向心脏所致。

知识点 13：穿透性心脏损伤的病理生理　　　　　　副高：掌握　　正高：熟练掌握

当心脏破裂心包裂口持续开放且流出道通畅时，出血外溢，可从胸壁伤口涌出或流入胸膜腔，患者迅速发生低血容量性休克；当心包无裂口或裂口较小，流出道不太通畅时，出血不易排出而积聚于心包腔内，由于心包缺乏弹性，只要心包腔内急性少量积血（0.1~0.2L）就可使心包腔内压力急剧升高并压迫心脏，阻碍心室舒张，导致心脏压塞。随着回心血量和心排血量的降低，静脉压升高、动脉压下降，即可发生急性循环衰竭。

知识点 14：穿透性心脏损伤的临床表现　　　　副高：掌握　　正高：熟练掌握

心脏穿透伤的临床表现，一方面取决于受伤机制，即穿透物的性质、大小和速度；另一方面取决于损伤的部位、伤口的大小，以及心包裂口的情况。主要表现为心脏压塞和/或出血性休克，两者有所侧重。

（1）心脏压塞：心包裂口小，或被周围组织或血块所堵塞，心脏出血可引起急性心脏压塞，使心脏舒张受限，腔静脉回心血流受阻和心排血量减少。Beck 三联症即静脉压升高、心搏微弱血压下降、心音遥远，是典型的心脏压塞综合征。

（2）失血性休克：当心包裂口足够大时，心脏的出血可通畅流出体外或流入胸腔、纵隔或腹腔，心包内积血量不多，临床上主要表现为失血性休克，甚至迅速死亡。有明确的外伤史，有体表伤口和伤迹，呼吸急促、心悸、失血，低血压，多有贫血貌。

（3）听诊异常：若有室间隔损伤，则可闻及收缩期杂音；若有瓣膜损伤，则可闻及收缩期或舒张期杂音。

知识点 15：穿透性心脏损伤的辅助检查　　　　副高：掌握　　正高：熟练掌握

（1）X 线检查：X 线检查对心脏穿透伤的诊断帮助不大，但胸部 X 线片能显示有无血胸、气胸、金属异物或其他脏器合并伤。胸部 X 线片上有心脏气液平面具有诊断意义。

（2）超声心动：超声心动对心脏压塞和心脏异物的诊断帮助较大，有助于异物定位，可显示异物的大小、位置，且能估计心包积血量。

知识点 16：穿透性心脏损伤的治疗要点　　　　副高：掌握　　正高：熟练掌握

已有心脏压塞或失血性休克者，应立即在急诊室施行开胸手术。在气管插管全身麻醉下，切开心包缓解压塞，控制出血，迅速补充血容量。心脏介入诊治过程中发生的医源性心脏损伤，发现后应立即终止操作、拔除心导管，给予鱼精蛋白中和肝素抗凝作用，进行心包穿刺抽吸治疗。穿透性心脏损伤经抢救存活者，应注意心脏内有无残留的异物及其他病变，如创伤性室间隔缺损、瓣膜损伤、创伤性室壁瘤、心律失常、假性动脉瘤或反复发作的心包炎等。

知识点 17：穿透性心脏损伤的护理评估　　　　副高：掌握　　正高：熟练掌握

（1）健康史：评估患者的年龄、性别、婚姻、文化、职业、饮食、睡眠情况等；了解其既往健康状况、有无药物过敏史等；了解患者伤前是否饮酒，是否合并高血压、糖尿病等。

（2）身体状况：了解患者受伤部位出血情况，有无血肿、异物、肿胀、疼痛及功能障碍；有无其他合并伤；观察患者意识、生命体征、尿量等变化，判断有无休克及其他并发症发生；了解多项辅助检查有无异常。

（3）心理-社会状况：评估患者恐惧、焦虑的程度，了解患者及其家属对疾病的认知程度以及对治疗所需费用的承受能力等问题。

知识点18：穿透性心脏损伤的护理诊断　　　　　副高：掌握　　正高：熟练掌握

（1）外周组织灌注无效：与心脏破裂、心脏及胸腔内出血、心律失常和心力衰竭有关。

（2）急性疼痛：与组织损伤有关。

（3）潜在并发症：胸膜腔和肺部感染。

知识点19：穿透性心脏损伤的护理措施　　　　副高：熟练掌握　　正高：熟练掌握

（1）术前护理

1）急救：对怀疑有心脏压塞者，立即行心包腔穿刺减压术，并尽快做好开胸探查术前准备。

2）补充血容量：迅速建立至少2条静脉通路，监测中心静脉压后，输血和补液，维持有效血容量和水、电解质及酸碱平衡。经急救和抗休克处理后，若病情无明显改善且出现胸腔内活动性出血者，则应立即做好开胸探查止血的准备。

3）密切观察病情变化：监测生命体征、神志、瞳孔、中心静脉压、末梢血氧饱和度、尿量等指标及心脏压塞等表现。

4）缓解疼痛：遵医嘱给予麻醉镇痛药，积极处理、包扎胸部伤口。

5）预防感染：遵医嘱合理、足量、有效应用抗生素。

（2）术后护理：参见第三节气胸中的"气胸的术后护理措施"。

知识点20：穿透性心脏损伤的健康指导　　　　　副高：掌握　　正高：掌握

（1）有效咳嗽、咳痰：向患者讲解腹式呼吸和有效咳嗽、咳痰的意义并给予指导。

（2）功能锻炼：告知患者恢复期胸部仍有轻微不适或疼痛，但不影响患侧肩关节功能锻炼，锻炼应早期进行并循序渐进，在气胸痊愈的1个月内，不宜参加剧烈的体育活动如打球、跑步、抬举重物等。

（3）定期复诊：胸部损伤严重的患者出院后须定期来院复诊，发现异常及时治疗。伴有肋骨骨折患者术后3个月应进行胸部X线检查，以了解骨折愈合情况。

第六节　创伤性窒息

知识点1：创伤性窒息的概念　　　　　　　　　副高：掌握　　正高：熟练掌握

创伤性窒息是钝性暴力作用于胸部所致的上身广泛皮肤、黏膜、末梢毛细血管淤血及出血性损害，是闭合性胸部伤中一种较为少见的综合征。其发生率占胸部伤的 2%~8%，多见于胸廓弹性较好的青少年和儿童，多数不伴胸壁骨折。当外力过强时，除伴有胸骨和肋骨骨折以外，可伴有胸内或腹内脏器损伤以及脊柱和四肢损伤，亦可发生呼吸困难或休克。本病可保守治疗，但外科损伤需用药及手术。

知识点 2：创伤性窒息的病因及病理   副高：掌握   正高：熟练掌握

创伤性窒息常见的致伤原因有坑道塌方、房屋倒塌和车祸等挤压。当胸部和上腹部遭受暴力挤压时，伤者声门突然紧闭，气管及肺内空气不能外溢，两种因素同时作用引起胸内压骤然升高，压迫心脏及大静脉。由于上腔静脉系统缺乏静脉瓣，这一突然高压使右心血液反流而造成末梢静脉及毛细血管过度充盈扩张，并发广泛的毛细血管破裂和点状出血，甚至可能出现小静脉破裂出血。

知识点 3：创伤性窒息的临床表现   副高：掌握   正高：熟练掌握

单纯创伤性窒息可引起全身性的出血点、瘀斑，局部的出血、血肿，以及烦躁和昏迷。但是，当外力过强时，不仅会造成胸壁和肋骨骨折，还会导致胸内或腹内脏器损伤，以及脊柱和四肢损伤。患者由此也会出现胸闷、痰中带血、呼吸困难和休克等症状，更严重者会发生窒息性心搏骤停。

临床表现为面、颈、上胸部皮肤以及口腔、球结膜、鼻腔黏膜出现针尖大小蓝紫色瘀斑，以面部与眼眶部明显。眼球深部组织内有出血时可致眼球外凸，视网膜血管破裂时可致视力障碍甚至失明。鼓膜破裂可导致外耳道积血，进而引起耳鸣及听力障碍。颅内轻微的点状出血和脑水肿产生缺氧可引起暂时性意识障碍、烦躁不安、头晕、头胀，甚至四肢抽搐、肌张力增高和腱反射亢进等，瞳孔可扩大或缩小。若有颅内静脉破裂，患者可发生昏迷，甚至死亡。

知识点 4：创伤性窒息的辅助检查   副高：掌握   正高：熟练掌握

（1）胸部 X 线：是诊断肺挫伤的重要手段，约 70% 病例在伤后 1 小时内出现改变，30% 病例可延迟到伤后 4~6 小时，范围可由小的局限区域到一侧或双侧，程度可由斑点状浸润、弥漫性或局部斑点融合浸润以致弥漫性单肺或双肺大片浸润或实变阴影。

（2）CT 检查：显示肺实质裂伤和围绕裂伤周围的一片肺泡积血而无肺间质损伤。

（3）磁共振检查（MRI）：判断头颅有无脑水肿、脑出血及其分布的具体情况。

（4）其他检查：①检查心肌酶系统变化，了解心肌挫伤程度。②心电图检查了解心脏情况。③眼底检查：了解玻璃体、视网膜、视神经出血情况。

| 知识点5：创伤性窒息的治疗要点 | 副高：掌握　正高：熟练掌握 |

出血点及瘀斑一般2~3周可自行吸收消退，无须特殊处理，仅须在严密观察下给予对症治疗，包括半卧位休息，维持呼吸循环系统稳定，适当镇痛和镇静等。一般应限制静脉输液量和速度。创伤性窒息本身并不引起严重后果，其预后取决于胸内、颅脑及其他脏器损伤的严重程度。对于有合并伤者，应针对具体伤情采取相应的急救和治疗措施。

| 知识点6：创伤性窒息的护理评估 | 副高：掌握　正高：熟练掌握 |

（1）健康史：了解患者是否有胸部挤压伤病史。

（2）身体状况：评估患者是否有昏迷的症状，是否有合并伤。

（3）心理-社会状况：了解患者有无恐惧或焦虑，程度如何。评估患者及家属对损伤及预后的认知、心理承受能力及对本次损伤相关知识的了解程度。

| 知识点7：创伤性窒息的护理诊断 | 副高：掌握　正高：熟练掌握 |

（1）缺氧：与心、肺受损有关。

（2）疼痛：与局部炎症反应或伤口感染有关。

（3）组织完整性受损：与组织器官受损伤、结构破坏有关。

（4）潜在并发症：休克、感染、挤压综合征等。

| 知识点8：创伤性窒息的护理措施 | 副高：熟练掌握　正高：熟练掌握 |

（1）一般护理

1）密切观察：①有典型症状的创伤性窒息患者应高度警惕有无合并损伤。②在复苏和抢救休克的同时观察患者的神志、瞳孔、肌张力和各种病理反射，并将患者迅速转移到病房。③每30分钟测血压、脉搏、呼吸1次，必要时随时测量。有异常情况及时通知医师，并配合医师妥善处理。

2）保持呼吸道通畅，维持足够的通气量：①及早给氧。对于重症患者，在呼吸道通畅情况下，及早经鼻导管给氧，5~7L/min，以避免发生脑和其他组织缺氧。②呼吸困难者应保持呼吸道通畅，行气管插管或气管切开，使用机械通气，纠正低氧血症。

3）做好心理护理及对症处理：因为突然受伤，加上外观上的显著改变，使患者感到紧张、恐惧，护理人员要热情、耐心做好安慰、解释工作，消除患者的恐惧心理，使其取得配合。

（2）并发症的护理

1）脑水肿：创伤性窒息时中枢神经系统症状主要是由于脑缺氧和脑水肿引起的颅内压

升高所致，及时处理脑水肿能预防脑疝发生。①保持呼吸道通畅，清除呼吸道异物或切开气管，及时吸痰，预防脑缺氧。②正确使用脱水利尿药物，减轻脑水肿。③给高压氧。④给能量合剂，纠正代谢紊乱。⑤清除低渗性因素，必要时补充钠，限制水分输入。⑥密切观察病情变化，注意有无反跳现象出现，及时通知医师，按不同病因及病情进行处理。

2）心肌挫伤及肺挫伤：创伤性窒息在有肺挫伤时，常有心肌挫伤伴随存在。①使用呼吸机，用机械通气帮助呼吸的方法最有效。早期应用，不仅可以减轻自主呼吸时呼吸肌的工作量和耗氧量，还可以增加肺泡通气量，有助于消除肺水肿，预防肺不张，并使已萎陷的肺泡重新膨胀。②给予雾化吸入，避免呼吸道干燥。③应用呋塞米等利尿药，同时提高血浆蛋白含量，使血浆胶体渗透压升高，以利于消除肺水肿。④心电图有改变者应用能量合剂。⑤护理人员要熟悉呼吸机和心电监护仪的使用和管理，了解治疗中可能出现的问题。

3）视网膜及神经损伤：眼部症状是创伤性窒息的主要表现，约20%的患者因球后淤血、水肿而致眼球突出。多数伤后有视力障碍或丧失，是由视网膜水肿、出血、视神经供血不足或神经鞘内出血等原因造成的。①早期使用皮质激素类药物控制感染。②患者绝对卧床休息，头高脚低位或根据医嘱用沙袋固定头部。③协助患者日常生活，但不要移动头部。④注意预防并发症，如感冒、咳嗽。

知识点9：创伤性窒息的健康指导　　　　　　　　　　　副高：掌握　　正高：掌握

（1）普及安全知识：加强安全防护意识，避免受伤。一旦受伤，及时到医院就诊。接受急救处理，以免延误抢救。

（2）恢复期加强功能锻炼：促进机体功能恢复，防止并发症的发生。

（3）对于存在视网膜及神经损伤的患者，如果存在视网膜水肿、视力严重下降的问题，需卧床休息，并且不能随意移动头部。

（4）调节室内温度：温度过低会使呼吸道黏膜充血，分泌物增多，加重咳嗽、咳痰，从而增加痛苦，影响呼吸功能。温度过高，可能导致患者出汗过多而脱水。

（5）定期随诊。

第十三章 食管癌患者的护理

知识点1：食管癌的概念　　　　　　　　　　　　副高：掌握　正高：熟练掌握

食管癌是常见的消化道恶性肿瘤，是指食管鳞状上皮或腺上皮异常增生所形成的恶性病变，是引起食管阻塞的最常见原因之一，发病率仅次于胃癌。食管癌的典型表现为进行性加重的吞咽困难，以食管中段为多，下段次之，上段较少，90%以上的食管癌属鳞状上皮细胞癌，其次是腺癌。好发于中老年男性。

知识点2：食管癌的病因及发病机制　　　　　　　副高：掌握　正高：熟练掌握

引起食管癌的病因至今尚不明确，有多方面因素，吸烟和饮酒已被证实是重要原因。资料显示，缺乏微量元素、维生素、不良饮食习惯及食管癌遗传因素等与发病有关。

食管癌早期病变多限于黏膜层，即原位癌，表现为局部黏膜充血、糜烂、斑块或乳头状，肿块少见；到中、晚期，肿瘤长大，逐渐累及食管全周，肿块突入腔内，还可穿透食管壁全层，侵入纵隔和心包。

知识点3：食管癌的病理形态分型　　　　　　　　副高：掌握　正高：熟练掌握

（1）早期食管癌的病理形态分型：早期食管癌按其形态可分为隐伏型、糜烂型、斑块型和乳头型。其中以斑块型最多见，占早期食管癌的1/2左右，此型癌细胞分化较好。糜烂型占1/3左右，癌细胞的分化较差。隐伏型病变最早，均为原位癌，但仅占早期食管癌的1/10左右。乳头型病变较晚，虽癌细胞分化一般较好，但手术所见属原位癌者较少见。

（2）中、晚期食管癌的病理形态分型：可分为髓质型、蕈伞型、溃疡型、缩窄型、腔内型和未定型。其中髓质型恶性程度最高，并占中、晚期食管癌的1/2以上。此型癌肿可侵犯食管壁的各层，并向腔内外扩展，食管周径的全部或大部，以及食管周围结缔组织均可受累，癌细胞分化程度不一。蕈伞型占中、晚期食管癌的1/6~1/5，癌瘤多呈圆形或卵圆形肿块，向食管腔内呈蕈伞状凸起，可累及食管壁的大部。溃疡型及缩窄型各占中、晚期食管癌的1/10左右。溃疡型表面多有较深的溃疡，出血及转移较早，而发生梗阻较晚。缩窄型呈环形生长，且多累及食管全周，食管黏膜呈向心性收缩，故出现梗阻较早，而出血及转移发生较晚。腔内型比较少见，癌瘤突向食管腔内，呈圆形或卵圆形隆起，有蒂与食管壁相连，其表面常有糜烂或溃疡。肿瘤可侵入肌层，但较上述各型为浅。少数中、晚期食管癌不能归入上述各型者，称为未定型。

知识点4：食管癌的扩散与转移　　　　　　　　　副高：掌握　正高：熟练掌握

食管癌主要通过淋巴转移，血行转移发生较晚。

（1）直接蔓延：上段癌可侵入喉、气管和颈部软组织；中段癌多侵入支气管、肺；下段癌常侵入贲门、膈和心包等处。受浸润的器官可发生相应的并发症如大出血、化脓性炎及脓肿、食管-支气管瘘等。

（2）淋巴转移：上段癌常转移到食管旁、喉后、颈部及上纵隔淋巴结；中段癌多转移到食管旁及肺门淋巴结；下段癌常转移到食管旁、贲门及腹腔淋巴结，有10%的病例可转移到颈深和上纵隔淋巴结。值得注意的是，侵入食管黏膜下层的癌细胞可通过淋巴管网在管壁内扩散，在远离原发灶的黏膜下形成微小转移灶。

（3）血行转移：见于晚期食管癌患者，以转移至肺及肝最为常见。

知识点5：食管癌的临床表现　　　　　　　　　　副高：掌握　正高：熟练掌握

食管癌的症状与疾病的进程有一定关系，我们根据病变累及范围可粗略地将食管癌分为早期和中晚期。早期食管癌指的是病灶局限在黏膜层和黏膜下浅层，无淋巴结转移，而进展到中晚期食管癌时，癌组织可累及食管全周、突入腔内或穿透食管壁侵犯邻近器官。

（1）早期：常无明显症状，或偶尔出现神经刺激症状，常为一过性。仅在吞咽粗硬食物时出现"三感一痛"症状，即异物感、梗噎感、烧灼感和胸骨后疼痛。食物通过缓慢，并有停滞感。梗噎停滞感常在饮水后缓解消失。症状时轻时重，进展缓慢。以上症状常间断出现，可呈缓慢地、进行性加重，有些可持续数年。

（2）中晚期：进展期肿瘤进一步增大，引发一系列症状。表现为进行性吞咽困难，先是难咽干硬食物，继而只能进半流食、流食，最后滴水难进。患者逐渐消瘦、贫血、无力，出现明显脱水症状及营养不良。癌肿侵犯周围器官时可出现相应症状，如侵犯喉返神经，可发生声音嘶哑；侵入主动脉，溃烂破裂，可引起大量呕血；侵入气管，可形成食管-气管瘘。食管高度阻塞时，可致食物反流，引起进食时呛咳及肺部感染。持续胸痛或背痛为晚期症状，表示癌肿已侵犯食管外组织；最后出现恶病质。中晚期患者可触及锁骨上淋巴结肿大，严重者有腹水征。晚期患者出现恶病质。若有肝、脑等脏器转移，可出现黄疸、腹水、昏迷等。

知识点6：食管癌的辅助检查　　　　　　　　　　副高：掌握　正高：熟练掌握

（1）细胞学检查（气囊拉网法）：食管癌通过拉网法采取脱落细胞检查，其阳性率可达90%以上，对于发现早期食管癌是一种重要可靠的手段。

（2）食管吞钡造影：早期表现为食管皱襞紊乱、粗糙或有中断现象；小的充盈缺损；局限性管壁僵硬，蠕动中断；浅在龛影。中、晚期有明显的不规则充盈缺损或龛影，病变段管壁僵硬。严重狭窄者近端食管扩张。

（3）纤维内镜及超声内镜检查：食管纤维内镜检查可直视肿块部位、形态，并可钳取活组织做病理学检查。超声内镜检查可用于判断肿瘤侵犯深度、食管周围组织及结构有无受累以及局部淋巴结转移情况。

（4）放射性核素检查：利用某些亲肿瘤的核素如^{32}磷、^{131}碘、^{67}镓、^{99}锝等检查，对早期食管癌病变的发现有帮助，提高了对食管癌患者分期的准确度。

（5）气管镜检查：肿瘤在隆嵴以上应行气管镜检查，同时应注意腹腔脏器及淋巴结有无肿瘤转移。

（6）CT扫描：可用于判定病变范围、淋巴结受累及转移情况，癌肿与周围组织关系。可以清晰显示食管与邻近纵隔器官的关系。正常食管与邻近器官分界清楚，食管壁厚度不超过5mm，如食管壁厚度增加，与周围器官分界模糊，表示食管病变存在。

（7）X线检查：食管X线钡餐检查是诊断食管癌最主要的方法之一。表现为食管有充盈缺损、黏膜纹理破坏、管腔狭窄、不规则。

| 知识点7：食管癌的治疗要点 | 副高：掌握　正高：熟练掌握 |

食管癌的治疗应采取个体化综合治疗的原则，根据患者的身体状态、肿瘤的病理类型、侵犯范围（分期），有计划地应用多种治疗手段，包括手术、抗肿瘤药物、放疗等手段，并合理安排各治疗手段及计划，以期最大幅度地根治肿瘤，提高治愈率。

（1）手术治疗：是治疗食管癌的最重要的首选方法，适用于全身情况和心肺功能良好、无明显远处转移的患者。对估计切除可能性小的较大鳞癌而全身情况良好的患者，术前可先做放疗，待瘤体缩小后再手术。常用的手术方式有非开胸及开胸食管癌切除术两类。开胸手术路径采用左胸后外侧切口，适用于中、下段食管癌。右胸前外侧切口适用于中、上段食管癌。若病变部位偏高，为保证食管足够的切除长度，可行颈部切口、胃送至颈部与食管吻合，即右胸、上腹及颈三切口，目前对中段以上的食管癌多主张采用三切口方法，并同时行淋巴结清扫。食管癌切除后常用胃、结肠重建食管，以胃最为常用。对晚期食管癌、不能根治或放射治疗、进食有困难者，可做姑息性手术如胃或空肠造口术、食管腔内置管术、食管分流术等，以达到改善营养、延长生命的目的。

（2）放射疗法：对鳞癌、未分化癌效果较好，腺癌较差。包括术前、术后、根治性放疗等几种。术前放疗可以增加手术切除率，提高远期生存，食管癌经术前放疗后，术后5年生存率可由33%提高至47%；术中切除不完全的残留癌组织可以通过术后放疗进一步清除；对于颈段或胸上段食管癌，或者有手术禁忌证而患者可以耐受放疗的，根治性放疗是首选；目前对于中、晚期的可手术、不可手术或拒绝手术的食管癌患者，术前同步放化疗联合手术或根治性同步放化疗是重要的治疗原则。

1）与手术治疗综合应用：术前放疗后，间隔2~3周再做手术较为合适。对术中切除不完全的残留癌组织处做金属标记，一般在术后3~6周开始放疗。

2）单纯放疗：多用于食管颈段、胸上段癌，也可用于有手术禁忌证而病变不长、尚可耐受放疗的患者。

（3）化疗：单纯化疗效果较差，作为术后辅助治疗，与化学药物、中医中药、免疫药物治疗相结合，可以使症状缓解。

（4）综合治疗：以手术为主，结合放疗、化疗、药物治疗及激光、冷冻、微波等综合性治疗。特别强调早期诊断、早期治疗才能进一步提高远期疗效。

知识点 8：食管癌的护理评估　　　　　　　　　　　　副高：掌握　正高：熟练掌握

（1）健康史：评估患者的年龄、性别、婚姻、职业、居住地和饮食习惯等；评估患者在吞咽食物时，有无梗噎感、胸骨后烧灼样、针刺样或牵拉摩擦样疼痛；有无进行性吞咽困难等病史；了解患者有无糖尿病、冠心病、高血压等病史；了解家族中有无肿瘤患者等。

（2）身体状况：了解患者有无吞咽困难、呕吐等症状；有无疼痛，疼痛的部位和性质，是否因疼痛而影响睡眠；评估患者的营养状况，有无消瘦、贫血、脱水或衰弱；了解患者有无锁骨上淋巴结肿大和肝肿块；有无腹水、胸腔积液等。

（3）心理-社会状况：评估患者对该疾病的认知程度及主要存在的心理问题；评估患者家属对患者的关心程度、支持力度、家庭经济承受能力如何等。

知识点 9：食管癌的护理诊断　　　　　　　　　　　　副高：掌握　正高：熟练掌握

（1）营养失调，低于机体需要量：与进食量减少或不能进食、消耗增加等有关。
（2）体液不足：与吞咽困难、水分摄入不足有关。
（3）焦虑：与对癌症的恐惧和担心疾病预后等有关。
（4）疼痛：与手术创伤有关。
（5）潜在并发症：出血、肺不张、肺炎、吻合口瘘、乳糜胸等。

知识点 10：食管癌的术前护理措施　　　　　　　　　副高：熟练掌握　正高：熟练掌握

（1）心理护理：加强与患者和家属的沟通，了解他们对疾病和手术的认知程度，讲解有关疾病、手术的基础知识、配合要点与注意事项；了解他们的心理状况，根据具体情况实施耐心的心理疏导，争取家属在心理和经济方面的积极支持和配合；为患者营造安静舒适的环境，促进睡眠，必要时使用安眠、镇静、镇痛类药物。

（2）营养支持：食管癌手术范围广、创伤大，对心肺功能影响明显，机体应激反应强烈，由此引起的高分解代谢不仅加重了患者的营养不良，而且可引起患者机体免疫功能抑制和急性炎性损伤，严重影响患者术后的恢复，增加并发症的发生率和病死率。因此，术前保证营养摄入，指导患者合理进食高热量、高蛋白、富含维生素的流质或半流质饮食，避免煎炸等刺激性食物，以免引起肿瘤破裂造成出血。观察进食反应，若不易进食较硬食物，可食半流质或水分多的固体食物如酸乳酪、香蕉等。若患者仅能进食流质或长期不能进食且营养状况较差，则可补充液体、电解质或提供肠内、肠外营养。

（3）术前准备：①口腔护理。保持口腔清洁，进食后漱口，并积极治疗口腔疾病，避免口腔内细菌随食物或唾液进入食管，在梗阻或狭窄部位停留、繁殖，造成局部感染，影响吻合口愈合。②呼吸道准备。嘱患者戒烟，指导并训练患者深呼吸和有效咳嗽，以利于术后主动排痰，达到增加肺部通气量、改善缺氧、预防术后肺炎和肺不张的目的。③胃肠道准备。冲洗食管：对于有明显食管梗阻的患者，术前 3 天开始每日置胃管后，以温盐水或 3%~5% 碳酸氢钠溶液冲洗食管，以减轻局部感染和水肿，利于术后吻合口的愈合。结肠代食管手术者一般术前 3 天即开始给予少渣饮食，同时口服肠道不吸收的抗生素，以减少肠道细菌。便秘者可给予甘油灌肠剂通便。术前 1 天禁食水，给予聚乙二醇电解质溶液口服，注意观察排便的次数及性状，达到排出液清水状为止。若患者有严重吞咽困难，亦可给予清洁灌肠，以完成消化道的彻底清洁。胃肠减压：术后胃肠蠕动减慢，胃内容物滞留，易导致胃扩张，影响吻合口愈合、术日及次日需每 2~4 小时用生理盐水冲洗胃管 1 次，每次注入不超过 20ml，并能相应吸出；术后第 2 天起，于交接班时进行冲洗，每日 2~4 次。护士须保证胃管通畅及处于负压状态，观察胃液的量和性质是否正常。

知识点 11：食管癌的术后护理措施   副高：熟练掌握   正高：熟练掌握

（1）严密观察生命体征变化：术后 2~3 小时严密监测患者的心率、血压以及呼吸频率、节律等生命体征的变化，待生命体征平稳后改为每 30 分钟至 1 小时测量 1 次，维持生命体征平稳。

（2）体位护理：术日，患者麻醉未清醒前取去枕平卧位，头偏向一侧，以避免舌后坠或呕吐物、分泌物误吸入呼吸道引起窒息。清醒后应给予垫枕并抬高床头 30°，可减轻疼痛，有利于呼吸及引流。术后第 1 天起，患者应取坐位、半坐卧位或不完全健侧卧位，避免手术侧卧位，以促进开胸侧肺组织复张，同时注意定时变换体位，预防压疮的发生。

（3）饮食护理：①术后 3~4 天吻合口处于充血水肿期，此期间需禁饮、禁食。②禁食期间持续胃肠减压，通过肠内营养和静脉营养补充水分和营养。③术后待肛门排气、胃肠减压引流胃液减少后拔除胃管；拔管 24 小时后，若无呼吸困难、胸痛、患侧呼吸音减弱及高热等吻合口瘘症状时，可进食。先试饮少量水，然后逐渐过渡至清流、流质和半流质饮食，少量多餐，每天 6~8 餐，至术后 3 周后患者若无不适可进普食，但仍应注意少食多餐，细嚼慢咽，防止进食过多过快，避免进食生、冷、硬食物。④食管胃吻合术后，建议患者少食多餐，经 1~2 个月后，此症状多可缓解。⑤术后胃液可反流至食管，患者可有反酸、呕吐等症状，平卧时加重，应嘱患者饭后 2 小时内勿平卧，睡眠时将枕头垫高。

（4）呼吸道护理：密切观察呼吸频率和节律，听诊双肺呼吸音是否清晰，有无缺氧征兆。气管插管拔除前按需吸痰，保持呼吸道通畅。气管插管拔管后，尤其术后第 1~2 天，鼓励患者深呼吸，使用深呼吸训练器，促使肺膨胀。痰多、咳痰无力的患者若出现呼吸浅快、发绀、呼吸音减弱等痰阻塞现象，立即行鼻导管深部吸痰，必要时再次气管插管。

（5）胃肠减压的护理：术后胃肠蠕动减慢，胃内容物滞留，易导致胃扩张，影响吻合口愈合。术日及次日需每 2~4 小时用生理盐水冲洗胃管 1 次，每次注入不超过 20ml，并能相应吸出；术后第 2 天起，在交接班时进行冲洗，每日 2~4 次。护士须保证胃管通畅及处于负压状态，观察胃液的量和性质是否正常。

（6）胸膜腔闭式引流管的护理：保持胸膜腔闭式引流管通畅，观察引流液量、性状并做好记录。若术后 3 小时内引流胸腔积液 200ml/h，呈鲜红色并有较多血凝块，伴有烦躁不安、血压下降、脉搏增快、少尿等血容量不足的表现，应考虑活动性出血；若引流液中有食物残渣，提示有食管吻合口瘘；若引流液量多，由清亮转为浑浊，提示有乳糜胸。一旦出现上述情况应及时报告医师，协助处理。待术后 2~3 天，引流的血性胸液颜色逐渐变淡，量逐渐减少，＜50ml/24h 时，可拔除引流管。拔管后注意伤口有无渗出，有无胸闷、气促，胸膜腔内是否有较多残留积液征象，若有异常及时报告医师。

（7）早期活动护理：胸部手术患者术后早期活动可以减少肺部并发症、促进肠蠕动、预防血栓形成。但是，患者及其家属的恐惧心理、术后伤口疼痛、留置管道致活动不便等导致患者早期活动的依从性差。护理措施包括：说明术后早期活动的临床意义，鼓励患者下床活动；第一次下床活动时由护士指导完成，讲解活动步骤和注意事项，确保安全；制定适合患者的早期活动方案，量化活动量。

（8）并发症的护理：食管癌根治术后有吻合口瘘、乳糜胸、出血等并发症，应了解所有并发症的症状和体征，早期发现并治疗。

1）出血：观察并记录引流液的性状、量。若引流量持续 2 小时超过 4ml/（kg·h），伴血压下降、脉搏增快、躁动、出冷汗等低血容量表现，应考虑有活动性出血，及时报告医师，并做好再次开胸的准备。

2）吻合口瘘：高龄、术前全身营养状况差、免疫功能较差者是发生吻合口瘘的高危人群。颈部吻合口瘘，主要表现为颈部皮下感染、蜂窝织炎，较少出现全身中毒症状。胸部吻合口瘘，主要表现为高热、心率增快、胸闷、胸痛、呼吸困难等全身中毒症状，严重者可产生中毒性休克甚至突然死亡。胸部 X 线检查可见胸腔积液或液气胸。胸腔穿刺可抽出浑浊液体，有时带有臭味。口服亚甲蓝后，胸腔引流液或胸腔穿刺液是否变蓝，是诊断吻合口瘘的常用且简便的方法。

根据吻合口的部位、瘘口大小、发生时间对吻合口瘘进行处理。颈部吻合口瘘一般经过敞开换药、勤换敷料即可，多数患者仍可经口进食，或经胃肠内营养或静脉高营养，多于 2 周左右愈合。对于瘘口较大、胸部吻合口瘘或伴有胃坏死时，处理比较复杂，少数患者甚至需要 2 次开胸清创处理。

在吻合口瘘进行保守治疗期间，护士应协助医师做到：①充分引流，控制感染。②给予肠内或胃肠外营养支持，准确记录出入量。③防治其他并发症，主要为注意防治肺部并发症。此外，还应做好基础护理工作，保证皮肤清洁与完整，指导并鼓励患者进行带管活动，预防压疮的发生。

3）乳糜胸：乳糜胸是由于胸导管及其属支破裂所致。术后每日引流量在 1000ml 以上，血色不深或呈乳白色为乳糜胸的典型表现，可行胸腔积液苏丹Ⅲ染色，若为阳性，则可诊断为乳糜胸。

　　乳糜胸总的治疗原则：先采取非手术治疗，效果不好时再进行手术治疗，结扎胸导管。保守治疗期间应严密观察引流液的颜色及量，鼓励患者活动，促进肺复张，同时遵医嘱给予肠外营养支持治疗。

知识点 12：食管癌的健康指导	副高：掌握　　正高：掌握

　　（1）预防指导：避免接触引起癌变的因素，如减少饮食中亚硝胺及其他有害物质、防霉去毒；应用维 A 酸类化合物及维生素等预防药物；积极治疗食管上皮增生；避免过烫、过硬饮食等；加大防癌宣传教育，在高发区人群中进行普查和筛检。

　　（2）饮食指导：解释禁食的目的和进食原则。禁食是为防止因麻醉或术中呕吐引起吸入性肺炎或窒息，防止术后胃胀，减轻吻合口张力，利于吻合口愈合。进食原则包括少量多餐，由稀到干，逐渐增加食量。术后 1 个月内以流质、半流质饮食为主；术后 1~2 个月可过渡为软食；术后 2~3 个月后即可恢复普通饮食。进高蛋白、高热量、高维生素、少渣、易消化饮食。每次不要吃得过饱，可在每日正常 3 餐外另加餐 2 次。饮食要规律，避免刺激性食物及生冷食物，避免进食过快、过量、过热、过硬，药片、药丸应研碎溶解后服用，以免导致吻合口瘘。饭后不要立即卧床休息，要有适当的运动，促进胃排空。注意观察进食后的反应，避免摄入刺激性食物和碳酸饮料，避免进食过快、过量及带骨刺或硬质食物，质硬的药片需碾碎后服用。晚上睡前 2 小时禁食，睡觉时尽量把床头抬高 15°，避免胃内容物反流。进食后出现发热、恶心、呕吐或吞咽困难等症状时及时就诊。

　　（3）体位指导：指导患者取半卧位，防止进食后反流、呕吐，以利于肺膨胀和引流。

　　（4）预防并发症：指导患者进行深呼吸、有效咳嗽和保持口腔卫生。深呼吸、主动咳嗽排痰有利于肺膨胀和预防肺部并发症；保持口腔卫生可减少口臭，增进食欲。术前若患者口腔不洁或有慢性感染，细菌易进入食管梗阻部位引起感染，也可能成为术后吻合口感染的危险因素；术后禁食期间，细菌容易在口腔内滋生繁殖，易引起吻合口感染。感染是导致吻合口瘘的一个重要因素。

　　（5）活动与休息指导：保证充足睡眠，劳逸结合，逐渐增加活动量。术后早期不宜下蹲排便，以免引起直立性低血压或发生意外。

　　（6）加强自我观察：若术后 3~4 周再次出现吞咽困难，可能为吻合口狭窄，应及时就诊。

第十四章　肺癌患者的护理

知识点1：肺癌的概念　　　　　　　　　　　　　副高：掌握　正高：熟练掌握

　　肺癌多数起源于支气管黏膜上皮，故又称为支气管肺癌。发病年龄大多在40岁以上，以男性多见，居发达国家和我国大城市男性恶性肿瘤发病率和病死率的首位。近年来，女性肺癌的发病率和病死率上升较男性更为明显，严重威胁着人类健康，早发现早治疗预后好，到晚期则预后差。

知识点2：肺癌的病因　　　　　　　　　　　　　副高：掌握　正高：熟练掌握

　　关于肺癌的确切致病因素尚不清楚，但经过长期的流行病学调查研究认为，以下因素与肺癌的发生有一定的关系。

　　（1）吸烟：是肺癌的重要致病因素。烟草内含有苯并芘等多种致癌物质，吸烟量越多、时间越长、开始吸烟年龄越早，肺癌发病率越高。

　　（2）化学物质：已被确认可导致肺癌的化学物质包括石棉、铬、镍、铜、锡、砷、二氯甲醚、氡、二氯二乙硫醚（芥子气）、氯乙烯、煤烟焦油和石油中的多环芳烃等。

　　（3）空气污染：包括室内污染和室外污染。室内空气污染主要指煤、天然气等燃烧过程中产生的致癌物。室外空气污染包括汽车尾气、工业废气、公路沥青在高温下释放的有毒气体等。

　　（4）个体因素：如免疫状态、代谢活动、遗传因素、肺部慢性感染、支气管慢性刺激、结核病史等，也可能与肺癌的发病有关。

　　（5）其他原因：长期、大剂量电离辐射可引起肺癌。癌基因（如 ras、$erb\text{-}b2$ 等）的活化或肿瘤抑制基因（$p53$、RB 等）的丢失与肺癌的发病也有密切联系。

知识点3：肺癌的病理生理　　　　　　　　　　　副高：掌握　正高：熟练掌握

　　绝大多数肺癌起源于支气管黏膜上皮，极少数来自肺泡上皮。支气管上皮的基底细胞及Ⅱ型肺泡上皮细胞具有多向分化潜能，在致癌因素的作用下，导致细胞DNA产生不可逆性损害，继而导致支气管上皮细胞增生，经过基底细胞增生、分泌黏液的杯状细胞增生和鳞状上皮细胞变形化生，引起上皮细胞的非典型增生。肺癌的分布右肺多于左肺，上叶多于下叶。

| 知识点4：肺癌的病理类型 | 副高：掌握　正高：熟练掌握 |

依据解剖学位置和形态常可分为中央型、周围型和弥漫型3种。临床上较常见的肺癌类型为鳞状细胞癌、小细胞癌、腺癌和大细胞癌4种。

（1）鳞状细胞癌（鳞癌）：约占肺癌的50%，是最常见的类型。多数起源于较大的支气管，肉眼可见，常为中央型。生长速度慢，病程长，对放射和化学药物治疗敏感。先经淋巴转移，血行转移发生晚。

（2）腺癌：约占25%，发病年龄较轻，多见于女性，多数起源于较小的支气管上皮，多为周围型。生长速度较慢，少数在早期即发生血行转移，淋巴转移发生晚。细支气管肺泡癌是腺癌的一种类型，起源于细支气管黏膜上皮或肺泡上皮，发病率低，女性多见，分化程度较高，生长慢，淋巴和血行转移发生晚。

（3）小细胞癌（小细胞未分化癌）：发病率比鳞癌低，发病年龄轻，多见于男性。一般起源于较大支气管，常为中央型。恶性程度最高，生长速度快，较早出现淋巴和血行转移，对放射和化学药物治疗敏感，在各型肺癌中预后最差。

（4）大细胞癌：少见，多为中央型，癌细胞分化程度低，恶性程度高，常在发生脑转移后才被发现，预后差。部分大细胞肺癌具有神经内分泌功能。

此外，少数肺癌患者同时存在不同组织类型的肺癌，如腺癌和鳞癌混合，非小细胞癌与小细胞癌并存。

| 知识点5：肺癌的扩散和转移 | 副高：掌握　正高：熟练掌握 |

（1）直接蔓延：中央型肺癌穿过支气管壁后，直接向肺内组织浸润与生长，亦可浸润支气管周围淋巴结以及心包、心脏、大血管、食管、膈肌、喉返神经等。周围型肺癌沿支气管或肺泡增殖，容易侵犯胸膜、胸壁、肋骨及膈肌。

（2）淋巴转移：是肺癌转移的重要途径，最常见锁骨上淋巴结的转移，此外可见肺门、纵隔、腋窝及腹腔淋巴结转移，多无特异性临床症状，淋巴结活检可确定组织类型。淋巴结大小不一定反映病程早晚。

（3）血行转移：当癌细胞侵入小静脉、毛细血管或胸导管时，即可进入血管发生远处脏器转移。

不同组织学类型的肺癌，播散的途径也不同。鳞癌以淋巴道转移为主；腺癌可侵犯、压迫局部肺组织，经支气管黏膜下淋巴播散，累及胸膜出现胸腔积液，易发生肺门淋巴结转移，骨、肝、脑是其易转移的器官；大细胞癌易血行转移；小细胞癌早期可有血行和淋巴道转移。

| 知识点6：肺癌的临床表现 | 副高：掌握　正高：熟练掌握 |

临床表现与肺癌的部位、大小，是否压迫、侵犯邻近器官，以及有无转移等相关。

（1）早期：多无症状，特别是周围型肺癌。随着肿瘤的增大，常出现刺激性咳嗽，痰中带血或间断的少量咯血。少数患者由于肿瘤导致较大支气管不同程度的阻塞，可出现胸闷、哮鸣、气促、发热和胸痛等症状。

（2）晚期：肺癌压迫、侵犯邻近器官、组织或发生远处转移时，可发生与受累组织相关的症状：①压迫或侵犯膈神经时，引起同侧膈肌麻痹。②压迫或侵犯喉返神经时，引起声带麻痹，出现声音嘶哑。③压迫上腔静脉时，引起面部、颈部、上肢和上胸部静脉怒张，皮下组织水肿，上肢静脉压升高。④侵犯胸膜时，出现胸膜腔积液，胸膜腔积液常为血性，大量积液可引起气促。⑤侵犯胸膜及胸壁时，引起持续性剧烈胸痛。⑥侵入纵隔，压迫食管，引起吞咽困难。⑦上叶顶部肺癌，出现交感神经综合征（霍纳综合征）。即由于交感神经中枢至眼部的通路受到压迫和破坏，导致出现同侧上睑下垂、瞳孔缩小、眼球内陷、面部无汗等症状。⑧出现远处转移时可出现相应临床表现：脑转移可引起头痛、恶心或其他神经系统症状和体征；骨转移引起骨痛、血液碱性磷酸酶或血钙升高；肝转移可导致右上腹疼痛、肝大；皮下转移时可在皮下触及结节。

（3）非转移性全身症状：少数肺癌组织可产生内分泌物质，临床表现非转移性的全身症状，如骨关节病综合征（杵状指、骨关节病、骨膜增生等）、库欣综合征、多发性肌肉神经痛等，这些症状可在癌肿切除后消失。

知识点7：肺癌的辅助检查　　　　　　　　　副高：掌握　　正高：熟练掌握

（1）痰脱落细胞学检查：可用于肺癌的诊断及早期筛查，是一种简便有效的方法，阳性率达到80%以上，可确定肿瘤的组织学类型。肺癌表面脱落的癌细胞可随痰咳出，故痰中找到癌细胞即可确诊。

（2）胸部X线检查：是最基本、应用最广泛的影像学检查方法，包括透视，正、侧位胸部X线摄片等，可发现块影或可疑肿块阴影。

（3）CT：目前已经作为手术和放疗前估计肿瘤大小和侵犯程度的常规方法。CT图像清晰，能发现普通X线不易发现的较隐蔽的病灶，能清楚显示病变形态和累及范围，能检查有无淋巴结及远处转移，同时可行CT引导下穿刺活检。

（4）MRI：利用生物组织对中等波长电磁波的吸收来成像，能从横断位、冠状位和矢状位等多个位置对病灶进行观察，可增加对胸部疾病诊断及对肺门区肿瘤和血管的区别能力。

（5）正电子发射断层成像（PET）：是目前唯一利用影像学方法进行体内组织功能、代谢和受体显像的技术。通过PET可发现早期原发性肺癌和转移灶，并且可以判断手术是否达到根治以及术后是否有转移或者复发。在判断肿瘤分期及疗效方面，PET优于现有的任何影像学检查。

（6）纤维支气管镜检查：诊断中央型肺癌的阳性率高，其管径细，可弯曲，易插入段支气管和其分支支气管，直接观察肿块，并且能够取得病理组织进行活检，还能直接对病灶进行处理，已成为确诊肺癌最重要的手段。

（7）胸腔镜检查：适用于肺部肿块经纤维支气管镜或经皮肺穿刺活检未能得到组织学

诊断，且不能耐受开胸手术的患者。其优点在于直观、准确，并可做活检。

（8）纵隔镜检查：是一种用于上纵隔探查和活检的方法，由于具有高度的敏感性和特异性，在国外被广泛应用于肺癌的术前分期。

（9）经胸壁穿刺活检：在CT引导下，用细针穿刺肺部，采取活检组织做病理学或细胞学检查，此方法用于1cm以上的周围型肺部病灶以及不能耐受支气管镜检查或开胸活检的患者，阳性率可达80%。

（10）转移病灶活检：已有颈部、锁骨上、腋下及全身其他部位肿块或结节的患者，可行肿块切除活检，以明确病理类型及转移情况，为选择治疗方案提供依据。

（11）肺癌标志物检查：目前对肺癌诊断、分期和监测有一定临床意义的肺癌标志物包括癌胚抗原（CEA）、神经元特异性烯醇化酶（NSE）、鳞状细胞癌抗原（SCC）、组织素肽抗原（TPA）、细胞角蛋白-19成分和异位激素等。

（12）其他：胸腔积液检查、开胸探查等。

知识点8：肺癌的治疗要点　　　　　　　　　　　　　　　副高：掌握　正高：熟练掌握

肺癌的治疗应明确其病理类型、临床分期，对患者整体状态进行全面评估，选择多种方法综合治疗，以减轻患者症状，改善其生存质量，延长生存期。小细胞肺癌较早发生转移，主要依赖化疗或放疗。非小细胞肺癌常为局限性病变，多进行外科手术，联合放化疗。

（1）手术治疗：是肺癌治疗的首选和最主要的方法。早期肺癌手术治疗通常能达到治愈效果。目的是切除肺部原发癌肿病灶和局部及纵隔淋巴结，尽可能保留健康的肺组织。适应证是Ⅰ、Ⅱ期和部分经过选择的ⅢA期（如$T_3N_1M_0$）的非小细胞肺癌，已明确纵隔淋巴结转移的患者，手术可在放疗化疗后进行。目前基本手术方式为肺切除术加淋巴结清扫。肺切除术的范围取决于病变的部位和大小。周围型肺癌施行肺叶切除加淋巴结切除术；中央型肺癌施行肺叶或一侧全肺切除加淋巴结切除术。若癌肿位于一个肺叶内，但已侵及局部主支气管或中间支气管，保留正常的邻近肺叶，切除病变的肺叶及一段受累的支气管，再吻合支气管上下切端，称为支气管袖状肺叶切除术；若相伴的肺动脉局部受侵，可同时做部分切除，端端吻合，称为支气管袖状肺动脉袖状肺叶切除术。

（2）放射治疗：是治疗肺癌的重要手段，联合化疗可以提高疗效。放疗是从局部消除肺癌病灶的一种手段，小细胞癌对放疗最为敏感，鳞癌次之，腺癌最差。单独应用放射疗法，患者3年生存率低，故通常综合应用放射、手术和药物疗法。一般在术后1个月，患者一般情况改善后开始放射治疗。对有纵隔淋巴结转移的肺癌，全剂量放疗联合化疗是主要的治疗方法。对有远处转移的晚期患者，放疗仅用于对症治疗，是一种姑息性治疗方法。

（3）化学药物治疗：对分化程度低的肺癌，特别是小细胞癌疗效较好。非小细胞肺癌一般不能治愈，只能缓解症状，改善患者生活质量。亦可单独用于晚期肺癌，以缓解症状，或与手术、放射疗法综合应用，以防止癌肿转移、复发，提高治愈率。

（4）生物治疗：

1）局部治疗：癌性胸腔积液引流排液后注入生物反应调节药，如溶链菌制剂、白细胞介素-2、干扰素等。

2）免疫治疗：发挥患者自身免疫功能，提高人体防御机制，杀伤肿瘤细胞或抑制肿瘤的转移灶形成，而无损于人体器官功能。现在较为成熟有效的免疫调节药有白细胞介素-2、干扰素、肿瘤坏死因子。文献报道，免疫调节药与化疗联合应用可提高疗效，手术后长期应用免疫调节药有减少转移的作用。

3）分子靶向治疗：利用肿瘤细胞可以表达特定的基因或基因的表达产物，将抗癌药物定位到靶细胞的生物大分子或小分子上，抑制肿瘤细胞的增殖，最后使其死亡。分子靶向药物作用的分子，正常细胞很少或不表达，在最大限度杀伤肿瘤细胞的同时，对正常细胞杀伤最小。分子靶向治疗药物包括：①以表皮生长因子受体（EGFR）为靶点的药物，如吉非替尼（易瑞沙）、伊马替尼（格列卫）、HER-2 抑制药（赫赛汀）。②以血管内皮生长因子（VEGF）为靶点的药物，如贝伐单抗（阿瓦斯汀）。

4）基因治疗：大致可分为基因替代、基因修饰、基因添加、基因补充和基因封闭，较为推崇的是基因添加，即额外地将外源基因导入细胞使其表达。目前肺癌的基因治疗策略为将含特异性肿瘤坏死因子（TAAs）编码序列的基因导入人体内，产生免疫应答杀伤肿瘤细胞。

知识点 9：肺癌的护理评估　　　副高：掌握　　正高：熟练掌握

（1）健康史：了解患者的年龄、性别、婚姻和职业，有无主动吸烟和被动吸烟史、吸烟的时间和数量等；了解患者家庭中有无肺部疾患、肺癌或其他肿瘤患者；了解患者有无其他部位肿瘤病史或手术治疗史；有无传染病史如肺结核等；有无其他伴随疾病如糖尿病、冠状动脉粥样硬化性心脏病（冠心病）、高血压、慢性支气管炎等。

（2）身体状况：评估患者有无咳嗽、咳痰、痰量及性状；有无咯血、胸闷、哮鸣、气促和胸痛；有无贫血、低蛋白血症；有无疼痛，疼痛的部位和性质；有无呼吸困难、发绀、杵状指（趾）。

（3）心理-社会状况：了解患者对疾病的认知程度，对手术有何顾虑，有何思想负担。了解朋友及患者家属对患者的关心、支持程度，患者家庭对手术的经济承受能力。

知识点 10：肺癌的护理诊断　　　副高：掌握　　正高：熟练掌握

（1）低效性呼吸形态：与肿瘤阻塞支气管、肺膨胀不良、呼吸道分泌物潴留、肺换气功能降低有关。

（2）营养失调，低于机体需要量：与肿瘤引起机体代谢增加、手术创伤等有关。

（3）气体交换受损：与肺组织病变、手术、麻醉、呼吸道分泌物潴留、肺换气功能降低等因素有关。

（4）焦虑与恐惧：与担心手术、疼痛、疾病的预后等因素有关。

（5）疼痛：与手术创伤有关。

（6）潜在并发症：出血、感染、肺不张、心律失常、哮喘发作、支气管胸膜瘘、肺水肿、急性呼吸窘迫综合征。

知识点11：肺癌的术前护理措施　　　　　　　　　　副高：熟练掌握　　正高：熟练掌握

（1）术前指导：①指导患者练习腹式深呼吸、有效咳嗽，以利于术后配合，促进肺复张。②指导患者使用深呼吸训练器，预防术后肺部并发症的发生。③指导患者进行下肢运动，避免术后深静脉血栓发生。④指导术侧上肢运动，以维持关节全范围运动。⑤告知患者术后胸膜腔闭式引流管留置的目的、注意事项和配合要点。

（2）呼吸功能锻炼：嘱患者戒烟，指导患者深呼吸和有效咳嗽，遵医嘱行雾化吸入，帮助患者咳出痰液。

（3）纠正营养和水分的不足：建立愉快的进食环境，提供色、香、味齐全的均衡饮食，注意口腔清洁以促进食欲。术前伴营养不良者，经肠内或肠外途径补充脂肪乳剂和复方氨基酸等，以改善营养状况，增强机体抵抗力并利于术后恢复。

（4）心理护理：耐心倾听患者及家属的诉说，认真回答他们提出的问题。向患者及其家属详细说明手术方案及术后注意事项，使患者有充分的心理准备，树立战胜疾病的信心。

知识点12：肺癌的术后护理措施　　　　　　　　　　副高：熟练掌握　　正高：熟练掌握

（1）体位护理

1）一般体位：全麻术后去枕平卧，头偏向一侧，待患者神志清醒、血压稳定后予半卧位。避免采用头低足高仰卧位，以防因横膈上升而妨碍通气。若有休克现象，可抬高下肢或穿弹性袜以促进下肢静脉血液回流。

2）特殊体位：①肺段切除术或楔形切除术者尽量选择健侧卧位，以促进患侧肺组织扩张。②一侧肺叶切除者，如呼吸功能尚可，可取健侧卧位，以利于手术侧残余肺组织膨胀与扩张；如呼吸功能较差，取平卧位，避免健侧肺受压而限制肺的通气功能。③全肺切除术者避免过度侧卧，可取1/4侧卧位，以预防纵隔移位和压迫健侧肺而致呼吸循环功能障碍。④血痰或支气管瘘管者取患侧卧位。

（2）维持生命体征平稳：心电监护24～48小时，严密观察生命体征，监测血压、脉搏和呼吸，并做好记录。注意有无呼吸窘迫，如有异常，及时报告医师处理。术后24～36小时内血压常有波动，需要严密观察。若血压持续下降，应考虑是否存在心功能不全、出血、组织缺氧或有效循环血量不足。

（3）保持呼吸道通畅：鼓励患者深呼吸、有效咳嗽和咳痰，必要时吸痰。观察患者呼吸频率、幅度和节律，以及呼吸音；观察患者有无呼吸困难、气急等症状，若有异常，及时报告医师予以处理，予以氧疗。若患者呼吸道分泌物黏稠，可用糜蛋白酶、地塞米松等药物进行雾化吸入，以达到稀释痰液、解痉等目的。

（4）保持留置管道通畅：保持静脉置管、胸膜腔闭式引流管、氧气管、导尿管等衔接紧密，在位通畅，固定牢靠，观察记录引流液量、颜色和性质。如有出血倾向使用止血药，出现活动性出血时做好手术止血准备。

（5）维持胸膜腔闭式引流通畅：按胸膜腔闭式引流常规护理。密切观察引流液量、色、性状，当引流出多量血液（每小时100~200ml）时，应考虑活动性出血，需立即报告医师。全肺切除术后，留置的胸膜腔闭式引流管呈钳闭状态，保证术后患侧胸膜腔内有一定的渗液，以保持患侧胸腔一定的压力，维持纵隔位置。观察气管是否居中，如气管明显向健侧移位，在排除肺不张后可酌情放出适量的气体或引流液，以维持气管、纵隔居中。每次放液量不宜>1000ml，速度宜慢，避免快速多量放液引起纵隔突然移位，导致心搏骤停。半钳闭时应保持引流管内水柱随呼吸波动的幅度为4~6cm。

（6）维持液体平衡：严格掌握输液的量和速度，防止短时间内输入大量液体引起循环负荷过重而导致肺水肿。全肺切除术后，应控制钠盐摄入量24小时补液量宜控制在2000ml以内，速度宜慢，以20~30滴/分为宜。记录出入液量，维持体液平衡。

（7）补充营养：当患者意识恢复且无恶心现象，拔除气管插管后即可开始饮水。肠蠕动恢复后，可进食清淡流质、半流质饮食；若患者进食后无任何不适改为普食。饮食宜高蛋白、高热量、丰富维生素、易消化，以保证营养，提高机体抵抗力，促进伤口愈合。左肺切除术后的患者因胃体升高而影响消化和排空功能，甚至出现胃扩张，因此术后可予禁食1~2天，待胃肠功能恢复后进食清淡流食。胃扩张明显影响呼吸者，安置胃管并持续胃肠减压，解除患者的呼吸困难症状。

（8）术后镇痛管理：开胸手术创伤大，加上胸腔引流管的刺激，胸肌及神经均受到损伤，切口疼痛较剧烈，患者常不敢深呼吸、咳嗽，引起分泌物潴留，导致肺炎、肺不张。目前用于临床的开胸术后的镇痛方法如下。①临时肌内注射和口服镇痛药：不良反应大，有用药不灵活、药物依赖性大、给药不及时的缺点。②硬膜外置管注射麻醉药或镇痛药：常发生低血压、恶心呕吐、嗜睡、尿潴留等并发症，且操作较复杂，麻醉平面不易控制，且硬膜外置管还可能引起严重的硬膜外腔感染等并发症。③患者自控镇痛（PCA）：可维持药物的有效浓度，避免不同个体使用常规剂量不足或用药过量的情况，但其配方中麻醉药同样具有各种相应的不良反应，年龄过大或过小、精神异常、无法控制按钮及不愿接受者不适合使用，同时仍存在尿潴留、便秘、嗜睡、恶心、呕吐甚至呼吸抑制等并发症。④肋间神经冷冻：是用高压气流使局部产生低温，使引起疼痛的肋间神经的功能暂时被阻断而处于"休眠"状态而导致无痛的方法。冷冻肋间神经镇痛作用持续时间长，能覆盖整个围术期，不良反应小，无嗜睡、恶心、呕吐、皮肤瘙痒、尿潴留、呼吸困难等不良反应，是一种值得推广的食管癌术后镇痛方法。但肋间神经冷冻镇痛后，慢性疼痛发生率增加，是值得注意的事件。

（9）术后活动和休息：鼓励患者早期下床活动，以预防肺不张，改善呼吸功能。手术当天床上活动包括排便排尿；术后第1天生命体征平稳，无头晕等不适时，鼓励和协助患者下床活动或在床旁站立移步，严密观察患者活动时的病情变化，出现气促、心动过速和出汗等症状时，应立即停止活动；术后第2天起可扶持患者在病房内活动，循序渐进，根据患者情况逐渐增加活动量。保持病房环境安静，保证患者每天6~8小时的睡眠时间。

1）肩关节活动：术后第 1 天开始可指导患者进行术侧手臂上举、外展、爬墙，以及肩关节向前、向后旋转、拉绳运动等肩臂的主动运动，以使肩关节活动范围恢复至术前水平，预防肩下垂。

2）下肢活动：主要目的在于预防深静脉血栓形成（DVT）。预防 DVT 的方法如下。①膝关节伸屈运动及足踝主、被动运动，可以增加腓肠肌泵的作用。足踝的屈伸、内外翻及环转运动能增加股静脉的血流速度，其中以主动环转运动对股静脉血流的促进作用最强，预防效果最为理想。术后第 1 天起即可开始进行，每天不少于 3 次。②据患者体质、病情，酌情鼓励患者进行术后床旁活动，活动需循序渐进，可于术后第 1~2 天开始进行。下床活动宜采取逐渐改变体位的方式进行，如坐起→双腿下垂床边→缓慢站立，增加循环系统的适应时间。若患者感觉眩晕，应让其平卧，待症状缓解后，间隔几个小时再下床。床旁活动的量不宜过大，以患者不感到疲倦为宜。③应用弹力袜。弹力袜可产生由下到上的压力，适度压迫浅静脉，增加静脉回流量以及维持最低限度的静脉压，可在早期离床活动时穿戴。④应用下肢间歇充气泵。下肢间歇充气泵是通过间歇充气的长筒靴使小腿由远而近地顺序受压，利用机械原理促使下肢静脉血流加速，减少血流淤滞，可在手术当天使用。

| 知识点 13：肺癌术后并发症的观察与护理 | 副高：熟练掌握　正高：熟练掌握 |

（1）出血：手术时胸膜粘连紧密、止血不彻底或血管结扎线脱落，胸腔内大量毛细血管充血及胸腔内负压等因素均可导致胸腔内出血。应密切观察患者的生命体征，定时检查伤口敷料及引流管周围的渗血情况；胸腔引流液的量、颜色和性状。当引流的血性液体量多（每小时 100~200ml）、呈鲜红色、有血凝块，患者出现烦躁不安、血压下降、脉搏增快、尿少等血容量不足的表现时，应考虑有活动性出血。需立即通知医师，在监测中心静脉压下加快输血、补液速度，给予止血药，保持胸腔引流管通畅，确保胸内积血能及时排出，注意保温。必要时做好开胸探查止血的准备。胸腔积液达到 500ml/h，胸腔积液血红蛋白检查 >50g/L 时，为开胸止血术的指征。

（2）肺炎和肺不张：麻醉药的不良反应使患者的膈肌受抑制，患者术后虚弱无力及疼痛、胸带包扎过紧等，限制了患者的呼吸运动；不能有效咳嗽排痰，导致分泌物滞留堵塞支气管，引起肺炎、肺不张。肺不张多在术后 24~48 小时开始出现症状，患者表现为烦躁不安、不能平卧、心动过速、体温升高、哮鸣、发绀、呼吸困难等症状。血气分析显示为低氧血症、高碳酸血症。胸部 X 线片显示气管偏向患侧，可见段性不张或一叶肺不张，或仅可见局部一片密度增高的阴影。深呼吸、咳嗽、雾化吸入等是清除呼吸道分泌物和解除呼吸道阻塞的首选方法，特别是对轻度肺不张的患者效果最佳。对重度肺不张患者，如呼吸道内有大量分泌物潴留并造成呼吸道梗阻的患者，可用纤维支气管镜吸痰。病情严重时可行气管切开，以确保呼吸道通畅。

（3）心律失常：多发生于术后 4 天内，与缺氧、出血、水、电解质、酸碱失衡有关。患者术前合并糖尿病、心血管疾病者，术后更易并发心律失常。全肺切除术后的患者约有 20% 可出现心动过速、心房颤动、室性或室上性期前收缩等心律失常。术后应持续心电监护，如有异常，立即报告医师，酌情应用抗心律失常药，密切观察心率、心律，严格掌握药物剂量、浓度、给药方法、速度，观察药物的疗效及不良反应，控制静脉输液量和速度。

（4）支气管胸膜瘘：多发生于术后1周左右。常见原因：支气管残端处理不当；术后胸腔感染侵蚀支气管残端；支气管黏膜本身有病变，影响残端愈合；一般情况差、严重贫血等。患者常出现刺激性咳嗽、发热、呼吸短促、胸闷等症状。尤其会随体位变化出现刺激性的剧烈咳嗽，早期痰量多，为陈旧血性痰液，有腥味，性质类似胸腔积液，以后则逐渐呈果酱色，当已发生脓胸时，可咳出胸腔内的脓汁痰。在支气管胸膜瘘进行保守治疗期间，护士应协助医师做到：①及时行胸腔闭式引流术，保持引流通畅，排出脓液，控制感染。②帮助患者掌握日常管路放置位置，指导带管活动方法，嘱患者取患侧卧位，以防漏出液流向健侧。③注意观察有无张力性气胸。④当引流管间断开放时，应注意观察敷料情况，潮湿时及时更换，保护管口周围皮肤不被脓液腐蚀。⑤遵医嘱给予有效抗生素，积极控制感染。⑥加强营养，改善全身状况，促进瘘口愈合。

（5）肺水肿：与患者原有心脏疾病、病肺切除、余肺膨胀不全，输液量过多、速度过快，使肺泡毛细血管床容积明显减少有关，尤以全肺切除患者更为明显。患者表现为呼吸困难、发绀、心动过速、咳粉红色泡沫痰等。一旦发生，立即减慢输液速度，控制液体入量；给予吸氧，氧气以50%乙醇湿化；保持呼吸道通畅；给予心电监护、强心、利尿、镇静及激素治疗，安抚患者紧张情绪。

知识点14：肺癌的健康指导　　　　　　　副高：掌握　正高：掌握

（1）生活指导：保持休养环境安静、舒适，室内保持适宜的温湿度，每日上、下午各开窗通风至少半小时，以保持空气新鲜。根据天气变化增减衣服，不要在空气污浊的场所停留，避免被动吸烟，尽量避免感冒。保持良好的口腔卫生，如有口腔疾病应及时治疗。

（2）心理指导：向患者耐心解释治疗的安全性和有效性，鼓励患者多参加有益于身心健康的集体活动，转移患者注意力，以积极的心态面对疾病，解除焦虑和不安。

（3）饮食指导：拔除气管插管4小时后可进食半流质饮食，指导患者选择高蛋白、高营养、高维生素、易消化饮食。患者术后卧床，肠蠕动减弱，应多食蔬菜、水果类富含维生素的食物，以保持排便通畅。不吃或少吃辛辣刺激的食物，禁烟酒。

（4）活动和休息指导：术后保持适当活动，每日坚持进行低强度的有氧锻炼如散步、打太极等，多做深呼吸运动，锻炼心肺功能。保持乐观开朗的心态，充分调动身体内部的抗病机制。每日保持充分休息与活动。

（5）随诊及复查：术后伤口周围出现的疼痛或麻木属于正常反应，随时间推移，症状会逐渐减轻或消失，不影响活动。出院3个月后复查。若出现伤口疼痛、剧烈咳嗽、咯血等症状或出现进行性倦怠情况，应返院复诊。如术后需进行放疗和化疗等，应指导其坚持完成相应疗程以提高疗效，并告知注意事项。

第十五章 纵隔疾病患者的护理

第一节 概 述

知识点1：纵隔的解剖生理概要　　　　　　　　　　　正高：熟练掌握

　　纵隔在胚胎期起源于中间结构，因此在胸腔的中部，即纵隔内有心脏和大血管穿行。纵隔的前面为胸骨及相邻的肋骨，后面为脊椎及相邻的肋骨，两侧为壁胸膜的中间部分，上面为第1对肋骨，下面为膈肌。临床上常将纵隔划分为若干区。最早的定位将纵隔分为上纵隔、中纵隔、前纵隔和后纵隔4个区域。上纵隔从胸骨角至第4胸椎下缘做一横线至胸廓上口；前纵隔自上纵隔至膈肌及胸骨至心包；后纵隔包括自心包后方的所有组织；中纵隔包含前纵隔至后纵隔内所有的结构。各区域内分别含有：①上纵隔内有上段气管和食管、胸腺、肺动脉、主动脉弓及其分支。②前纵隔含有胸腺、脂肪、淋巴结和疏松结缔组织。③中纵隔是心包和心脏所在，还有气管分支、主支气管和支气管淋巴结及大血管。④后纵隔内有食管、胸导管、胸降主动脉，迷走神经及交感神经。也有将纵隔分为前上、中及后纵隔3个区。前上纵隔自胸廓上口至膈肌，前自胸骨至心包前缘；后纵隔自胸椎前缘至肋骨，上自胸廓上口至膈肌；中纵隔包括前上纵隔至后纵隔之间的所有结构。

知识点2：纵隔各区域内常见疾病　　　　　　　　　　正高：熟练掌握

　　（1）上纵隔：胸腺瘤、淋巴瘤、胸内甲状腺。
　　（2）前纵隔：胸腺瘤、畸胎瘤、脂肪瘤、纤维瘤、纤维肉瘤、生殖细胞肿瘤、胸腺囊肿。
　　（3）中纵隔：淋巴瘤、支气管囊肿、心包囊肿。
　　（4）后纵隔：神经纤维瘤、胸导管囊肿、胃肠源性囊肿、纤维肉瘤、嗜铬细胞瘤。

第二节 纵隔肿瘤

知识点1：纵隔肿瘤的病因及发病机制　　　　　　　　正高：熟练掌握

　　纵隔肿瘤可以发生在任何年龄，以青、中年为多见。多数肿瘤是在无症状的情况下常规胸部X线检查时发现。纵隔肿瘤的诊断与治疗是纵隔外科的重要部分。纵隔肿瘤是因为异位细胞或组织种植纵隔造成细胞的异常增生而发生的。影像学检查是诊断本病的主要依据，良性肿瘤患者多无明显症状，经积极治疗一般预后较好。

知识点2：纵隔肿瘤的临床表现 正高：熟练掌握

患者症状与肿瘤的良恶性、大小、部位等有关。大多数良性纵隔肿瘤临床上常无症状，多于体检时发现。恶性纵隔肿瘤较小时就可出现症状，常见的症状有如下几种。

（1）呼吸道症状：胸闷、胸痛一般发生于胸骨后或患侧胸部，多数恶性肿瘤侵入骨骼或神经时疼痛剧烈，咳嗽常为气管或肺组织受压所致，咯血较少见。

（2）神经系统症状：肿瘤压迫或侵蚀神经产生各种症状，如肿瘤侵及膈神经可引起呃逆及膈肌运动麻痹；如肿瘤侵犯喉返神经，可引起声音嘶哑；如交感神经受累，可产生霍纳综合征；侵蚀肋间神经时，可产生胸痛或感觉异常；如压迫脊神经引起肢体瘫痪。

（3）感染症状：囊肿破溃或肿瘤感染影响到支气管或肺组织时，出现一系列感染症状。

（4）压迫症状：上腔静脉受压多见于恶性胸腺瘤及淋巴性恶性肿瘤。食管、气管受压，可出现气短或下咽梗阻等症状。

（5）特殊症状：畸胎瘤破入支气管，患者咳出皮脂物及毛发；支气管囊肿破裂与支气管相通，表现支气管胸膜瘘症状；极少数胸内甲状腺肿瘤的患者有甲状腺功能亢进症状；胸腺瘤的患者有时伴有重症肌无力症状。

（6）并发症表现：出血、脓胸、伤口感染。

知识点3：纵隔肿瘤的辅助检查 正高：熟练掌握

（1）X线检查：胸部正侧位X线片；支气管造影、断层造影、血管造影；纵隔充气造影检查。评估肿瘤大小、位置。

（2）CT：提供更精确的肿瘤范围、对胸壁的侵袭，以及后纵隔肿瘤对椎体的破坏及其与椎管内肿瘤的关系等。

（3）超声波检查：明确肿瘤的性质（实性、囊性）、与邻近组织器官的关系等。

（4）经皮穿刺活检：在CT引导下进行，通过经皮穿刺组织活检获得的细胞学诊断，对于鉴别纵隔良性、恶性肿瘤正确率达到80%~90%。

（5）MRI：临床上应用逐渐增多，对于心脏大血管畸形及血管瘤的诊断有特殊的价值，是区分纵隔肿瘤与升（降）主动脉瘤敏感而有效的检查方法。对造影剂过敏的患者更适合MRI检查，能够判断软组织肿瘤的成分、神经源性肿瘤对脊柱周围组织影响程度，以及判断纵隔肿瘤与血管、支气管的关系等。

知识点4：纵隔肿瘤的治疗要点 正高：熟练掌握

纵隔肿瘤的治疗方式根据肿瘤性质的不同而有所不同。良性纵隔肿瘤一般可手术完整切除，而恶性纵隔肿瘤绝大多数仍以手术治疗为主，对于不能完整切除的肿瘤也应尽可能切除，术后加以放疗和化疗。但淋巴源性及部分生殖细胞肿瘤一般不适合手术，放疗和化疗效果更好。

（1）放疗/化疗：对于不能切除或切除不彻底、已侵犯周围器官或已出现远处转移的恶性纵隔肿瘤患者，不宜手术，应依据病理性质进行放疗或化疗。此外，淋巴源性肿瘤适合放疗和化疗，治疗效果更好，而非精原细胞性生殖细胞瘤适合化疗。同时，放化疗时需注意食欲缺乏、出血、便秘、脱发、腹泻、恶心、呕吐、皮肤瘙痒等常见不良反应。

（2）手术治疗：对于绝大多数原发性纵隔肿瘤，只要无年老体弱或其他不宜手术疾病等禁忌证，均可进行手术治疗。纵隔肿瘤手术一般在全麻气管插管下进行，主要方式有常规开胸手术、传统或机器人辅助下的电视胸腔镜手术和纵隔镜手术等。

1）常规开胸手术：是一种传统术式，是通过开胸暴露肿瘤并进行切除的方法。该方法能很好地暴露肿瘤，适合巨大肿瘤的切除，但创伤较大，术后恢复较慢。

2）电视胸腔镜手术或纵隔镜手术：是指在电视胸腔镜或纵隔镜引导下，在胸壁上的小开口内操作手术器械，对肿块进行切除的方法。与常规开胸手术相比，该方法具有创伤小、术野清晰、术后恢复快的优点，适用于后纵隔肿瘤、纵隔囊肿、良性畸胎瘤和较小的胸腺瘤者，不适合肿瘤过大或肿瘤外侵严重的患者。

3）机器人纵隔肿瘤手术：是近年来新兴的手术方式，整合了常规开胸术和胸腔镜和纵隔镜手术的优点，定位更精确、视野更清晰、操作更灵活稳定、创伤更小，术后恢复较快。

术后注意事项：术后应保持引流管的引流通畅及伤口周围清洁，避免感染；逐渐加强咳嗽和排痰，促进肺功能的恢复；如病情允许，可早期下床适当活动，避免形成下肢静脉血栓。

知识点5：纵隔肿瘤的护理评估　　　　　　　　　　　　　　**正高：熟练掌握**

（1）健康史：了解患者家族中有无纵隔肿瘤病史。

（2）身体状况：评估患者有无胸闷、胸痛、咳嗽等症状，是否影响患者的生活质量；评估肿瘤位置、大小、数量；评估患者全身重要脏器的功能状况，有无转移灶的表现及恶病质。

（3）心理-社会状况：了解患者有无恐惧或焦虑，程度如何；评估患者及家属对疾病及预后的认知、心理承受能力及相关知识的了解程度。

知识点6：纵隔肿瘤的术前护理措施　　　　　　　　　　　**正高：熟练掌握**

（1）全面评估患者：评估生命体征、行动自理能力。有无食管和气管压迫症状，如有气管移位或气管压迫症状，需吸氧，备气管切开用具和吸痰器等。

（2）禁止吸烟：要求患者在术前2周停止吸烟，吸烟可使呼吸道黏膜运动减弱、迟缓，降低其对肺部的净化作用，增加呼吸道阻力。

（3）术前准备：术前禁饮食、备皮、配血、留置胃管及导尿管，训练正确有效的咳痰方法。备好术后需要的各种物品如胸带、尿垫、痰杯、大小便器等，术前1天晚10：00后禁食水，术晨取下义齿、首饰等。

（4）术前检查：协助患者做好术前相关检查工作。

知识点 7：纵隔肿瘤的术后护理措施　　　　　　　　　　　　　　正高：熟练掌握

（1）严密观察生命体征：包括体温、血压、脉搏、呼吸。观察并记录生命体征，15 分钟测 1 次，病情平稳后可改为 1~2 小时测 1 次。

（2）保持呼吸道通畅：麻醉未清醒前去枕平卧，头偏向一侧，防止呕吐物吸入呼吸道。清醒后抬高床头 30°~45°，垫枕，鼓励患者咳嗽、深呼吸并协助排痰，观察记录痰液的性状和量。生命体征平稳后，协助患者坐起，叩背、咳痰，必要时按压胸骨上窝处气管，以刺激咳嗽排痰。给予雾化吸入湿化呼吸道，稀释痰液，必要时给予吸痰。做正中切口者，应注意有无血肿压迫引起的呼吸困难和颈静脉怒张。

（3）吸氧：根据病情行鼻导管或面罩吸氧。一般鼻导管吸氧，氧流量给予 2~4L/min（小儿酌减），至氧饱和度正常时方可停用。

（4）引流管的护理：经常检查引流管连接和固定情况，活动、翻身时要避免引流管打折、受压、扭曲、松动、脱出等。定时挤压引流管，检查胸腔引流袋是否破损漏气，如使用水封瓶应确保引流管口在水面以下 2~3cm 处，注意水柱波动的幅度，防止瓶身倾斜或破碎。更换引流袋或引流瓶时，保持无菌，应先夹闭引流管，防止气体、液体进入胸腔造成气胸或感染。

（5）引流液的观察：注意观察引流液的颜色、量和性质，如引流液鲜红、浓稠，每小时 >300ml 或持续 5 小时，每小时超过 200ml，且生命体征不稳定，说明有活动性出血，应及时报告医师，做好手术止血的准备。

（6）并发症的预防和护理：准确记录出入量，控制输液速度，以防发生心力衰竭或急性肺水肿。协助并鼓励患者早期活动及功能锻炼，以利肺膨胀，防止肺不张。

（7）心理护理：给予患者同情、理解、关心、鼓励、帮助。

（8）基础护理：卧床期间，保持半卧位，以利于引流液流出。协助患者床上排便，保持床单位整洁和卧位舒适。定时翻身，按摩骨突处，防止皮肤发生压疮。满足患者生活上的合理需求，给予晨晚间护理。女性患者会阴冲洗，每天 1 次。

知识点 8：纵隔肿瘤的健康指导　　　　　　　　　　　　　　　　　正高：掌握

（1）详细介绍出院后有关事项，将有关资料交给患者或家属，告知复诊时间及日常生活、锻炼中的注意事项。

（2）指导患者术后注意劳逸结合，避免过度劳累，适当进行户外活动及轻度体育锻炼，以增强体质，防止感冒及其他并发症，戒烟、禁酒。

（3）告诉老年患者家中应备有氧气袋或氧气瓶，活动后若感觉憋气、呼吸加快，可给予低流量吸氧。

（4）指导患者进食有营养、易消化的食物，多食蔬菜、水果，保持排便通畅。若手术涉及纵隔淋巴结及淋巴管等则恢复期应控制脂肪摄入。

（5）告诉患者术后伤口不适、疼痛可持续数月，可口服镇痛药。同时保持皮肤清洁，可擦澡或淋浴，短期内不可泡澡。

（6）告诉患者预防上呼吸道感染，尽量避免去空气污浊，人群嘈杂的地方。

（7）指导患者保持心情舒畅和充足的睡眠，每晚持续睡眠应达到6~8小时。

（8）告诉患者遵医嘱按时用药，术后3个月到门诊复查，以后定期随诊，以便及时了解病情变化，如有异常及时来院就诊。

知识点9：胸腺瘤的概念　　　　　　　　　　　　　　　正高：熟练掌握

胸腺是一具有内分泌腺功能并影响周身淋巴器官发生、发育的中枢性淋巴器官，也是具有免疫功能的重要器官。胸腺瘤是最常见的纵隔肿瘤之一，是一组来源于不同胸腺上皮细胞，具有独特临床病理特点和伴有多种副肿瘤症状的疾病。

知识点10：胸腺瘤的病理生理　　　　　　　　　　　　正高：熟练掌握

胸腺瘤根据细胞形态特点与相对数量比例可分为4种类型。①上皮细胞型：占胸腺瘤的27%~34%。该型以上皮细胞为主。②梭形细胞型：占2%~4%。有的学者认为其为上皮细胞的变异型。③淋巴细胞型：占20%~27%。主要成分为淋巴细胞，呈弥漫性增生或结节状增生时见淋巴生发中心。④混合型：占40%~45%。胸腺瘤有良性及恶性之分，目前认为良恶性难以明确分界，故提议分为侵袭性与非侵袭性。大多数胸腺瘤在组织细胞学上呈良性表现，一部分在生物行为学上呈侵袭性生长，属于恶性胸腺瘤，即组织细胞学表现呈典型的恶性特征。胸腺瘤呈良性特征时包膜完整，与周围无粘连，呈恶性特征时包膜不完整，表面粗糙，向邻近结构浸润性生长，可累及胸膜、心包、大血管，如侵及胸膜可以引起胸腔积液，侵及心包可引起心包积液。从病理上讲胸腺瘤可以完全呈囊性，称为胸腺囊肿。若胸腺组织中混有大量脂肪组织则称为胸腺脂肪瘤。

知识点11：胸腺瘤的临床表现　　　　　　　　　　　　正高：熟练掌握

（1）症状与体征：小的胸腺瘤多无临床主诉，也不易被发现。肿瘤生长到一定体积时，常见的症状是胸痛、胸闷、咳嗽及前胸部不适。生长到相当大体积，压迫无名静脉出现上腔静脉梗阻综合征的表现；剧烈胸痛，短期内症状迅速加重；严重刺激性咳嗽；胸腔积液致呼吸困难；心包积液引起心悸、气短；周身关节骨骼疼痛，均提示恶性胸腺瘤或胸腺癌的可能。18%胸腺瘤患者可出现体重下降、疲劳、发热、盗汗等。

（2）胸腺从属综合症状

1）重症肌无力：15%的胸腺瘤患者合并重症肌无力。

2）红细胞发育不全：5%的胸腺瘤患者可合并红细胞发育不全，红细胞发育不全的患者有近50%合并胸腺瘤。

3）低丙种球蛋白血症：约10%丙种球蛋白不足的患者合并胸腺瘤。

4）全身性红斑狼疮：约2.5%的患者合并红斑狼疮，较少见。

知识点12：胸腺瘤的辅助检查　　　　　　　　　　　　　　　正高：熟练掌握

（1）X线检查：胸部X线平片正位相，胸腺瘤常表现为一侧隔增宽或突向一侧胸腔的圆形或椭圆形致密影，突向右侧多于左侧，也可见突向双侧胸腔。突向左侧常被主动脉球掩盖，突向右侧可与上腔静脉重叠。肿物影边缘清晰锐利，有的呈分叶状。侧位像可见位于胸骨后心脏大血管前密度均匀形态上呈实质性肿块影。

（2）胸部CT检查：是先进而敏感的检查纵隔肿瘤的方法，它能准确地显示肿瘤的部位、大小、突向一侧还是双侧、肿瘤的边缘、有无周围浸润，以及外科可切除性的判断。

（3）病理活检：在治疗前取活检做组织学分类是必要的，因为纵隔肿瘤种类很多，用针刺做细胞学检查或特殊空针穿取组织学分类更好。必要时，开胸探查取冷冻组织学检查的同时，决定可否施行手术。

（4）MRI：临床上应用逐渐增多，对于心脏大血管畸形及血管瘤的诊断有特殊的价值，是鉴别纵隔肿瘤与升（降）主动脉瘤敏感而有效的检查方法。

知识点13：胸腺瘤的治疗要点　　　　　　　　　　　　　　　正高：熟练掌握

（1）外科手术治疗：外科手术切除尤其是扩大胸腺切除术是目前国内外学者公认的治疗胸腺瘤首选治疗方法，也是胸腺瘤综合治疗的关键。

（2）放射治疗：由于胸腺肿瘤细胞对放射线较为敏感，因而放射治疗在胸腺瘤的治疗中占有相当重要的地位。可作为单独治疗，也可作为术后辅助治疗、补救治疗及新辅助综合治疗。对于不可切除的病灶即在诱导化疗中进展的病灶或是未完整切除的侵袭性的胸腺瘤或胸腺癌，或局部晚期疾病在化疗和手术后的辅助，患者均应接受放疗。

（3）化学药物治疗：随着以顺铂为主的化疗方案的不断发展，很多学者陆续报道了化学药物治疗Ⅲ期、Ⅳ期胸腺瘤的个案病例，并取得一定疗效。胸腺瘤的常用化疗药物包括顺铂、多柔比星、环磷酰胺、依托泊苷、紫杉醇等。

知识点14：胸腺瘤的护理评估　　　　　　　　　　　　　　　正高：熟练掌握

（1）健康史：了解家族中有无胸腺瘤发病者，初步判断发生的时间，发病特点。

（2）身体状况：了解患者肌无力、上睑下垂、吞咽困难的程度。评估患者全身症状及有无合并综合征。

（3）心理-社会状况：了解患者有无恐惧或焦虑，程度如何。评估患者及家属对治疗及预后的认知、心理承受能力及对疾病相关知识的了解程度。

知识点 15：胸腺瘤的护理诊断　　　　　　　　　　　　正高：熟练掌握

（1）营养失调，低于机体需要量：与咀嚼肌无力、吞咽困难所致进食减少有关。

（2）清理呼吸道无效：与咳嗽无力及气管分泌物增多有关。

（3）潜在并发症：重症肌无力、单纯红细胞再生障碍性贫血、肾病综合征、肾炎等。

知识点 16：胸腺瘤的护理措施　　　　　　　　　　　　正高：熟练掌握

（1）术前护理

1）术前给予服用抗胆碱能药物，严密观察用药后反应。

2）咳嗽无力的患者，术前需帮助训练有效咳嗽及深呼吸。

3）吞咽乏力者应给予静脉营养支持以改善营养不足。

4）床边须准备好气管切开包和人工呼吸机。

（2）术后护理

1）密切观察肌无力危象如手握力、吞咽情况，加强对患者呼吸的监护，若出现呼吸困难，应立即行气管插管或气管切开，并以呼吸机辅助呼吸。

2）根据术前用药量及术后的一般情况，严密观察用药后反应，正确判断用药不足和用药过量。

3）加强呼吸道护理，鼓励患者咳嗽、咳痰，排除呼吸道分泌物，保持呼吸道通畅，气管切开患者须加强气管切开术后的护理。

4）术后应尽量避免一切加重神经-肌肉传递障碍的药物，如地西泮、吗啡、利多卡因及某些抗生素。

5）观察患者饮食情况，有食物反流者可置鼻饲管。

6）基础护理：①患者术后清醒后，可改为半卧位，以利于伤口引流及减轻腹压，减轻疼痛。②患者卧床期间，应协助其保持床单位整洁和卧位舒适，定时翻身，按摩骨突处，防止皮肤发生压疮。③满足患者生活上的合理需求。④晨晚间护理。⑤雾化吸入每天 2 次，女性患者会阴冲洗每天 1 次。

7）术后会出现疼痛、恶心、呕吐、腹胀等不适，及时通知医师，对症处理，减少患者的不适感。

8）术后 24~48 小时即可离床活动。

9）给予心理疏导和安慰，以增强战胜疾病的信心。

知识点 17：胸腺瘤的健康指导　　　　　　　　　　　　正高：掌握

（1）指导患者合理营养，增加蛋白质、维生素等的摄入，增强体质，利于术后恢复。

预防上呼吸道感染。

（2）告诉患者保证足够的睡眠，养成定时作息的良好习惯；注意劳逸结合，避免劳累。

（3）指导有上睑下垂、复视者、在日常生活中应防止跌伤，住院期间起居应有人陪护。

（4）指导患者服用抗胆碱酯酶药如新斯的明、溴吡斯的明时，要遵照医嘱，不能随意加量。外出时要带药。禁止使用对神经-肌肉传递阻滞的药物，如庆大霉素、链霉素、阿米卡星、普萘洛尔等，以免加重病情，加重肌无力。

（5）指导患者使用免疫抑制药时应定期测血常规，并注意肝肾功能变化。

知识点18：胸腺癌的概念	正高：熟练掌握

胸腺癌是发生在胸腺的以恶性细胞学和结构为特征的上皮性肿瘤，其生物学行为不同于一般的恶性胸腺瘤，而与相同细胞类型的肺癌极为相似。在临床上较为少见。胸腺癌包含多种病理类型，目前还缺乏标准的治疗手段，多采用手术联合放化疗的综合治疗。胸腺癌目前病因不明确，好发于40~60岁人群，男女无明显差异。

知识点19：胸腺癌的病理分型	正高：熟练掌握

根据不同病例的细胞组织学形态的不同，多数学者主张将胸腺癌细胞分为8个亚型：鳞状细胞癌、类淋巴上皮癌、基底细胞样癌、黏液表皮样癌、肉瘤样癌（癌肉瘤、梭形细胞癌）、腺鳞癌、透明细胞癌、未分化癌。其中以鳞状细胞癌为多，腺鳞癌及类淋巴上皮癌次之。

知识点20：胸腺癌的临床表现	正高：熟练掌握

胸腺癌的症状与肺癌等恶性肿瘤非常类似。大多数患者表现为胸痛或胸部不适，部分患者可有消瘦、盗汗、咳嗽、呼吸困难等症状。比较常见的是上腔静脉综合征等周围结构组织受累表现。重症肌无力较胸腺瘤少见，若有则需要排除胸腺癌合并胸腺瘤的可能。大多数胸腺癌患者一经发现就有侵袭周围组织或转移的表现。多数会向前纵隔淋巴结、胸膜、无名静脉、心包、肺等部位扩散转移，最常见的远处转移部位为肾、骨、肺及肝。极少数患者可伴有系统性红斑狼疮等自身免疫病。

知识点21：胸腺癌的辅助检查	正高：熟练掌握

（1）免疫组化检查：是诊断胸腺癌以及将胸腺癌与恶性胸腺瘤、肺癌及其他恶性肿瘤相鉴别的最主要手段。多数学者通过大量的研究发现，细胞角蛋白单克隆抗体几乎在所有的胸腺癌患者呈阳性反应，并且不同的细胞角蛋白单抗的应用有助于胸腺癌亚型的诊断。

（2）EB 病毒抗体测定：目前在诊断胸腺类淋巴上皮癌时，可进行 EBV 抗体测定。患胸腺类淋巴上皮癌时其抗体滴度明显升高。

（3）胸部 X 线检查：最常见表现是实质性肿块，阴影大多位于前上纵隔胸腺区域，大小不一，形态多不规则，密度较浓尚均匀，为典型的实质性肿块表现。肿块若突向一侧胸腔，可与肺门及大血管阴影相重叠。少数病例可见胸骨骨质破坏表现。

（4）胸部 CT 检查（推荐增强）：对判断胸腺癌有无外侵及外侵程度有重要价值。表现为前上纵隔呈类圆形或不规则形肿块，并可清晰地显示胸腔积液或心包积液的程度。增强CT 片可清晰显示肿块与大血管的关系，对手术方案的设计有十分重要的参考价值。

知识点 22：胸腺癌的治疗要点　　　　　　　　　　　正高：熟练掌握

胸腺癌恶性程度高，预后较差，治疗原则首选外科手术切除，在外科切除（包括姑息性切除）的基础上加用局部放疗与全身化疗。

（1）手术治疗：原则上，可切除的胸腺癌尽量选择手术切除；潜在可切除的胸腺癌可考虑在新辅助治疗后进行手术治疗，尽可能切除病灶。手术是胸腺癌治疗的重要方式。可完全切除的胸腺癌患者首选根治性手术切除，切除肿瘤与周围受累组织，包括全部胸腺组织、纵隔脂肪、淋巴结、部分胸膜、心包、肺及膈神经。若不能完全切除，先明确组织学分型，之后行以放化疗为主的综合治疗，若肿瘤缩小、降期，达到部分缓解，可再行手术完整切除治疗；若仍不能完全切除，则继续化疗联合/不联合放疗。Ⅳa 或 Ⅳb 期胸腺癌患者予全身化疗。胸腺癌直径较大、已有广泛远处转移者，可行姑息性手术，以减少肿瘤负荷，缓解道受阻、解除上腔静脉综合征、延长患者生存期。

（2）化疗：可作为术前新辅助治疗或者不可手术患者的治疗方法。一线化疗方案包括CAP 方案（环磷酰胺＋多柔比星＋顺铂，为首选方案）、PE 方案（依托泊苷＋顺铂）、CAP＋糖皮质激素、ADOC 方案（环磷酰胺＋多柔比星＋长春新碱＋顺铂）、VIP 方案（依托泊苷＋异环磷酰胺＋顺铂）、卡铂/紫杉醇；二线化疗方案包括依托泊苷、异环磷酰胺、培美曲塞、奥曲肽、5-氟尿嘧啶（5-FU）＋亚叶酸钙、吉西他滨、紫杉醇等。

（3）放疗：给予瘤床及临近纵隔放疗，通常剂量为 45～50Gy，术后的残余肿瘤，给予60Gy 或以上剂量照射治疗。

知识点 23：胸腺癌的护理评估　　　　　　　　　　　正高：熟练掌握

（1）健康史：了解家族中有无胸腺癌发病者，初步判断发生的时间，发病特点。

（2）身体状况：了解患者有无胸痛或胸部不适的表现，有无消瘦、盗汗、咳嗽、呼吸困难等症状，有无外侵或转移表现。

（3）心理-社会状况：了解患者有无恐惧或焦虑，程度如何。评估患者及其家属对治疗及预后的认知、心理承受能力及对疾病相关知识的了解程度。

知识点 24：胸腺癌的护理诊断　　　　　　　　　　正高：熟练掌握

（1）疼痛：与癌细胞侵入或转移有关。

（2）气体交换障碍：与呼吸道分泌物潴留、咳嗽咳痰无力、手术、麻醉等因素有关。

（3）营养失调，低于机体需要量：与肿瘤引起机体代谢增加、手术创伤等有关。

（4）焦虑与恐惧：与担心手术、疼痛、疾病的预后等因素有关。

（5）潜在并发症：重症肌无力、单纯红细胞再生障碍性贫血、肾病综合征、肾炎等。

知识点 25：胸腺癌的护理措施　　　　　　　　　　正高：熟练掌握

（1）加强呼吸道管理：胸腺癌患者咽分泌物增多，呼吸肌无力可引起呼吸困难，应首先保证患者呼吸道通畅，清除呼吸道分泌物，及时吸痰，必要时留置胃管，持续减压，以免胃内容物反流阻塞呼吸道引起窒息，可注射新斯的明恢复吞咽反射。患者出现呼吸肌无力时，协助患者翻身叩背，以利痰咳出。观察患者的呼吸幅度及通气功能，如患者出现肌无力危象，新斯的明效果不佳，应配合医师，采取气管切开及人工呼吸机辅助呼吸。

（2）合理使用呼吸机：使用呼吸机时，注意观察患者呼吸的幅度、节律，注意雾化，防止痰液结痂，及时吸痰。自主呼吸较强的患者可间断使用呼吸机，锻炼呼吸肌的功能，有的患者易产生呼吸机依赖，呼吸音清，无感染者可试停机及延长停机时间，逐渐撤除呼吸机，如病情出现反复，药物难以控制，可再次使用。

（3）注意肌无力危象与胆碱危象的观察与鉴别：在抢救肌无力危象的同时，由于应用较多的新斯的明，应防止发生胆碱危象，如出现神经系统症状、出汗、流涎、心率减慢、肌肉震颤可肌内注射阿托品解救。护理中要注意观察肌无力危象与胆碱危象的不同表现，并加以鉴别，为准确判断病情提供依据，以便抢救。

（4）预防感染：要勤洗手，特别是在饭前饭后，上洗手间前和上洗手间后；要远离患有感冒及有传染病的人；避免去人多的地方。

（5）饮食护理：饮食宜清淡，选择蔬菜、水果等含多种维生素和纤维素的食物，忌油腻、辛辣、油煎炒之物。可食莲子、淮山药、薏苡仁粥，以健脾益气。

（6）中药调理：中药可给予健脾理气、降逆止呕之四君子汤加陈皮、法半夏、竹茹等。

知识点 26：胸腺癌的健康指导　　　　　　　　　　正高：掌握

（1）指导患者合理营养，增加蛋白质、维生素的摄入，增强体质，预防上呼吸道感染。

（2）告诉患者保证足够的睡眠，养成定时作息的良好习惯，注意劳逸结合，避免劳累。

（3）指导有上睑下垂、复视者在日常生活中应防止跌倒，住院期间起居应有人陪护。

（4）指导患者服用抗胆碱酯酶药如新斯的明、溴吡斯的明时，要遵照医嘱，不能随意加量，外出时要带药。禁止使用对神经-肌肉传导阻滞的药物如庆大霉素、链霉素、阿米卡星、普萘洛尔等，以免加重病情，加重肌无力。

（5）指导患者使用免疫抑制制药时应定期测血常规，并注意肝肾功能变化。

| 知识点27：胸腺类癌的概念 | 正高：熟练掌握 |

胸腺神经内分泌细胞肿瘤分为两大类，胸腺类癌是其中一类较为低度的恶性肿瘤，较为少见，另一类是胸腺小细胞癌。

| 知识点28：胸腺类癌的病理生理 | 正高：熟练掌握 |

肿瘤多呈卵圆形或分叶结节状，可有包膜或包膜不完整。切面呈灰白色，质中等，小叶结构或有或无，伴有出血坏死或囊性变。镜检肿瘤细胞多由规则的小圆形细胞组成，胞质极少，无嗜酸性，核为圆形或卵圆形呈分裂象。

| 知识点29：胸腺类癌的临床表现 | 正高：熟练掌握 |

约1/3胸腺类癌患者在手术确诊前无任何临床症状与体征，少数患者只有前胸部疼痛、咳嗽、呼吸困难等非特异性症状。个别者可表现为疲劳、发热、盗汗等。若肿瘤侵犯上腔静脉可出现上腔静脉综合征。30%~40%可发生胸外转移，较易转移的部位是皮肤、骨骼、肾上腺、肝和淋巴结。

| 知识点30：胸腺类癌的辅助检查 | 正高：熟练掌握 |

（1）胸部X线检查：表现为前纵隔部位的实质性块状影，略呈小分叶状，偶尔在实质性块状影中出现点状钙化影。大部分无症状的胸腺类癌患者是通过胸部X线检查被发现的。

（2）胸部CT扫描：是诊断胸腺类癌的重要手段。可以清晰地显示肿瘤本身的形态及对邻近器官的浸润情况。尤其增强CT可以清晰地显示上腔静脉被侵袭的状况，为手术方案的选择提供重要参考价值。

（3）骨放射性核素扫描：当诊断确定后（手术切除或活组织检查），应常规进行骨放射性核素扫描。约1/3胸腺类癌病例有可能出现骨转移。

| 知识点31：胸腺类癌的治疗要点 | 正高：熟练掌握 |

（1）手术切除：多数学者认为胸腺类癌无论瘤体大小，均尽早手术切除为宜。

（2）再手术：复发率为20%左右，多数学者主张再次手术切除复发病灶，并认为部分病例仍有治愈的可能。

（3）放射治疗：放疗对于手术切除不彻底者有一定辅助治疗作用。术后常规放疗对于减少局部复发有一定价值，均可使肿瘤有不同程度的缩小，但放疗对抑制远处转移无效。

（4）化学治疗：胸腺类癌伴全身转移时可化疗。

知识点32：胸腺类癌的护理评估　　　　　　　　　　　　正高：熟练掌握

（1）健康史：了解家族中有胸腺类癌发病者，判断发生的时间，发病特点。

（2）身体状况：了解患者有无前胸部疼痛、咳嗽、呼吸困难等症状，有无疲劳、发热、盗汗等症状。

（3）心理-社会状况：了解患者有无恐惧或焦虑，程度如何。评估患者及其家属对治疗及预后的认知、心理承受能力及对疾病相关知识的了解程度。

知识点33：胸腺类癌的护理诊断　　　　　　　　　　　　正高：熟练掌握

（1）疼痛：与癌细胞侵入或转移有关。

（2）气体交换障碍：与呼吸道分泌物潴留、咳嗽咳痰无力、手术、麻醉等因素有关。

（3）营养失调，低于机体需要量：与肿瘤引起机体代谢增加、手术创伤等有关。

（4）焦虑与恐惧：与担心手术、疼痛、疾病的预后等因素有关。

（5）潜在并发症：重症肌无力、单纯红细胞再生障碍性贫血、肾病综合征、肾炎等。

知识点34：胸腺类癌的护理措施　　　　　　　　　　　　正高：熟练掌握

（1）加强呼吸道管理：胸腺类癌患者咽部分泌物增多，呼吸肌无力可引起呼吸困难，应首先保证呼吸道通畅，清除呼吸道分泌物，及时吸痰，必要时留置胃管，持续减压，以免胃内容物反流，阻塞呼吸道造成窒息，可注射新斯的明恢复吞咽反射。当患者出现呼吸肌无力时，协助患者翻身叩背，以利痰液咳出。注意观察患者的呼吸幅度及通气功能，如患者出现肌无力危象，新斯的明效果不佳时，应配合医生师，采取气管切开及人工呼吸机辅助呼吸。

（2）合理使用呼吸机：使用呼吸机时，注意观察患者的呼吸幅度、节律，注意采取雾化，防止痰液结痂，及时吸痰。自主呼吸较强的患者可间断使用呼吸机，锻炼呼吸肌的功能，有些患者易产生呼吸机依赖，呼吸音清，无感染者可试停机及延长停机时间，逐渐撤除呼吸机，如病情出现反复，药物难以控制，可再次使用。

（3）注意肌无力现象与胆碱危象的观察与鉴别：在抢救肌无力危象的同时，由于应用较多的新斯的明，应防止发生胆碱危象，如出现神经系统症状、出汗、流涎、心率减慢、肌肉震颤可肌注阿托品解救。护理中要注意观察肌无力危象与胆碱危象的不同表现，并加以鉴别，为准确判断病情提供依据，以便抢救。

（4）预防感染：要勤洗手，特别是在饭前饭后，上洗手间前和上洗手间后；要远离患有感冒及有传染病的人；避免去人多的地方。

（5）饮食护理：患者饮食宜清淡，选择蔬菜、水果等含多种维生素和纤维素的食物，忌油腻、辛辣、油煎炒之物。可食莲子、淮山药、薏苡仁粥，以健脾益气。

（6）中药调理：中药可给予健脾理气、降逆止呕之四君子汤加陈皮、法半夏、竹茹等。

知识点35：胸腺类癌的健康指导　　　　　　　　　正高：掌握

（1）戒烟，控制饮酒。依据身高将体重控制在正常范围内。

（2）定期进行癌症检查，询问医师身体检测的年龄和时间间隔要求。

（3）保护皮肤免遭太阳照射。避免暴露于致癌物质环境中，辐射暴露和一些化学物质可以导致癌症。

（4）积极参加身体锻炼。

（5）避免更年期激素治疗。日常多吃一些能预防癌症的食物、中药。

知识点36：胸腺囊肿的病理生理　　　　　　　　　正高：熟练掌握

胸腺囊肿仅是众多胸内纵隔囊肿的一个类型，有关胸腺囊肿的来源，近年来多认为系胚胎发生上的异常。因此，胸腺囊肿可出现在下颌角到颈中线以及纵隔内的任何部位。囊肿内含有浆液性液体，因退行性变可有囊内出血，上皮脱落后代之以纤维结缔组织，偶尔可见淋巴细胞浸润。

知识点37：胸腺囊肿的临床表现　　　　　　　　　正高：熟练掌握

胸腺囊肿的临床症状取决于囊肿的位置，颈部胸腺囊肿多见于10~20岁的患者，常表现为颈部肿块，临床症状少见，除非囊肿的体积发生剧烈变化如囊内出血，纵隔内胸腺囊肿则多为30~60岁，早期也很少出现临床症状，少数纵隔内胸腺囊肿患者可以出现气短、咳嗽和胸部疼痛，在体检时通过胸部X线片发现，90%的患者表现为无痛性包块，包块多位于左颈部（占70%）、右侧（占23%），中线和咽喉部占7%，部分患者因囊肿感染或出血可触及波动感，纵隔内胸腺囊肿少数在心脏手术时才发现。

知识点38：胸腺囊肿的辅助检查　　　　　　　　　正高：熟练掌握

（1）胸部X线检查：有助于了解肿块的大小，但体积很小隐匿于纵隔阴影内时很难发现，囊肿增大至一定体积时，可在前上纵隔呈半圆形或弧形突出阴影，边缘光滑清晰，密度较高，有时边缘可见钙化。

（2）超声检查：可了解肿块的大小、外壳及证实有中心液体存在，超声心动图可确定心外囊性肿块，其提供的信息量少于CT。

（3）CT扫描：显示更为清晰。囊内容物密度接近水，除外囊内出血或囊壁变性，并可了解囊内的分腔情况，与实体性新生物相鉴别，一般含有稀薄的液体为低密度，但出血后可以为高密度。

（4）针吸活检：对细胞学检查价值不大，因组织学诊断须囊肿的壁上有胸腺组织。

知识点 39：胸腺囊肿的治疗要点 正高：熟练掌握

目前，胸腺囊肿的治疗尚有争议。一些专家认为，由于术前不易确诊，胸腺囊肿均应手术切除，以明确诊断，且胸腺囊肿与胸腺有蒂相连，界限清楚，易于剥离。但另一些专家则认为，如果能从囊肿的位置和 CT 等影像学特征上明确为胸腺囊肿，则可经皮细针穿刺治愈囊肿。对于不能确诊为胸腺囊肿的患者，特别是不能完全除外胸腺瘤合并囊性变及包虫囊肿时，外科手术是必要的，可以达到确诊和治疗双重目的。胸腺囊肿切除的手术路径有胸骨正中切口、前外侧切口和后外侧切口，也可通过电视胸腔镜完成手术。

知识点 40：胸腺囊肿的护理评估 正高：熟练掌握

（1）健康史：了解家族中有无胸腺囊肿发病者，判断发生的时间，发病特点。

（2）身体状况：了解患者有无胸闷、胸痛、心悸、气短、咳嗽等症状。

（3）心理-社会状况：了解患者有无恐惧或焦虑，程度如何。评估患者及家属对治疗及预后的认知、心理承受能力及对疾病相关知识的了解程度。

知识点 41：胸腺囊肿的护理诊断 正高：熟练掌握

（1）疼痛：与胸腺囊肿增大压迫周围脏器有关。

（2）焦虑与恐惧：与担心手术、疼痛、疾病的预后等因素有关。

知识点 42：胸腺囊肿的护理措施 正高：熟练掌握

（1）术前护理：①做好胃肠道准备，防止术中、术后呕吐物误吸。②备血及药物过敏试验，为术中、术后输血用药做准备。③术前晚根据病情遵医嘱用药保证睡眠。④术日晨禁饮食，防麻醉误吸。⑤术前留置导尿管，预防尿潴留。⑥术前备皮以清洁皮肤，预防切口感染。

（2）术后护理：①术后禁食 6 小时后可进流食，禁糖、奶，排气后由半流质饮食逐渐改为普食。②手术后全身不适、头晕、切口疼痛等，必要时遵医嘱用药。③指导患者术后翻身的技巧、减轻腹部张力的方法、咳嗽时防止切口疼痛的技巧、床上使用便器的方法等。④术后去枕平卧，防止头痛，头偏向一侧，防止呕吐物误吸引起窒息，预防休克。⑤术后锻炼膀胱功能，尽早拔除尿管，尽早自行排尿。

知识点43：胸腺囊肿的健康指导　　　　　　　　　　　　　　正高：掌握

（1）避免高度紧张及精神刺激，保持乐观情绪及充足睡眠。

（2）饮食宜清淡，饮食应富含足够的营养；纠正偏食及不正常的饮食习惯；不食发物；忌食刺激性食物及饮料；禁食热性、凝血性和含激素成分的食品。

知识点44：畸胎瘤的概念　　　　　　　　　　　　　　　　　　正高：熟练掌握

畸胎瘤是遗留于纵隔内的残存胚芽和迷走的多种组织所发生的肿瘤。是最常见的生殖细胞肿瘤，多为良性。无明显症状，有时可出现腹痛、腹部包块、腹胀。良性畸胎瘤以手术切除为主，恶性畸胎瘤需手术联合化疗。畸胎瘤可发生于任何年龄，常发生于儿童及青年妇女，偶见于绝经后妇女，好发于生殖腺及身体中线位置，最多见于卵巢、睾丸、骶尾部、纵隔、腹膜后等部位，预后良好。

知识点45：畸胎瘤的病理分类　　　　　　　　　　　　　　　　正高：熟练掌握

（1）成熟性囊性畸胎瘤：良性肿瘤多数位于前纵隔，偶见于后纵隔。

（2）成熟性囊性畸胎瘤恶变：肿瘤切面为单房性囊，内壁光滑或呈颗粒状，含有1个或数个乳头状凸起，囊内为皮肤、脂肪、牙齿和小骨片。

（3）成熟性实体性畸胎瘤：罕见，肿瘤一般较大，卵圆形，包膜完整，质地坚硬，为实体性。

（4）未成熟性畸胎瘤：由内、中、外3个胚层组成，为少见的恶性肿瘤。

知识点46：畸胎瘤的临床表现　　　　　　　　　　　　　　　　正高：熟练掌握

多数畸胎瘤患者早期没有明显的症状，随着肿瘤的生长，不同部位的畸胎瘤会出现不同的临床症状。症状有胸痛、咳嗽和呼吸困难。肿瘤破裂穿入气管支气管树，囊内容物可咳出，常为豆渣样皮脂甚至有毛发及牙齿；肿瘤穿破心包可造成急性心脏压塞；穿破纵隔胸膜造成胸腔积液；若肿瘤巨大会对周围组织产生压迫症状，出现咳嗽、呼吸困难、肺不张、肺炎等症状。肿瘤压迫喉返神经出现声音嘶哑、压迫上腔静脉会出现上腔静脉阻塞综合征。

知识点47：畸胎瘤的辅助检查　　　　　　　　　　　　　　　　正高：熟练掌握

（1）X线检查：可见肿瘤内的异常钙化，有牙齿或不规则形状的骨骼影像，为畸胎瘤独有的特点。胸部、骨骼X线检查可确定有无远处转移。

（2）B超或CT检查：确定肿物囊性、实性或囊实相间，与周围组织的关系，明确肿瘤的确切位置和大小。

（3）MRI 检查：能提供正常与异常组织之间的良好对比，准确显示长骨骨髓内的扩散，容易发现骨髓内跳跃式转移灶，判断肿瘤与关节、神经、血管的关系，对决定患者治疗与预后有重要意义。

（4）甲胎蛋白测定：恶性畸胎瘤或良性畸胎瘤恶性变，均可引起甲胎蛋白升高。效价高低可作为判断肿瘤是否恶变的标准。

知识点 48：畸胎瘤的治疗要点　　　　　　　　　　　　　正高：熟练掌握

畸胎瘤的治疗取决于病变的部位和组织病理类型。

（1）手术治疗：畸胎瘤一经确诊，应及早手术。确诊为恶性肿瘤病例，术前应化疗，创造条件，择期手术。对复发者仍主张积极手术。

（2）化学治疗：混合畸胎瘤仅用苯丁酸氮芥即可，按 0.1mg/（kg·d）口服 12 周。对于恶性畸胎瘤，手术切除后应给予化疗。

（3）免疫治疗：转移因子每周肌内注射 1~2 次，每次 1 支。或同时用短小厌氧棒状杆菌素，自每次 0.1ml 开始，每周 1 次，每次递增 0.1ml，至应用到每次 2ml，共 2 年。

（4）放射治疗：目前仅用于镜下或肉眼可见残留的恶性畸胎瘤病例。

知识点 49：畸胎瘤的护理评估　　　　　　　　　　　　　正高：熟练掌握

（1）健康史：了解家族中有无畸胎瘤发病者，判断发生的时间，发病特点。

（2）身体状况：了解患者有无胸痛、咳嗽、呼吸困难等症状。

（3）心理-社会状况：了解患者有无恐惧或焦虑，程度如何。评估患者及家属对治疗及预后的认知、心理承受能力及对疾病相关知识的了解程度。

知识点 50：畸胎瘤的护理诊断　　　　　　　　　　　　　正高：熟练掌握

（1）疼痛：与肿瘤压迫周围脏器有关。

（2）焦虑与恐惧：与担心手术、疼痛、疾病的预后等因素有关。

知识点 51：畸胎瘤的护理措施　　　　　　　　　　　　　正高：熟练掌握

（1）术前护理：术前 1 天半流质饮食，术日晨禁饮食，防麻醉误吸；术前诱导麻醉，增强麻醉效果，减少腺体分泌；术前胃肠道准备，防止术中、术后呕吐物误吸，有利于手术顺利进行，防止术后腹胀；术前留置导尿管以利于手术，预防尿潴留；术前备血及药物过敏试验，为术中和术后输血、用药做准备；术前备皮以清洁皮肤，预防切口感染；术前用药保证睡眠。

（2）术后护理：①术后禁食 6 小时后进流质饮食，禁糖、奶，排气后由半流质饮食逐渐改为普食。②手术后全身不适、头晕、切口疼痛，属正常现象，必要时用镇痛药。可有恶心、呕吐，多因麻醉药物及手术刺激所致。③教患者手术后翻身的技巧、减轻腹部张力的方法、咳嗽时防止切口疼痛的技巧、下床技巧、床上使用便器的方法等。④术后去枕平卧，防止头痛头偏向一侧，防止呕吐物误吸引起窒息，预防休克。⑤拔除导尿管，尽早排尿，以利于膀胱功能的恢复，预防尿潴留避免因膀胱过度充盈排尿困难。

| 知识点 52：畸胎瘤的健康指导 | 正高：掌握 |

（1）介绍出院后有关事项，并将有关资料交给患者或其家属，告知复诊时间及日常生活、锻炼中的注意事项。

（2）指导患者术后注意劳逸结合，避免过度劳累，适当进行户外活动及轻度体育锻炼，以增强体质，防止感冒及其他并发症，戒烟，禁酒。

（3）指导患者进食有营养、易消化的食物，多食蔬菜、水果，保持排便通畅。

（4）告诉患者术后伤口不适、疼痛可持续数月，可口服镇痛药。同时注意保持皮肤清洁，短期内不可泡澡。

（5）告诉患者预防上呼吸道感染，尽量避免去空气污浊、人群嘈杂的地方。

（6）指导患者保持心情舒畅和充足的睡眠，每晚持续睡眠应达到 6~8 小时。

（7）告诉患者遵医嘱按时用药，术后 3 个月到门诊复查，以后定期随诊，以便及时了解病情变化，如有异常及时来院就诊。

| 知识点 53：胸内甲状腺肿的病理生理 | 正高：熟练掌握 |

胸内甲状腺肿是指胸骨后或纵隔单纯甲状腺肿大或甲状腺肿瘤，由甲状腺组织增生肿大或肿瘤所致。良性肿瘤多数为球形结节状肿块，表面光滑或呈分叶状，外有完整的包膜，质坚韧，与周围正常甲状腺组织有明显分界。镜检：有胶样物质，有时可见坏死液化呈囊状，质变软，常有出血、纤维化钙化。恶性肿瘤包膜不完整，向周围浸润，质较坚硬，可转移至附近淋巴结或侵入附近器官或引起静脉栓塞。

| 知识点 54：胸内甲状腺肿的临床表现 | 正高：熟练掌握 |

胸内甲状腺肿多见女性。症状有咳嗽、憋气、气促、胸背部或胸骨后疼痛，仰卧位时胸部压迫感，甲状腺功能正常，合并甲状腺功能亢进时可有相应的症状。多数胸骨后甲状腺肿患者为 60 岁以上，有些患者常伴有不同程度的驼背、颈部粗短、肥胖，部分患者有甲状腺手术史。无症状病例约占 30%，单纯胸内甲状腺肿明显增大时，才出现压迫症状，因胸骨后间隙狭窄，胸骨后甲状腺肿即使肿瘤不大亦可在早期出现症状。

知识点 55：胸内甲状腺肿的辅助检查 　　　　　　　　　　　　　　**正高：熟练掌握**

（1）实验室检查：合并有甲状腺功能亢进时，可有血清 T_3、T_4 升高，TSH 降低。

（2）胸部 X 线检查

1）胸骨后甲状腺肿较小时，纵隔阴影并不增宽，上纵隔密度稍增高，可压迫气管，可借气管的弧形压迹推测肿瘤的存在。肿瘤增大，上纵隔阴影可向一侧或两侧增宽。如肿瘤发生在右叶，纵隔阴影向右侧呈弧状突出，如肿瘤较大也可稍向左侧突出；如肿瘤发生在左叶，肿瘤小时阴影仅向左侧突出，大时阴影可同时向右侧突出；如肿瘤发生于两侧或峡部，纵隔阴影向两侧呈弧状突出。由于主动脉弓比较固定，对肿瘤压力的抵抗较大，纵隔阴影主要向右侧突出，同时肿大的甲状腺可压迫主动脉弓向左下方移位。

2）甲状腺肿体积较大时，压迫气管使其向对侧和后方移位；位于气管后方者，压迫气管向前方和对侧移位；气管两侧受压时呈剑鞘状变形。一般气管的弯度较大，往往一直延伸到颈部，终止于喉头处，这种现象是诊断甲状腺肿的有力证据。

3）胸骨后甲状腺肿的阴影常与颈部软组织相连接，在透视或 X 线片上，可见上纵隔的肿瘤阴影向颈部延伸，据此，可与其他纵隔肿瘤相鉴别。由于肿块与气管紧密相连，在吞咽时有向上运动的现象，但无这种运动也不能完全排除本症的可能性。

4）食管也可被压向左或右侧移位，肿瘤也可嵌入食管和气管之间，使两者间距增宽，食管黏膜有破坏现象是恶性肿瘤的证据。

5）良性甲状腺肿瘤边缘呈分叶状，恶性肿瘤呈波浪状。肿瘤阴影密度均匀，有时可有钙化，呈块状或点状，位于边缘的可呈弧状，但不能以有无钙化来鉴别肿瘤的良、恶性，恶性肿瘤可向肺部或骨骼转移。

6）纵隔充气造影能使甲状腺肿瘤清晰显示，应用横断体层摄影检查可见肿块位于主动脉的前上方。

（3）CT 检查：可以更加详细地了解肿块的情况。典型的征象：①与颈部甲状腺相连续，位于气管前间隙内，亦可伸入气管与食管后方。②边界清晰。③伴有点状、环状钙化。④肿物多为实质性阴影，密度不均匀，伴有不增强的低密度区。⑤伴有气管移位和受压、食管受压等。⑥CT 值高于周围肌肉组织。为 50~70HU，有时可达 110~300HU，囊性区 CT 值 15~35HU。

（4）B 超、MRI 和 DSA：B 超可以明确肿块是囊性或实性。MRI 有助于了解肿块与周围大血管的关系，排除血管瘤的可能。DSA 可以了解肿块血供来源及肿块本身的血液循环情况。

（5）放射性核素：^{131}I 检查可帮助确定肿块是否为甲状腺组织，也可确定其大小、位置或有无继发甲状腺功能亢进的热结节。

知识点 56：胸内甲状腺肿的治疗要点 　　　　　　　　　　　　　　**正高：熟练掌握**

胸内甲状腺肿一旦诊断明确应尽早行手术切除，以解除对周围脏器的压迫。手术方法可根据肿块的部位、大小、形状、深度及与周围器官的关系而定。有继发性甲状腺功能亢进者，术前应充分行抗甲状腺功能亢进药物治疗，待准备充分后方可手术。根据肿瘤与颈甲状腺关系，肿瘤是部分或是全部位于胸腔内，肿瘤位于纵隔何部位及肿瘤对周围器官的侵犯或受压情况，可选择颈部低位领状切口、颈部低领状切口加胸骨正中劈开、胸部切口以及颈胸联合切口。

胸内甲状腺恶性肿瘤切除不彻底，残留灶应进行标记，术后进行补充放射治疗。胸内甲状腺肿和颈甲状腺肿一样，若行双侧完全切除后必须长期服用甲状腺素片；若为甲状腺恶性肿瘤，术后也应服用甲状腺素片，疗效良好。

知识点 57：胸内甲状腺肿的护理评估　　　　　　　　　　　　　　　正高：熟练掌握

（1）健康史：了解家族中有无胸内甲状腺肿发病者，初步判断疾病发生的时间及发病特点。

（2）身体状况：了解患者有无咳嗽、憋气、气促、胸背部或胸骨后疼痛等症状。

（3）心理–社会状况：了解患者有无恐惧或焦虑，程度如何。评估患者及家属对治疗及预后的认知、心理承受能力及对疾病相关知识的了解程度。

知识点 58：胸内甲状腺肿的护理诊断　　　　　　　　　　　　　　　正高：熟练掌握

（1）疼痛：与肿瘤压迫周围脏器有关。

（2）焦虑与恐惧：与担心手术、疼痛、疾病的预后等因素有关。

知识点 59：胸内甲状腺肿的护理措施　　　　　　　　　　　　　　　正高：熟练掌握

（1）术前护理：伴有甲状腺功能亢进的患者术前应用药物稳定基础代谢，改善症状，每日早晨测基础代谢率等，以便减少术中、术后甲状腺功能亢进危象的出现。

（2）术后护理：①术后去枕平卧位，清醒后给予半卧位。②密切观察体温、脉搏、呼吸、血压的变化，并做好记录。注意有无甲状腺功能亢进危象出现，术后继续给予碘剂2 周。③观察呼吸的频率及深度，有无呼吸道梗阻的现象，鼓励患者咳嗽咳痰，排出呼吸道的分泌物，保持呼吸道通畅。观察出血情况，床边准备气管切开包，必要时行气管切开，加强气管切开术后的护理。④术后出现疼痛、恶心、呕吐、腹胀等不适，及时通知医师，对症处理，减轻患者的不适感。⑤加强各管道护理，观察用药后的反应，有异常及时通知医师。⑥保持床铺整洁，定时翻身，按摩受压部位，防止压疮发生，增加患者的舒适感。⑦排气后进食，注意观察有无进食呛咳，从流食到普食，循序渐进。

知识点 60：胸内甲状腺肿的健康指导　　　　　　　　　　　　　　　正高：掌握

（1）适当休息与活动：症状显著时卧床休息为主，尤其是食后 1~2 小时应限制活动；

症状明显改善时在注意休息的同时适当活动或进行体育锻炼，切忌过度劳累；如无临床症状，各项实验室检查均正常可以不限制活动。

（2）心理护理：关心体贴患者，多与患者交谈，了解患者的思想状态，引导患者放下思想包袱。

（3）饮食护理：饮食应以高热量、高蛋白、高维生素、适量脂肪和钠盐摄入为原则，少用辛辣刺激性佐料食物，食物应软且易于消化，富于营养；不要多食海带、紫菜、海蜇、海苔及藻类等高碘食物，防止甲状腺功能亢进控制不良。不吸烟，不喝酒、浓茶和咖啡。

知识点 61：神经源性肿瘤的概念　　　　　　　正高：熟练掌握

神经源性肿瘤为最常见的原发性后纵隔肿瘤，绝大多数发生于后纵隔脊柱旁沟处，少数肿瘤发生在椎间孔内，使肿瘤呈哑铃状生长。好发于青、中年，儿童以节细胞神经瘤和节神经母细胞瘤多见。

知识点 62：神经源性肿瘤的分类　　　　　　　正高：熟练掌握

（1）神经鞘源性肿瘤：良性者可分为两类，即神经鞘瘤和神经纤维瘤。恶性者分为恶性神经鞘瘤或神经源性肉瘤。神经鞘瘤来源于神经鞘细胞，最好发于脊神经后根和肋间神经，亦可发生于交感神经和迷走神经、喉返神经。

（2）自主神经系统肿瘤：①神经节细胞瘤。分化良好者皆有包膜，多数瘤体较大、质韧或硬。镜下为有髓神经纤维和胶原纤维。②神经节母细胞瘤。多数肿瘤包膜完整，少数不完整，切面色泽不一，以灰色或棕色为多。镜下可将其分为两种亚型：一种是弥散型，见多种分化的细胞；另一种是混合型，以典型的神经节瘤为主。③神经母细胞瘤。肉眼下全部或部分有包膜，镜下瘤细胞穿越包膜。瘤体呈分叶或巨块。

（3）副神经节系统肿瘤：起源于副交感神经节简称"副节"，按其主细胞对铬盐的反应，副神经节瘤有嗜铬性与非嗜铬性之分。①嗜铬性副节瘤：瘤细胞呈不规则多角形，体积稍大，胞质丰富，颗粒状，有时较空，界限不很分明。②非嗜铬性副节瘤：肉眼观察为卵圆形、略呈分叶状、有弹性的肿块，表面光滑，与大血管壁紧密相贴。

知识点 63：神经源性肿瘤的病理生理　　　　　正高：熟练掌握

神经源性肿瘤多为神经鞘膜瘤，起源于神经鞘膜上的施万细胞，发生于颈部皮神经、交感神经、迷走神经等处。

知识点 64：神经源性肿瘤的临床表现　　　　　正高：熟练掌握

肿瘤位于颈部外侧上段，胸锁乳突肌深处。呈椭圆形或圆形，表面光滑，生长缓慢。病变范围较小时，无明显症状。肿瘤较大时，突向咽部，使咽侧壁内移、饱满，严重时可影响呼吸。偶可恶变，表现为短期内肿瘤迅速增大，或伴迷走、舌下神经麻痹等症状。

知识点65：神经源性肿瘤的辅助检查　　　　　　　正高：熟练掌握

（1）实验室检查：行血常规和术前常规生化、肝肾功能检查。

（2）X线检查：对发生于颌骨内的神经鞘瘤有一定参考价值。典型的下颌骨神经鞘瘤可见下牙槽神经管呈纺锤状扩张，骨密质的边缘及外形保持完整。

（3）颌面部B超、CT、MRI检查：B超能显示肿瘤的边界，区分肿物为实性或囊性。CT显示均匀密度的肿物沿神经长轴分布。MRI T1加权像为中信号，T2加权像为高信号，Gd-DTPA注入后病变实质有强化。

（4）穿刺检查：神经鞘瘤可发生黏液性变，质软如囊肿，穿刺可抽出不凝血性液体。细针穿刺活检可用于术前为肿瘤定性及判断组织来源。

知识点66：神经源性肿瘤的治疗要点　　　　　　　正高：熟练掌握

神经源性肿瘤无论是良、恶性都应手术切除，切除肿瘤时应将肿瘤瘤体及包膜全部切除。纵隔神经母细胞瘤应力争彻底切除原发病灶，对无法切除而残留的肿瘤，术中应行标记，以供手术后行放射治疗。晚期神经母细胞瘤患者多采用化学疗法。对良性嗜铬性副神经节瘤与非嗜铬性副神经节瘤均应首选施行手术切除。恶性副神经节瘤在适当的时候施行外科手术切除是最理想的治疗。

知识点67：神经源性肿瘤的护理评估　　　　　　　正高：熟练掌握

（1）健康史：详细询问病史，包括年龄、性别、病程长短、症状轻重、治疗效果。

（2）身体状况：评估患者有无鼻、咽、喉、口腔等器官受累的临床表现，有无发热，消瘦等全身症状。

（3）心理-社会状况：了解患者有无恐惧或焦虑，程度如何。评估患者及家属对治疗及预后的认知、心理承受能力及对疾病相关知识的了解程度。

知识点68：神经源性肿瘤的护理诊断　　　　　　　正高：熟练掌握

（1）营养失调，低于机体需要量：与咽、喉、口腔等器官受累有关。

（2）清理呼吸道无效：与咳嗽无力及气管分泌物增多有关。

（3）焦虑与恐惧：与担心手术、疾病的预后等因素有关。

知识点 69：神经源性肿瘤的护理措施　　　　　　　　　　　　正高：熟练掌握

（1）术前护理：①完善术前常规检查及相应的专科检查，术前宣教，鼓励患者配合手术。②帮助患者有效的咳嗽及深呼吸。③吞咽困难者给予静脉营养支持，改善营养不足。

（2）术后护理：①根据麻醉方式选择合适的卧位，清醒后采取半卧位。②密切观察生命体征的变化，并做好记录。③观察呼吸的频率及深度，有无呼吸道梗阻的现象，鼓励患者咳嗽咳痰，排出呼吸道的分泌物，保持呼吸道通畅，必要时行气管切开，加强气管切开术后的护理。④观察用药后的反应，有异常及时通知医师。⑤术后出现疼痛、恶心、呕吐、腹胀等不适，及时通知医师，对症处理，减轻患者的不适感。⑥预防感染：放化疗后，患者机体免疫力下降，加之纵隔压迫致引流不畅，患者极易发生以肺部为主的继发感染。因此。需加强对口腔、皮肤、肛周等处皮肤黏膜的护理。⑦预防血栓：卧床时应在床上适当活动肢体，病情缓解后尽早下床活动。给予小剂量阿司匹林预防血栓形成，疑有血栓存在的，应用抗凝药及纤溶药物。

知识点 70：神经源性肿瘤的健康指导　　　　　　　　　　　　正高：掌握

（1）出院后可继续服用营养神经药 1~2 个月。

（2）定期门诊检查与取药，每 3 个月复诊了解术后情况。

（3）有神经损伤者密切随访。

知识点 71：上腔静脉阻塞综合征的概念　　　　　　　　　　　　正高：熟练掌握

上腔静脉阻塞综合征是各种不同的病因引起的完全性或不完全性上腔静脉阻塞，导致血液回流受阻，静脉压升高而出现的一系列临床征象。大部分由恶性肿瘤引起，表现为头面部和上肢肿胀、呼吸困难和咳嗽等。临床上较为少见，主要好发于肺癌患者，以及纵隔与胸部恶性肿瘤患者。

知识点 72：上腔静脉阻塞综合征的病因及发病机制　　　　　　　　正高：熟练掌握

（1）恶性肿瘤侵犯或压迫上腔静脉。

（2）非恶性疾病的压迫：胸骨后甲状腺肿瘤、胸腺瘤、支气管囊肿等；慢性纤维性颈部组织炎症导致上腔静脉周围组织压迫如特发性硬化性纵隔炎、纵隔纤维化等。

（3）上腔静脉血栓形成：先天性心脏疾病及手术后、中心静脉插管或起搏器置入可引起血栓形成。

知识点 73：上腔静脉阻塞综合征的临床表现　　　　　　　正高：熟练掌握

上腔静脉综合征的症状轻重程度与病变累及上腔静脉的部位、程度、范围、发展速度及是否建立了侧支循环等有关。患者常常起病隐匿，因上腔静脉长期逐渐受压，静脉内往往有血栓形成，同时侧支循环的静脉也会扩张，引起皮下静脉的充盈和扩张，主要是胸部和颈部皮肤的静脉扩张从而引起一系列症状。

（1）静脉回流障碍：头颈部及上肢出现水肿，指压无明显压痕，伴皮肤及口唇发绀，平卧时加重，上半身直立后可缓解，伴头晕、头胀、睑结膜充血。有时可见颈胸部静脉明显扩张、胸腹壁静脉曲张等。

（2）压迫症状：肿瘤压迫周围器官、神经可出现咳嗽、呼吸困难、进食不畅、声音嘶哑、上睑下垂、瞳孔缩小、面部无汗等。

（3）神经功能受损：出现颅内压增高导致的恶心、喷射性呕吐等症状。

知识点 74：上腔静脉阻塞综合征的辅助检查　　　　　　　正高：熟练掌握

（1）X 线检查：X 线透视及平片可发现上纵隔、右肺上叶、上腔静脉周围有占位影，上腔静脉可能有肿块压迫。

（2）多普勒超声：了解上腔静脉通畅程度、血栓范围，是否同时存在其他血管病变及外压性病变。

（3）增强 CT：CT 可以显示上腔静脉受压或狭窄的部位、范围和程度，具有确诊价值。胸部 CT 增强扫描可以显示可能存在的胸部肿瘤，以及开放的侧支血管，如胸背静脉、肩胛静脉、胸廓内静脉、奇静脉和半奇静脉等呈多个扩大充盈对比剂的侧支血管断面影像。

（4）上腔静脉造影：于两侧肘静脉或股静脉穿刺置管，显示梗阻的部位及远心端、近心端情况，是诊断的金标准，但并发症多，慎用。

知识点 75：上腔静脉阻塞综合征的治疗要点　　　　　　　正高：熟练掌握

上腔静脉综合征病因复杂，临床表现轻重程度不一，因此需要对因和对症治疗双管齐下。对症治疗可迅速缓解患者痛苦，并为病因治疗争取时间，而对因治疗能更有效地防止血栓形成，解决根本问题。

良性肿瘤引起的，应积极地给予手术治疗；良性病变引起的，应积极的给予内科治疗，内科治疗无效者，应手术治疗；恶性肿瘤引起的，原则上采用以非手术为主的姑息性治疗；只有在估计能将原发病灶和受累的上腔静脉一并切除者，才考虑手术治疗；恶性肿瘤无法切除，姑息性治疗无效，症状又很严重者，可以谨慎地考虑做静脉旁路手术，目的是减轻症状，延长生命。

（1）非手术治疗：①常规内科治疗。包括限制盐分的摄入、利尿和应用皮质激素。目的是减轻组织水肿。②放射治疗。恶性疾病引起者放疗以解除或缓解症状、改善生活质量为目的，具有较好的减轻肿瘤压迫、镇痛、止血等姑息性治疗作用。③化疗。恶性疾病引起者化疗是一种姑息性治疗。其中，小细胞肺癌、肺鳞癌和恶性淋巴瘤占绝大多数。这些肿瘤对放疗、化疗常比较敏感，故放疗、化疗是常用的治疗方法。对化疗很敏感的肿瘤如小细胞肺癌、生殖细胞肿瘤、淋巴瘤等，化疗能快速缓解症状和体征，可单纯化疗，也可同时或序贯放疗。④其他治疗。上腔静脉腔内可扩张金属支架疗法。

（2）手术治疗：合并上腔静脉综合征的肿瘤患者往往已属晚期，只有一部分有手术治疗的机会。手术可以缓解症状，也能有效去除病因，手术方法主要包括肿瘤切除术、上腔静脉病变段切除重建成形术、各种旁路分流术、静脉内血栓摘除术等，都可能快速有效地缓解上腔静脉压力和脑水肿等症状，延长生存期。

知识点 76：上腔静脉阻塞综合征的护理评估　　　　　　　　正高：熟练掌握

（1）健康史：了解家族中有无上腔静脉阻塞综合征发病者，初步判断疾病发生的时间，发病特点。

（2）身体状况：了解患者有无头痛、头晕、嗜睡及憋气等症状。

（3）心理-社会状况：了解患者有无恐惧或焦虑，程度如何。评估患者及家属对治疗及预后的认知、心理承受能力及对疾病相关知识的了解程度。

知识点 77：上腔静脉阻塞综合征的护理诊断　　　　　　　　正高：熟练掌握

（1）营养失调，低于机体需要量：与进食不畅有关。

（2）清理呼吸道无效：与咳嗽无力及气管分泌物增多有关。

（3）焦虑与恐惧：与担心手术、疾病的预后等因素有关。

知识点 78：上腔静脉阻塞综合征的护理措施　　　　　　　　正高：熟练掌握

（1）保持呼吸道通畅，让患者取半卧位，床头抬高 45°~50°，以利于头颈血液回流，膈肌下降，胸腔扩大，增加肺通气量，减轻水肿及呼吸困难。同时给予吸氧 3L/min。剧烈咳嗽、呼吸紧迫、口唇发绀者立即给予高流量吸氧 6~7L/min，以提高血氧饱和度，减轻脑缺氧，改善呼吸困难。清醒患者鼓励深呼吸以纠正呼吸性酸中毒；重度缺氧者，监测血气分析，以指导呼吸机各种参数的调整和酸碱紊乱的处理。

（2）教会患者有效咳嗽、咳痰，坚持翻身叩背，促进体位引流，咳嗽严重者予镇咳药，痰多不易咳出患者行超声雾化吸入，使黏痰稀释、溶解，利于咳出。

（3）准确记录 24 小时出入量：观察患者面部肿胀程度及双上肢皮肤淤血、水肿和胸部浅静脉曲张情况，了解上腔静脉压力变化，水肿严重者给予利尿药和激素，可迅速缓解液体潴留所致症状。

（4）按时检查皮肤完整情况，班班交接，保持床铺平整清洁，床上加海绵垫，协助患者翻身叩背，注意保暖，温水擦浴，勤换内衣，减轻局部皮肤压迫，防止压疮发生。由于患者上半身水肿，血液循环障碍，皮肤弹性降低，容易引起皮肤感染，应禁用热水袋。

（5）严格限制补液量，控制输液速度，选用下肢静脉为穿刺部位。使液体由下腔静脉回流到右心房，血液无受阻，临床上采用股静脉穿刺置管。禁用上肢输液及颈外静脉、锁骨下静脉穿刺插管输液，以免因增加上腔静脉血容量而加重压迫症状。

（6）减轻疼痛。指导患者取舒适体位，深呼吸，松弛锻炼，转移和分散患者注意力，引导其想象思维，同时有节奏地在疼痛部位做环形按摩，适当给予镇痛药。

（7）预防感染。放化疗后，患者机体免疫力下降，加上纵隔压迫致引流不畅，患者极易发生以肺部为主的继发感染。因此。需加强对口腔、皮肤、肛周等处皮肤黏膜的护理。

（8）预防血栓。卧床时应在床上适当活动肢体，病情缓解后尽早下床活动。给予小剂量阿司匹林预防血栓形成，疑有血栓存在，可应用抗凝药及纤溶药物。

（9）因上腔静脉回流受阻，静脉压增高，使右肱动脉压力亦增高，右上肢血压随之增高，故不宜选用右上肢测量血压。测量血压以左上肢为准，必要时两侧对照测量。

知识点79：上腔静脉阻塞综合征的健康指导　　　　　　　　　正高：掌握

（1）饮食指导：限制液体及钠盐入量，低盐饮食，宜少量多餐。严禁烟酒，避免刺激性食物，宜高维生素、高蛋白、易消化饮食。进食高纤维食物，保持排便通畅。

（2）休息与活动：患者取坐卧位或高枕卧位，抬高头部吸氧以减少心排血量，降低静脉压。

（3）用药指导：应用利尿药以改善水肿症状，无抗凝禁忌者，可抗凝治疗并配合药物活血化瘀。糖皮质激素可改善呼吸困难，减轻脑水肿及肿瘤或放化疗引起的肿瘤坏死等炎症反应，缓解阻塞症状。静脉输液尽量避免使用上肢静脉，特别是右侧臂静脉，宜选用下肢输液。如穿刺困难不得已选择上肢静脉，宜抬高液体，输注速度要慢。应用化疗药物时建议使用股静脉置管术。根据病情准确记录出入液量。

（4）出院指导：鼓励患者保持乐观情绪，多参加社交活动，正确面对疾病。告知患者养成良好的饮食习惯，进食高蛋白、易消化的饮食，戒烟戒酒，忌辛辣刺激食物，注意少食多餐。注意个人卫生，加强皮肤护理。按时复诊，如有不适及时就医。

第三节　重症肌无力

知识点1：重症肌无力的概念　　　　　　　　　　　　　　正高：熟练掌握

重症肌无力是一种由神经-肌肉接头处传递功能障碍引起的自身免疫病，临床表现为部分或全身骨骼肌无力和易疲劳，活动后症状加重，休息后症状减轻。重症肌无力多由胸腺瘤引起，而胸腺瘤属于纵隔肿瘤众多种类中的一种。所以，纵隔肿瘤有可能出现重症肌无力，但重症肌无力不一定都有纵隔肿瘤。重症肌无力可发生在任何年龄段，20~40岁和40~60岁是两个发病年龄高峰，前者发病女性多于男性，后者发病男性多于女性。以药物治疗为主，某些情况须手术治疗。

知识点2：重症肌无力的病因及发病机制　　　　　　　　正高：熟练掌握

神经肌肉传导的自身免疫病，在患者体内产生抗乙酰胆碱受体抗体，破坏了自身神经-肌肉接头处的乙酰胆碱受体。机体免疫系统紊乱一般和环境因素、感染因素、用药因素等有关，但是重症肌无力的具体发病原因尚不明确。

知识点3：重症肌无力的病理生理　　　　　　　　　　　正高：熟练掌握

（1）重症肌无力患者血清中可测出乙酰胆碱受体抗体。
（2）神经-肌肉接头处的改变。
（3）电生理的改变。
（4）胸腺异常：80%重症肌无力患者有胸腺病变。

知识点4：重症肌无力的临床表现　　　　　　　　　　　正高：熟练掌握

早期表现为运动或劳累后无力，休息后减轻，晨轻晚重。累及的肌肉及部位随时间受累的程度轻重不一。典型症状：开始仅有短暂的无力发作，之后呈渐进性，随时间而严重，受脑神经支配的肌肉如眼肌、咀嚼肌最先受累，病情进展累及全身肌肉，主要累及近端肌群，常呈不对称表现。按改良Osserman分型，重症肌无力可分为如下几型。

Ⅰ型：为眼肌型，症状集中在眼肌，表现为一侧或双侧上睑下垂，视物长久感疲劳，有复视或斜视现象。

Ⅱ型：为躯干型，症状累及延髓支配的肌肉，病情较Ⅰ型重，累及颈、项、背部及四肢躯干肌肉群，表现为上肢伸举不能持久，步行稍远需坐下休息。据其严重程度可分为Ⅱa型与Ⅱb型。①Ⅱa型：轻度全身无力，尤以下肢为重，登楼抬腿无力，无胸闷或呼吸困难等症状。②Ⅱb型：有明显全身无力，生活尚可自理，伴有轻度吞咽困难，时因进流食不当而呛咳，感觉胸闷、呼吸不畅。

Ⅲ型：急性暴发型，出现严重全身肌无力，有明显呼吸道症状。

Ⅳ型：重度全身无力，生活不能自理，吞咽困难，食物误入气管而由鼻孔呛出，口齿不清伴有胸闷气急。

知识点5：重症肌无力危象的类型　　　　　　　　　　　正高：熟练掌握

（1）肌无力危象：患者呼吸肌受影响时，在短期内会出现全身肌肉收缩无力，甚至发生肌无力危象。患者表现为呼吸困难、烦躁不安、发绀，为气管内分泌物增多无力排出致严重缺氧引起，严重者致急性呼吸衰竭，试验注射依酚氯铵（腾喜龙），如肌力增强，支持此诊断。此型是新斯的明用药不足所致。

（2）胆碱能危象：是注射新斯的明过量所致。表现为呼吸道分泌物大量增加，注射本药后肌无力危象症状反而加重，停药后肌无力症状逐渐好转。因此应停用一切抗胆碱酯酶药物。

（3）反拗危象：指应用大量抗胆碱酯酶药物或完全停用此类药物均不能缓解，患者呼吸肌麻痹逐渐加重。

知识点 6：重症肌无力的辅助检查　　　　　　　　　　　　　　　　正高：熟练掌握

（1）新斯的明试验：成人用新斯的明 1.0~1.5mg 肌内注射，若注射后 10~15 分钟症状改善，30~60 分钟达到高峰，持续 2~3 小时，即为新斯的明试验阳性。需要注意的是，肌内注射新斯的明前应常规检查心电图，如发现窦性心动过缓、室性心动过速、明显心肌缺血者应慎用，处于哮喘发作期患者禁用。

（2）胸腺 CT 和 MRI：可以发现胸腺增生或胸腺瘤，必要时应行强化扫描进一步明确。

（3）重复电刺激：重复神经电刺激（RNES）为常用的具有确诊价值的检查方法。利用电极刺激运动神经，记录肌肉的反应电位振幅，若患者肌肉电位逐渐衰退，提示神经-肌肉接头处病变的可能。眼肌型患者最好在停用新斯的明 17 小时后进行，否则可出现假阴性。

（4）单纤维肌电图：单纤维肌电图是较重复神经电刺激更为敏感的神经-肌肉接头传导异常的检测手段，可以在重复神经电刺激和临床症状均正常时根据"颤抖"的增加而发现神经-肌肉传导的异常，在所有肌无力检查中，灵敏度最高。

（5）乙酰胆碱受体抗体滴度的检测：该检查对重症肌无力的诊断具有特征性意义。80%~90% 的全身型和 60% 的眼肌型重症肌无力患者可以检测到血清乙酰胆碱受体抗体。抗体滴度的高低与临床症状的严重程度并不完全一致。

知识点 7：重症肌无力的治疗要点　　　　　　　　　　　　　　　　正高：熟练掌握

重症肌无力的治疗包括药物治疗、手术治疗和一些特殊治疗。

（1）药物治疗

1）胆碱酯酶抑制药：是对症治疗的一线药物，治标不治本，不能单药长期应用，用药方法应从小剂量渐增。常用的有甲基硫酸新斯的明、溴吡斯的明。

2）免疫抑制：常用的免疫抑制药有肾上腺皮质类固醇激素（泼尼松、甲泼尼龙等）、硫唑嘌呤、环孢素 A、环磷酸胺、他克莫司。①糖皮质激素：是治疗重症肌无力的二线药物，能让 70%~80% 的患者症状得到明显的改善。不过，在应用糖皮质激素治疗期间，需要密切观察病情变化，对于病情危重、有发生肌无力危象风险的患者，医师会慎重考虑。②硫唑嘌呤：同为治疗重症肌无力的二线药物，适用于眼肌型和全身型的患者，能与糖皮质激素联合应用。服用本类药物应从小剂量开始，逐渐加量。本类药物发挥作用的时间较长，3~6个月才可能起效，1~2年才能完全发挥出治疗作用。治疗效果相对理想，能让70%~90%的患者症状得到明显改善。③环孢素 A：该药也可以用来治疗眼肌型和全身型重症肌无力患者。适用于无法耐受糖皮质激素或硫唑嘌呤不良反应，或对前述两种药物疗效欠佳的患者。该药也可以用于不易坚持用药的重症肌无力患者。④他克莫司：是一种强效的免疫抑制药，适用于不能耐受糖皮质激素、对其他药物治疗效果不佳的患者。起效较快，一般 2 周左右就可以见效。如果不出现严重的不良反应，患者可以长期服用。⑤环磷酰胺：适用于其他免疫抑制药治疗无效的难治性重症肌无力患者，以及胸腺瘤伴重症肌无力的患者。⑥吗替麦考酚酯：该药属于二线药物，不能与硫唑嘌呤同时使用。

免疫抑制药还包括抗人 CD20 单克隆抗体等。在使用前述这些药物时，患者需要定期检查肝肾功能、血液情况、尿常规情况。一旦发现药物不良反应对患者产生较大影响，需要考虑停药或使用其他替换药物。

3）血浆置换：通过将患者血液中乙酰胆碱受体抗体去除的方式，暂时缓解重症肌无力患者的症状，如不辅助其他治疗方式，疗效不超过 2 个月。适用于病情较急、迅速恶化、出现肌无力危象、胸腺切除术前和围手术期等情况。

4）静脉注射免疫球蛋白：人类免疫球蛋白中含有多种抗体，可以中和自身抗体，调节免疫功能。效果与血浆置换相当。主要适用于病情较急、手术术前准备的患者。

5）中医药治疗：重症肌无力的中医治疗越来越受到重视。重症肌无力属"痿证"范畴，根据中医理论，在治疗上加用中医中药可以减少免疫抑制药带来的不良反应，在重症肌无力的治疗上起着保驾护航的作用，而且能重建自身免疫功能。

（2）胸腺切除手术：90%以上患者胸腺异常，胸腺切除是重症肌无力有效治疗手段之一。适用 16~60 岁的全身型、无手术禁忌证的重症肌无力患者，多数患者在胸腺切除术后可获显著改善。合并胸腺瘤的患者占 10%~15%，是胸腺切除术的绝对适应证。

（3）其他治疗：随着治疗方法的不断更新，胸腺放射治疗成为重症肌无力患者的另一个治疗选择。主要适用于以下患者：胸腺增生、全身无力、药物瘫痪不佳、浸润性胸腺瘤不能手术、未彻底切除胸腺瘤、术后复发。

知识点 8：重症肌无力的护理评估　　　　　　　　　　　　　　　　**正高：熟练掌握**

（1）健康史：了解患者有无重症肌无力的病史及家族史。

（2）身体状况：评估患者有无上睑下垂、斜视或复视、说话声音降低、咀嚼及吞咽困难、四肢无力、呼吸不畅等症状；症状是否早轻晚重或疲劳后加重、休息后减轻或消失。

（3）心理-社会状况：了解患者有无恐惧或焦虑，程度如何。评估患者及家属对治疗及预后的认知、心理承受能力及对疾病相关知识的了解程度。

知识点 9：重症肌无力的护理诊断　　　　　　　　　　　　　　　　**正高：熟练掌握**

（1）清理呼吸道无效：与咳嗽、咳痰无力有关。

（2）体温升高：与肺部感染有关。

（3）皮肤完整性受损，有发生压疮的危险：与长期卧床及排便失禁有关。

（4）沟通障碍：与长期失陪、气管切开致失声有关。

（5）生活自理缺失：与肌无力有关。

（6）躯体移动障碍：与运动神经功能受损有关。

（7）营养缺乏，低于机体需要量：与吞咽困难、摄入量过少、精神压抑、影响食欲有关。

（8）睡眠形态紊乱：与焦虑有关。

（9）排便型态紊乱：与排便失禁有关。

（10）焦虑、恐惧：与环境改变有关。

（11）有受伤的危险：与肌无力有关。

（12）气体交换受损：与肌无力有关。

（13）股骨骨折：与骨质疏松有关。

（14）疼痛：与骨折、软组织损伤、肌痉挛和水肿等有关。

（15）潜在并发症：下肢深静脉血栓、呼吸衰竭、肌无力危象、尿路感染。

知识点 10：重症肌无力的护理措施　　　　　　　　　　　正高：熟练掌握

（1）维持正常的呼吸功能：评估患者的呼吸形态、呼吸频率及呼吸困难的程度，有变化时立即报告医师。

（2）保持呼吸道通畅：保持呼吸道通畅，头偏向一侧，定时翻身拍背排痰，按时雾化吸入，稀释痰液，以利于呼吸道分泌物随时排除，减轻并控制肺部感染。

（3）改善缺氧状态：随时询问患者主诉，有无胸闷、憋气现象，观察血氧饱和度变化，监测血气分析指标，根据缺氧状态给予鼻导管、面罩吸氧，必要时气管插管。

（4）做好机械通气后的护理。

（5）确诊胆碱能危象后静脉注射阿托品，并给予静脉输液。

（6）避免使用镇静药及吗啡。

（7）指导患者避免感染、感冒、劳累、情绪激动等，护理操作严格消毒、隔离以减少交叉感染。

知识点 11：重症肌无力的健康指导　　　　　　　　　　　　　正高：掌握

（1）用药指导：本病病程长，需长期服药治疗，告知患者及其家属常用药物的服用方法、不良反应及服药注意事项，避免因用药不当而诱发肌无力危象和胆碱能危象。遵医嘱正确服药，不能自行停药或加量。

（2）活动与休息指导：患者应建立健康的生活方式，生活有规律，保证充分休息与充足的睡眠，根据季节、气候增减衣服，尽量少去公共场所，预防呼吸道感染。

（3）饮食指导：指导患者进食高蛋白、高维生素、高热量、富含钾和钙的软食或半流食，提供神经组织和骨骼组织重建所必需的物质，以增强肌力、增长肌肉，避免干硬或粗糙食物，进餐时尽量取坐位，进餐前充分休息或在服药后 15~30 分钟产生药效时进餐，鼓励患者少量慢咽，给患者充足进餐时间，不要催促和打扰患者进食。

（4）家属指导：家属要理解关心患者，给予患者精神支持和心理照顾，当患者出现肌无力症状加重、呼吸困难、恶心、呕吐、腹痛、大汗、瞳孔缩小等肌无力危象或胆碱能危象时，应立即就诊。

第十六章　心血管病介入性诊疗技术及护理

第一节　心导管检查与心血管造影术

| 知识点1：心导管检查的概念 | 副高：了解　正高：熟悉 |

心导管检查是指介入性的导管检查技术，将不透 X 线的特制导管在 X 线的引导下，经周围血管送至需检查的心脏、血管等部位，以了解不同部位血流动力学和血氧含量的变化，是临床诊断疾病、了解病情变化和观察疗效的一种常用的检查方法。

| 知识点2：右心导管检查及右心室造影术 | 副高：了解　正高：熟悉 |

右心导管检查是经外周静脉穿刺、插管，使其前端经右心房、右心室达肺动脉，观察并测量上述部位的压力、血氧含量及血流动力学的改变。右心室造影术是继右心导管检查之后，插入造影导管，将导管前端送至右心室或右心房后进行造影，以了解其结构、形态、功能及肺动脉瓣、三尖瓣膜病损程度。造影体位为正位、侧位或斜位。

| 知识点3：左心导管检查及左心室造影术 | 副高：了解　正高：熟悉 |

左心导管检查是经外周动脉穿刺、插管至左心室、升主动脉，测量左侧心腔血流动力学并了解其改变情况；左心室造影术是继左心导管检查之后进行，明确二尖瓣、主动脉瓣病损程度，了解左心功能情况。造影体位为正位、侧位。

| 知识点4：心导管检查及心室造影术的适应证 | 副高：了解　正高：熟悉 |

适应证：①先天性心脏病、肺动脉疾病的诊断。②先天性心脏病、风湿性瓣膜病外科手术前检查。③需做血流动力学检测者。④室壁瘤：了解瘤体位置及大小，以决定手术指征。⑤心内电生理检查。⑥静脉及肺动脉造影。

| 知识点5：心导管检查及心室造影术的禁忌证 | 副高：了解　正高：熟悉 |

禁忌证：①感染性疾病如感染性心内膜炎、败血症、肺部感染等。②严重出血性疾病。③外周静脉血栓性静脉炎。④严重肝、肾功能损害。⑤严重心力衰竭。⑥严重心律失常、电

解质紊乱、洋地黄中毒。

知识点6：心导管检查及心室造影术的用物准备　　　副高：了解　正高：熟悉

用物准备：①导管，常用型号为 5F、6F、7F。②导丝，常用直径为 0.0635cm、0.071cm、0.081cm、0.097cm，长 145cm。③穿刺针，常用型号成人为 18G，儿童为 20G。④扩张器，常用型号为 5F、6F、7F。⑤敷料包、器械包各 1 个。⑥多功能生理监护仪、除颤器及血氧分析仪。⑦药品，包括利多卡因、肝素、地塞米松、阿托品、地西泮、硝酸甘油、对比剂等。

知识点7：心导管检查及心室造影术的操作方法　　　副高：了解　正高：熟悉

（1）患者取仰卧位，连接心电监测仪，局部皮肤消毒，铺无菌单。

（2）右心导管检查及右心室造影：常规经皮股静脉穿刺、插管，其前端经右心房、右心室、肺动脉，然后逐步将导管撤至上下腔静脉处，测量压力并记录，必要时采血进行血氧分析；插入造影导管，其前端至右心房、右心室、肺动脉，尾端接高压注射器，注入对比剂造影。

（3）左心导管检查及左心室造影：常规经皮股动脉穿刺，插管，其前端至左心室及升主动脉，测量左心室主动脉压力阶差；换入猪尾导管，其前端至左心室造影。

（4）撤出导管、鞘管，压迫止血，加压包扎。

知识点8：心导管检查及心室造影术的并发症及处理　　　副高：了解　正高：熟悉

（1）心律失常：常因导管或对比剂直接刺激心内膜所致。将导管退离心室暂停操作，可恢复窦性心律。

（2）缺氧发作：常因导管通过狭窄的右室流出道，堵塞肺血流所致。术中要随时观察患者的神志、血压、脉率、面色、皮肤等变化，发现异常情况立即停止操作，并加大氧气流量，给予5%碳酸氢钠注射液，改善缺氧。

知识点9：心导管检查及心室造影术的护理措施　　　副高：了解　正高：熟悉

（1）术前护理：①向患者介绍心导管检查及造影的目的、方法及注意事项，消除其疑虑。②术前详细询问有无过敏史，特别是对含碘类物品有无过敏史。③术前双侧腹股沟备皮，禁食、禁水 4 小时。④术前 1 天晚应用镇静药，保证患者良好睡眠。⑤完善术前各种检查及知情同意书的签署。

（2）术中护理：①严密监测并准确记录患者血流动力学的变化。②对每个部位的血标本及时做血气分析，以免影响检查结果。③出现并发症及时给予相应处理及护理措施。

（3）术后护理：①监测心电图及生命体征的变化，发现问题及早处理。②平卧 12~24 小时，患侧肢体制动。穿刺静脉处加压包扎 6 小时，穿刺动脉处加压包扎 12 小时，并加压 1kg 左右的沙袋 6~12 小时。③观察足背动脉搏动情况及肢体的温度、颜色，观察穿刺部位有无渗血、肿胀。④婴幼儿全麻后应注意保温，头偏向一侧，防止呕吐后误吸，患儿完全清醒后方可进水、进食。⑤术后应用抗生素及抗凝药。

| 知识点 10：选择性冠状动脉造影术的概念 | 副高：了解　正高：熟悉 |

选择性冠状动脉造影术是用特制的心导管经外周动脉逆行插管至主动脉根部的冠状动脉口，将对比剂注射入冠状动脉内以显示冠状动脉的形态及血流情况，判断有无冠状动脉形态及功能异常的一种左心导管技术，临床应用较广，是目前诊断冠状动脉粥样硬化性心脏病的"金指标"，并被广泛应用于冠心病患者预后的评估。

| 知识点 11：选择性冠状动脉造影术的适应证 | 副高：了解　正高：熟悉 |

适应证：①顽固性心绞痛，临床难以明确诊断的胸痛。②冠状动脉畸形或狭窄性病变。③冠状动脉病变外科手术、介入治疗前后。

| 知识点 12：选择性冠状动脉造影术的禁忌证 | 副高：了解　正高：熟悉 |

禁忌证：①严重心律失常、心力衰竭。②急性感染。③严重肺部疾病、肝肾功能损害、周身动脉硬化。

| 知识点 13：选择性冠状动脉造影术的用物准备 | 副高：了解　正高：熟悉 |

用物准备：①上肢途径，包括 5F 或 6F 上肢穿刺鞘 1 个，直径 0.0889cm，长 150cm 泥鳅导丝 1 根，共用造影导管 1 根。下肢途径，包括 18G 穿刺针 1 个，6F 鞘管 1 套，5F 或 6F 左、右冠状动脉造影导管各 1 根，直径 0.0889cm、长 145cm 导丝 1 根。②三联三通、环柄注射器各 1 个，压力传感器 1 套，输液器 3 套。③敷料包、器械包各 1 个。④心电监护仪、除颤器、临时起搏器、电极导管 1 根。⑤药品，包括利多卡因、造影剂、肝素、地塞米松、地西泮、硝苯地平、硝酸甘油、阿托品、0.9% 氯化钠注射液、葡萄糖氯化钠注射液、对比剂及急救药品等。

| 知识点 14：选择性冠状动脉造影术的操作方法 | 副高：了解　正高：熟悉 |

（1）患者取仰卧位，连接心电监护仪，局部皮肤消毒，铺无菌单。

（2）常规行桡动脉或股动脉穿刺并经鞘管送入导丝，沿导丝送入动脉鞘管。

（3）连接自动测压装置，分别插管至左冠状动脉或者右冠状动脉开口处，推注对比剂。

（4）拔出导管及鞘管，压迫穿刺点，止血后压迫包扎。

知识点 15：选择性冠状动脉造影术的并发症及处理　　　　　副高：了解　　正高：熟悉

（1）严重心律失常：因高渗性离子型对比剂刺激、冠状动脉开口处有严重病变或心导管进入过深所致。患者出现心动过缓或心室颤动时，立即将心导管撤离冠状动脉开口，嘱患者用力咳嗽，使对比剂迅速自冠状动脉排出，同时注射阿托品，如无效可使用人工心脏起搏。发生心室颤动者立即给予电除颤，同时进行心脏复苏。

（2）心绞痛：造影时，心肌供血受阻以及导管插入过深阻塞血流均可引起心肌缺血。术中要避免导管前端进入冠状动脉过深，随时监测冠状动脉压力。发生心绞痛时，将导管迅速撤回，给患者舌下含硝酸甘油片或冠脉内注射硝酸甘油，待心绞痛消失后再继续检查。

（3）急性心肌梗死：由脱落的粥样斑块或血块、心导管顶端血栓形成、动脉夹层撕裂形成血肿等堵塞冠状动脉引起。可按心肌梗死抢救方法进行处理，如为血栓形成者可行溶栓治疗或行紧急经皮腔内冠状动脉成形术（PTCA）。

知识点 16：选择性冠状动脉造影术的护理措施　　　　　　副高：了解　　正高：熟悉

（1）术前护理：①向患者介绍冠状动脉造影术的目的、方法及注意事项，消除其疑虑，避免因心情紧张而诱发心绞痛。②术前认真核查各项化验检查单据，如血常规、尿常规、出凝血时间、肝功能、肾功能、乙肝表面抗原、人类免疫缺陷病毒、梅毒等项化验结果是否正常，检查心电图、超声心动图、胸部 X 线片等各项检查结果。③训练患者有效咳嗽、吸气、呼气和屏气动作，以便术中能更好地配合。④遵医嘱术前服用肠溶阿司匹林。⑤完善术前各种检查及知情同意书的签署。

（2）术中护理

1）患者平卧于造影床上，对心情紧张者做好解释工作，对因情绪紧张致血压升高者，可含服硝苯地平 10~20mg。静脉输液，心电监护。核对患者姓名、性别、年龄、病案号等，核查"介入治疗患者知情协议单"有无医师及患者签字。

2）将鞘管插入血管后随时用肝素液（500ml 盐水内加入肝素 2000U）冲洗管腔。导管插入冠状动脉口时，可给患者口含硝酸甘油 0.5mg，力求冠状动脉保持扩张，使冠状动脉扩张显影良好，防止出现假阳性。

3）注入对比剂时，冠状动脉可能发生暂时性梗阻及心肌一过性缺血，心电图可出现心率减慢、ST 段与 T 波的改变。因此，每次造影完毕，嘱患者连续用力咳嗽，加大胸腔压力，改善冠状动脉循环，心肌供血可很快恢复。

4）少数患者在注入对比剂后出现一过性头面部及全身灼热感、头痛、恶心、呕吐症状。如上述反应时间延长或出现高热，可肌内注射异丙嗪、地塞米松。对比剂使用过多时可给利尿药，以加速对比剂排泄。

（3）术后护理：①术后遵医嘱监测心电图及生命体征，发现问题及早处理。②患者转入冠心病监护病房（CCU）监护24小时，注意观察有无心绞痛、心律失常的发生。鼓励患者少量多次饮水，以促进对比剂的排出，减轻对肾脏的损伤。③冠脉病变严重者，嘱进流质、半流质饮食，少食多餐，保持排便通畅，遵医嘱做好镇静处理。④密切观察穿刺部位，注意有无出血或血肿等并发症的发生，同时还需多注意观察指端血运以及足背部的动脉搏动情况。

第二节　心内膜心肌活检术

| 知识点1：心内膜心肌活检术的概念 | 副高：了解　正高：熟悉 |

心内膜心肌活检术（EMB）是通过导管或心内膜活检钳获得右（左）心室，甚至右心房的小块心肌组织做病理学、免疫学检查，从而为心肌疾病的进一步诊断提供依据。

| 知识点2：心内膜心肌活检术的适应证 | 副高：了解　正高：熟悉 |

适应证：①各类心肌疾病的病因诊断。②急慢性心肌炎的诊断、严重程度判断和监测疗效。③心脏同种异体移植术后观察患者排斥反应的早期征象。④心脏肿瘤的诊断。⑤其他可能引起心肌病变的全身性疾病。

| 知识点3：心内膜心肌活检术的禁忌证 | 副高：了解　正高：熟悉 |

禁忌证：①出血性疾病、严重血小板减少症及正在接受抗凝治疗者。②急性心肌梗死、有心室内附壁血栓或室壁瘤形成者，禁忌左心室活检。③心脏显著扩大伴发严重左心功能不全者。④近期有急性感染者。⑤不能很好配合的患者。⑥分流缺损是相对禁忌证，应避免做右心室活检，以免引起矛盾性体循环栓塞。

| 知识点4：心内膜心肌活检术的用物准备 | 副高：了解　正高：熟悉 |

用物准备：①器械类。穿刺针、7F动脉鞘、7F心肌活检钳。②药品类。生理盐水、对比剂、2%利多卡因、肝素、各种抢救药品、肝素盐水（2.5U/ml）。③敷料包、器械包、5ml注射器各1个、10ml注射器2个、无菌针头若干。④急救设备。临时起搏器、除颤器、氧气、麻醉机、吸引器等。

知识点5：心内膜心肌活检术的操作方法　　　　　副高：了解　正高：熟悉

（1）协助患者去枕平卧于导管床，头偏向左侧，充分暴露颈胸部手术野，给予心电监测，吸氧，指导患者配合。

（2）协助医师进行局部消毒，铺无菌巾；协助打开手术器械，进行右颈内静脉穿刺；协助采集活检标本，并及时送检。

（3）术中观察：认真听取患者主诉，如患者主诉持续胸痛，并伴有进行性加重应及时提醒医师处理；密切观察生命体征变化，预防并发症发生。如果心电监测出现持续性室性心动过速，呼吸出现频率、节律及深度变化，和/或伴有咳嗽、胸痛等症状，要引起高度重视，及时配合医师处理。

（4）活检手术完成后，即可拔出鞘管，局部压迫5~10分钟，无渗血后用无菌透明敷料包扎，局部沙袋压迫24小时，再次观察穿刺部位有无血肿及渗出。

知识点6：心内膜心肌活检术的并发症及处理　　　　副高：了解　正高：熟悉

（1）心脏穿孔、心包积血和压塞：是心内膜心肌活检术的主要并发症，但发生率不高，多见于右心室活检且操作粗糙。如患者出现胸痛、呼吸困难、低血压、心动过缓或过速、颈静脉怒张等表现，应怀疑心脏穿孔可能，可用超声心动图观察有无心包积液。一旦发生，须严密观察和监测病情，补充血容量，应用升压药物；如有心脏压塞征象，血流动力学不稳定，应立即行心包穿刺抽液；持续出血者有时需要开胸手术。

（2）血栓栓塞：左心室心内膜活检或右心室心内膜活检伴有心内分流时可出现体循环栓塞。注意每次操作前用肝素盐水仔细冲洗导管和活检钳，可减少栓塞的危险。主要处理措施是支持疗法，栓塞所致症状常呈自限性。

（3）心律失常：在心室内操作导管或钳夹过程中常出现室性期前收缩或非持续性室性心动过速，无须特殊处理；持续性室性心动过速很少发生，一旦出现，可静脉注射利多卡因或电复律；右心室心内膜活检过程中，在右心房内操作导管会诱发心房颤动，通常呈自限性，如不能自行复律，可选择电复律；术前已存在左束支传导阻滞者做右心室心内膜活检时，可引起完全性心脏传导阻滞，须植入临时起搏器治疗。

知识点7：心内膜心肌活检术的护理措施　　　　　副高：了解　正高：熟悉

（1）物品、药品准备：静脉穿刺包、导管鞘、活检钳，必要时备超声心动图、2%利多卡因、肝素、0.9%氯化钠注射液。

（2）向患者和家属解释并取得同意及配合。

（3）术前遵医嘱给予地西泮10mg肌内注射。

（4）局部严格消毒，操作应保持无菌，以防感染。

（5）密切观察患者的心电、呼吸、血压变化。如出现胸痛、气促、心率过快或过慢、血压下降等心脏压塞的表现立即停止手术，及时处理。

第三节　心脏电生理检查和心导管射频消融治疗

知识点1：心脏电生理检查的概念　　　　　　　　　　　副高：了解　正高：熟悉

心脏电生理检查是利用心脏电刺激技术记录心内电图，明确心律失常的发病机制及其严重程度和为实施射频消融手术提供依据。

知识点2：心导管射频消融的概念　　　　　　　　　　　副高：了解　正高：熟悉

心导管射频消融是指通过静脉或动脉进入心脏的电极导管输入一定的物理能量，以破坏心动过速病灶及折返途径，达到根治或控制心律失常发作的一种介入治疗方法。

知识点3：心脏电生理检查和心导管射频消融治疗的适应证　副高：了解　正高：熟悉

明确的房室折返性心动过速、房室结折返性心动过速、特发性室性心动过速、房性心动过速和心房扑动。

知识点4：心脏电生理检查和心导管射频消融治疗的禁忌证　副高：了解　正高：熟悉

发生3周内的急性心肌梗死、心腔内附壁血栓。

知识点5：心脏电生理检查和心导管射频消融治疗的用物准备

副高：了解　正高：熟悉

用物准备：①电生理检查电极导管。②插管导引器、导引钢丝、血管扩张器、导引外鞘管。③连接线及线路转换盒。④多导生理记录仪、程序刺激仪。⑤药物：利多卡因、肝素、异丙肾上腺素、阿托品、地西泮等。

知识点6：心脏电生理检查和心导管射频消融治疗的操作方法

副高：了解　正高：熟悉

（1）局麻下穿刺锁骨下静脉或颈内静脉，插入冠状窦电极导管，左右股静脉插入电极导管分别置于高位右心房、房室束、右心室。

（2）分别进行心房、心室等部位刺激，检查其窦房结功能、房室传导功能，判断心动过速发生机制。

（3）根据心动过速发生机制穿刺动脉、静脉或行房间隔穿刺，插合适的消融电极，以合适的能量进行消融。

知识点7：心脏电生理检查和心导管射频消融治疗的并发症及处理

副高：了解　正高：熟悉

（1）心脏压塞：发生率为0.2%~0.6%，为严重并发症之一。其产生原因为冠状静脉窦破裂、心脏穿孔。在手术过程中，一旦患者出现胸闷、心搏减弱、血压下降、心影扩大，应高度怀疑心脏压塞。有条件者立即进行超声波检查明确诊断。若无急诊超声条件应根据患者临床症状综合分析判断，必要时立即做心包穿刺引流。若已用肝素，应给予鱼精蛋白对抗治疗，同时快速补充液体并准备输血。经上述处理病情仍不缓解者应行外科手术治疗。

（2）三度房室传导阻滞：术中如果出现短暂三度房室传导阻滞应立即停止手术，并给予静脉推注地塞米松，多数患者的房室阻滞可恢复正常。个别永久损伤传导系统的患者则需安装永久性起搏器治疗。

（3）心室颤动：立即非同步体外除颤。

（4）血管并发症：①动脉血栓形成和栓塞。术后严密观察足背动脉搏动情况，发现血栓形成或栓塞征兆应及早处理。早期可采取拉网法取出血栓。对发现较晚者采取血管内溶栓治疗。②动静脉瘘。发生主要是因穿刺股静脉时进入股动脉、术后压迫止血不当，经听诊血管杂音及床旁超声明确诊断后行外科修补术进行干预。

知识点8：心脏电生理检查和心导管射频消融治疗的护理措施

副高：了解　正高：熟悉

（1）术前护理

1）完善术前各项检查。

2）术前认真核查"介入治疗患者知情协议单"有无医师及患者签字。

3）患者接入导管室，嘱患者排便，协助患者脱掉全部衣服，摘掉饰品、义齿等，仰卧于检查床上，盖好被子，注意保暖。

4）将导电糊均匀涂抹在射频仪背部电极板上，糊面紧贴于患者腰骶部位下方，并嘱其保持仰卧体位，以防电极板移位，造成接触不良，在消融时发生心室颤动等严重并发症。

5）根据穿刺部位，确定建立静脉通路位置，以备术中用药。

6）连接全导联心电图（12导联），并将患者基础心电图记录、打印下来，这一点很重要，常因术者在向体内插送电极导管过程中，误将折返环的某一点碰断，使得术中在行电生理检查时很难将心动过速诱发出来，给手术带来难度，造成消融终点无法评价。

7）认真检查多导电生理仪、射频仪接地线情况，确保牢靠、稳固。

8）再次耐心地对患者进行简单的讲解，态度要和蔼可亲、自信、镇定，以消除患者恐惧心理，解除患者的种种疑虑，稳定其情绪，以取得最佳配合。

（2）术中护理

1）严格执行无菌操作规程，铺无菌台、打开无菌敷料包及器械包，并将相关导管耗材等逐一递上手术台，协助吸取相关药品（利多卡因、肝素等）。协助医师穿无菌手术衣，消毒皮肤，铺无菌单，罩无菌机套。

2）无有创动脉血压监测情况下，采用袖袋式血压监测。

3）指套式血氧饱和度监测（必要时）。

4）严密监护患者血压、呼吸、心率、心律等变化，密切观察有无心脏压塞、心脏穿孔、房室传导阻滞或其他严重心律失常等并发症，并积极协助医师进行处理。

5）做好患者的解释工作，如药物、发放射频电能引起的不适症状或由于术中靶点选择困难导致手术时间长等，以缓解患者紧张与不适，帮助患者顺利配合手术。

6）心房颤动射频消融手术时间较长，需全身麻醉者应做好患者的麻醉护理及皮肤护理。

（3）术后护理

1）患者常因术前禁食、手术时间过长、术中心动过速、精神紧张引起出汗，体力精力消耗过大，会在术后拔管时出现低血容量状态或严重的疼痛性迷走反射，除保持输液速度外，还要严密监测心率、血压变化，多巴胺、阿托品备用。

2）术后每天描记全导联心电图，观察有无各种心律失常。必要时行24小时动态心电图检查。

3）术后卧床4~6小时。如果术中穿刺动脉，术后穿刺侧肢体保持伸直状，制动12小时，卧床24小时，卧床期间避免咳嗽、大笑、抬头、收腹等增加腹压动作，以防止穿刺部位出血。咳嗽及用力排便时应压紧穿刺点。观察足背动脉搏动、远端肢体颜色、温度和感觉。

4）对电生理检查资料进行整理并保存完整。

第四节　人工心脏起搏器安置术

知识点1：临时心脏起搏器安置术的适应证	副高：了解　正高：熟悉

（1）治疗性起搏：①缓慢性心律失常。各种原因引起的房室传导阻滞、严重窦性心动过缓、窦性停搏伴阿–斯综合征发作或几乎晕厥者。②各种原因引起QT间期延长，并发尖端扭转型室性心动过速。③阵发性室上性心动过速需行超速抑制治疗终止时。

（2）保护性起搏：①有慢性心脏传导系统功能障碍者进行外科手术、妊娠分娩、心导管检查时。②冠心病患者行PTCA或瓣膜病患者行球囊扩张瓣膜成形术时。③心肌病或疑有窦房结功能不全的心脏病患者行心房颤动、心房扑动或室上性心动过速电复律时。④心律不稳定患者在安置永久性心脏起搏或起搏器依赖需更换起搏器时。

（3）诊断性起搏：主要用于临床电生理检查，如阵发性室上性心动过速的诊断与鉴别诊断等。

知识点 2：临时心脏起搏器安置术的用物准备　　　　副高：了解　正高：熟悉

用物准备：①临时起搏器、起搏导管及相应鞘管。②心脏监护仪和除颤器、氧气、气管插管等必备抢救物品。③药品：利多卡因、抗心律失常药物及急救药品等。

知识点 3：临时心脏起搏器起搏的方法　　　　　　　副高：了解　正高：熟悉

临时心脏起搏的方法有经皮起搏、经静脉起搏、经食管心脏起搏和经胸心脏起搏，多数采用经静脉起搏。起搏方法的选择取决于当时的情况，如情况紧急，患者的血流动力学不稳定（或可能变得不稳定），常需要迅速对心血管系统的衰竭进行预防和干预治疗。通常对同一个患者需要几种不同的临时起搏方法。比如极严重的心动过缓患者在抢救室内，应首选经皮起搏，一旦稳定则改用经静脉起搏。

知识点 4：临时心脏起搏器安置术的操作方法　　　　副高：了解　正高：熟悉

（1）采用经皮股静脉或锁骨下静脉穿刺的方法是在 X 线透视下将起搏导管置入右心室心尖部。

（2）确认电极导管接触右心尖满意后，将导管的尾部与起搏器连接，调节相关参数，确认起搏器正常工作。

（3）推出鞘管，固定起搏电极导管。

知识点 5：临时心脏起搏器安置术的并发症　　　　　副高：了解　正高：熟悉

临时心脏起搏并发症的发生与术者的技术水平、起搏器电极的留置时间及术后的护理状况密切相关。最常见的并发症是导管移位，其次是穿刺并发症、心律失常、膈肌刺激、感染、导管断裂、心肌穿孔等。临时起搏电极留置时间最好不超过 1 周。

知识点 6：临时心脏起搏器安置术的护理措施　　　　副高：了解　正高：熟悉

（1）术前做好患者的解释和安抚工作，减轻其心理压力，稳定其情绪，完善相关检查和知情同意书的签署。

（2）术中严格无菌操作，配合术者调节起搏器相关参数。

（3）术中密切监测患者的心律、心率及血压，详细记录起搏器工作状态。

（4）术后患侧肢体制动，平卧位或左侧斜位，防止电极脱位。

（5）心电监测起搏功能。

（6）预防应用抗生素。

（7）临时起搏器放置一般不超过 7 天。若临时性起搏在 7 天后，患者的自身心率仍慢或传导阻滞无改善者，可建议改装永久性起搏器。

知识点 7：永久性人工心脏起搏器植入术的概念及类型　　　副高：了解　正高：熟悉

永久性心脏起搏器是一种植入体内的电子治疗仪器，通过发放电脉冲，刺激心脏搏动。起搏器有 4 种基本类型，分别是单腔起搏器、双腔起搏器、三腔起搏器、四腔起搏器。

知识点 8：永久性人工心脏起搏器植入术的适应证　　　副高：了解　正高：熟悉

（1）病态窦房结综合征伴有阿–斯综合征或类似晕厥发作。

（2）病态窦房结综合征无阿–斯综合征或类似晕厥发作，但有明显症状，或由于心率缓慢不能从事正常工作和生活者。

（3）病态窦房结综合征、慢–快综合征，心搏停止 >3 秒，或在快慢交替时产生症状者或必须使用某些可引起或加重心动过缓的药物并产生症状者。

（4）房室传导阻滞或室内三分支阻滞伴有阿–斯综合征或类似晕厥发作。

知识点 9：永久性人工心脏起搏器植入术的禁忌证　　　副高：了解　正高：熟悉

（1）心脏急性活动性病变，如急性心肌炎、心肌缺血。

（2）合并全身急性感染性疾病。

知识点 10：永久性人工心脏起搏器植入术的用物准备　　　副高：了解　正高：熟悉

用物准备：①起搏器、起搏导管及相应鞘管。②心脏监护仪和除颤器、氧气、气管插管等必备抢救物品。③利多卡因、抗心律失常药物及急救药品等。④植入手术相应的手术器械及敷料。

知识点 11：永久性人工心脏起搏器植入术的操作方法　　　副高：了解　正高：熟悉

（1）1% 利多卡因局麻下操作，心腔（心房或心室）起搏者，首选左或右头静脉切开法插入电极导线，若不成功改锁骨下静脉穿刺。双心腔起搏者电极导线可直接采用锁骨下静脉穿刺法，也可试用头静脉途径插入相应电极导线。

（2）在 X 线影像下将电极导线定位于右心尖部（心室起搏）和/或右心房心耳部（心房起搏），定位后测定电极起搏阈值，心腔内 R 波（心房内 A 波）振幅、斜率、心肌阻抗。导线定位后，让患者咳嗽并做深呼吸动作，以保证导管电极在心腔内位置稳定，最后结扎血管，固定导线。

（3）测定起搏器的各类参数并记录。要求：心室起搏阈值≤1.0V，R 波幅度≥5mV。心房起搏阈值≤1.5V，P 波幅度≥1.0mV。分别做心房 10.0V、心室 5.0V 高压输出起搏，测试是否有膈肌刺激。

（4）在左或右胸按起搏器大小在胸大肌筋膜前做一皮下囊袋，充分止血后，将起搏器与导线固定连接，置于囊袋内逐层缝合。

知识点 12：永久性人工心脏起搏器植入术的护理措施　　　　副高：了解　正高：熟悉

（1）术前护理：①完善术前检查及知情同意书的签署。②做好患者皮肤准备。③正在服用抗凝药物的患者，术前 3~5 天停用药物。如不能停用药物，术前应准备止血药，以备术中使用。④嘱患者术前 1~2 天练习床上排便。⑤术前左侧肢体建立静脉通道，以保证术中用药。

（2）术中护理：①严密监测患者生命体征，并准确记录。②起搏器调节参数时要备好除颤器，如出现恶性心律失常能及时使用。③做好起搏器的登记和记录。

（3）术后护理：①术后初期绝对卧床，取平卧位或左侧卧位 12~24 小时，囊局部压迫止血 6~8 小时。②应在术前 0.5~2.0 小时开始规范化预防性应用抗生素，使手术部位暴露时局部组织中已达到足以杀灭/抑制手术过程中入侵切口细菌的药物浓度，如果手术时间超过 3 小时，可在手术中给予第二剂。原则上，静脉使用抗菌药物的有效覆盖时间应包括整个手术过程和手术结束后 48 小时。③术后应密切观察伤口出血及感染情况，1~3 天换药 1 次，7 天拆线。④起搏器植入术后 12~24 小时应进行连续性心电监测，以观察起搏器的功能以及患者对程控心率的反应。⑤患者出院时填写并交给患者植入起搏器卡片，写好诊断、起搏器埋藏植入时间、类型、术中情况、术后有无并发症、拆线日期等。⑥植入心脏起搏器后，应告知患者避免接触强电磁场，使用微波炉需要离开 1m 以上。若起搏器说明书未明确告知，也不宜进行超短波理疗和做磁共振等检查，使用一般家用电器无妨碍。

知识点 13：人工心脏起搏器安置术的相关并发症及处理　　　　副高：了解　正高：熟悉

（1）局部出血或血肿：局部压迫或切开取出血块清理出血点。预防的方法包括术前评价凝血功能，若病情允许，停服氯吡格雷 5~7 天，停服低分子肝素 12 小时，停服华法林 1~3 天并调整 INR <1.5。出血风险高危患者阿司匹林片停用 5~7 天；术中注意止血，术后局部加压包扎。

（2）导线移位：应在 X 线透视下重新调整导管位置。预防导线脱位的方法是术中定位可靠、张力合适、固定牢靠，必要时选用主动固定电极导线。

（3）血胸、气胸或血气胸：轻者可不做特殊处理，严重者行穿刺引流或外科手术处理。

（4）心肌穿孔：临床表现为胸痛，体检时发现心包摩擦音，起搏心电图由左束支传导阻滞图形变为右束支传导阻滞图形，少数患者可发生心脏压塞。发生此并发症时，应将起搏导线撤入心腔，重新放置，以免引起心脏压塞。

（5）心脏压塞：可由心肌穿孔或冠状静脉窦损伤、穿孔所致。需进行心包穿刺引流，必要时须外科开胸引流。

（6）导线损伤：包括导线断裂和绝缘层破裂。一旦发现，一般应及时更换导线，改为头静脉路径或在原锁骨下静脉外侧穿刺，也可以换至对侧锁骨下静脉穿刺。若为双腔起搏器的心房导线问题，如患者不愿意立即更换，也可以将起搏方式由DDD方式程控为VVI方式，待更换起搏器时，再同时行导线更换术。预防的方法是经锁骨下静脉外侧点穿刺，最好采用头静脉切开作为静脉路径。

（7）感染：为起搏器植入后的严重并发症，可表现为囊袋局部红、肿、热、痛及局部破溃。可静脉应用抗生素，必要时做清创处理。清创无效时，可考虑拔出电极导线。感染严重时可出现败血症，需取出起搏系统，全身使用抗生素，局部清创。

（8）静脉血栓形成：其发生率和严重程度与所选的血管途径无关，多根导线植入及充血性心力衰竭患者更易发生。一旦诊断为静脉血栓形成，若无禁忌证，应及早进行溶栓治疗，可用尿激酶或rt-PA，也可给予肝素抗凝治疗。长期治疗可给予华法林抗凝治疗。对于部分患者也可外科手术治疗。

知识点14：永久性人工心脏起搏器植入术的健康指导　　　　副高：了解　正高：熟悉

（1）患者出院后需每天自测脉搏并做记录，发现异常及时到医院检查。
（2）保持安装起搏器囊袋处皮肤清洁、干燥，衣服宽松，防止摩擦。
（3）安装起搏器的患者不能做磁共振、超声波检查，避免进入有磁场的环境。
（4）定期复查起搏器功能。

第五节　经皮冠状动脉介入治疗

知识点1：经皮冠状动脉介入治疗的概念　　　　　　　　副高：了解　正高：熟悉

经皮冠状动脉介入治疗（PCI）是指采用经皮穿刺技术送入球囊导管或其他相关器械，解除冠状动脉狭窄或梗阻，重建冠状动脉血流的技术。主要包括经皮冠状动脉腔内成形术（PTCA）、冠状动脉支架置入术、定向性斑块旋切术（DCA）、斑块旋切吸引术（TEC）、斑块旋磨术及激光血管成形术等。

知识点2：PCI的常见并发症及处理　　　　　　　　　　副高：了解　正高：熟悉

（1）冠状动脉穿孔和心脏压塞：比较罕见，但危害较大。大多由导引钢丝穿破冠状动脉所致，少数由于球囊导管或支架造成，在治疗完全闭塞病变时较易发生。发生冠状动脉穿孔时可根据穿孔的大小进行相应的处理，包括持续球囊充盈压迫、中和抗凝作用、覆膜支架置入和紧急外科手术。当明确诊断为心脏压塞时，应立即配合行心包穿刺引流。

（2）无复流现象：冠脉无复流是指冠状动脉行球囊扩张或支架置入后狭窄解除，且无血管痉挛、夹层、血栓形成等机械阻塞因素存在，即刻造影却显示冠状动脉前向血流急性减少（TIMI 血流≤2 级）的现象。原因复杂，确切机制尚不清楚。多见于急性冠状动脉综合征富含血栓的病变，以及退化的大隐静脉旁路移植血管病变的介入治疗及斑块旋磨术治疗时，可造成严重后果。应立即在冠状动脉内注入硝酸甘油或钙拮抗剂，也可用腺苷冠脉内注射。血流动力学不稳定者，除用升压药物外，应立即使用主动脉内球囊反搏。

（3）冠状动脉痉挛或急性闭塞：由于导管的刺激、对比剂的影响等原因引发冠状动脉急性狭窄或闭塞性改变，表现为相应导联心电图 ST 段的改变，可导致心经痛甚至死亡。可重复冠状动脉内注射硝酸甘油、维拉帕米以及 GP Ⅱ b/Ⅲ a 受体阻断药。血流动力学不稳定时，除用升压药物外，应立即使用主动脉内球囊反搏。

（4）严重心律失常：在急性心肌梗死患者行急诊 PCI 时容易发生再灌注心律失常，多发生在与血管开通 5 分钟内，以右冠状动脉血管较多见。临床可表现为缓慢性心律失常，如窦性心动过缓、窦性停搏、房室传导阻滞，也可表现为快速性心律失常，如室性自主心律、室性心动过速、心室颤动。对于缓慢性心律失常，可给予阿托品 0.5~1.0mg 静脉注射，严重时可安置临时起搏器。加速性室性自主心律一般不用处理，必要时可给予阿托品提高窦性心律治疗。有血流动力学紊乱的快速性室性心动过速，应立即给予电复律治疗，并给予抗心律失常药物治疗。

（5）对比剂过敏：目前使用的血管对比剂均为含碘对比剂，与血液混合后可释放出碘离子，从而引起变态反应。对比剂过敏的发生有时极其凶险，除一般皮肤反应外，严重的可出现喉头水肿、呼吸困难、变应性休克等，因此早期识别显得至关重要。PCI 过程中突然出现的低血压或高血压、头面部或躯干部皮肤瘙痒或皮疹是对比剂过敏的早期表现。一旦确定发生变态反应，可给予地塞米松 10~20mg 静脉注射，并可合并给予异丙嗪等抗组胺治疗。发生变应性休克者，应立即给予肾上腺素同时快速补充有效循环血量。

（6）血管迷走反射：主要发生在血管穿刺时和术后拔除鞘管时，患者表现为胸闷、头晕、恶心、呕吐、面色苍白、出汗等不适，严重者可表现为晕厥、休克。发生血管迷走反射时，应保证患者处于平卧位，头偏向一侧，防止呕吐物误吸引起患者窒息，可给予阿托品静脉注射，同时给予输液扩容等抗休克治疗。

知识点3：经皮冠状动脉腔内成形术的概念　　　　　　副高：了解　正高：熟悉

PTCA 是经外周动脉穿刺、插管，送入球囊导管，扩张狭窄的冠状动脉，改善心肌血供。

知识点4：经皮冠状动脉腔内成形术的适应证　　　　　副高：了解　正高：熟悉

适应证：①稳定型劳力性心绞痛。②单支或多支冠状动脉病变。③不稳定型心绞痛、急性心肌梗死。④PTCA 术后再狭窄、冠状动脉旁路移植术后移植血管狭窄。

知识点 5：经皮冠状动脉腔内成形术的禁忌证　　　　　　　副高：了解　正高：熟悉

禁忌证：①严重心肾功能不全，出血性疾病患者。②冠状动脉钙化或偏心性狭窄及完全闭塞者。③冠状动脉多支广泛性弥漫性病变者。

知识点 6：经皮冠状动脉腔内成形术的用物准备　　　　　　副高：了解　正高：熟悉

用物准备：①冠状动脉造影用品 1 套。②球囊导管 1 根（球囊直径 2.5~3.0mm、长 2.0~2.5cm），6F、7F、8F、9F 导引导管各 1 根，经桡动脉插管应备 Amplatz 引导导管。③引导导丝直径 0.356mm，长 180~300cm。④专用压力泵 1 个。⑤带阀 Y 形接头 1 个。⑥临时起搏器及导管 1 套。⑦利多卡因、肝素、地塞米松、地西泮、硝苯地平、硝酸甘油、阿托品、0.9%氯化钠注射液、葡萄糖氯化钠注射液、对比剂及急救药品。

知识点 7：经皮冠状动脉腔内成形术的操作方法　　　　　　副高：了解　正高：熟悉

（1）选择穿刺置管位置，常选用股动脉，也可经肱动脉或桡动脉穿刺。

（2）局麻下行股动脉穿刺置入所选用的带止血活瓣的鞘管，注入肝素 10 000U，操作每延长 1 小时自静脉补充肝素 3000U，插入引导导管进行冠状动脉造影。

（3）经鞘管插引导导管，在引导钢丝引导下，将引导导管尖端送至预扩张的冠状动脉造影，显示病变位置及病变特征。沿引导钢丝，将球囊导管送至病变部位，用稀释的对比剂充盈球囊行扩张术。

（4）经引导导管行冠状动脉造影，判定疗效。

（5）酌情保留股动脉内鞘管。压迫已撤出鞘管的穿刺部位，止血后加压包扎。

知识点 8：经皮冠状动脉腔内成形术的护理措施　　　　　　副高：了解　正高：熟悉

（1）术前护理：①向患者介绍 PTCA 的目的、方法及注意事项，减轻其疑虑、恐惧心理。术前 3 天口服肠溶阿司匹林 300mg + 氯吡格雷 75mg，1 次/天；急诊患者术前口服肠溶阿司匹林 300mg + 氯吡格雷 600mg；同时停用抗凝药。②术前训练床上排尿，以免术后发生尿潴留。③备腹股沟及会阴部皮肤，做抗生素、碘过敏试验。④行桡动脉穿刺者做 Allen 试验，判断能否行桡动脉穿刺及插管。⑤完善术前各种检查及知情同意书的签署。

（2）术中护理：①认真查对病历，了解患者姓名、年龄及各种检查结果，如生化、感染五项、胸部 X 线片、冠状动脉 CT 等。②做好患者的解释和安抚工作，协助患者仰卧于导管床上，行静脉输液、心电监护、持续吸氧。③备好术中用物及用药，协助术者穿衣，配合术者手术，严格无菌操作。④手术过程中密切监测患者生命体征的变化，患者病情发生变化时及时配合抢救。

（3）术后护理：①持续心电监护，密切观察心电示波及生命体征，观察有无 ST 段下移、抬高或 T 波倒置。②静脉输液 500~1000ml，促进对比剂排泄。③遵医嘱应用 3 天抗生素预防感染。④PTCA 术后常规给予肝素抗凝以预防血栓形成。应按医嘱准确给药，严格掌握剂量和时间，并注意观察有无出血倾向，如穿刺口渗血、皮下瘀斑、牙龈出血等。⑤股动脉内留置鞘管部位的护理：撤出鞘管前，该侧肢体平伸，防止折损鞘管。撤出鞘管后，压迫穿刺部位，桡动脉加压包扎 6 小时；股动脉加压包扎 24 小时并沙袋压迫 6~8 小时，此期间，该侧下肢肢体平伸，制动 12 小时观察局部有无出血、渗血。

知识点 9：经皮冠状动脉腔内成形术的健康指导　　　副高：了解　正高：熟悉

（1）避免情绪激动，预防感冒。

（2）坚持服用抗凝药，定期测定凝血时间、凝血酶原时间，以及白细胞与血小板计数等。

（3）用软毛牙刷刷牙。

（4）低胆固醇饮食，戒烟。

（5）6 个月后复查，心前区如有不适及时就诊。

知识点 10：冠状动脉内支架术的概念　　　副高：了解　正高：熟悉

冠状动脉内支架术是将支架置入冠状动脉内，通过导丝将装有支架的球囊导管送入病变部位，缓慢撤出球囊导管，支架被留在原位并支撑于血管壁上，用于预防球囊扩张后急性闭塞及再狭窄。

知识点 11：冠状动脉内支架术的适应证　　　副高：了解　正高：熟悉

适应证：①PTCA 并发动脉夹层、严重内膜撕裂、急性闭塞或濒临闭塞。②预防 PTCA 后再狭窄。

知识点 12：冠状动脉内支架术的禁忌证　　　副高：了解　正高：熟悉

禁忌证：①出血性疾病、不能应用抗凝药者。②血管直径≤2.5mm 者。③冠状动脉开口近端有明显动脉粥样硬化斑块者。④血管远端血流明显减慢者。

知识点 13：冠状动脉内支架术的用物准备　　　副高：了解　正高：熟悉

用物准备：①冠状动脉造影用品 1 套。②6F、7F、8F 大腔导管各 1 根。③直径 0.356mm、长 180~300cm 导丝 1 根。④冠脉内支架及标准球囊导管各 1 根。⑤药品准备同 PTCA。

知识点 14：冠状动脉内支架术的操作方法   副高：了解   正高：熟悉

（1）常规冠状动脉造影，明确病变血管位置、程度及范围。

（2）全身肝素化（按 125U/kg 经导管注射肝素，1 小时后如继续治疗，按 62.5U/kg）。

（3）球囊达冠状动脉狭窄部位，充盈球囊，扩张狭窄部位后撤出球囊。

（4）经引导导管、沿导丝送入支架导管，冠脉内支架中心位于病变段中心。

（5）支架置入后球囊在支架内以高压力扩张。将球囊吸瘪，缓慢撤出球囊导管。

（6）再行冠状动脉造影，明确支架位置及膨胀情况。

（7）保留股动脉内鞘管。

（8）撤出鞘管，压迫穿刺点，止血后加压包扎。

知识点 15：冠状动脉内支架术的护理措施   副高：了解   正高：熟悉

（1）术前护理：术前 6 天口服肠溶阿司匹林 300mg + 氯吡格雷 75mg，每天 1 次；急诊患者除术前口服肠溶阿司匹林 300mg + 氯吡格雷 600mg 外，其他护理同 PTCA。

（2）术中及术后护理：①认真查对病历，了解患者姓名、年龄及各种检查结果，如生化、感染五项、胸部 X 线片、冠状动脉 CT 等。②做好患者的解释和安抚工作，协助患者仰卧于导管床上，行静脉输液、心电监护、持续吸氧。③备好术中用物及用药，协助术者穿衣，配合术者手术，严格无菌操作。④手术过程中密切监护患者生命体征的变化，患者病情发生变化时及时配合抢救。

知识点 16：冠状动脉内支架术的健康指导   副高：了解   正高：熟悉

（1）避免情绪激动，预防感冒。

（2）坚持服用抗凝药，定期测定凝血时间、凝血酶原时间，以及白细胞与血小板计数等。

（3）用软毛牙刷刷牙。

（4）低胆固醇饮食，戒烟。

（5）6 个月后复查，心前区如有不适及时就诊。

知识点 17：冠状动脉内旋切术及旋磨术的概念   副高：了解   正高：熟悉

冠状动脉斑块旋切术是通过机械装置在冠状动脉内将阻塞血流的斑块切除并移出，消除冠状动脉狭窄病变，改善远端心肌的供血。

冠状动脉旋磨术是利用高速旋转的带有微细钻石颗粒的旋磨头，将斑块研磨成细小的颗粒，从而消除斑块，增大管腔，形成光滑的表面。

知识点 18：冠状动脉内旋切术及旋磨术的适应证　　副高：了解　正高：熟悉

（1）冠状动脉斑块旋切术：①大血管近端、非迂曲部位的局限性偏心狭窄病变。②前降支开口部和近端病变。

（2）冠状动脉旋磨术：①钙化性病变段狭窄长 10～25mm，重度钙化。②开口部不能行球囊扩张的病变。③动脉粥样硬化。

知识点 19：冠状动脉内旋切术及旋磨术的禁忌证　　副高：了解　正高：熟悉

（1）冠状动脉斑块旋切术：①冠状动脉远端、严重钙化和迂曲部位的病变。②冠状动脉完全闭塞。

（2）冠状动脉旋磨术：①病变长度为 25～30mm 的弥漫性病变。②有夹层征象的病变。

知识点 20：冠状动脉内旋切术及旋磨术的用物准备　　副高：了解　正高：熟悉

用物准备：①冠状动脉造影用品 1 套、经皮冠状动脉腔内成形术用品 1 套（备用）。②直径 0.356mm、长 180～300cm 导丝 1 根。③ 9.5F、11F 动脉引导导管各 1 根。④带阀 Y 形接头 1 个。⑤Simpson 旋切多腔导管 1 套。⑥冠状动脉斑块旋磨导管。⑦临时起搏器及临时起搏导管。⑧多巴胺、利多卡因、造影剂、肝素、地塞米松、地西泮、硝苯地平、硝酸甘油、阿托品、0.9% 氯化钠注射液、葡萄糖氯化钠注射液及急救药品等。

知识点 21：冠状动脉内旋切术及旋磨术的操作方法　　副高：了解　正高：熟悉

（1）常规下行桡动脉或股动脉穿刺并插入鞘管，注入肝素 10 000U。

（2）鞘管送入特制引导导管至冠状动脉口。将旋切刀具推向前端，沿导丝将旋切导管圆筒状壳置于狭窄病变部位，抵住病变，开动马达，缓慢使刀具前进切削突入圆筒内斑块（全程约 5 秒）。可反复旋切，直至满意为止。

（3）用最大旋磨头适宜的引导导管，将其送至冠状动脉口。送入 300cm 交换引导导丝（柔软 C 型），跨过狭窄病变送入血管远端。将磨头推送至引导导管近止血活瓣处，沿导丝送至冠状动脉病变近端，踩下脚闸，使磨头缓慢前进，反复数次，直至感觉阻力消失，转速不再下降为止。

（4）旋磨术前、中、后持续自冠状动脉注入硝酸甘油 0.2mg。

（5）4 小时后可拔除动脉内鞘管，压迫止血。

知识点22：冠状动脉内旋切术及旋磨术的护理措施 副高：了解 正高：熟悉

参见"经皮冠状动脉腔内成形术的护理措施"。

知识点23：冠状动脉内旋切术及旋磨术的健康指导 副高：了解 正高：熟悉

参见"经皮冠状动脉腔内成形术的健康指导"。

第六节 经皮二尖瓣球囊成形术

知识点1：经皮二尖瓣球囊成形术的概念 副高：了解 正高：熟悉

经皮穿刺二尖瓣球囊成形术（PBMV）是一种心脏介入治疗方法。采用经股静脉、下腔静脉、右心房径路，再经房间隔穿刺将二尖瓣球囊导管送入狭窄的二尖瓣口，充盈球囊使瓣膜扩张成形，恢复心脏正常的血流动力学，用来治疗以二尖瓣狭窄为主的疾病。

知识点2：经皮二尖瓣球囊成形术成功的标准 副高：了解 正高：熟悉

PBMV成功的标准：①球囊完全充盈"凹征"消失，球囊70%充盈状态，可以在二尖瓣口通过。②患者胸闷等症状明显减轻。③杂音明显减轻或消失。④左心房压明显下降 >1/3 或近正常。⑤二尖瓣口面积增加25%以上。达到其中的3项便可判定成功。

知识点3：经皮二尖瓣球囊成形术的适应证 副高：了解 正高：熟悉

适应证：①中度或重度二尖瓣狭窄（二尖瓣面积≤1.5cm²），伴有症状（NYHA分级≥Ⅱ级）。中度或重度二尖瓣狭窄，无症状但伴肺动脉高压（肺动脉压力静息时 >50mmHg 或运动时 >60mmHg）。②瓣膜形态适合经皮介入术（瓣叶柔韧性尚可，无明显钙化和瓣膜下结构病变）。③无左心房血栓形成。④无中度或重度二尖瓣反流。高龄或伴有严重心、肺、肾、肿瘤等疾病不宜外科手术、妊娠，以及外科分离术后再狭窄的患者也可选用。经皮二尖瓣球囊成形术不推荐用于轻度二尖瓣狭窄的患者。

知识点4：经皮二尖瓣球囊成形术的禁忌证 副高：了解 正高：熟悉

禁忌证：①风湿活动期，体循环栓塞及严重心律失常者。②瓣叶明显变形，瓣下结构严重异常者。③中度以上二尖瓣及主动脉瓣反流者。

知识点5：经皮二尖瓣球囊成形术的用物准备　　　副高：了解　正高：熟悉

用物准备：①18号穿刺针、5F至6F扩张管各1根。②6F端孔管（用于测肺动脉、左心房、左心室压力）、5F猪尾管（用于监测动脉压）、房间隔穿刺针及房间隔穿刺套管、Inoue橡胶尼龙网球囊导管，腰部直径为24mm、26mm、28mm（根据瓣环大小选择）的左心房导丝（环状）14F扩张管，延伸器、连接管、卡尺、刻度注射器。③利多卡因、肝素、地塞米松、阿托品、地西泮、硝酸甘油、对比剂及急救药品等。

知识点6：经皮二尖瓣球囊成形术的并发症　　　　副高：了解　正高：熟悉

心脏穿孔和/或急性心脏压塞、二尖瓣关闭不全、体循环栓塞、房间隔损伤及其所致的房水平分流、心律失常、急性肺水肿（球囊堵塞二尖瓣口太久引起）、急性心肌梗死、低心排综合征、感染性心内膜炎、股动静脉损伤等。

知识点7：经皮二尖瓣球囊成形术的操作方法　　　副高：了解　正高：熟悉

（1）常规经皮股动脉、股静脉分别插入5F、6F导管鞘。再分别插入5F猪尾导管、6F端孔导管。

（2）穿刺房间隔，测左心房压。

（3）送引导球囊扩张导丝，更换14F扩张管扩房间隔。

（4）撤出扩张管，更换球囊导管于左心房内，将球囊置于二尖瓣口。

（5）用稀释对比剂快速充盈球囊，扩张二尖瓣口。

（6）扩张完毕，球囊退至下腔静脉，做右心导管及左心室造影。

（7）撤出导管、鞘管，压迫止血，加压包扎。

知识点8：经皮二尖瓣球囊成形术的护理措施　　　副高：了解　正高：熟悉

（1）术前护理：①向患者介绍PBMV的目的、方法及注意事项，消除疑虑心理。②术前应详细询问有无过敏史，并做静脉碘过敏试验。③术前双侧腹股沟备皮，以备一侧穿刺失败，改用对侧。禁食、禁水4小时。④术前1天晚遵医嘱应用镇静药，保证患者良好睡眠。⑤完善术前各种检查及知情同意书的签署。

（2）术中护理：①患者仰卧于导管床上，行静脉输液、心电监护、持续吸氧。②静脉输液速度控制在30滴/分左右，切忌短时间内输入大量液体，以免加重患者心脏负荷。③严密观察患者的反应，如发现异常情况，应立即报告术者及时处理。④准确记录扩张前、后的左心房、右心室、肺动脉及主动脉压力曲线。掌握压力图形变化，监测动脉血压。

（3）术后护理：①术后遵医嘱监测心电图及生命体征的变化，发现问题及早处理。绝对卧床24小时，取平卧位，患侧肢体制动。穿刺静脉处加压包扎6~8小时，穿刺动脉处加压包扎24小时，并用1kg左右的沙袋压迫6~8小时。②观察足背动脉搏动情况、肢体的温度、颜色，穿刺部位有无渗血、肿胀。③婴幼儿全麻后应注意保温，头偏向一侧，防止呕吐后误吸，患儿完全清醒后方可进水、进食。④术后遵医嘱应用抗生素及抗凝药。⑤特别应注意动脉栓塞并发症的发生，观察神志、肢体活动等情况。

| 知识点9：经皮二尖瓣球囊成形术的健康指导 | 副高：了解　正高：熟悉 |

出院指导：①注意保暖，减少感冒。②遵医嘱服用抗凝药。③定期复查。

第七节　经皮肺动脉瓣球囊成形术

| 知识点1：经皮肺动脉瓣球囊成形术的概念 | 副高：了解　正高：熟悉 |

经皮肺动脉瓣球囊成形术（PBPV）是经周围静脉穿刺插管，将球囊导管送入狭窄的肺动脉瓣口进行扩张，达到解除或降低右心室流出道阻力的目的。是治疗中重度肺动脉瓣狭窄的首选方法。

| 知识点2：经皮肺动脉瓣球囊成形术的适应证 | 副高：了解　正高：熟悉 |

（1）绝对适应证：单纯肺动脉瓣狭窄，跨肺动脉瓣收缩压差≥50mmHg；最佳年龄2~4岁，其余各年龄均可施行。

（2）相对适应证：单纯肺动脉瓣狭窄，跨肺动脉瓣收缩压差≥35mmHg，但<50mmHg。

（3）其他：新生儿重度肺动脉瓣狭窄；重度肺动脉瓣狭窄伴心房水平右向左分流；合并其他可行介入治疗的心脏畸形如动脉导管未闭或二孔型房间隔缺损等；轻、中度发育不良型肺动脉瓣狭窄；复杂性先天性心脏病合并肺动脉瓣狭窄的姑息疗法，以此来缓解发绀及促进肺脉发育；部分隔膜型室间隔完整的肺动脉闭锁，先行射频穿孔闭锁的瓣膜，再采用PBPV术建立右室–肺动脉间的交通。

| 知识点3：经皮肺动脉瓣球囊成形术的禁忌证 | 副高：了解　正高：熟悉 |

禁忌证：①合并右室流出道重度狭窄或以其为主者（收缩期及舒张期狭窄程度无变化）。②重度发育不良型肺动脉瓣狭窄。③伴重度三尖瓣关闭不全需外科处理者。

| 知识点4：经皮肺动脉瓣球囊成形术的用物准备 | 副高：了解　正高：熟悉 |

用物准备：①右心导管检查及右心造影术用品1套。②球囊导管1根。③直径0.081cm、

长 200cm 导丝 1 根。④9F 扩张管 1 根。⑤Inoue 球囊导管的附属器材 1 套，如延长器、成型钢丝、卡尺、带刻度的 30ml 注射器。⑥临时起搏器及电极导管 1 套。⑦利多卡因、肝素、地塞米松、阿托品、地西泮、硝酸甘油、对比剂等药品。

知识点 5：经皮肺动脉瓣球囊成形术的操作方法　　　　副高：了解　正高：熟悉

（1）常规右心导管检查及右心室造影，明确肺动脉瓣口及环的内径。

（2）选择直径适当的球囊导管。

（3）全身肝素化（按 125U/kg 自导管内注入肝素）。

（4）送肺动脉导管前端至左下肺动脉远端，经导管送入导丝，前端超出导管端部，撤出导管。

（5）沿导丝送入扩张管，扩张血管穿刺口，沿导丝送入球囊导管，其中心位于狭窄部位。

（6）用低浓度对比剂充盈球囊，待球囊切迹消失后维持压力 6~10 秒，然后抽瘪球囊，效果不满意可重复 2~3 次，每次间隔 3~5 分钟。

（7）撤出球囊导管，重复右心室造影，测肺动脉瓣上及瓣下压差与心排血量。

（8）拔出导管、鞘管。压迫穿刺部位，止血后加压包扎。

知识点 6：经皮肺动脉瓣球囊成形术的并发症　　　　　副高：了解　正高：熟悉

PBPV 的并发症较少，常见的包括：暂时性低血压及心动过缓，偶尔有肺动脉损伤、穿孔或肺动脉瓣关闭不全。严重并发症有死亡（心搏骤停）、重度三尖瓣关闭不全、肺动脉瓣关闭不全、严重心律失常等。

知识点 7：经皮肺动脉瓣球囊成形术的护理措施　　　　副高：了解　正高：熟悉

（1）术前护理：①向患者介绍 PBPV 的目的、方法及注意事项，消除疑虑心理。②术前应详细询问有无过敏史，并做静脉碘过敏试验。③术前双侧腹股沟备皮，禁食、禁水 4 小时。④术前 1 天晚遵医嘱应用镇静药，保证患者良好睡眠。⑤完善术前各种检查及知情同意书的签署。

（2）术中护理：①保证各种物品的供应。②术中观察患者生命体征的变化，做好呼吸、血压、心率及心律的监护。③记录好心电图及所需各腔内压力。④不能合作的患儿在基础麻醉下行介入治疗。⑤准确记录术前、术后肺动脉与右心室连续压力曲线，以便进行疗效判断。

（3）术后护理：①术后遵医嘱监测心电图及生命体征的变化，发现问题及早处理。平卧 24 小时，患侧肢体制动 24 小时。穿刺静脉处加压包扎 6~8 小时，穿刺动脉处加压包扎 24 小时，并用 1kg 左右的沙袋压迫 6~8 小时。②严密观察足背动脉搏动情况，肢体的温度、颜色，穿刺部位有无渗血、肿胀，预防下肢血栓形成。③婴幼儿全麻后应注意保温，头偏向一侧，防止呕吐后误吸，患儿完全清醒后方可进水、进食。④术后遵医嘱应用抗生素及抗凝药。⑤特别应注意动脉栓塞并发症的发生，观察神志、肢体活动等情况。

知识点8：经皮肺动脉瓣球囊成形术的健康指导　　　　副高：了解　正高：熟悉

健康指导：①注意保暖，减少感冒。②遵医嘱服用抗凝药。③定期复查。

第八节　先天性心血管病心导管介入治疗

知识点1：动脉导管未闭封堵术的概念　　　　副高：了解　正高：熟悉

动脉导管未闭（PDA）封堵术是经右股静脉穿刺插管，通过输送器置入封堵器送至PDA处，堵塞左向右分流。封堵有多种方法，目前主要采用 Amplatzer 法及 Coil 法。

知识点2：动脉导管未闭封堵术的适应证　　　　副高：了解　正高：熟悉

（1）Amplatzer 法适应证：①左向右分流不合并需外科手术的心脏畸形的 PDA。②PDA 最窄直径≥2.0mm。③年龄≥6 个月，体重≥4kg。④外科术后残余分流。

（2）Coil 法适应证：①左向右分流不合并需外科手术的心脏畸形的 PDA。②PDA 最窄直径≤2.0mm。③年龄≥6 个月，体重≥4kg。④外科术后残余分流。

知识点3：动脉导管未闭封堵术的禁忌证　　　　副高：了解　正高：熟悉

禁忌证：①存在依赖 PDA 生存的心脏畸形。②严重肺动脉高压并已导致右向左分流。③败血症，封堵术的 1 个月内患有严重感染。

知识点4：动脉导管未闭封堵术的用物准备　　　　副高：了解　正高：熟悉

用物准备：①左、右心导管检查及造影用品 1 套。②直径 0.0889cm，长 150cm、260cm 导丝各 1 根。③Amplatzer 封堵器、输送器（内芯和外鞘组成，鞘管外经 6F、7F）。④三通开关 2 个。⑤心电监护仪、电测压仪。⑥敷料包、器械包各 1 个。⑦利多卡因、肝素、地塞米松、阿托品、地西泮、硝酸甘油、对比剂等药品。

知识点5：动脉导管未闭封堵术的操作方法　　　　副高：了解　正高：熟悉

（1）局麻或全麻下行股静脉、股动脉穿刺并插入鞘管。

（2）经股静脉送入 6F 端孔行右心导管检查。经股动脉鞘管内送入 5F 猪尾导管，行主动脉弓降部造影并录像，确定动脉导管未闭的位置、大小、形态。

（3）将输送器导管自肺动脉侧经未闭的动脉导管送入降主动脉。选择所测未闭的动脉导管最狭窄直径为 2~4mm 的 Amplatzer 封堵器，安装于传送导丝顶端，经输送鞘管将封堵器送至降主动脉。

（4）待封堵器固定盘完全张开后，将输送鞘管、传送导丝回撤至未闭的动脉导管的主动脉侧，使腰部完全卡于未闭的动脉导管内。

（5）10 分钟后重复主动脉弓造影，观察未闭动脉导管的封堵效果。

（6）术中肝素化（0.5~1.0mg/kg）。

（7）撤出导管、鞘管。压迫穿刺部位，止血后加压包扎。

知识点6：动脉导管未闭封堵术的并发症及处理　　　　副高：了解　正高：熟悉

（1）封堵器脱落：为未能准确测量动脉导管内径，封堵器选择不当，个别为操作不规范造成，术中推送封堵器切忌旋转动作，以免发生脱落。一旦发生弹簧圈或封堵器脱落可尝试通过网篮导丝或异物钳将其取出，难以取出时行急诊外科手术。

（2）溶血：发生率 <0.8%。主要与术后残余分流过大或封堵器过多突入主动脉腔内有关。处理措施是使用激素、止血药、碳酸氢钠等药物治疗，保护肾功能，多数患者可自愈。残余量较大，内科药物控制无效者，可再置入 1 个或多个封堵器（常用弹簧圈）封堵残余缺口。若经治疗后患者病情不能缓解，出现持续发热、溶血性贫血及黄疸加重等，应及时请外科处理。

（3）残余分流：一般可以采用 1 个或多个弹簧圈将残余分流封堵，必要时接受外科手术。

（4）降主动脉或左肺动脉狭窄：主要发生在婴幼儿，前者系封堵器过多突入降主动脉造成，后者主要由于封堵器突入肺动脉过多造成。术中应对其形态有充分的了解，根据 PDA 解剖形态选择合适的封堵器有助于避免此种并发症。

知识点7：动脉导管未闭封堵术的护理措施　　　　　　副高：了解　正高：熟悉

（1）术前护理：①向患者介绍 PDA 封堵术的目的、方法及注意事项，消除疑虑心理。②术前应详细询问有无过敏史，并做静脉碘过敏试验。③术前双侧腹股沟备皮，禁食、禁水 4 小时。④术前 1 天晚遵医嘱应用镇静药，保证患者良好睡眠。⑤完善术前各种检查及知情同意书的签署。

（2）术中护理：①心电监护，静脉输液。②严密观察患者有无不适反应，及时发现并发症。协助医师准确记录封堵后主动脉、肺动脉压力图形。③做好必要的抢救准备，包括药品及器械。与外科手术室保持联系，以便发生意外时行急诊外科手术。

（3）术后护理：①术后遵医嘱监测心电图及生命体征的变化，发现问题及早处理。②平卧24小时，患侧肢体制动。穿刺静脉处加压包扎6~8小时，穿刺动脉处加压包扎24小时，并用1kg左右的沙袋加压6~8小时。③观察足背动脉搏动情况，肢体的温度、颜色，穿刺部位有无渗血、肿胀。④婴幼儿全麻后应注意保温，头偏向一侧，防止呕吐后误吸，患儿完全清醒后方可进水、进食。⑤术后遵医嘱应用抗凝药。⑥术后第2天，摄胸部X线片、查心电图及彩色超声心动图，观察封堵器位置及有无残余分流及脱落。

知识点8：动脉导管未闭封堵术的健康指导　　　　副高：了解　正高：熟悉

（1）按医嘱服用肠溶阿司匹林3个月。

（2）术后3个月内避免剧烈活动，防止封堵器脱落。

（3）定期复查。

知识点9：房间隔缺损封堵术的概念　　　　副高：了解　正高：熟悉

房间隔缺损（ASD）封堵术是经股动脉穿刺插管，置入输送器，经输送器置入封堵器送至房间隔缺损处，以达到闭合房间隔缺损的目的。

知识点10：房间隔缺损封堵术的适应证　　　　副高：了解　正高：熟悉

适应证：①年龄≥3岁。②直径≥5mm，伴右心容量负荷增加，≤36mm的继发孔型左向右分流ASD。③缺损边缘至冠状静脉窦，上、下腔静脉及肺静脉的距离≥5mm，至房室瓣≥7mm。④房间隔的直径大于所选用封堵伞左房侧的直径；不合并必须外科手术的其他心脏畸形。

知识点11：房间隔缺损封堵术的禁忌证　　　　副高：了解　正高：熟悉

禁忌证：①原发孔型ASD、冠状静脉窦型ASD、下腔静脉型ASD。②心内膜炎及出血性疾病。③封堵器安置处有血栓存在，导管插入处有静脉血栓形成。④严重肺动脉高压导致右向左分流。⑤伴有与ASD无关的严重心肌疾患或瓣膜疾病。

知识点12：房间隔缺损封堵术的用物准备　　　　副高：了解　正高：熟悉

用物准备：①常规行右心导管检查物品1套。②Amptatzer封堵器，输送器由内心和外鞘组成，鞘管外径8~12F。③直径0.089cm、长260cm的加硬导丝1根。④直径0.089cm、长150cm的导丝1根。⑤彩色多普勒超生心动图仪、食管探头。⑥利多卡因、肝素、地塞米松、阿托品、地西泮、硝酸甘油、对比剂等药品。

知识点13：房间隔缺损封堵术的操作方法　　　　副高：了解　正高：熟悉

（1）局麻或全麻下行右股静脉插管。

（2）常规行右心导管检查。

（3）经6F端孔管置入260cm的置换导丝，将前端置于左上肺静脉，沿该导丝送测量球囊导管至房间隔缺损处，造影以确定房间隔缺损直径。

（4）按该直径或比其大1mm的封堵器，安装于输送器内心的前端。

（5）将相应直径的输送鞘管送入左心房，再将封堵器送入左心房，待封堵器的左房侧盘及腰部张开后，回撤输送器内芯，在食管超声监视下使左心房盘与左心房壁充分相贴，腰部完全卡于房间隔缺损处内。

（6）经食管超声证实封堵器位置合适后，松开输送器内芯将封堵器释放，撤出输送装置。

（7）术后重复右心导管检查及肺动脉造影，证实疗效。

（8）术中全部肝素化（0.5~1.0mg/kg）。

（9）撤出导管、鞘管。压迫穿刺部位，止血后加压包扎。

知识点14：房间隔缺损封堵术的护理措施　　　　副高：了解　正高：熟悉

（1）术前护理：①向患者介绍ASD封堵术的目的、方法及注意事项，消除疑虑心理。②术前应详细询问有无过敏史，并做静脉碘过敏试验。③术前双侧腹股沟备皮，禁食、禁水4小时。④术前1天晚遵医嘱应用镇静药，保证患者良好睡眠。⑤完善术前各种检查及知情同意书的签署。

（2）术中护理及术后护理：参见"动脉导管未闭封堵术的术中及术后护理"。

知识点15：房间隔缺损封堵术的健康指导　　　　副高：了解　正高：熟悉

参见"动脉导管未闭封堵术的健康指导"。

知识点16：室间隔缺损封堵术的概念　　　　副高：了解　正高：熟悉

室间隔缺损（VSD）封堵术是经皮穿刺股静脉和股动脉，将封堵器经输送鞘管置入室间隔缺损处，恢复或改善其血流动力学状态。

知识点17：室间隔缺损封堵术的适应证　　　　副高：了解　正高：熟悉

适应证：①膜周部室间隔缺损，VSD上缘距主动脉右冠瓣≥2mm，无主动脉右冠瓣脱入

VSD 及主动脉瓣反流，大血管短轴切面超声示 VSD 于 9~12 点位置。②室间隔缺损修补术后残余分流。③外伤性或急性心肌梗死后室间隔穿孔。④肌部 VSD >3mm。

知识点 18：室间隔缺损封堵术的禁忌证　　　　　副高：了解　　正高：熟悉

禁忌证：①感染性心内膜炎、心内有赘生物或存在其他感染性疾病。②严重肺动脉高压、右向左分流者。③巨大 VSD、缺损解剖位置不良，封堵器放置后可能影响主动脉瓣或房室瓣功能。④合并明显的心、肝、肾功能不全。

知识点 19：室间隔缺损封堵术的用物准备　　　　　副高：了解　　正高：熟悉

用物准备：①常规行右心导管检查物品 1 套。②直径 0.0889cm、长 300cm "面条"导丝 1 根。直径 0.0889cm、长 145cm 或 150cm 超滑导丝 1 根。③Amplatz 圈套器、封堵器、输送器。④利多卡因、肝素、地塞米松、阿托品、地西泮、硝酸甘油、对比剂及急救药品等。

知识点 20：室间隔缺损封堵术的术前准备　　　　　副高：了解　　正高：熟悉

（1）实验室检查：常规病史、体检及必要的化验检查（出凝血时间、肝肾功能）、超声心动图（心尖或胸骨旁五腔心切面、心底短轴切面和左心室长轴切面）、胸部 X 线片及心电图检查。

（2）心导管检查：10 岁以下儿童多选择全麻，≥10 岁儿童和成人在局麻下穿刺股静脉/动脉，常规给予肝素 100U/kg。先行右心导管检查，抽取各腔室血氧标本并测量压力，如合并肺动脉高压，应计算肺血管阻力和 Q_P/Q_S。左心室造影取左前斜 45°~60° + 头位 20°~25°，必要时增加右前斜位造影，以清晰显示室缺的形态和大小。同时应行升主动脉造影，观察有无主动脉瓣脱垂及反流。

知识点 21：室间隔缺损封堵术的操作方法　　　　　副高：了解　　正高：熟悉

静脉推注肝素 100U/kg。选择超滑导丝从动脉途径，右冠状动脉导管通过 VSD 入右心室，再更换"面条"导丝入主肺动脉。经股静脉送入圈套器至主肺动脉内将"面条"导丝头端抓住，将其拉出股静脉，从而建立股静脉-右心室-VSD-左心室-股动脉轨道。沿"面条"导丝将输送鞘管自股静脉送入左室内。选择适宜的封堵器经输送鞘管送至左室内，在透视下先打开封堵器的左心室侧盘，回撤至 VSD 的左心室侧，位置和形态满意后固定推送导管及输送导丝，继续回撤鞘管，打开封堵器的右心室侧盘。左心室及升主动脉造影显示无残余分流且无主动脉反流时方可松开推送导管尾端的固定器。

知识点 22：室间隔缺损封堵术的并发症及处理　　副高：了解　正高：熟悉

（1）心律失常：术中导管和导丝刺激所致心律失常一般无须特别处理。主要风险是三度房室传导阻滞。多发生于术后早期。近年的临床观察显示，术后传导阻滞的发生主要与封堵器的结构与性能有关，进口封堵器出现的晚期房室传导阻滞与封堵器在形变过程中产生的持续张力有关。传导阻滞的处理：地塞米松 5 ~ 10mg/d 持续 3 ~ 7 天，大多可改善，严重者需安装起搏器。

（2）封堵器移位或脱落：与封堵器选择偏小，操作不当有关。脱落的封堵器可用圈套器捕获后取出，否则应外科手术取出。

（3）主动脉瓣反流：与封堵器选择和操作有关。如所选择封堵器的边缘大于 VSD 至主动脉瓣的距离，封堵器的边缘直接接触主动脉瓣膜而影响主动脉瓣的关闭。封堵器左心室盘片直径大于主动脉瓣下流出道周径的 50%，封堵器放置后可引起流出道变形，导致主动脉瓣关闭不全。在主动脉瓣上释放封堵器，如操作不当也可损伤主动脉瓣，引起主动脉瓣的关闭不全，因此不宜在主动脉瓣上释放封堵器。在释放前需行升主动脉造影以确保封堵器对主动脉瓣无影响。

（4）残余分流：若出现较明显残余分流，可选择放置另一个封堵器或弹簧圈封堵，或者外科手术处理。

知识点 23：室间隔缺损封堵术的护理措施　　副高：了解　正高：熟悉

参见"房间隔缺损封堵术的护理措施"。

知识点 24：室间隔缺损封堵术的健康指导　　副高：了解　正高：熟悉

参见"动脉导管未闭封堵术的健康指导"。

第九节　外周血管病的介入治疗

知识点 1：外周血管腔内成形术及支架置入术的概念　　副高：了解　正高：熟悉

外周血管腔内成形术及支架置入术是经皮穿刺股动脉或肱动脉，将球囊置入病变血管进行扩张，必要时可置入血管内支架，使狭窄血管再通。

知识点 2：外周血管腔内成形术及支架置入术的适应证　　副高：了解　正高：熟悉

适应证：①各种病因所致的动脉狭窄性病变。②动脉狭窄部位近心段、局限 < 10cm、

无钙化。③动脉狭窄远端有缺血症状。④血管搭桥术后吻合口狭窄及旁路移植血管的狭窄也是相对适应证。

知识点3：外周血管腔内成形术及支架置入术的禁忌证　　　副高：了解　正高：熟悉

禁忌证：①动脉狭窄梗阻及严重钙化。②动脉狭窄梗阻段病变较长＞15cm。③髂动脉完全梗阻不能通过导丝。④重症糖尿病。

知识点4：外周血管腔内成形术及支架置入术的用物准备　　　副高：了解　正高：熟悉

用物准备：①常规造影用物。②5F猪尾导管、端孔导管。③引导导管、超滑引导导丝（长145~260cm、直径0.097cm）。④球囊导管（球囊直径据狭窄状况而定）。⑤Y形接头、压力泵。⑥常用血管内支架、自胀式支架。⑦利多卡因、肝素、地塞米松、阿托品、地西泮、硝酸甘油、对比剂及急救药品等。

知识点5：外周血管腔内成形术及支架置入术的操作方法　　　副高：了解　正高：熟悉

（1）常规股动脉穿刺并送入鞘管，经鞘管送入猪尾导管，在其前端至狭窄段下方进行测压，行主动脉造影了解狭窄部位、程度，证实诊断。

（2）首先将猪尾导管前端送至升主动脉，送入导丝，撤出导管，沿导丝送入合适的球囊导管至狭窄段中心，在透视监视下，用稀释对比剂加压充盈球囊，连续测压，至压力满意撤出球囊后，置入内支架。

知识点6：外周血管腔内成形术及支架置入术的护理措施　　　副高：了解　正高：熟悉

（1）术前护理：①向患者介绍外周血管腔内成形术及支架置入术的目的、方法及注意事项，消除疑虑心理。②术前应详细询问有无过敏史，并做静脉碘过敏试验。③术前双侧腹股沟备皮，禁食、禁水4小时。④术前1天晚遵医嘱应用镇静药，保证患者良好睡眠。⑤完善术前各种检查及知情同意书的签署。

（2）术中护理：①术中严密监测心电图、观察心率、心律及血压变化。出现异常立即报告术者及时处理。②重视患者的心理护理，尽量避免可能造成患者心理障碍的语言和行为。③配合医师测量狭窄远、近端压力，确定狭窄部位，行球囊扩张后测压观察疗效。④密切观察患者的反应，放支架时应向病变血管内注入肝素2000~5000U，以防血栓栓塞。

（3）术后护理：①患者绝对卧床24小时，应定时观察足背动脉搏动情况及血管穿刺处有无出血、血肿。②术后24小时内静脉滴注肝素100U/h，并严密监测凝血机制。③坚持服用抗凝药，定期测定出凝血时间和凝血酶原时间。④6个月后复查，如有不适感及时就诊。

知识点 7：外周血管溶栓术的概念　　　　　　　　副高：了解　正高：熟悉

外周血管溶栓术是经皮穿刺股动脉或肱动脉，将特制的溶栓导管或导丝置入病变部位血管内，泵入溶栓药物，开通阻塞血管。

知识点 8：外周血管溶栓术的适应证　　　　　　　副高：了解　正高：熟悉

适应证：①四肢动脉在原有疾病基础上急性血栓形成。②旁路移植血管血栓形成发生急性栓塞。③心导管造影检查或介入治疗术后血栓并发症。

知识点 9：外周血管溶栓术的禁忌证　　　　　　　副高：了解　正高：熟悉

禁忌证：①有活动性出血和出血倾向。②近期手术史或外伤史(2 周内)。③重症高血压患者，血压 >180/100mmHg。

知识点 10：外周血管溶栓术的用物准备　　　　　　副高：了解　正高：熟悉

用物准备：①常用的血管造影管，5F、6F、7F 端孔导管。②5F、6F、7F 动脉鞘。③溶栓导管，导丝 5F（Cobra 或 Crossorer）导管行溶栓。④微量泵。⑤50ml 注射器。⑥压力传感器及压力延长管。⑦利多卡因、肝素、地塞米松、阿托品、地西泮、硝酸甘油、对比剂及急救药品等。

知识点 11：外周血管溶栓术的操作方法　　　　　　副高：了解　正高：熟悉

（1）常规行动脉造影，了解血栓闭塞部位，将导管前端接近血栓行尿激酶灌注。

（2）溶栓疗法中的尿激酶用量：①高剂量。导管到位后，15 分钟内注入 25 万 U 尿激酶，然后以 25 万 U/h 速度连续灌注 4 小时，以后剂量减为 12.5 万 U/h 灌注。②低剂量。导管到位后，15 分钟内注入 5 万 U 尿激酶，然后以 5 万 U/h 速度灌注。③中等剂量。15 分钟内注入 10 万 U 尿激酶，然后以 10 万 U/h 速度连续灌注。溶栓过程中血管造影监测，灌注溶栓药物 1.5 小时后做首次造影，以后每间隔 2~4 小时进行造影，直至血栓溶解。

（3）溶栓完毕，经导管造影，证实疗效。

（4）拔出导管、鞘管，压迫穿刺点，止血后加压包扎。

知识点 12：外周血管溶栓术的护理措施　　　　　　副高：了解　正高：熟悉

（1）术前护理：①向患者介绍外周血管溶栓术的目的、方法及注意事项，消除疑虑心理。②术前应详细询问有无过敏史，并做静脉碘过敏试验。③术前双侧腹股沟备皮，禁食、禁水4小时。④术前1天晚遵医嘱应用镇静药，保证患者良好睡眠。⑤完善术前各种检查及知情同意书的签署。

（2）术中护理：①用微量泵将溶栓药物匀速注入体内，观察注入速度及量，严防空气注入。②溶栓过程中密切观察患肢的皮肤颜色、温度、瘀斑、远端动脉搏动情况，听取患者主诉。③注意观察口腔黏膜、皮肤、牙龈等处有无出血，穿刺点有无渗血、血肿。观察尿液颜色。④定时检测出凝血时间及凝血酶原活动度，及时向医师汇报，避免并发症的发生。⑤溶栓过程较长，应保持灌注导管系统清洁，减少导管交换的次数，减少穿刺部位周围血肿，避免感染，使用抗生素。

（3）术后护理：①患者绝对卧床24小时，定时观察足背动脉搏动情况及血管穿刺处有无出血、血肿。②术后24小时内静脉滴注肝素100U/h，并严密监测凝血机制。③坚持服用抗凝药，定期测定出凝血时间和凝血酶原时间。④6个月后复查，如有不适感及时就诊。

第十节　主动脉内球囊反搏术

知识点1：主动脉内球囊反搏术的工作原理　　　　副高：了解　正高：熟悉

主动脉内球囊反搏（IABP）是通过动脉系统，将一根带气囊的导管的一端置入降主动脉内左锁骨下动脉开口远端，另一端与体外的控制氦气出入，同时带有压力和心电图监测的仪器相连。用心电图或主动脉压力信号触发气囊的充气和放气。IABP是目前心脏血器疾病临床应用比较广泛而有效的机械性辅助循环装置。IABP球囊在舒张早期主动脉瓣关闭之后立即充气，导致升主动脉内舒张压升高，从而使冠状动脉灌注压升高，增加冠状动脉血流量，心肌供血供氧增加；在心脏收缩前气囊排气，使主动脉压力下降，心脏后负荷降低，心脏射血阻力减小，心肌耗氧量下降。

知识点2：主动脉内球囊反搏术的适应证　　　　副高：了解　正高：熟悉

适应证：①高危因素心脏病患者手术中预防性应用。②心脏手术后脱离体外循环机困难。③心脏手术后低心排血量综合征。④缺血性心脏病、急性心肌梗死并发心源性休克、机械性并发症室间隔穿孔、二尖瓣反流、顽固性心绞痛、顽固性心律失常、各种手术前后的辅助治疗。⑤心脏移植前后的辅助。⑥体外循环中产生搏动性血流。

知识点3：主动脉内球囊反搏术的禁忌证　　　　副高：了解　正高：熟悉

（1）绝对禁忌证：①较重的主动脉关闭不全。②主动脉窦瘤破裂。③主动脉瘤。④脑出血。

（2）相对禁忌证：①不可逆的脑损伤。②心内畸形矫正不满意。③有转移的肿瘤。

知识点 4：主动脉内球囊反搏术的应用指征　　　　　副高：了解　正高：熟悉

应用指征：①CI < 2.2U（m² · min）。②平均动脉压 < 50mmHg。③联合使用 2 种以上的升压药，多巴胺剂量 > 20μg/（kg · min）。④不能停止体外循环或停止循环后心脏收缩无力。⑤左心房压（或肺小动脉嵌入压） > 20mmHg，中心静脉压 > 11mmHg，尿量 < 0.5ml/（kg · h）。⑥严重的心律失常。⑦周围循环不良。

知识点 5：主动脉内球囊反搏术的检查前准备　　　　　副高：了解　正高：熟悉

（1）患者告知：告知患者检查的目的、意义，以及禁食、禁水时间。

（2）患者准备：①患者取仰卧位，退去衣物。②会阴部备皮，擦洗干净。③检查穿刺处肢体股动脉及足背动脉搏动情况。④嘱患者安静勿动，消毒术野皮肤，铺无菌单。

（3）物品准备：主动脉球囊反搏机、主动脉球囊管道、压力套组、无菌治疗巾、无菌手套、无菌消毒用物、肝素、生理盐水等。

知识点 6：主动脉内球囊反搏术的操作方法　　　　　副高：了解　正高：熟悉

（1）取出无菌导丝，测量置入导管的长度，准确距离为患者体表穿刺点至胸骨角（Louis 角）的长度。

（2）局部麻醉下行股动脉穿刺，通过穿刺针芯将"J"形引导钢丝送入股动脉并退出穿刺针。

（3）选择与所用球囊大小相吻合的扩张器，将扩张器与套管同时置入，然后退出扩张器。

（4）将完全抽瘪的球囊通过导丝引导插入降主动脉，将球囊管置于已评估好的位置。

（5）取出导丝，经中心管腔进行抽吸，将反搏机一侧的动脉压监测管与中心管腔相连，并从球囊腔内取出单向活瓣，将球囊腔的连接部分与反搏泵控制器的管道相连。

（6）将导管上起固定作用的小把手固定在患者的股部，开始主动脉内球囊反搏术。

知识点 7：主动脉内球囊反搏术的并发症　　　　　副高：了解　正高：熟悉

（1）血管并发症：穿刺部位并发症（出血、血肿、假性动脉瘤等）、主动脉穿孔、肢体缺血与血栓栓塞等，严重者可能需要输血、手术处理或截肢，部分患者甚至可导致死亡。随着 8F 和 7.5F 导管的应用，IABP 的血管并发症有减少的趋势。

（2）球囊导管相关并发症：球囊导管固定、球囊渗漏等。

（3）其他：中度溶血和血小板减少较常发生，血小板计数 < 500 × 10⁹/L 者很少见。IABP 患者的住院病死率为 21.2%，IABP 相关性死亡仅占 0.05%。此外，有 0.1% 的患者需

要截肢，有 0.1% 的患者合并感染。

| 知识点 8：主动脉内球囊反搏术的护理措施 | 副高：了解　正高：熟悉 |

（1）遵医嘱给予一定量的肝素以防凝血；选择并检查置管一侧的股动脉、腘动脉及足背动脉的搏动情况。

（2）IABP 患者的半卧位应 <45°，避免屈膝、屈髋引起球囊管打折。

（3）连接一个"R"波向上的最佳 ECG 导联是进行 IABP 的重要条件，因此应注意贴牢电极，避免脱落或接触不良。

（4）确保 QRS 波幅 >0.5mV。若 <0.5mV 不易触发，应报请医师改变触发方式。

（5）监测心率、心律，及时发现并预防心动过速、心动过缓或严重心律失常，以免影响球囊反搏效果甚至停搏。

（6）仔细观察及发现反搏有效的征兆。循环改善的表现：皮肤、面色红润，鼻尖、额头及肢体末端转暖；尿量增多；舒张压及收缩压回升。及早发现并掌握停止治疗的指标：循环已改善，对药物的依赖性极小，多巴胺用量 <5μg/(kg·min)，血压稳定（收缩压 >90mmHg），心脏指数 >2.5L/(min·m^2)，排尿 >1ml/(kg·h)。

（7）IABP 一般为危重患者。应做好患者的各项基础护理，循环稳定的患者应每 2 小时翻身及拍背 1 次。预防肺不张、肺炎等肺部并发症及压疮的发生。

第十七章　先天性心脏病外科治疗患者的护理

 先天性心
脏病（1）

第一节　概　　述

 先天性心
脏病（2）

知识点1：先天性心脏病的概念　　　　　　　副高：掌握　正高：熟练掌握

先天性心脏病（CHD）简称先心病，是胎儿心脏及大血管在母体内发育异常所造成的先天畸形，是小儿最常见的心脏病。任何影响心脏发育的因素导致心脏某一部分出现发育停滞和异常称为先天性心脏病。

知识点2：先天性心脏病的病因　　　　　　　副高：掌握　正高：熟练掌握

先心病的具体病因目前尚不明确，是遗传和环境因素及其相互作用的结果。

（1）遗传因素：许多证据表明遗传因素对先心病有一定影响，如染色体异位与畸变、多基因突变、先天代谢紊乱。

（2）环境因素：高原、发育环境、辐射影响。

（3）感染：早期宫内感染、风疹、流感、流行性腮腺炎。

知识点3：先天性心脏病的诊断　　　　　　　副高：掌握　正高：熟练掌握

常见典型先天性心脏病通过病史、症状、体征、心电图、X线和超声心动图即可作出诊断，并能估计其血流动力学改变、病变程度及范围，以制定治疗方案。对合并其他畸形、复杂先天性心脏病，可结合心导管或心血管造影等检查，了解其异常病变程度、类型及范围，综合分析作出明确的诊断，并制定治疗方案。

知识点4：先天性心脏病的分型　　　　　　　副高：掌握　正高：熟练掌握

根据左、右两侧及大血管之间有无分流可将先心病分为3类。

（1）左向右分流型（潜伏青紫型）：在正常情况下，因体循环压力高于肺循环，平时血液从左向右分流，不出现青紫，在病理情况下导致肺动脉或右心室压力增高并超过左心压力时，可使血液自右向左分流而出现暂时性青紫，如动脉导管未闭、房间隔缺损和室间隔缺损等。

（2）右向左分流型（青紫型）：是先心病中最严重的类型。某些原因如右心室流出道狭窄，使右心压力增高并超过左心室，使血流从右向左分流，出现持续性青紫，如法洛四联症和大动脉转位等。

（3）无分流型（无青紫型）：即心脏左、右两侧或动、静脉之间无异常通路或分流，不发绀，如肺动脉狭窄和主动脉缩窄等。

第二节　动脉导管未闭

知识点1：动脉导管未闭的概念　　　　　　　　　副高：掌握　正高：熟练掌握

动脉导管未闭（PDA）是常见的小儿先天性心脏病之一，占先天性心脏病发病率的12%~15%。动脉导管是胎儿期连接升主动脉峡部和左肺动脉根部之间的正常结构，是胎儿期血液循环的重要通道。足月产婴儿出生后10~20小时内导管即发生功能性关闭；约85%的足月产婴儿在出生后2个月内动脉导管闭合，成为动脉韧带；逾期不闭合者即成为动脉导管未闭。动脉导管未闭可单独存在或与主动脉缩窄、室间隔缺损、法洛四联症并存。

知识点2：动脉导管未闭的病因　　　　　　　　　副高：掌握　正高：熟练掌握

动脉导管未闭的发病率与多种因素有关，包括导管壁平滑肌减少、导管壁平滑肌对氧的敏感性降低、血液循环中扩血管性前列腺素增高，以及遗传因素等。

知识点3：动脉导管未闭的病理生理　　　　　　　副高：掌握　正高：熟练掌握

动脉导管未闭在先天性心脏病中居第2位，患儿出生后主动脉压力升高，肺动脉压力下降，主动脉血持续流向肺动脉，形成左向右分流，分流量取决于主动脉和肺动脉之间的压力阶差和动脉导管粗细。

左向右分流血量增加了肺循环血量，左心容量负荷增加，导致左心室肥大，甚至左心衰竭。肺循环血量增加使肺动脉压力升高，并引发肺小动脉反应性痉挛，长期痉挛导致肺小动脉管壁增厚和纤维化，造成右心阻力负荷加重和右心室肥大。随着肺循环阻力持续升高，若肺动脉压接近或超过主动脉压力，呈现双向甚至逆转为右向左分流，患儿可出现发绀、艾森门格综合征，最终可因右心衰竭而死亡。

知识点4：动脉导管未闭的分型　　　　　　　　　副高：掌握　正高：熟练掌握

（1）按形态分：管型、漏斗型、窗型、哑铃型。
（2）按动脉瘤型分：自发性和继发性。

知识点5：动脉导管未闭的临床表现 　　副高：掌握　正高：熟练掌握

（1）症状：如导管较小，患儿多无症状，仅在查体时发现心脏有杂音；如导管较大，患儿平素易患上呼吸道感染，可有活动后心悸、气短等，严重者婴儿期即可出现肺动脉高压和左心衰竭。当右向左分流时临床上出现发绀，表现为口唇、上肢不发绀，下肢发绀，又称分离性发绀。

（2）体征：可在胸骨左缘第2肋间闻及连续性的机器样杂音，占整个收缩期与舒张期，于收缩末期最响，并且多伴有震颤、舒张压低、压差增大，也会有水冲脉、毛细血管搏动征和周围动脉枪击音。在重度肺动脉高压时，可闻及收缩期杂音，肺动脉瓣区第二心音亢进。左向右分流量大者，可闻及较短的舒张期杂音。因动脉舒张压降低，脉压增大，可出现周围血管体征，如水冲脉、甲床毛细血管搏动等。

知识点6：动脉导管未闭的辅助检查 　　副高：掌握　正高：熟练掌握

（1）心电图检查：可判断心脏的缺陷及是否有节律问题。分流量较小者可正常或左心室高电压；分流量较大者可左心室肥厚；有肺动脉高压者可为双室肥厚或右心室肥厚。

（2）X线检查：肺门舞蹈征是本病的特征性变化。两肺纹理增多、增粗，心影可有不同程度扩大，主动脉结增宽并有漏斗征；肺动脉段平直或膨隆。

（3）超声心动图检查：是目前最常用的无创诊断技术。降主动脉与肺动脉间有管状连接，多普勒超声有血液自主动脉向肺动脉分流。

（4）右心导管检查：肺动脉水平血氧增高，并可直接测得肺动脉压力。有时导管可自肺动脉经动脉导管至降主动脉。

（5）升主动脉造影检查：降主动脉显影时肺动脉同时显影，并可见动脉导管。

知识点7：动脉导管未闭的治疗要点 　　副高：掌握　正高：熟练掌握

主要为手术治疗。无明显症状者，多主张学龄前择期手术。早产儿、婴幼儿反复发生肺炎、呼吸窘迫、心力衰竭或喂养困难者应及时手术治疗。但艾森门格综合征者禁忌手术。

外科手术单纯结扎术是一种安全、简易和有效的方法，适用于管型的未闭动脉导管。导管前壁加垫结扎术适用于儿童病例并伴严重肺高压者。切断缝合术比较理想，但操作较复杂，应注意出血倾向。

知识点8：动脉导管未闭的护理评估 　　副高：掌握　正高：熟练掌握

（1）健康史：了解患者有无动脉导管未闭的病史及家庭史。

（2）身体状况：了解患者有无生命体征异常，有无心悸、气短、上下肢和皮肤发绀等。

听诊有无胸骨左缘第2肋间连续性机械性杂音，是否可触及收缩期细震颤，并可延伸到舒张期。有无脉压增大，有无毛细血管搏动、水冲脉和四肢动脉枪击音。

（3）心理-社会状况：评估患者或患儿及其家属是否了解心脏手术的相关知识，是否消除恐惧心理。

知识点9：动脉导管未闭的护理诊断　　　　　　副高：掌握　正高：熟练掌握

（1）有感染的危险：与心脏疾病引起肺充血和机体免疫力低下有关。

（2）低效性呼吸形态：与缺氧、手术、麻醉、应用呼吸机、体外循环、术后伤口疼痛有关。

（3）潜在并发症：高血压、喉返神经损伤等。

知识点10：动脉导管未闭的护理措施　　　　　副高：熟练掌握　正高：熟练掌握

（1）预防感染：①保暖防寒，避免着凉后感冒。②保持手术切口干燥、整洁；做好各种管道的护理，严格执行无菌操作技术。③遵医嘱合理使用抗生素，监测体温，定期检查血常规，了解白细胞计数。

（2）加强呼吸道管理：①术后辅助通气时间为1~2小时，及时清理呼吸道分泌物。②病情稳定并完全清醒后，拔出气管插管，改用面罩雾化吸氧，同时结合有效的肺部物理治疗。③鼓励患者深呼吸、咳痰，预防肺不张。④密切观察呼吸频率、节律、幅度和双肺呼吸音，及时发现异常情况。

（3）心包纵隔引流管的护理：间断挤压引流管，观察并记录引流液的性状及量。若引流量持续2小时 >4ml/（kg·h），考虑有活动性出血，及时报告医师，并做好再次开胸止血的准备。

（4）高血压的预防和护理：动脉导管关闭后，体循环血量增加，因动脉压及容量感受器对血流动力学变化的神经反射，术后疼痛的反射，以及术后输液量过多等因素的影响，术后常出现高血压。若持续增高可导致高血压危象，表现为烦躁不安、头痛、呕吐，有时伴腹痛。连续观察血压，若收缩压 >130mmHg，可应用扩血管降压药如硝普钠、硝酸甘油。维持液体出入量平衡。硝普钠是一种快速、效果很强的扩血管药物，现配现用，用药时应先调好滴速再加入药物，输液瓶及输液管应注意避光，并注意防止药液外渗。静脉滴注4小时后，每小时观察1次，若溶液由红色变为红棕色或蓝色，立即更换，以免药物分解，影响疗效。心力衰竭患者从小剂量开始应用，严密观察血压的变化。停药前应逐渐减量并加服卡托普利（巯甲丙脯酸），以免出现停药后的高血压反跳。必要时按医嘱应用镇静、镇痛药。

（5）喉返神经损伤的护理：拔除气管插管后，让患者发声，辨别声音是否嘶哑，如果声音嘶哑，喝水时防止呛咳。告知患儿应噤声和休息，可给激素（地塞米松）治疗3天，一般1~2个月后可逐渐恢复。饮食上应特别注意，防止患者饮水时误吸，继发肺部感染。应吃普食或米糊、藕粉等黏稠食品。

（6）饮食护理：加强营养，对营养不良者应给予高蛋白、高纤维素、高热量饮食。

（7）心理护理：对患者给予同情、理解、关心、帮助，告诉患者不良的心理状态会降低机体的抵抗力，不利于疾病的康复。解除患者的紧张情绪，更好地配合治疗和护理。部分血尿患者可出现紧张和焦虑情绪，应给予疏导。

知识点 11：动脉导管未闭的健康指导　　　　　　　　副高：掌握　正高：掌握

（1）出院后应按时服用所带的药物。

（2）了解有无术后高血压，定期测血压。出院时体温已正常，如出院后又有发热且持续不退者，应去医院检查。

（3）动脉导管未闭术后近期心率偏快，如出院后心率持续偏快，应到医院复查。

（4）动脉导管未闭切口在左侧背部，故患儿术后左臂活动受限。注意纠正患儿不正确姿势，家长应鼓励患儿多活动左臂，适当的肢体练习，姿势要端正。

（5）食用含高蛋白、高维生素、易消化的食物，保证充足的营养。

（6）术后半年内避免重体力劳动，注意劳逸结合，适当进行户外活动和锻炼，以利于康复。如无特殊病情变化，术后 3~6 个月可以上学，生活要有规律，不要过度疲劳。

（7）术后 6 个月应去医院复查。

第三节　房间隔缺损

知识点 1：房间隔缺损的概念　　　　　　　　　　副高：掌握　正高：熟练掌握

房间隔缺损（ASD）是指原始心房间隔在发生、吸收和融合时出现异常，左右心房之间仍残留未闭的房间孔。是常见的小儿先心病之一，早期修复缺损可降低并发症的发病率。

知识点 2：房间隔缺损的病因　　　　　　　　　　副高：掌握　正高：熟练掌握

ASD 是由遗传因素和环境因素相互作用的结果，很难用单一原因来解释。动物实验表明，缺氧、缺少或摄入过多维生素，摄入某些药物，接受离子放射线常是导致心脏畸形的原因。大多数 ASD 不是通过简单方式遗传，是多基因、多因素的共同作用。

知识点 3：房间隔缺损的病理生理　　　　　　　　副高：掌握　正高：熟练掌握

正常左心房压力高于右心房，ASD 时，左心房血液经缺损向右心房分流，分流量取决于两心房压力差、缺损大小和左、右心室充盈阻力的大小。初生婴儿两心房压力接近，缺损几乎无分流；随年龄增大，房压差增加，血液自左向右分流量增多，可达体循环血流量的 2~4 倍。

右心容量负荷加重，造成右心房、右心室增大和肺动脉扩张；肺循环血量增加使肺动脉压力逐渐升高，并引发肺小动脉反应性痉挛，长期痉挛引起继发性管壁内膜增生和中层增厚、纤维化，管腔狭小，肺血管阻力增加，最终导致梗阻性肺动脉高压。当右心房压力高于左心房时，出现右向左反流，引起青紫、艾森门格综合征，最终可因右心衰竭而死亡。

原发孔缺损伴二尖瓣大瓣裂缺时，因存在二尖瓣反流，心房压差更大，增加了左向右的分流量，肺动脉高压出现较早，病理生理和病程进展重于继发孔缺损。

知识点4：房间隔缺损的分类　　　　　副高：掌握　正高：熟练掌握

（1）原发孔缺损：也称为第一孔未闭型房缺损，位于冠状静脉窦前下方，缺损下缘靠近二尖瓣瓣环，多伴有二尖瓣大瓣裂缺，少数还有三尖瓣裂缺。

（2）继发孔缺损：也称为第三孔未闭型房缺损，最为多见，位于冠状静脉窦后上方。绝大多数为单孔缺损，少数为多孔缺损，也有筛状缺损。根据缺损的解剖位置又分为中央型（卵圆孔型）、上腔型（静脉窦型）、下腔型和混合型。继发孔缺损常伴有其他心内畸形，如肺动脉瓣狭窄、二尖瓣狭窄等。

1）静脉窦型缺损：又称高位缺损，位于心房间隔的上部，上缘连接上腔静脉入口处。

2）冠状静脉窦部缺损：又称无顶冠状静脉窦，缺损位于冠状静脉窦上端与左心房间，造成左心房血流经冠状静脉窦缺口分流入右心房。此型缺损常合并左侧上腔静脉残存、左右侧房室瓣狭窄或闭锁、完全性房室间隔缺损、无脾综合征、多脾综合征等。

3）心房间隔完全缺失：又称单心房，这类极少见。无房间隔，左右心房为一房。

4）卵圆孔未闭：胎儿期左右心房间有卵圆孔沟通，出生后逐渐关闭。有20%~30%的人虽然功能上关闭，但解剖学上未完全关闭。

知识点5：房间隔缺损的临床表现　　　　　副高：掌握　正高：熟练掌握

除较大缺损外，ASD儿童时期一般无症状，随年龄增长症状逐渐显现，劳力性呼吸困难为主要表现，有些患者可因右室容量负荷过量而发生右心衰竭。

儿童时期可多年无症状或仅表现为易患呼吸道感染性疾病。随着年龄增大，至青春期或成年后，逐渐出现运动不耐受（劳力性呼吸困难、乏力）、心悸（心房扑动、心房颤动或病窦综合征），进一步发展可出现右心衰竭的症状。发绀者提示严重肺动脉高压和艾森门格综合征。

知识点6：房间隔缺损的辅助检查　　　　　副高：掌握　正高：熟练掌握

（1）心电图检查：原发孔缺损显示电轴左偏，PR间期延长，呈Ⅰ度房室传导阻滞；继发孔缺损显示电轴右偏，右室肥大，不完全或完全性右束支传导阻滞。

（2）X线检查：主要表现为右房、右室增大，肺纹理增多，可见"肺门舞蹈征"。肺动脉段突出，主动脉结缩小，呈典型的"梨形心"。

（3）超声心动图检查：右心房、右心室增大。二维彩色多普勒超声可明确显示缺损位置、大小、心房水平分流的血流信号、肺静脉的位置和右心大小，并可明确原发孔 ASD 患者大瓣裂缺和二尖瓣反流的程度。

知识点 7：房间隔缺损的治疗要点　　　　　　副高：掌握　　正高：熟练掌握

ASD 诊断确立，心电图、胸部 X 线片显示心脏有改变，右心导管检查肺血流量大于体循环流量 1.0~1.5 倍，即使患儿无明显症状也应手术治疗。手术应在体外循环下进行，做胸骨正中切口，打开心包后，行心外探查有无左上腔静脉及异位肺静脉引流。缺损较小，四周有缘可直接缝合，缺损较大或合并肺静脉异位引流应用补片修补缺损并将异位引流的肺静脉开口隔入左心房。

知识点 8：房间隔缺损的护理评估　　　　　　副高：掌握　　正高：熟练掌握

（1）健康史：了解患者是否有 ASD 的病史及家庭史。

（2）身体状况：了解患者有无心悸、气短、上下肢及皮肤发绀等。听诊胸骨左缘第 2 肋间是否有 Ⅱ~Ⅲ 级收缩期杂音，性质较柔和，为吹风样。

（3）心理-社会状况：评估患者及其家属是否了解心脏手术的相关知识，是否消除恐惧心理。

知识点 9：房间隔缺损的护理诊断　　　　　　副高：掌握　　正高：熟练掌握

（1）急性疼痛：与手术切口有关。

（2）活动无耐力：与氧的供需失调有关。

（3）潜在并发症：急性左心衰竭、心律失常。

知识点 10：房间隔缺损的护理措施　　　　　　副高：熟练掌握　　正高：熟练掌握

（1）病情观察：密切观察生命体征，出现异常及时汇报医师处理。

（2）呼吸管理：带气管插管期间，做好肺部护理，勤吸痰，拔管后吸氧，嘱其深呼吸，雾化，叩背促咳，促进肺部膨胀。伴有肺高压的患者使用呼吸机可适当地调大潮气量，必要时加呼气末正压通气（PEEP）。

（3）引流管的护理：观察引流管是否通畅，并注意引流液的量、颜色及性质。妥善固定引流管。

（4）心律失常的护理：术后 72 小时内持续心电监护，详细记录心律、心率变化，发现异常及时处理。注意保暖，纠正酸碱失衡及电解质紊乱，维持心率成人 60~100 次/分、小儿 100~120 次/分最为理想。

（5）急性左心衰竭的监护：预防急性左心衰竭的发生，缺损较大者左心发育差，ASD修补术后，左室前负荷增加；若术中、术后输液的量或速度未控制则易诱发急性左心功能不全。患者出现呼吸困难、咳嗽、咳痰、咯血等急性肺水肿症状。术后早期限制液体入量和速度；密切观察有无左心衰竭症状。有左心衰竭症状时，及时应用强心、利尿、扩血管药物，保持呼吸道通畅，增加氧浓度等。

知识点 11：房间隔缺损的健康指导	副高：掌握　正高：掌握

（1）避免剧烈活动影响胸骨的愈合，半年内避免重体力劳动，注意劳逸结合，适当进行户外活动和锻炼，以利于康复。无症状 ASD 患者通常不需要限制活动或运动，但有心律失常、心力衰竭或肺动脉高压等并发症的患者，应适当限制某些运动。

（2）心功能恢复较好者一般不需要用强心、利尿药。复杂畸形及重度肺高压或心功能差的患者按医嘱使用强心、利尿或扩血管药。出院前详细告知患者所服药物的名称、剂量、服用的时间、可能出现的不良反应及处理方法，不可随意服药。

（3）注意补充营养，搭配合理，易消化，无特殊禁忌。复杂畸形、心功能差及术后有充血性心力衰竭者应控制盐的摄入，每天控制在 2~4g，嘱患者少食多餐，食量不可过饱，更不可暴饮暴食，尽量控制零食饮料，以免加重心脏负担。

（4）出院后如无特殊病情变化，3~6 个月复查后上学，生活要有规律不要过度疲劳。如出院活动后出现心悸、呼吸困难、发绀等症状及时到医院就诊。

第四节　室间隔缺损

知识点 1：室间隔缺损的概念	副高：掌握　正高：熟练掌握

室间隔缺损（VSD）是胚胎期室间隔发育不全而形成的单个或多个缺损，由此产生左、右两心室的异常交通。其发病率高，占先心病脏发病率的 50%。外科手术或内科介入可修补、封堵缺损，及时治疗一般预后良好。

知识点 2：室间隔缺损的病因及分类	副高：掌握　正高：熟练掌握

VSD 的病因尚未完全明确，目前认为该病的主要病因与胎儿发育的宫内环境因素、母体情况和遗传基因有关。根据缺损解剖位置不同，分为膜部缺损、漏斗部缺损和肌部缺损 3 类，其中以膜部缺损最多，肌部缺损最少见，漏斗部缺损还可进一步分为干下型、嵴内型。

根据 VSD 大小分型，可分为小型、中型及大型 VSD。①小型 VSD：也称 Roger 病，缺损直径 <5mm 或缺损面积 <0.5cm^2/m^2 体表面积。②中型 VSD：缺损直径 5~10mm 或缺损面积

$<0.5\sim1.0\mathrm{cm}^2/\mathrm{m}^2$ 体表面积。③大型 VSD：缺损直径 $>10\mathrm{mm}$ 或缺损面积 $>1\mathrm{cm}^2/\mathrm{m}^2$ 体表面积。

| 知识点3：室间隔缺损的病理生理 | 副高：掌握　正高：熟练掌握 |

VSD 引起血液自左向右分流，分流量取决于左、右心室的压差、缺损大小和肺血管阻力。缺损小、分流量小，不引起肺动脉压力升高；缺损大、分流量大，右心容量负荷增大，肺动脉压力逐渐增高，早期肺小动脉痉挛，引起梗阻性肺动脉高压，致使左向右分流明显减少，后期当右心室压力超过左心室压力时，出现右向左反流，导致艾森门格综合征。

| 知识点4：室间隔缺损的临床表现 | 副高：掌握　正高：熟练掌握 |

患者症状的轻重，取决于分流量的大小、肺动脉高压的程度。

（1）小型 VSD：低阻力、小分流的患者可无症状。

（2）中型 VSD：中至大量分流者，常于婴幼儿期出现喂养困难、发育不良、反复发生肺部感染及充血性心力衰竭。较大分流量的儿童或青少年患者，表现为心悸、乏力、不同程度的生长发育迟缓及活动耐力下降。

（3）巨大 VSD：左向右分流无阻力，左向右分流量减少，有的儿童临床症状会有短暂缓解，肺动脉高压会进一步造成双向分流或右向左分流，出现明显的发绀、杵状指、活动耐力下降、咯血，以及腹胀、下肢水肿等右心衰竭的症状。此外，缺损较大的患者因心内左向右分流量多，肺动脉血量增加，肺动脉扩张压迫喉返神经，可引起声音嘶哑。

| 知识点5：室间隔缺损的辅助检查 | 副高：掌握　正高：熟练掌握 |

（1）X 线检查：小型 VSD 可无异常表现。中型 VSD 可出现肺血增加，心影略向左增大。大型 VSD 主要变现为肺动脉及其主要分支明显扩张，但在肺野外 1/3 血管影突然减少，心影形态因疾病进展程度不同而不同。

（2）心电图检查：缺损小示正常或电轴左偏；缺损较大，随分流量和肺动脉压力增大而示左心室高电压或左、右心室肥大；严重肺动脉高压者，示右心肥大或伴劳损。

（3）超声心动图：此项检查可以明确诊断。左心房及左、右心室内径增大，室间隔回音有连续中断。多普勒超声：由缺损右心室面向缺孔和左心室面追踪可深测到最大湍流。

（4）心导管检查：右心室水平血氧含量高于右心房 0.9% 容积以上，导管偶尔可通过缺损到达左心室。依分流量的多少，肺动脉或右心室压力有不同程度的增高。

| 知识点6：室间隔缺损的治疗要点 | 副高：掌握　正高：熟练掌握 |

（1）小型 VSD，心电图、X 线片正常，患儿无症状，可择期手术治疗。

（2）较大 VSD 伴有大量左向右分流者，确定诊断后即应手术治疗，因延迟手术可导致肺血管病变。大型 VSD 伴严重肺动脉高压，只要无中央型发绀及杵状指，动脉血氧饱和度正常，以左向右分流为主者应手术治疗，但手术病死率高。

知识点 7：室间隔缺损的护理评估　　　　副高：掌握　　正高：熟练掌握

（1）健康史：了解患者的姓名、年龄、性别、种族、身高、体重等；了解患者的家族史、过敏史、手术史和成年女性患者的月经史、生育史等，既往有无出血性疾病和出凝血系统的异常，有无颅脑外伤史或其他伴随疾病；了解本次疾病的类型、特征、发病及以往诊疗用药过程；近期是否服用抗凝药或其他药物等。

（2）身体状况：评估患者的生命体征及心肺功能状况，包括是否出现心悸、气短、乏力、呼吸困难、发绀等表现。评估患者重要器官功能状态；评估患者的饮食习惯、生长发育和营养状况；评估患者活动耐力和自理能力，判断其对手术的耐受力。

（3）心理-社会状况：评估患者和家属对疾病、治疗方案、手术风险、术前配合、术后康复和预后知识的了解和掌握程度；评估患者和家属对接受手术、可能导致的并发症、生理功能的变化和预后是否存在焦虑、恐惧和无助的心理；评估患者常见的心理反应，识别并判断其所处的心理状态；评估患者家属的经济承受程度，家庭和所在社区的社会支持网。

知识点 8：室间隔缺损的护理诊断　　　　副高：掌握　　正高：熟练掌握

（1）生长发育迟缓：与先天性心脏病引起缺氧、疲乏、心功能减退、营养摄入不足有关。

（2）焦虑：与恐惧陌生环境、心脏疾病、手术和使用呼吸机等仪器有关。

（3）心排血量减少：与心脏疾病、心功能减退、血容量不足、心律失常、水电解质失衡等有关。

（4）气体交换障碍：与缺氧、手术、麻醉、应用呼吸机、体外循环、术后伤口疼痛等有关。

（5）潜在并发症：感染、心律失常、急性左心衰竭、急性心脏压塞、肾功能不全、脑功能障碍等。

知识点 9：室间隔缺损的护理措施　　　　副高：熟练掌握　　正高：熟练掌握

（1）并发心律失常的护理：患者术中由于多种原因损伤传导束，容易造成三度房室传导阻滞，因此应密切观察患者心率及心律的变化，发现心电图上 P 波和 QRS 波无固定关系，心率常在 60 次/分以下，应考虑房室传导阻滞，一般经复温、静脉滴注碳酸氢钠后可恢复正常。若处理后无改善可应用异丙肾上腺素静脉滴注。

（2）使用血管活性药的护理：室间隔缺损合并肺动高压患者术后常使用多巴胺、硝酸甘油等血管活性药物。应注意：严格遵医嘱配制，配制浓度应准确，通用单位为每分钟每千克体重多少微克；要有浓度小牌，严格交接班；微量注射泵控制输入；单独一条静脉通路，升压药不得走小静脉，不得在给予血管活性药的通路上静脉给药；进行血流动力学监测，严密观察患者的生命体征的变化。

（3）肺部并发症的护理：室间隔缺损患者因肺血较多，术前反复呼吸道感染，术后麻醉使呼吸道分泌物增加，及时吸出气管内的痰液，保持呼吸道通畅；严防低氧血症发生及 CO_2 潴留，以预防肺血管痉挛。拔除气管插管后，氧气吸入时间应延长 3~5 天。同时在提高体内胶体渗透压的同时，应严格控制输液、输血速度，防止发生肺水肿。

（4）引流管的护理：术后 24 小时内每 15~30 分钟挤压心包引流管 1 次，密切观察引流液的量和性质，发现异常及时报告医师，及早进行处理，如开胸止血或行心脏压塞解除术等。

（5）保持电解质和酸碱平衡：定时检测血气及血钾、钠、氯等，一旦发生异常，及时与医师联系处理，以纠正酸碱失衡和电解质紊乱。

知识点 10：室间隔缺损的健康指导　　　　副高：掌握　正高：掌握

（1）加强孕期保健：在妊娠早期适量补充叶酸，积极预防风疹、流感等病毒性疾病，并避免与发病有关的因素接触，保持健康的生活方式。

（2）合理饮食：疾病本身对饮食无限制，建议摄入高蛋白、高维生素、低脂肪的均衡饮食，保证营养充足，此利于生长发育。少食多餐，避免过量进食加重心脏负担。

（3）活动与休息：制定合理的生活制度，根据心功能恢复情况逐渐增加活动量，适当休息，避免过度劳累。患儿应尽量和正常儿童一起生活和学习，但要防止剧烈活动。定期锻炼，提高机体抵抗力。

（4）预防感染：先天性心脏病的患者体质弱，易感染疾病，应嘱咐其注意个人和家庭卫生，减少细菌和病毒入侵；天气变化注意防寒保暖，避免呼吸道感染；勿在寒冷或湿热的地方活动，以防加重心脏负担。避免不必要的创伤行为（如文身、穿耳洞等）。

（5）遵医嘱服药：严格遵医嘱服用强心、利尿、补钾药，不可随意增减药物剂量，并教会患者及家属观察用药后反应，如尿量、脉搏、体温、皮肤颜色等情况。

（6）定期复查、不适随诊：如患者有烦躁、心率过快、呼吸困难等症状，可能发生心力衰竭，须及时送医院就诊。

第五节　法洛四联症

知识点 1：法洛四联症的概念　　　　副高：掌握　正高：熟练掌握

法洛四联症是右室漏斗部或圆锥动脉干发育不全引起的一种心脏畸形，主要包括 4 种解剖畸形，即肺动脉狭窄、室间隔缺损、主动脉骑跨和右心室肥厚。该病是一种最常见的发绀型先天性心脏病，占所有先天性心脏病的12%~14%。该病的严重程度，主要取决于肺动脉狭窄的程度。

知识点2：法洛四联症的病因　　　　　　副高：掌握　正高：熟练掌握

近年来研究认为，法洛四联症与胎儿发育的宫内环境因素、母体情况和遗传基因有关。

（1）遗传因素：具有一定程度的家族聚集趋势，可能因父母生殖细胞、染色体畸变所引起。遗传学研究认为，多数先天性心脏病是由多个基因与环境因素相互作用所形成。

（2）环境因素：母亲妊娠前3个月发生病毒或细菌感染，尤其是风疹病毒、柯萨奇病毒等，胎儿先天性心脏病的发病率升高。

（3）其他因素：如羊膜病变、胎儿受压，母体患营养不良、糖尿病、苯丙酮尿症、高血钙，妊娠早期经先兆流产保胎治疗，妊娠早期接触放射线和细胞毒性药物，母亲年龄过大等均可能使胎儿发生先天性心脏病的可能性增加。

知识点3：法洛四联症的病理生理　　　　副高：掌握　正高：熟练掌握

法洛四联症的病理生理改变取决于肺动脉狭窄的程度。肺动脉狭窄，血液进入肺循环受阻，引起右心室代偿性增厚，右心室压力相对较高；右心室压力与左心室相似，此时，右心室血液大部分进入主动脉。

由于主动脉跨于两心室之上，主动脉除接受左心室血液外，还直接接受部分右心室的静脉血液，输送到全身各部，因而出现青紫。同时肺动脉狭窄，肺循环进行气体交换的血流减少，加重青紫程度。由于进入肺动脉的血流减少，增粗的支气管动脉与肺血管之间形成侧支循环。

动脉导管未关闭前，肺循环血流减少的程度较轻，青紫可不明显。随着动脉导管关闭和漏斗部狭窄逐渐加重，青紫日益明显，出现杵状指（趾），红细胞代偿性增多。

知识点4：法洛四联症的临床表现　　　　副高：掌握　正高：熟练掌握

（1）症状

1）发绀：为本病最突出的特征，多发生在婴儿时期，口唇及甲床明显，但在生后最初几个月中因动脉导管未闭而不出现发绀或仅在哭闹和进食中出现。肺动脉狭窄较轻或体肺侧支丰富的患儿发绀并不明显，发绀明显的婴幼儿生长发育受限。发绀可在运动和哭闹时加重，平静时减轻。

2）喜爱蹲踞：蹲踞是特征性体位。蹲踞时，患儿下肢屈曲，静脉回心血量减少，减轻了心脏负荷；同时增加体循环阻力，提高了肺循环血流量，可缓解发绀和呼吸困难症状。

3）缺氧发作：婴儿期常有缺氧发作史，表现为呼吸急促、烦躁不安、发绀加重，重者发生晕厥、抽搐、意识丧失，甚至死亡。发作可持续数分钟或数小时。哭闹、排便、感染、贫血或睡眠后均可诱发。

（2）体征：生长发育迟缓，口唇、指（趾）甲床发绀，常有杵状指（趾）。缺氧越严重，杵状指（趾）越明显。胸骨左缘第2~4肋间可闻及Ⅱ~Ⅲ级粗糙的喷射性收缩期杂音，常伴收缩期细震颤。肺动脉瓣区第二音减弱或消失，严重肺动脉狭窄者可无心脏杂音。

知识点5：法洛四联症的辅助检查	副高：掌握　正高：熟练掌握

（1）血液检查：血红蛋白、红细胞计数、血细胞比容均升高，动脉血氧分压降低，动脉血氧饱和度低于正常。

（2）心电图：电轴右偏和右心室肥厚。常伴有右心房肥大、不完全性右束支传导阻滞。如右心室肥厚不明显，应想到可能有右心室发育不全等异常，如肺动脉狭窄轻及右心室水平存在大量左向右分流，心电图则表现为双心室肥厚。法洛四联症若合并心内膜垫缺损，心电图有电轴左偏及 aVF 导联主波向下的表现。

（3）胸部 X 线片：肺血管纹理减少，肺动脉段凹陷，心尖上翘，形成"靴状心"。法洛四联症的心形比正常小或大致正常，且多见右侧主动脉弓。如法洛四联症的肺动脉狭窄心室水平存在大量左向右分流，胸部 X 线片常显示肺血管纹理增多和心脏扩大，这就难以与单纯 VSD 鉴别。

（4）超声心动图：主动脉内径增宽，室间隔与主动脉前壁连续中断，右心室流出道变窄，叠加彩色可见心室收缩期蓝色和红色信号，分别从右心室和左心室进入主动脉和对侧心室。

（5）心血管造影：右心室造影可见肺动脉和主动脉同时显影，主动脉增宽，骑跨于室间隔上，左心室亦可显示影，也可显示肺动脉狭窄、肺动脉及其分支的发育情况。

知识点6：法洛四联症的治疗要点	副高：掌握　正高：熟练掌握

以根治手术为主，包括妊娠性手术和根治术。

（1）姑息性手术（分流术）：对2岁以下发绀严重的婴儿可施行左锁骨下动脉与肺动脉吻合术或主动脉与肺动脉吻合术。

（2）根治术：应在体循环下进行，根治术后患者症状可明显减轻或消失，生长发育正常，可恢复正常的体力劳动。

绝大多数肺动脉及左、右分支发育正常的法洛四联症患儿均应力争在1岁内行矫治术。对于生后病情发展严重、婴儿期严重缺氧、屡发呼吸道感染和昏厥者或不具备手术医疗条件者可先行姑息手术。

知识点7：法洛四联症的护理评估	副高：掌握　正高：熟练掌握

（1）健康史：了解患者是否有法洛四联症的病史及家庭史。

（2）身体状况：了解患者是否喜蹲踞，是否有呼吸困难、发绀等症状，是否有杵状指。听诊胸骨左缘第2、3肋间是否有Ⅱ~Ⅲ级收缩期喷射样杂音，肺动脉第二心音减弱、分裂或消失。

（3）心理-社会状况：评估患者及其家属是否了解心脏手术的相关知识，是否消除恐惧心理。

知识点8：法洛四联症的护理诊断　　　　　　　　副高：掌握　　正高：熟练掌握

（1）活动无耐力：与发绀和呼吸困难有关。
（2）低效性呼吸形态：与缺氧、手术、麻醉、体外循环和术后伤口疼痛等有关。
（3）潜在并发症：灌注肺、低心排血量综合征等。

知识点9：法洛四联症的术前护理措施　　　　　副高：熟练掌握　　正高：熟练掌握

（1）注意休息：避免剧烈活动，避免患儿哭闹和情绪激动，减少不必要的刺激，以免加重心脏负担，减少急性缺氧性昏厥的发作。病情严重者应卧床休息。

（2）纠正缺氧：①吸氧，氧流量 4~6L/min，每日 2~3 次，每次 20~30 分钟。②改善微循环，纠正组织严重缺氧。必要时遵医嘱输注改善微循环的药物，如低分子右旋糖酐等。嘱患者多饮水，保持体温恒定，以防止脱水导致血液黏稠度增加，诱发缺氧发作。

（3）预防感染：注意保暖，预防呼吸道感染；注意口腔卫生，防止口腔黏膜感染。

（4）加强营养：注意营养搭配，根据患者口味，给予易消化、高蛋白、高热量、高维生素饮食。进食避免过饱。婴儿喂养比较困难，吸奶时往往因气促乏力而停止吮吸，且易呕吐和大量出汗，故喂奶时可用滴管滴入，减轻患儿体力消耗。

知识点10：法洛四联症的术后护理措施　　　　副高：熟练掌握　　正高：熟练掌握

（1）病情观察：密切监测患者心律、心率、血压等生命体征的变化，带临时起搏器的患者应固定好起搏导线并按起搏器常规护理。

（2）维持循环功能稳定：①重症四联症跨环补片或心功能差者，应用多巴胺及多巴酚丁胺。在维护心功能的同时，注意调整血容量，使患者的动脉压、中心静脉压维持在最佳状态，并观察用药效果。②定期测定血浆胶体渗透压，并维持在 17~20mmHg。术中使用超滤的患者，术后应适当补充晶体液，以降低血液的黏稠度。

（3）预防感染：①及时准确使用有效抗生素，同时防止抗生素使用时间过长引起的二重感染。②做好留置导尿管、胃肠引流管等管道护理及静脉留置针、手术切口、中心静脉压插管、桡动脉测压管、心包腔引流管、胸腔闭式引流管的切口护理，操作时严格执行无菌技术原则。③如病情允许应尽早拔除各管道，避免医源性感染。④认真做好消毒隔离工作，加强基础护理，避免交叉感染发生。

（4）并发症的预防及护理

1）灌注肺：是四联症矫治术后的一种严重并发症，发生的原因可能与肺动脉发育差、体肺侧支多或术后液体输入过多有关。临床主要表现为急性进行性呼吸困难、发绀、血痰和难以纠正的低氧血症。护理措施包括：①用 PEEP 辅助通气。②密切监测呼吸机的各项参数，特别注意呼吸道压力的变化。③促进有效气体交换：及时清理呼吸道内分泌物，吸痰时注意无菌操作，动作轻柔；注意观察痰液的颜色、性质、量，以及唇色、甲床颜色、血氧饱和度、心率、血压等；拔除气管插管后，延长吸氧时间 3~5 天，并结合肺部体疗协助患者拍背排痰。④严格限制入量，监测血浆胶体渗透压，术后急性渗血期，根据血浆胶体渗透压的变化，遵医嘱及时补充血浆及清蛋白。

2）低心排血量综合征：患者由于术前肺血减少和左心室发育不全，术后可能出现低心排血量综合征，表现为低血压、心率快、少尿、多汗、末梢循环差、四肢湿冷等。护理措施包括：①密切观察患者生命体征、外周循环及尿量等情况。②遵医嘱给予强心、利尿药，并注意保暖。③术后 3 天持续监测直肠温度，调整体温至正常范围，以降低心肌耗氧量，维护心功能及其他脏器功能。

知识点 11：法洛四联症的健康指导 副高：掌握 正高：掌握

（1）出院前向患者及家属详细介绍出院后有关事项，并将有关资料交给患者或家属。交代患者活动范围、活动量、活动方法，强调活动由少到多，逐渐适应。

（2）严格按医嘱服用强心、利尿药，不可随意服药或增减剂量，以免发生危险。

（3）鼓励患者树立信心，恢复健康生活，保持良好心态。

（4）饮食清淡易消化，以少量多餐为宜，注意控制水及钠盐摄入，注意营养搭配，供给充足能量、蛋白质和维生素，保证营养需要。

（5）告诫患者术后注意劳逸结合，避免过度劳累，适当进行户外活动及轻度体育锻炼，以增强体质，防止感冒及其他并发症。保持心情舒畅和充足的睡眠。

（6）术后早期半年复查 1 次。

第六节 复杂先天性心脏病

知识点 1：复杂先天性心脏病的概念 副高：掌握 正高：熟练掌握

复杂先天性心脏病指大动脉转位、完全性肺静脉异位引流、肺动脉闭锁（室间隔完整型）、右心室双出口、完全性房室管畸形、单心室、左心室发育不良综合征等心脏畸形复杂的疾病。

知识点 2：复杂先天性心脏病的辅助检查 副高：掌握 正高：熟练掌握

复杂先天性心脏病的辅助检查：①实验室检查。②胸部 X 线检查。③超声心动图检查。

④心血管造影检查。⑤CT 检查。

知识点3：复杂先天性心脏病的术后及并发症的监护　　副高：掌握　正高：熟练掌握

（1）保持呼吸道通畅：呼吸机辅助呼吸。心房转流术后不宜应用 PEEP，以免引起静脉血回流受阻。合并肺动脉压高，使用一氧化氮吸入和应用硝酸甘油、米力农等血管扩张药者。

（2）低心排血量综合征：由于病情复杂，手术时间较长，术后出现心率快、低血压、中心静脉压和左心房压均升高、中心温度高、四肢凉、尿少或无尿、代谢性酸中毒的低心排血量综合征表现。应用正性肌力药物如多巴胺、多巴酚丁胺、肾上腺素，维持心率较快水平。根据左心房压、右心房压、肺动脉压适当补充血容量。四肢保暖，应用物理方法降中心体温。

（3）三度房室传导阻滞：给予盐酸异丙肾上腺素泵入，并配合医师安装临时起搏器。

（4）肺水肿或灌注肺：由于体外循环中炎性介质的释放或胶体容量补充不足，可出现严重的低氧血症，肺内出血或大量肺内渗出液，X 线透光度下降。严格控制出入量，给予人血白蛋白、血浆，维持正常的胶体渗透压，利用正压通气辅助呼吸，加用 5～10mmHg PEEP，及时吸痰，加强胸部体疗工作。

（5）心脏压塞：由于出血、渗血、引流不畅或水肿组织压迫，心包缝合过紧导致。患者出现用药物无法矫正的低心排血量、组织灌注不足、中心静脉压高、血压下降、少尿或无尿。超声心动可诊断，配合医师开胸解除心脏压塞。

（6）胸腔积液：因为心功能较差，患者早期可见大量胸腔积液，给予穿刺或留置管处理，并保持其通畅。

（7）心内膜炎：术中或术后感染，可导致心内膜炎。患者高热、寒战、白细胞计数增多、血细菌培养阳性，有可能因为抗生素的大量应用血培养结果为阴性。应选择适当的抗生素治疗。超声心动可发现心内膜有赘生物，必要时考虑手术去除赘生物。

第十八章　后天性心脏病外科治疗患者的护理

第一节　二尖瓣狭窄

知识点1：二尖瓣狭窄的概念	副高：掌握　正高：熟练掌握

二尖瓣狭窄指二尖瓣瓣膜受损、瓣膜结构和功能异常所导致的瓣口狭窄。发病率女性高于男性，儿童和青年期发作风湿热后，往往在 20~30 岁出现临床症状，以药物、介入及外科手术治疗为主。根据二尖瓣瓣口狭窄的程度划分：①轻度狭窄，瓣口面积为 $1.5~2.0cm^2$。②中度狭窄，瓣口面积为 $1.0~1.5cm^2$。③重度狭窄，瓣口面积 $<1.0cm^2$。

知识点2：二尖瓣狭窄的病因及发病机制	副高：掌握　正高：熟练掌握

二尖瓣狭窄主要由风湿热所致。风湿热反复发作并侵及二尖瓣后，在瓣膜交界部位互相融合，或其他原因使二尖瓣结构改变，造成瓣口狭窄，瓣叶增厚、挛缩、变硬和钙化等进一步加重瓣口狭窄，并限制瓣叶活动。

知识点3：二尖瓣狭窄的病理生理	副高：掌握　正高：熟练掌握

正常成人二尖瓣口面积为 $4.0~6.0cm^2$。当瓣口狭窄、心室舒张时，血液自左房进入左室受阻，使左心房不能正常排空，致左心房压力增高，左房发生代偿性扩张。当瓣口达到中度狭窄（$<1.5cm^2$），甚至重度狭窄（$<1.0cm^2$）时，左房扩张超过代偿极限，引起肺淤血，进一步发展可产生肺动脉高压，增加右室后负荷，使右心室肥大，甚至右心衰竭，出现体循环淤血的表现。

知识点4：二尖瓣狭窄的分类	副高：掌握　正高：熟练掌握

（1）隔膜型：纤维增厚和粘连主要位于瓣膜交界和边缘，对瓣叶活动限制少。

（2）隔膜漏斗型：瓣膜广泛受累，腱索粘连，瓣叶活动受到限制。

（3）漏斗型：瓣膜明显纤维化、增厚、钙化，腱索、乳头肌融合和痉挛，瓣膜活动严重受限，呈漏斗状。

知识点 5：二尖瓣狭窄的临床表现　　　　　　　　副高：掌握　正高：熟练掌握

二尖瓣狭窄呈渐进式发展，患者早期可数年都没有明显的症状表现，晚期进展迅速，一旦症状出现，10 年左右即可丧失活动能力。患者呈二尖瓣面容，即口唇轻度发绀、两颧暗红。左心衰竭时可出现呼吸困难（劳力性呼吸困难、阵发性夜间呼吸困难、急性肺水肿）、咳嗽、咳痰、咯血、发绀等表现；右心衰竭时可出现颈静脉怒张、肝大伴压痛、下肢凹陷性水肿等症状。晚期可发生腹水和心源性肝硬化，听诊心尖部闻及舒张期隆隆样杂音。

知识点 6：二尖瓣狭窄的辅助检查　　　　　　　　副高：掌握　正高：熟练掌握

（1）心电图：轻度狭窄者心电图可正常；中、重度狭窄者表现为电轴右偏，P 波增宽、呈双峰或电压增高；肺动脉高压者可出现右束支传导阻滞或右心室肥大；病程长者常显示心房颤动。

（2）X 线检查：病变轻者无明显异常，中度、重度狭窄者常可见左心房和右心室扩大，心脏影呈梨形。长期肺淤血者表现为肺门增大而模糊，有时可见肺淋巴管扩张及肺小叶间隔积液所致双肺下部及肋膈处水平细线，称为 Kerley 线。

（3）超声心动图：是最敏感和特异的无创性诊断方法，可帮助判断狭窄的严重程度。①M 型超声心动图检查显示二尖瓣前后叶活动异常，呈同向运动，形成城墙样的长方波。②二维超声可观察到二尖瓣瓣叶活动差、增厚和变形，二尖瓣口狭窄，左心房、右心室、右心房扩大，左心室正常。③食管超声检查有助于发现左心房血栓。

知识点 7：二尖瓣狭窄的治疗要点　　　　　　　　副高：掌握　正高：熟练掌握

二尖瓣狭窄轻度无症状患者，无须特殊治疗。因二尖瓣狭窄的主要病因是风湿热，故感染过风湿热的患者须进行预防性抗风湿治疗。药物治疗主要为缓解症状和预防并发症，而手术治疗可缓解二尖瓣的狭窄。

（1）非手术治疗：适用于无症状或心功能 I 级的患者。注意休息，避免剧烈体力活动，控制钠盐摄入，并积极预防感染，定期（6~12 个月）复查；呼吸困难者口服利尿药，避免和控制诱发急性肺水肿的因素，如急性感染、贫血等。

二尖瓣狭窄的药物治疗原则：①抗感染，预防风湿复发，一般需要长期甚至终身使用苄星青霉素。②应用利尿药减少循环血容量，应用硝酸酯类药物扩张血管，应用受体阻断药及钙通道阻滞药控制心率，以减轻心脏负荷，改善心功能。③合并心房颤动、左心房出现血栓、既往有血栓栓塞症（即血栓脱落，堵塞其他脏器血管，甚至引起梗死）病史以及左心房过大的患者，需要进行抗凝治疗，以防发生血栓栓塞症。

（2）手术治疗：心功能 II 级以上且瓣膜病变明显者，须择期手术。心功能Ⅳ级、急性肺水肿、大咯血、风湿热活动和感染性心内膜炎等情况，原则上应积极内科治疗，病情改善后尽早手术。如内科治疗无效，则应急诊手术，挽救生命。已出现心房颤动的患者，心功能进行性减退，易发生血栓栓塞，应尽早手术。手术方法如下。①经皮穿刺球囊导管二尖瓣交界扩张分离术：适用于单纯隔膜型和隔膜增厚型二尖瓣狭窄，瓣叶活动好、无钙化、无心房颤动，以及左心房内无血栓者。②直视手术：在体外循环直视下进行二尖瓣交界切开及瓣膜成形术。漏斗型者瓣膜重度纤维化、硬化、挛缩或钙化，病变严重，已无法成形修复，须切除瓣膜，行二尖瓣置换术。

知识点 8：二尖瓣狭窄的护理评估　　　　　　副高：掌握　　正高：熟练掌握

（1）健康史：了解患者有无二尖瓣狭窄的病史及家族史。

（2）身体状况：了解二尖瓣狭窄患者左心房大小、动脉压力；了解患者的心功能情况、有无呼吸困难、有无劳累性呼吸困难及夜间阵发性呼吸困难发作等；了解患者有无体循环不足的表现等。评估患者心尖部是否可闻及舒张期隆隆样杂音。

（3）心理–社会状况：评估患者及其家属是否了解疾病和手术的相关知识，是否能够积极配合治疗和护理。

知识点 9：二尖瓣狭窄的护理诊断　　　　　　副高：掌握　　正高：熟练掌握

（1）活动无耐力：与心排血量减少有关。

（2）低效性呼吸形态：与缺氧、手术、麻醉、应用呼吸机、体外循环、术后伤口疼痛有关。

（3）潜在并发症：出血、动脉栓塞。

知识点 10：二尖瓣狭窄的术前护理措施　　　　副高：熟练掌握　　正高：熟练掌握

（1）限制患者活动量：促进休息，避免情绪激动。

（2）改善循环功能，纠正心力衰竭：注意观察心率和血压的变化；吸氧，改善缺氧情况；限制液体摄入；遵医嘱应用强心、利尿、补钾药物。

（3）加强营养：指导患者进食高热量、高蛋白及维生素丰富的食物，以增强机体对手术耐受力，限制钠盐摄入。低蛋白血症和贫血者，遵医嘱输入白蛋白、新鲜血。

（4）预防感染：①指导患者戒烟。②冬季注意保暖，预防呼吸道和肺部感染。③保持口腔和皮肤卫生，避免黏膜和皮肤损伤。④积极治疗感染灶，预防术后感染性心内膜炎的发生。

（5）心理护理：耐心倾听患者主诉，了解其担心的问题并给予解答，帮其调整心态。向患者介绍疾病和手术相关知识，使患者积极配合治疗和护理。

知识点 11：二尖瓣狭窄的术后护理措施　　　　　副高：熟练掌握　　正高：熟练掌握

（1）加强呼吸道管理：①留有气管插管的患者，要注意观察气管插管的位置、防止脱出，及时吸痰和湿化气道。②气管插管拔除后定期协助患者翻身、拍背，咳痰，保持呼吸道通畅。

（2）加强病情观察：术后绝对卧床 24 小时，取平卧位，限制穿刺侧肢体的活动。用沙袋压迫穿刺部位 4~6 小时，并严格观察穿刺处有无渗血、渗液，保持穿刺部位的清洁无菌，渗血、渗液过多时，应报告医师，予以处理。24 小时内监测心率、心律、呼吸，血压每小时 1 次，并做记录。术后重新测量各种血流动力学参数，如心排血量、肺动脉楔压、左房压力等，了解球囊扩张的效果。

（3）补充血容量：记录每小时尿量和 24 小时液体出入量。排除肾功能因素影响，若尿量 <1ml/（kg·h），提示循环血量不足，及时补液，必要时输血，术后 24 小时出入量应基本呈负平衡，血红蛋白维持在 100g/L 左右。

（4）遵医嘱应用强心、利尿、补钾药物：对服用洋地黄药物的患者，注意观察其有无洋地黄中毒，若发现心率慢、胃肠道不适、黄绿视等，立即通知医师。

（5）控制输液速度和输液量：使用血管活性药时应用输液泵或注射泵控制输液速度和输液量。

（6）抗凝治疗：瓣膜术后患者通常均须抗凝治疗。机械瓣置换术后的患者，须终身不间断抗凝治疗；置换生物瓣的患者须抗凝 3~6 个月；行瓣膜置换术的患者，术后 24~48 小时即给予华法林抗凝治疗，抗凝治疗效果以凝血酶原时间活动度国际标准比值（INR）保持在 2.0~2.5 为宜，IMR 过高会引起出血，过低可致血栓形成。定期抽血监测 INR，调整华法林的剂量。

（7）并发症的观察、预防与处理

1）出血：与手术或抗凝过度有关。①间断挤压引流管，观察并记录引流液的性状及量。若引流量持续 2 小时 >4ml/（kg·h）或有较多血凝块，伴血压下降、脉搏增快、躁动、出冷汗等低血容量表现，考虑有活动性出血，及时报告医师，并积极准备再次开胸止血。②服用华法林抗凝药物期间，应密切观察患者有无牙龈出血、鼻出血、血尿等出血征象，重者可出现脑出血，出现异常及时通知医师处理。

2）动脉栓塞：抗凝不足的表现。血栓脱落导致栓塞，最常见的有脑栓塞。应警惕患者有无突发晕厥、偏瘫或下肢厥冷、疼痛、皮肤苍白等血栓形成或肢体栓塞的现象，出现异常及时通知医师。

知识点 12：二尖瓣狭窄的健康指导　　　　　　　　副高：掌握　　正高：掌握

（1）预防指导：注意个人和家庭卫生，减少细菌和病毒入侵；天气变化注意防寒保暖，避免呼吸道感染；出现感染时，及时应用抗生素，直至感染控制满意。

（2）饮食指导：食用高蛋白、丰富纤维素、低脂肪的均衡饮食，少食多餐，避免过量进食，以免加重心脏负担。少吃维生素 K 含量高的食物如菠菜、白菜、菜花、胡萝卜、西红柿、蛋、猪肝等，以免降低抗凝药的作用。

（3）休息与活动指导：术后休息 3~6 个月，避免劳累，保持良好的生活习惯；根据心功能恢复情况进行适当的户内外活动，并逐渐增加活动量，以不引起胸闷、气短为宜，避免重体力劳动和剧烈运动，以免增加心脏负担。

（4）防治感染：注意保暖，预防呼吸道感染；如出现皮肤感染、牙周炎、感冒、肺炎及胃肠道感染等及时治疗，避免引起感染性心内膜炎。

（5）遵医嘱服药：嘱患者严格遵医嘱服用强心、利尿、补钾及抗凝的药物，并教会其观察药物的作用及不良反应。如口服抗凝药，应密切留意全身皮肤及黏膜，发现出血及时就医。

（6）自我监测：如出现牙龈出血，口腔黏膜、鼻腔出血，皮肤青紫、瘀斑、血尿等抗凝过量或出现下肢厥冷、疼痛、皮肤苍白等抗凝药不足等表现时应及时就诊。

（7）婚姻与妊娠指导：术后不妨碍结婚与性生活，但在术后 1~2 年心功能完全恢复为宜。女性患者婚后应避孕，如坚持生育，应详细咨询医师，取得保健指导。

（8）自我保健：定期复诊，若出现心悸、胸闷、呼吸困难、皮下出血等不适时应及时就诊。

第二节　二尖瓣关闭不全

知识点 1：二尖瓣关闭不全的概念	副高：掌握　正高：熟练掌握

二尖瓣关闭不全指二尖瓣瓣膜受损害、瓣膜结构和功能异常导致的瓣口关闭不全。病变只要累及二尖瓣的瓣环、瓣叶、腱索和乳头肌的任何一个或多个结构，均会产生关闭不全。半数以上的二尖瓣关闭不全患者常合并二尖瓣狭窄。一般通过手术治疗，预后良好。

知识点 2：二尖瓣关闭不全的病因及发病机制	副高：掌握　正高：熟练掌握

原发性二尖瓣关闭不全病因复杂，主要由于风湿性炎症累及二尖瓣所致；感染性心内膜炎可造成二尖瓣叶赘生物或穿孔；其他原因所致的腱索断裂、乳头肌功能不全或二尖瓣脱垂等均可造成二尖瓣关闭不全。继发性二尖瓣关闭不全的主要原因为缺血性心肌病，高血压性心肌病或者继发于心房扩大的二尖瓣反流。

知识点 3：二尖瓣关闭不全的病理生理	副高：掌握　正高：熟练掌握

心室收缩时，由于二尖瓣关闭不全，致使部分血液反流入左心房，左心房的容量负荷增加，左心房扩大。当不伴二尖瓣狭窄时，心室舒张期左心房仍可将过多的血液送至左心室，

久之导致左心室扩大、肥厚。扩大的左心房和左心室在一段时间内尚能够适应容量负荷增加，使左心房压和左心室舒张末期压力不致明显上升，故不出现肺淤血。但长期持续的严重过度负荷，终致左心室心肌功能衰竭，左心室舒张末期压力和左心房压明显升高，肺淤血出现，最终导致肺动脉高压和右心衰竭发生。

知识点4：二尖瓣关闭不全的临床表现　　　　　　　副高：掌握　正高：熟练掌握

慢性二尖瓣关闭不全的患者因心脏的代偿，在很长时间内无任何症状。随着病情进展，可出现呼吸困难、疲劳、端坐呼吸、夜间阵发性呼吸困难和心悸。

急性发作的二尖瓣关闭不全，由于容量负荷急剧增加，心室失代偿，很快会发生急性左心衰竭，甚至急性肺水肿、心源性休克。左心室增大时，心尖搏动可变得弥散或向左下移位，心尖区常可闻及全收缩期吹风样杂音、向左腋下和左肩胛下区传导。严重反流时可闻及第三心音，伴二尖瓣脱垂者可有收缩中期喀喇音。

（1）慢性病变：因左心良好的代偿功能，患者病情有无症状期长、有症状期短的特点。①代偿期：左心代偿功能良好，心排血量维持正常，左心房压力及肺静脉压也无明显上升，患者可多年没有明显症状，偶有因左心室舒张末期容量增加而引起的心悸。②失代偿期：患者无症状期长，通常情况下，从初次感染风湿热到出现明显二尖瓣关闭不全的症状，时间可长达20年之久。但一旦出现临床症状即说明已进入失代偿期；随着左心功能的失代偿，心排血量迅速下降，患者出现疲劳、头昏、乏力等症状。左心室舒张末期压力迅速升高，左心房、肺静脉及肺毛细血管压上升，引起肺淤血及间质水肿，出现劳力性呼吸困难，开始为重体力劳动或剧烈运动时出现，随着左心力衰竭的加重，出现夜间阵发性呼吸困难及端坐呼吸等。③右心力衰竭期：肺淤血及肺水肿使肺小动脉痉挛硬化而出现肺动脉高压，继而引起右心力衰竭，患者出现体循环淤血症状，如肝大、上腹胀痛、下肢水肿等。

（2）急性病变：轻度二尖瓣反流仅有轻度劳力性呼吸困难。严重反流，病情常短期内迅速加重，患者出现呼吸困难，不能平卧，咯粉红色泡沫痰等急性肺水肿症状，随后可出现肺动脉高压及右心力衰竭征象。处理不及时，则心排血量迅速下降出现休克，患者常迅速死亡。

知识点5：二尖瓣关闭不全的辅助检查　　　　　　　副高：掌握　正高：熟练掌握

（1）X线检查：轻度患者可无明显的异常情况，慢性重度反流常见左心房、左心室增大。左心衰竭时可见肺淤血和间质性肺水肿征。晚期患者还会出现右心室扩大。

（2）心电图：轻度患者心电图可表现正常，严重患者主要为左心房增大，部分有左心室肥大及非特异性ST-T改变，心房颤动常见。急性患者偶尔出现窦性心动过速。

（3）超声心动图：脉冲式多普勒超声和彩色多普勒血流显像可在左心房内探及明显收缩期高速射流，诊断二尖瓣关闭不全的敏感性几乎达100%。超声心动图检查可明确瓣膜的形态、确定二尖瓣关闭不全的程度、左心房和心室的大小，以及是否存在扩张，并判断扩张程度、功能等，更好地确定二尖瓣关闭不全的病因。

（4）心导管检查：可确定心房和心室的大小，对二尖瓣反流进行定量，评估二尖瓣关闭不全的严重程度。

（5）放射性核素检查：可用于估计左室舒张末和收缩末容量及左、右室射血分数，并测定左、右室心排血量。

知识点6：二尖瓣关闭不全的治疗要点	副高：掌握　正高：熟练掌握

主要为药物治疗和手术治疗。急性患者的治疗目的是要降低肺静脉压、增加心排血量及纠正患病原因。术前可采用药物治疗，但根本措施还是手术治疗，应在确定病因、病变性质、反流程度及药物治疗后的反应等情况后，选择合适的方法治疗疾病，手术治疗包括修复术、置换术及介入治疗。

（1）非手术治疗：主要为药物治疗，包括洋地黄制剂、血管扩张药和利尿药等，改善心功能和全身状况。

1）血管紧张素转换酶抑制药：主要用来治疗高血压及慢性心功能不全，常见药物有卡托普利、依那普利、雷米普利、福辛普利等。

2）利尿药：可促进体内电解质（钠离子为主）和水分排出而增加尿量。常见药物如托拉塞米。

3）β受体阻断药：主要用来拮抗过高的交感神经活性，并通过影响充血性心力衰竭病理生理过程的多个环节而发挥治疗作用。常见药物有卡维地洛、美托洛尔、比索洛尔。

（2）手术治疗：症状明显、心功能改变、心脏扩大者均应及时在体外循环下实施直视手术。手术方法有2种：①二尖瓣修复成形术：适用于瓣膜病变轻、活动度较好者。利用患者自身组织和部分人工代用品修复二尖瓣，以恢复瓣膜完整性。②二尖瓣替换术：适用于二尖瓣损伤严重、不宜实施修复成形术者。

知识点7：二尖瓣关闭不全的护理评估	副高：掌握　正高：熟练掌握

（1）健康史：了解患者有无二尖瓣关闭不全的病史及家族史。

（2）身体状况：了解二尖瓣病变患者左心房大小、动脉压力；了解患者的心功能情况，有无呼吸困难，有无心悸、乏力和劳累后气促等症状；评估患者心尖部是否可闻及响亮粗糙的收缩期吹风样杂音。

（3）心理-社会状况：评估患者及其家属是否了解疾病和手术的相关知识，是否能够积极配合治疗和护理。

知识点8：二尖瓣关闭不全的护理诊断	副高：掌握　正高：熟练掌握

参见"二尖瓣狭窄的护理诊断"。

知识点 9：二尖瓣关闭不全的护理措施　　　　　　副高：熟练掌握　正高：熟练掌握

参见"二尖瓣狭窄的护理措施"。

知识点 10：二尖瓣关闭不全的健康指导　　　　　　副高：掌握　正高：掌握

参见"二尖瓣狭窄的健康指导"。

第三节　主动脉瓣狭窄

知识点 1：主动脉瓣狭窄的概念　　　　　　副高：掌握　正高：熟练掌握

主动脉瓣狭窄是风湿热累及主动脉瓣，导致瓣叶纤维化、增厚、粘连和挛缩，使瓣口狭窄。单纯主动脉瓣狭窄较少见，常合并主动脉瓣关闭不全和二尖瓣病变等。病程长久者可发生钙化或者合并细菌性心内膜炎等。轻度狭窄者没有明显症状，中重度狭窄者可有呼吸困难、心绞痛和晕厥等症状。一旦出现症状、病情恶化，除非施行手术治疗，否则预后较差。

知识点 2：主动脉瓣狭窄的病因　　　　　　副高：掌握　正高：熟练掌握

多由于风湿热累及主动脉瓣所致，也可由于先天性主动脉狭窄或老年性主动脉瓣钙化所造成。

（1）风湿性心脏病：是我国主动脉瓣狭窄最常见病因，多合并主动脉瓣关闭不全和二尖瓣病变。

（2）先天性畸形：①单叶瓣畸形。是婴儿死亡的重要原因之一，多数在儿童期出现症状，青春期前即须矫治。②二叶瓣畸形。发生率高，男性多见，通常 40 岁后发病。③三叶瓣畸形。少数人可发生主动脉瓣狭窄。

（3）老年钙化性瓣膜病：是老年人单纯性主动脉瓣狭窄的常见原因，因瓣膜退行性变所致。危险因素有高血压、血脂异常、糖尿病、吸烟等。

知识点 3：主动脉瓣狭窄的病理生理　　　　　　副高：掌握　正高：熟练掌握

正常成人主动脉瓣口面积在 $3.0cm^2$ 以上，当瓣口面积减小 50% 时，机体可以代偿，收缩期仍无明显跨瓣压差；当面积 $< 1.0cm^2$ 时，左室收缩压明显升高，跨瓣压差显著。主动脉瓣口狭窄使左心室射血受阻，后负荷增加，因而左心室进行性向心性肥厚，最终由于室壁应力增高、心肌缺血和纤维化等导致左心衰竭。因左心室射血受阻，左心室排出量减少，使脑动脉、冠状动脉供血减少，临床出现相应症状。

知识点4: 主动脉瓣狭窄的临床表现　　　　　　　　副高: 掌握　正高: 熟练掌握

主动脉瓣狭窄患者可有很长时间的无症状期，当瓣口面积≤1.0cm² 时，才会出现临床症状。劳力性呼吸困难、心绞痛、晕厥为主动脉瓣狭窄典型的三联症。心绞痛常由活动引起，休息后缓解。劳力性呼吸困难为晚期肺淤血引起的首发症状，进一步可发生夜间阵发性呼吸困难、端坐呼吸、急性肺水肿。晕厥多数发生于直立、运动中或运动后即刻。主动脉瓣区听诊响亮、粗糙的收缩期吹风样杂音是主动脉瓣狭窄最重要的体征，可向颈部传导。主动脉瓣区可触及收缩期震颤。

知识点5: 主动脉瓣狭窄的辅助检查　　　　　　　　副高: 掌握　正高: 熟练掌握

（1）X线检查: 可见左心房、左心室轻度增大，升主动脉根部常见狭窄后扩张，侧位透视下可见主动脉瓣钙化灶，左心衰竭时可有肺淤血征象。

（2）心电图: 轻者心电图正常，中度狭窄者出现 QRS 波群电压增高伴轻度 ST-T 改变，重度狭窄者有左心室肥厚伴继发性 ST-T 改变。可有心房颤动、传导阻滞和室性心律失常。

（3）超声心动图: 是确定诊断和判定狭窄程度的重要方法。二维超声心动图探测主动脉瓣异常敏感，有助于确定病因。多普勒超声可测出主动脉瓣口面积及跨瓣压差。此外，可计算瓣口面积，评估其狭窄程度，瓣口面积 <1.0cm² 为重度狭窄。

需结合主动脉瓣峰值流速及压差来判断主动脉瓣狭窄程度，主动脉瓣峰值流速: 2~4m/s 为轻度狭窄; 4~6m/s 为中度狭窄; >6m/s 为重度狭窄。

（4）心导管检查: 左心导管检查可测定左心室与主动脉之间的收缩压力阶差，明确狭窄的程度; 选择性左心室造影可显示狭窄的瓣口、左心室腔大小以及是否伴有二尖瓣关闭不全。

知识点6: 主动脉瓣狭窄的治疗要点　　　　　　　　副高: 掌握　正高: 熟练掌握

以手术治疗为主，药物治疗包括控制血压、纠正严重的心律失常、控制风湿热、改善心功能不全。

（1）非手术治疗: 无症状的轻、中度狭窄者可进行内科治疗，以对症支持治疗为主。风湿性心脏病患者应用长效青霉素控制风湿热，积极控制血压。心绞痛患者可服用硝酸酯类、钙离子拮抗药缓解症状，积极治疗易导致血流动力学不稳定的心律失常。

（2）手术治疗: 主动脉瓣置换术为治疗成人主动脉瓣狭窄的主要方法。通过手术可以消除主动脉瓣跨瓣压力阶差，减轻左心室后负荷，缓解左心室肥大。

1）适应证: 重度狭窄者伴心绞痛、昏厥或心力衰竭等症状应尽早实施手术; 无症状的重度狭窄者，如伴有心脏进行性扩大和/或明显左心室功能不全，也需手术治疗。

2）手术方式: ①直视主动脉瓣切开术，适用于瓣膜柔软、弹性好的患者。②主动脉瓣置换术，切除病变的瓣膜，进行人工瓣膜替换，适用于严重瓣膜病变或伴关闭不全的成年患者。

| 知识点7：主动脉瓣狭窄的护理评估 | 副高：掌握　正高：熟练掌握 |

（1）健康史：了解患者有无主动脉瓣狭窄的病史及家族史。

（2）身体状况：了解主动脉瓣病变患者左心室大小、冠脉供血、血压、脉压等情况；了解患者的心功能情况，有无呼吸困难及类型；有无劳力性呼吸困难、心绞痛、晕厥等症状；评估患者主动脉瓣区是否可闻及响亮、粗糙的收缩期吹风样杂音。

（3）心理-社会状况：评估患者及其家属是否了解疾病和手术的相关知识，是否能够积极配合治疗和护理。

| 知识点8：主动脉瓣狭窄的护理诊断 | 副高：掌握　正高：熟练掌握 |

参见"二尖瓣狭窄的护理诊断"。

| 知识点9：主动脉瓣狭窄的护理措施 | 副高：熟练掌握　正高：熟练掌握 |

参见"二尖瓣狭窄的护理措施"。

| 知识点10：主动脉瓣狭窄的健康指导 | 副高：掌握　正高：掌握 |

参见"二尖瓣狭窄的健康指导"。

第四节　主动脉瓣关闭不全

| 知识点1：主动脉瓣关闭不全的概念 | 副高：掌握　正高：熟练掌握 |

主动脉瓣关闭不全指主动脉瓣膜受损害引起的瓣叶变形、纤维化、增厚、钙化，活动受限，影响瓣叶边缘对合，使瓣口关闭不全，常伴有不同程度的主动脉瓣狭窄。主要依据超声心动图诊断，以手术治疗为主。

| 知识点2：主动脉瓣关闭不全的病因 | 副高：掌握　正高：熟练掌握 |

主要是风湿热和老年主动脉瓣变性钙化。急性主动脉瓣关闭不全常由感染性心内膜炎、创伤、主动脉夹层、瓣膜置换术引起，而慢性主动脉瓣关闭不全则由各种原因引起的主动脉瓣疾病及主动脉根部扩张引起。此外，梅毒、感染性心内膜炎、马方综合征、先天性主动脉

瓣畸形、主动脉夹层等也可引起主动脉瓣关闭不全。

知识点3：主动脉瓣关闭不全的病理生理　　　　副高：掌握　正高：熟练掌握

因主动脉瓣关闭不全，血液自主动脉反流入左心室，导致左心室负荷增加，致肌纤维伸长、收缩力增强，并逐渐扩大和肥厚。在心功能代偿期，左心室排血量可高于正常；当功能失代偿时，心排血量降低、左心房和肺动脉压力升高，出现左心衰竭。主动脉瓣关闭不全引起动脉舒张压下降，冠状动脉灌注不足，同时左心室高度肥厚时耗氧量增加，可引起心肌供血不足。

知识点4：主动脉瓣关闭不全的临床表现　　　　副高：掌握　正高：熟练掌握

临床表现以充血性心力衰竭为主，可以表现为活动后的呼吸困难、端坐呼吸或夜间阵发性呼吸困难。部分患者还可表现有心肌缺血的症状及活动时的胸痛、晕厥。

（1）慢性主动脉瓣关闭不全：可较长时间无症状，轻症者一般可维持20年以上，后随疾病进展，逐渐出现以下症状。

1）心脏搏出量增加表现：心悸、心前区不适、头颈部强烈动脉搏动感。

2）心衰表现：劳力性呼吸困难、夜间阵发性呼吸困难、端坐呼吸。

3）有效心排血量减低表现：疲劳、乏力、体位性头晕。

4）晕厥、猝死。

5）同时合并主动脉狭窄，可出现心绞痛。

（2）急性主动脉瓣关闭不全：与反流严重程度有关，轻者可无症状，重者可出现以下症状。

1）急性左心衰竭或肺水肿：疲乏、夜间阵发性呼吸困难、端坐呼吸，咳嗽、咳粉红色泡沫样痰等。

2）心源性休克：血压明显降低、烦躁淡漠，出现不同程度的意识障碍，也可表现为心悸、呼吸困难，皮肤苍白、湿冷，尿量减少等。

3）心肌缺血：主要表现为发作性的心绞痛。

4）猝死：患者可于发病后1小时内死亡。

患者可出现周围血管征：①毛细血管搏动征阳性（轻压指甲，甲床下搏动更明显）。②水冲脉。③听诊周围动脉有枪击音，主动脉瓣听诊区可闻及舒张期吹风样杂音。

知识点5：主动脉瓣关闭不全的辅助检查　　　　副高：掌握　正高：熟练掌握

（1）X线检查：急性者可有肺淤血或肺水肿征。慢性者左心房、左心室扩大，升主动脉继发性扩张，并可累及整个主动脉弓。左心衰竭时可有肺淤血征。

（2）心电图：急性者常见窦性心动过速和非特异性ST-T改变。慢性者常见左心室肥大伴劳损。

（3）超声心动图：①M型示舒张期二尖瓣前叶或室间隔纤细扑动，是主动脉关闭不全的可靠诊断征象。②二维超声可显示主动脉根部及瓣膜形态改变。③脉冲多普勒和彩色多普勒血流显像在主动脉瓣的心室侧可探及全舒张期反流束，此为最敏感的确定主动脉瓣反流的方法。

（4）心导管检查：左心导管检查可测定左室舒张末容积、左室收缩末容积、左室射血分数、左室舒张末压及左室厚度。

| 知识点6：主动脉瓣关闭不全的治疗要点 | 副高：掌握　正高：熟练掌握 |

以手术治疗和药物治疗为主。手术治疗包括人工瓣膜置换术、主动脉瓣修复术等。药物治疗包括血管扩张药、利尿药、强心药、升压药等。

（1）急性期治疗：重点是手术和术前过渡治疗。

1）术前过渡治疗：①使用血管扩张药，降低心脏负荷、改善肺淤血、减少反流量、增加心排血量。②酌情使用利尿药、正性肌力药、升压药物，尽早手术。③活动性感染性心内膜炎所致者，尽可能进行7~10天强有力的抗生素治疗后再手术。

2）手术治疗：急性主动脉反流死亡率极高，手术治疗为根本措施，通常可行人工瓣膜置换术或主动脉瓣修复术。

手术原则：慢性主动脉瓣关闭不全若无症状且左心功能正常，无须手术，应定期随访，如疾病进展及加重，符合手术指征时须手术治疗。

手术术式：①原发性主动脉瓣关闭不全，采用主动脉瓣置换术。②继发性主动脉瓣关闭不全，采用主动脉瓣成形术。③部分病例（创伤、感染性心内膜炎所致瓣叶穿孔），采用瓣膜修复术。

手术适应证：伴有症状的重度主动脉瓣关闭不全者；无症状的重度患者，左心室射线分数（LVEF）<50%或者LVEF≥50%但合并左室扩张，或者心功能正常但左室舒张末期内径（LVEDD）>65mm；中度主动脉关闭不全的患者接受其他心脏外科手术时。

手术禁忌证：LVEF<15%~20%，LVEDD≥80mm或左室舒张末容积指数（LVEDVI）≥300m/m^2。

（2）药物治疗：主要适用于慢性患者。梅毒性主动脉炎应全疗程青霉素治疗；合并高血压者应服用降压药物积极控制血压；血管紧张素转化酶抑制药（ACEI）用于合并心力衰竭但有手术禁忌的患者，也使用于心力衰竭患者术前过渡治疗、术后持续心功能异常者。

| 知识点7：主动脉瓣关闭不全的护理评估 | 副高：掌握　正高：熟练掌握 |

（1）健康史：了解患者有无主动脉瓣关闭不全的病史及家族史。

（2）身体状况：了解主动脉瓣病变患者左心室大小、冠脉供血、血压、脉压等情况；了解患者的心功能情况，有无呼吸困难及类型，有无阵发性呼吸困难、端坐呼吸等症状。评估患者主动脉瓣听诊区是否可闻及舒张期吹风样杂音。

（3）心理-社会状况：评估患者及其家属是否了解疾病和手术的相关知识，是否能够积极配合治疗和护理。

知识点8：主动脉瓣关闭不全的护理诊断　　副高：掌握　正高：熟练掌握

参见"二尖瓣狭窄的护理诊断"。

知识点9：主动脉瓣关闭不全的护理措施　　副高：熟练掌握　正高：熟练掌握

参见"二尖瓣狭窄的护理措施"。

知识点10：主动脉瓣关闭不全的健康指导　　副高：掌握　正高：掌握

参见"二尖瓣狭窄的健康指导"。

第五节　冠状动脉粥样硬化性心脏病

知识点1：冠状动脉粥样硬化性心脏病的概念　　副高：掌握　正高：熟练掌握

冠状动脉粥样硬化性心脏病简称冠心病（CHD），是由于冠状动脉粥样硬化使管腔狭窄或阻塞，引起冠状动脉供血不足，导致心肌缺血、缺氧或坏死的一种心脏病。主要侵及冠状动脉主干及其近段分支，左冠状动脉的前降支和回旋支的发病率高于右冠状动脉。多发于40岁以上人群，男性多于女性，近年来是年轻化趋势。

知识点2：冠心病的病因及发病机制　　副高：掌握　正高：熟练掌握

病因尚未完全明确，除了年龄、遗传因素等不可控的因素外，公认的主要危险因素有高脂血症、高血压、吸烟与糖尿病等。

（1）传统危险因素

1）年龄：年龄增长会增加动脉损伤和狭窄的风险。

2）性别：通常男性患病风险比女性高，但绝经后女性的患病风险也增加。

3）遗传因素：心脏病家族史与冠心病高风险相关，特别是近亲患有早期心脏病。

4）吸烟：患病风险显著增加。

5）高血压：未得到控制的高血压会导致动脉硬化和血管壁变厚，从而缩小血液流经的管腔。

6）血脂异常：血液中高水平的胆固醇会增加斑块和动脉粥样硬化形成的风险。其中低密度脂蛋白胆固醇（LDL-C）通常被称为"坏"胆固醇，高密度脂蛋白胆固醇（HDL-C）

通常被称为"好"胆固醇。"坏"胆固醇水平高和"好"胆固醇水平低，都会促进动脉粥样硬化的发展。

7）糖尿病：与冠心病风险增加有关。2 型糖尿病和冠心病具有相似的危险因素，如肥胖和高血压。

8）超重或肥胖：体重过重通常会加重其他危险因素。

9）缺乏体力活动：与冠心病及其一些危险因素有关。

10）压力大：可能会损害动脉，并加重冠心病的其他危险因素。

11）不健康饮食：吃太多含有大量饱和脂肪、反式脂肪、盐和糖的食物会增加冠心病风险。

12）大量饮酒：可致心肌损伤，还可加重冠心病的其他危险因素。

（2）"新"危险因素

1）睡眠呼吸暂停：因血氧水平突然下降而升高血压并使心血管系统紧张，可能导致冠心病。

2）高敏 C 反应蛋白（hs-CRP）水平升高：高 hs-CRP 水平可能是心脏病的危险因素。通常认为，随着冠状动脉变窄，血液的 hs-CRP 会增多。

3）高甘油三酯：会增加冠心病风险，尤其是女性。

4）同型半胱氨酸：高水平的同型半胱氨酸可能会增加冠心病风险。

5）子痫前期：会导致高血压和尿蛋白偏高，可能会增加冠心病风险。

6）自身免疫病：类风湿关节炎、狼疮及其他炎性风湿病可增加动脉粥样硬化风险。

冠心病的危险因素通常会同时存在，并可能互相影响，比如肥胖会导致 2 型糖尿病和高血压。而多个危险因素组合在一起时，可能存在累加效应，导致更高的冠心病风险。

此外，体力劳动或情绪激动可诱发冠心病发作，尤其是诱发出现胸痛症状（心绞痛），饱食、寒冷、吸烟、心动过速、休克等也可诱发冠心病症状发作或加重。

知识点 3：冠心病的病理生理　　　　　　　　　　副高：掌握　　正高：熟练掌握

冠状动脉血流量是影响心肌供氧最主要的因素。当冠状动脉粥样硬化使管腔狭窄时，冠状动脉血流量减少，心肌供氧和需氧失去平衡，此时心肌需氧量增加，但冠状动脉供血量不能相应增加，因此加重心肌缺血、缺氧。粥样硬化斑块破裂和急性冠状动脉血栓形成后可导致相应区域心肌血液供应锐减，并可立即降低心肌工作能力。若心肌梗死 1 小时内恢复再灌注，部分心肌细胞功能可以恢复，再灌注时间若 >6 小时，心肌梗死无法逆转。急性心肌梗死可引起严重心律失常、心源性休克、心力衰竭甚至心室破裂。

知识点 4：冠心病的临床表现　　　　　　　　　　副高：掌握　　正高：熟练掌握

患者早期可无任何症状，做运动平板心电图检查时仅表现为有异常的 ST-T 改变。但也可表现为剧烈体育活动或重体力劳动后，有心绞痛症状，休息后或服用扩张冠状动脉药物后可迅速缓解。

（1）心绞痛（胸痛）：情绪激动、体力劳动或饱餐等情况下，可因心肌需氧量增加而引起或加重心肌供血供氧不足，出现心绞痛。表现为胸闷、胸骨后压榨样疼痛，向上、向左放射至左肩、左臂、左肘甚至小指和环指。女性比男性更容易出现心脏病发作的不典型症状，如颈部或下颌疼痛。有时心脏病发作时，患者没有任何明显的体征或症状。

（2）心肌梗死：冠状动脉急性阻塞或长时间痉挛以及血管腔内血栓形成，均可引起心肌梗死。心肌梗死时心绞痛剧烈，持续时间长，休息和含服硝酸甘油片不能缓解。可伴恶心、呕吐、大汗、发热、口唇发绀、血压下降、心律失常、心源性休克、心力衰竭，甚至导致心搏骤停引起猝死。

知识点5：冠心病的辅助检查　　　　　副高：掌握　　正高：熟练掌握

（1）实验室检查：急性心肌梗死早期磷酸肌酸激酶及其同工酶的活性或质量、肌红蛋白、肌钙蛋白均出现异常改变。

（2）心电图：发生心绞痛时心电图以 R 波为主的导联中可见 ST 段压低、T 波低平或倒置的心内膜下心肌缺血性改变以及室性心律失常或传导阻滞。心肌梗死时，表现为坏死性 Q 波、损伤性 ST 段和缺血性 T 波改变。动态心电图有助于发现日常活动时心肌缺血的证据和程度。

（3）超声心动图：可对冠状动脉、心肌、心腔结构，以及血管、心脏的血流动力学状态提供定性、半定量或定量的评价。可检测到坏死区或缺血区心室壁的运动异常，也有助于了解左心室功能。心室壁运动减弱可能是在心肌梗死发作时受到损伤或是缺氧所致。超声心动图不仅可用于诊断冠心病，还可用于排除其他心脏病。

（4）冠状动脉造影术：是有创检查，费用较高，是诊断冠心病较为准确的方法，常被称为冠心病诊断的"金标准"，在经无创检查后需确定是否行血运重建时，应进行冠脉造影检查。可准确了解粥样硬化的病变部位、血管狭窄程度和狭窄远端冠状动脉血流通畅情况。

知识点6：冠心病的治疗要点　　　　　副高：掌握　　正高：熟练掌握

冠心病治疗主要包括生活方式改变、药物治疗和手术治疗。

（1）急性期治疗：稳定型心绞痛发作时应立即休息，多数患者症状可逐渐消失。较重的发作可使用硝酸酯制剂，比如舌下含服硝酸甘油或硝酸异山梨酯。不稳定型心绞痛/非 ST 段抬高心肌梗死（UA/NSTEMI）在检查评估后应立即开始恢复再灌注治疗。ST 段抬高心肌梗死（STEMI）应尽快开始溶栓或介入治疗，恢复心肌的血液灌注，减少并发症，降低死亡率，改善预后。

（2）药物治疗：是冠心病病情控制的基础，目的是缓解症状、减缓冠脉病变的发展，尽快恢复心肌的血液灌注。

1）抗血小板治疗：抗血小板凝聚，防止血栓形成。①环氧化酶（COX）抑制药：常用药物为阿司匹林，是抗血小板治疗的基石，除非有禁忌证，否则患者均应长期口服阿司匹林进行治疗。阿司匹林不耐受患者，可考虑使用吲哚布芬。②P2Y12受体拮抗药：除非有禁忌证，急性冠脉综合征患者建议在阿司匹林基础上联合应用该药物，并至少维持使用12个月。常用药物为氯吡格雷、替格瑞洛。

2）抗心肌缺血药：主要用于减少心肌耗氧量扩张冠状动脉，增加冠脉血流，缓解心肌缺血。①硝酸酯类药物：心绞痛发作时可舌下含服硝酸甘油，连用3次仍无效者，可静脉应用硝酸甘油或硝酸异山梨酯，使用至症状消失12~24小时后可改回口服药物。②受体拮抗药：可降低心肌耗氧量、减少心肌缺血反复发作，有效改善预后。常用药物有美托洛尔、比索洛尔和艾司洛尔。③钙通道阻滞药：可用于足量硝酸酯类药物和受体拮抗药治疗后仍不能控制症状的患者。

3）二级预防用药：心病患者要遵医嘱坚持长期药物治疗，控制缺血症状、降低心肌梗死和死亡的发生，对于包括服用双联抗血小板药至少12个月，其他药物包括β受体阻断药、他汀类药物和血管紧张素转化酶抑制药（ACEI）/血管紧张素受体拮抗药（ARB），严格控制危险因素，进行有计划及适当的运动锻炼。

ABCDE方案对于指导二级预防有帮助：①抗血小板、抗心绞痛治疗和ACEI。②β受体阻断药预防心律失常，减轻心脏负荷等，控制血压。③控制血脂和戒烟。④控制饮食和糖尿病治疗。⑤健康教育和运动。

（3）介入治疗：是应用心导管技术，在冠状动脉造影的基础上经皮穿刺血管，将导管送达冠状动脉并以球囊扩张狭窄的病变部位，达到解除狭窄、增加血供和使闭塞的冠状动脉再通的目的。适用于单支或局限性血管病变以及急性心肌梗死时。介入治疗主要包括经皮冠状动脉腔内成形术（PTCA），有时还在病变部位放入冠状动脉内支架，即支架置入术。

（4）手术治疗：目的是通过血管旁路移植绕过狭窄的冠状动脉，为缺血心肌重建血运通道，以改善心肌供血、供氧，缓解和消除心绞痛等症状，提高患者生活质量。冠状动脉旁路移植术（CABG）为常用的手术方式，就是通常说的搭桥手术，即取一段自体静脉血管移植到冠状动脉主要分支狭窄的远端，以恢复病变冠状动脉远端的血流量，改善心肌功能。因需开胸手术，故多用于多支、严重的冠脉狭窄的情况。

知识点7：冠心病的护理评估　　　　　　　　　　副高：掌握　　正高：熟练掌握

（1）健康史：了解患者的家族史、性别、年龄。了解患者是否有吸烟、高脂血症、高血压、糖尿病、体重超重、缺乏运动、吸烟、精神压力、过量饮酒等病史及生活习惯。

（2）身体状况：评估患者的神志、面容、精神状况、营养状况；评估患者疼痛的性质、部位、诱因、起始时间、持续时间、缓解因素；评估患者有无心悸、胸闷；评估患者的体温、脉搏、呼吸、血压及血糖情况；评估患者皮肤完整性、出入量是否平衡。

（3）心理-社会状况：评估冠心病是否给患者带来一定的经济压力。评估患者是否得到家庭和社会的支持。

知识点 8：冠心病的护理诊断　　　　　　　　　副高：掌握　　正高：熟练掌握

（1）活动无耐力：与心功能不全和心绞痛有关。

（2）焦虑与恐惧：与对疾病、手术及术后经历感到恐惧有关。

（3）有心排血量减少的危险：与术后低心排血量综合征有关。

（4）潜在并发症：出血、肾衰竭等。

知识点 9：冠心病的术前护理措施　　　　　　　副高：熟练掌握　　正高：熟练掌握

（1）心理护理：取得患者信任，加强沟通，了解其心理状态；鼓励患者提出疾病、检查和治疗相关问题并及时解答；为患者介绍手术室及监护室环境，告知其手术简要过程及术后注意事项，消除其焦虑、紧张、恐惧心理。

（2）适当的活动与休息：与患者及其家属一起制定每日活动量及活动内容，避免劳累，保证充足的睡眠时间，避免情绪波动。

（3）饮食护理：合理膳食，多食高维生素、高纤维素、低脂的食物，防止便秘发生。

（4）给氧：间断或持续氧气吸入，以保证重要器官心、脑的氧供，预防组织缺氧发生。

（5）镇静：手术当天给予少量镇静药，减少因精神紧张引起的心肌耗氧增加。

（6）戒烟：术前戒烟 3 周，有呼吸道感染者应积极抗感染治疗。

（7）术前指导：手术前 3~5 天停用阿司匹林等抗凝药，指导患者深呼吸、有效咳嗽，并训练床上排便、床上腿部肌肉锻炼等。

知识点 10：冠心病的术后护理措施　　　　　　副高：熟练掌握　　正高：熟练掌握

（1）加强病情监测：①术后患者易出现血压不稳，密切监测血压变化。②观察心率、心律和心电图变化，警惕心律失常和心肌梗死的发生。③观察周围血管充盈情况，监测血氧饱和度和动脉氧分压，防止低氧血症的发生。④观察体温变化，术后早期积极复温，注意保暖，促进末梢循环尽快恢复。⑤观察患者的呼吸功能，呼吸频率、幅度和双侧呼吸音。⑥观察取静脉的手术肢体足背动脉搏动情况和足趾温度、肤色、水肿情况。

（2）低心排血量的护理：①监测心排血量（CO）、心排指数（CI）、体循环阻力（SVR）和肺循环阻力（PVR）等数值的变化，及早发现低心排血量，及时报告医师处理。②重视血容量的补充、水、电解质及酸碱平衡紊乱和低氧血症的纠正。③及时、合理、有效地使用正性肌力药，以恢复心脏和其他重要器官的供血供氧，并观察用药效果。④当药物治疗不佳或反复发作室性心律失常时，可实施经皮主动脉内球囊反搏（IABP）。

（3）术后功能锻炼：术后 2 小时手术肢体可以进行下肢、脚掌和足趾的被动功能锻炼；坐位时，注意抬高患肢，避免足下垂；术后 24 小时根据患者病情，鼓励其下床运动，站立勿持续过久；根据患者耐受程度，逐渐进行肌肉收缩运动或股四头肌训练。

（4）出血的预防和护理：因术后应用阿司匹林等进行抗凝治疗，以防搭桥的血管发生梗死，有发生局部和全身出血的可能。密切观察全身皮肤状况及凝血酶原时间；观察手术切口及下肢取血管处伤口有无渗血；观察并记录引流液的量及性质，判断有无胸内出血或心脏压塞的预兆，发现异常及时通知医师并协助处理。

（5）肾衰竭的预防和护理：术后加强肾功能监护，密切观察尿量、尿比重、血钾、尿素氮和血清肌酐等指标的变化；疑为肾衰竭者，限制水和钠的摄入，控制高钾食物的摄入，并停止使用肾毒性药物；若证实为急性肾衰竭，应遵医嘱做透析治疗。

知识点11：冠心病的健康指导　　　　　　　　　　　　　　副高：掌握　正高：掌握

（1）手术后应指导患者戒烟，限酒，对有糖尿病、高甘油三酯或心功能差的患者要完全避免饮酒。

（2）选择维生素丰富、低动物脂肪、低胆固醇、低热量的清淡饮食。禁止暴饮暴食，禁止饱餐和餐后剧烈运动。糖尿病患者术后仍需要限制糖与每日摄入量，并积极治疗糖尿病。

（3）散步是一个很好而且有效的锻炼方法，可以改善血液循环，增加肌肉和骨骼的力量，开始行走的速度、步伐以感觉舒适为标准，不可过量。在运动和锻炼的过程中，如果出现胸痛、气短、哮喘和疲劳，应立刻停止活动。

（4）出院前详细介绍患者用药的目的，药物的名称、剂量、用法、常见的不良反应、用药禁忌，告知患者及家属出现异常及时就诊。

（5）自我保健：①保持正确的姿势。术后患者胸骨愈合大约需要3个月时间，在恢复期内，避免胸骨受到较大的牵张，如举重物等。②当身体直立或坐位时，尽量保持上半身挺直，两肩向后展。③每天做上肢水平上抬练习，避免肩部僵硬。④促进腿部血液循环。在腿部恢复期可穿弹力护袜，以改善下肢血液供应。床上休息时，应脱去裤袜，抬高下肢。⑤定期复诊，出院3~6个月复查1次，之后根据病情调整复查时间。心绞痛发作或心功能不全时应及时到医院就诊。

第十九章 腹部损伤患者的护理

第一节 概 述

| 知识点 1：腹部损伤的概念 | 副高：掌握 正高：熟练掌握 |

腹部损伤是指由各种原因所致的腹壁和/或腹腔内器官损伤，在外科急症中常见，占平时各种损伤的 0.4%~1.8%，战时可高达 50% 左右。腹部损伤常伴有内脏损伤，腹腔实质性脏器或大血管损伤时，可因大出血而死亡；空腔脏器受损破裂时，常并发严重的腹腔感染而威胁生命。一旦发生应尽快明确诊断，正确处理，恢复腹腔内脏器功能，尽可能减少并发症和死亡率。

| 知识点 2：腹部损伤的病因病理 | 副高：掌握 正高：熟练掌握 |

腹部损伤常于战争、交通事故、工伤意外、打架斗殴等暴力或意外事件时发生。损伤的范围及严重程度取决于暴力的强度、速度、着力部位和作用力方向等因素，也受解剖特点、内脏原有病理情况和功能状态等内在因素影响。肝、脾及肾的组织结构脆弱、血供丰富、位置较固定，受到暴力打击后易破裂；上腹受到碰撞、挤压时，胃窦、十二指肠水平部或胰腺可被压在脊柱上而断裂；上段空肠、末段回肠等肠道较固定，比活动部分易受损；空腔脏器在充盈时比排空时更易破裂。主要病理变化是腹腔内出血和腹膜炎。

| 知识点 3：腹部损伤的分类 | 副高：掌握 正高：熟练掌握 |

（1）根据腹部有无伤口和损伤的脏器不同分类

1）开放性腹部损伤：刀刺、枪弹、弹片等各种锐器或火器伤所引起。根据腹膜是否破损，可分为穿透伤和非穿透伤。常见受损腹腔脏器依次为肝、小肠、胃、结肠、大血管等。

2）闭合性腹部损伤：撞击、打击、坠落、挤压、冲击等钝性暴力所致。损伤可仅累及腹壁，也可以累及腹腔内器官，但体表无伤口。常见受损腹腔脏器依次为脾、肾、小肠、肝、肠系膜等。

（2）根据损伤的腹内器官性质分类

1）实质性脏器损伤：实质性腹内器官损伤的好发次序依次为脾、肾、肝和胰腺。

2）空腔脏器损伤：空腔脏器损伤的好发次序依次为小肠、胃、结肠、膀胱等，直肠因位置较深损伤的发生率较低。

| 知识点4：腹部损伤的临床表现 | 副高：掌握　正高：熟练掌握 |

（1）单纯腹壁损伤：症状和体征一般较轻，可表现为受伤部位疼痛、局限性腹壁肿胀和压痛，有时可见皮下瘀斑。其程度和范围随着时间的推移逐渐减少和缩小。如仅为腹壁损伤，腹腔内脏无任何损伤，仅以疼痛为主的局部功能受限。如腹直肌受到外力撞击，可能有局部明显的血肿、断裂，尤其是在活动过程中较明显，但无其他表现。

（2）实质性脏器损伤

1）症状：①腹痛：多呈持续性，不剧烈，肝、胰破裂时，可因大量胆汁、胰液或血液进入腹腔，导致化学性、弥漫性腹膜炎，出现明显的腹痛和腹膜刺激征，膈肌受到刺激出现肩背部放射痛。②失血性休克：肝、脾、肾、胰等损伤时，以腹腔内（或腹膜后）出现症状为主，患者出现面色苍白、四肢湿冷、脉搏加快、血压下降、脉压变小、尿量减少等失血性休克的表现，肾损伤时可出现血尿。

2）体征：腹膜刺激征相对空腔脏器损伤轻，但有肝、胰破裂损伤时可出现明显的腹膜刺激征，腹胀明显，部分患者出现移动性浊音。肝、脾被膜下破裂伴血肿时可触及腹部包块。

（3）空腔脏器损伤

1）症状：肠、胃、胆囊、膀胱等破裂时主要表现为弥漫性腹膜炎，患者出现持续性剧烈腹痛，伴恶心、呕吐，稍后出现体温升高、脉快、呼吸急促等全身性感染的表现，严重者可发生感染性休克。空腔脏器损伤也可有不同程度的出血，胃、十二指肠损伤可有呕血，直肠损伤时出现鲜红色血便等。

2）体征：有典型腹膜刺激征（压痛、反跳痛、腹肌紧张），其程度与空腔脏器内容物不同有关，通常是胃液、胆汁、胰液刺激性最强，肠液次之。腹腔内游离气体可致肝浊音界缩小，肠鸣音减弱或消失，腹腔内继发感染后患者出现腹胀。直肠损伤时直肠指诊可发现直肠内出血，有时还可扪及直肠破裂口。

| 知识点5：腹部损伤的辅助检查 | 副高：掌握　正高：熟练掌握 |

（1）实验室检查：①实质性脏器破裂时，血常规异常，红细胞、血红蛋白、血细胞比容等数值明显下降，白细胞计数可有不同程度升高。胰腺损伤时，血、尿和腹腔穿刺液中淀粉酶含量升高。②空腔脏器破裂时，血常规异常，白细胞计数和中性粒细胞比例明显升高。尿常规检查若发现红细胞，常提示有泌尿系统损伤。

（2）B超检查：主要用于诊断实质性脏器的损伤，能提示脏器损伤的部位和程度。发现腹水和积气，有助于空腔脏器破裂或穿孔的诊断。

（3）X线检查：最常用的是胸部X线片及腹部X线平片，主要用于空腔脏器的损伤。可辨别有无气胸、膈下积气、腹水，以及某些脏器的大小、形态和位置的改变；还可了解有无肋骨骨折及肠腔有无胀气和液气平面等肠麻痹征象。胃肠道穿孔者，立位腹部X线平片表现为膈下新月形阴影（游离气体）。

（4）CT 和 MRI 检查：比超声更准确，能清晰显示肝、脾、胰、肾等实质性脏器的包膜是否完整、大小及形态结构是否正常及有无出血或渗出，对实质性脏器损伤有重要的诊断意义，但对空腔脏器如肠管损伤的诊断价值不大。

（5）诊断性腹腔穿刺和腹腔灌洗术：诊断准确率可达90%以上。对判断有无腹腔脏器损伤和哪类脏器损伤有重要的意义。禁忌证：①严重腹腔内胀气。②妊娠中、晚期。③既往腹部手术或炎症史。④躁动不能合作者。

（6）其他检查：诊断性腹腔镜检查主要用于临床难以确诊时，可直接观察损伤的部位、性质及程度，且创伤比开腹探查小。

知识点6：腹部损伤的治疗要点　　　　　　　副高：掌握　正高：熟练掌握

（1）急救处理：需尽早处理威胁生命的急症，如解除呼吸梗阻，保证呼吸道通畅，控制活动性出血，补充血容量，处理合并伤、控制感染，控制休克和进展迅速的颅脑损伤等。针对重症患者可进行开腹探查手术治疗。

（2）非手术治疗：适用于轻度的单纯性实质性脏器损伤，或暂时不能确定有无内脏损伤且生命体征平稳者。治疗方法包括禁食、胃肠减压、补充血容量、应用抗生素、不搬动伤者、禁用镇痛药，需严密观察病情变化。

1）控制休克：是治疗的重要环节。对发生休克的患者应将收缩压维持在 90mmHg 以上，做好术前准备。积极抗休克治疗后患者仍无改善，应考虑腹腔内有进行性大出血，在抗休克同时应尽快开腹探查并止血。

2）抗感染：应用广谱抗生素，对空腔脏器破裂者应使用足量抗生素。

3）禁饮、禁食与胃肠减压：疑有空腔脏器破裂或明显腹胀时立即行胃肠减压，并禁饮、禁食。

4）镇静、镇痛：对诊断明确者可给予镇静或镇痛药。

（3）手术治疗：对确认腹腔内脏器损伤者或非手术治疗者在观察期间出现以下情况时，应终止观察，及时进行手术探查。①腹痛和腹膜刺激征有进行性加重或范围扩大者。②肠鸣音逐渐减弱、消失或腹胀明显者。③全身情况有恶化趋势，出现口渴、烦躁、脉率增快或体温及白细胞计数增高者。④红细胞计数进行性下降者。⑤血压由稳定转为不稳定甚至下降者。⑥胃肠道出血不易控制者。⑦膈下有游离气体，或腹腔穿刺吸出不凝固血液或胃肠道内容物者。⑧经积极抗休克治疗情况不见好转反而继续恶化者。手术方法为开腹探查术，待查明损伤部位和器官后再进行针对性处理。有腹腔出血时，开腹后应立即吸出积血、清除凝血，迅速找到破裂的血管和易出血的器官和组织，进行处理；如无腹腔内大出血，应对腹腔脏器进行全面、系统的探查。探查结束，按照轻重缓急逐一处理。处理原则：先处理出血性损伤，后处理穿破性损伤；先处理污染重的损伤，后处理污染轻的损伤。手术完成应用生理盐水冲洗腹腔，吸除腹腔内液体。

| 知识点7：腹部损伤的护理评估 | 副高：掌握 正高：熟练掌握 |

（1）健康史：了解患者的年龄、性别、婚姻、职业及饮食情况；女性患者有无不规则阴道流血。详细了解受伤时间、地点、部位、姿势、伤情，致伤源的性质、暴力的方向和强度，受伤至就诊之间的病情变化，就诊前的急救措施及其效果；腹部损伤后是否发生腹痛及腹痛的特点、部位、持续时间、伴随症状、有无放射痛和进行性加重；了解患者有无结核病、糖尿病、高血压等病史；有无酗酒、吸烟和吸毒史；有无腹部手术史及药物过敏史等。

（2）身体状况：评估患者腹壁有无伤口及其部位、大小；自腹壁伤口有无脏器脱出；有无腹部压痛、肌紧张和反跳痛，其程度和范围；腹部有无移动性浊音，肝浊音界是否缩小或消失；肠蠕动是否减弱或消失，直肠指诊有无阳性发现；评估患者生命体征的变化，有无面色苍白、出冷汗、脉搏细速、血压不稳等休克的早期征象；有无很快出现体温升高、脉搏增快等全身中毒症状；是否合并胸部、颅脑、四肢及其他部位损伤。

（3）心理-社会状况：评估患者及家属对突发的腹部损伤以及伤口、出血、内脏脱出这些视觉刺激的心理承受能力和对预后的担心程度；评估经济承受能力和对本次损伤相关知识的了解程度。

| 知识点8：腹部损伤的护理诊断 | 副高：掌握 正高：熟练掌握 |

（1）体液不足：与损伤致腹腔内出血，以及严重腹膜炎、呕吐、禁食等有关。

（2）组织灌注量减少：与导致休克的因素依然存在有关。

（3）疼痛：与腹腔内器官破裂及消化液刺激腹膜有关。

（4）焦虑或恐惧：与意外损伤的打击和担心预后等有关。

（5）潜在并发症：损伤器官再出血、腹腔脓肿、休克。

| 知识点9：腹部损伤的护理措施 | 副高：熟练掌握 正高：熟练掌握 |

（1）维持体液平衡

1）扩充血容量：对有休克早期症状或休克者，快速建立2~3条有效的静脉输液通路；根据医嘱快速输液和输入平衡盐溶液。进行血型鉴定及交叉配血试验，尽快输血或输入血清蛋白。

2）记录出入量：准确记录24小时的尿量、输液量、呕吐量及胃肠减压量等出入量。

3）定时监测中心静脉压，并结合血压的变化，调整输液的种类、速度和量。

4）观察脱水症状有无改善：观察并记录患者神志、皮肤黏膜的弹性及颜色；尿量、尿比重及颜色。

5）消除病因，及时做好急诊手术前准备。

6）采取合适体位：休克患者头和躯干分别抬高20°~30°，下肢抬高15°~20°，可增加回心血量及改善脑血流量。

（2）有效缓解疼痛

1）保持合适体位：绝对卧床休息，协助患者取舒适体位，禁止随意搬动患者，以免加重腹痛。协助患者采取舒适的体位，如患者腹部剧痛、面色苍白、恶心、呕吐、出冷汗，应让其平卧屈膝，以使腹部肌肉松弛，减轻疼痛。

2）禁食和禁灌肠：腹部损伤患者可能有胃肠道穿孔或肠麻痹，故诊断未明确前应绝对禁食、禁水和禁灌肠，以防止肠内容物漏出增加而加重腹痛和病情，同时禁止腹部热敷，防止出血加剧及炎症扩散、蔓延而出现休克或加重休克。

3）胃肠减压：对疑有空腔脏器损伤的患者，应尽早行胃肠减压，以减少胃肠内容物的漏出，减轻腹痛。

4）腹痛观察：观察患者腹痛的性质、程度、时间、规律、伴随症状、诱发因素，以及疼痛与生命体征变化的关系。

5）镇静、镇痛：①非药物镇痛。半卧位，双腿屈曲放松腹肌可减轻疼痛；加强交流与沟通，适当听轻音乐等以分散注意力或采用暗示疗法和安慰剂疗法等。加强评估疼痛，为镇痛提供依据。②药物镇痛。对疼痛剧烈者，遵医嘱使用镇痛药或患者自控镇痛（PCA）泵，以减轻损伤所致的不良刺激并防止发生神经源性休克，或使用抗生素，预防和控制腹腔感染，可减轻疼痛。

（3）减轻恐惧心理：关心患者，加强交流，向患者解释腹部损伤后的病情变化及之后可能出现的症状、体征及预后，使患者能正确认识疾病的发展过程。告知相关的各项检查、治疗和护理的目的、注意事项及手术治疗的必要性，使患者能积极配合。

（4）并发症的预防和护理

1）受损器官再出血：①多取平卧位，禁止随意搬动患者，以免诱发或加重出血。②密切观察和记录生命体征及面色、神志、末梢循环情况，观察腹痛的性质、持续时间和辅助检查结果的变化。若患者腹痛缓解后又突然加剧，同时出现烦躁、面色苍白、肢端温度下降、呼吸及脉搏增快、血压不稳或下降等表现；腹腔引流管间断或持续引流出鲜红色血液；血红蛋白和血细胞比容降低，常提示腹腔内有活动性出血。一旦出现以上情况，通知医师并协助处理。③建立静脉通路，快速补液、输血等，以迅速扩充血容量，积极抗休克，同时做好急症手术的准备。

2）腹腔脓肿：①开腹探查术后数日，患者体温持续不降或下降后又升高；伴有腹胀、腹痛、呃逆、直肠或膀胱刺激症状；辅助检查血白细胞计数和中性粒细胞比例明显升高，多提示腹腔脓肿形成。伴有腹腔感染者可见腹腔引流管引流出较多浑浊液体，或有异味。②护理措施：合理使用抗生素；较大脓肿多采用经皮穿刺置管引流或手术切开引流；盆腔脓肿较小或未形成时应用 40~43℃ 温保留灌肠或采用物理透热等疗法；给予患者高蛋白、高热量、高维生素饮食或肠内外营养治疗。

知识点 10：腹部损伤的健康指导　　　　　　　　　　　　　　副高：掌握　　正高：掌握

（1）社区宣传：加强有关劳动保护、安全生产、户外活动安全、安全行车、交通法规的知识宣传避免意外损伤的发生。

（2）急救知识普及：普及各种急救知识，发生意外事故时，能进行简单的急救或自救。

（3）及时就诊：一旦发生腹部损伤，无论轻重，都应经专业医务人员检查，以免延误诊治。

（4）指导康复期患者进食高热量、高蛋白、高维生素、易消化的食物，多饮水，多吃新鲜蔬菜、水果，禁烟酒及刺激性食物。

（5）出院指导：出院后要适当休息，加强锻炼，增加营养，促进康复。若有腹痛、腹胀、肛门停止排气排便等不适，应及时就医。

| **知识点11：损伤控制性手术的概念** | 副高：熟练掌握　正高：熟练掌握 |

损伤控制性手术（DCO）主要是针对救治严重创伤患者，包括采用简便可行、有效而损伤较小的应急救命手术，处理致命性创伤；进一步复苏和计划分期手术处理非致命性创伤的治疗模式。DCO的目的是救命、保全伤肢、控制污染、避免生理潜能进行性耗竭，为计划确定性手术赢得时机。

严重创伤大出血患者常出现"死亡三联征"，即低体温、代谢性酸中毒、凝血功能障碍，其原因是大失血导致体液丢失，缺血缺氧致热量生成障碍，纠正休克时输入大量库存血均可导致体温过低，低温时凝血酶原时间（PT）、活化部分凝血活酶时间（APTT）延长导致出血，加重消耗性凝血病，是造成创伤治疗结局不良的一个主要原因。此时再进行复杂而创伤大的手术，其结果是加重机体的生理紊乱，增加复苏的难度。DCO是一种复杂外科问题应急分期手术。

| **知识点12：损伤控制性手术的阶段** | 副高：熟练掌握　正高：熟练掌握 |

DCO分3个阶段。

（1）第一阶段：救命手术。目的是尽可能打破严重创伤等危重患者的疾病进程，为随后纠正死亡三联征赢得宝贵的时间。包括3个方面：①控制出血，可采用填塞、结扎、侧壁修补、血管腔外气囊压迫、血管栓塞、暂时性腔内转流等简单有效的方法。手术后如怀疑仍有出血，可考虑介入治疗。但介入治疗过程中不能中断患者的复苏和加温。②控制污染，单个破口快速修补，复杂损伤行纱条结扎、造口或引流术等。③避免进一步损伤和快速关腹，既可减少体液、体内热量丢失，又可节省时间。合理使用巾钳、单层皮肤缝合、人工材料、真空包裹技术，突出强调有效、快速和简单。

（2）第二阶段：ICU复苏。进一步纠正死亡三联征，包括恢复血容量，维持血流动力学稳定、呼吸支持、复温、纠正凝血机制紊乱及纠正代谢性酸中毒。包括复温（电热毯/暖水袋/空调/热湿水腹腔灌洗/加热输液装置）、纠正凝血障碍（血小板/凝血因子/纤维蛋白原）、呼吸机通气支持、纠正酸中毒（扩容/吸氧/血管活性物质/碱性药物）及全面体检避免漏诊。

（3）第三阶段：确定性手术。患者血流动力学稳定，体温恢复，无凝血功能障碍，即可考虑进行确定性手术。手术目的包括清除填塞物，充分腹腔探查并重新评价损伤程度，广泛冲洗并放置引流，恢复胃肠道的连续性，建立肠内营养通道等。

其中关于救命手术的时间和确定性手术时机的把握是损伤控制策略成功的关键，第一次救命手术后24~48小时是实施第二次（计划性）手术的最佳时机。

知识点13：损伤控制性手术的护理措施   *副高：熟练掌握*   *正高：熟练掌握*

严重腹部损伤患者的DCO需要医疗、护理的共同努力，明确每一阶段的护理重点。救治严重腹部损伤时，护士要监测患者体温变化、酸中毒纠正情况、PT及APTT指标、有无弥散性血管内凝血（DIC）的发生等多项指标，根据监测数据的趋势，采取应对措施。

（1）第一阶段救命手术的护理：主要是维持有效循环，迅速建立2~3条静脉通道，用于抗休克、抗感染用药和快速补液。动态监测血流动力学指标及心电图、血气分析、尿量及血液乳酸浓度，做好紧急手术前准备。术中注意保温，手术室的室温在24~26℃，尽量少暴露患者，各种液体应加温到35~38℃后再输入，术中用37℃左右的冲洗液，术后运送患者过程中注意保暖。

（2）第二阶段ICU复苏的护理：保持呼吸道通畅，保证充分的氧气供给；采用大容量输液泵控制输液速度，准确记录出入量，认真观察引流液量和性状；维持正常的体温，保持适宜的室内温度，盖好被褥，使用输液加温调节器将输入的液体加温至36℃左右再输入；为维护凝血功能快速补充红细胞悬液、凝血因子、血小板，使PT、APTT恢复至接近正常水平；严密监测生命体征、乳酸清除时间、体温恢复时间、PT和APPT恢复时间，预防和及时发现DIC。

（3）第三阶段确定性手术的护理：此阶段维持患者内环境的相对稳定，做好确定性手术前的充分准备。术后根据麻醉和手术方式制定护理措施，预防手术后并发症。

第二节 脾 破 裂

知识点1：脾破裂的概念   *副高：掌握*   *正高：熟练掌握*

脾脏是人体内最大的免疫器官，血运丰富，组织脆弱，容易遭受外伤，尤其在腹部闭合伤中，脾破裂居于首位。脾破裂常造成大出血。单纯脾破裂的病死率为10%，多发脾破裂病死率达15%~25%。按损伤原因分为创伤性、医源性和自发性；根据病理解剖，脾破裂可分为中央型破裂（破裂处位于脾实质深部）、被膜下破裂（破裂处在脾实质周边部）和真性破裂（破损累及被膜）3种。

知识点2：脾破裂的病因分类   *副高：掌握*   *正高：熟练掌握*

（1）外伤性脾破裂：左上腹或左下胸部遭受挤压、撞击、刺穿、车祸等直接或间接暴力均可致脾破裂，临床常见。

（2）自发性脾破裂：发生在有慢性病理改变（如伤寒、疟疾、血吸虫病、肝硬化等）的脾脏，在左上腹部受到轻微外伤或剧烈咳嗽、呕吐、振荡及喷嚏时，腹内压突然增高，可使大而脆的脾脏破裂，临床少见。

（3）医源性脾破裂：多由胃或左半结肠手术中过分牵拉胃脾韧带或脾结肠韧带、粗暴的手法探查或牵拉器官直接施压引起。

知识点3：脾破裂的病理类型 副高：掌握 正高：熟练掌握

（1）中央型破裂：指脾实质中央区破裂，多为局限性出血，常无明确失血表现。

（2）被膜下破裂：指脾被膜下实质裂伤，被膜保持完整，多于包膜下形成血肿。临床可无明确腹腔出血表现，左季肋区疼痛较明显。

（3）真性破裂：是指脾脏实质和被膜同时破裂，具有典型的腹腔内出血表现，是临床上最为常见的一种类型。

（4）迟发性破裂：中央破裂和被膜下破裂可继续发展而致实质及被膜破裂，即成为真性破裂。

知识点4：脾损伤的Ⅳ级分级法 副高：掌握 正高：熟练掌握

（1）Ⅰ级：脾被膜下破裂或被膜及实质轻度损伤，手术所见脾裂伤长度≤5.0cm，深度≤1.0cm。

（2）Ⅱ级：脾裂伤总长度>5.0cm，深度>1.0cm，但脾门未累及，或脾段血管受累。

（3）Ⅲ级：脾破裂伤及脾门或脾部分离断，或脾叶血管受损。

（4）Ⅳ级：脾广泛破裂，或脾蒂、脾动静脉主干受损。

知识点5：脾破裂的临床表现 副高：掌握 正高：熟练掌握

（1）症状：脾破裂的临床表现主要取决于脾破裂的性质及程度、出血的多少与快慢，以及合并伤的类型。起源于左上腹部的疼痛慢慢波及全腹，但仍以左上腹最为明显；出血少而慢者症状轻微，除左上腹轻度疼痛外无其他明显体征，随时间的推移，出血量越来越多，会逐渐出现休克前期的表现，继而发生休克，患者可出现烦躁、口渴、心悸、乏力等症状。

（2）体征：查体时可发现患者神志淡漠、血压下降、脉搏增快。如腹腔出血量较多，表现为腹胀，同时有腹部压痛、反跳痛和腹肌紧张，并以左上腹为著。叩诊时腹部有移动性浊音，听诊肠鸣音减弱。直肠指诊时直肠子宫陷凹（Douglas腔）饱满。有时因血液刺激左侧膈肌而有左肩牵涉痛，深呼吸时加重，此即克尔（Kehr）征。

| 知识点6：脾破裂的辅助检查 | 副高：掌握 正高：熟练掌握 |

（1）诊断性腹腔穿刺：此法简单易行、安全、阳性率高。

（2）诊断性腹腔灌洗：是腹腔脏器损伤诊断的"金标准"，但它是一种侵入性检查，虽不能提示损伤的部位，也不能说明损伤的程度，但是对确定开腹探查的指征很有帮助，诊断准确率达90%以上。随着影像学技术的发展及腹腔镜的应用，此方法已基本弃用。但在设备条件较简单或有多发伤、意识不清、循环动力学不稳定等紧急情况下，此法仍然是首选的诊断方法。

（3）B超：是一种非侵入性检查，具有高分辨力，临床上较常用。不仅能显示破碎的脾脏、较大的脾包膜下血肿及腹腔内积血情况，还可以了解其他脏器如肝、胰腺的损伤情况，同时还可以动态监测脾脏损伤的情况。

（4）CT扫描及MRI：能清楚地显示脾脏的形态和解剖结构，对诊断脾脏实质裂伤或包膜下血肿的准确性很高。

（5）选择性腹腔动脉造影：也是一种侵入性检查，虽然操作较复杂，有一定危险性，但是诊断脾破裂的准确性高，能显示脾脏受损动脉和实质的部位。目前仅用于伤情稳定而其他方法未能明确诊断的闭合性损伤。

（6）腹腔镜检查：不仅能发现腹腔内病变，而且可以经腹腔镜行脾脏切除或修补术，同时具有创伤小、出血少、术后恢复快、并发症发生率低等优点。但因脾破裂后腹腔内积血造成视野不清，不易控制出血，需要严格把握适应证。

| 知识点7：脾破裂的治疗要点 | 副高：掌握 正高：熟练掌握 |

（1）非手术治疗：无休克或容易纠正的一过性休克，B超或CT证实脾裂伤比较局限、表浅，无其他腹腔脏器合并伤者，可在严密观察血压、脉搏、腹部体征、血细胞比容及影像学变化的条件下行非手术治疗。

（2）手术治疗

1）保留脾脏手术：经彻底查明伤情，可保留脾脏者，可采用生物胶黏合止血、物理凝固止血、单纯缝合修补、脾破裂捆扎、脾动脉结扎及部分脾切除术等。①脾修补术：轻微损伤可用黏合剂止血，如效果不满意者采用修补术。手术的关键步骤是先充分游离脾脏，提出切口外，缝扎活动性出血点再缝合修补裂口。适用于脾被膜裂伤或线形脾实质裂伤。②部分脾切除术：在充分游离脾脏、控制脾蒂的情况下进行手术，失去活力的脾组织全部切除，分别结扎或缝扎各出血点，切面渗血用止血剂贴敷及热盐水纱布压迫，最后用大网膜覆盖。适用于单纯修补难以止血或受损的脾组织已失去活力，部分脾切除后有半数以上的脾实质能保留者。

2）脾切除术：有下列情况者，需迅速施行全脾切除术。①脾中心部碎裂，脾门撕裂或有大量失活组织，高龄及多发伤情况严重者。②野战条件下。③已呈病理性肿大的脾脏发生破裂。④脾被膜下破裂形成血肿和少数真性破裂后被网膜等周围组织包裹形成局限性血肿者。

| 知识点8：脾破裂的护理评估 | 副高：掌握　正高：熟练掌握 |

参见"腹部损伤的护理评估"。

| 知识点9：脾破裂的护理诊断 | 副高：掌握　正高：熟练掌握 |

参见"腹部损伤的护理诊断"。

| 知识点10：脾破裂的护理措施 | 副高：熟练掌握　正高：熟练掌握 |

参见"腹部损伤的护理措施"。

| 知识点11：脾破裂的健康指导 | 副高：掌握　正高：掌握 |

（1）患者住院2~3周出院，出院时复查CT或B超，嘱患者每月复查1次，直至脾损伤愈合，脾脏恢复原形态。

（2）嘱患者若出现头晕、口干、腹痛等不适，应停止活动并平卧，及时到医院检查治疗。

（3）继续休息，脾损伤未愈合前避免体力劳动，避免剧烈运动如弯腰、下蹲、骑摩托车等。注意保护腹部，避免外力冲撞。

（4）避免增加腹压，保持排便通畅，避免剧烈咳嗽。

（5）脾切除术后，患者免疫力低下，注意保暖，预防感冒，避免进入拥挤的公共场所。坚持锻炼身体，提高机体免疫力。

第三节　肝　破　裂

| 知识点1：肝破裂的概念 | 副高：掌握　正高：熟练掌握 |

肝位于右侧膈下和季肋深面，容易受到外来暴力或锐器刺伤而引起破裂出血。肝因病变而肿大时，受到外力作用更易受伤。肝破裂是腹部创伤中的常见病，右肝破裂较左肝破裂更多见。无论在平时和战时肝破裂均十分常见，是由暴力撞击、高空坠落或利器穿通腹腔引起肝实质撕裂或挫伤。可分为肝包膜下血肿和肝撕裂伤（肝破裂）。单纯性肝破裂病死率约为9%，合并多个脏器损伤和复杂性肝破裂的病死率高达50%。

国内吴孟超等参照国外学者意见提出以下肝外伤分级。

Ⅰ级：肝实质裂伤<1cm，范围小，含小的包膜下血肿。

Ⅱ级：肝实质裂伤深1~3cm，范围局限性，含周围性穿透伤。

Ⅲ级：肝实质裂伤深 >3cm，范围广，含中央型穿透伤。

Ⅳ级：肝门或肝内大血管或下腔静脉损伤。

知识点2：肝损伤的病理类型	副高：掌握 正高：熟练掌握

（1）肝破裂：肝被膜和实质均裂伤。

（2）被膜下血肿：实质裂伤但被膜完整。

（3）中央型肝破裂：肝深部实质裂伤，伴或不伴有被膜裂伤。

（4）真性破裂：肝被膜下破裂也有可能转为真性破裂。

知识点3：肝破裂的临床表现	副高：掌握 正高：熟练掌握

肝破裂的临床表现类似于脾破裂，可有腹腔内出血的症状和体征，出血量较大者可出现出血性休克，肝被膜下破裂也可转为真性破裂而导致腹腔内出血。肝破裂可有胆汁溢入腹腔，故腹痛和腹膜刺激征较脾破裂更明显。肝破裂后的血液有时可能通过胆管进入十二指肠而出现黑便或呕血。中央型肝破裂更易发展为继发性肝脓肿。

知识点4：肝破裂的辅助检查	副高：掌握 正高：熟练掌握

（1）诊断性腹腔穿刺和灌洗：诊断性腹腔穿刺诊断正确率在80%~90%。多数肝破裂，腹腔穿刺可抽吸出不凝血；损伤较轻，腹腔出血量较少且血流动力学稳定者，腹腔灌洗可协助诊断。

（2）腹部B超检查：B超诊断肝破裂准确率达99.4%。不仅能准确诊断出腹腔和腹膜后积血，而且能准确显示肝破裂部位、形态，简便易行，经济可靠。B超对发现肝包膜下血肿更有帮助。

（3）腹部CT检查：应对血流动力学稳定的患者施行检查，对诊断肝破裂有较高的特异性和敏感性。亦可为肝破裂非手术治疗判断提供依据。

知识点5：肝破裂的治疗要点	副高：掌握 正高：熟练掌握

（1）非手术治疗：生命体征稳定或经补充血容量后保持稳定的患者，可在严密观察下进行非手术治疗。非手术治疗的指征：①入院时患者神志清楚，能正确回答医师提出的问题并配合进行体格检查。②血流动力学稳定，收缩压在90mmHg以上，脉率低于100次/分。③无腹膜炎体征。④B超或CT检查确定肝损伤为轻度（Ⅰ~Ⅱ度）。⑤未发现其他内脏合并伤。在保守治疗过程中，须明确：经输液或输血300~500ml后，血压和脉率很快恢复正常，并保持稳定；反复B超检查，证明肝损伤情况稳定，腹腔内积血量未增加或逐渐减少。但对于非手术治疗指征不确切或把握性不大时，一定要慎用。

（2）手术治疗：有下列情况要立即手术治疗。①失血量超过全身血容量的40%。②非手术治疗后又继续出血，补充血容量后生命体征仍不稳定。③肝火器伤和累及其他脏器（特别是空腔脏器）的非火器伤须手术治疗。根据具体情况选用肝单纯缝合、肝动脉结扎、肝切除术（粉碎性肝破裂或严重肝挫伤者，可将损伤的肝组织做整块切除或肝叶切除术，尽量保留健康的肝组织）、纱布填塞法等处理肝损伤。术后，在创面或肝周应留置多孔硅胶双套管行负压吸引以引流渗出的血液和胆汁。

知识点6：肝破裂的护理评估	副高：掌握　　正高：熟练掌握

参见"腹部损伤的护理评估"。

知识点7：肝破裂的护理诊断	副高：掌握　　正高：熟练掌握

参见"腹部损伤的护理诊断"。

知识点8：肝破裂的护理措施	副高：熟练掌握　　正高：熟练掌握

参见"腹部损伤的护理措施"。

知识点9：肝破裂的健康指导	副高：掌握　　正高：掌握

（1）复诊指导：患者住院2~3周出院，出院时复查CT或B超，嘱患者每3个月复查1次肝功能，有不适症状随时就诊。

（2）生活指导：嘱咐患者出院后要规律生活，避免过度劳累和精神刺激，给予高蛋白、高热量、高维生素饮食，遵医嘱按时服药。

（3）继续休息，避免体力劳动：避免剧烈运动如弯腰、下蹲、骑摩托车等。注意保护腹部，避免外力冲撞。

第四节　胰腺损伤

知识点1：胰腺损伤的病因病理	副高：掌握　　正高：熟练掌握

胰腺位于上腹部腹膜后，部位较深，受伤机会较少。当上腹部遭受强力挤压暴力，可将胰腺挤压于脊柱上，造成不同程度的损伤。暴力偏向脊柱右侧时，多伤及胰头及邻近的十二指肠、肝外胆管和肝；暴力正对脊柱时，多造成胰体或胰体和十二指肠裂伤或断裂；暴力偏向左侧时，可引起胰尾和脾破裂。胰腺损伤，无论是钝性伤还是火器伤，多数都合并其他脏器伤。病死率主要取决于合并伤的多少和程度，也与受伤机制和损伤部位有关。医源性损伤

主要见于胃大部切除术、脾切除术和十二指肠憩室手术，容易造成胰瘘。闭合性钝器伤为胰腺受到来自暴力和脊柱之间的挤压所致，如车祸。

| 知识点2：胰腺损伤的分级 | 副高：掌握　正高：熟练掌握 |

胰腺损伤的分级见表19-1。

表19-1　胰腺损伤的分级

分级	损伤描述
1 血肿	无胰管损伤的轻微挫伤，无胰管损伤的表浅裂伤
2 血肿	无胰管损伤及组织缺损的重度挫伤
3 血肿	胰腺远端部分断裂或伤及胰管的胰实质损伤
4 血肿	胰腺近端横断或伤及乳头壶腹部的胰实质损伤
5 裂伤	血管损伤，胰头严重碎裂，胆总管、胰管断裂

| 知识点3：胰腺损伤的临床表现 | 副高：掌握　正高：熟练掌握 |

胰腺损伤患者一般需经过8~12小时才出现症状，其主要的临床表现是胰液性腹膜炎及内出血，尤其见于严重胰腺损伤或主胰管破裂时。胰液外溢刺激腹膜出现腹上区疼痛是早期症状，随着病情发展，患者可出现进行性腹胀，上腹疼痛加剧，并放射至肩背部，可同时伴恶心、呕吐等。体征主要与腹膜炎相关，表现为腹部压痛、反跳痛和肌紧张等，以及肠鸣音减弱或消失。另外，患者可因内出血和体液大量丢失而出现休克，脐周皮肤变色征。

| 知识点4：胰腺损伤的辅助检查 | 副高：掌握　正高：熟练掌握 |

（1）淀粉酶测定：血清及腹腔灌洗液淀粉酶测定是腹部创伤时的常用检查项目，胰腺创伤及创伤性胰腺炎时，其测定值升高。血清及腹腔灌洗液淀粉酶升高并非胰腺损伤所特有，上消化道穿孔时也可有类似表现，其升高幅度也与胰腺伤情不成比例，且约30%胰腺损伤患者无淀粉酶升高。重复测定，血清淀粉酶呈上升趋势，比单次测定更有助于诊断胰腺损伤。

（2）B超检查：胰腺损伤时，B超可见胰腺肿大、裂伤、回声不均、周围积血及积液、腹腔内出血、伴发其他脏器损伤等。B超检查易受空腔脏器内气体的干扰，对胰腺损伤及其范围难以确定。

（3）CT及经内镜逆行胆胰管成像（ERCP）检查：CT检查是当前公认的最有价值的诊断胰腺外伤的无创性检查，CT可准确判断有无胰腺的裂伤、胰腺血肿、胰腺周围积液、胰腺及周围组织水肿等。ERCP可明确胰腺损伤时胰管的完整性，因属侵入性检查，故病情不稳定时不宜施行。

（4）腹腔穿刺或灌洗术：对高度怀疑胰腺损伤而血清淀粉酶正常的患者，可行腹腔穿刺液或灌洗液淀粉酶检测。腹腔穿刺液测淀粉酶对诊断有一定价值。

| 知识点 5：胰腺损伤的治疗要点 | 副高：掌握　正高：熟练掌握 |

高度怀疑或诊断为胰腺损伤者，应立即手术治疗，原则是全面探查，彻底清创、止血，制止胰液外漏及处理合并伤。根据胰腺受损的部位和程度选择不同的手术方式，包括胰腺缝合修补术、部分切除术、远端与空肠 Roux-Y 吻合术等。

（1）对浅表胰腺组织挫伤、裂伤及不伴有胰管伤者，可单纯修补和充分引流，最好的引流物是硅胶双套管。

（2）胰体、尾部横断伤及伴胰管损伤的严重撕裂伤，可切除远段胰腺，其中胰管予以结扎，断面双层缝合，然后外用大网膜包绕，胰床用双套管引流。切除胰腺组织 80% 以下者并不会引起胰内、外分泌功能不足。如胰腺中段严重损伤，须切除胰腺组织 90% 以上时，术后可发生胰腺功能不足。

（3）治疗胰尾严重损伤的最简单方法是胰尾切除，如合并脾破裂，可同时切除脾脏。

| 知识点 6：胰腺损伤的护理评估 | 副高：掌握　正高：熟练掌握 |

（1）健康史：了解患者受伤史，评估胰腺受伤的情况、胰腺损伤的程度和性质，有无合并其他脏器的损伤，有无出血及出血量。

（2）身体状况：了解患者局部疼痛部位、性质，评估有无压痛、反跳痛及腹肌紧张，腹部有无移动性浊音，肠蠕动是否减弱或消失；了解开放性损伤的伤口大小及污染情况。了解患者全身有无恶心、呕吐、腹胀等症状，评估有无神志不清、全身皮肤湿冷、血压下降、心率增快、呼吸急促等休克表现。

（3）心理–社会状况：评估患者有无恐惧、焦虑的心理反应。了解患者和家属对损伤后治疗和可能发生的并发症的知晓程度和经济承受能力。

| 知识点 7：胰腺损伤的护理诊断 | 副高：掌握　正高：熟练掌握 |

参见"腹部损伤的护理诊断"。

| 知识点 8：胰腺损伤的护理措施 | 副高：熟练掌握　正高：熟练掌握 |

胰腺损伤术后有发生胰瘘的风险，多发生于术后 5~7 天，应保持腹腔引流管通畅，每日或隔日监测腹腔引流液中淀粉酶的含量，同时密切观察患者的症状与体征，有问题及时发现和处理。其余护理措施参见"腹部损伤的护理措施"。

知识点9：胰腺损伤的健康指导	副高：掌握　正高：掌握

（1）复诊指导：加强自我观察，定期复查。胰腺炎渗出物往往需要3~6个月才能完全吸收。在此期间，可能会出现胰腺囊肿、胰瘘等并发症。如果发现腹部肿块不断增大，并出现腹痛、腹胀、呕吐等症状，应及时就诊。

（2）生活指导：嘱咐出院后要规律生活，进清淡、易消化、低脂肪、高热量饮食，少食多餐，忌暴饮暴食。不吃刺激性食物。告知患者酒精对胰腺的直接毒性作用，强调戒酒的重要性。

（3）活动休息指导：注意劳逸结合，避免过度劳累，避免剧烈运动，避免意外损伤的发生。向患者及家属说明术后合理饮食对胰腺疾病恢复的重要性。

第五节　胃、十二指肠和小肠损伤

知识点1：胃、十二指肠和小肠损伤的病因	副高：掌握　正高：熟练掌握

腹部损伤时很少累及胃，偶尔在胃膨胀时发生。上腹部或下胸部的穿透伤可能导致胃损伤，常伴有肝、脾、横膈及胰等损伤。胃镜检查或吞入锐利异物也可引起穿孔，但很少见。十二指肠位置较深，大部分位于腹膜后，损伤的发生率较低，仅占腹部外伤的3.7%~5.0%，十二指肠损伤多见于十二指肠降部和水平部。由于其周围解剖关系复杂，一旦损伤，处理常较其他脏器的损伤更为困难。小肠占据中、下腹的大部分空间，受外伤的机会比较多。

知识点2：胃、十二指肠和小肠损伤的临床表现	副高：掌握　正高：熟练掌握

（1）胃损伤：若损伤未波及胃壁全层或为单纯性后壁损伤，其症状和体征不典型。若全层破裂，立即出现剧烈腹痛及腹膜刺激征，肝浊音界消失，膈下有游离气体，胃管引流出血性物。

（2）十二指肠损伤：位于腹腔内的十二指肠损伤早期可引起腹膜炎，有明显的腹膜刺激征。若损伤发生在腹膜后，早期常无明显症状和体征，以后可因十二指肠溢出的气体、胰液和胆汁在腹膜后疏松结缔组织内扩散而引起严重的腹膜后感染，可出现以下临床表现。①右上腹或腰部持续性疼痛且进行性加重（可向右肩和右肾区放射），但并无腹膜刺激征。②右上腹及右腰部有明显固定压痛。③腹部体征相对轻微而全身情况不断恶化。④部分患者可有血性呕吐物。

（3）小肠破裂：小肠破裂后，可在早期即产生明显的腹膜炎，诊断多不困难。只有少数患者有气腹。部分小肠裂口不大或穿破后被食物残渣、纤维蛋白甚至突出的黏膜堵塞的患者，可能无弥漫性腹膜炎的表现。

知识点3：胃、十二指肠和小肠损伤的辅助检查　　　　　副高：掌握　正高：熟练掌握

（1）X线检查：早期腹部X线检查对胃损伤及十二指肠损伤的诊断有帮助。向腹腔穿孔者可发现膈下游离气体。十二指肠向腹膜后穿孔者腹部X线片可显示肾轮廓、脊柱旁至膈内侧端较透亮区，腰大肌阴影则模糊不清。

（2）CT检查：胃管内注入水溶性碘剂、对比剂行CT检查对十二指肠损伤的诊断也有帮助。

知识点4：胃、十二指肠和小肠损伤的治疗要点　　　　　副高：掌握　正高：熟练掌握

一旦确诊为胃、十二指肠、小肠损伤，应立即行手术治疗。包括术中彻底探查、清理腹腔、根据具体伤情修复受损脏器。

（1）胃损伤：手术探查包括胃前、后壁，注意前、后壁是否同时穿透，防止遗漏小的破损，一般裂口可直接缝合，若广泛损伤宜行部分切除术。

（2）十二指肠损伤：手术时应仔细探查十二指肠附近的组织，尤其不能遗漏十二指肠腹膜后的破裂。手术方式包括十二指肠破裂口修补或破裂口与空肠吻合。完全断裂时，可闭合断端，另做胃空肠吻合术。术后应将胃肠减压管置于十二指肠上段。腹膜后破裂者，需在修补处附近放置引流物。

（3）小肠损坏：手术方式以简单修补为主，肠段损伤严重、有多处破裂、大部分或完全断裂以及肠系膜损伤使肠管血供障碍时，应做部分小肠切除吻合术。

知识点5：胃、十二指肠和小肠损伤的护理评估　　　　　副高：掌握　正高：熟练掌握

参见"腹部损伤的护理评估"。

知识点6：胃、十二指肠和小肠损伤的护理诊断　　　　　副高：掌握　正高：熟练掌握

参见"腹部损伤的护理诊断"。

知识点7：胃、十二指肠和小肠损伤的护理措施　　　　　副高：熟练掌握　正高：熟练掌握

参见"腹部损伤的护理措施"。

知识点8：胃、十二指肠和小肠损伤的健康指导　　　　　副高：掌握　正高：掌握

参见"肝破裂的健康指导"。

第六节　结肠、直肠损伤

直肠肛管疾病患
者护理——肛裂

知识点1：结肠、直肠损伤的病因病理　　　　　　副高：掌握　　正高：熟练掌握

（1）结肠损伤：结肠损伤以开放性损伤为主，闭合性损伤极少，且大多数伴有其他脏器损伤，单独结肠损伤较少。穿透伤可发生在任何部位，钝性伤中，来自前方的暴力常致横结肠和乙状结肠损伤；腹部或腰部遭受暴力，可伤及升结肠或降结肠；暴力挤压引起肠腔内压力突然上升，常发生盲肠段胀裂。医源性结肠损伤常见诊断性结肠镜检查、活检、息肉切除、诊断性钡剂灌肠等导致肠管破裂损伤。

（2）直肠肛管损伤：遭受外伤或暴力损伤导致。因骨盆保护直肠，除骨盆骨折严重移位刺破或撕裂肠壁外，很少引起直肠或肛管损伤。最常见病因是火器伤，常伴小肠、结肠、膀胱等损伤。高处坠落在直立物上，可引起插入性损伤。同性恋者经直肠性交或精神异常者自行插入异物，也可造成直肠或肛管破裂。

知识点2：结肠、直肠损伤的分级　　　　　　　　副高：掌握　　正高：熟练掌握

结肠、直肠损伤的分级见表19-2、表19-3。

表19-2　结肠损伤的分级

分级	损伤描述
1（血肿）	裂伤挫伤或无血运障碍的血肿。伤及部分肠壁，未穿破
2（裂伤）	破裂不足肠管周径的50%
3（裂伤）	破裂达周径的50%以上，但未横断
4（裂伤）	结肠横断
5（裂伤）	血管损伤结肠横断合并肠段组织缺损。肠段失血供

表19-3　直肠损伤的分级

分级	损伤描述
1（血肿）	裂伤挫伤或无血运障碍的血肿。部分肠壁挫裂
2（裂伤）	挫裂不足肠管周径的50%
3（裂伤）	破裂达周径的50%以上
4（裂伤）	肠壁全周撕裂并延及腹膜或会阴
5（血管损伤）	节段性血运障碍

知识点3：结肠、直肠损伤的临床表现　　　　　　　副高：掌握　　正高：熟练掌握

（1）结肠破裂：开放性结肠损伤患者的主要症状是腹痛，板状腹是诊断的重要依据。闭合性结肠损伤患者症状发展慢，体征不明显，易漏诊。因结肠内容物液体成分少而细菌含量多，故腹膜炎虽出现较晚，却较严重。部分结肠位于腹膜后，受伤后容易漏诊，常导致严重的腹膜后感染。

（2）直肠损伤

1）腹膜反折之上的直肠损伤：表现与结肠破裂基本相同。

2）腹膜反折之下的直肠损伤：可引起严重的直肠周围感染，并不表现为腹膜炎，易误诊。

3）腹膜外直肠损伤：血液从肛门排出；若会阴部、骶尾部、臀部、股部的开放性伤口与直肠贯通，有粪便从伤口溢出；若直肠与膀胱或尿道贯通，尿液中有粪便残渣或尿液从肛门排出。直肠指诊可发现直肠内有出血，有时可摸到直肠裂口，怀疑直肠损伤而指诊阴性者，可行直肠镜检查。

知识点4：结肠、直肠损伤的辅助检查　　　　　　　副高：掌握　　正高：熟练掌握

（1）结肠损伤

1）B超检查：可见腹水。

2）腹穿或腹腔灌洗术检查：可抽出粪便或粪臭性液体或抽出的淡色液证实为粪便性液体即可确诊。当灌洗液中红细胞计数 $> 1.0 \times 10^5 / mm^3$、胆红素或淀粉酶浓度超过血浆水平、发现细菌或食物残渣时，认为腹腔灌洗试验阳性。

3）X线检查：可见膈下游离气体或腹膜后气肿。

4）肠道造影检查：疑有结肠损伤者不宜做肠道造影。

5）CT检查：对侧腹部或背部损伤的患者，三重对照（经静脉、口服、直肠给予造影剂）的CT扫描可明确被掩盖的损伤。

6）开腹探查：确定诊断。可直接看到伤口位置和损伤情况，控制活动性出血。

7）腹腔镜探查术：在腹部损伤诊断中的作用仍在研究中。

（2）直肠损伤

1）直肠镜检查：直视低位直肠及肛管破裂。

2）X线检查：了解有无骨折和异物存在。

知识点5：结肠、直肠损伤的治疗要点　　　　　　　副高：掌握　　正高：熟练掌握

（1）结肠损伤：由于结肠壁薄、血液供应差、细菌数量大，故结肠损伤的治疗不同于小肠损伤。除少数裂口小、腹腔污染轻、全身情况良好的患者可以考虑一期修补或一期结肠

切除吻合（限于右半结肠）外，大部分患者须先采用肠造口术或肠外置术处理，3~4周后待患者情况好转再关闭瘘口。做Ⅰ期结肠修补或切除吻合术的患者，比较严重者宜在修补或吻合近端行造口术，以确保肠内容物不再进入远端。

（2）直肠损伤：治疗原则为控制合并损伤器官，尤其是大血管的损伤。处理创口，尽量减少粪便污染切口和腹腔内导致的感染。直肠上段破裂，应开腹进行修补。若直肠毁损严重，可切除后行端-端吻合术，同时行乙状结肠双筒造口术，2~3个月后闭合造口。直肠下段破裂，应充分引流直肠周围间隙以防感染扩散，并行乙状结肠造口术，使粪便改道直至直肠伤口愈合。

知识点6：结肠、直肠损伤的护理评估　　　　　　副高：掌握　　正高：熟练掌握

参见"腹部损伤的护理评估"。

知识点7：结肠、直肠损伤的护理诊断　　　　　　副高：掌握　　正高：熟练掌握

（1）疼痛：与腹膜受刺激腹部损伤有关。

（2）焦虑或恐惧：与剧烈疼痛、突然受伤、生命受到严重威胁或潜在威胁感，对预后的不确定有关。

（3）知识缺乏：与缺乏有关肠道手术的注意事项及结肠造口的护理知识有关。

（4）自我形象紊乱：与腹腔结肠造口的建立、排便方式改变有关。

（5）自理能力缺陷：与手术创伤、术后引流和结肠造口有关。

（6）尿潴留：与直肠感染、骶麻后抑制排尿反射、盆腔神经受损、切口疼痛等有关。

（7）潜在并发症：出血。

知识点8：结肠、直肠损伤的护理措施　　　　　　副高：熟练掌握　　正高：熟练掌握

（1）一般护理

1）复合伤患者的护理：监测生命体征及意识、瞳孔等的变化，保持呼吸道通畅，及时给予吸氧，防止并发症及多器官功能障碍综合征。

2）疼痛的护理：评估患者疼痛的程度、部位及类型，疼痛程度加重及疼痛部位或类型的改变提示继发感染或其他并发症发生。采取恰当体位，应用放松技巧，使患者保持最佳舒适状态。患者一旦确诊，可使用镇痛药或自控镇痛泵。

3）会阴及肛门冲洗：保持局部干燥、清洁，观察敷料渗出情况。

4）其他：不论进行何种检查和护理，对疑有直肠损伤者，绝对禁止向肛管内注入空气、水、钡剂或其他物质，以免加速感染扩散。此外，直肠穿透性损伤通常穿孔数应为"双数"，即一侧有1穿孔，另一侧也有1穿孔，检查时不可忽视。

（2）心理护理：评估患者和家属的焦虑或恐惧程度，对患者及其家属表现出关心的态

度，鼓励其表达内心感受和担忧，认真倾听其感受，以建立相互信任关系；做好各种治疗、操作、检查的解释工作，以增加其对医疗护理工作的信任，降低其焦虑程度；指导并协助患者采取松弛技巧如渐进性放松、沉思、想象等，以减轻焦虑。对需做结肠造口的患者，让他了解腹部结肠造口只是暂时的，待3~4个月情况好转后，可行关闭造口术。

（3）术后护理

1）病情观察：每小时监测生命体征，评估患者的体液、血容量及心血管功能状况。准确记录出入量，为治疗提供依据。

2）营养支持：按医嘱予以静脉补液，维持水、电解质平衡，尤其是长时间禁食患者。

3）疼痛护理：指导缓解疼痛的方法如变换体位、分散注意力、减少周围环境刺激、放松疗法及给予镇痛药并评估镇痛药的效果。指导患者咳嗽和深呼吸时按压伤口法。

4）会阴（骶尾）引流管的护理：术后几小时内会阴部伤口引流量可能很多，应及时更换敷料，用等渗盐水冲洗并注意无菌操作，观察并记录引流液的量、颜色和性状，评估伤口有无红肿、疼痛等表现。观察肛门周围有无渗出，保持清洁、干燥。

5）导尿管的护理：术后需留置导尿管1~2周，每日用1∶5000的呋喃西林液冲洗膀胱，每周更换导尿管，数天后关闭导尿管，每隔4~6小时或有尿意时开放导尿管，训练膀胱收缩排尿功能，拔除导尿管后如有排尿困难，可先试行针刺、按摩、热敷等。

6）结肠造口的护理：严重的会阴损伤、直肠及肛门括约肌几乎全部破坏者，可经腹会阴联合切除广泛损伤的直肠后，做乙状结肠永久性造口，可参照结肠损伤术后结肠造口的护理。

知识点9：结肠、直肠损伤的健康指导　　　　　　　　　副高：掌握　正高：掌握

（1）加强宣传，增加劳动保护、安全生产、安全行车、遵守交通规则等知识的宣传，避免意外损伤的发生。

（2）普及各种急救知识，发生意外事故时，能进行简单的急救或自救。

（3）指导患者和家属护理结肠造口，出院前以书面、讲解、示范的方式，指导患者进行结肠造口及其周围皮肤护理、造口袋管理和造口灌洗等。锻炼患者自己护理造口和使用造口袋，以增进其独立感。

（4）注意饮食卫生，合理膳食，补充营养。避免食用刺激性、易导致腹泻或便秘的食物。

（5）告知患者术后6~8周可恢复日常活动，沐浴和游泳均不受影响，但应避免提重物。

（6）术后3个月门诊随访，定期复查。

第二十章　胃肠疾病患者的护理

消化性溃疡患者的护理（1）

第一节　胃、十二指肠溃疡

消化性溃疡患者的护理（2）

知识点 1：胃、十二指肠溃疡的概念　　　　　　副高：掌握　正高：熟练掌握

胃、十二指肠溃疡指发生于胃、十二指肠的局限性圆形或椭圆形的全层黏膜缺损。因溃疡的形成与胃酸-蛋白酶的消化作用有关，故又称消化性溃疡（PU）。常由感染、长期使用非甾体抗炎药（NSAID）、应激等引起，常见上腹部疼痛或不适，但症状不特异。一般经有效治疗后，大多数患者可治愈，部分患者可因穿孔、出血、瘢痕性幽门梗阻及癌变等并发症须手术治疗。

知识点 2：胃、十二指肠溃疡的病因和发病机制　　　　副高：掌握　正高：熟练掌握

胃、十二指肠溃疡是多因素综合作用的结果，其中最为重要的是胃酸分泌异常、幽门螺杆菌（Hp）感染和黏膜防御机制的破坏。

（1）Hp 感染：是 PU 的主要病因，与 PU 的发病密切相关。95% 以上的十二指肠溃疡与近 80% 的胃溃疡检出 Hp 感染，有 1/6 左右的 Hp 感染者发展为 PU。Hp 破坏胃黏膜上皮细胞，影响碳酸盐分泌、胃血流、分泌促胃液素和生长抑素细胞的功能，损害胃酸分泌调节机制，从而降低胃、十二指肠黏膜屏障的完整性，最终导致胃、十二指肠溃疡。

（2）胃酸分泌过多：溃疡只发生在经常与胃酸接触的黏膜处。胃酸过多的情况下，胃酸激活胃蛋白酶原，可使胃、十二指肠黏膜发生自身消化。另外，十二指肠溃疡与壁细胞数量增多及壁细胞对促胃液素、组胺、迷走神经刺激的敏感性增高有关。

（3）胃黏膜屏障受损：NSAID、肾上腺皮质激素、胆汁酸盐、乙醇等均可破坏胃黏膜屏障，引起胃黏膜水肿、出血、糜烂，甚至溃疡。长期使用 NSAID 者不仅局部发挥毒性作用损伤细胞膜，还会发挥系统作用，使内源性前列腺素合成减少，削弱胃、十二指肠黏膜的防御作用，故胃溃疡的发生率显著增高。

（4）其他因素：遗传、吸烟、心理压力等。

知识点 3：胃、十二指肠溃疡的病理生理　　　　　副高：掌握　正高：熟练掌握

本病为慢性溃疡，多为单发。胃溃疡多发生于胃小弯，以胃角多见，胃窦部与胃体也可见，胃大弯、胃底少见。十二指肠溃疡主要发生在球部，球部以下的溃疡称球后溃疡。典型

的胃、十二指肠溃疡可深达到黏膜肌层。若溃疡向深层侵蚀，可引起出血或穿孔。幽门处较大溃疡愈合后形成瘢痕可导致胃出口狭窄。

| 知识点4：胃、十二指肠溃疡的临床表现 | 副高：掌握　正高：熟练掌握 |

PU 的典型症状是中上腹痛和反酸，呈周期性和节律性发作，十二指肠溃疡疼痛一般发生在空腹或夜间，而胃溃疡疼痛多发生在餐后 0.5~1.0 小时。部分患者可无明显症状，部分以出血、穿孔等并发症为首发表现，或表现为恶心、食欲缺乏、腹胀等消化道非特异症状。

（1）十二指肠溃疡：主要表现为餐后延迟痛（餐后 3~4 小时）、饥饿痛或夜间痛，服用抗酸药或进食能使疼痛缓解或停止。疼痛多表现为上腹部或剑突下呈烧灼痛或钝痛。腹痛具有周期性发作的特点，秋冬季或冬春季好发。十二指肠溃疡每次发作时，症状持续数周后缓解，间歇 1~2 个月再发。若缓解期缩短，发作期延长，腹痛程度加重，提示溃疡病变加重。

（2）胃溃疡：腹痛多于进餐后 0.5~1.0 小时开始，持续 1~2 小时消失。进食后疼痛不能缓解，有时反而加重，服用抗酸药疗效不明显。腹痛的节律性不如十二指肠溃疡明显。胃溃疡经抗酸治疗后常容易复发。除易发生大出血、急性穿孔等严重并发症外，约有 5% 胃溃疡可发生恶变。

| 知识点5：胃、十二指肠溃疡的辅助检查 | 副高：掌握　正高：熟练掌握 |

（1）内镜检查：是确诊胃、十二指肠溃疡的首选方法，可明确溃疡的部位，在直视下取活检做 Hp 检测及病理学检查，若有溃疡出血可在胃镜下进行再出血风险评估和止血治疗。鉴别良、恶性溃疡的准确性显著高于 X 线钡餐检查。

（2）X 线钡餐检查：可在胃、十二指肠溃疡部位显示 1 个周围光滑、整齐的龛影或见十二指肠球部变形。上消化道大出血时不宜行钡餐检查。此项检查现已较少使用。

（3）胃酸测定：胃酸测定前必须停用抗酸药。

| 知识点6：胃、十二指肠溃疡的治疗要点 | 副高：掌握　正高：熟练掌握 |

PU 的治疗目的在于去除病因、消除症状、促进溃疡愈合、预防溃疡复发、避免出现并发症。

（1）非手术治疗

1）一般治疗：生活规律、定时进餐、劳逸结合、避免过劳和精神紧张。溃疡活动期间避免吃辛辣食物或喝酒、浓茶等饮品，戒烟、戒酒有利于促进溃疡愈合，减少溃疡复发。

2）药物治疗：包括抗 Hp、抑制胃酸分泌和保护胃黏膜的药物。①根除 Hp：Hp 根除治疗一般采用三联或四联治疗，不推荐单种药物治疗，目前主要推荐质子泵抑制剂（PPI）+

铋剂＋两种抗生素的四联疗法，推荐疗程为 10 天或 14 天。②抗酸分泌：药物主要有组胺受体阻断药（H2-RA）和 PPI 两大类，PPI 抑制胃酸分泌的作用比 H2-RA 强而持久。PPI 治疗的疗程推荐胃溃疡 6 周，十二指肠溃疡 4 周，溃疡愈合率＞90%。H2-RA 类药物，如西咪替丁、雷尼替丁、法莫替丁、尼扎替丁等。碱性抗酸药可中和胃酸，可适度缓解溃疡的疼痛，但溃疡愈合率低，现已少用。③保护胃黏膜：现在除胶体次枸橼酸铋用于根除 Hp 联合治疗外，对于老年人 PU、难治性溃疡、巨大溃疡和复发性溃疡，建议在抑酸、抗 Hp 治疗同时联合应用胃黏膜保护药，主要包括铝镁合剂、替普瑞酮、瑞巴派特等。

（2）手术治疗：大多数已不需要手术治疗，手术治疗主要用于恶性的消化道溃疡及其严重并发症。

1）手术适应证：①内科治疗无效的顽固性溃疡。②胃、十二指肠溃疡急性穿孔。③胃、十二指肠大出血。④胃、十二指肠溃疡瘢痕性幽门梗阻。⑤胃溃疡疑有恶变者。

2）手术方法：①胃大部切除术：是胃溃疡手术治疗首选术式。根据胃肠道重建方式，手术分为胃、十二指肠吻合术（Billroth Ⅰ 式）和胃空肠吻合术（Billroth Ⅱ 式）。②胃迷走神经切断术：国内目前应用较少，按迷走神经切断部位的不同分为迷走神经干切断术、选择性迷走神经切断术、超选择性迷走神经切断术、保留交感神经的壁细胞迷走神经切断术。

知识点 7：胃、十二指肠溃疡的护理评估　　　　副高：掌握　正高：熟练掌握

（1）健康史：了解患者的年龄、性别、职业、饮食、生活习惯、性格特征、药物服用情况，特别是有无 NSAID 和皮质类固醇等药物服用史。了解患者有无上消化道溃疡史及出血史。

（2）身体状况

1）局部情况：评估患者有无腹痛、腹胀等消化道症状，腹痛与进餐有否关系；有无压痛、反跳痛及肌紧张等腹部体征。

2）全身情况：①评估溃疡并发穿孔患者的生命体征，有无感染或休克发生。②对急性大出血的患者，评估呕血、黑便的情况、生命体征、血常规的变化，根据临床表现判断失血量。③评估瘢痕性幽门梗阻患者有无水、电解质失衡及营养障碍。

（3）心理-社会状况：了解患者对疾病的认知程度，对手术有何顾虑，有何思想负担；评估亲属对患者的关心程度、支持力度，家庭对手术的经济承受能力。

知识点 8：胃、十二指肠溃疡的护理诊断　　　　副高：掌握　正高：熟练掌握

（1）急性疼痛：与胃十二指肠黏膜受侵蚀、手术创伤有关。

（2）营养失调：低于机体需要量；与摄入不足、消耗增加有关。

（3）有体液不足的危险：与急性穿孔后禁食、腹膜大量渗出、发热丢失有关，与幽门梗阻患者呕吐导致水、电解质丢失有关。

（4）恐惧：与疾病发生的突发状况有关。

（5）潜在并发症：出血、感染、十二指肠残端破裂、吻合口瘘、消化道梗阻、倾倒综合征、胃潴留、胃小弯坏死和穿孔、腹泻、残胃癌等。

知识点9：胃、十二指肠溃疡的术前护理措施　　　　副高：熟练掌握　　正高：熟练掌握

（1）心理护理：理解和关心患者，告知疾病的有关治疗及手术前后的注意事项，解答患者的各种疑问，使患者能积极配合疾病的治疗和护理。

（2）饮食和营养：指导患者少食多餐，宜进半流质或软食，给予高热量、高蛋白、富含维生素、易消化、无刺激性饮食，避免过于冷热及刺激性食物。

（3）用药护理：按时应用减少胃酸分泌、解痉及抗酸的药物，并观察疗效。

（4）急性穿孔患者的护理：禁食、禁饮、胃肠减压；严密观察生命体征、腹痛、腹膜刺激征、肠鸣音的变化；营养支持及抗感染治疗，预防休克的发生，并做好急诊手术准备。

（5）合并出血患者的护理：观察呕血及黑便情况并做好记录；定时监测生命体征、中心静脉压；观察患者有无口渴、四肢湿冷、尿少等循环血容量不足的表现。取平卧位，情绪紧张者可给予镇静药，输液、输血补充血容量，按时应用止血药。若出血不止应做好急诊手术的准备。

（6）瘢痕性幽门梗阻患者的护理：禁食，如为不完全性梗阻可给予少量无渣流质饮食，术前3天给予禁食、补液，留置胃管者可应用300~500ml温生理盐水洗胃，以减轻胃黏膜水肿和炎症，有利于术后吻合口愈合。

（7）准备行迷走神经切断术患者的护理：术前测定胃酸，包括夜间12小时分泌量、最大分泌量及胰岛素试验分泌量，便于手术前、后对比，了解手术效果。

（8）手术前常规护理。

知识点10：胃、十二指肠溃疡的术后护理措施　　　　副高：熟练掌握　　正高：熟练掌握

（1）过度休息与活动：术后平卧6小时，待麻醉清醒、血压平稳后可采取半卧位，有利于漏出的消化液积聚于盆腔最低处和引流，同时减少毒素的吸收。指导患者每2小时翻身1次；术后第1天可坐起进行轻微活动；第2天协助患者下床或床边活动；第3天病室内活动。根据患者对活动的耐受程度调节活动量。

（2）饮食护理：置胃管期间应禁食，待肠蠕动恢复，拔除胃管后可给少量饮水或米汤，每次4~5汤匙，1~2小时1次，如无反应，第2天可给半量流质，每次50~80ml，每2小时1次；第3天可进全量流质，每次100~150ml；第4天可进半流质；2周后可进软食。食物以温、软、易消化、少量多餐为宜。忌过热、过冷、刺激性的食物。

（3）胃肠减压护理：①胃管妥善固定，防止折叠、扭曲、受压。②保持胃管负压装置引流通畅，如手术当日胃管引流量少或无，应考虑发生导管堵塞，必须立即通知医师。③严密观察引流液的色、质、量，并正确记录。如引流液暗红色或血性且>200ml/h，提示有活动性出血的可能，立即通知医师采取积极的措施。④患者禁食期间应加强口腔护理，雾化吸入每天 2 次，以减轻咽喉部疼痛并促进痰液的排除。⑤胃管放置 3~4 天，胃液量减少已排气、排便，肠蠕动恢复可考虑拔除胃管。

（4）病情观察：定时监测生命体征、中心静脉压及血生化指标，同时观察患者神志、尿量，以及切口渗血、渗液等情况。

（5）疼痛护理：及时评估并了解患者疼痛的程度，根据患者主诉合理使用镇痛药。应用自控镇痛泵者应注意预防可能出现的并发症如腹胀、尿潴留、恶心、呕吐等，一旦发生应向患者做好解释工作，以解除其紧张情绪。

（6）输液及抗生素的使用：禁食期间静脉营养治疗，维持水、电解质平衡；合理使用抗生素预防感染；详细记录 24 小时出入量，必要时给予肠外高营养、输血浆或全血，以改善营养状况及贫血，促进切口及吻合口愈合。

（7）并发症的观察及护理

1）出血：手术后 24 小时内从胃管内流出少量暗红色或咖啡色胃液，属于术后正常现象。短时间从胃管引流出大量鲜血，若引流管或胃管内引流量 >200ml/h，提示有活动性出血的可能，如出现呕血、黑便，需警惕休克的发生。

2）十二指肠残端破裂：是毕Ⅱ式胃大部切除术后早期的严重并发症。因十二指肠溃疡大，瘢痕水肿严重，十二指肠残端处理不当；或因胃肠吻合口输入段梗阻，使十二指肠腔内压力升高而致残端破裂。发生在术后 3~6 天，表现为右上腹突发剧痛和局部明显压痛、腹肌紧张，需立即手术治疗。分别于十二指肠裂口内置管和腹腔引流，术后予以持续负压引流，同时纠正水、电解质的失衡；应用抗生素抗感染。给予肠外营养或术中行空肠造口，术后予以肠内营养。

3）胃肠吻合口破裂或瘘：发生在术后 5~7 天，多发生腹腔脓肿、腹膜炎甚至形成外瘘，可给予禁食、胃肠减压、营养支持，加强引流、保护外瘘口皮肤，对瘘口经久不闭合或引起严重腹膜炎时，需再次手术治疗。后期可形成局限性脓肿或向外穿破而发生肠外瘘，行局部引流、胃肠减压和积极的支持治疗，吻合口瘘一般在数周后常能自行愈合。

4）术后梗阻：包括吻合口梗阻和输入襻、输出襻梗阻。①吻合口梗阻：常因吻合口过小或吻合时胃肠壁翻入过多或输出段逆行套叠堵塞吻合口等引起。表现为进食后上腹饱胀、呕吐，呕吐物为食物，不含胆汁。X 线检查可见造影剂完全停留在胃内，若吻合口过小需再次手术扩大吻合口。②输入襻梗阻：见于毕Ⅱ式胃大部切除术后。急性完全性输入襻梗阻属闭襻性肠梗阻。典型症状是突然发生上腹部剧痛、频繁呕吐，呕吐物量少，不含胆汁，呕吐后症状不缓解。右上腹有压痛，甚至扪及包块。血清淀粉酶升高，有时出现黄疸，可有休克症状。应紧急手术治疗。慢性不完全性梗阻多因输入襻太长扭曲，或输入襻太短在吻合口处形成锐角使输入段内胆汁、胰液和十二指肠液排空不畅而滞留。进食后消化液分泌明显增加，积累到一定量时，潴留液克服梗阻，涌入残胃而致呕吐。临床表现为进食后 30 分钟左右，上腹突然胀痛或绞痛，并喷射状呕吐大量不含食物的胆汁样液体，呕吐后症状消失。若症状在数周或数月内不能缓解，需手术治疗。③输出襻梗阻：见于毕Ⅱ式胃大部切除术后，多因粘连、大网膜炎性肿块压迫等引起。表现为上腹饱胀，呕吐食物和胆汁。若非手术治疗不能自行缓解，应手术解除梗阻。

5）早期倾倒综合征：多发生在术后7~14天，患者进食半小时内。与高渗性食物快速进入肠道引起肠道内分泌细胞大量分泌肠源性血管活性物质，细胞外液大量移入肠腔有关。患者有心悸、脉快、出汗、无力、面色苍白等一过性血容量不足的表现，并有恶心、呕吐、腹部绞痛、肠鸣音亢进、腹泻等消化道症状。预防措施包括调节饮食结构，少食多餐，避免进食过甜、过咸、过浓食物，进食后平卧20~30分钟，可有效预防倾倒综合征的发生。一旦发生，应立即平卧、给氧，必要时建立静脉通道补液，报告医师给予后续处理。

6）晚期倾倒综合征（又称低血糖综合征）：在餐后2~4小时出现症状，主要表现为头晕、面色苍白、出冷汗、脉细数，甚至晕厥等。由于胃排空过快，含糖食物快速进入小肠，刺激胰岛素大量分泌，继而出现低血糖综合征症状。调整饮食；减少碳水化合物，增加蛋白质比例；食物中添加果胶；延缓碳水化合物吸收等措施可缓解症状。严重者可给予生长抑素奥曲肽0.1mg皮下注射，每日3次，以改善症状。

7）碱性反流性胃炎：多在胃切除术后，由于幽门括约肌被切除后缺失关闭作用，或迷走神经被切断，碱性胆汁、胰液、肠液反流入胃中，破坏胃黏膜屏障，导致胃黏膜充血、水肿、糜烂等改变。临床上发生在手术后数月至数年，表现为上腹或胸骨后烧灼痛，呕吐出苦涩的胆汁样液，伴有体重减轻。

8）残胃蠕动无力或称胃排空延迟：发生在术后7~10天，多数为进流食数日，情况良好的患者，在改进半流食或不易消化的食物后突然发生上腹饱胀、钝痛，继而呕吐带有食物的胃液和胆汁。应禁食、胃肠减压，肠外营养支持，纠正低蛋白血症，维持水、电解质和酸碱平衡，应用促胃动力药物（如甲氧氯普胺、多潘立酮）。轻者3~4天可自愈，重者可持续20~30天，一般均能经非手术治疗治愈。

知识点11：胃、十二指肠溃疡的健康指导 　　　　副高：掌握　正高：掌握

（1）告知患者有关胃、十二指肠溃疡的知识，使之能更好地配合手术治疗和护理。

（2）强调保持情绪乐观的重要性，指导患者自我调节情绪。注意劳逸结合，避免过劳。戒烟、戒酒。

（3）指导服用药物的时间、方式、剂量，说明药物不良反应。避免服用对胃黏膜有损害性的药物如阿司匹林、吲哚美辛、皮质激素等。饮食宜少量多餐，进高蛋白、低脂饮食，补充铁剂与足量维生素，少食腌制和烟熏食品，避免过冷、过烫、过辣及油煎、油炸食物。

（4）定期门诊随访，若有不适及时就诊。

胃癌患者
的护理

第二节　胃　癌

知识点1：胃癌的病因及发病机制 　　　　副高：掌握　正高：熟练掌握

胃癌是我国最常见的恶性肿瘤之一，我国发病率和死亡率分别居所有恶性肿瘤的第2位和第3位，远高于世界平均水平。胃癌的最主要症状为腹痛，但早期常无症状。最常发生于

40~70 岁人群，男性多于女性，手术治疗是最重要的治疗方法。

（1）地域环境及饮食生活因素：胃癌发病有明显的地域性差别，我国的西北与东部沿海地区胃癌发病率比南方地区高。长期食用熏烤、盐腌食物的人群中胃远端癌发病率高，这与食物中亚硝酸盐、真菌毒素、多环芳烃化合物等致癌物或前致癌物含量高有关；吸烟者的胃癌发病危险较不吸烟者高 50%。

（2）Hp 感染：我国胃癌高发区成人 Hp 感染率 >60%。Hp 能促使硝酸盐转化成亚硝酸盐及亚硝胺而致癌；Hp 感染引起胃黏膜慢性炎症加上环境致病因素加速黏膜上皮细胞的过度增生，导致畸变致癌；Hp 的毒性产物 CagA、VacA 可能具有促癌作用，胃癌患者中抗 Ca-gA 抗体检出率较一般人群高。

（3）癌前病变：胃疾病包括胃息肉、慢性萎缩性胃炎及胃部分切除后的残胃，这些病变都可能伴有不同程度的慢性炎症过程、胃黏膜肠上皮化生或非典型增生，有可能转变为癌。

（4）遗传和基因：遗传与分子生物学研究表明，与胃癌患者有血缘关系的亲属其胃癌发病率较对照组高 4 倍。胃癌的癌变是一个多因素、多步骤、多阶段的发展过程，涉及癌基因、抑癌基因、凋亡相关基因与转移相关基因等的改变，而基因改变的形式也是多种多样的。

知识点 2：胃癌的大体分型　　　　　　　　　　　副高：掌握　正高：熟练掌握

胃癌好发部位以胃窦部为主，约占 50%，其次为胃底贲门部，约占 1/3。根据胃癌发展所处的阶段可分为早期和进展期胃癌。

（1）早期胃癌：癌细胞仅局限于黏膜和黏膜下层，不论病灶大小或有无淋巴结转移，癌灶直径在 5mm 以下称微小胃癌；直径 10mm 以下称小胃癌；癌灶更小仅在胃镜黏膜活检时诊断为胃癌，但切除后的胃标本虽经全黏膜取材未见癌组织，称"一点癌"。早期胃癌的形态可分为 3 型。①Ⅰ型（隆起型）：癌灶突向胃腔。②Ⅱ型（浅表型）：癌灶比较平坦，无明显隆起与凹陷。Ⅱ型分 3 个亚型，即Ⅱa 浅表隆起型、Ⅱb 浅表平坦型和Ⅱc 浅表凹陷型。③Ⅲ型（凹陷型）：为较深的溃疡。此外，还有混合型（Ⅱa+Ⅱc、Ⅱc+Ⅱa+Ⅲ等）。

（2）进展期胃癌：包括中、晚期胃癌。癌组织超出黏膜下层侵入胃壁肌层为中期胃癌；病变达浆膜下层或是超出浆膜向外浸润至邻近脏器或有转移者为晚期胃癌。国际多按传统的 Borrmann 分类法将其分为 4 型。①Ⅰ型：息肉（肿块）型，为边界清楚突入胃腔的块状癌灶。②Ⅱ型：无浸润溃疡型，为边界清楚、略隆起的溃疡状癌灶。③Ⅲ型：有浸润溃疡型，为边缘模糊不清的溃疡状癌灶。④Ⅳ型：弥漫浸润型，癌肿沿胃壁各层向四周弥漫浸润生长，边界不清。若全胃受累致胃腔缩窄、胃壁僵硬如革囊状者称皮革胃，大多为低分化腺癌或印戒细胞癌，恶性程度极高，预后非常差。

知识点 3：胃癌的组织类型　　　　　　　　　　　副高：掌握　正高：熟练掌握

在组织病理学上，胃癌 90% 以上是腺癌，其中又可以细分为乳头状腺癌、管状腺癌、低分化腺癌、黏液腺癌、印戒细胞癌。少见类型包括腺鳞癌、类癌、小细胞癌、未分化癌等。

| 知识点4：胃癌的临床病理分期 | 副高：掌握　正高：熟练掌握 |

胃癌分期即美国癌症联合会和国际抗癌联盟（AJCC/UICC）第8版TNM分期。该分期标准是UICC和AJCC于2016年共同发布的。胃癌TNM分期法分期的依据是原发肿瘤浸润胃壁的深度（T）、区域淋巴结转移情况（N）和远处转移情况（M），并根据TNM的不同组合将胃癌分为Ⅰ、Ⅱ、Ⅲ、Ⅳ4种临床分期。TNM分期对胃癌治疗方案的制定有重要意义。

（1）胃癌分期

原发肿瘤（T）

T_x：原发肿瘤无法评估。

T_0：无原发肿瘤的证据。

T_{is}：原位癌，上皮内肿瘤，未侵及固有层，高度不典型增生。

T_1：肿瘤侵犯固有层，黏膜肌层或黏膜下层。

T_{1a}：肿瘤侵犯固有层或黏膜肌层。

T_{1b}：肿瘤侵犯黏膜下层。

T_2：肿瘤侵犯固有肌层。

T_3：肿瘤穿透浆膜下结缔组织，而尚未侵犯脏腹膜或邻近结构。

T_4：肿瘤侵犯浆膜（脏腹膜）或邻近结构。

T_{4a}：肿瘤侵犯浆膜（脏腹膜）。

T_{4b}：肿瘤侵犯邻近结构。

区域淋巴结（N）

N_x：区域淋巴结无法评估。

N_0：区域淋巴结无转移。

N_1：1~2个区域淋巴结有转移。

N_2：3~6个区域淋巴结有转移。

N_3：7个或7个以上区域淋巴结有转移。

N_{3a}：7~15个区域淋巴结有转移。

N_{3b}：16个或16个以上区域淋巴结有转移。

远处转移（M）

M_0：无远处转移。

M_1：有远处转移。

（2）胃癌的临床分期：综合上面的综合评估，TNM三者之和数值越大，分期越晚，预后越差（表20-1）。

表 20-1　胃癌的临床分期

分期	原发肿瘤（T）	区域淋巴结（N）
0 期	T_{is}	N_0
Ⅰ 期	T_1、T_2	N_0
Ⅱ A 期	T_1、T_2	N_1、N_2、N_3
Ⅱ B 期	T_3、T_{4a}	N_0
Ⅲ 期	T_3、T_{4a}	N_1、N_2、N_3
Ⅳ A 期	T_{4b}	任何 N
Ⅳ B 期	任何 T	任何 N

知识点 5：胃癌的转移扩散途径　　　　副高：掌握　正高：熟练掌握

（1）直接浸润：是胃癌的主要扩散方式之一。胃癌组织可沿胃壁浸润生长，侵及黏膜下层后，可沿组织间隙与淋巴网蔓延，扩展距离可达癌灶外 5cm。向近端可以侵及食管下端，远端可以浸润十二指肠。胃癌突破浆膜后，易扩散至网膜、横结肠及其系膜、脾、胰腺等邻近脏器。

（2）淋巴转移：是胃癌的主要转移途径，早期胃癌也可有淋巴转移，而进展期胃癌的淋巴转移率高达 70% 左右。胃癌的淋巴结转移率和癌灶的浸润深度呈正相关。胃癌淋巴结转移通常循序进行，但也可发生跳跃转移，即第一站淋巴结无转移而第二站有转移。终末期胃癌可经胸导管向左锁骨上淋巴结转移或经肝圆切带转移至脐部。肿瘤部位不同，需根治性清除的淋巴结分组不同。

（3）血行转移：癌细胞浸润血液循环可向身体其他部位播散，形成转移灶。常见转移器官有肝、肺、骨骼等处，肝转移最多见。

（4）腹膜种植转移：胃癌组织浸润至浆膜外，癌细胞脱落并种植在腹膜和腹腔脏器浆膜，形成种植转移结节。腹膜广泛转移时，可出现大量癌性腹水。直肠前凹的较大种植转移灶可以经肛门触及。女性胃癌患者可发生卵巢转移性肿瘤。

知识点 6：胃癌的临床表现　　　　　　副高：掌握　正高：熟练掌握

（1）症状：胃癌早期仅有不典型的上消化道症状，如上腹隐痛不适、嗳气、反酸、食欲缺乏、轻度贫血等，不易引起重视。随着病情进展，上腹疼痛、食欲缺乏、消瘦等症状逐渐加重。靠近幽门或贲门的癌灶增长到一定程度，可出现幽门或贲门梗阻的表现。此期还可发生上消化道大出血、穿孔等并发症。病程晚期的主要症状依然是上腹疼痛，但疼痛程度加剧，并可出现局部肿块、腹水、锁骨上淋巴结肿大、恶病质等。

（2）体征：早期多无特殊发现，仅有上腹部深压不适或疼痛。胃窦部进展期癌有时可触及肿块。晚期其他脏器的严重转移可有相应体征如肝脏肿块、直肠前凹肿块等。

知识点7：胃癌的辅助检查　　　　　　　　　　副高：掌握　正高：熟练掌握

（1）纤维胃镜检查：是诊断早期胃癌的最有效方法，可直接观察病变的部位和范围，并可直接取病变组织做病理学检查。采用带超声探头的电子胃镜有助于了解肿瘤浸润深度，以及周围脏器和淋巴结有无侵犯和转移。

（2）X线钡餐检查：X线气钡双重造影可发现较小而表浅的病变。检查的典型表现是溃疡或充盈缺损（肿块所致），但难以分辨其良、恶性。肿块型胃癌表现为突向腔内的充盈缺损；溃疡型胃癌显示胃壁内龛影，黏膜集中、中断、紊乱和局部蠕动波不能通过；浸润型胃癌可见胃壁僵硬、蠕动波消失。适用于群体胃癌的筛查，但对早期胃癌诊断价值有限。

（3）腹部超声：在胃癌诊断中，腹部超声主要用于观察胃的邻近脏器（肝、胰）受浸润及淋巴结转移的情况。

（4）螺旋CT与正电子发射成像（PET）检查：多排螺旋CT扫描结合三维立体重建和模拟内腔镜技术是一种新型无创检查手段，有助于胃癌的诊断和术前临床分期。PET可以判断淋巴结与远处转移病灶情况，准确性较高，是目前最先进的影像学诊断方法，特别适用于怀疑胃癌转移但CT、MRI等常规检查缺乏有效证据时。

（5）实验室检查：①早期胃癌三项。是一种无创、安全、经济的检查方法，包括血清胃蛋白酶原Ⅰ（PGⅠ）、血清胃蛋白酶原Ⅱ（PGⅡ）、血清促胃液素17（G-17）检测，这是胃部腺体分泌的3种物质，主要反映胃部萎缩情况，有助于胃癌风险的分层管理，便于早期防治胃癌。②血清肿瘤标志物。癌胚抗原（CEA）、癌抗原CA19-9、CA724、CA125等，对胃癌的诊断及术后病情监测有一定的临床意义，如果胃癌发生了肝转移，甲胎蛋白（AFP）可能会有不同程度的升高。③血常规、粪便常规。胃癌患者常可见贫血，若伴有黑便或粪便隐血试验阳性，则提示当前伴有活动性出血，需及时止血。

知识点8：胃癌的治疗要点　　　　　　　　　　副高：掌握　正高：熟练掌握

（1）手术治疗：手术是胃癌患者可获得根治的唯一可能方法，早期患者术后可获得根治。而进展期患者需要根据胃癌病理学类型及临床分期，采用以手术治疗为主，联合围手术期化疗、放疗、生物靶向治疗等手段的综合治疗。

1）胃癌根治性手术：包括根治性远端或近端胃大部分切除术和全胃切除术。原则为整块切除包括癌灶和可能受浸润胃壁在内的胃的部分或全部，按临床分期标准整块清除胃周围的淋巴结，重建消化道。

2）扩大胃癌根治术：包括胰体、胰尾及脾在内的根治性胃大部分切除术。

3）姑息性手术：原发灶无法切除，为了减轻梗阻、穿孔、出血等并发症而做的手术，如胃-空肠吻合术、空肠造口、穿孔修补术等。

4）减瘤手术：主要适用于存在不可切除的肝转移或者腹膜转移等不可治愈因素，也没有出现并发症所进行的胃切除，临床意义尚有一定争议。

（2）化学治疗：用于根治性手术的术前、术中和术后，以延长生存期。晚期胃癌患者采用适量化疗能减缓肿瘤的发展速度，改善症状，有一定的近期效果。早期胃癌根治术后原则上不必辅助化疗，有下列情况者应行辅助化疗：病理类型恶性程度高；癌灶面积 >5cm^2；多发癌灶；年龄 <40 岁。进展期胃癌根治术后、姑息手术后、根治术后复发者需要化疗。常用的胃癌化疗给药途径有口服给药、静脉给药、腹腔给药、动脉插管区域灌注给药等。常用的口服化疗药有替加氟、替加氟/尿嘧啶复合制剂（优福定）、去氧氟尿苷（氟铁龙）等。常用的静脉化疗药有氟尿嘧啶、丝裂霉素、顺铂、多柔比星、依托泊苷、亚叶酸钙等。近年来，紫杉醇、草酸铂、拓扑酶抑制剂、卡培他滨（希罗达）等新的化疗药物亦用于胃癌的治疗，联合用药疗效更好。

（3）放射治疗：也是胃癌的重要治疗手段之一，适用于局部晚期胃癌患者，可联合化疗增加疗效，进一步减少局部复发、增加无病生存率。放疗后会出现放射性炎症、骨髓抑制、消化道反应、全身乏力等不适，给予对症治疗即可好转。

（4）其他治疗：包括热疗、免疫治疗、中医中药治疗等。胃癌的免疫治疗是目前胃癌的最新治疗手段，能抑制肿瘤细胞的免疫逃避功能，激活人体自身免疫系统对肿瘤细胞的监视功能，通过人体自身的免疫细胞杀灭肿瘤，因此相对于放、化疗，副作用较小。目前国内外多个新型免疫治疗药物已经上市，如应用于 PD-L1 阳性胃腺癌治疗的帕博利珠单抗可应用于晚期胃腺癌治疗。此外，也包括非特异生物反应调节剂如卡介苗、香菇多糖等；细胞因子如白细胞介素、肿瘤坏死因子、干扰素等；过继性免疫治疗如淋巴因子激活的杀伤细胞（IAK）、肿瘤浸润淋巴细胞（TIL）等的临床应用。抗血管形成基因是研究较多的基因治疗方法，可能在胃癌的治疗中发挥作用。

知识点 9：胃癌的护理评估　　　　　　　　　　副高：掌握　　正高：熟练掌握

（1）健康史：了解患者的性别、年龄、职业、性格特征、饮食习惯及服药史等，了解患者有无上消化道溃疡史及出血史。

（2）身体状况

1）局部情况：有无持续反复的呕血和黑便的消化道出血症状，有无食欲缺乏、乏力、消瘦等情况，是否呈节律性腹痛；有无淋巴结肿大、恶病质等表现。

2）全身情况：①对持续消化道出血的患者评估生命体征，有无贫血貌或恶病质。②对肿瘤大出血的患者评估呕血、黑便情况、生命体征、血常规的变化，根据临床表现判断失血量。③对幽门梗阻患者评估有无水、电解质失衡及营养障碍。

（3）心理-社会状况：评估患者及其家属的心理承受能力、对疾病的认知程度及社会支持系统等。

知识点 10：胃癌的护理诊断　　　　　　　副高：掌握　　正高：熟练掌握

（1）焦虑/恐惧：与患者对癌症的恐惧、担心治疗效果和预后有关。

（2）营养失调，低于机体需要量：与长期食欲缺乏、消化吸收不良及癌肿导致的消耗增加有关。

（3）潜在并发症：出血、十二指肠残端破裂、吻合口瘘、消化道梗阻、倾倒综合征、残胃癌等。

知识点 11：胃癌的术前护理措施　　　　　副高：熟练掌握　　正高：熟练掌握

（1）缓解焦虑与恐惧：患者对癌症及预后有很大顾虑，常有消极悲观情绪以及恐惧心理，鼓励患者表达自身感受，根据患者个体情况提供信息，向患者解释胃癌手术治疗的必要性，帮助患者消除不良心理，增强对治疗的信心。此外，应鼓励患者家属和朋友给予患者关心和支持，使其能积极配合治疗和护理。

（2）改善营养状况：伴有梗阻和出血的胃癌患者，术前常由于食欲缺乏、摄入不足、消耗增加以及恶心、呕吐等导致营养状况欠佳。应根据患者的饮食和生活习惯，制定合理食谱。给予高蛋白、高热量、高维生素、低脂肪、易消化的少渣食物；术前 1 天进流质饮食，术前 12 小时需禁食；对不能进食者，应遵医嘱予以静脉输液，补充足够的热量，必要时输血浆或全血，以改善患者的营养状况，提高其对手术的耐受性。

（3）胃肠道准备：对有幽门梗阻的患者，在禁食的基础上，术前 3 天起每晚用温生理盐水洗胃，以减轻胃黏膜水肿。术前 3 天给患者口服肠道不吸收的抗生素，必要时清洁肠道。

知识点 12：胃癌的术后护理措施　　　　　副高：熟练掌握　　正高：熟练掌握

（1）观察病情：密切观察生命体征、神志、尿量、切口渗血、渗液和引流液等情况。如通过引流管引流液颜色和量的变化，可早期发现出血、感染、吻合口瘘等征象，早期给予处理。

（2）体位护理：全麻清醒前取去枕平卧位，头偏向一侧，避免误吸。麻醉清醒后若血压稳定取低半卧位，有利于呼吸和循环，减少切口缝合处张力，减轻疼痛与不适。

（3）禁食、胃肠减压：术后早期禁食、胃肠减压，以减少胃内积气、积液，有利于吻合口愈合。

（4）肠外营养支持：因胃肠减压期间引流出大量含有各种电解质如钾、钠、氯、碳酸盐等的胃肠液，加之患者禁食，易造成水、电解质和酸碱失衡和营养缺乏。因此，术后需及时输液补充患者所需的水、电解质和营养素，必要时输血清白蛋白或全血，以改善患者的营养状况，促进切口愈合。详细记录 24 小时出入液量，为合理输液提供依据。

（5）早期肠内营养支持：术中放置空肠喂养管的胃癌根治术患者，术后早期经喂养管输注肠内营养液，对改善患者的全身营养状况、维护肠道屏障结构和功能、促进肠功能早期恢复、增强机体的免疫功能、促进伤口和肠吻合口的愈合等都有益处。护理时注意如下。①喂养管的护理：妥善固定喂养管，防止滑脱、移动、扭曲和受压；保持喂养管通畅，防止营养液沉积堵塞导管，每次输注营养液前后用生理盐水或温开水 20~30ml 冲管，输注营养液的过程中每 4 小时冲管 1 次。②控制输入营养液的温度、浓度和速度：营养液温度以接近体温为宜，温度偏低会刺激肠道引起肠痉挛，导致腹痛、腹泻；温度过高可灼伤肠道黏膜，甚至引起溃疡或出血；营养液浓度过高易诱发倾倒综合征。③观察有无恶心、呕吐、腹痛、腹胀、腹泻，以及水、电解质紊乱等并发症。

（6）饮食护理：肠蠕动恢复后可拔除胃管，逐渐恢复饮食。注意少食产气食物，忌生、冷、硬和刺激性食物。少量多餐，开始时每日 5~6 餐，以后逐渐减少进餐次数并增加每次进餐量，逐步恢复正常饮食。全胃切除术后，肠管代胃容量较小，开始全流质饮食时宜少量、清淡，每次饮食后需观察患者有无腹部不适。

（7）早期活动：除年老体弱或病情较重者，鼓励并协助患者术后第 1 天坐起轻微活动；第 2 天协助患者于床边活动；第 3 天可在病室内活动。患者活动量根据个体差异而定，早期活动可促进肠蠕动恢复，预防术后肠粘连和下肢深静脉血栓形成等并发症。

（8）并发症的观察和护理：参见本章第一节"胃、十二指肠溃疡的术后护理措施"。

知识点 13：胃癌的健康指导	副高：掌握　　正高：掌握

（1）指导患者自我调节情绪，保持乐观的心态。

（2）指导患者适当活动，注意劳逸结合。

（3）劝告患者戒烟酒，指导患者饮食上应少量多餐，营养丰富、定时定量，少食腌制和烟熏食品，避免过冷、过烫、过辣及油煎、油炸食物等。根据营养状况调整饮食，及时补充营养素。

（4）讲解化学治疗的必要性，告知如何防止化疗药物的不良反应，定期监测血常规、肝功能等情况，注意预防感染。

（5）应定期随访，随访内容包括症状、体征、肿瘤标志物化验、影像学检查，以及患者的心理状态等。术后最初的 3 年内，每 3~6 个月复查 1 次，3~5 年每半年复查 1 次，5 年以后每年随访 1 次。内镜检查每年 1 次。若有腹部不适、胀满、肝区肿胀、锁骨上淋巴结肿大等表现时，应随时复查。

第三节　急性出血性肠炎

知识点 1：急性出血性肠炎的概念	副高：掌握　　正高：熟练掌握

急性出血性肠炎是一种原因尚不明确的急性肠道炎症性病变，临床症状之一是血便。可

发生于任何年龄，多见于儿童和青少年。男女患病比例为（2~3）:1。因在手术或尸检中可以观察到充血、水肿、出血、坏死等不同阶段的病理改变，故又称为"节段性出血坏死性肠炎"。

知识点2：急性出血性肠炎的病因及发病机制　　　副高：掌握　正高：熟练掌握

病因尚未确定，其发病可能与肠道缺血、感染等因素有关。另外，还与饮食习惯突然改变、蛔虫及其毒素所致的变态反应有关。

（1）感染：C型产气性Welch梭状芽孢杆菌能产生一种蛋白质外毒素称β毒素，现认为与本病有关。该菌为专性厌氧菌，其产生的β毒素影响肠壁微循环，使肠黏膜充血、水肿、坏死，甚至穿孔。

（2）胰蛋白酶减少或活性降低：胰蛋白酶能降解Welch梭状芽孢杆菌产生的β毒素，对防止本病的发生起到重要的作用。长期低蛋白饮食，进食大量甘薯、大豆等含有耐热性胰蛋白酶抑制因子的食物，可使胰蛋白酶活性和浓度降低，进而患病。

（3）饮食不当：使肠道生态学发生改变，有利于Welch梭状芽孢杆菌大量繁殖，并有利于β毒素致病。

（4）变态反应：由于本病起病后迅速发生肠出血、坏死，病变肠组织血管壁内纤维素样坏死及嗜酸性粒细胞浸润，有学者认为本病的发生与变态反应有关。

知识点3：急性出血性肠炎的病理生理　　　副高：掌握　正高：熟练掌握

病变主要在空肠和回肠，有时可累及结肠。肠道病变范围可局限，亦可呈多发性，主要为坏死性炎性病变。肠黏膜广泛出血、斑片状或大片坏死、溃疡形成，表面覆盖灰绿色假膜，病灶周围有大量嗜酸性粒细胞、中性粒细胞及单核细胞浸润，自黏膜下层开始，随病变的扩大，可向肌层及浆膜层发展，甚至溃疡穿孔引起腹膜炎。肠外器官有时亦发生病变，如腹腔血性浑浊渗液、肺水肿、肺出血和颅内出血等。

知识点4：急性出血性肠炎的临床表现　　　副高：掌握　正高：熟练掌握

以夏秋季发病多见，儿童、青少年发病多于成人。主要症状表现为急性腹痛、腹胀、呕吐、腹泻、便血，且腹痛呈阵发性绞痛或持续性疼痛伴阵发性加剧，随之有腹泻，多为血水样便或果酱样腥臭便，伴有发热、恶心、呕吐。少数患者以血便为主要症状而腹痛不明显。如肠坏死或穿孔时可有明显的腹膜炎征象，严重时会出现中毒性休克。

（1）症状：①腹痛。既是首发症状又是主要症状。病变初期常表现为逐渐加剧的脐周或左中上腹阵发性绞痛，逐渐转为全腹或右下腹持续性痛并有阵发性加剧。一般在1~3天后加重，重者可产生腹膜刺激状。腹痛在便血控制后3~5天仍可每天发作数次，可为最后消失的症状。②腹泻与便血。腹痛发生后即可有腹泻，每日数次至十数次不等。无里急后重。粪便初为糊状而带粪质，后渐为黄水样，继之即呈血水状或呈赤豆汤和果酱样，甚至可呈鲜血状或暗红色血块，粪质少而具难闻的腥臭味。出血多少不定，轻者可仅粪便隐血阳性无便血；严重者一天出血可达数百毫升。腹泻和便血时间短者仅 1~2 天，长者可达 1 个多月，且可呈间歇发作，或反复多次发作。严重患者后期因中毒症状严重，发生麻痹性肠梗阻时便次减少甚至停止，但肛门指检多能发现血便为本病的特征之一。③呕吐与腹胀。常伴有恶心呕吐，呕吐常为黄水，严重者呈咖啡样或血水样。患者可有腹胀，尤其是肠梗阻型和腹膜炎型患者可有明显腹胀，查体时可见腹部膨隆，部分可见肠型。④全身中毒症状。起病后不久即出现发热，一般在 38~39℃，少数可达 40℃ 以上，持续 4~7 天后渐退，偶有长达 2~3 周者。中毒症状严重者可出现抽搐、昏迷，也可出现四肢厥冷、皮肤暗紫花纹、血压下降、中毒性休克。腹泻、便血严重时，可出现贫血、脱水和酸中毒。

（2）腹部体征：有不同程度的腹胀，压痛明显，可有反跳痛。肠鸣音减弱，有腹水时可叩出移动性浊音。

知识点5：急性出血性肠炎的辅助检查　　　　副高：掌握　正高：熟练掌握

（1）实验室检查：①血常规检查，主要用于判断是否感染以及感染的程度。白细胞计数升高，可达（12~20）×10⁹/L，中性粒细胞增多伴核左移，甚至出现中毒颗粒。②粪便检查，镜下可见大量红细胞，有血便或隐血强阳性，有少量或中量脓细胞。

（2）B超检查：有程度不同的腹水。

（3）X线检查：可判断是否有肠穿孔及梗阻情况，为后续治疗提供依据。通常腹部透视或平片可见中腹或上腹部肠管充气、扩张，黏膜皱襞模糊、粗糙，肠壁水肿增厚，肠间隙增宽。立位片中有大小不等的液平面提示肠梗阻。肠穿孔者可有气腹。在急性期不宜做胃肠钡餐或钡灌肠检查，以免发生肠穿孔。

（4）腹腔穿刺：有血性液或脓血性液。

知识点6：急性出血性肠炎的治疗要点　　　　副高：掌握　正高：熟练掌握

以非手术治疗为主，治疗原则为减轻消化道负担，加强全身支持治疗，纠正水电解质紊乱，控制感染，改善中毒症状，积极防治休克及其他并发症。

（1）非手术治疗

1）禁食、胃肠减压：轻者禁食 7~8 天，重者禁食 14~21 天，疑诊时即应禁食，确诊后更应禁食。待腹胀消失和腹痛减轻，腹部体征基本消失，无便血或大便隐血转阴，临床一般情况明显好转，可给予易消化、无刺激性流质饮食，逐渐过渡到半流质、软食乃至正常饮食。住院期间还应卧床休息，腹胀者应早做胃肠减压。

2）药物治疗：肾上腺皮质激素可减轻中毒症状，抑制变态反应，改善和提高机体应激能力，但有加重出血和促发肠穿孔的危险。在高热、中毒性休克时可使用，原则是短期、大量静脉给药。常用药物有氢化可的松、地塞米松等；抗生素可控制肠道内细菌感染，有利于减轻肠道损害。常用的抗生素有氨苄西林、第三代头孢菌素和喹诺酮类药物等，抗厌氧菌感染宜用甲硝唑或替硝唑。一般选两种联合应用，给药途径以静脉滴入为宜；抗毒血清采用Welchi杆菌抗毒血清有较好疗效，但临床上未广泛使用；双歧杆菌活菌属于微生态制剂，能调节肠道菌群；蒙脱石散吸附肠道内毒素，修复黏膜屏障，可口服或胃管内注入；补充胰蛋白酶可水解β毒素，减少其吸收，可清除肠道坏死组织；疑似或诊断为肠蛔虫感染者在出血停止、全身情况改善后，应施以驱虫治疗，可用左旋咪唑；明确诊断后，腹痛较剧者可用阿托品、罗痛定肌内注射，必要时用哌替啶肌内注射。另外，高热时物理降温的同时可加用解热药。

（2）手术治疗：手术是内科治疗措施的继续，当由于病情严重、发展迅速、内科治疗无效而持续加重或出现严重并发症时，应考虑实施手术治疗。

1）手术指征：①经非手术治疗，全身中毒症状不见好转且有休克倾向，局部体征加重者。②有明显腹膜刺激征考虑肠坏死穿孔者。③有肠梗阻表现经非手术治疗不见好转者。④反复肠道大出血非手术治疗无法控制者。

2）手术方式：应根据周身情况和肠管病变严重程度而定。①如肠管表现为充血和浆膜下出血，无坏死穿孔，也无大量消化道出血，仅给予普鲁卡因肠系膜封闭即可。②有肠穿孔或有不可控制的消化道出血，病变部分可行一期切除吻合术。③病变广泛，远端肠管无坏死，可切除坏死肠段，行双腔造口，待恢复后再行二期吻合。也可行一期吻合后远端做导管造口，待肠功能恢复后再将导管拔除。

| 知识点7：急性出血性肠炎的护理评估 | 副高：掌握　正高：熟练掌握 |

（1）健康史：询问患者的性别、年龄、既往史。

（2）身体状况：评估患者是否有腹胀、腹痛，是否有恶心、呕吐、腹泻和腥臭血便，是否有不洁饮食史；评估患者腹肌是否紧张，腹部听诊肠鸣音是否减弱；评估患者是否有发热、恶心、呕吐及全身中毒症状；评估生命体征是否正常，有无四肢湿冷、尿量减少等休克症状。

（3）心理-社会状况：评估患者对疾病有无认识，对治疗有无信心，疾病是否引起患者和家属的焦虑和恐惧。

| 知识点8：急性出血性肠炎的护理诊断 | 副高：掌握　正高：熟练掌握 |

（1）疼痛：与肠坏死、溃疡甚至穿孔及手术创伤有关。

（2）有体液不足的危险：与腹泻、呕吐有关。

（3）排便异常：与疾病有关。

（4）营养失调，低于机体需要量：与食欲缺乏、恶心、呕吐有关。

（5）生命体征的改变：与四肢湿冷、尿量减少等休克症状有关。

（6）焦虑、恐惧：与不了解疾病的发展及预后、对疾病的治疗效果没有信心、担心手术治疗以及术后生活方式改变等因素有关。

（7）知识缺乏：与缺乏有关急性出血性肠炎的医护知识有关。

知识点9：急性出血性肠炎的护理措施　　　副高：熟练掌握　正高：熟练掌握

（1）心理护理：该病早期诊断困难，病情重，变化快，患者在多次腹泻、便血后会产生焦虑和恐惧心理，护士应向其讲解疾病及治疗的知识，使其积极配合治疗。

（2）病情观察：严密监测病情变化。①意识、生命体征、面色及尿量，患者出现血压下降、面色苍白、四肢湿冷，提示有大出血。尿量是发现休克及判断休克治疗效果的依据。②观察血便的次数、量、颜色变化等，监测便血患者血红蛋白、血细胞比容等指标的变化。③观察腹痛和腹胀的进展情况，腹膜刺激症状加重说明有肠坏死可能。④记录出入量。

（3）禁食、胃肠减压：早期严格禁食是治疗本病的要点，根据症状轻重决定禁食时间长短，过早进食有复发的可能，禁食过久易引起营养不良并延长治愈时间。一般认为腹痛、腹胀消失，连续3天粪便隐血转阴是试行进食的指征。中度或重度腹胀者，在禁食同时须行胃肠减压，要保持胃肠减压管通畅，准确记录引流物的性质、颜色及量，供补液参考。

（4）补充血容量：建立2条静脉通道，并进行快速足量补液，纠正脱水与酸中毒。应根据患者心率、尿量及有无口渴情况，合理调整液体滴速，恢复有效循环血量。脱水、酸中毒纠正后，警惕出现低钾血症和低钙血症。

（5）饮食与营养：经口进食前，应尽早给予完全肠外营养，监测血红蛋白、白蛋白等指标的变化，必要时输血、补充人血白蛋白。恢复饮食后，由流质、半流质及软食逐渐过渡，进食量从少量开始逐渐增加，鼓励患者少食多餐。必要时选择要素饮食，以补充多种维生素，便于消化吸收。

（6）用药护理：按时给予广谱抗生素防治感染，静脉滴注肾上腺皮质激素抑制炎症反应，同时使用 H_2 受体阻滞药，防止应激性溃疡的发生。适时给予止血药和收缩血管药物，必要时给予一定量肝素，防止 DIC 的发生。

（7）对症护理：协助患者取舒适体位，保持病室安静、温湿度适宜，减少不良环境刺激引起的疼痛；适当给予解痉镇痛药；体温过高时采取物理降温，及时记录降温效果。

（8）手术患者的护理：手术前后除按腹部急诊手术常规护理外，继续上述护理。对于腹部回肠造口的患者，要进行肠造口护理。

知识点10：急性出血性肠炎的健康指导　　　副高：掌握　正高：掌握

（1）患者小肠切除后，特别是小肠广泛切除后易引起脂肪、蛋白质消化吸收不良，表现为腹泻、贫血和消瘦。告诫患者出院后切忌暴饮暴食，早期宜低脂肪，适量蛋白质、高糖类，清淡低渣饮食。随着肠道功能恢复，逐渐增加蛋白质和脂肪。避免大量进食破坏肠道内蛋白水解酶的食物，如甘薯类食物。注意饮食卫生。

（2）保持心情舒畅，坚持每天适量户外锻炼。适当休息，避免重体力劳动。

（3）定期门诊随访，出现腹痛、腹胀、腹泻、便血等症状应及时就医，切勿自行盲目乱服止泻、镇痛药，以免掩盖或耽误病情。

第四节　肠　梗　阻

| 知识点1：肠梗阻的概念 | 副高：掌握　正高：熟练掌握 |

肠内容物由于各种原因不能正常运行、顺利通过肠道，称为肠梗阻。肠梗阻是常见的外科急腹症之一。肠梗阻不但可引起肠管本身形态和功能的改变，还可导致全身性的生理紊乱，严重时可危及生命，临床表现复杂多变。

| 知识点2：肠梗阻的病因与分类 | 副高：掌握　正高：熟练掌握 |

（1）按肠梗阻发生的原因分类

1）机械性肠梗阻：最常见。是由各种原因导致的肠腔缩窄，肠内容物通过障碍。①肠内因素：如蛔虫梗阻、异物、粪块或胆石堵塞等。②肠壁因素：如肠扭转、肠套叠、先天性畸形、粘连性肠梗阻、腹腔肿瘤压迫等。③肠外因素：如粘连及束带压迫、疝嵌顿、肿瘤压迫等。

2）动力性肠梗阻：是由于神经抑制或毒素刺激引起的肠壁肌肉运动紊乱，但无器质性肠腔狭窄。又分为麻痹性肠梗阻和痉挛性肠梗阻两类。前者常见丁急性弥漫性腹膜炎、低钾血症、细菌感染，以及麻醉药物、铅中毒等。后者少见，可继发于尿毒症、肠功能紊乱等。

3）血运性肠梗阻：由于肠系膜血栓或栓塞形成，使肠管血运障碍，肠管失去蠕动能力，肠腔虽无阻塞，但肠内容物停止运行，可迅速继发为肠坏死。

（2）按肠壁有无血运障碍分类

1）单纯性肠梗阻：只有肠内容物通过受阻，无肠管血运障碍。

2）绞窄性肠梗阻：因肠系膜血管或肠壁小血管受压、血管腔栓塞或血栓形成而使相应肠段急性缺血，引起肠坏死、穿孔。

（3）其他分类：按梗阻的部位可分为高位（十二指肠或空肠）肠梗阻和低位（回肠）肠梗阻；按梗阻的程度又可分为完全性肠梗阻和不完全性肠梗阻；按梗阻发展快慢分为急性肠梗阻和慢性肠梗阻。

| 知识点3：肠梗阻的病理生理 | 副高：掌握　正高：熟练掌握 |

（1）局部变化

1）单纯性机械性肠梗阻早期，一方面，梗阻以上肠管蠕动增强，以克服肠内容物通过障碍；另一方面，肠腔内因液体和气体的堆积而膨胀，积液主要来自胃肠道分泌液，肠管内70%气体是咽下的空气，30%是由血液弥散至肠腔内及细菌发酵后产生的气体。梗阻部位越低，时间越长，肠腔积气、积液引起的肠膨胀越明显。

2）急性完全性梗阻时，肠腔内压力迅速增加，肠壁静脉回流受阻，肠壁充血、水肿、增厚，呈暗红色。由于组织缺氧，毛细血管通透性增加，肠壁上有出血点，并有血性渗出液渗入肠腔和腹腔。随着血运障碍的发展，继而出现动脉血运受阻，血栓形成，肠壁失去活力，肠管变成紫黑色。由于肠壁变薄、缺血和通透性增加，腹腔内出现带有粪臭的渗出液，可引起腹膜炎。最后，肠管可缺血坏死而破溃穿孔。

3）慢性不完全性肠梗阻局部改变是由于长期肠蠕动增强，梗阻近端肠壁代偿性肥厚和肠腔扩张，远端肠管变细、肠壁变薄。痉挛性肠梗阻多为暂时性，肠管多无明显的病理变化。

（2）全身变化

1）水、电解质、酸碱失衡：胃肠道的分泌液每日约为8000ml，肠梗阻时，吸收功能障碍，胃肠道分泌的液体积存在肠腔，同时肠壁继续有液体向肠腔内渗出，导致体液在第3间隙的丢失。高位肠梗阻时由于早期频繁呕吐、不能进食，更易出现脱水，加之酸性胃液及大量 Cl^- 丢失产生代谢性碱中毒。低位肠梗阻时，因丢失大量的碱性消化液加之组织灌注不良，酸性代谢产物剧增，可引起严重的代谢性酸中毒。

2）感染和中毒：以低位肠梗阻表现显著。由于梗阻以上的肠腔内细菌数量显著增加，细菌繁殖产生大量毒素。由于肠壁血运障碍，通透性增加，细菌和毒素可以透过肠壁引起腹腔内感染，并经腹膜吸收引起全身性感染。

3）休克及多器官功能障碍综合征：体液大量丧失、血液浓缩、血容量减少、电解质紊乱、酸碱平衡失调、细菌感染、毒素的释放等均可引起严重休克。当肠坏死、穿孔发生腹膜炎时，全身中毒症状尤为严重，最后可引起严重的低血容量性休克和中毒性休克。肠腔大量积气、积液引起腹内压升高，膈肌上抬，影响肺的通气及换气功能；同时腹内压增高阻碍了下腔静脉回流，从而导致呼吸、循环功能障碍，最后因急性肾功能和循环、呼吸衰竭而死亡。

知识点4：肠梗阻的临床表现　　　　　　　　　　副高：掌握　　正高：熟练掌握

（1）症状：由于肠梗阻的原因、部位、病变程度、发病急慢的不同，可有不同的临床表现，但肠内容物不能顺利通过肠腔是共同特点，其共同症状表现是腹痛、呕吐、腹胀、停止排便排气。

1）腹痛：阵发性腹部绞痛是机械性肠梗阻的特征，因梗阻部位以上强烈肠蠕动所致，疼痛多在腹中部，也可偏于梗阻所在的部位。持续性阵发性加剧的绞痛提示绞窄性肠梗阻或机械性肠梗阻伴感染。麻痹性肠梗阻时表现为持续性胀痛，无绞痛。若肠壁已发生缺血坏死则呈持续性剧烈腹痛。

2）呕吐：梗阻早期，呕吐呈反射性，呕吐物为食物或胃液。此后，呕吐随梗阻部位高低而有所不同。高位梗阻呕吐早且频繁，呕吐物是胆汁样物；低位梗阻呕吐迟而少、呕吐物呈粪臭样物。结肠梗阻呕吐迟，以腹胀为主。绞窄性肠梗阻时呕吐物呈咖啡样或血性。

3）腹胀：一般在梗阻发生一般时间无出现，与梗阻位置也有关系。高位梗阻一般无腹胀，可见胃型；低位梗阻及麻痹性肠梗阻腹胀显著，遍及全腹，可见肠型；绞窄性肠梗阻表现为不均匀腹胀。

4）停止排便排气：见于急性完全性肠梗阻。但梗阻初期、高位梗阻、不完全性梗阻可有排便排气。血性便或果酱便见于绞窄性肠梗阻、肠套叠、肠系膜血管栓塞等。

（2）体征

1）全身：单纯性肠梗阻早期，患者全身情况多无明显改变，梗阻晚期或绞窄性肠梗阻患者可有口唇干燥、眼窝塌陷、皮肤弹性降低、尿少或无尿等明显缺水表现，以及脉搏细速、血压下降、面色苍白、四肢湿冷等中毒和休克征象。

2）腹部：机械性肠梗阻时腹部膨隆，可见肠蠕动波、肠型；麻痹性肠梗阻者见均匀性腹胀，肠扭转时有不均匀腹胀；单纯性肠梗阻者有轻度压痛，绞窄性肠梗阻者有固定压痛和腹膜刺激征，可扪及痛性包块；绞窄性肠梗阻腹腔内有渗液，移动性浊音阳性。机械性肠梗阻时肠鸣音亢进，有气过水声或金属音；麻痹性肠梗阻或绞窄性肠梗阻后期腹膜炎时肠鸣音减弱或消失；直肠指诊扪及肿块提示肿瘤或肠套叠的套头，有血迹提示肠套叠或绞窄。

知识点5：肠梗阻的辅助检查　　　　　　　　　　副高：掌握　　正高：熟练掌握

（1）实验室检查：主要包括血常规、血气分析、血清电解质和肾功能检查。因肠梗阻可使患者丢失大量水、电解质、酸碱物质等，所以考虑诊断肠梗阻的患者常规需要抽血查上述项目，了解全身的生理状况，以进行相应的纠正。单纯性肠梗阻后期白细胞计数增加。血液浓缩后，红细胞计数增高、血细胞比容、尿比重升高；绞窄性肠梗阻早期即有白细胞计数增加。水、电解质紊乱时伴钾离子、氯离子、钠离子等的改变。除以上检查之外，常常需要进行呕吐物和粪便的相关检查，目的是直观了解消化道的出血情况，如有大量红细胞或隐血阳性，则应考虑肠管有血运障碍。

（2）影像学检查：在梗阻6小时后X线立位平片见梗阻近段多个液平面及气胀肠襻，梗阻远段肠内无气体。空肠梗阻时X线平片示"鱼肋骨刺"征；结肠梗阻X线平片示结肠袋；麻痹性梗阻时X线片示小肠、结肠均扩张。腹部X线平片结肠和直肠内均含气体提示不完全性肠梗阻或完全性肠梗阻早期。CT检查适用于疑似肠梗阻的患者进一步评估，有助于协助明确肠梗阻原因和程度，如肠扭转或肠绞窄；CT小肠造影是指将对比剂通过口服或灌肠使全小肠充盈后再行CT扫描。该检查有助于诊断临床高度怀疑梗阻且症状相对稳定的患者。水溶性对比剂不仅对部分小肠梗阻具有诊断意义，而且有治疗价值。超声检查对严重肠梗阻的筛查敏感性较高（85%），同时常常是儿童肠套叠诊断的首选检查。肠梗阻，尤其有坏疽、穿孔可能时，不做钡灌肠检查，因为钡剂溢入腹腔会加重腹膜炎。结肠梗阻和肠套叠时低压钡灌肠可提高确诊率。

知识点6：肠梗阻的治疗要点　　　　　　　　副高：掌握　正高：熟练掌握

肠梗阻的治疗目标为矫正因肠梗阻所致的水、电解质、酸碱平衡紊乱等全身生理状况紊乱，以及解除梗阻。主要治疗方法为手术治疗和非手术治疗，应根据患者肠梗阻的原因、性质、部位，以及全身情况和病情严重程度等，决定具体的治疗方案。

（1）基础治疗

1）胃肠减压：是治疗肠梗阻的重要方法之一。通过胃肠减压，吸出胃肠道内的气体和液体，可减轻腹胀，降低肠腔内压力，减少肠腔内的细菌和毒素，改善肠壁血液循环，有利于改善局部病变和全身情况。

2）纠正水、电解质紊乱和酸碱失衡：不论采用手术还是非手术治疗，纠正水、电解质紊乱和酸碱失衡是极重要的措施。输液所需容量和种类须根据呕吐情况、缺水体征、血液浓缩程度、尿排出量和比重，并结合血清钾、钠、氯和血气分析监测结果而定。单纯性肠梗阻，特别是早期，上述生理紊乱较易纠正。而在单纯性肠梗阻晚期和绞窄性肠梗阻，尚须输给血浆、全血或血浆代用品，以补偿在肠腔或腹腔内丢失的血浆和血液。

3）防治感染和中毒：应用抗肠道细菌，包括抗厌氧菌的抗生素。一般单纯性肠梗阻可不应用，但对单纯性肠梗阻晚期，特别是绞窄性肠梗阻以及手术治疗的患者，应该使用。

4）药物治疗：主要目的是为纠正水、电解质、酸碱平衡紊乱，营养支持以及防治感染，具体包括生理盐水、氯化钾注射液、葡萄糖注射液、氨基酸注射液及广谱抗生素等。对于特殊的动力性肠梗阻，还可使用促进肠道蠕动的药物。

（2）解除梗阻

1）非手术治疗：适用于单纯性粘连性肠梗阻、麻痹性或痉挛性肠梗阻、蛔虫或粪块堵塞引起的肠梗阻、肠结核等炎症引起的不完全性肠梗阻等。除以上治疗外还包括中医中药治疗、口服或胃肠道灌注生植物油、针刺疗法、腹部按摩等。治疗期间必须严密观察，如症状、体征不见好转甚至加重，即应手术治疗。

2）手术治疗：适用于各种类型的绞窄性肠梗阻及由肿瘤、先天性肠道畸形引起的肠梗阻、非手术治疗无效的患者。手术目的是在最短的时间内，以最简单的方法解除梗阻或恢复肠腔的通畅。手术方式如下。①单纯解除梗阻的手术：如粘连松解术、肠切开取异物术、肠扭转复位术等。②肠切除吻合术：肠肿瘤、炎症性狭窄或局部肠袢已坏死。③肠短路吻合术：晚期肿瘤已浸润固定，或肠粘连成团与周围组织粘连广泛者，可将梗阻近端与远端肠袢行短路吻合术。④肠造口或肠外置术，一般情况极差或局部病变不能切除的低位梗阻患者，可行肠造口术，暂时解除梗阻。腹腔镜肠粘连松解术具有创伤小、腹腔暴露机会少、脏腹膜干扰轻等特点，造成新粘连的机会低，目前也已广泛应用于临床。

知识点7：肠梗阻的术前护理评估　　　　　　副高：掌握　正高：熟练掌握

（1）健康史：了解患者的一般情况，包括年龄、性别，发病前有无体位不当、饮食不当、饱餐后剧烈活动等诱因；既往有无腹部手术及外伤史、各种急慢性肠道疾病史及个人卫生情况等。

（2）身体状况：评估腹痛、腹胀、呕吐、停止排气排便等症状的程度、有无进行性加重；呕吐物、排泄物、胃肠减压抽出液的量及性状；有无腹膜刺激征。评估梗阻的类型。评估生命体征的变化情况；有无眼窝凹陷、皮肤弹性降低等明显的脱水体征；有无出现水、电解质、酸碱失衡或休克的征象。

（3）心理-社会状况：评估患者的心理情况，有无过度焦虑或恐惧，是否了解围手术期的相关知识；了解患者的家庭、社会支持情况，包括患者家属对肠梗阻相关知识的掌握程度，对患者心理和经济的支持情况等。

知识点8：肠梗阻的术后护理评估　　　　　副高：掌握　　正高：熟练掌握

（1）术中情况：了解患者采取的麻醉、手术方式，以及术中输血、输液情况。
（2）术后情况：评估患者回病房后的神志、生命体征及切口情况；评估腹腔引流管是否通畅有效，引流液的颜色、性状和量；了解患者有无切口疼痛、腹胀、恶心、呕吐等不适；评估患者术后有无发生肠粘连、腹腔内感染或肠瘘等并发症；评估切口愈合及术后康复情况。

知识点9：肠梗阻的护理诊断　　　　　　　副高：掌握　　正高：熟练掌握

（1）急性疼痛：与肠蠕动增强或肠壁缺血有关。
（2）体液不足：与频繁呕吐、腹腔及肠腔积液、胃肠减压等有关。
（3）潜在并发症：术后肠粘连、腹腔感染、肠瘘。

知识点10：肠梗阻的术前护理措施　　　　副高：熟练掌握　　正高：熟练掌握

（1）饮食护理：肠梗阻患者应禁食。若梗阻缓解，患者排气、排便，腹痛、腹胀消失后可进流质饮食，忌食产气的甜食和牛奶等。
（2）胃肠减压护理：多采用鼻胃管减压，胃肠减压期间应观察和记录引流液的颜色、性状和量，若发现有血性引流液，应考虑有绞窄性肠梗阻的可能。
（3）体位护理：患者生命体征稳定可取低半卧位，使膈肌下降，减轻腹胀对呼吸的影响。
（4）缓解腹痛和腹胀：若无肠绞窄或肠麻痹，应用阿托品类抗胆碱药解除胃肠道平滑肌痉挛，使腹痛得以缓解。不可随意应用吗啡类镇痛药，以免掩盖病情。
（5）呕吐的护理：呕吐时嘱患者坐起或头侧向一边，以免误吸引起吸入性肺炎或窒息；及时清除口腔内呕吐物，给予漱口、刷牙，保持口腔清洁；观察记录呕吐物的颜色、性状和量。

（6）**严格记录出入量**：严格观察和记录呕吐量、胃肠减压量、入量和尿量等，结合实验室检查，注意有无水、电解质失衡。

（7）**合理输液**：结合出入量、血清电解质和血气分析结果合理安排输液种类和调节输液量。

（8）**防治感染和脓毒症**：正确、按时应用抗生素可有效防治细菌感染，减少毒素产生，同时观察用药效果和不良反应。

（9）**严密观察病情变化**：定时测量、记录生命体征变化，严密观察腹痛、腹胀、呕吐及腹部体征情况。若患者症状与体征不见好转反而加重，应考虑有肠绞窄的可能。

知识点11：肠梗阻的术后护理措施　　　　　副高：熟练掌握　正高：熟练掌握

（1）**严密观察病情**：观察患者的生命体征、腹部症状和体征的变化。观察腹痛、腹胀的改善程度，呕吐及肛门排气、排便情况等。留置胃肠减压和腹腔引流管时，观察和记录引流液的颜色、性状和量。

（2）**体位护理**：全麻术后未清醒时给予平卧位，头偏向一侧。麻醉清醒、血压平稳后给予半卧位。

（3）**饮食护理**：禁食，禁食期间给予补液。待肠蠕动恢复排气后进少量流质饮食，但忌甜食、牛奶，进食后若无不适，逐步过渡至半流质饮食。

（4）**胃肠减压和腹腔引流管的护理**：妥善固定引流管，保持引流通畅，避免受压、扭曲。观察并记录引流液的颜色、性质和量。

（5）**并发症的观察和护理**：术后，尤其是绞窄性肠梗阻手术后，若出现腹部胀痛、持续发热、白细胞计数增多、腹壁切口处红肿或腹腔内引流管周围流出较多带有粪臭味的液体，应警惕腹腔内或切口感染及肠瘘的可能，应及时报告医师，并协助处理。因患者需要长时间卧床，要注意避免下肢静脉血栓的形成，鼓励患者多翻身、多活动，以增加肠梗阻缓解的机会。

（6）**早期活动**：在病情允许的情况下，鼓励患者早期下床活动，促进肠蠕动恢复，防止肠粘连。

知识点12：肠梗阻的健康指导　　　　　　　　副高：掌握　正高：掌握

（1）**饮食指导**：少食刺激性强的辛辣食物等，宜进高蛋白、高维生素、易消化吸收的食物。避免暴饮暴食，饭后忌剧烈活动。

（2）**保持排便通畅**：老年便秘者应通过调整饮食、腹部按摩等方法保持排便通畅，无效者可适当给予缓泻药，避免用力排便。

（3）**自我监测**：指导患者自我监测病情，若出现腹痛、腹胀、呕吐、停止排便等不适，及时就诊。

第五节 肠 瘘

知识点1：肠瘘的概念　　　　副高：掌握　正高：熟练掌握

肠瘘是指肠管与其他脏器、肠管与腹壁外出现病理性通道，造成肠内容物流出肠腔，引起感染、体液丢失、营养不良和器官功能障碍等一系列病理生理改变的疾病。可分为内瘘和外瘘两类。

知识点2：肠瘘的病因　　　　副高：掌握　正高：熟练掌握

（1）先天性：与胚胎发育异常有关，如卵黄管未闭所致脐肠瘘，但很罕见。

（2）后天性：占肠瘘发生率的95%以上。病因如下。①腹部手术损伤：多数肠瘘是由手术创伤引起的。常见原因为手术误伤肠壁或吻合口愈合不良。②腹部创伤：无论是腹部开放性损伤还是闭合性损伤，受损的肠管未经及时处理可发展为肠瘘。③腹腔或肠道感染：憩室炎、腹腔脓肿、克罗恩（Crohn）病、溃疡性结肠炎、肠结核、肠系膜缺血性疾病。④腹腔内脏器或肠道的恶性病变：肠道恶性肿瘤。

（3）治疗性：是指根据治疗需要而施行的人工肠造口，如空肠造口、结肠造口等。

知识点3：肠瘘的分类　　　　副高：掌握　正高：熟练掌握

（1）按肠腔是否与体表相通分类

1）肠外瘘：指肠腔通过瘘管与体表相通，多见。肠外瘘根据瘘口的形态分为管状瘘及唇状瘘。前者常见，是指肠壁瘘口与腹壁外口之间存在一瘘管；后者可直接在创面观察到破裂的肠管及在瘘口处外翻成唇状的肠黏膜。

2）肠内瘘：指肠腔通过瘘管与腹内其他脏器或肠管的其他部位相通，如胆囊横结肠瘘、直肠膀胱瘘、空肠空肠瘘等。

（2）按肠道连续性是否存在分类

1）侧瘘：肠壁瘘口范围小，仅有部分肠壁缺损，肠腔仍保持其连续性。

2）端瘘：肠腔连续性完全中断，其近侧端与体表相通，肠内容物经此全部流出体外，亦称完全瘘。此类瘘很少见，多为治疗性瘘。

（3）按瘘管所在的部位分类

1）高位瘘：包括胃、十二指肠、位于十二指肠悬韧带（Treitz韧带）100cm范围内空肠上段的瘘如胃十二指肠瘘、十二指肠空肠瘘。

2）低位瘘：指距离十二指肠悬韧带100cm以远的空肠下段、回肠与结肠的瘘。

（4）按肠瘘的日排出量分类

1）高流量瘘：指每日消化液排出量在500ml以上。

2）低流量瘘：指每日排出的消化液在 500ml 以下。

典型肠瘘的发生发展一般经历4个阶段，相继出现以下病理改变。

（1）腹膜炎期：主要发生于创伤或手术后1周以内。由于肠内容物经肠壁缺损处漏出，对瘘口周围组织产生刺激，引起腹膜炎症反应。其严重程度依瘘口的位置、大小、漏出液的性状和数量不同而异。高位、高流量的空肠瘘，漏出液中含有大量胆汁、胰液，具有强烈的消化、腐蚀作用，而且流量大，常形成急性弥漫性腹膜炎。瘘口小、流量少的肠瘘则可形成局限性腹膜炎。

（2）局限性脓肿期：多发生于肠瘘发病后7~10天。由于急性肠瘘引起腹腔炎症反应、腹腔内纤维素渗出、引流作用、大网膜的包裹、肠瘘周围器官的粘连等，使渗漏液局限、包裹形成局限性脓肿。

（3）瘘管形成期：上述脓肿在没有及时人为引流情况下，可发生破溃，使脓腔通向体表或周围器官，从肠壁瘘口至腹壁或其他器官瘘口处，形成固定的异常通路，脓液与肠液经过此通道流出。

（4）瘘管闭合期：随着全身情况的改善和有效治疗，瘘管内容物引流通畅，周围组织炎症反应消退以及纤维组织增生，瘘管将最后被肉芽组织充填并形成纤维瘢痕而愈合。

肠瘘形成后的病理生理改变与瘘管的部位、大小、数目等相关。一般而言，高位肠瘘水、电解质紊乱及营养丢失严重，甚至出现多器官功能衰竭（MOF），导致患者死亡；低位肠瘘继发性感染明显。

（1）水、电解质及酸碱平衡失调：高位肠瘘时每日丧失的肠液量可高达7000ml，若未能得到及时补充，患者很快出现脱水、低血容量性休克和循环衰竭。在体液丢失的同时伴有电解质丢失。若丢失酸性胃液，电解质的丢失主要是氢离子和氯离子，可产生低氯低钾性碱中毒；若丢失大量碱性肠液，以钠、钾和碳酸氢根离子的丢失为主，引起代谢性酸中毒。

（2）营养不良：因肠液丢失的同时伴有大量消化酶和蛋白质丧失，加上炎症和创伤的额外消耗，导致严重的负氮平衡。患者体重急速下降，发生贫血、低蛋白血症、多器官功能障碍综合征（MODS），甚至伴发恶病质而死亡。

（3）消化液腐蚀：排出的消化液中含有大量消化酶，可消化腐蚀瘘管周围的组织及皮肤，引起局部糜烂、出血和继发感染。消化液若流入腹膜腔或其他器官内，还可引起弥漫性腹膜炎、腹腔内器官感染、腹腔脓肿等。

（4）感染：肠瘘一旦发生后，由于引流不畅而造成腹腔内脓肿形成。肠腔内细菌污染周围组织而发生感染，又因消化酶的腐蚀作用使感染难以局限，如肠瘘与胆道、膀胱相通则引起相应器官的感染，甚至发生败血症。

水、电解质和酸碱平衡紊乱，营养不良和感染是肠瘘患者的三大基本病理生理改变，尤其是营养不良和感染在肠瘘患者往往比较严重，而且互为因果，形成恶性循环，可引起脓毒血症和 MODS，最后出现 MOF 而死亡。

知识点6：肠瘘的临床表现　　　　　　　　副高：掌握　正高：熟练掌握

肠瘘的临床表现可因瘘管的部位及其所处的病理阶段不同而有所不同。

（1）腹膜炎期：多在创伤或手术后3~5天。

1）局部：由于肠内容物外漏，对周围组织器官产生强烈刺激，患者有腹痛、腹胀、恶心、呕吐或由于麻痹性肠梗阻而停止排便、排气。肠外瘘者，可于体表找到瘘口，并见消化液、肠内容物及气体排出，周围皮肤被腐蚀，出现红肿、糜烂，甚至继发感染，破溃出血。瘘口排出物的性状与瘘管位置有关，高流量的高位小肠瘘漏出的肠液中含有大量胆汁、胰液等，多呈蛋花样，刺激性强，腹膜刺激征明显；低位肠瘘若瘘口小，漏出液排出量小，可形成局限性腹膜炎。因漏出液内含有粪渣，有臭气。

2）全身：继发感染的患者体温升高，达38℃以上；患者可出现严重水、电解质及酸碱平衡失调，严重脱水者可出现低血容量性休克。若未得到及时、有效处理，可并发脓毒症、MODS，甚至死亡。

（2）腹腔内脓肿期：多发生于瘘形成后7~10天。排至腹腔的肠内容物引起腹腔内纤维素性渗出等炎症反应，若漏出物和渗出液得以局限，则形成腹腔内脓肿。患者可因脓肿所在部位的不同而表现为恶心、呕吐、腹泻、里急后重等，瘘口排出大量的脓性液体甚至脓血性液体。全身可继续表现为发热，若引流通畅，全身症状可逐渐减轻。

（3）瘘管形成期：在引流通畅的情况下，腹腔脓肿逐渐缩小，沿肠内容物排出的途径形成瘘管。这时患者的感染基本已控制，仅留有瘘口局部刺激症状及肠粘连表现，全身症状较轻甚至消失，营养状况逐渐恢复。

（4）瘘管闭合期：瘘管炎症反应消失，瘢痕愈合，患者临床症状消失。

知识点7：肠瘘的辅助检查　　　　　　　　副高：掌握　正高：熟练掌握

（1）实验室检查：血常规、血生化等来判断患者是否有感染、营养不良和代谢紊乱，检查引流物来判断其性质。

（2）影像学检查

1）腹部X线平片：通过腹部立、卧位X线平片检查了解有无肠梗阻，是否存在腹腔占位性病变。

2）B超检查：检查腹腔内有无脓肿及其分布情况，了解有无腹水，有无腹腔实质器官的占位病变等，必要时可行B超引导下经皮穿刺引流。

3）CT检查：是临床诊断肠瘘及其并发腹腔和盆腔脓肿的理想方法。特别是通过口服胃肠造影剂，进行CT扫描，不仅可明确肠道通畅情况和瘘管情况，还可协助进行术前评价，帮助确定手术时机。炎症粘连明显的肠管 CT 检查表现为肠管粘连成团，肠壁增厚和肠腔积液。此时手术，若进行广泛的粘连分离，不但不能完全分离粘连，还会造成肠管更多的继发损伤，产生更多的瘘。

4）消化道造影：是诊断肠瘘的有效手段，包括口服造影剂行全消化道造影和经腹壁瘘口行消化道造影。可明确是否存在肠瘘、肠瘘的部位与数量、瘘口的大小、瘘口与皮肤的距离、瘘口是否伴有脓腔，以及瘘口的引流情况，同时还可明确瘘口远、近端肠管是否通畅。如果是唇状瘘，在明确瘘口近端肠管的情况后，还可经瘘口向远端肠管注入造影剂进行检查。对肠瘘患者进行消化道造影检查，应注意造影剂的选择。一般对早期肠外瘘患者多使用 60% 泛影葡胺，多能清楚显示肠瘘情况。

5）瘘管造影：通过口服染料或者通过插入瘘口的导管或直接用注射器注入瘘管内，行瘘管造影。口服经过稀释的骨炭粉或亚甲蓝后，定时观察瘘口，记录骨炭粉或亚甲蓝排出的量和时间。如有染料经瘘口排出则瘘诊断明确；根据排出时间，可粗略估计瘘的部位；根据排出量的多少，可初步估计瘘口大小。瘘管造影有助于明确瘘的部位、大小，瘘管的长短，走行，以及脓腔范围，还可了解与肠瘘相关的部分肠袢的情况。

6）其他检查：对小肠胆囊瘘、小肠膀胱瘘等应进行胆管、泌尿道造影等检查。

知识点8：肠瘘的治疗要点	副高：掌握　正高：熟练掌握

肠瘘的治疗以纠正水、电解质和酸碱失衡，以及控制感染为主，肠外瘘要做好瘘口的处理，同时加强营养支持和保护重要器官，部分患者需要手术治疗。肠内瘘首先要治疗原发病，如为克罗恩病、肿瘤或其他腹腔内炎性病变导致的肠瘘，就应先控制原发病，然后施行手术治疗。肠外瘘的治疗因疾病所处的时期不同而有差别，比如，发病后 2~4 周的治疗关键是及早通畅地引流，当发病后 6~8 周感染控制后，在全身情况良好时，对于难以自愈的肠瘘可进行手术治疗。

（1）非手术治疗

1）控制感染：是挽救生命的关键。包括充分引流腹腔内肠液和渗液，全身应用抗生素。如出现腹痛、发热、腹胀等腹膜炎的表现，应及时行开腹探查术，清除腹腔内的肠液和分泌物。

2）纠正水、电解质及酸碱平衡：根据出入液量，监测血电解质及血气分析结果，及时调整和补充液体、电解质。

3）营养支持：早期以完全肠外营养为主，待腹膜炎得到控制，肠功能恢复，漏出量减少和无肠道梗阻时给予肠内营养，可促进胃肠道功能的恢复。

4）药物治疗：生长抑素制剂如奥曲肽等，能显著降低胃肠液分泌量，降低瘘口肠液的排出量，以减少液体丢失。当肠液明显减少时，改用生长激素，可促进蛋白质合成，加速组织修复，可与完全肠外营养配合使用。使用抗生素控制感染的同时，应注意保护重要器官的功能。

5）充分负压引流：经手术或瘘管放入双套管行负压引流，促使局部炎症及水肿消退，组织修复，瘘口逐渐收缩由大变小，管状瘘多可愈合。

6）堵塞瘘管：感染控制后，在瘘管内放置硅胶片或乳胶片，使肠液不再外流，患者可经口饮食补充营养，利于全身情况的改善。

（2）手术治疗：待感染控制和营养状况改善后可考虑手术，一般在肠瘘发生后 3~6 个月进行。

1）早期腹腔引流术：肠瘘发生后，腹膜炎症状明显，甚至有明显中毒症状及有局限性腹腔内脓肿或瘘管形成早期经皮穿刺置管引流有困难者，应早期行腹腔引流术。术中在瘘口附近放置引流管或双套管，以有效引流外溢肠液、促进局部炎症消散、促进组织修复及瘘管愈合。

2）瘘口造口术：瘘口大、腹腔污染严重、不能耐受一次性彻底手术者，可行瘘口造口术。待腹腔炎症完全控制、粘连组织大部分吸收、患者全身情况改善后再行二次手术，切除瘘口，肠管行端端吻合。

3）肠段部分吻合术：切除瘘管邻近已有病理改变的肠袢后行肠吻合术，这是最常用的术式。效果好，可根治肠瘘，适用于空回肠和结肠的肠外瘘。

4）肠瘘局部楔行切除术：适合于瘘口小、肠壁周围组织正常者。

5）肠瘘旷置术：瘘管近远端做短路手术，适合于肠瘘口大，情况复杂，肠液流出量多，局部感染严重，肠外和肠内营养难以长期维持又不能耐受一次性彻底手术者。可待患者情况好转后再切除旷置肠段。

知识点9：肠瘘的护理评估　　　　　　　　　　　副高：掌握　　正高：熟练掌握

（1）健康史：了解患者有无腹部外伤或手术史，若系手术并发症，了解手术情况及肠瘘发生后的治疗经过和效果。了解患者的体重及营养情况，评估患者是否存在营养不良，以确定患者能否接受范围大、创伤大的手术。

（2）身体状况：评估肠瘘的类型、数目，腹壁上多个瘘口的相互关系；评估肠液外漏情况，肠液量的多少，有无漏口周围皮肤受损；评估患者有无腹痛、腹部压痛、反跳痛、肌紧张等腹膜炎征象；评估患者有无消瘦、乏力、水肿等营养不良表现；评估患者有无寒战、高热、呼吸快、脉率快等脓毒血症的表现。

（3）心理-社会状况：评估患者是否因病程长、工作和生活受到影响、家庭经济负担增加、担心疾病的预后而感到焦虑不安；是否因肠内容物不断流出刺激皮肤并引起破损而感到痛苦；是否因治疗时间长、治疗效果欠佳对治疗失去信心；家庭成员是否能给予足够的心理支持。

知识点10：肠瘘的护理诊断　　　　　　　　　　副高：掌握　　正高：熟练掌握

（1）**体液不足**：与禁食、肠液大量外漏有关。

（2）**体温过高**：与腹腔感染有关。

（3）营养失调，低于机体需要量：与肠液大量外漏、炎症和创伤等所致的高消耗、消化道的吸收功能降低有关。

（4）皮肤完整性受损：与瘘口周围皮肤被消化液腐蚀有关。

（5）焦虑：与病程长、久治不愈有关。

（6）自我形象紊乱：与瘘口流出物有异臭，难以进行常规的工作和生活有关。

（7）潜在并发症：出血、腹腔感染、粘连性肠梗阻。

（8）知识缺乏：与缺乏肠瘘治疗、康复方面的知识有关。

知识点11：肠瘘的术前护理措施　　　　副高：熟练掌握　正高：熟练掌握

（1）心理护理：由于病程长，瘘口愈合慢，治疗效果不显著，患者缺乏信心，应正确评估患者焦虑悲哀的原因，向患者和家属做好解释说服工作，使家属给予患者最大的支持，让患者感到温暖，树立战胜疾病的信心，配合各项医疗和护理。

（2）体位护理：协助患者采取舒适的半卧位，可用松软的枕头将腰背部垫起，经常变换体位。瘘口量较少，病情许可时，尽量协助患者进行肢体锻炼，早期下床活动。

（3）营养支持：在肠瘘发病初期原则上应停止经口进食，可通过中心静脉置管行完全肠外营养，达到既迅速补充所需热量又减少肠液分泌的目的。应注意中心静脉导管的相关性感染。病情好转，漏出液减少和肠功能恢复后，逐渐恢复肠内营养，以促进肠蠕动及胃肠激素释放，增加门静脉系统血流，增强肠黏膜屏障功能。可通过胃管或空肠喂养管给予要素饮食，但应注意逐渐增加灌注的量及速度，避免引起渗透性腹泻。

（4）维持体液平衡：补充液体和电解质，纠正水、电解质及酸碱平衡失调，并根据患者生命体征、皮肤弹性、黏膜湿润情况、出入液量、血电解质及血气分析检测结果，及时调整液体与电解质的种类与量。

（5）负压引流管的护理：①根据瘘口情况选择合适的引流管，引流管的顶端应放置在肠壁内口附近，不可放入肠腔内。②根据肠液黏稠度、流出量调节，以53mmHg或更低为宜。③准确记录24小时瘘口丢失的液体量，维持出入液量的平衡。④保持负压引流管通畅。

（6）瘘口周围皮肤护理：保持全身皮肤完整性，使瘘口周围皮肤及床单位清洁、干燥。随时更换污染的衣服、被服。瘘口液量较少时，用敷料加压包扎，每日及时更换渗湿敷料，观察瘘口周围组织的情况，准确评估和记录患者皮肤损伤的情况，周围皮肤用溃疡粉、溃疡帖等湿性敷料保护；瘘出液量多时，行瘘口周围负压抽吸，用烧伤支架保护，避免管腔和皮肤受压，冬天应注意保暖。

（7）瘘口堵塞护理：应用堵片治疗的患者，须观察堵片有无发生移位或松脱。发现异常，及时通知医师，予以调整或更换合适的堵片。

（8）术前准备：①肠道准备，术前3~5天禁食，口服肠道不吸收抗生素；做好瘘口及旷置肠袢的灌洗（从肛门及瘘口两个进路）。②皮肤准备，去除胶布，暴露局部皮肤，清除瘘口周围的油膏等污垢，使其保持干燥。③因患者长期未经口进食，易发生口腔溃疡等，应每天给予生理盐水或漱口液漱口2次，并观察口腔黏膜改变，及时处理口腔病变。

知识点 12：肠瘘的术后护理措施　　　　　　　　副高：熟练掌握　　正高：熟练掌握

（1）饮食护理：禁食，根据医嘱使用完全肠外营养，待肠功能恢复后，改为流质饮食。应少量多餐。选用产气少、刺激性小、清淡、易于消化吸收、营养丰富的食物。

（2）体位与活动：病情平稳者，术后可改为半卧位。活动包括床上被动活动和主动活动、早期下床活动 3 种方法。先开始被动活动，按摩四肢、肢体屈伸运动，指导患者做深呼吸。随着体力的恢复，指导患者自行床上活动，并逐渐增加活动量。若腹部伤口愈合，无其他制动因素，指导患者早期离床活动。

（3）切口的护理：观察有无伤口感染、腹腔感染及再次瘘的发生情况，伤口局部有无红、肿、痛的征象，有无高热、腹痛、腹胀、腹部压痛等腹腔感染的征象。

（4）管道的护理：了解各种管道的作用，严格无菌操作，妥善固定，防止移位、脱出。保持各引流管通畅，观察并记录引流液的色、量及性状。

（5）术后出血的护理：术后出血的原因如下。①术中止血不彻底，引起创面渗血。②创面感染侵蚀到血管，引起出血。③负压吸引力过大，损伤肠黏膜。应严密监测生命体征，观察切口渗血、渗液情况以及各引流液的性状、颜色和量。若发现出血，及时通知医师，并协助处理。

（6）腹腔感染的护理：由于肠瘘患者营养物质大量流失，全身状况较差，术后容易发生切口及腹腔感染，甚至再次发生肠瘘，应加强监测。除保持引流通畅、预防性应用抗生素外，需注意观察有无切口局部或腹部疼痛、腹胀、恶心、呕吐等不适，切口有无红肿、发热；腹部有无压痛、反跳痛、肌紧张等腹膜刺激征表现以及生命体征的变化，及早发现感染征象。

（7）粘连性肠梗阻的护理：术后患者体质虚弱，活动少或并发术后腹腔感染，均可导致肠粘连。术后患者麻醉反应消失、生命体征平稳，可予半坐卧位。指导患者术后早期进行床上活动，如多翻身、肢体伸屈运动；在病情许可的前提下，鼓励尽早下床活动，以促进肠蠕动，避免术后发生肠粘连。观察患者有无腹痛、腹胀、恶心、呕吐、停止排便排气等肠梗阻症状，若发生，应及时汇报医师，并给予相应的处理。

（8）严密观察病情：严密观察生命体征的变化、伤口渗液、渗血的情况，以及腹腔引流的色、量和性状。

知识点 13：肠瘘的健康指导　　　　　　　　　　副高：掌握　　正高：掌握

（1）饮食指导：肠瘘患者由于较长时间未能正常饮食及手术切除部分肠段，消化吸收功能有所减弱，故开始进食以低脂肪、适量蛋白质、高糖、低渣饮食为主，随肠功能恢复，逐步增加蛋白质与脂肪量。忌辛辣刺激、生冷、油腻饮食，烹饪方式以煮、炖、蒸为主。

（2）活动指导：鼓励患者进行床上被动和主动活动。先开始被动性肢体活动，如按摩四肢、肢体伸屈运动，指导患者做深呼吸，随着体质的恢复，指导患者自行床上活动，并逐渐增加活动量。若腹部伤口愈合，无其他制动因素，可指导患者早期离床活动。腹腔双套管冲洗期间，暂将腹腔冲洗液和负压吸引器关闭，鼓励患者下床活动，待患者上床后再继续进行腹腔冲洗。

（3）复诊指导：患者如果出现持续性发热，体温＞38.5℃，腹部异常疼痛、腹胀等，应及时就医，以免延误病情，错过最佳治疗时期。

第六节　结肠癌、直肠癌

知识点1：结肠癌、直肠癌的病因及发病机制　　　副高：掌握　正高：熟练掌握

目前认为与结肠癌、直肠癌发生有关的因素：①局部慢性炎性病变，如溃疡性结肠炎、日本血吸虫病等。②致癌物质，主要是指高蛋白饮食引起胆酸分泌增加，后者被肠内厌氧菌分解为不饱和多环烃。③腺瘤，这是目前最引人注目的因素，尤其直肠是腺瘤发生的常见部位，也是癌肿发生的常见部位。

知识点2：结肠癌、直肠癌的组织病理学分类　　　副高：掌握　正高：熟练掌握

大体观分为外生性、内生性/溃疡性和弥漫性/皮革性3种。大多数结肠癌、直肠癌外观呈溃疡型，边缘隆起、外翻，受累肠管狭窄或梗阻。

（1）腺癌：是大肠癌中最常见的病理类型。肿瘤细胞由柱状和杯状细胞组成，肿瘤出现腺样结构的百分比可作为肿瘤分级的依据，腺样结构＞95％为高分化；腺样结构占50%~95%为中分化；腺样结构占5%~50%为低分化。

（2）黏液腺癌：＞50%的肿瘤组织由黏液组织构成时可诊断为黏液腺癌，占结肠癌、直肠腺癌的10%~15%。这种肿瘤的特征是在大量的黏液湖中漂浮着恶性上皮细胞，常呈外生性生长，就诊时临床分期已较晚，具有较广泛的结肠、直肠周围扩散，淋巴结受累常见，预后较差。

（3）印戒细胞癌：典型的印戒细胞具有大的黏液空泡充满整个胞质并推挤细胞核，形成印戒样的外观。其生物学行为较为凶险，常累及年轻人。

（4）小细胞癌：较少见，约占结肠癌、直肠癌的1%，多位于右半结肠，形态与肺的小细胞癌相同，预后差，多数病例就诊时已有淋巴结和肝转移。

（5）腺鳞癌/鳞癌：少见，见于盲肠，既有鳞癌的特点，又有腺癌的特点，预后与临床分期有关。

（6）髓样癌：较少见，特征是在具有泡状核、显著的核仁和粉染胞质的恶性细胞周围有丰富的淋巴细胞浸润。

（7）未分化癌：形态学上由较一致的中等细胞及大细胞形成界限较清楚的细胞团，预后很差。

知识点3：结肠癌、直肠癌的转移途径　　　　　　　副高：掌握　正高：熟练掌握

（1）直接蔓延：结肠癌、直肠癌可向3个方向浸润扩散，即肠壁深层、环状浸润和沿纵轴浸润。直接浸润可穿透浆膜层侵入邻近脏器如肝、肾、子宫、膀胱等。下段直肠癌由于缺乏浆膜层的屏障作用，易向四周浸润，如前列腺、精囊、阴道、输尿管等。

（2）淋巴转移：为主要转移途径。结肠的淋巴结分为4组：结肠上淋巴结、结肠旁淋巴结、中间淋巴结、中央淋巴结。淋巴转移呈逐渐扩散。直肠癌的淋巴转移分为3个方向：向上沿直肠上动脉、腹主动脉周围的淋巴结转移；向侧方经直肠下动脉旁淋巴结引流到盆腔侧壁的髂内淋巴结；向下沿肛管动脉、阴部内动脉旁淋巴结到达髂内淋巴结。淋巴转移途径是决定直肠癌手术方式的依据。

（3）血行转移：最常见的是肝转移和肺转移。癌肿侵犯静脉后沿肝门静脉转移至肝，也可转移至肺、骨和脑等。结肠癌、直肠癌手术时有10%~20%的病例已经发生肝转移。

（4）种植播散：晚期患者可出现种植转移。病情未得到有效控制时，癌细胞可浸润到肠壁浆膜部位而出现脱落现象，脱落在腹膜腔里而出现种植播散，如发生广泛种植时，则可导致患者出现癌性腹水。

知识点4：结肠癌、直肠癌的临床表现　　　　　　　副高：掌握　正高：熟练掌握

（1）结肠癌

1）排便习惯与粪便性状的改变：为最早出现的症状，表现为排便次数增加、腹泻、便秘，粪中带血、脓或黏液。

2）腹痛：也是早期症状之一，为定位不确切的持续性隐痛，或仅为腹部不适或腹胀感，出现肠梗阻时腹痛加重或为阵发性绞痛。

3）腹部肿块：多为瘤体本身，有时可能为梗阻近侧肠腔内的积粪，肿块大多坚硬，呈结节状。

4）肠梗阻症状：一般属结肠癌的晚期症状，表现腹胀和便秘，腹部胀痛或阵发性绞痛。当发生完全梗阻时，症状加剧。

5）全身症状：由于慢性失血、癌肿溃烂、感染、毒素吸收等，患者可出现贫血、消瘦、乏力、低热等。

（2）直肠癌：早期无明显症状，即使有少量出血，肉眼也不易觉察到，到癌肿发展为溃疡或感染时才出现症状。

1）直肠刺激症状：排便不适、排便不尽感，便前肛门下坠感，便意频繁、腹泻、里急后重，晚期有下腹痛。

2）癌肿破溃感染症状：排便时粪便表面带血及黏液，感染严重时出现脓血便，排便次数增多。

3）肠腔狭窄症状：癌肿突入肠壁造成肠管狭窄，初时粪便变形、变细，癌肿造成肠管

部分梗阻后，有腹胀、阵发性腹痛、肠鸣音亢进、排便困难。

知识点 5：结肠癌、直肠癌的辅助检查　　　　副高：掌握　正高：熟练掌握

（1）直肠指诊：简单易行，不需要任何设备，准确可靠，是诊断直肠癌最主要的方法。我国直肠癌中约 75% 为低位直肠癌，大多能在直肠指检中触及。因此，如患者有便血、排便习惯改变、粪便变形等症状时，均应行直肠指检。

（2）内镜检查：直肠镜、结肠镜检查可发现直肠、结肠病变的部位与程度，同时可在直视下取活组织做病理检查，是诊断结肠、直肠内病变最有效且可靠的检查方法，大多数早期病变可通过内镜检查发现。

（3）钡剂灌肠或气钡双重造影检查：可确定病变部位和范围，气钡双重造影可发现较小病灶。但对低位直肠癌的诊断意义不大。

（4）B 超或 CT：主要用于发现癌肿有无肝转移及肿瘤与邻近脏器的关系。用腔内超声探头可探测癌肿浸润肠壁的深度及有无侵犯邻近脏器。CT 可了解直肠和盆腔内扩散情况，以及有无侵犯膀胱、子宫及盆壁，是术前常用的检查方法。也可判断肝、腹主动脉旁淋巴结是否有转移。

（5）MRI：对直肠癌术后盆腔、会阴部复发的诊断较 CT 优越。可清晰显示癌灶以及周围组织侵犯情况，多与 CT 检查联合。2003 年美国胃肠病协会更新了结直肠癌的筛查和监测指南。新的指南提出：对高危人群应增加气钡双重造影及结肠镜检查的频率，5 年内对有息肉病史的高危人群重复进行结肠镜检查，可提高癌前病变和早期癌的发现率。

（6）血清癌胚抗原（CEA）：约半数结肠癌、直肠癌患者血清 CEA 升高。CEA 还可作为结肠癌、直肠癌手术后的随访指标，如术后 CEA 降低，以后又升高，应考虑癌肿复发。

（7）其他检查：直肠下段癌肿较大时，女性患者应做阴道双合诊，男性患者需做膀胱镜检查，了解癌肿范围。

知识点 6：结肠癌、直肠癌的治疗要点　　　　副高：掌握　正高：熟练掌握

（1）外科手术：是主要的治疗方法。早期患者可获得根治，中、晚期患者可通过手术切除肿瘤，再辅以化疗、放疗，可获得较好效果。结肠癌手术切除的范围包括肿瘤在内的足够的两端肠段，要求距肿瘤边缘 10cm，低位直肠癌的下切缘距肿瘤 2cm 即可。

1）结肠癌、直肠癌的内镜治疗：包括电切、套圈切除、黏膜切除和经肛内镜显微外科手术等。

2）结肠癌、直肠癌的根治性手术：根据癌肿部位及淋巴引流区做整块广泛切除。常用手术包括右半结肠切除术、横结肠切除术、左半结肠切除术、乙状结肠切除术。

3）直肠癌的根治性手术：根据癌肿部位、大小、活动度、细胞分化程度等有不同的手术方式。包括局部全层直肠癌切除术、腹会阴联合直肠癌切除术（Miles 术）、直肠低位前切除术（Dixon 术）、经腹直肠癌切除、近端造口、远端封闭手术（Hartmann 术）。①Miles

术：适合于直肠下段癌。此手术的缺点是需要做永久性乙状结肠造口，给患者生活带来不便。②Dixon 术：可保留肛门括约肌，适用于直肠上段癌、中段癌及部分下段癌。位于距肛门 6 cm 以上的下段直肠癌，可在不影响根治肿瘤的原则下争取保肛手术。③局部全层直肠癌切除术：直肠癌距肛缘 8 cm 以内，达到以下标准者可进行全层直肠切除术。肿瘤直径 <3 cm，类型为隆起型，高分化腺癌，肿瘤局限于黏膜层或黏膜下层，无淋巴结转移。手术范围包括肿瘤及周围 2 cm 正常肠壁全层整块切除，多经肛门或骶前切除。④经腹直肠切除、结肠造口术：适合于肿瘤位于腹膜反折或以上部位直肠癌。患者一般情况差，吻合后可能出现瘘的情况。

（2）辅助治疗

1）化疗：结肠癌、直肠癌对化疗不敏感。氟尿嘧啶自 1957 年应用于临床，现为结肠癌、直肠癌标准化疗的基础，包括术前化疗、术中化疗（肠腔化疗、肝门静脉化疗、术中温热灌注化疗）、术后化疗。

2）放疗：放疗是结肠癌、直肠癌综合治疗的一种手段。病理类型为基底细胞癌的直肠癌或鳞癌对放疗较敏感，如无淋巴结转移，应术前放疗，可提高手术切除率，减少复发率。尤其是直肠癌晚期不宜手术者，放疗有较满意的疗效。针对直肠癌，目前常用的方法是"三明治"疗法，即术前外照射＋手术＋术后外照射，临床上取得了满意效果。对晚期直肠癌，尤其是局部肿瘤浸润到附近组织（直肠旁、直肠前组织、腹腔淋巴结、膀胱、尿道、耻骨支）及有外科禁忌证患者，应用姑息性放射也有较满意的疗效。

知识点 7：结肠癌、直肠癌的护理评估　　　　　副高：掌握　　正高：熟练掌握

（1）健康史：了解患者年龄、性别、饮食习惯，有无家族结肠癌病史，有无吸烟、饮酒史；了解患者既往健康状况，有无伤寒、结核、肝炎等传染病史，有无高血压、冠心病、糖尿病史，有无手术、外伤史；有无输血史及食物、药物过敏史。

（2）身体状况：评估患者腹部是否平坦，是否见胃肠型及胃肠蠕动波，有无腹壁静脉曲张；腹部是否柔软，有无压痛、反跳痛，是否扪及腹腔内包块。肝肋下是否触及，脾肋下是否触及，Murphy 征是否阴性，是否膝胸位；肛门外观是否见异常。直肠指诊肛门括约肌功能是否正常。直肠是否扪及肿物，指套退出有无暗红色血迹；评估患者面色、体力、食欲如何；评估患者有无腹痛腹胀、肛门坠胀、里急后重、恶心、呕吐、肛门停止排气排便等不适；评估患者体重有无明显变化，血压、体温、脉搏、呼吸等是否正常。

（3）心理-社会状况：评估患者及其家属的心理承受能力、对疾病的认知程度及社会支持系统等。

知识点 8：结肠癌、直肠癌的护理诊断　　　　　副高：掌握　　正高：熟练掌握

（1）焦虑、恐惧或绝望：与对疾病的发展及预后缺乏了解、对疾病治疗效果没有信心，以及手术、化疗及术后生活方式的改变等因素有关。

（2）疼痛：与癌肿侵及或压迫神经及手术创伤有关。

（3）营养失调，低于机体需要量：与肿瘤高代谢及禁食或限制进食等因素有关。

（4）自我形象紊乱：与手术、放疗、化疗、造口等引起的外表改变有关。

（5）知识缺乏：与缺乏结肠癌、直肠癌的治疗护理知识有关。

（6）潜在并发症：出血、感染。

知识点 9：结肠癌、直肠癌的术前护理措施　　　副高：熟练掌握　正高：熟练掌握

（1）全面评估患者：包括健康史及其相关因素、身体状况、生命体征，以及神志、精神状态、行动能力等。

（2）心理护理：护理人员应了解患者的心理状况，掌握其情绪变化，有计划地向患者介绍有关疾病的治疗、手术方式及结肠造口术的知识，增强患者对治疗的信心，使患者能更好地配合手术治疗及护理，同时也应取得患者家属的支持和配合。

（3）维持足够的营养：结肠癌、直肠癌患者由于长期食欲缺乏、腹泻及癌肿的慢性消耗，手术前的营养状况欠佳。术后患者需有足够的营养进行组织修复，维持基础代谢。因此术前须纠正贫血和低蛋白血症，提高患者对手术的耐受力，以利于术后康复。应尽量多给予高蛋白、高热量、高维生素、易消化的少渣饮食，如因胃肠道准备需要限制饮食，可由静脉补充。

（4）术前准备：协助患者做好术前相关检查工作，如影像学检查、心电图检查、胸部X 线片、血液检查、尿便检查等；备皮；肠道准备。术前 3 天给肠道抗生素抑制肠道细菌，预防术后感染。

（5）控制饮食：术前 2~3 天进流质饮食，有肠梗阻症状者应禁食补液。

（6）药物护理：给患者口服泻药，术前 1 天中午 12：00 及晚间 19：00 分别嘱患者口服50% 硫酸镁 50ml，服药后半小时内饮温开水 1500~2000ml。如果在睡前粪便尚未排净，应进行清洁灌肠。术前口服肠道不吸收的抗生素。

（7）术前指导：嘱患者保持情绪稳定，避免过度紧张焦虑，备皮后洗头、洗澡、更衣，准备好术后需要的各种物品如一次性尿垫、痰杯等，术前晚 22：00 以后禁食水，术晨取下义齿，贵重物品交由家属保管等。

知识点 10：结肠癌、直肠癌的术后护理措施　　　副高：熟练掌握　正高：熟练掌握

（1）体位护理：术后取去枕平卧位，头偏向一侧，6 小时后病情稳定，生命体征平稳，可改为半卧位，床头抬高 45°，以利呼吸和腹腔引流。

（2）严密观察病情变化：①观察生命体征。术后每 30 分钟测脉搏、血压、呼吸 1 次。病情稳定后改为每 4 小时测 1 次。②局部出血情况。由于肠癌手术范围大，渗血多，若有止血不全、缝线脱落等，均可引起术后出血。术后应观察腹部引流液及骶尾引流液的颜色、性状和量，同时要观察腹部及会阴部创面敷料，如局部渗出较多需及时处理。

（3）饮食护理：应禁食3~5天、静脉补液，至肛门排气或结肠造口开放后进流食，1周后改为少渣半流食，2周左右方可进普食。

（4）应用抗生素：由于肿瘤患者抵抗力下降，结肠癌、直肠癌手术创面暴露时间长，术后可能发生切口或腹腔感染，为防止感染使用有效的抗生素。

（5）术后尿潴留的观察与护理：直肠癌根治术易损伤骶部神经或造成膀胱后倾，可致尿潴留，故术后均需放置导尿管。术后5~7天起训练膀胱舒缩功能，夹闭导尿管2~3小时开放1次，观察患者尿意和排尿量是否正常，如恢复正常，术后10天左右可拔除尿管。

（6）会阴部切口的护理：由于Miles手术范围大，会阴部残腔大，术后渗血渗液易潴留残腔引起局部感染，应采取措施加以预防。①保持切口外层敷料清洁干燥，如被污染或被血液渗湿，应及时更换。亦可根据全身情况，于术后7~10天开始用1:5000高锰酸钾溶液温水坐浴，每天2次。②保持骶尾引流管通畅，防止引流管堵塞、弯曲、折叠，观察记录引流液的量和性质，骶尾引流管术后7天引流量减少时可逐渐向外拔出。拔除引流管后，要填塞纱条，防止伤口封闭，形成无效腔。

（7）结肠造口的护理

1）观察造口的一般情况：结肠造口一般于术后2~3天待肠蠕动恢复后开放。造口的结肠张力过大、缝合不严、血供障碍等，均可导致肠段回缩、出血、坏死，开放前必须观察。结肠造口的直径为2.5~3.5cm，高度为略高于皮肤1.5cm或皮肤平面，便于粘贴造口袋及保护造口周围皮肤。结肠造口黏膜正常颜色为红色或粉红色，类似正常人嘴唇的颜色，表面光滑湿润，如颜色异常及时与医师取得联系。手术后的几天内，造口出现一些水肿现象无须处理，几天后水肿就会逐渐消退，如无消退迹象通知医师查明原因，及时纠正。

2）保护腹部切口：造口开放后早期，粪便稀薄，排便次数多，患者取左侧卧位，用塑料薄膜将腹部切口与造口隔开，目的是防止流出的稀薄粪便污染腹部切口，导致切口感染。

3）保护肠造口四周皮肤：造口开放后连接人工肛门袋，早期，粪便稀薄，对腹壁皮肤刺激大，极易引起皮肤糜烂，应彻底清洗造口周围皮肤，在瘘口周围皮肤涂以皮肤保护剂复方氧化锌软膏、溃疡粉等。

4）并发症的观察与护理：①造口坏死、感染。观察造口血液循环情况，有无出现肠黏膜颜色变暗、变紫、变黑等异常。②造口狭窄。为预防造口狭窄，术后1周开始用手指扩张造口，每周2次，每次5~10分钟，持续3个月。每次操作时手指套上涂液体石蜡，沿肠腔方向逐渐深入，动作宜轻柔，忌用暴力，以免损伤造口或肠管。③便秘。患者术后1周，应锻炼定时排便。如进食后3~4天未排便或因粪块堵塞发生便秘，可插入导尿管，不超过10cm，用液体石蜡或肥皂水灌肠，注意压力不能过大，以防肠道穿孔。

知识点11：结肠癌、直肠癌术后不良反应的护理　　副高：熟练掌握　　正高：熟练掌握

（1）发热：术后3~5天如体温在38.5℃以上，应考虑是否有感染。术后超过5天的发热，应考虑是否发生腹部脓肿形成、吻合口瘘等严重并发症。护理：①遵医嘱补液，纠正发热时机体消耗的水分和电解质。②物理降温。③遵医嘱药物退热。④积极对症处理的同时，

查找发热原因并做相应处理。

（2）疼痛：术后48小时内疼痛最为剧烈，以后逐渐减轻。术后胃肠功能恢复需要一定的过程，一般在术后12~24小时蠕动消失，24~48小时局部恢复不规则蠕动，患者可感到有窜痛，但定位不准，蠕动影响到切口时，切口疼痛明显，待胃肠蠕动功能完全恢复后，疼痛消失。术后可给予患者应用镇痛泵，药物维持3天左右。

（3）腹胀：是术后特有的症状。如腹胀明显则继续胃肠减压处理。术后数日仍未排气，有腹胀同时未闻及肠鸣音，应考虑腹膜炎的可能。术后胃肠功能恢复后再次出现腹胀，并伴有肛门停止排气，应考虑肠梗阻，给予胃肠减压处理及其他检查治疗。

（4）恶心、呕吐：因麻醉反应、手术刺激和电解质紊乱所致，应针对原因及时治疗。

（5）尿潴留：为术后常见症状。可夹闭导尿管，锻炼膀胱括约肌功能，同时可针灸治疗。

知识点12：结肠癌、直肠癌术后并发症的护理　　副高：熟练掌握　正高：熟练掌握

（1）大出血：结肠癌、直肠癌术后，应密切观察生命体征的变化，警惕大出血的可能。术后早期如患者出现心率加快、脉搏细数、血压下降、面色苍白、四肢湿冷等情况，提示可能有出血。如再出现大量呕血或便血，从引流管引出大量血性液体，或每小时尿量 < 25ml，中心静脉压 < 19mmH$_2$O，则提示大出血的可能。一般先保守观察，积极进行输血、补液等抗休克治疗。如出血量持续增加或休克症状不能改善，则须再次探查止血。腹腔引流管是观察有无出血的重要渠道，要妥善保护，防止脱落。

（2）输尿管损伤：输尿管是术中最容易损伤的器官。输尿管损伤的治疗原则是重建排尿通路，保护肾功能。通常术中能够发现，及时采用双J形管引流。若发现不及时，可暂时做尿流改道，待感染控制后择期行输尿管移植或代替手术。做好导尿管维护：①妥当固定导尿管，避免翻身时牵拉引起尿道黏膜损伤出血；避免导管受压引起引流不畅、尿液潴留，增加易感因素；保持导尿管位于膀胱水平位以下，尤其是搬运患者或患者起床活动时应夹闭导尿管，防止尿液逆流。②做好会阴的清洁护理：常规每日0.05%聚维酮碘（碘伏）消毒2次，患者排便后及时清洁，用蘸消毒液的棉球从近导尿管处以旋转方式向外擦拭，不可来回涂搽，避免再污染。严格洗手也很关键。③尿袋中尿液应及时倾倒：一般不能 > 700ml，且尿袋出口处应随时关闭。导尿袋不可接触地面。导尿管与尿袋的接口不可松脱，以防受污染。④保持足够的入量：患者尿量应达到1500ml以上；鼓励进食富含维生素C的新鲜水果等，减少尿液沉淀结晶。护士应注意观察尿液的性状和颜色，对患者做好配合方面的宣教。

（3）吻合口瘘：常发生于术后4~9天，左半结肠由于血供较差，粪便中含有较多细菌，术后吻合口瘘多见，右侧结肠相对少见。充分的肠道准备是预防吻合口瘘的最主要措施。吻合口瘘一旦确诊，应积极采取有效的措施尽早治疗。①首先改善患者全身状况，加强营养支持疗法。②因吻合口瘘引起腹腔感染大多为混合感染，故提倡联合使用抗生素，尤其应使用抗厌氧菌药物。③积极治疗各种合并疾病，特别是控制好血糖水平。④严格禁止使用各种影响患者免疫功能的抗癌药物。⑤右半结肠切除即使发生肠瘘，大多能用非手术治疗的方法治愈。⑥左半结肠发生的吻合口瘘，腹腔内污染重，炎症突出，如抗生素治疗后不见好转，症状加重，应及时做近端肠造口术，通过远端进行冲洗，以清洁瘘口促进愈合。

（4）术后切口感染、裂开：是术后最常见的并发症。切口感染大多发生在拆线后1~2天，术前应纠正贫血、低蛋白血症，妥善处理并发症，术后保持通畅的胃肠减压，腹带妥善包扎，减少诱发腹腔内压力骤然升高的因素可降低切口感染的发生。

（5）肠梗阻：是术后常见并发症，且多为单纯性粘连性肠梗阻，预防较为困难，其形成主要和手术有关。术中应仔细操作，关腹前用大量生理盐水冲洗术区。术后鼓励和督促患者适当翻身和早期下床活动等措施都有利于减少肠梗阻的发生。麻痹性肠梗阻一般可通过非手术治疗缓解，措施主要有禁食水、静脉补液、抗感染、胃肠减压等。机械性肠梗阻根据血供情况来决定是否需再次手术探查。

| 知识点13：结肠癌、直肠癌的健康指导 | 副高：掌握　正高：掌握 |

（1）复发的观察指导：正确应用抗癌药，定期复查。

（2）造口术后康复护理指导

1）衣着：以柔软、舒适、宽松为原则。

2）饮食：均衡饮食，多食新鲜水果蔬菜，保持排便通畅。饮用酸牛奶以调节肠道功能。避免食用不易消化、产气较多或有刺激性的食物。宜选用蒸、煮、炖、烩等方法，不宜选择干炸、爆炒、煎、生拌等方法。就餐时，细嚼慢咽，尝试新品种的食物时应逐渐增加，以免引起腹泻。尿路造口者，饮食中要特别注意食物的酸碱性。

3）工作：造口患者术后半年即可恢复正常工作，避免过重的体力劳动，注意劳逸结合。

4）沐浴：造口者一旦伤口愈合就能沐浴。以淋浴方式为主，最好选用无香精的中性沐浴液，若戴着造口袋沐浴，可选用防水胶布贴在造口袋底盘的四周，浴毕揭去胶布即可。

5）运动：为了保持身体健康及生理功能，可维持适度的运动如游泳、跑步等。游泳时可选用迷你造口袋或使用造口栓，要避免拳击、篮球等碰撞类的运动。

6）坚持定期复查，一般2年之内3个月复查1次，2~5年每半年复查1次，发现问题及时就诊。

第二十一章 肝胆胰疾病患者的护理

第一节 胆道感染

| 知识点1：急性胆囊炎的概念 | 副高：掌握 正高：熟练掌握 |

急性胆囊炎是胆囊发生的急性化学性和/或细菌性炎症，其典型临床特征为右上腹阵发性绞痛，伴有明显的触痛和腹肌强直。约95%的患者合并胆囊结石，称为结石性胆囊炎。约5%不合并胆囊结石，称为非结石性胆囊炎。前者常导致病情反复发作，最终成为慢性胆囊炎；后者病情严重，常见于长期禁食、妊娠时，穿孔发生率高。

| 知识点2：急性胆囊炎的病因及发病机制 | 副高：掌握 正高：熟练掌握 |

（1）急性结石性胆囊炎

1）胆囊管梗阻：90%由结石嵌顿在胆囊颈或胆囊管引起机械性梗阻所致。其他因素还有胆囊管扭曲、粘连或炎性狭窄、蛔虫堵塞等。胆囊管梗阻后，胆汁浓缩，高深度的胆盐刺激胆囊黏膜上皮，引起炎症改变。

2）细菌感染：大多致病菌来自肠道，通过胆道逆行而入侵胆囊，有的来自血液循环。致病菌主要为革兰阴性杆菌如大肠埃希菌、变形杆菌、产气杆菌、铜绿假单胞菌等。

（2）急性非结石性胆囊炎：病因不清楚，多见于严重创伤和大手术后胆囊收缩功能降低、胆汁淤滞、胆盐浓度升高，刺激胆囊黏膜而致病。胰液外流入胆囊损害胆囊黏膜，也可引起急性非结石性胆囊炎。

| 知识点3：急性胆囊炎的病理生理 | 副高：掌握 正高：熟练掌握 |

（1）急性结石性胆囊炎：结石致胆囊管梗阻，胆囊内压增高，胆囊肿大，黏膜充血水肿、渗出增多，此时为急性单纯性胆囊炎；如梗阻未解除，炎症发展，病变可累及胆囊壁全层，胆囊壁充血、水肿加重，出现瘀斑或脓苔，部分黏膜坏死脱落，甚至浆膜层有纤维性和脓性渗出物，成为急性化脓性胆囊炎；如胆囊内压持续升高，胆囊壁血管受压导致血液循环障碍，整个胆囊呈片状缺血坏死，则为急性坏疽性胆囊炎。坏疽性胆囊炎并发胆囊穿孔，多发生于底部和颈部。急性胆囊炎因周围炎症浸润至邻近器官，也可穿破至十二指肠、结肠等形成胆囊胃肠道内瘘。

（2）急性非结石性胆囊炎：病理过程与急性结石性胆囊炎基本相同，急性非结石性胆囊炎更易出现胆囊坏疽、穿孔。

知识点4：急性胆囊炎的临床表现　　　　　　　　　副高：掌握　正高：熟练掌握

（1）症状

1）腹痛：右上腹部疼痛，开始时仅有胀痛不适，逐渐发展至阵发性绞痛；常在饱餐后、油腻餐后、夜间发作；疼痛可放射至右肩部、肩胛部和后背部。

2）消化道症状：腹痛发作时常伴有腹胀、恶心、呕吐、反酸、食欲缺乏、便秘等消化道功能异常的表现。

3）发热：常为轻度至中度发热。如出现寒战、高热等恶化表现，提示病变加重，可能出现胆囊化脓、坏疽、穿孔或合并急性胆管炎等情况发生。

（2）体征：右上腹可有不同程度、不同范围的压痛、反跳痛和肌紧张，Murphy征阳性。有些患者可扪及肿大的胆囊，肝区叩击痛阳性，部分患者可见皮肤、巩膜黄染。

知识点5：急性胆囊炎的辅助检查　　　　　　　　　副高：掌握　正高：熟练掌握

（1）实验室检查：白细胞计数及中性粒细胞比例升高，一般在 $(10\sim15)\times10^9/L$，在急性化脓性胆囊炎和胆囊坏疽时，可达 $20\times10^9/L$ 以上。其升高的程度和病变严重程度及有无并发症有关。血清胆红素 $>85\mu mol/L$，提示胆总管结石或胆管炎合并肝功能损害。血清转氨酶和碱性磷酸酶亦可升高。血清淀粉酶常不同程度的升高。单纯急性胆囊炎患者血清总胆红素一般不超过 $34\mu mol/L$，若超过 $85.5\mu mol/L$ 时应考虑有胆总管结石并存。当合并有急性胰腺炎时，血、尿淀粉酶含量也增高。

（2）B超检查：是诊断急性胆囊炎最常用的检查方法。主要声像图特征：①胆囊的长径和宽径可正常或稍大，由于张力增高常呈椭圆形。②胆囊壁增厚，轮廓模糊；有时多数呈双环状，其厚度大于3mm。③胆囊内容物透声性降低，出现雾状散在的回声光点。④胆囊下缘的增强效应减弱或消失。

（3）X线腹平片：有时可显示胆囊区结石影，在急性气肿性胆囊炎时，可见胆囊壁及胆囊周围积气。合并胆囊十二指肠瘘时，胆囊内有可能见气体。

（4）^{99m}Tc-EHIDA 检查：胆囊不显影。

（5）CT检查：对合并胆管继发结石，怀疑合并胆囊肿瘤时诊断价值优于B超。CT可显示胆囊壁增厚超过3mm，若胆囊结石嵌顿于胆囊管导致胆囊显著增大，胆囊浆膜下层周围组织和脂肪因继发性水肿而呈低密度环，胆囊穿孔可见胆囊窝部呈液平脓肿，如胆囊壁或胆囊内显示有气泡，提示"气肿性胆囊炎"，此时患者胆囊往往已坏疽，增强扫描时，炎性胆囊壁密度明显增强。

（6）MRI 和 MRCP 检查：对胆囊结石和胆管结石诊断特异性、敏感性均佳，合并黄疸、怀疑并存胆管继发结石时，诊断意义大。

知识点6：急性胆囊炎的治疗要点　　　　　　　　副高：掌握　正高：熟练掌握

急性胆囊炎以外科手术治疗为主，手术时机和方式取决于患者病情，应争取择期进行手术。一经确诊，应及早手术治疗，手术方法首选腹腔镜胆囊切除术，其他还有传统的开腹手术、胆囊造口术。

（1）非手术治疗：可作为手术前的准备。包括禁食、解痉、输液、抗感染、营养支持，以及纠正水、电解质及酸碱代谢失调等。多数患者经非手术治疗后病情缓解，再行择期手术；如病情无缓解，或已诊断为急性化脓性、坏疽穿孔性胆囊炎，需尽早手术治疗。

（2）手术治疗：急性期手术应力求安全、简单、有效，对年老体弱、合并多个重要脏器疾病者，选择手术方法更应慎重。急诊手术的适应证：①发病在48~72小时者。②经非手术治疗无效或病情恶化者。③有胆囊穿孔、弥漫性腹膜炎、并发急性化脓性胆管炎等并发症者。

1）胆囊切除术：胆囊炎症较轻者可应用腹腔镜胆囊切除术（LC）；急性化脓性、坏疽穿孔性胆囊炎可采用开腹胆囊切除术（OC）或小切口胆囊切除术（MC）。

2）胆囊造口术：患者情况极差，不能耐受胆囊切除者，或手术技术条件有限，不能胜任胆囊切除术的情况下，可先行胆囊造口术减压引流。

3）超声或CT引导下经皮经肝胆囊穿刺引流术（PTGD）：可降低胆囊内压，待急性期后再行择期手术，适用于病情危重且不宜手术的化脓性胆囊炎患者。

知识点7：急性胆囊炎的护理评估　　　　　　　　副高：掌握　正高：熟练掌握

（1）健康史：评估患者有无糖尿病史。

（2）身体状况：评估患者右上腹有无不同程度与不同范围的压痛、反跳痛及肌紧张，Murphy征是否阳性。能否扪及肿大而有触痛的胆囊；评估患者有无突发的右上腹阵发性绞痛，疼痛有无放射至右肩部、肩胛部和背部。疼痛是否在饱餐、进油腻食物或饮酒后，或在夜间发作，疼痛时是否伴有恶心、呕吐、厌食等非特异性消化道症状；评估患者有无不同程度的体温升高、脉搏加速等感染征象，甚至出现弥漫性腹膜炎表现。

（3）心理-社会状况：评估患者及家属对所患疾病的认知程度和求医的态度。

知识点8：急性胆囊炎的护理诊断　　　　　　　　副高：掌握　正高：熟练掌握

（1）急性疼痛：与结石突然嵌顿、胆汁排空受阻致胆囊强烈收缩或继发感染有关。

（2）营养失调，低于机体需要量：与不能进食和手术前后禁食有关。

（3）潜在并发症：胆囊穿孔、出血、胆瘘等。

| 知识点 9：急性胆囊炎的护理措施 | 副高：熟练掌握　正高：熟练掌握 |

（1）术前护理

1）病情观察：严密监测生命体征，观察腹部体征变化。若出现寒战、高热、腹痛加重、腹痛范围扩大等，应考虑病情加重，及时报告医师，积极处理。

2）缓解疼痛：嘱患者卧床休息，取舒适体位，如平卧位或侧卧位。指导患者进行有节律的深呼吸，达到放松和减轻疼痛的目的。对诊断明确且疼痛剧烈者，给予消炎利胆、解痉镇痛药物，以缓解疼痛。

3）控制感染：遵医嘱合理应用抗生素，选用对革兰阴性细菌及厌氧菌有效的抗生素并联合用药。

4）改善营养状况：非手术治疗的患者，根据病情决定饮食种类，病情轻者予清淡饮食，病情严重者需禁食和/或胃肠减压。不能经口进食或进食不足者，经肠外营养途径改善营养状况。拟行急诊手术的患者应禁食，经静脉补充足够的水、电解质、热量和维生素等，维持水、电解质及酸碱平衡。

（2）术后护理

1）体位护理：协助患者取舒适体位，有节律地深呼吸，达到放松和减轻疼痛的效果。

2）LC 术后的护理：①饮食指导。术后禁食 6 小时。术后 24 小时内饮食以无脂流质、半流质饮食为主，逐渐过渡至低脂饮食。②高碳酸血症的护理。表现为呼吸浅慢、$PaCO_2$ 升高。为避免高碳酸血症的发生，LC 术后常规了低流量吸氧，鼓励患者深呼吸，有效咳嗽，促进机体内 CO_2 排出。③肩背部酸痛的护理。腹腔中 CO_2 可聚集在膈下产生碳酸，刺激膈肌及胆囊床创面，引起术后不同程度的腰背部、肩部不适或疼痛等。一般无须特殊处理，可自行缓解。

3）并发症的观察与护理：观察生命体征、腹部体征及引流液情况。若患者出现发热、腹胀和腹痛等腹膜炎表现或腹腔引流液呈黄绿色胆汁样，提示发生胆瘘，及时报告医师并协助处理。

| 知识点 10：急性胆囊炎的健康指导 | 副高：掌握　正高：掌握 |

（1）饮食指导：指导患者选择低脂、易消化的饮食 1 个月以上，少量多餐，忌油腻食物及饱餐。

（2）作息指导：养成良好的工作、休息规律，避免劳累及精神高度紧张。

（3）定期复查：非手术治疗或行胆囊造口术的患者，服用消炎利胆药物。按时复查，以确定是否行胆囊切除手术。出现腹痛、发热和黄疸等症状时，及时就诊。

| 知识点 11：慢性胆囊炎的概念 | 副高：掌握　正高：熟练掌握 |

慢性胆囊炎是胆囊持续的、反复发作的炎症过程，约 90% 的患者有胆囊结石。常有腹

痛、嗳气、呕吐等消化不良症状，可出现胆囊炎急性发作、胰腺炎等并发症，症状明显且伴有结石的患者建议切除胆囊。

知识点 12：慢性胆囊炎的病因　　　　　　　　　　　　副高：掌握　正高：熟练掌握

（1）胆囊结石：多数慢性胆囊炎患者合并胆囊结石，提示胆囊结石和慢性胆囊炎有关。

（2）感染：胆汁潴留时会有不同程度的感染存在，包括细菌、病毒、寄生虫在内的病原体可以直接或间接侵袭胆囊壁导致慢性炎症改变。

（3）化学因素：胆汁浓缩后的胆盐对胆囊黏膜有强烈的刺激作用；存在胆胰管汇合异常时，胰液反流至胆囊内，也可引起胆囊炎性改变。

（4）其他：妊娠期性激素改变、胃大部切除术导致迷走神经切断等均可导致胆囊排空延迟，造成胆汁浓缩和胆囊炎性改变。

知识点 13：慢性胆囊炎的病理生理　　　　　　　　　　副高：掌握　正高：熟练掌握

黏膜下和浆膜下的纤维组织增生及单核细胞浸润，随着炎症反复发作，可使胆囊与周围组织粘连、囊壁增厚并逐渐瘢痕化，最终导致胆囊萎缩，完全失去功能。

知识点 14：慢性胆囊炎的临床表现　　　　　　　　　　副高：掌握　正高：熟练掌握

慢性胆囊炎的症状不典型，多数患者有胆绞痛病史，急性发作时与急性胆囊炎一致。患者常在饱餐、进食油腻食物后出现腹胀、腹痛等症状。腹痛程度不一，多在上腹部，可牵涉到右肩背部，较少出现畏寒、高热和黄疸，可伴有恶心、呕吐。腹部检查可无体征或右上腹轻度压痛，Murphy 征或呈阳性。

知识点 15：慢性胆囊炎的辅助检查　　　　　　　　　　副高：掌握　正高：熟练掌握

（1）实验室检查：慢性胆囊炎急性发作时，白细胞计数、中性粒细胞分类及肝功能有明显变化。如胆红素、谷氨酰转肽酶（GGT）或碱性磷酸酶（ALP）升高时，应警惕胆管结石或 Mirizzi 综合征的可能。

（2）影像学检查：①B 超检查。为首选检查，有诊断价值。显示胆囊壁增厚，胆囊排空障碍或胆囊内结石。②CT 检查。怀疑胆囊合并其他病变时选用。③MRI 检查。怀疑继发胆总管结石时选用。

知识点 16：慢性胆囊炎的治疗要点　　　　　　　　　　副高：掌握　正高：熟练掌握

以保守治疗为主，对伴有结石或确诊为本病的无结石者应行胆囊切除，首选腹腔镜胆囊切除。对无症状或腹痛可能由其他并存疾病如消化性溃疡、胃炎等引起者，手术治疗应慎重。不能耐受手术者可选择非手术治疗，方法包括限制油腻食物并服用消炎利胆药、胆盐、中药等治疗。

知识点17：慢性胆囊炎的护理评估　　　　副高：掌握　　正高：熟练掌握

（1）健康史：了解患者家族中有无类似疾病史。

（2）身体状况：评估患者右上腹胆囊区有无胀痛、隐痛、压痛和不适感；评估患者有无饱胀不适、厌食油腻、嗳气、反酸等消化不良的症状。

（3）心理-社会状况：评估患者对本次发病的心理状态。

知识点18：慢性胆囊炎的护理诊断　　　　副高：掌握　　正高：熟练掌握

（1）舒适度的改变：与结石和慢性炎症的刺激有关，表现为上腹胀痛，急性发作时为持续性右上腹疼痛、阵发性加剧。

（2）知识缺乏：与缺乏疾病与手术前后知识有关。

（3）焦虑、恐惧：与担心手术效果有关。

知识点19：慢性胆囊炎的护理措施　　　　副高：熟练掌握　　正高：熟练掌握

参见"急性胆囊炎的护理措施"。

知识点20：慢性胆囊炎的健康指导　　　　副高：掌握　　正高：掌握

（1）指导患者进低脂饮食，忌油腻食物，宜少量多餐，避免过饱。避免劳累及精神高度紧张。

（2）胆囊癌与慢性胆囊炎关系密切，长期的结石机械刺激和慢性胆囊炎症可使黏膜上皮发生癌变。因此，对有症状的慢性胆囊炎患者，应通过健康教育，与医师合作，争取早期手术治疗。

（3）年老体弱不能耐受手术的慢性胆囊炎患者，应严格限制油腻饮食，服用抗炎利胆及解痉药物。若出现腹痛、发热和黄疸等症状，应及时就诊。

知识点21：急性非结石性胆囊炎的病因　　　　副高：掌握　　正高：掌握

急性非结石性胆囊炎发生率占急性胆囊炎的5%~10%，胆囊内并无结石存在。多见于男性、老年患者。病因仍不清楚，常在严重创伤、烧伤、腹部非胆道手术如腹主动脉瘤手术、脓毒症等危重患者中发生，约70%的患者伴有动脉粥样硬化。也有认为是长期肠外营养、艾滋病的并发症。

知识点 22：急性非结石性胆囊炎的病理生理   副高：掌握   正高：熟练掌握

本病的病理变化与急性结石性胆囊炎相似。致病因素主要是胆汁淤滞和胆囊壁缺血，导致细菌繁殖，更容易出现胆囊坏疽、穿孔。

知识点 23：急性非结石性胆囊炎的临床表现   副高：掌握   正高：熟练掌握

临床表现与急性胆囊炎相似。腹痛常因患者伴有其他严重疾病而被掩盖，易误诊和延误治疗。危重的、严重创伤及长期应用肠外营养支持的患者出现右上腹疼痛并伴有发热时应警惕本病的发生，若出现右上腹压痛及腹膜刺激征或触及肿大胆囊、Murphy 征阳性，应及时做进一步的检查。

知识点 24：急性非结石性胆囊炎的辅助检查   副高：掌握   正高：熟练掌握

B 超检查和 CT 检查对诊断有帮助，结合临床表现可获得诊断。约 97% 的患者肝胆系统核素扫描可获得诊断。

知识点 25：急性非结石性胆囊炎的治疗要点   副高：掌握   正高：熟练掌握

因本病易坏疽穿孔，一经诊断，应及早手术治疗。可选用胆囊切除或胆囊造口术，或行 PTGD 治疗。未能确诊或病情较轻者，应在严密观察下积极地非手术治疗，一旦病情恶化，及时施行手术。

知识点 26：急性非结石性胆囊炎的护理评估   副高：掌握   正高：熟练掌握

（1）健康史：评估患者有无严重创伤、烧伤、长期完全肠外营养、大手术病史。

（2）身体状况：评估患者疼痛的性质、程度，是否能扪及肿大而有触痛的胆囊。有无腹膜炎的表现。

（3）心理-社会状况：评估患者及其家属对疾病的认识及对治疗的态度。

知识点 27：急性非结石性胆囊炎的护理诊断   副高：掌握   正高：熟练掌握

（1）急性疼痛：与胆囊内胆汁淤滞和缺血有关。

（2）营养失调，低于机体需要量：与不能进食和手术前后禁食有关。

（3）潜在并发症：胆囊穿孔、坏疽、胆瘘等。

知识点28：急性非结石性胆囊炎的护理措施　　　副高：熟练掌握　正高：熟练掌握

参见"急性胆囊炎的护理措施"。

知识点29：急性非结石性胆囊炎的健康指导　　　副高：掌握　正高：掌握

参见"急性胆囊炎的健康指导"。

知识点30：急性梗阻性化脓性胆管炎的概念　　　副高：掌握　正高：熟练掌握

急性梗阻性化脓性胆管炎（AOSC）又称急性重症胆管炎，是由于胆管梗阻和细菌感染，胆管内压升高，肝脏胆血屏障受损，大量细菌和毒素进入血循环，造成以肝胆系统病损为主，合并多器官损害的全身严重感染性疾病，是急性胆管梗阻伴细菌感染发展的严重阶段，具有发病急、病情重、变化快、并发症多和病死率高等特点。

知识点31：AOSC 的病因　　　副高：掌握　正高：熟练掌握

（1）胆道梗阻：胆道梗阻最常见的原因为胆总管结石，还有胆道蛔虫、胆管狭窄、胆肠吻合口狭窄、恶性肿瘤、先天性胆道解剖异常等。胆道发生梗阻时，胆盐不能进入肠道，易造成细菌移位致急性化脓性炎症。

（2）细菌感染：细菌感染途径为经十二指肠逆行进入胆道或经门静脉系统入肝到达胆道。致病菌多为肠道细菌，以大肠埃希菌、变形杆菌、克雷伯菌、铜绿假单胞菌等革兰阴性杆菌多见，常合并厌氧菌感染。

知识点32：AOSC 的病理生理　　　副高：掌握　正高：熟练掌握

AOSC 的基本病理变化是胆管梗阻和胆管内化脓性感染。胆管梗阻及随之而来的胆道感染造成梗阻以上胆管扩张、胆管壁黏膜肿胀，梗阻进一步加重并趋向完全性。胆管内压力升高，胆管壁充血、水肿，黏膜糜烂，形成溃疡，胆管内逐渐充满脓性胆汁或脓液，使胆管内压力继续升高，当胆管内压力 > 30cmH$_2$O 时，肝细胞停止分泌胆汁，胆管内细菌和毒素逆行进入肝窦，引起严重的脓毒血症、感染性休克，甚至 MODS。

知识点33：AOSC 的临床表现　　　副高：掌握　正高：熟练掌握

AOSC 患者多数有胆道疾病史。发病急骤，病情进展快。除具有一般胆道感染的 Charcot 三联征（腹痛、寒战高热、黄疸）外，还可出现休克、神经中枢系统受抑制表现，即 Reynolds 五联征。

（1）症状

1）Charcot 三联征

腹痛：突发性右上腹疼痛，多为持续性胀痛或绞痛，阵发性加重，并可向右肩胛下及腰背部放射。

寒战高热：体温持续升高可高达 40℃ 或更高，呈弛张热。

黄疸：多数患者皮肤、黏膜或巩膜发黄。

2）Reynolds 五联征：Charcot 三联征 + 休克、神经中枢系统受抑制表现。

休克：口唇发绀，呼吸浅快，烦躁、谵妄、四肢冰冷，脉细速可达 120~140 次/分，血压可在短时间内迅速下降等。

神经中枢系统抑制：神志模糊、嗜睡，甚至昏迷。合并休克时也可表现为躁动、谵妄等。

（2）体征：剑突下或右上腹部不同程度压痛，可出现腹膜刺激征；肝大并有压痛和叩击痛，肝外梗阻者可触及肿大的胆囊。

知识点 34：AOSC 的辅助检查　　　　　　　副高：掌握　正高：熟练掌握

（1）实验室检查：白细胞计数 $> 20 \times 10^9/L$，显著增高，升高程度与胆道感染的严重程度成正比。中性粒细胞比例明显升高。肝功能异常，血清胆红素不同程度升高。代谢性酸中毒和低血钾常见，尿中可有蛋白和颗粒管型。临床测定血小板计数及血小板聚集率（AGG）对判定病情程度和预后评价具有重要意义。

（2）影像学检查：①B 超检查。可见胆管明显增粗，管壁增厚，有时可见胆囊肿大及胆道内结石。②CT 和 MRI。对诊断有价值，同时可以了解梗阻部位和原因。③PTC。可以明确梗阻部位，对了解胆道内部情况十分重要。病情严重时可同时行经皮肝穿刺引流（PTCD），缓解症状。④ERCP。对了解胆道病变有帮助，可同时经内镜胆道置管引流。

知识点 35：AOSC 的治疗要点　　　　　　　副高：掌握　正高：熟练掌握

（1）非手术治疗：既是治疗手段，又是手术前准备。①抗休克治疗：补液扩容，恢复有效循环血量及渗透压。休克者应使用多巴胺维持血压。②抗感染：选用针对革兰阴性杆菌及厌氧菌的抗生素，联合、足量用药。③纠正水、电解质及酸碱平衡：常见等渗或低渗性脱水、代谢性酸中毒。④对症治疗：降温、解痉镇痛、营养支持等。⑤其他治疗：禁食、胃肠减压。短时间治疗后病情无好转者，考虑应用肾上腺皮质激素保护细胞膜和对抗细菌毒素。经过上述紧急处理的患者，病情有可能趋于稳定，血压平稳、腹痛减轻、体温下降。待全身情况好转后，再择期施行手术。

（2）手术治疗：目的是解除梗阻，降低胆道压力，挽救患者生命。手术力求简单、有效，多采用胆总管切开减压、T 管引流术。在病情允许的情况下，也可采用经内镜鼻胆管引流术或经皮肝穿刺胆管引流（PTBD）治疗。急诊手术不能完全去除病因，待患者一般情况恢复，1~3 个月根据病因选择彻底的手术治疗。手术时宜先探查胆总管，取出胆管内的结石，放置 T 管引流。若肝管开口处梗阻，则必须将其扩大或将狭窄处切开。尽量取出狭窄上方的结石，然后将引流管的一臂放至狭窄处上方肝管内，才能达到充分引流的目的。

知识点 36：AOSC 的护理评估	副高：掌握　正高：熟练掌握

（1）健康史：了解患者是否有胆道疾病发作史和胆道手术史。

（2）身体状况：评估患者有无肝区肿大及肝区疼痛，能否扣及胆囊；有无突发性剑突下或右上腹部胀痛、绞痛或腹膜刺激征等。评估患者是否发病急、进展快，有无胆道感染的 Charcot 三联征（腹痛、寒战高热、黄疸），是否伴有休克症状以及中枢神经系统受抑制的表现，即 Reynolds 五联征。

（3）心理-社会状况：了解患者对疾病的认知情况和家庭经济承受能力。

知识点 37：AOSC 的护理诊断	副高：掌握　正高：熟练掌握

（1）体液不足：与呕吐、禁食、胃肠减压和感染性休克等有关。

（2）体温过高：与胆管梗阻并继发感染有关。

（3）低效性呼吸形态：与感染中毒有关。

（4）潜在并发症：胆道出血、胆瘘、MODS。

知识点 38：AOSC 的术前护理措施	副高：熟练掌握　正高：熟练掌握

（1）体位护理：协助患者卧床休息，根据病情选择舒适卧位，有腹膜炎体征者取半卧位。

（2）饮食护理：进食能促进胆囊收缩，加重胆绞痛，因此，急性期指导患者禁食，病情稳定后，宜采取低脂、高糖、高维生素、易消化饮食。

（3）疼痛的护理：①观察腹痛部位及性质变化，如出现寒战、高热或腹痛加重波及全腹，考虑病情加重，及时报告医师并协助处理。②诊断及治疗方案明确后，给予镇痛药，以减轻疼痛。

（4）高热的护理：高热患者给予药物或物理降温，密切观察体温变化，加强营养。及时更换潮湿被褥，增加患者舒适。密切观察血压、脉搏、呼吸、神志变化。及时给氧，改善缺氧状况。

（5）维持体液平衡：及时给予静脉补液及抗感染药，防止及纠正水、电解质、酸碱平衡紊乱。

（6）心理护理：评估患者对疾病及手术的心理反应，耐心解释发病原因、治疗措施、手术目的、预后及注意事项，给予鼓励、安慰以取得配合。同情、关心患者，减轻焦虑及恐惧心理。

（7）术前准备：术前常规备皮、置胃管、药物皮试、配血等。有凝血功能障碍患者，应补充维生素 K_1。

知识点39：AOSC 的术后护理措施　　　　副高：熟练掌握　正高：熟练掌握

（1）密切观察病情变化：①监测体温、血压、脉搏、呼吸及血氧饱和度并记录。②观察尿量，记录24小时出入量，维持体液平衡。③观察切口有无渗血。④观察腹腔引流管引流液性质及量的变化，如果短时间内流出大量鲜红色液体，应立即通知医师，并更换引流袋，记录引流液的颜色、量、性质。⑤观察患者面色、末梢循环情况，有无四肢发凉、出冷汗等休克症状及发热、腹痛等表现。

（2）维持腹腔引流管效能：妥善固定，防治扭转、堵塞及脱落，每1~2小时挤压1次，避免逆行感染。

（3）呼吸道管理：全麻未清醒者及时吸出口腔分泌物，防止误吸。指导并协助有效咳痰及深呼吸。病情稳定后取半卧位，每2小时翻身拍背1次。痰液黏稠不易咳出时可行雾化吸入，2次/天吸入后协助拍背排痰。

（4）舒适护理：及时评估患者舒适状况，协助取舒适卧位并定时翻身。血压平稳取半卧位，如有休克征象取平卧位。向患者解释疼痛原因及应对方法，必要时，应用镇痛药以减轻疼痛。

（5）制订活动计划，预防并发症，最大限度地恢复自理能力：①卧床期间提供细致的生活护理，满足患者生理需求。②指导患者床上功能锻炼如足背伸屈运动，预防术后并发肌肉失用性萎缩和下肢深静脉血栓。③术后视病情指导并协助患者早期离床活动。

（6）加强营养，促进康复：术后禁食，肠蠕动恢复后进高蛋白、高维生素、高热量、低脂饮食。肝功能不良者给予适量蛋白饮食。

知识点40：AOSC 的健康指导　　　　　　　　副高：掌握　正高：掌握

（1）饮食指导：进食低脂易消化的饮食，忌油腻食物。

（2）休息指导：劳逸结合，避免劳累。

（3）T 管家庭护理：向带 T 管出院的患者解释 T 管的重要性，做好家庭护理，告知出院后的注意事项。穿宽松柔软的衣服，以防引流管受压；采用淋浴，用塑料薄膜覆盖引流管处，以减少感染的机会。日常生活中避免提举重物或过度活动，以免牵拉 T 管而致其脱出。在 T 管上标明记号，以便观察是否脱出。定时更换引流袋，并记录引流液的量、色和性质。观察夹管后的反应。若发现引流液异常或发热、黄疸、肝区胀痛等，应及时就医。

（4）指导复查：1个月后复查，如出现局部疼痛或发热随诊。

第二节 胆 石 症

知识点1：胆囊结石的概念	副高：掌握 正高：熟练掌握

胆囊结石是指发生在胆囊内的结石，主要为胆固醇结石或以胆固醇为主的混合型结石，常与急性胆囊炎并存，为常见病和多发病。典型症状为胆绞痛，超声检查可确诊。主要见于成年人，40岁以后发病率随年龄增长呈升高的趋势，女性多见。

知识点2：胆囊结石的病因	副高：掌握 正高：熟练掌握

胆囊结石成因复杂，是多因素综合作用的结果，与胆汁中胆固醇过饱和、胆固醇成核过程异常及胆囊功能异常有关，任何影响胆固醇与胆汁酸磷脂浓度比例和造成胆汁淤积的因素，均能导致结石形成。

知识点3：胆囊结石的病理生理	副高：掌握 正高：熟练掌握

饱餐、进食油腻食物后胆囊收缩，睡眠时体位改变致结石移位并嵌顿于胆囊颈部，导致胆汁排出受阻，胆囊强烈收缩而发生胆绞痛。结石长时间持续嵌顿和压迫胆囊颈部或排入并嵌顿于胆总管，临床可出现胆囊炎、胆管炎或梗阻性黄疸。小结石可经过胆囊管排入胆总管，通过胆总管下端时损伤Oddi括约肌或嵌顿于壶腹部引起胆源性胰腺炎。此外，结石及炎症反复刺激胆囊黏膜可诱发胆囊癌。

知识点4：胆囊结石的临床表现	副高：掌握 正高：熟练掌握

大多数患者可无症状，仅在体检或手术时偶然发现，称为静止性胆囊结石。部分患者的胆囊结石的典型症状为胆绞痛，表现为急性或慢性胆囊炎。

（1）胆绞痛：典型发作是在饱餐、进食油腻食物或睡眠中体位改变时，由于胆囊收缩或结石移位加上迷走神经兴奋，结石嵌顿在胆囊壶腹部或颈部，胆囊排空受阻，胆囊内压力升高，胆囊强力收缩而发生绞痛。疼痛位于右上腹或上腹部，呈阵发性，或者持续疼痛阵发性加剧，可向右肩胛部和背部放射，部分患者因疼痛剧烈而不能准确说出疼痛部位，伴有恶心、呕吐。首次胆绞痛出现后，约70%的患者一年内会再发作。

（2）上腹隐痛：多在进食过多、吃油腻食物、工作紧张或疲劳时感到上腹部或右上腹隐痛，或者有饱胀不适、嗳气、呃逆等，常被误诊为胃病。

（3）胆囊积液：胆囊结石长期嵌顿或阻塞胆囊管未合并感染时，胆囊黏膜吸收胆汁中的胆色素，分泌黏液性物质，导致胆囊积液。积液呈透明无色，称为白胆汁。

（4）其他：①部分引起黄疸，较轻。②小结石可通过胆囊管进入胆总管内成为胆总管结石。③胆总管结石通过 Oddi 括约肌嵌顿于壶腹部导致胰腺炎，称为胆源性胰腺炎。④因结石压迫引起胆囊炎症并慢性穿孔，可造成胆囊十二指肠瘘或胆囊结肠瘘，大的结石通过瘘管进入肠道引起肠梗阻称为胆石性肠梗阻。⑤结石及长期的炎症刺激可诱发胆囊癌。

（5）Mirizzi 综合征：是特殊类型的胆囊结石，因胆囊管与肝总管伴行过长或者胆囊管与肝总管汇合位置过低，持续嵌顿于胆囊颈部的和较大的胆囊管结石压迫肝总管，引起肝总管狭窄，反复的炎症发作更导致胆囊肝总管瘘管，胆囊管消失、结石部分或全部堵塞肝总管而引起。临床表现为反复发作胆囊炎及胆管炎，明显的梗阻性黄疸。胆道影像学检查可见胆囊或增大、肝总管扩张、胆总管正常。

| 知识点 5：胆囊结石的辅助检查 | 副高：掌握　正高：熟练掌握 |

（1）B 超检查：是诊断胆囊结石的首选检查方法，也是最准确的检查方式。能清晰地显示胆囊大小、壁厚及胆囊结石所特有的高密度强光团回声。

（2）CT 检查：可显示胆囊结石，但易漏诊。不作为常规检查。

（3）MRI 检查：MRI 结合超声检查应用于胆囊结石的诊断，优势在于可判断胆管内是否存在结石，避免遗漏胆管结石，而超声检查用于胆总管下段结石的检查时，极易受肠管内气体干扰而失败。

| 知识点 6：胆囊结石的治疗要点 | 副高：掌握　正高：熟练掌握 |

（1）手术治疗：胆囊切除术是治疗胆囊结石的最佳选择。无症状的胆囊结石不需积极手术治疗，可观察和随访。适应证：①结石反复发作引起临床症状。②结石嵌顿于胆囊颈部或胆囊管。③慢性胆囊炎。④无症状，但结石已充满整个胆囊。手术方式包括腹腔镜胆囊切除术（LC）、开腹胆囊切除术（OC）、小切口胆囊切除术（OM），首选 LC 治疗。LC 与经典的 OC 相比，具有伤口小、恢复快、瘢痕小等优点，已迅速普及。没有腹腔镜条件下可作 OM。

行胆囊切除时，有下列情况应行胆总管探查术：①术前病史、临床表现或影像检查证实或高度怀疑胆总管有梗阻，包括有梗阻性黄疸，胆总管结石，反复发作胆绞痛、胆管炎、胰腺炎。②术中证实胆总管有病变，如术中胆道造影证实或扪及胆总管内有结石、蛔虫、肿块，胆总管扩张直径超过 1.0cm，胆管壁明显增厚，发现胰腺炎或胰头肿物。胆管穿刺抽出脓性、血性胆汁或泥沙样胆色素颗粒。③胆囊结石小，有可能通过胆囊管进入胆总管。为避免盲目的胆道探查和不必要的并发症，术中可行胆道造影或胆道镜检查。胆总管探查后一般需做 T 管引流，有一定的并发症。

（2）非手术治疗：包括溶石治疗（常用有熊去氧胆酸）、体外冲击波碎石（ESWL）治疗、经皮胆囊碎石溶石等方法，这些方法危险性大、效果不肯定。此外，对于轻度急性胆囊炎，一般不长期使用抗生素，但如合并胆管炎、菌血症、脓毒症、脓肿或穿孔时，应合理使用抗生素。

知识点7：胆囊结石的护理评估　　　　　　　　　　　副高：掌握　正高：熟练掌握

（1）健康史：评估患者是否经常高糖、高胆固醇、高脂肪饮食；有无胆道寄生虫感染，如蛔虫、肝吸虫病等；是否肥胖；是否有糖尿病史；有无类似疾病家族史。

（2）身体状况：评估患者右上腹是否有压痛和肌紧张，是否有胆绞痛和放射痛，是否出现 Murphy 征，评估患者进油腻食物后是否出现上腹部或右上腹部隐痛不适、饱胀、嗳气、呃逆等消化道症状，巩膜、皮肤有无黄染。

（3）心理-社会状况：评估患者对本次发病的心理状态，有无烦躁不安、焦虑等恐惧情绪，应对能力如何，患者及家属对疾病的认知程度。

知识点8：胆囊结石的护理诊断　　　　　　　　　　　副高：掌握　正高：熟练掌握

（1）急性疼痛：与胆囊结石突然嵌顿、胆汁排空受阻致胆囊强烈收缩有关。
（2）知识缺乏：与缺乏胆石症和腹腔镜手术的相关知识有关。
（3）潜在并发症：胆瘘。

知识点9：胆囊结石的护理措施　　　　　　　　　　　副高：熟练掌握　正高：熟练掌握

（1）术前护理

1）疼痛的护理：评估疼痛的程度，观察疼痛的部位、性质、发作时间、诱因及缓解的相关因素，评估疼痛与饮食、体位、睡眠的关系，为进一步治疗和护理提供依据。对诊断明确且剧烈疼痛者，予消炎利胆、解痉镇痛药物，以缓解疼痛。

2）LC 术前的特殊准备：①皮肤准备。腹腔镜手术进路多在脐部，嘱患者用肥皂水清洗脐部，可用松节油或液体石蜡清洁脐部污垢。②呼吸道准备。LC 术中需将 CO_2 注入腹腔形成气腹，达到术野清晰并保证腹腔镜手术操作所需空间的目的。CO_2 弥散入血可致高碳酸血症及呼吸抑制，故术前患者应进行呼吸功能锻炼；避免感冒，戒烟，减少呼吸道分泌物，以利于术后早日康复。

3）饮食护理：应进食低脂饮食，以防诱发急性胆囊炎而影响手术的进行。

（2）术后护理

1）体位护理：协助患者取舒适体位，一般先取平卧位，血压平稳后改半卧位，指导患者有节律地深呼吸，达到放松和减轻疼痛的效果。

2）LC 术后的护理：①饮食指导。术后禁食 6 小时，术后 24 小时内饮食以无脂流质、半流质饮食为主，逐渐过渡至低脂饮食。②高碳酸血症的护理。高碳酸血症患者表现为呼吸浅慢、$PaCO_2$ 升高。为避免高碳酸血症发生，LC 术后常规予低流量吸氧，鼓励患者深呼吸，有效咳嗽，促进 CO_2 排出。③肩背部酸痛的护理。腹腔中 CO_2 可聚集在膈下产生碳酸，刺激膈肌及胆囊床创面，引起术后不同程度的腰背部、肩部不适或疼痛等。一般无须特殊处理，可自行缓解。

3）并发症的观察与护理：观察生命体征、腹部体征及引流液情况。若患者出现发热、腹胀和腹痛等腹膜炎表现或腹腔引流液呈黄绿色胆汁样，提示发生胆瘘，及时报告医师并协助处理。

| 知识点 10：胆囊结石的健康指导 | 副高：掌握　正高：掌握 |

（1）饮食指导：尽量规律用餐，少量多餐，采取低脂、高维生素、富含膳食纤维饮食；少吃含脂肪多的食品，如花生、核桃、芝麻等。

（2）疾病指导：告知患者胆囊切除后出现消化不良、脂肪性腹泻等的原因，解除其焦虑情绪；出院后如果出现黄疸、陶土样粪便应及时就诊。

（3）定期复查：中年以上未行手术治疗的胆囊结石患者应定期复查或尽早手术治疗，以防结石及炎症的长期刺激诱发胆囊癌。

| 知识点 11：肝内胆管结石的概念 | 副高：掌握　正高：熟练掌握 |

肝内胆管结石又称肝胆管结石，病因复杂，与胆道感染、胆道寄生虫、胆管解剖变异、营养不良等有关。肝内胆管结石常呈肝段、肝叶分布，但也有多肝段、肝叶结石，多见于左外叶和右后叶。肝内胆管结石形成后进入胆总管，可并发肝外胆管结石。

| 知识点 12：肝内胆管结石的病因 | 副高：掌握　正高：熟练掌握 |

肝内胆管结石的发病原因与胆道的细菌感染、寄生虫感染及胆汁滞留有关。此外，胆汁中的黏蛋白、酸性黏多糖、免疫球蛋白等大分子物质，以及炎性渗出物、脱落的上皮细胞、细菌、寄生虫、胆汁中的金属离子等，均与肝内胆管结石的形成有关。

| 知识点 13：肝内胆管结石的病理生理 | 副高：熟练掌握　正高：熟练掌握 |

肝内胆管结石病理变化的实质是肝内胆管梗阻、肝内胆管化脓性炎症和肝细胞损害，这也是远期出现肝内胆管狭窄和胆管癌的基础。

| 知识点 14：肝内胆管结石的临床表现 | 副高：掌握　正高：熟练掌握 |

可多年无症状或仅有上腹部和胸背部胀痛不适。多数患者因寒战、高热和腹痛就诊。梗阻和感染仅发生在某肝叶、肝段胆管时，患者可无黄疸；结石位于汇管区时可出现黄疸。感染严重还可能出现全身脓毒血症甚至感染性休克。体格检查可有肝大、肝区压痛和叩击痛等体征。并发肝脓肿、肝硬化、肝胆管癌时出现相应的症状和体征。

知识点 15：肝内胆管结石的辅助检查　　　　　副高：掌握　正高：熟练掌握

（1）实验室检查：并发感染时白细胞计数及中性粒细胞比例升高，血胆红素升高呈波动性，肝功能有一定程度的损害。血气分析对合并代谢平衡紊乱具有诊断价值。

（2）影像学检查：①B 超检查。首选检查，对肝内胆管结石作出定性诊断，了解结石的分布情况和胆管病变。②CT 检查。优于 B 超的诊断价值，除定性诊断外，可以较全面地了解肝内胆管结石的分布情况，肝脏组织有无继发改变，指导手术方案的制定。③MRI 和MRCP。MRI 诊断肝内胆管结石具有明显优势，能全面了解结石的分布情况，与 CT 联合应用对手术方式的选择有帮助。④PTC 检查。比较直观地显示肝内胆管结石的分布情况和肝内胆管的狭窄或扩张情况，对诊断和治疗具有指导意义。结合 B 超和 CT 检查结果，更有价值。必要时可以行 PTCD 引流减压胆道。⑤ERCP 检查。肝外胆管无阻塞时可显示肝内结石的情况，有诱发胆道感染的可能。

知识点 16：肝内胆管结石的治疗要点　　　　　副高：掌握　正高：熟练掌握

反复发作胆管炎的肝内胆管结石主要采取手术治疗，无症状、无局限性胆管扩张的 3 级胆管以上的结石，可不做治疗。治疗原则为去除病灶，取尽结石，矫正胆管狭窄，通畅胆道引流。

（1）肝切除术：肝切除术是常用的、最有效的手术方法。手术切除范围包括结石所在部位、狭窄的胆管、远端扩张的胆管。因肝内胆管结石最多见于左肝外叶，左肝外叶切除术是最多采用的方法。适应证：病变肝叶或胆管内结石难以取尽的结石，难以纠正的胆管狭窄或囊状扩张、肝实质萎缩纤维化、合并肝脓肿或肝内胆管癌的患者。

（2）胆管切开取石术：肝内胆管结石行单纯胆管切开取石术很难完全取尽结石，该术式仅对肝内胆管无扩张、未合并狭窄、结石在较大胆管或并发急性胆管炎，做胆道减压和引流时采用。

（3）胆肠吻合术：是治疗肝内胆管结石合并胆管狭窄，恢复胆汁通畅的有效手段。多行肝管空肠 Roux-en-Y 吻合。Oddi 括约肌有功能时，尽量避免行胆肠吻合术。适应证：肝内胆管结石合并肝门部胆管狭窄，同时肝内病灶或胆管狭窄病灶可去除的患者，此外，对Oddi 括约肌功能丧失、胆总管囊状扩张、肝门及肝外胆管癌变可考虑应用胆肠吻合术。

胆肠吻合术丧失了胆管下端 Oddi 括约肌的抗肠液反流功能，术后有反流性胆管炎、胆管再狭窄、结石复发等并发症，因而其手术适应证应严格掌握。

（4）肝移植术：适用于全肝胆管充满结石无法取尽，且肝功能损害威胁患者生命时。肝内胆管结石合并全肝胆管硬化性胆管炎、囊性扩张症、肝硬化及门静脉高压，仅治疗肝内结石难以纠正全肝病理改变时，也应考虑行肝移植术。

| 知识点 17：肝内胆管结石的护理评估 | 副高：掌握　正高：熟练掌握 |

（1）健康史：了解患者的年龄、性别、劳动强度、妊娠史等；了解患者有无反酸、嗳气、餐后饱胀等消化道症状；有无呕吐蛔虫或粪便排出蛔虫史；有无胆囊结石、胆囊炎和黄疸病史；有无过敏史及其他腹部手术史。

（2）身体状况：评估患者有无右上腹疼痛及其诱因、部位、性质及有无放射痛。评估患者有无食欲缺乏、恶心、呕吐、寒战、高热、黄疸等症状。

（3）心理-社会状况：评估患者及家属对疾病的认识，患者的社会支持系统情况、家庭经济状况等。

| 知识点 18：肝内胆管结石的护理诊断 | 副高：掌握　正高：熟练掌握 |

（1）急性疼痛：与结石嵌顿致胆道梗阻、感染及 Oddi 括约肌痉挛有关。

（2）体温过高：与胆管结石梗阻导致急性胆管炎有关。

（3）营养失调，低于机体需要量：与疾病消耗、摄入不足及手术创伤等有关。

（4）有皮肤完整性受损的危险：与胆汁酸盐淤积于皮下，刺激感觉神经末梢导致皮肤瘙痒有关。

（5）潜在并发症：出血、胆瘘、感染等。

| 知识点 19：肝内胆管结石的术前护理措施 | 副高：熟练掌握　正高：熟练掌握 |

（1）病情观察：若患者出现寒战、高热、腹痛、黄疸等情况，应考虑发生急性胆管炎，及时报告医师，积极处理。

（2）缓解疼痛：观察疼痛的部位、性质、发作的时间、诱因及缓解的相关因素，诊断明确且剧烈疼痛者，给予消炎利胆、解痉镇痛药物。禁用吗啡，以免引起 Oddi 括约肌痉挛。

（3）降低体温：根据患者的体温情况，采取物理降温和/或药物降温；应用足量有效的抗生素，控制感染，恢复正常体温。

（4）营养支持：给予低脂、高蛋白、高热量、高碳水化合物、高维生素的普通饮食或半流质饮食。禁食、不能经口进食或进食不足者，通过肠外营养途径给予补充。肝功能不良者宜采取适量蛋白饮食。

（5）纠正凝血功能障碍：肝功能受损者肌内注射维生素 K_1 10mg，每日 2 次，改善凝血功能，预防术后出血。

（6）保护皮肤完整性：指导患者修剪指甲，不可用手抓挠皮肤，防止皮肤破损。保持皮肤清洁，用温水擦浴，穿棉质衣裤。瘙痒剧烈者，遵医嘱使用抗组胺药或炉甘石洗剂等外用药物和/或其他药物治疗。

知识点20：肝内胆管结石的术后护理措施　　　　　副高：熟练掌握　正高：熟练掌握

（1）病情观察：记录24小时出入量，观察生命体征变化、腹部体征及引流情况，评估有无出血及胆汁渗漏。术前有黄疸的患者，观察和记录粪便颜色并监测血清胆红素变化。

（2）营养支持：术后禁食、胃肠减压期间通过肠外营养途径补充足够的热量、氨基酸、维生素、水、电解质等，维持患者良好的营养状态。胃管拔除后根据患者胃肠功能恢复情况，由无脂流质逐渐过渡至低脂饮食。

（3）T管引流的护理

1）妥善固定：将T管妥善固定于腹壁，不可固定于床单，以防翻身、活动时被牵拉造成管道脱出。

2）加强观察：观察并记录T管引流出胆汁的颜色、量和性状，及时发现出血、胆漏等并发症征象。正常成人每日分泌胆汁800~1200ml，呈黄绿色，清亮，无沉渣，有一定黏性。术后24小时内引流量300~500ml，恢复饮食后可增至每日600~700ml，以后逐渐减少至每日200ml左右。如胆汁过多，提示胆道下端有梗阻的可能。如胆汁浑浊，应考虑结石残留或胆管炎症未被控制。

3）保持引流通畅：防止引流管扭曲、折叠、受压。引流液中有血凝块、絮状物、泥沙样结石时要经常从近端向远端挤捏，保持引流通畅。必要时用生理盐水低压冲洗或用50ml注射器负压抽吸，用力要适宜，以防引起胆管出血。

4）预防感染：长期带管者，定期更换引流袋，并严格执行无菌操作。引流管口周围皮肤以无菌纱布覆盖，保持局部干燥，防止胆汁浸润皮肤引起炎症反应。平卧时引流管的远端不可高于腋中线，坐位、站立或行走时不可高于腹部手术切口，以防胆汁反流引起感染。

5）拔管护理：若T管引流出的胆汁色泽正常，且引流量逐渐减少，可在术后10~14天，试行夹管1~2天。夹管期间注意观察病情，若无发热、腹痛、黄疸等症状，经T管做胆道造影，造影后持续引流24小时以上。如胆道通畅无结石或其他病变，再次夹闭T管24~48小时，患者无不适可予拔管。拔管后，残留窦道用凡士林纱布填塞，1~2天内可自行闭合。若胆道造影发现有结石残留，须保留T管6周以上，再做取石或其他处理。

（4）并发症的预防和护理

1）出血：可能发生在腹腔或胆管内。腹腔内出血多发生于术后24~48小时，可能与术中血管结扎线脱落、肝断面渗血及凝血功能障碍有关；胆管内出血多发生在术后早期或后期，多为结石、炎症引起血管壁糜烂、溃疡或术中操作不慎引起；胆肠吻合口术后早期可发生吻合口出血，与胆管内出血的临床表现相似。护理措施如下。①严密观察生命体征及腹部体征：腹腔引流管引流大量血性液体，>100ml/h、持续3小时以上并伴有心率增快、血压波动时，提示腹腔内出血；胆管内出血表现为T管引流出血性胆汁或鲜血，粪便呈柏油样，可伴有心率增快、血压下降等休克表现。及时报告医师，防止发生低血容量性休克。②改善和纠正凝血功能：遵医嘱给予维生素 K$_1$ 10mg 肌内注射，每日 2 次，以纠正凝血机制障碍。

2）胆瘘：由胆管损伤、胆总管下端梗阻、T 管脱出所致。患者若出现发热、腹胀和腹痛等腹膜炎表现或腹腔引流液呈黄绿色胆汁样，提示发生胆瘘。护理措施如下。①引流胆汁：将漏出的胆汁充分引流至体外是治疗胆瘘最重要的原则。②维持水、电解质平衡：长期大量胆瘘者应补液并维持水、电解质平衡。③防止胆汁刺激和损伤皮肤：及时更换引流管周围被胆汁浸湿的敷料，给予氧化锌软膏涂敷局部皮肤。

知识点 21：肝内胆管结石的健康指导　　　　副高：掌握　正高：掌握

（1）饮食指导：注意饮食卫生，定期驱除肠道蛔虫。

（2）定期复查：非手术治疗患者定期复查，出现腹痛、黄疸、发热、厌油等症状时，及时就诊。

（3）带 T 管出院患者的指导：穿宽松柔软的衣服，防管道受压；淋浴时，可用塑料薄膜覆盖引流管处，以防感染；避免提举重物或过度活动，以免牵拉 T 管导致管道脱出；出现引流异常或管道脱出时，及时就诊。

知识点 22：肝外胆管结石的概念　　　　副高：掌握　正高：熟练掌握

肝外胆管结石是指发生在左、右肝管汇合部以下的胆管结石，常由胆道感染和胆汁淤积引起。原发于胆管系统的结石称为原发性肝外胆管结石，胆囊结石排出至胆总管内称为继发性肝外胆管结石。结石嵌顿于壶腹部可致胆道梗阻，并发感染导致急性梗阻性化脓性胆管炎及上行性肝脓肿，可以诱发胆源性胰腺炎。肝外胆管结石多数预后良好，少数出现严重并发症而危及生命。

知识点 23：肝外胆管结石的病因　　　　副高：掌握　正高：熟练掌握

肝外胆管结石分为原发性和继发性结石。原发性结石的病因与胆汁淤滞、胆道感染、胆道异物（包括蛔虫残体、虫卵、华支睾吸虫、缝线线结等）、胆管解剖变异等因素有关。继发性结石主要是胆囊结石排入胆总管内引起，也可因肝内胆管结石排入胆总管引起。

（1）胆道感染：为主要病因。肠道细菌如大肠埃希菌、肠球菌等可进入胆道，产生慢性炎症，使黏膜上皮增生，胆红素钙生成加快，形成结石。

（2）胆汁淤积：胆道内胆汁流通缓慢时，胆汁可淤积并与钙结合而沉淀，在胆管内逐渐增大，形成结石。

（3）胆道寄生虫：如胆道吸虫、蛔虫等，可刺激胆道壁增厚和纤维组织增生，引起感染使胆红素钙沉淀，形成结石，其死亡后的虫卵和虫体为结石的形成提供了核心。

（4）胆管解剖异常：胆管狭窄、胆管节段性扩张等胆管异常可影响胆汁正常排出，形成胆汁淤积，是导致胆管结石的因素之一。

知识点 24：肝外胆管结石的临床表现　　　　　　副高：掌握　　正高：熟练掌握

平时无症状或仅有上腹不适或隐痛，当结石阻塞胆道并继发感染时，可表现为典型的 Charcot 三联征，即腹痛、寒战高热及黄疸。

（1）腹痛：发生在剑突下或右上腹，呈阵发性绞痛或持续性疼痛阵发性加剧，疼痛可向右肩背部放射，伴恶心、呕吐。是结石嵌顿于胆总管下端或壶腹部刺激胆管平滑肌或 Oddi 括约肌痉挛所致。

（2）寒战、高热：胆管梗阻并继发感染后引起全身中毒症状，多发生于剧烈腹痛后，体温可高达 39~40℃，呈弛张热。主要由于细菌感染，引起菌血症或毒血症所致。

（3）黄疸：胆管梗阻后胆红素逆流入血所致。黄疸的程度取决于梗阻的程度、部位和是否继发感染。部分梗阻时黄疸较轻，完全性梗阻时黄疸较重；合并胆管炎时，胆管黏膜与结石的间隙随炎症的发作及控制而变化，黄疸呈现间歇性和波动性。出现黄疸时，患者有尿色变黄、粪便颜色变浅和皮肤瘙痒等症状。

此外，当结石反复刺激胆管时，患者可伴有恶心、呕吐等症状。患者可伴有皮肤瘙痒，主要是胆汁中的胆盐、胆酸进入血液刺激感觉神经末梢所致。

知识点 25：肝外胆管结石的辅助检查　　　　　　副高：掌握　　正高：熟练掌握

（1）实验室检查：并发胆管炎时白细胞计数增多、中性粒细胞比例升高。血清胆红素、转氨酶和碱性磷酸酶升高，尿中胆红素升高。

（2）影像学检查：①B 超检查。首选检查，可发现十二指肠以上段胆管内结石及胆管扩张，可发现并明确结石的大小、部位，以及胆管扩张程度，但超声易受肠内气体干扰，肝外胆管远端的结石可因干扰观察不清。②CT。对胆总管下段结石的诊断较 B 超准确，可显示结石大小、数量以及梗阻部位。还可显示是否并发肝硬化或胆管癌。但对于细小结石以及不含钙的结石，难以直接显示。③MRCP。诊断特异性、敏感性均佳，可以明确诊断，并有利于手术方式的选择。可多方位清晰显示肝外胆管、胰管，准确判断结石的分布、大小、胆管有无狭窄及扩张，但 MRCP 对于胆管及周围组织实性病变的诊断价值有限，对结石的诊断有一定的假阳性率。④PTC。可明确结石的诊断，了解其部位。严重胆道感染时可留置导管引流胆道。⑤ERCP。可清晰地显示胆道影像和结石部位、数量及大小，以及胆管狭窄与扩张情况。检查的同时也可进行治疗，如放置引流管、取出结石等。诊断胆管结石准确率高，有诱发急性胰腺炎的可能。也可经十二指肠乳头置管引流胆道，并可行内镜下十二指肠乳头括约肌切开术（EST）和经内镜套取胆道内结石。

知识点 26：肝外胆管结石的治疗要点　　　　　副高：掌握　正高：熟练掌握

如结石直径 <4mm，存在自行排出的可能，患者如无症状，可定期复查，根据检查结果决定是否需要手术治疗。结石直径 >4mm，一般很难自行排出，无症状也应积极考虑手术治疗。对于存在胆道梗阻甚至是胆管炎的患者更应尽早治疗，治疗原则为尽可能在手术中取尽结石，去除感染病灶，解除梗阻，保证手术后胆汁引流通畅。药物治疗为辅，主要为对症治疗，缓解患者症状。

（1）胆总管切开取石、T 管引流术：为首选方法，此法可保留正常的 Oddi 括约肌功能。术中尽量取尽结石，必要时用胆道镜探查取石，防止结石残留。胆总管下端通畅者取石后放置 T 管。适用于单纯胆总管结石、胆管上下端通畅、无狭窄或其他病变的患者。

（2）胆肠吻合术：又称胆肠内引流术，该术式因废弃了 Oddi 括约肌功能，目前不常使用。胆总管下端严重的良性狭窄或梗阻，狭窄段 >2cm，无法用手术方法在局部解除梗阻者，应行胆总管空肠 Roux-en-Y 吻合术，同时切除胆囊。

（3）Oddi 括约肌切开成形术：适用于胆总管结石合并胆总管下端短段（<1.5cm）狭窄或胆总管下端嵌顿结石的患者。

（4）微创外科治疗：ERCP 检查的同时行内镜括约肌切开，然后向胆总管送入取石篮取石。合并胆道感染时，临时在内镜下安置鼻胆管引流或支撑管，此法操作简便，创伤小，尤其适用于结石数量不多、高龄或伴有重要脏器疾病不能耐受手术者。残余结石可在手术 6 周后用胆道镜取石。

知识点 27：肝外胆管结石的护理评估　　　　　副高：掌握　正高：熟练掌握

参见"肝内胆管结石的护理评估"。

知识点 28：肝外胆管结石的护理诊断　　　　　副高：掌握　正高：熟练掌握

参见"肝内胆管结石的护理诊断"。

知识点 29：肝外胆管结石的护理措施　　　　　副高：熟练掌握　正高：熟练掌握

参见"肝内胆管结石的护理措施"。

知识点 30：肝外胆管结石的健康指导　　　　　副高：掌握　正高：掌握

参见"肝内胆管结石的健康指导"。

第三节　原发性肝癌

| 知识点1：原发性肝癌的概念 | 副高：掌握　正高：熟练掌握 |

原发性肝癌简称肝癌，是来源于肝细胞和肝胆管细胞的恶性肿瘤，其中绝大多数为肝细胞癌。在我国是一种常见的恶性肿瘤。其起病隐匿，早期没有症状或症状不明显，进展迅速，确诊时，多数患者已经达到晚期或发生远处转移。患者年龄大多为40～50岁，男性多见。

| 知识点2：原发性肝癌的病因及发病机制 | 副高：掌握　正高：熟练掌握 |

原发性肝癌的病因和发病机制尚未明确。目前认为与肝硬化、病毒性肝炎、长期摄入黄曲霉素、水质有关。肝癌临床分为3型。①结节型：最常见，肿瘤呈结节状，大小不一，散在分布且多伴有肝硬化。②巨块型：呈单独巨块或结节密集融合成片，较少伴有肝硬化或硬变程度较轻微。③弥漫型：最少见，占据全肝呈灰色点状结节，肉眼难以和肝硬化区别。病理组织学分为肝细胞型、胆管细胞型和混合型，我国以肝细胞型为多见。肿瘤极易侵犯门静脉分支，癌栓经门静脉系统形成肝内播散，甚至可阻塞门静脉主干引起门静脉高压的临床表现；肝外血行转移多见于肺、骨、脑等。淋巴转移至肝门淋巴结最多，其次为胰腺周围、腹膜后、主动脉旁及锁骨上淋巴结。此外，还可向膈肌及附近器官直接蔓延和种植转移至腹腔、盆腔。

| 知识点3：原发性肝癌的临床表现 | 副高：掌握　正高：熟练掌握 |

肝癌起病隐匿，早期缺乏特异性表现，中、晚期可有局部和全身症状。

（1）肝区疼痛：是最常见和最主要的症状，半数以上患者以此为首发症状，多为持续性钝痛、刺痛或胀痛，夜间或劳累后加重。肝癌破裂腹腔内出血时，可出现急腹症表现。因癌肿迅速生长时肝包膜紧张导致疼痛。疼痛的部位与病变位置有密切关系，如位于肝右叶顶部的癌肿累及膈肌时，疼痛可牵涉至右肩背部；左肝癌常表现为胃区疼痛。当肝癌结节发生坏死、破裂，引起腹腔内出血时，则表现为突发右上腹剧痛，腹膜刺激征等急腹症表现等。

（2）全身和消化道症状：①消瘦、乏力。早期不明显，随病情发展而逐渐加重，晚期体重进行性下降，可伴有贫血、出血、腹水和水肿等恶病质表现。②发热。多为不明原因的持续性低热或不规则发热，37.5～38.0℃，个别可达39℃。其特点是抗生素治疗无效，而吲哚美辛栓（消炎痛栓）常可退热。消化道症状表现为食欲缺乏、腹胀、恶心、呕吐、腹泻等，可由肿瘤压迫、腹水、胃肠道淤血及肝功能损害而引起。

（3）伴癌综合征：又称癌旁综合征，以自发性低血糖、红细胞增多症常见，有时还可伴有高钙血症、高脂血症、类癌综合征、血小板增多、高纤维蛋白原血症等。其中大多数表现为特征性的生化改变，而且先于肝癌局部症状出现。

（4）体征

1）肝大或肿块：为中晚期肝癌的主要体征，最为常见。肝进行性不对称肿大，表面有明显结节和肿块，质硬有压痛，可随呼吸上下移动。多在肋缘下被触及，呈局限性隆起，质地坚硬。

2）黄疸：多为晚期征象，以弥漫型肝癌或胆管细胞癌常见。癌肿破入肝内较大胆管，可引起胆道出血、胆绞痛、黄疸等。癌肿广泛扩散可引起肝细胞性黄疸。

3）腹水：为草黄色或血性，多数是在肝硬化的基础上合并肝门静脉或肝静脉癌栓所致。肝癌浸润腹膜也是腹水的常见原因。

此外，肝区可出现血管杂音，肝区摩擦音提示肿瘤侵及肝包膜，肝外转移时则有转移部位相应的体征。

（5）并发症：可由肝癌本身或并存的肝硬化引起。主要有肝性脑病、上消化道出血、肝癌结节破裂出血、肝肾综合征、继发感染（肺炎、败血症、真菌感染等）。

| 知识点4：原发性肝癌的辅助检查 | 副高：掌握　正高：熟练掌握 |

（1）肝癌血清标志物检测：①甲胎蛋白（AFP）。是诊断原发性肝细胞癌最常用的方法和最有价值的肿瘤标志物。血清 AFP≥400μg/L，持续性升高并能排除妊娠、活动性肝病、生殖腺胚胎源性肿瘤以及消化道肿瘤等，高度提示肝癌。AFP 低度升高者，应动态观察，并结合肝功能变化及影像学检查加以综合分析判断。临床上约30%肝癌患者 AFP 不升高，此时应检测 AFP 异质体，如为阳性，有助于诊断。②血液酶学及其他肿瘤标志物检查。肝功能相关的酶可能升高，但缺乏特异性。多数胆管细胞癌患者 AFP 正常，部分患者癌胚抗原（CEA）或糖类抗原19-9（CA19-9）升高。

（2）超声检查：是目前诊断价值较高的非侵入性检查方法，可用作高发人群中的普查工具。可显示肿瘤部位、数目、大小、形态以及肝静脉或肝门静脉内有无癌栓等，诊断符合率可达90%，甚至能发现直径1.0cm 左右的微小癌，通过超声造影可提高肝癌的确诊率。

（3）CT 检查：分辨率较高，诊断符合率高达90%以上；CT 动态扫描与动脉造影相结合的 CT 血管造影（CTA）可提高微小癌的检出率。多层螺旋 CT、三维 CT 成像提高了分辨率和定位的精确性。

（4）MRI：诊断价值与 CT 相仿，对良、恶性肝内占位病变，特别与血管瘤的鉴别优于CT，可进行肝静脉、肝门静脉、下腔静脉和胆道重建成像，可显示这些管腔内有无癌栓。

（5）选择性肝动脉造影：诊断正确率达95%，对血管丰富的癌肿其分辨率低限约0.5cm。由于是创伤性检查，只有在必要时才考虑采用。

（6）超声引导下肝穿刺针吸细胞学检查：发现癌细胞有确定诊断意义，但可能出现假阴性，偶尔会引起肿瘤破裂、穿刺针道出血和癌细胞沿针道扩散，临床上是否采用存在争论。肿瘤位于肝表面、经过各种检查仍不能确诊者，可行腹腔镜检查。

知识点5：原发性肝癌的治疗要点	副高：掌握　正高：熟练掌握

（1）手术治疗

1）肝切除术：是目前国内外普遍采用的治疗肝癌的首选方法，是肝癌患者获得长期生存的重要手段。遵循彻底性和安全性两个基本原则。癌肿局限于1个肝叶内，可做肝叶切除；已累及1叶或刚及邻近肝叶者，可做半肝切除；若已累及半肝，但无肝硬化者，可考虑做三叶切除；位于肝边缘的肿瘤，亦可做肝段或次肝段切除或局部切除；对伴有肝硬化的小肝癌，可采用距肿瘤2cm以外的根治性局部肝切除术。肝切除手术一般至少保留30%的正常肝组织，肝硬化者，肝切除量应不超过50%。

2）手术探查：不能切除肝癌的手术可做液氮冷冻、激光气化、微波或做肝动脉结扎插管，以备术后局部化疗。也可皮下植入输液泵、术后连续灌注化疗。

3）根治性手术后复发肝癌的手术：根治性手术后复发肝癌在病灶局限、患者尚能耐受手术的情况下，可再次施行手术治疗。复发性肝癌再切除是提高5年生存率的重要途径。

4）肝移植：原发性肝癌是肝移植的指征之一，疗效高于肝切除术，但术后较易复发。目前在我国，肝癌肝移植仅作为补充治疗，适用于无法手术切除、不能进行射频、微波治疗和肝动脉栓塞化疗（TACE）、肝功能不能耐受的患者。

（2）非手术治疗

1）局部消融治疗：包括射频消融（RFA）、微波消融（MWA）、冷冻治疗、高功率超声聚焦消融（HIFU）及无水乙醇注射治疗（PEI）。适合于瘤体小而又无法或不宜手术切除者，特别是肝切除术后早期肿瘤复发者。

2）TACE：是一种介入治疗，即经股动脉达肝动脉做超选择性肝动脉插管，经导管注入栓塞剂和抗癌药。对于不能手术切除的中晚期肝癌患者；能手术切除，但因高龄或严重肝硬化等不能或不愿手术的肝癌患者，TACE可以作为非手术治疗中的首选方法。经开腹探查发现癌肿不能切除或作为肿瘤姑息切除的后续治疗者，可采用肝动脉和/或门静脉置泵（皮下埋藏式灌注装置）做区域化疗栓塞。经栓塞化疗后，部分中晚期肿瘤缩小，为二期手术创造了条件。对顽固性腹水、黄疸及肝门静脉主干瘤栓的患者则不适用。

3）放射治疗：肿瘤较局限、无远处广泛转移而又不适宜手术切除或手术切除后复发者，可采用放射为主的综合治疗。分为外照射和内照射。外照射是利用放疗设备产生的射线从体外对肿瘤照射；内照射是利用放射性核素，经机体管道或通过针道植入肿瘤内进行照射。

4）生物治疗：主要是免疫治疗，可与化疗等联合应用。常用胸腺素、干扰素、免疫核糖核酸和白细胞介素-2等。还可用细胞毒性T细胞（CTL）和肿瘤浸润淋巴细胞（TIL）等免疫活性细胞行过继性免疫治疗。

5）中医中药治疗：常与其他治疗配合应用，以改善患者全身情况，减轻放化疗不良反应，提高机体免疫力。

6）系统治疗：①分子靶向药物治疗。索拉非尼是一种口服的多靶点、多激酶抑制剂，能够延缓肝细胞癌进展，明显延长晚期患者生存期，且安全性较好。②系统化疗。指通过口服或静脉途径给药进行化疗的方式。近年来，亚砷酸注射液、奥沙利铂（OXA）被证实对晚期肝癌有一定疗效。

知识点6：原发性肝癌的护理评估	副高：掌握　正高：熟练掌握

（1）健康史：了解患者的年龄、性别及是否居住在肝癌高发区。了解患者有无肝炎或肝硬化病史；是否有长期摄入黄曲霉素污染的食物和亚硝胺类致癌物等；有无癌肿和手术史；有无其他系统伴随疾病。

（2）身体状况：评估患者有无肝大、肝区压痛、上腹部肿块等症状。评估肿块的大小、部位，质地是否较硬，表面是否光滑；评估患者有无肝浊音界上移，有无腹水、脾大等肝硬化表现；评估患者有无肝病面容、贫血、黄疸、水肿等体征；有无消瘦、乏力、食欲缺乏及恶病质表现；有无肝性脑病、上消化道出血及各种感染如肺炎、败血症和压疮等。

（3）心理-社会状况：评估患者及家属对疾病本身、治疗方案、疾病预后，以及手术前、后康复知识的了解和掌握程度；评估患者及家属对本病、手术、术后并发症，以及疾病预后所产生的恐惧、焦虑程度和心理承受能力；评估患者家属对患者的关心程度、支持力度，家庭对患者手术等治疗的经济承受能力；评估社会和医疗保障系统支持程度。

知识点7：原发性肝癌的护理诊断	副高：掌握　正高：熟练掌握

（1）悲伤：与担忧手术效果、疾病预后和生存期限有关。

（2）急性疼痛：与肿瘤生长迅速导致肝包膜张力增加或手术、介入治疗、放疗、化疗后的不适有关。晚期疼痛与全身广泛转移、侵犯后腹膜或癌症破裂出血有关。

（3）营养失调，低于机体需要量：与食欲缺乏、胃肠道功能紊乱、放疗和化疗引起的胃肠道不良反应、肿瘤消耗等有关。

（4）舒适受损：与疼痛、腹胀、放化疗的不良反应及恶病质等有关。

（5）潜在并发症：消化道或腹腔内出血、肝性脑病、膈下积液或脓肿、肺部感染。

知识点8：原发性肝癌的术前护理措施	副高：熟练掌握　正高：熟练掌握

（1）心理护理：建立良好的护患关系，护士应及时了解患者及其家属的情绪、心理变化，鼓励患者建立战胜疾病的信心，积极接受、配合治疗及护理。对晚期患者应给予情感上的支持，尊重、理解患者的言行，使患者尽可能舒适地度过生命的最后阶段。

（2）改善营养状态：饮食应高蛋白、高热量、高维生素、易消化，注意调整饮食以促进患者的食欲，少量多餐。肝功能受损者应限制蛋白质的摄入。必要时可给予肠内外营养支持，输注血浆或白蛋白，以纠正低蛋白血症，提高患者手术的耐受力。

（3）疼痛护理：评估疼痛发生的时间、部位、性质、诱因和程度，遵医嘱按照三级镇痛原则给予适量的镇痛药，并观察药物效果及不良反应，提供安静环境及舒适体位，进行心理疏导。

（4）保肝治疗：嘱患者保证充分睡眠和休息，禁酒。遵医嘱给予支链氨基酸治疗，避免或减少使用肝毒性药物；使用药物期间，应动态监测肝功能或其他指标。

（5）维持体液平衡：对肝功能不良伴腹水者，严格控制水、钠的摄入量；遵医嘱合理补液与利尿，注意纠正低钾血症等水、电解质紊乱；准确记录24小时出入液量；每日观察、记录体重及腹围变化。

（6）预防出血：严密观察患者腹部体征，如突发腹痛，伴腹膜刺激征，应考虑可能肝癌破裂出血，需积极抢救，做好急症手术的各项准备。给予 H_2 受体阻断药，预防应激性溃疡出血。嘱患者尽量避免剧烈咳嗽、用力排便等，以免腹压骤升导致癌肿破裂出血。对不能手术的晚期患者，可采用补液、输血、应用止血药、支持治疗等综合性方法处理。

（7）术前准备：术前应用抗生素，预防感染性并发症。进行肠道准备，给予口服肠道抗生素如链霉素等，以抑制肠道细菌。术前晚清洁灌肠，以减少血氨的来源，预防肝性脑病，并减轻术后腹胀。多数肝癌患者合并肝硬化，肝脏凝血因子合成减少，术前3天给予维生素 K_1，必要时输注血浆和凝血因子，预防术中、术后出血。

知识点9：原发性肝癌的术后护理措施　　　副高：熟练掌握　正高：熟练掌握

（1）病情观察：密切观察患者的心、肺、肾、肝等主要脏器的功能情况，注意血压、脉搏、呼吸、体温、心电图，以及血生化和尿的颜色、量、比重等。

（2）体位护理：患者术后清醒且血压稳定，可取半卧位，嘱其有节律地深呼吸，可放松并减轻疼痛。

（3）营养支持：禁食、胃肠减压，静脉输入高渗葡萄糖、适量胰岛素，以及维生素B、维生素C、维生素K等，待肠蠕动恢复后逐步给予流质、半流质饮食以及普食。术后2周应补充适量的白蛋白和血浆，以提高机体的抵抗力。广泛肝切除后，可使用要素饮食或肠外营养支持。

（4）吸氧：提高血氧浓度，增加肝细胞的供氧量，促进肝细胞的再生与修复。一般吸氧1~3天，接受半肝以上切除者，吸氧3~5天。肝叶大部分切除及术中做肝门阻断、肝动脉结扎或栓塞、肝硬化严重的患者，应延长吸氧时间。

（5）引流管的护理：肝叶和肝局部切除术后放置双腔引流管。应妥善固定，保持引流通畅，密切观察引流量及性状，及时更换引流袋并严格遵守无菌原则。

（6）并发症的预防和护理

1）出血：是肝切除术后常见并发症之一。术后严密观察病情变化，术后48小时内由专人护理，监测生命体征。术后应卧床休息1~2天，避免早期活动，可在床上适当活动，避免剧烈咳嗽及其他增加腹压的活动，以防肝断面出血。保持引流通畅，术后肝周引流血性液100~300ml，若量多而鲜红，提示腹腔内出血。若经输血、补液，患者血压、脉搏仍然不稳定者，应做好急诊手术止血的准备。如果为凝血机制障碍所致的出血，及时应用凝血酶原复合物、纤维蛋白原，输新鲜血。

2）膈下积液、脓肿：是术后严重的并发症。多发生于术后 1 周左右。原因：术后引流不畅或过早拔管导致积液、积血，或者肝断面坏死组织及胆汁渗漏造成膈下积液，若继发感染则形成膈下脓肿。患者可出现体温再度升高或术后持续发热，伴右上腹胀痛、呃逆、脉速、白细胞计数增多、中性粒细胞 >0.90 等，B 超检查可以确诊。护理措施：保持引流通畅，妥善固定引流管，若引流液逐渐减少，一般于术后 3~5 天拔管；放置胸腔闭式引流的患者按要求做好护理；对已经形成的脓肿，协助医师在 B 超引导下穿刺抽脓，留置引流管者应加强冲洗和吸引；加强支持治疗的护理；高热患者给予相应护理，应用抗生素。

3）胆汁漏：由肝断面小胆管渗漏或胆管结扎线脱落、胆管损伤引起。观察患者术后有无腹痛、发热、腹膜刺激征，切口或引流管内有无胆汁。一旦发现，应及时通知医师，保持引流通畅并注意观察引流液颜色、性状、量的变化。必要时在 B 超引导下置管引流，若发生胆汁性腹膜炎应积极做好手术前准备。

4）肝性脑病：是最严重的术后并发症，如能早期发现，早期诊断，给予正确恰当的治疗及有效护理，可有效降低患者死亡率。严密观察患者是否出现肝性脑病的先兆症状，寻找诱因并及时处理。大多数肝性脑病的发生都有明显诱因，如上消化道出血、大量放腹水、大量排钾利尿、便秘、尿毒症、高蛋白饮食、服用安眠药或麻醉药、感染等。护理重点：应密切观察患者神志变化，以及皮肤、巩膜、尿液的颜色，如患者出现表情淡漠、烦躁不安、日间嗜睡、夜间兴奋，应警惕肝性脑病，同时注意有无进行性黄疸的出现。于术前用生理盐水灌肠，术后保持大便通畅，可避免肠道内氨的产生和吸收。有肝性脑病的患者，应测定血氨浓度，及时采取降低血氨的措施。加强保肝治疗，对低蛋白血症者给予补充白蛋白或输血浆。准确记录每日尿量，防止肝肾综合征。

（7）介入治疗护理

1）介入治疗前准备：术前安抚患者情绪、减轻心理压力，耐心向患者解释介入治疗（肝动脉插管化学治疗）的目的、方法及治疗的重要性和优点，帮助患者消除紧张、恐惧心理，争取主动配合。术前 6 小时禁食，穿刺处皮肤准备，备好所需物品及药品，检查导管质量，防止术中出现断裂、脱落和漏液等。

2）介入治疗后护理

预防出血：患者术后绝对卧床 24 小时，取平卧位，术侧肢体制动 6~8 小时，观察穿刺部位有无出血或渗血现象。穿刺处拔管后压迫 15 分钟，再局部加压包扎。严密观察术侧肢体皮肤颜色、温度、感觉的变化及动脉搏动情况。

导管护理：妥善固定和维护导管。严格遵守无菌原则，每次注药前消毒导管，注药后用无菌纱布包扎，防止逆行感染。注药后用肝素稀释液冲洗导管以防导管堵塞。

栓塞后综合征护理：肝动脉栓塞化学治疗后多数患者可出现发热、肝区疼痛、恶心、呕吐、心悸、白细胞计数下降等临床表现。护理措施如下。①控制发热：一般为低热，若体温高于 38.5℃，给予物理和/或药物降温。②镇痛：肝区疼痛多因栓塞部位缺血坏死、肝体积增大、包膜紧张所致，必要时可适当给予镇痛药。③恶心、呕吐：为化学治疗药物的反应，可给予甲氧氯普胺、氯丙嗪等。④当白细胞计数低于 $4 \times 10^9/L$ 时，应暂停化学治疗并应用升白细胞药物。⑤介入治疗后嘱患者大量饮水，减轻化学治疗药物对肾的不良反应，观察排尿情况。

并发症的护理：密切观察生命体征和腹部体征，因胃、胆、胰、脾动脉栓塞而出现上消化道出血及胆囊坏死等并发症时，及时通知医师并协助处理。肝动脉栓塞化学治疗可造成肝细胞坏死，加重肝功能损害，应注意观察患者的意识状态、黄疸程度，注意补充高糖、高能量营养素，积极给予保肝治疗，防止肝衰竭。

知识点10：原发性肝癌的健康指导　　　　　　副高：掌握　正高：掌握

（1）饮食护理指导：多吃高热量、优质蛋白质、富含维生素和纤维素的食物。饮食以清淡、易消化为宜。若有腹水、水肿，应控制水和食盐的摄入量。

（2）休息指导：在病情允许的情况下适量活动，切忌过量、过度。

（3）用药护理：遵医嘱使用免疫治疗、中医中药治疗，做好药物护理。

（4）疾病指导：注意防治肝炎，不吃霉变食物。有肝炎、肝硬化病史者和肝癌高发地区人群应定期做 AFP 检测或 B 超检查，以期早期发现。

（5）心理护理：帮助患者树立战胜疾病的信心，遵医嘱坚持综合治疗。给予晚期患者精神上的支持，鼓励患者及其家属共同面对疾病，尽可能让患者平静、舒适地度过生命的最后时光。

（6）自我观察和定期复查：遵医嘱每 1~2 个月复查 B 超或 CT、抽血查 AFP 定性和定量、肝功能等检查，血常规正常每个月 1 次，连续 5 次入院接受化疗。有水肿、体重减轻、出血倾向、黄疸或疲倦等症状，及时就诊。

第四节　原发性硬化性胆管炎

知识点1：原发性硬化性胆管炎的概念　　　　副高：掌握　正高：熟练掌握

原发性硬化性胆管炎是以肝内和肝外胆管进行性纤维化狭窄为特点的慢性疾病，多见于成人，男性居多，偶见于儿童。主要表现为肝内胆汁淤滞，病变可累及胰管，一般不侵犯胆囊。目前尚无有效的治疗药物。

知识点2：原发性硬化性胆管炎的病因病理　　　副高：掌握　正高：熟练掌握

原发性硬化性胆管炎可能与细菌或病毒感染、自身免疫等有关。可发生于肝内或肝外胆管。病理特征为胆管的慢性、进行性、弥漫性炎症和纤维化，引起胆管腔狭窄、梗阻、肝内胆汁淤滞。病理变化的程度和累及范围可因病程早晚、发展速度和个体差异的不同而不一致。通过肝穿刺活检，早期组织学病理改变仅为胆管壁、汇管区内炎症细胞浸润，随着纤维化持续发展，胆管壁增厚变硬，管腔狭窄、闭塞。Ludwig 作出如下分期反映组织学改变程度。Ⅰ期：门脉区炎症细胞浸润和水肿，胆管改变轻微。Ⅱ期：门脉区点、片状坏死及周围纤维化，胆管病变明显。Ⅲ期：肝纤维化加重形成隔或桥。Ⅳ期：胆汁性肝硬化。

知识点 3：原发性硬化性胆管炎的临床表现　　　　副高：掌握　正高：熟练掌握

（1）症状：起病一般呈隐匿性、进行性的缓慢过程。主要表现是缓慢波动性进行性的胆管梗阻及胆管炎，伴有疲倦、乏力、体重减轻，病变早期表现急性腹痛，间歇性的不规则的发热等胆管炎的症状。患者表现为慢性的、持续性的梗阻性黄疸，并伴有皮肤瘙痒、消瘦、精神欠佳。本病常合并溃疡性结肠炎，故患者可出现腹痛、脓血便等溃疡性结肠炎的症状。

（2）体征：肝、脾大，晚期患者常有重度黄疸、严重肝损害、胆汁性肝硬化、门静脉高压症的表现。

知识点 4：原发性硬化性胆管炎的辅助检查　　　　副高：掌握　正高：熟练掌握

（1）实验室检查：胆红素明显升高，以直接胆红素为主。肝功能化验提示胆汁淤积，以血清碱性磷酸酶升高最为显著。血浆铜、血清铜氧化酶、尿铜增加。

（2）免疫检查：IgM 水平升高。

（3）ERCP 或 PTC 造影检查：胆管呈特征性改变，不规则多发性狭窄、分支僵硬呈"枯树枝状"。

知识点 5：原发性硬化性胆管炎的治疗要点　　　　副高：掌握　正高：熟练掌握

目前尚无理想的治疗方法，药物治疗或手术治疗均为缓解症状性治疗。目标是减缓、逆转疾病进程，处理进展性疾病及其并发症。对于有明显胆管狭窄或胆管炎者可考虑在有经验的内镜中心接受内镜治疗。经过积极治疗仍反复发作胆管炎者，可考虑予以长期预防性抗生素。肝移植可作为本病终末期肝病的治疗手段。

（1）药物治疗：主要应用皮质激素，泼尼松口服 30～50mg/d，黄疸缓解后逐渐减量。其他的药物包括出现胆管炎时需用抗生素，肝功能异常行护肝治疗。

（2）胆汁引流：如为节段性病变，可通过鼻胆管引流、PTCD 在胆管内置放支撑引流管或导管。也可手术放置 U 形管引流胆汁，以降低胆管压力、改善黄疸。

（3）胆肠吻合：弥漫性狭窄者，可手术切开左右胆管，再行肝管空肠吻合并于吻合口放置 U 形管引流。

（4）肝移植术：合并肝硬化或难以与弥漫型胆管癌鉴别的患者，可行肝移植术。患者移植后 5 年生存率高达 85%，效果良好。

知识点6：原发性硬化性胆管炎的护理评估　　　　副高：掌握　正高：熟练掌握

（1）健康史：了解患者有无自身免疫病、慢性肠源感染、细菌感染，慢性胆道感染病史。

（2）身体状况：评估患者有无乏力、体重减轻、腹痛、发热等症状。

（3）心理-社会状况：评估患者及其家属对疾病的认知及对治疗的态度。

知识点7：原发性硬化性胆管炎的护理诊断　　　　副高：掌握　正高：熟练掌握

（1）焦虑/恐惧：与患者对疾病的恐惧、担心预后有关。

（2）体温过高：胆道炎症有关。

（3）营养失调，低于机体需要量：与食欲缺乏、消化吸收不良有关。

（4）舒适的改变：与瘙痒、疼痛有关。

（5）潜在并发症：胆道出血、胆瘘。

知识点8：原发性硬化性胆管炎的护理措施　　　　副高：熟练掌握　正高：熟练掌握

（1）术前护理

1）心理护理：①解释原发性硬化性胆管炎手术的必要性、手术方式和注意事项。②针对个体情况进行针对性心理护理，鼓励患者家属和朋友给予患者关心与支持。

2）疼痛评估，缓解疼痛：①评估疼痛部位、性质、程度、诱因、缓解和加重的因素，有针对性地采取措施缓解疼痛。②采取舒适体位。

3）营养支持：①准备手术者，禁食、休息，补充液体和电解质。非手术者根据病情决定饮食种类。②根据情况给予高蛋白、高糖、高维生素、低脂的普通饮食或半流质饮食。③不能进食者经胃肠外途径补充足够的热量、氨基酸、维生素、电解质以维持患者良好的营养状态。

4）病情观察及护理：①观察并记录腹部体征。②观察患者的生命体征变化，尤其是体温变化，警惕患者体温过高。③注意观察患者皮肤情况并加强护理，避免患者抓破皮肤导致感染。

5）术前常规准备：①术前行抗生素皮试，带入术中用药。②协助完善相关术前检查：心电图、B超、出凝血试验等。③术晨更换清洁患者服。④术晨备皮：范围为上至双乳连线平面，下至趾骨联合，两侧至腋中线。⑤术晨建立静脉通道。⑥术晨与手术室人员进行患者、药物核对后，送入手术室。⑦麻醉后置导尿管。

（2）术后护理

1）外科术后护理常规：同胆石症相应内容。

2）体位与活动：同胆石症相应内容。

3）饮食护理：术后第 1 天视患者情况拔出胃管，排气后，可给予流质饮食，如无腹胀腹痛，可逐渐过渡到正常饮食。仍以清淡低脂饮食为主，少食多餐，勿进食过多、过饱。

知识点 9：原发性硬化性胆管炎的健康指导　　　　副高：掌握　正高：掌握

（1）指导患者选择低脂、高糖、高蛋白、高维生素、易消化的饮食，忌食油腻食物及饱餐，肥胖患者应适当减肥，糖尿病患者应遵医嘱坚持药物和饮食治疗，养成良好的生活规律，避免劳累及精神紧张。

（2）向带 T 管出院的患者解释 T 管的重要性，告知出院后的注意事项，勿牵拉 T 管，保持引流通畅，按无菌原则每周更换 1 次引流袋，保持敷料清洁干燥，必要时予以更换，发现引流不畅或身体不适等，应及时就医。

（3）注意门诊随诊，预约复诊的时间。

第五节　胰腺癌和壶腹周围癌

知识点 1：胰腺癌的概念　　　　　　　　副高：掌握　正高：熟练掌握

胰腺癌是一种较为常见的恶性肿瘤，是发生于胰腺导管上皮（少数起源于腺泡）的恶性肿瘤。其中约 70% 发生在胰头，其余在胰腺体尾部，个别病例肿瘤占据全胰。40 岁以上好发，男性比女性多见。胰腺癌发病隐匿，进展迅速，恶性程度很高，治疗效果及预后极差，5 年生存率仅 10%~15%。

知识点 2：壶腹周围癌的概念　　　　　　　副高：掌握　正高：熟练掌握

壶腹周围癌是指发生于胆总管末端、壶腹部及十二指肠乳头附近的癌肿，包括壶腹癌、胆总管下端癌和十二指肠癌。其恶性程度低于胰头癌，若能早期明确诊断，手术切除率和 5 年生存率明显高于胰头癌。

知识点 3：胰腺癌的病因及发病机制　　　　　副高：掌握　正高：熟练掌握

病因尚不确定。嗜酒、吸烟、高蛋白和高脂肪饮食是胰腺癌的危险因素；糖尿病、慢性胰腺炎和胃大部切除术后的患者，胰腺癌的发病率高于一般人群；也有遗传因素等。

（1）吸烟：在胰腺癌致癌因素中，吸烟是唯一公认的危险因素，并且随每天吸烟支数和吸烟年限的增加而增高。

（2）饮食：高蛋白、高胆固醇饮食可促进胰腺癌的发生，吃西餐和营养过度增加了患胰腺癌的风险。

（3）糖尿病：糖尿病是胰腺癌的早期症状还是胰腺癌的病因目前尚无定论。

（4）慢性胰腺炎：慢性胰腺炎通常被认为是胰腺癌的危险因素，主要由于两者经常共存，且有相同的致病因素，如吸烟和大量饮酒。

（5）乙醇、咖啡与茶：流行病学研究结果显示乙醇对胰腺癌的作用存在争议，推论认为长期酗酒可经过慢性胰腺炎而致癌。咖啡与茶对胰腺癌的作用也无定论，有报道茶与胰腺癌发生呈负相关。

（6）职业和环境因素：胰腺癌极少发生在除人类以外的其他哺乳动物中，这说明长期的职业和环境暴露可能是胰腺癌的致病因素。在职业方面，长期接触油剂、杀虫剂、放射物质、石棉、铬酸盐和合成树脂者胰腺癌的发病率较高。

知识点4：胰腺癌的病理生理	副高：掌握　　正高：熟练掌握

以导管细胞腺癌最多见，约占90%，为白色多纤维、易产生粘连的硬癌。其次为腺泡细胞癌，黏液性囊腺癌和胰母细胞癌等较少见。导管细胞腺癌致密而坚硬，浸润性强，切面呈灰白色或灰黄色，伴有纤维化增生及炎症反应，与周围胰腺组织无明确界限。胰腺癌转移和扩散途径主要为局部浸润和淋巴转移，也可经血行转移至肝、肺、骨等处。

知识点5：壶腹周围癌的病理生理	副高：掌握　　正高：熟练掌握

壶腹周围癌从大体形态上分为肿块型和溃疡型。组织类型以腺癌最多见，其次为乳头状癌、黏液癌等。淋巴转移比胰头癌出现晚，远处转移多至肝。壶腹周围癌因肿瘤阻塞胆管开口，早期可出现黄疸。肿瘤溃烂、坏死、脱落等可使阻塞部位暂时通畅，黄疸暂时减轻。肿瘤在短期内迅速生长，完全阻塞胆管而致黄疸再出现或加重。

知识点6：胰腺癌的临床表现	副高：掌握　　正高：熟练掌握

取决于癌的部位、胆管或胰管梗阻情况，以及胰腺破坏程度及转移的情况。起病隐匿，早期无特殊症状，出现明显症状时，病程多已进入晚期。当胰腺癌肿块增大到开始产生症状时，最常见的三大首发症状是上腹部疼痛和/或上腹部饱胀不适、黄疸、食欲缺乏和消瘦。

（1）上腹痛：是最早出现的症状。因胰管梗阻引起胰管内压力升高，甚至小胰管破裂，胰液外溢至胰腺组织呈慢性炎症所致，持续、进行性加剧的中上腹痛或持续腰背部剧痛，可有阵发性绞痛，餐后加重，仰卧或脊柱伸展时加剧，俯卧、弯腰屈膝位可稍有缓解，应用镇痛药效果差。

（2）黄疸：是突出症状，约80%的胰腺癌患者在发病过程中出现黄疸，以胰头癌患者最常见，因其接近胆总管，使之浸润或压迫所致。黄疸呈进行性加重，可伴皮肤瘙痒、茶色尿和陶土色粪便。约25%的胰头癌患者表现为无痛性黄疸，10%左右的胰体尾部癌患者也可发生黄疸，与肿瘤发生肝内转移或肝门部淋巴结转移时压迫肝外胆管有关。

（3）消化道症状：患者有食欲缺乏、腹胀、消化不良、腹泻等。部分患者有恶心、呕吐。晚期癌侵及十二指肠出现上消化道梗阻或消化道出血。

（4）消瘦和乏力：是主要临床表现之一，随着病程的进展，患者出现消瘦乏力、体重下降越来越严重，同时伴有贫血、低蛋白血症等。

（5）体征

1）肝大：胰腺癌患者出现梗阻性黄疸后约50%会出现不同程度的肝大，主要由于肝外胆管梗阻，胆汁淤积，肝内胆管和毛细胆管扩张致肝淤胆性肿大，晚期可演变为胆汁淤积性肝硬化。

2）胆囊肿大：约50%的胰腺癌患者可触及增大的胆囊，这通常与胆道下段梗阻有关。临床上对梗阻性黄疸伴有胆囊增大而无压痛者称为库瓦西耶征（Courvoisier征），是诊断胰腺癌的重要体征。

3）腹部肿块：部分患者可在上腹部触及肿块，多数为晚期。

4）腹水：一般出现在晚期，多为肿瘤腹膜转移所致，也可由肿瘤或转移的淋巴结压迫肝门静脉或因肝门静脉、肝静脉发生血栓而引起腹水，胰腺癌时营养不良、低蛋白血症也可引起腹水。腹水性质一般为淡黄色的漏出液或血性的渗出液，黄疸严重时腹水可呈深黄色。

5）脾大：当胰肿瘤压迫脾静脉而导致脾静脉回流受阻或脾静脉血栓形成时，可出现脾大及胰源性门静脉高压的表现，以胰体尾癌多见，此时多提示肿瘤为中晚期。

（6）其他：多数胰腺癌患者有持续或间歇性低热，胰腺癌患者还可有急腹症的表现，以突然发作的上腹或右上腹疼痛、发热、恶心、呕吐等为主要表现；晚期胰腺癌患者可发生血栓性静脉炎或动静脉血栓形成。

知识点7：壶腹周围癌的临床表现　　　　　　　　　　副高：掌握　　正高：熟练掌握

（1）黄疸：壶腹周围癌黄疸出现较早，进行性加重，亦可呈波动性黄疸。黄疸属阻塞性，皮肤黏膜黄染较明显，多伴有皮肤瘙痒。长期胆汁淤积可致胆汁性肝硬化，胆囊增大。合并胆道感染者可有高热、寒战，甚至中毒性休克。

（2）腹痛：中上腹痛为首发症状。部分早期患者可产生剑突下钝痛，腹痛可放射至背部，常于进食后、傍晚、夜间或脂肪餐后加重。

（3）间歇性寒战、发热：因肿瘤破溃、胆汁淤积和胆道感染引起。特点为短暂性高热伴畏寒、白细胞计数升高，甚至出现中毒性休克。

（4）消化道症状：由于肠道缺乏胆汁、胰液引起消化吸收功能紊乱，表现为食欲缺乏、饱胀、消化不良、乏力、腹泻或脂肪痢、灰白粪便和体重下降等。晚期出现黑便，并继发贫血。癌肿腹膜转移或门静脉转移可出现腹水。

（5）肝、胆囊增大：可触及增大的肝和胆囊，肝质地硬、光滑。少数患者由于长期黄疸而致胆汁性肝硬化、脾大等。

知识点8：胰腺癌的辅助检查	副高：掌握　正高：熟练掌握

（1）实验室检查：①血清生化检查。继发胆道梗阻或出现肝转移时，出现血清胆红素升高，以直接胆红素升高为主，碱性磷酸酶和转氨酶多有升高；空腹或餐后血糖升高及糖耐量异常；血、尿淀粉酶一过性升高。②免疫学检查。诊断胰腺癌常用的肿瘤标志物有糖类抗原（CA19-9）、癌胚抗原（CEA）和胰胚抗原（POA）。CA19-9对胰腺癌敏感性和特异性较好，效果优于CEA和POA，还可用于疗效判定、术后随访、监测肿瘤复发及估计预后。

（2）影像学检查

1）B超：是首选检查方法，可发现直径≥2.0cm的胰腺癌，显示胆、胰管扩张。

2）超声内镜检查（EUS）：能发现直径≤1.0cm的小胰癌。

3）CT：是诊断胰腺癌以及进行分期的重要手段，能清楚显示胰腺形态、肿瘤部位、肿瘤与邻近血管的关系及后腹膜淋巴结转移情况。胰腺癌周围浸润的CT表现包括：①肿瘤侵犯血管。螺旋CT双期扫描可更好地显示胰头血管的受侵情况。②胰周脂肪层消失。③胰周围结构的侵犯。胰腺癌侵犯腹膜可引起腹水，CT表现为肝、脾外周的新月形低密度带。④淋巴转移。常发生在腹腔动脉和肠系膜上动脉周围，表现为直径>1cm的软组织小结节或模糊软组织影。⑤血行转移。胰腺癌易发生早期血行转移，常转移至肝和肺，呈小结节或粟粒样，晚期可转移至骨骼和中枢神经系统。

4）经内镜逆行胰胆管造影（ERCP）：可显示胆管或胰管狭窄或扩张，并能进行活检，同时还可经内镜放置鼻胆管或内支架引流，以减轻胆道压力和黄疸。ERCP对胰腺癌有重要的诊断价值。胰位于腹膜后，位置较深，症状、体征缺乏特异性，目前B超、CT、MRI发现直径<2cm的胰腺癌有一定困难。ERCP检查不但能够提供胰腺癌影像学的间接征象，如主胰管狭窄、管壁僵硬、扩张、中断、移位及不显影或造影剂排空延迟等，诊断率达90%以上，而且还能够直接观察十二指肠乳头及其周围情况，并可收集胰液做脱落细胞学检查。

5）经皮肝穿刺胆囊造影（PTC）和经皮肝穿刺胆囊引流术（PTCD）：适用于深度黄疸且肝内胆管扩张者，可清楚显示梗阻部位、梗阻上方胆管扩张程度及受累胆管改变等。PTC主要作为了解胆总管远段形态的补充手段，其主要作用是术前进一步了解梗阻部位的解剖和病理关系，另外，作为经皮经肝的介入放射治疗技术，如胆管引流、胆总管内支架、结石套取等的重要引导步骤。PTCD的目的是引流胆道梗阻者的胆汁、减轻黄疸，保护肝、肾等脏器的功能。经PTC证实胆道完全梗阻、病情严重的梗阻性黄疸或伴发胆管感染者，如不宜手术可采用PTCD进行姑息治疗。PTCD诊断胰头肿瘤多为间接的，靠排除胆管结石、胆管肿瘤和壶腹癌来诊断胰头癌。

6）MRI：显示胰腺肿块的效果优于CT，诊断胰腺癌敏感性和特异性较高。MRCP可无创性地显示胰胆管扩张、梗阻情况。MRI三维成像能使病变范围和周围结构的关系显示更为清楚。

7）MRCP：可显示胰胆管扩张、梗阻情况，具有重要诊断意义。

（3）细胞学检查：做ERCP时收集胰液查找癌细胞以及在B超或CT引导下经皮细针穿刺胰腺病变组织行细胞学检查，是很有价值的诊断方法。

知识点9：壶腹周围癌的辅助检查　　　　　　　副高：掌握　正高：熟练掌握

实验室和影像学检查同胰腺癌，ERCP检查可直接观察十二指肠乳头部病变，并可做组织活检，MRCP对明确诊断有重要价值。

知识点10：胰腺癌的治疗要点　　　　　　　　副高：掌握　正高：熟练掌握

最有效的方法以早期手术切除为主，辅以放疗或化疗，延长患者生存时间，改善生活质量。

（1）根治性手术：①胰头十二指肠切除术（Whipple手术），是最常用的根治手术。适用于无远处转移的胰头癌。手术切除范围包括胰头（含钩突部）、远端胃、十二指肠、上段空肠、胆囊和胆总管。同时清除周围淋巴结，切除后再将胰、胆和胃与空肠吻合，重建消化道。②保留幽门的胰头十二指肠切除术（PPPD），适用于对无幽门上下淋巴结转移、十二指肠切缘无癌细胞残留者。③胰体尾部切除术，适用于胰体、胰尾癌，原则上做胰体、尾部及脾切除术。

（2）姑息性手术：对于高龄、已有肝转移、肿瘤不能切除者或合并严重心肺功能障碍不能耐受较大手术者可采用姑息手术，包括胆-肠吻合术以解除胆道梗阻；胃-空肠吻合术解除或预防十二指肠梗阻等，以减轻疼痛。对不能切除者可做区域性介入治疗。

（3）辅助治疗：在术前进行区域性介入治疗、放疗、化疗，对胰腺癌具有治疗作用，争取手术的机会。常用化疗药物以氟尿嘧啶和丝裂霉素为主，辅以其他抗癌药物。此外，还可用免疫疗法、基因治疗等。

知识点11：壶腹周围癌的治疗要点　　　　　　副高：掌握　正高：熟练掌握

手术方法同胰头癌，行胰十二指肠切除术或PPPD治疗的效果明显好于胰头癌。

知识点12：胰腺癌的护理评估　　　　　　　　副高：掌握　正高：熟练掌握

（1）健康史：评估患者的饮食习惯，是否长期高蛋白、高脂肪饮食；是否长期接触污染环境和有毒物质；有无吸烟史和/或长期大量饮酒史；有无糖尿病、慢性胰腺炎等病史；有无胰腺肿瘤或其他肿瘤家族史。

（2）身体状况：评估患者有无肝人、肝区压痛、上腹部肿块等体征；评估肿块的大小、部位，质地是否较硬，表面是否光滑；评估患者有无肝浊音界上移；有无腹水、脾大等肝硬化表现；评估患者有无肝病面容、贫血、黄疸、水肿等体征；有无消瘦、乏力、食欲缺乏及恶病质表现；有无肝性脑病、上消化道出血及各种感染如肺炎、败血症和压疮等症状。

（3）心理-社会状况：评估患者有无焦虑、恐惧、悲观等心理反应，患者家庭经济承受能力，家属对患者的关心和支持程度。

知识点 13：胰腺癌的护理诊断　　　　　　　　　　副高：掌握　　正高：熟练掌握

（1）焦虑：与诊断为癌症、对手术治疗缺乏信心及担心预后有关。

（2）急性疼痛：与胰管梗阻、癌肿侵犯腹膜后神经丛及手术创伤有关。

（3）营养失调，低于机体需要量：与食欲缺乏、呕吐及癌肿消耗有关。

（4）潜在并发症：感染、胰瘘、胆瘘、出血、血糖异常等。

知识点 14：胰腺癌的术前护理措施　　　　　　　副高：熟练掌握　　正高：熟练掌握

（1）心理护理：多数患者就诊时已处于中晚期，得知诊断后易出现否认、悲哀、畏惧和愤怒等不良情绪，对手术治疗产生焦虑情绪。护士应理解、同情患者，通过沟通了解其真实感受。根据患者对疾病知识的掌握程度，有针对性地进行健康指导，使患者能配合治疗与护理，促进疾病的康复。

（2）疼痛护理：胰腺癌患者的疼痛远比其他癌症患者的疼痛更为严重，对于疼痛剧烈的胰腺癌患者，及时给予有效的镇痛治疗，评估镇痛药的效果，指导患者采取舒适卧位，改善病房环境，分散患者注意力，以缓解疼痛。

（3）改善营养状态：监测相关营养指标如血浆白蛋白水平、皮肤弹性、体重等。指导患者进食高热量、高蛋白、高维生素、低脂饮食。营养不良者，可经肠内和/或肠外营养途径改善患者营养状况。伴阻塞性黄疸的胰头癌患者单靠饮食很难改善其营养状况，必须依靠肠内或肠外营养。应尽可能选用肠内营养，留置鼻肠营养管，滴注营养液和 PTCD 回收的胆汁，一般应用 10~14 天，与此同时纠正水、电解质失衡，贫血和低蛋白血症，以维持机体血流动力学的稳定，增强耐受手术的能力。护理中应注意保持营养管的通畅，应每 8 小时脉冲冲管 1 次，肠内营养制剂可经泵连续滴注，喂养的速率必须使患者在初期有足够的时间去适应，一般需要 3~4 天的启动期；喂养的浓度，开始时宜用等渗的，速度宜慢，以后每日增加 25ml/小时，直至液体量能满足需要。喂养过程中应监测患者对胃肠内营养的耐受性。患者不能耐受的表现为腹胀、腹痛、恶心，严重者可呕吐、腹泻、肠鸣音亢进。在开始喂养阶段，应每 4~6 小时巡视患者 1 次，询问及检查有无以上症状出现。以后可每日检查 1 次患者，如患者有不能耐受的症状，则应查明是浓度过高，还是速度过快或其他原因，针对原因给予及时处理。

（4）改善肝功能：由于胆汁不能进入十二指肠，影响脂肪和脂溶性维生素 K_1 的吸收，患者出现出血倾向。补充维生素 K_1，改善凝血功能，可以提高手术耐受力。给予保肝药、复合维生素 B 等，静脉输入高渗葡萄糖可以起到保肝作用。

（5）术前减黄治疗：当血清胆红素水平超过 200μmol/L 时，肾小管和集合管受损明显，而肾功能损害是造成梗阻性黄疸患者术后发生并发症和手术死亡的主要原因。因此，缩短胆管梗阻时间及降低血胆红素含量对避免术后发生急性肾衰竭是极为有益的。对于黄疸较重者，术前应及时行 PTCD。

（6）肠道准备：术前 3 天开始口服抗生素抑制肠道细菌，预防术后感染；术前 2 天予流质饮食；术前晚清洁灌肠，减少术后腹胀及并发症。

（7）术前常规准备：备血、抗生素皮试、腹部备皮等。

知识点 15：胰腺癌的术后护理措施　　　副高：熟练掌握　正高：熟练掌握

（1）病情观察：严密监测生命体征、腹部体征、伤口及引流情况，准确记录 24 小时出入液量，必要时监测 CVP 及每小时尿量。

（2）营养支持：术后禁食、胃肠减压，由静脉及时补充营养物质，必要时输注人血白蛋白，以保证机体的需要。拔出胃管后予以流质、半流质饮食，逐渐过渡至正常饮食，术后因胰外分泌功能减退，易发生消化不良、腹泻等，应根据胰腺功能予消化酶制剂或止泻药。

（3）术后出血的观察与护理：术后密切观察生命体征、伤口渗血及引流情况，准确记录液体出入量。有出血倾向者，补充维生素 K 和维生素 C，预防出血发生。术后 1~2 天或 1~2 周均可发生出血，如经引流管引出血性液、呕血、便血等。患者同时有出汗、脉搏细速、血压下降等现象。少量出血者给予静脉补液，应用止血药、输血等治疗，大量出血者需手术止血。

（4）术后感染的观察与护理：由于患者体质差，手术暴露时间长，易发生感染。更换伤口敷料时，要注意无菌操作。合理应用抗生素控制感染。胰十二指肠切除术后，一般放置 T 管、腹腔引流管、烟卷引流、胰腺断面引流等引流管。需妥善固定各种引流管，保持引流通畅，注意观察引流液的量和性质。若引流液浑浊或呈脓性，需考虑吻合口瘘或继发感染的可能，应及时通知医师并协助处理。

（5）术后胰瘘的观察与护理：胰瘘多发生在术后 1 周左右，与胰腺残端及空肠吻合不严密、吻合口张力过大、患者贫血或低蛋白血症及吻合口处感染等有关。患者突发剧烈腹痛、持续腹胀、发热、伤口流出清亮液体，腹腔引流液增多，引流液淀粉酶水平升高。需严密观察引流液情况，记录引流液的颜色、性质和量。保证引流通畅，可采用双套管冲洗或负压吸引，多数患者可自愈。遵医嘱应用抑制胰酶分泌的药物如生长抑素。保持皮肤清洁，用氧化锌软膏保护瘘口周围皮肤，避免胰液侵蚀皮肤。

（6）术后胆瘘的观察与护理：胆瘘多发生于术后 5~7 天，常与胆管及空肠吻合不严、吻合口张力过大、T 管脱出、胆总管下端梗阻、患者贫血或低蛋白血症有关。主要表现为发热、右上腹痛及腹膜刺激征；T 管引流液突然减少；在腹腔引流管或腹壁伤口可见溢出黄绿色胆汁样液体。保持 T 管引流通畅，注意观察和记录；给予腹腔引流，加强支持治疗；同时配合医师做好手术准备。

（7）术后胃排空延迟的观察与护理：胃排空延迟是指术后 10 天以后仍不能规律进食，或需胃肠减压者。处理原则是祛除病因，应用动力药物及营养支持。多数患者经非手术治疗 3~6 周后能恢复。胃造口术有利于保证胰、十二指肠切除术后胃内充分减压，如果患者并发胃排空障碍，则可长期保留胃造口而无须留置鼻胃管。

（8）术后肺炎和肺不张的观察与护理：术后患者出现高热、呼吸急促等异常应怀疑有胸部并发症。胸部 X 线检查可明确诊断。处理方法为鼓励患者咳痰、使用化痰措施［静脉用痰液稀释剂如氨溴索（沐舒坦）、超声雾化吸入］、选用敏感的抗生素等。

知识点 16：胰腺癌的健康指导　　　　　　　　副高：掌握　正高：掌握

（1）自我监测：年龄 40 岁以上者，短期内出现持续性上腹部疼痛、腹胀、黄疸、食欲缺乏、消瘦等症状时，需行胰腺疾病筛查。

（2）合理饮食：戒烟酒，少量多餐，以均衡饮食为主。

（3）按计划化疗：化疗期间定期复查血常规，白细胞计数 $<4 \times 10^9/L$ 者，暂停化疗。

（4）定期复查：术后每 3~6 个月复查 1 次，若出现贫血、发热、黄疸等症状，及时就诊。

第六节　胰岛素瘤

知识点 1：胰岛素瘤的概念　　　　　　　　　副高：掌握　正高：熟练掌握

胰岛素瘤是来源于胰岛 B 细胞的一种罕见肿瘤，为胰岛 B 细胞分泌胰岛素增多导致的低血糖综合征，在胰腺内分泌瘤中最常见。其中，90% 以上为良性；85% 为单发，也可多发。任何年龄均可发病，高发年龄为 40~50 岁，男性多于女性。肿瘤位于胰头、体、尾部分别占 27.7%、35% 和 36%。按照 2010 年后的 WHO 分类，命名为胰腺神经内分泌肿瘤（PNENs）。

知识点 2：胰岛素瘤的病因　　　　　　　　　副高：掌握　正高：熟练掌握

胰岛素瘤通常在饥饿、饮酒、感染、活动过度等应激情况下发病，主要表现为肿瘤释放过量胰岛素所致的低血糖综合征。多数由偶发至频发，逐渐加重，甚至每天发作数次。若及时进食或静脉注射葡萄糖，数分钟即可缓解。

知识点 3：胰岛素瘤的病理生理　　　　　　　副高：掌握　正高：熟练掌握

大体上，胰岛素瘤为分界清楚的肿块，质地通常比周围胰腺软，切面多为红褐色。75% 的肿瘤直径为 0.5~2.0cm，<2g。偶尔有达 11cm 的报道。除大肿瘤外，很少见到变性、坏死或囊性变。胰岛素瘤绝大多数为单发，多发肿瘤仅占 2%~7%。大多数胰岛素瘤限于胰腺，仅 1.8% 发生于十二指肠等异位胰腺内。

组织学上，胰岛素瘤同其他胰腺内分泌肿瘤一样，主要为实性、小梁状、腺样或几种混合排列的类型。胰岛素瘤中常见有淀粉样沉积，其主要成分为胰岛淀粉素（amylin）［胰岛淀粉样多肽（IAPP）］，偶见钙化和细胞内色素。

胰岛素瘤绝大多数诊断时为良性，恶性胰岛素瘤仅占 2.4%~17.0%，平均 8.4%。这些患者多为年龄较大者，男性略多。其主要诊断标准为淋巴结或肝转移及明显的周围邻近器官的浸润。

知识点4：胰岛素瘤的临床表现	副高：掌握　正高：熟练掌握

表现为肿瘤释放过量胰岛素所致的低血糖综合征。典型症状为清晨自发性低血糖，进餐延迟、运动、劳累、精神刺激或发热等也可诱发低血糖，给予葡萄糖后症状缓解。①低血糖诱发儿茶酚胺释放症：表现为心悸、震颤、面色苍白、出汗、心动过速、乏力、饥饿等。②神经性低血糖症：低血糖造成脑组织缺乏葡萄糖而引起的症状，表现为人格改变、精神错乱、癫痫发作和昏迷等。

知识点5：胰岛素瘤的辅助检查	副高：掌握　正高：熟练掌握

（1）实验室检查：①Whipple 三联征。即空腹时低血糖症状发作，空腹或发作时血糖 <2.8mmol/L，口服或静脉注射葡萄糖后症状缓解。经典 Whipple 三联征对诊断具有重要意义。②空腹血糖测定。反复测空腹血糖可低至 2.2mmol/L 以下。③葡萄糖耐量试验。呈低平曲线。④血清胰岛素水平。正常情况下空腹免疫活性胰岛素水平低，几乎测不到，90% 胰岛素瘤患者空腹免疫活性胰岛素水平 15~20μU/ml。⑤胰岛素与血糖比值测定。正常值 <0.3，胰岛素瘤患者 >1.0。

（2）影像学检查：B 超、CT、MRI 对直径 >2cm 的肿瘤诊断率较高，当肿瘤 <1cm 时难以发现。增强 CT 可提高小瘤灶检出率；EUS 对小的胰腺内分泌肿瘤定位阳性率可达 80%~90%；术中超声能有效发现不能触及的肿瘤，弥补单纯扪诊的不足。

知识点6：胰岛素瘤的治疗要点	副高：掌握　正高：熟练掌握

一旦确诊，应尽早手术切除，这是治疗胰岛素瘤的唯一有效方法。手术方式根据肿瘤位置及其和胰管的关系确定，如肿瘤摘除术、远端胰腺切除术、胰十二指肠切除术等。因胰岛素瘤有 8%~13% 为多发性，故在切除一个肿瘤后必须查明有无肿瘤残留，切除所有的肿瘤是手术成功的关键。术中血糖监测至目前仍是一种简便有效的判断方法。一般在手术当日晨先测空腹血糖，待手术探查找到肿瘤后再测血糖，这两个值为基础值，然后再切除肿瘤。肿瘤切除后分别在 30 分钟、45 分钟、60 分钟等不同时间内测定血糖，如血糖升高达术前基础值的 1 倍或上升到 5.6mmol/L（100mg/dl），则可认为被完全切除。

如为恶性胰岛素瘤术中应尽量切除原发病灶和转移淋巴结，以及肝表面易摘除的转移灶。术后行肝动脉栓塞治疗，可使肿瘤缩小，症状消失。对肝转移灶，还可在 B 超引导下行冷冻治疗或通过腹腔镜行热凝固治疗，同样可缓解症状，延长存活期。对于术中不能摘除干净，有转移的恶性胰岛素瘤，以及无法手术治疗的病例，可采用药物治疗，如二氧偶氮和链脲霉素（链佐星），以及氟尿嘧啶、多柔比星、干扰素等，联合化疗优于单一化疗。

若瘤体位于胰腺上下缘，胰体尾或胰头腹侧，且病灶突出胰腺表面，与主胰管较远的肿瘤可采用腹腔镜下胰岛素瘤摘除术。

知识点 7：胰岛素瘤的护理评估　　　　　　　副高：掌握　　正高：熟练掌握

（1）健康史：了解家族中有无类似的患者。评估患者有无进餐延迟、运动、发热、精神刺激或月经来潮等诱发因素。

（2）身体状况：评估患者有无典型的低血糖发作症状，是否在清晨或傍晚空腹时或劳累后出现。评估患者有无 Whipple 三联征；评估患者有无因低血糖引起的儿茶酚胺的代偿性反应如冷汗、面色苍白、心悸、四肢凉、手足震颤、饥饿无力等；评估患者有无由于低血糖引起的神经方面的症状如头痛、头晕、视物模糊、焦虑不安、精神恍惚、意识不清、反应迟钝、举止失常、昏睡等。

（3）心理-社会状况：评估患者有无焦虑、恐惧、悲观等心理反应，评估患者家庭经济承受能力，家属对患者的关心和支持程度。

知识点 8：胰岛素瘤的护理诊断　　　　　　　副高：掌握　　正高：熟练掌握

（1）焦虑：与低血糖引起的全身症状及缺乏疾病相关知识有关。
（2）营养失调，高于机体需要量：与血糖水平降低后过量进食有关。
（3）有血糖水平不稳定的危险：与术前过量胰岛素释放、术后应激反应有关。

知识点 9：胰岛素瘤的护理措施　　　　　　　副高：熟练掌握　　正高：熟练掌握

（1）术前护理

1）心理护理：向患者及家属讲解低血糖症状及处理方法。

2）饮食护理：详细了解患者已有的加餐规律，提醒和督促患者按时加餐，避免低血糖发作，减少对脑组织损害，平时应食用吸收缓慢的主食，如荞麦面、豆面等食品，稳定地提供能量。

3）血糖监测：监测空腹血糖及症状发作时的血糖，对患者做好宣教，嘱其测空腹血糖前不可进食，感觉有低血糖发作时先检测血糖后进食，以保证检测的准确性，若血糖<2.8mmol/L，立即抽血查静脉血糖和血胰岛素后，静脉推注 50% 葡萄糖 10～20ml，直至症状缓解。

4）安全护理：患者低血糖发作时，安置床栏，防止坠床；抽搐时注意保持呼吸道通畅，同时用牙垫保护舌，防止咬伤。

5）术日晨护理：手术当日晨抽取空腹血糖及胰岛素，作为术中血糖及胰岛素监测的基础值。手术当日晨不加餐，以免麻醉中误吸和影响术中血糖监测。以往认为手术当日晨的禁食会诱发患者出现低血糖，但根据经验发现，由于患者心理上处于一定的紧张状态，肾上腺皮质激素分泌增多，血糖浓度并不过低，未及发病水平，待进入麻醉状态后即容易控制患者的情况，如无低血糖发作，术前及术中不输糖及含糖的药物。

（2）术后护理：一般护理同术前，并发症（高血糖或低血糖）的观察及护理：术后部分患者因正常胰岛分泌未及时恢复，加上机体出现应激反应，可发生血糖升高。也可因肿瘤未切净而出现低血糖。术后应动态监测血糖，血糖升高时使用胰岛素，维持血糖在正常范围。若术后仍有低血糖，应查明原因，必要时使用药物治疗。

知识点10：胰岛素瘤的健康指导　　　　　　　　　　　　　副高：掌握　　正高：掌握

（1）加强低血糖症状的自我观察，随身携带含糖食品如糕点或糖果等。

（2）家属应了解患者低血糖发作时间和常见症状，及时给予含糖食品。若发现患者出现大汗淋漓、神志淡漠等严重低血糖症状，应及时送医院急救。

（3）戒烟戒酒，采取高蛋白、高维生素、易消化、无刺激性的饮食，忌暴饮暴食。

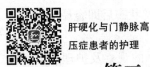
第二十二章　门静脉高压症患者的护理

知识点1：门静脉高压症的概念　　　　　　　　　　副高：掌握　正高：熟练掌握

　　门静脉高压症是肝门静脉的血流受阻、血液淤滞，引起肝门静脉系统压力升高，临床上表现为脾大和脾功能亢进、食管胃底静脉曲张和呕血、腹水。

知识点2：门静脉高压症的病因与分类　　　　　　　副高：掌握　正高：熟练掌握

　　肝门静脉无瓣膜，其压力通过流入的血量和流出阻力形成并维持。肝门静脉血流阻力增加，是门静脉高压症的始动因素。按其病因的解剖位置，将门静脉高压症分为肝前、肝内和肝后3型。在我国，肝炎后肝硬化是引起肝窦和窦后阻塞性门静脉高压症的常见病因。

　　（1）肝前型：常见原因如下。①血栓形成：如肝门静脉血栓形成、脾静脉血栓形成、肝门静脉海绵样变。②肝门静脉或脾静脉受外来肿瘤或假性胰腺囊肿压迫或浸润，或肝门静脉癌栓。此型患者的肝功能轻度损害或大多正常，预后较肝内型好。

　　（2）肝内型：在我国最常见，占95%以上。根据血流受阻部位分类：①窦前型，如早期血吸虫病、先天性肝纤维化、特发性门静脉高压、早期原发性胆汁性肝硬化、胆管炎等。②窦型/混合，如肝炎肝硬化、酒精性肝硬化、脂肪肝、不完全间隔性纤维化、肝细胞结节再生性增生等。③窦后型，如肝静脉血栓形成或栓塞、巴德-基亚里综合征等。其中，窦后型和窦型最常见。

　　（3）肝后型：常因巴德-基亚里综合征、缩窄性心包炎、严重右心衰竭等，使肝静脉流出道（包括肝静脉、下腔静脉甚至右心）被阻塞而致。

知识点3：门静脉高压症的病理生理　　　　　　　　副高：掌握　正高：熟练掌握

　　（1）脾大、脾功能亢进：肝门静脉血流受阻后，首先发生脾脏充血肿大，脾窦的长期充血、脾内纤维组织增生和脾髓细胞增生引发不同程度的脾功能亢进。

　　（2）交通支扩张：临床上特别重要的是胃底、食管交通支显著扩张，于食管胃底黏膜下形成曲张静脉丛，使黏膜变薄，容易发生破裂引起致命性大出血。其他交通支也可发生扩张，如脐旁静脉与腹上、下深静脉交通支扩张可引起腹壁浅静脉怒张；直肠上、下静脉丛扩张引起继发性痔。

　　（3）腹水：门静脉高压肝功能受损代偿不全时，出现低蛋白血症致血浆胶体渗透压降低及淋巴液生成增加；门静脉压升高，使毛细血管床滤过压升高。以上因素使液体从肝表面、肠浆膜面漏入腹腔。继发性醛固酮抗利尿激素分泌过多，致水钠潴留，加剧腹水形成。

知识点4：门静脉高压症的临床表现　　　　副高：掌握　正高：熟练掌握

（1）症状：主要的临床表现有脾大、腹水、门体侧支循环的形成及门脉高压性胃肠病，以门体侧支循环的形成最具特征性。①脾大：无明显自觉症状。②腹水：表现为腹胀、腹部膨隆、状如蛙腹，导致脐疝。③门体侧支循环的形成：主要有食管胃底静脉曲张、腹壁静脉曲张、痔等。早期无特异自觉症状，腹壁静脉曲张可于脐周发现浅表静脉呈放射状。④门静脉高压性胃病：表现为食欲缺乏、腹胀和嗳气，上腹部不适或疼痛均无特异性，溃疡形成后也不出现典型的消化性溃疡症状，可出现呕血、黑便。

这些临床表现常伴有相应的并发症，如脾功能亢进、原发性腹膜炎、消化道出血、肝性脑病及低蛋白血症等。

（2）体征：体检时如能触及脾，提示有门静脉高压；如有黄疸、腹水和腹壁静脉曲张，表示门静脉高压严重；如果能触到质地较硬、边缘较钝而不规整的肝，肝硬化的诊断即能成立，有时肝硬化缩小而难以触到。还可见慢性肝病的其他征象如蜘蛛痣、肝掌、男性乳房发育、睾丸萎缩等。

知识点5：门静脉高压症的辅助检查　　　　副高：掌握　正高：熟练掌握

（1）实验室检查

1）血常规：脾功能亢进时，血细胞计数减少，以白细胞计数降至 $3 \times 10^9/L$ 以下和血小板计数降至 $80 \times 10^9/L$ 以下最为明显。

2）肝功能检查：血浆清蛋白降低，球蛋白升高，白/球比例倒置，部分患者还存在血清胆红素、转氨酶升高。

3）凝血分析：凝血酶原时间延长，凝血酶原活动度降低，纤维蛋白原定量降低。

（2）影像学检查

1）胃镜检查：能确定静脉曲张程度，是否有胃黏膜病变或溃疡等。

2）食管 X 线钡剂造影检查：是临床首选 X 线检查方法，可显示主动脉弓以下食管黏膜呈虫蚀样或串珠样充盈缺损。

3）腹部超声：可显示腹水、肝密度及质地异常、门静脉扩张；多普勒超声可显示血管开放情况，测定血流量，但对于肠系膜上静脉和脾静脉的诊断精确性稍差。门静脉高压症时肝门静脉内径≥1.3cm。

4）CT 及 MRI：CT 扫描对肝内性及肝外性门静脉高压的诊断均有十分重要的意义。CT 不仅可清晰显示肝脏的外形及其轮廓变化，还显示实质及肝内血管变化，并可准确测定肝脏容积。肝硬化时肝体积明显缩小；MRI 不仅可准确测定门静脉血流方向及血流量，还可将门静脉高压患者的脑生化成分做成曲线进行分析，为制定手术方案提供依据。

5）门静脉造影：可准确了解门静脉受阻及侧支回流情况，特别是胃冠状静脉的形态学变化，并可直接测定门静脉压力。

门静脉高压症以非手术治疗为主。但食管-胃底曲张静脉破裂发生大出血、严重的脾大或伴明显的脾功能亢进、肝硬化引起的顽固性腹水，须采取外科手术处理。

（1）非手术治疗：食管-胃底曲张静脉破裂出血，尤其是对肝功能储备 Child-Pugh C 级的患者，尽可能采用非手术治疗。

1）建立有效的静脉通道，扩充血容量，采取措施监测患者生命体征。但应避免过度扩容，防止门静脉压力反跳性增加而引起再出血。

2）药物止血：首选血管收缩药或与血管扩张药硝酸酯类合用。药物治疗的早期再出血率较高，必须采取进一步的措施防止再出血。

3）内镜治疗：经内镜将硬化剂（国内多选用鱼肝油酸钠）直接注射到曲张静脉腔内，使曲张静脉闭塞，其黏膜下组织硬化，以治疗食管静脉曲张出血和预防再出血。

4）三腔管压迫止血：原理是利用充气的气囊分别压迫胃底和食管下段的曲张静脉，以达到止血目的。通常用于对血管加压素或内镜治疗食管-胃底静脉曲张出血无效的患者。该管有3个腔：一通圆形气囊，充气后压迫胃底；一通椭圆形气囊，充气后压迫食管下段；一通胃腔，经此腔可行吸引、冲洗和注入止血药。

5）经颈静脉肝内门体分流术（TIPS）：是采用介入放射方法，经颈静脉途径在肝内肝静脉与肝门静脉主要分支间建立通道，置入支架以实现门体分流，TIPS 可明显降低门静脉压力，能治疗急性出血和预防复发出血。其主要问题是支撑管可进行性狭窄和并发肝衰竭。目前 TIPS 的主要适应证是药物和内镜治疗无效、肝功能差的曲张静脉破裂出血患者和等待行肝移植的患者。

（2）食管-胃底曲张静脉破裂出血的手术治疗

1）断流术：手术阻断门-奇静脉的交通支反常血流，达到止血的目的。目前效果较好的手术方式是贲门周围血管离断术，即切除脾，同时彻底切断、结扎食管-胃底的静脉侧支。

2）分流术：将肝门静脉系和腔静脉系的主要血管进行手术吻合，使压力较高的肝门静脉血分流入压力较低的腔静脉，从而降低肝门静脉系压力，制止出血。应用较广的手术方式有脾-肾静脉分流术、门-腔静脉分流术、肠系膜上-下腔静脉分流术等。分流术使肝门静脉向肝的灌注量减少而加重肝功能损害。部分或全部肝门静脉血未经肝处理而直接进入体循环，易致肝性脑病。

3）肝移植：既替换了病肝，又使肝门静脉系统血流恢复到正常。

（3）脾大、脾功能亢进的手术治疗：脾切除术主要用于消除脾功能亢进，脾切除可以降低门静脉血流量20%~40%，但降低门静脉压的效果和术后控制食管-胃底曲张静脉破裂出血的效果不理想。

（4）顽固性腹水的手术治疗：有效的治疗是肝移植，对顽固性腹水也可采用腹腔-静脉转流术。

知识点7：门静脉高压症的护理评估   副高：掌握 正高：熟练掌握

（1）健康史：了解患者的性别、年龄，有无长期大量饮酒史等。评估患者有无慢性肝炎、血吸虫病、黄疸、腹水、肝性脑病等病史，有无呕血、黑便史，具体出血时间、次数、量及治疗情况。

（2）身体状况：评估患者有无腹部膨隆、腹壁静脉曲张等症状；评估患者有无移动性浊音等体征；评估肝、脾的大小和质地；评估患者的生命体征、意识状态、面色、肢端温度及皮肤色泽、尿量变化，判断有无出血性休克、肝性脑病先兆症状等；评估有无黄疸、肝掌、蜘蛛痣及皮下出血点，下肢有无水肿及营养状态等。

（3）心理-社会状况：评估患者及其家属的心理承受能力、对疾病的认知程度及社会支持系统。

知识点8：门静脉高压症的护理诊断   副高：掌握 正高：熟练掌握

（1）焦虑/恐惧：与突然大量出血、担心预后等有关。
（2）体液不足：与曲张静脉破裂出血、术后出血有关。
（3）体液过多：腹水，与肝功能损害、门静脉高压有关。
（4）营养失调，低于机体需要量：与肝功能损害、摄入减少、脾功能亢进有关。
（5）知识缺乏：与缺乏预防上消化道出血的相关知识有关。
（6）潜在并发症：上消化道出血、术后出血、肝性脑病、静脉血栓形成、感染等。

知识点9：门静脉高压症的护理措施   副高：熟练掌握 正高：熟练掌握

（1）术前护理

1）改善营养状况，保护肝脏：①给予低脂、高蛋白、高热量、高维生素、易消化的饮食，肝功能受损严重者限制蛋白质摄入量，补充支链氨基酸，限制芳香族氨基酸的摄入。②贫血及凝血机制障碍者输给新鲜血、肌内注射维生素 K_1。③适当使用肌苷、辅酶 A、葡醛内酯（肝泰乐）等保肝药物，避免使用巴比妥类、盐酸氯丙嗪、红霉素等对肝功能有害的药物。术前 5 天给食欲较差患者静脉滴注支链氨基酸与葡萄糖，确保营养。

2）防止食管-胃底曲张静脉破裂出血：术前保证充分休息，必要时卧床休息。避免劳累及恶心、呕吐、便秘、咳嗽、负重等使腹内压增高的因素；避免干硬或刺激性食物；饮食不宜过热；口服药片应研成粉末冲服。手术前不放置胃管，必要时选细软胃管以轻巧手法插入。

3）分流手术前准备：除以上护理措施外，术前 2~3 天口服肠道不吸收抗生素，减少肠道氨的产生，防止手术后肝性脑病；手术前 1 晚清洁灌肠，避免手术后肠胀气压迫血管吻合口；脾-肾静脉分流术前要明确肾功能正常。

（2）术后护理

1）严密观察：术后24小时绝对卧床休息；观察病情并记录生命体征、神志、面色、尿量、引流液的量和颜色等；分流术取自体静脉者，观察局部有无静脉回流障碍；取颈内静脉者观察有无头痛、呕吐等颅内压增高表现。

2）饮食护理：肠蠕动恢复后，进流质饮食，逐渐过渡到正常饮食；分流术后严格限制蛋白质饮食；忌粗糙和过热的食物；禁烟酒。

3）防止分流术后血管吻合口破裂出血：48小时内平卧位或15°低半卧位；翻身动作轻柔；一般手术后卧床1周；保持排便排尿通畅。

4）观察和预防并发症：①防止脾切除术后静脉血栓形成。手术后2周内每天或隔天复查1次血小板计数，如 $>600 \times 10^9/L$，考虑给抗凝治疗，并注意用药前后凝血时间的变化。脾切除术后不用维生素 K_1 及其他止血药物。②分流术后易诱发肝性脑病，应限制蛋白质的摄入，减少血氨的产生，忌用肥皂水灌肠，减少氨的吸收，遵医嘱测定血氨浓度。若患者出现神志淡漠、嗜睡、谵妄症状，应通知医师。

知识点10：门静脉高压症的健康指导　　　　副高：掌握　正高：掌握

（1）饮食指导：少量多餐，养成规律进食习惯；采取高热量、维生素丰富饮食，维持足够的能量摄入；进食无渣软食，避免粗糙、干硬及刺激性食物，以免诱发大出血。①肝功能损害较轻者，酌情摄取优质高蛋白饮食（50~70g/d）。②肝功能严重受损及分流术后患者应限制蛋白质摄入。③腹水患者限制水和钠摄入。

（2）生活指导：①避免劳累和过度活动，保证充分休息；一旦出现头晕、心悸、出汗等症状，应卧床休息，逐步增加活动量。②避免引起腹内压增高的因素如咳嗽、打喷嚏、用力排便、提举重物等，以免诱发曲张静脉破裂出血。③保持乐观、稳定的心理状态，避免精神紧张、抑郁等不良情绪。④用软毛牙刷刷牙，避免牙龈出血，防止外伤。⑤指导患者制订戒烟酒计划。

（3）保护肝功能：向患者说明手术治疗并不能改善肝功能，应服用保肝药物，避免使用对肝脏有损害的药物，定期复查肝功能，发现肝功能异常及时治疗。

（4）定期复诊：指导患者及家属掌握出血先兆、观察方法和急救措施，熟悉紧急就诊的途径和方法。

第二十三章 血管外科疾病患者的护理

第一节 动脉硬化性闭塞症

动脉硬化性闭塞症（ASO）是全身性动脉粥样硬化在外周动脉的表现，是全身性动脉内膜及其中层呈退行性、增生性改变，使动脉壁增厚、变硬、迂曲和失去弹性，继发性血栓形成，引起动脉管腔狭窄，甚至发生阻塞，使肢体出现相应的缺血症状的疾病。该病多见于50岁以上的中老年男性，好发于腹主动脉下段、髂动脉、股动脉、腘动脉远侧的主干动脉，偶尔可发生在上肢动脉。

病因尚不清楚，血管内膜损伤、脂质代谢紊乱和动脉分叉处血流动力学改变等可能在动脉硬化形成过程中起到重要作用。流行病学研究发现的易患因素包括高脂血症、高血压、吸烟、糖尿病、血浆纤维蛋白原升高等。

（1）吸烟：是ASO发生的最重要危险因素，可使本病发生率增加2~5倍。

（2）糖尿病：2型糖尿病可使本病发生率增加2~4倍。糖尿病患者的血液常呈高凝状态，易引起动脉血管管腔的狭窄。另外，胰岛素抵抗与动脉粥样硬化也有密切的关联。

（3）高血压：血压升高时，可增加动脉管壁的侧压力，进而损害血管壁内皮细胞，使脂质沉积于血管壁上，引发动脉粥样硬化。

（4）高胆固醇血症：原发性及继发性高胆固醇血症，也是本病的重要危险因素。

（5）肥胖：肥胖可使体内甘油三酯及胆固醇水平升高，而且肥胖人群更容易发生高血压、糖尿病等，因此可使动脉粥样硬化的风险升高。

（6）家族史：有高血压、糖尿病或冠心病等家族病史者，动脉粥样硬化的发生风险会增加。

动脉硬化病变先起于动脉内膜，再延伸至中层，一般不累及外膜。内膜损伤后暴露深层的胶原组织，形成由血小板和纤维蛋白组成的血栓或者内膜通透性增加，低密度脂蛋白和胆固醇积聚在内膜下，局部形成血栓并纤维化、钙化成硬化斑块。脂质不断沉积，斑块下出血凝固，病变处管壁逐渐增厚，管腔狭窄，最终闭塞。斑块表面若形成溃疡，碎屑脱落栓塞远端细小的分支动脉，造成末梢动脉床减少，指（趾）端缺血坏死。

知识点4：动脉硬化性闭塞症的临床表现　　　　　　　副高：掌握　正高：熟练掌握

症状的轻重与病程进展、动脉狭窄及侧支代偿的程度有关。

（1）症状：ASO临床症状的轻重主要取决于肢体缺血的发展速度和程度。①畏寒、沉重感、麻木、刺痛感甚至灼热感，这些症状是缺血性神经炎所致。②静息痛为本病最突出的临床表现，也是患者就医的主要原因，最初发生在患者入睡后10~15分钟以内，为肢体动脉已经闭塞，缺血加重的表现。

（2）体征：①动脉搏动减弱或消失。②动脉血管杂音。③溃疡和坏疽。④肌肉、皮肤及指甲缺血、缺氧的表现如肌肉萎缩、指甲变厚、皮肤干燥等。

知识点5：动脉硬化性闭塞症的Fontaine临床分期　　　　副高：掌握　正高：熟练掌握

ASO病程按Fontaine法分为4期。

（1）Ⅰ期（症状轻微期）：多数患者无明显临床症状或仅有患肢怕冷、行走易疲劳等轻微症状。

（2）Ⅱ期（间歇性跛行期）：间歇性跛行是动脉硬化性闭塞症特征性表现，主要表现为随着动脉狭窄范围与程度的进一步加重，出现行走一段路程后，患肢足部或小腿肌肉痉挛、疼痛及疲乏无力，无法行走，休息片刻后即可缓解，症状反复出现。随病情进展，行走距离逐渐缩短，止步休息的时间增长。临床上常以跛行距离200m作为间歇性跛行期的分界。因此，Ⅱ期常被划分为Ⅱa期（绝对跛行距离>200m）和Ⅱb期（绝对跛行距离≤200m）。

（3）Ⅲ期（静息痛期）：出现缺血性静息痛。皮肤苍白，跛行距离缩短，跛行疼痛加重。下肢皮肤干燥、皱缩、汗毛稀疏，指（趾）甲生长缓慢，粗糙、变形，常合并甲沟炎或甲下感染，末梢动脉搏动消失。

（4）Ⅳ期（溃疡和坏死期）：病情晚期。缺血严重，肢端出现溃疡或坏疽，可合并感染。根据坏死范围分3级。①1级：坏死（坏疽）仅限于足部或掌指关节远端。②2级：坏死（坏疽）超越上述关节。③3级：坏死（坏疽）扩大到踝或腕关节以上。

知识点6：动脉硬化性闭塞症的辅助检查　　　　　　　副高：掌握　正高：熟练掌握

（1）多普勒超声检查：能显示血管形态、内膜斑块的位置和厚度等。利用多普勒血流射频分辨动脉、静脉，显示血流的流速、方向和阻力等。

（2）CT血管造影（CTA）：可得到动脉的立体图像。因其无创、血管显影清晰，已逐渐成为ASO首选检查方法。

（3）数字减影血管造影（DSA）：是诊断ASO的金标准，典型特征为受累动脉严重钙化，血管伸长、扭曲，管腔弥漫性不规则"虫蛀状"狭窄或节段性闭塞。

（4）特殊检查

1）肢体抬高试验（Buerger 试验）：患者平卧，下肢抬高 45°（上肢则伸直高举过头部），持续 60 秒，观察两足底的颜色，正常情况下，足底会保持粉红色，当下肢缺血时，足底苍白。待患者坐起，两下肢自然下垂，观测足背静脉充盈时间以及足部发红的时间。正常人静脉充盈时间在 20 秒内，发红时间在 10 秒内，若超过 45 秒且皮肤仍不能复原，则进一步提示患肢存在动脉供血障碍。严重缺血的患者，患足下垂一段时间后会呈紫红色。

2）下肢节段性测压和测压运动试验：患者平卧于床上放松后，检查者用多普勒超声听诊仪及血压计分别测定患者两上肢肱动脉的血压，以及两下肢股动脉、腘动脉、颈前动脉、颈后动脉及踝部的颈后动脉、足背动脉血压，将下肢各段的血压与肱动脉压做一比值（ABI）。正常值为 0.9~1.3。若 ABI<0.8 提示动脉缺血，患者可出现间歇性跛行；ABI<0.4 提示严重缺血，患者可出现静息痛。踝部动脉收缩压≤60mmHg，足趾动脉收缩压≤30mmHg 时，提示患肢弥漫性缺血改变，非愈合性溃疡，有坏疽可能。

知识点 7：动脉硬化性闭塞症的治疗要点　　　　副高：掌握　正高：熟练掌握

尽早去除可能导致本病的危险诱因、积极治疗原发病，是早期治疗 ASO 的关键。根据症状严重程度，该病的治疗方式可分为如下 2 种：①症状较轻时，可选择药物治疗，以改善血液高凝状态，促进侧支循环建立。②症状较重时，以手术治疗为主，以重建血运并恢复血流。

（1）非手术治疗：目的是降低血脂和血压，控制糖尿病，改善高凝状态，促进侧支循环建立。一般治疗包括严格戒烟，进行适当的步行锻炼，注意足部护理、避免损伤。药物治疗适用于早、中期患者，以及术后患者和无法耐受手术的患者，可使用血管扩张药、抗血小板药和降脂药等。

1）扩张血管药：主要药物为西洛他唑片口服。

2）抗血小板药：可抑制血小板的聚集从而防止血栓的形成。常用的药物包括阿司匹林、氯吡格雷等，口服给药。使用抗血小板药期间应注意监测有无鼻出血、胃肠道出血等不良反应的发生。

3）他汀类药物：适用于血中总胆固醇、LDL-C 升高的患者，血脂水平的降低可减低心血管事件的发生风险。主要药物包括阿托伐他汀、瑞舒伐他汀等，口服给药。常见的副作用包括肌痛、肝功能异常等。

4）降压、降糖药物：对于合并高血压或糖尿病的患者，控制好血压及血糖可减少严重血管事件的发生风险，因此，伴有高血压时，应给予硝苯地平、卡托普利、缬沙坦等降压药；伴有糖尿病时，应给予二甲双胍、阿卡波糖、瑞格列奈、胰岛素等降糖药。使用降压药或降糖药期间需密切监测血压、血糖，一旦控制效果不佳，需及时就医并遵医嘱调整用药。

（2）手术治疗：目的在于通过手术或血管腔内治疗方法，重建动脉通路。根据患者的动脉硬化部位、范围、血管流入道及流出道条件和全身情况，选择不同的手术方法。常见的手术方法：①经皮腔内血管成形术（PTA）合并支架术（Stenting），是目前治疗 ASO 的首选治疗方法。②动脉旁路手术。③血栓内膜切除术。④静脉动脉化。⑤截肢术。

知识点8：动脉硬化性闭塞症的护理评估　　　　　副高：掌握　正高：熟练掌握

（1）健康史：了解患者有无心脏病、高血压、高胆固醇血症、糖尿病及长期大量吸烟史，有无感染史、外伤史，有无长期在湿冷环境下工作史。

（2）身体状况：评估患肢皮肤温度、颜色及足背动脉搏动情况；评估患者疼痛程度、性质、持续时间，是否采取过镇痛措施及镇痛效果；患肢（趾、指）有无坏疽、溃疡与感染。

（3）心理-社会状况：评估患者的心理反应，有无抑郁、悲观心理，评估患者对本病发生相关知识的了解程度，患者的家庭及社会支持系统对患者的支持帮助能力。

知识点9：动脉硬化性闭塞症的护理诊断　　　　　副高：掌握　正高：熟练掌握

（1）慢性疼痛：与患肢缺血、组织坏死有关。
（2）有皮肤完整性受损的危险：与肢端脱落、坏疽有关。
（3）活动无耐力：与患肢远端供血不足有关。
（4）潜在并发症：出血、远端血管栓塞、移植血管闭塞、感染、吻合口假性动脉瘤。

知识点10：动脉硬化性闭塞症的术前护理措施　　　副高：熟练掌握　正高：熟练掌握

（1）疼痛护理：创造安静、舒适的住院环境，选择合适的体位；早期轻症患者应用血管扩张药，解除血管痉挛，促进侧支循环建立，改善肢体血供，缓解疼痛。疼痛剧烈的中晚期患者应用麻醉性镇痛药。

（2）患肢护理：主要原则是改善下肢血液循环、注意肢体保暖，勿使肢体暴露于寒冷环境中，以免血管收缩。①保暖：促进血管扩张，但应避免热疗，以免增加组织需氧量、加重肢体病变程度。②保持足部清洁：皮肤瘙痒时，避免用手抓，以免造成开放性伤口或继发感染；如有皮肤溃疡或坏死，保持溃疡部位清洁、避免受压及刺激；加强创面换药，并应用抗生素。③运动：发生坏疽、溃疡时卧床休息，避免运动加重局部的缺血、缺氧。④抗感染：如有感染应遵医嘱使用抗生素，注重切口的换药。

（3）心理护理：由于患肢剧烈疼痛，患者辗转不安、彻夜难眠，甚至对治疗失去信心。应关心体贴患者，引导其说出自身感受，给予情感支持，以减轻患者的焦虑不安，帮助树立战胜疾病的信心。

（4）体位护理：告知患者取头高足低位，避免长时间维持站位或坐位不变，坐位时避免双膝交叉，以防动、静脉受压，影响下肢血液循环。

（5）功能锻炼：鼓励患者每日步行。指导患者进行 Buerger 运动：平卧，抬高患肢45°

以上，维持 2~3 分钟，然后坐起来，自然下垂双脚 2~3 分钟，并作足背的伸屈及旋转运动；然后患肢放平休息 5 分钟，以上动作练习 5 次为 1 组，每日可进行数次。但是在腿部发生溃疡及坏死，有动脉或静脉血栓形成时，不宜做此运动，否则将加重组织缺血缺氧，或导致血栓脱落造成栓塞。

（6）饮食护理：以低热量、低糖及低脂食物为主，多进食新鲜蔬菜、水果等富含纤维素食物，预防动脉粥样硬化。嘱其戒烟，消除烟碱对血管的收缩作用。

知识点 11：动脉硬化性闭塞症的术后护理措施　　　　副高：熟练掌握　　正高：熟练掌握

（1）体位护理：四肢动脉重建术后，取平卧位或床头抬高 15°，患侧肢体安置于水平位置，避免关节过屈挤压、扭曲血管。卧床制动 2 周，自体血管移植者若愈合较好，卧床制动时间可适当缩短。

（2）病情观察

1）生命体征：密切观察患者生命体征变化，记录 24 小时尿量，维持体液平衡。

2）患肢远端血运：①观察皮肤温度、色泽、感觉及脉搏强度，以判断血管通畅度。②患肢保暖，避免肢体暴露于寒冷环境中，以免血管收缩。③若动脉重建术后肢体出现肿胀、剧烈疼痛、麻木、皮肤发紫、皮温降低，及时报告医师，协助处理或做好再次手术的准备。④术后肢体肿胀主要因组织间液增多及淋巴回流受阻所致，可在数周内消失。

（3）引流管护理：引流管通常放置在血管鞘膜外，注意观察引流的量、颜色及性状，保持引流管通畅，维持有效引流并准确记录。

（4）功能锻炼：鼓励患者早期在床上进行肌肉收缩和舒张交替运动，促进血液回流和组织间液重吸收，有利于减轻患肢肿胀，防止下肢深静脉血栓形成。

（5）并发症的观察与护理

1）出血：严密观察敷料有无渗血，如有渗出及时更换。若术后血压急剧下降，警惕吻合口大出血，立即报告医师并做好再次手术准备。

2）远端血管栓塞、移植血管闭塞：观察肢体远端血供情况，如出现皮肤温度降低或发绀等情况，及时通知医师给予相应处理。

3）感染：观察切口有无渗液，有无红、肿、热、痛等局部感染征象，有无畏寒、发热等全身感染征象，发现异常及时通知医师，合理应用抗生素。

4）吻合口假性动脉瘤：表现为局部疼痛，位置表浅者可触及动脉性搏动，造影显示动脉侧壁局限性突出于血管腔外的囊状瘤腔，一经确诊，及时手术治疗。

5）其他：缺血再灌注损伤、肾筋膜隔室综合征、造影剂的肾损害等。

知识点 12：动脉硬化性闭塞症的健康指导　　　　　　副高：掌握　　正高：掌握

（1）保护患肢：切勿赤足行走，避免外伤；选择宽松的棉制鞋袜并勤更换；旁路术后患者出院 6 个月内避免吻合口附近关节过屈、过伸和扭伤，以防止移植物再闭塞或吻合口撕裂。

（2）饮食指导：进食低热量、低糖、低胆固醇及低脂食物，预防动脉粥样硬化；多摄取维生素，以维持血管平滑肌的弹性；严格戒烟。

（3）药物指导：旁路术后患者服用抗血小板聚集或抗凝、降血脂及降血压等药物，每1~2周复查凝血功能。

（4）定期复诊：出院3~6个月后到门诊复查，以了解血管通畅情况。

第二节　动脉栓塞

| 知识点1：动脉栓塞的概念 | 副高：掌握　正高：熟练掌握 |

动脉栓塞是指心脏和近端动脉腔内脱落的栓子或由外界进入血管内的异物如肿瘤、空气、脂肪等，随血流流向远端动脉并停顿在口径相似的动脉内，造成血流通过障碍和该血管支配区的组织和器官的缺血和坏疽的一种病理过程。该病发病率较高，常发生于脑、肺、下肢、腹腔等部位，一般起病急骤，症状较明显，如不及时治疗，病情发展迅速，后果严重，甚至危及生命。本病好发于老年人、长期卧床以及患有心血管疾病、糖尿病者。各年龄段人群均可发生，但发病率随年龄增加而升高。

| 知识点2：动脉栓塞的病因 | 副高：掌握　正高：熟练掌握 |

动脉栓塞中，不同性质的栓子原因不同。其中临床上占绝大多数的血栓栓塞，其主要病因包括动脉粥样硬化、心房颤动、慢性心力衰竭、下肢深静脉血栓形成、瓣膜性心脏病、先天性心脏病等。

（1）心源性：占90%以上，尤其是左心。常见的有风湿性心脏病、二尖瓣狭窄、心房颤动及心肌梗死。二尖瓣狭窄时，心房内血流受阻，血流淤滞，心房扩大及收缩力减弱，若伴有心房颤动，血流更加缓慢淤滞，血小板易沉积、聚集而形成血栓；心肌梗死时心肌因缺血而收缩无力，左心室扩大，血流淤滞，在相应心内膜上形成血栓。心脏形成的血栓2~3周即可脱落，一旦脱落，随血流冲入周围动脉，在与口径相称部位停滞，引起急性肢体动脉栓塞的临床表现。

（2）血管源性：如动脉瘤、动脉粥样硬化、动脉壁炎症及创伤时。动脉粥样硬化致使动脉管腔狭窄、硬化斑块表面坏死形成溃疡面、动脉瘤内膜的粗糙面，均可引起血流缓慢、湍流，最终导致血栓形成。血栓脱落形成栓子，此类栓子引起的动脉栓塞堵塞平面一般较低。

（3）医源性：临床常见的有人工心脏瓣膜老化脱落、手术或导管插入过程中造成的粥样斑块脱落、在动脉中折断的导管以及因重复使用导管冲洗不净而留有的血块。

（4）外源性：羊水、瘤细胞等均可成为形成动脉栓塞的因素。

知识点3：动脉栓塞的病理生理　　　　　　　　　　副高：掌握　正高：熟练掌握

（1）栓塞部位：肢体动脉栓塞占所有病例70%~80%，下肢动脉栓塞病例是上肢动脉栓塞的5倍，约20%动脉栓塞病例累及脑血管，约10%累及内脏动脉。急性动脉栓塞易发生在动脉分叉部位，股动脉分叉处最常见，占35%~50%，腘动脉分叉次之，股动脉和腘动脉栓塞的发生率是主动脉和髂动脉栓塞的2倍。动脉硬化性疾病使传统的栓塞部位发生变化，动脉硬化呈多节段、多平面狭窄性病变，使血栓不单纯局限于血管分叉处，也可栓塞于动脉狭窄部位。

（2）动脉栓塞局部变化：动脉栓塞的预后很大程度上取决于栓塞动脉侧支循环建立情况，栓子停留在动脉分叉处，阻塞动脉血流并完全阻断侧支循环，引起肢体严重缺血。①动脉血栓蔓延，阻断动脉主干和侧支循环血供，是加重缺血的主要继发因素。②局部代谢产物聚集，组织水肿，引起小动脉、小静脉和毛细血管管腔严重狭窄和闭塞，加重组织缺血和静脉回流障碍。

（3）动脉栓塞的全身变化：①肾功能损害。动脉栓塞常伴有全身性疾病，再灌注损伤三联症即外周肌肉坏死、肌红蛋白血症和肌红蛋白尿，容易引起急性肾衰竭。②代谢产物聚集引起全身变化。高钾、高乳酸血症和细胞酶如血清谷草转氨酶升高，提示骨骼肌缺血溶解。当患肢血供建立后，积聚在缺血肢体的代谢产物可释放至全身血液循环中，造成严重酸中毒、高钾血症和肌红蛋白尿。

知识点4：动脉栓塞的临床表现　　　　　　　　　　副高：掌握　正高：熟练掌握

（1）症状

1）疼痛：是最早出现的症状。大多数患者表现为突发的患肢剧痛，疼痛部位多在栓塞处，以后向远端移位。栓塞远端发生的疼痛剧烈，呈持续性静息痛。随着栓子的移位，疼痛部位可发生变化。少数侧支代偿好的患者表现为轻微的疼痛或酸胀不适感。

2）肢体麻木和运动障碍：由于组织缺血会造成的神经功能障碍，表现为感觉功能减退。受累肢体远端可出现袜套征，患肢还可有针刺样感，甚至麻痹、肌力下降、感觉消失，此时常提示有肌肉坏死。

（2）体征

1）皮肤颜色和温度变化：栓塞肢体远端缺血，皮肤苍白；浅表静脉萎缩，皮下呈细蓝条。若有少量血液存留，也可出现青紫色斑块和条纹，发生坏死时呈紫黑色，多发于手足末端。栓塞处远端肢体皮温下降、发凉，常可触摸到温度骤变的变温带，确定变温带水平对栓塞部位的定位有一定的意义。变温带在大腿上部和臀部，栓塞位于腹主动脉骑跨处；在大腿中部，栓塞位于髂动脉处；在大腿中下部，栓塞多位于股总动脉处；在小腿中部，栓塞位于股浅动脉和腘动脉处。

2）动脉搏动减弱或消失：栓子部分栓塞时，可使远端动脉搏动减弱；当完全栓塞时，远端动脉搏动消失。此时，栓塞动脉近端搏动反而增强，检查时，应避免由近端搏动向远端的传导而造成触诊错误。

3）肢体远端坏死：动脉栓塞造成肢体远端缺血，严重者发生远端坏死，表现为皮肤紫暗、起水疱，趾（指）呈干性坏疽。可有发热、寒战、心悸、尿少、血压下降，甚至出现中毒性休克的表现。

综上，动脉栓塞肢体具有特征性的"5P"征，即疼痛、苍白、无脉、感觉障碍、麻痹。

知识点5：动脉栓塞的辅助检查　　　　　　　　　副高：掌握　正高：熟练掌握

（1）无创性检查：多普勒超声不能闻及正常的动脉音；血流图检测，无血液或动脉波形出现，可以大致确定肢体动脉闭塞的部位、程度、血流状态及侧支循环情况。

（2）动脉造影：可以确定肢体动脉闭塞的部位、状态及侧支循环情况。主要征象：①栓子完全阻塞动脉腔，造影剂至栓塞部位突然中断，断面呈杯口状凹陷。②栓子阻塞部分留有动脉腔，造影剂继续通过，动脉内显示充盈缺损。③栓塞平面上、下没有侧支显示。

（3）其他：胸部X线片、心电图、超声心动图等检查，了解是否有引起动脉栓塞的原因。

知识点6：动脉栓塞的治疗要点　　　　　　　　　副高：掌握　正高：熟练掌握

动脉栓塞的治疗以药物治疗、血管介入治疗及手术治疗为主，同时应辅助一般治疗，如吸氧、控制血压、利尿、饮食调理等，从而缓解病情。

（1）一般治疗：患者绝对卧床休息，密切观察生命体征和肢端情况。待诊断明确后方可使用镇痛药。患肢应低于心脏水平，有利于增加血供。若下肢栓塞，可将床头抬高15°~20°；若上肢栓塞，可半卧位。患肢禁敷各种药物。

（2）药物治疗：①溶栓药物。常用尿激酶和链激酶，发病后48~72小时使用效果最佳。链激酶的不良反应较大，一般都采用尿激酶。治疗前后应了解患者有无溶栓治疗禁忌证，如发现注射部位出血或血肿、鼻出血或消化道出血等，立即停药。②抗血小板药。抑制血小板黏附、聚集，常用阿司匹林，每次100mg，1次/天，口服；氯吡格雷每次75mg1次/天。③抗凝药。防止栓塞动脉内继发血栓形成、心房内附壁血栓形成发展，以及静脉血栓形成。在各种抗凝药中，特别是在栓塞发生的急性期，肝素是唯一有效和可靠的药物。④去纤药物。常用蝮蛇抗栓酶，0.75~1.00U加入5%葡萄糖注射液或生理盐水500ml中静脉滴注，每天1次，15~20天为1个疗程，用前做过敏试验。⑤扩血管药物。直接或间接作用于周围血管而增加血流，常用妥拉唑啉，每次25mg口服，3~4次/天，或肌内注射，1~2次/天；烟酸，50~100mg/d，3~4次/天，口服。

（3）手术治疗

1）带囊导管术：用Fogarty带囊导管取栓，使用简便。可能发生的并发症：①导管断裂或气囊脱落而残留于血管内。②刺破动脉壁引起出血或造成动静脉瘘。③内膜粥样斑块脱落，再引起栓塞或损伤动脉内膜造成血栓形成。

2）血管架桥移植术：适宜于动脉阻塞不能解除，而远端动脉通畅者。

3）截肢术：当肢体组织明显坏死、界限清楚或因感染和病毒吸收可能会加重病情，危及生命时，不等界限清楚也应采取截肢术。

知识点7：动脉栓塞的护理评估　　　　　　　　副高：掌握　　正高：熟练掌握

（1）健康史：了解患者有无器质性心脏病史，既往有无栓塞史。

（2）身体状况：评估患者肢体的急性动脉栓塞症状，是否表现出典型的"5P"征。

（3）心理-社会状况：评估患者及其家属对疾病的认知及其对治疗的态度。

知识点8：动脉栓塞的护理诊断　　　　　　　　副高：掌握　　正高：熟练掌握

（1）焦虑/恐惧：与不了解疾病的发展及预后、对疾病治疗效果没有信心、担心手术治疗，以及术后生活方式改变等因素有关。

（2）肢体急性缺血：与血块或进入血管的异物随着血流冲入并停顿在动脉内，造成动脉阻塞有关。

（3）疼痛：与创伤、手术刺激有关。

（4）潜在并发症：肢体坏死、截肢。

知识点9：动脉栓塞的护理措施　　　　　　　　副高：熟练掌握　　正高：熟练掌握

（1）一般护理

1）卧床休息：绝对卧床，患肢水平低于心脏15°。肢体禁冷、热敷及按摩。

2）密切观察生命体征的变化：注意观察患肢的动脉搏动、皮肤的颜色与温度、血管痉挛等。

3）完善各项检查：血常规、胸部 X 线片、凝血、肝肾功能全项、心电图、心脏超声、病变血管超声。

4）抗凝治疗护理：应用抗凝药可有效防止栓塞节段动脉远近端血栓延伸、心房附壁血栓的再发生，以及深静脉继发血栓形成。急性期采用全身肝素化治疗 3~5 天，在此期间密切关注凝血检查结果。

5）溶栓治疗护理：急性栓塞 3 天内，如无禁忌证（严重肝、肾功能不全，胃、肠、脑损伤，妊娠早期，产后初期）可采用大剂量溶栓制剂经导管向栓子内注药，此时要注意观察凝血功能、血气分析、肾功能和尿量的变化。

（2）术前护理：栓塞后 8~12 小时是手术的最佳时机。①卧位：卧床休息，下肢动脉栓塞的患者床头抬高15°，上肢或腹主动脉栓塞的患者取半卧位。②完善术前检查：血常规、凝血功能、肝肾功能、心电图、心脏超声、病变血管超声。③术前备皮：下肢动脉栓塞时，整个下肢、下腹、会阴部备皮，上肢动脉栓塞时备患侧上肢。④术前应用抗生素预防感染，应用肝素、右旋糖酐－40 预防血栓蔓延。⑤明确诊断后使用吗啡类镇静药以解除疼痛。⑥密切观察生命体征，警惕肠系膜动脉栓塞。

（3）术后护理

1）血管再通综合征的护理：如果栓塞时间较长，组织发生变性坏死，取出栓子后，坏死组织的大量代谢产物进入血液循环，可出现酸中毒、高钾血症、低血压、休克、肾衰竭，因此术后应注意密切观察患者。①全身状况、精神状态、呼吸情况。②监测尿量，尿量应 >30ml/h。③监测电解质、血气分析、肾功能和尿常规。④预防酸中毒的发生，如患者躁动、呼吸深大、尿量减少，应及时报告医师给予相应处理。

2）术后出血的监护：动脉取栓术后发生出血的原因有血管缝合不良、抗凝药应用过量及局部感染等。轻者局部压迫即可止血，重者可导致失血性休克，须再次手术。因此，应注意：①切口局部有无肿胀、敷料渗血，同时监测血压、脉搏变化。②少量渗血可采取局部轻度压迫及减少抗凝药剂量加以控制。③大量出血者，应在肢体近端扎止血带。④给予输血、输液、抗休克治疗，同时做好手术探查的准备工作。

3）术后再栓塞的监护：动脉取栓成功后，肢端静脉充盈，肤色和温度最先恢复，疼痛明显减轻，由于动脉痉挛存在，动脉搏动往往较弱，1~2 天恢复正常。若肢体皮肤苍白、温度不恢复、肢体肿胀、末梢动脉搏动触不清、患肢剧痛，提示有继发血栓形成或栓子再脱落造成肢体动脉再栓塞，应及时报告医师诊治。

4）骨筋膜隔室综合征的护理：骨筋膜隔室综合征是急性动脉栓塞的一种严重并发症。由于肢体缺血，引起筋膜间隔区内压力升高，使肢体血流受阻或血栓形成引起肢体肌肉水肿、变性、坏死，截肢率较高。以胫前间隔区最先发现，表现为小腿前骤然剧痛、局部水肿、皮肤呈紫红色、局部压痛明显、足和足趾不能跖曲、胫前神经麻痹、第一趾间感觉障碍，对于此类患者应早期发现，进行深筋膜切开减压术，以避免截肢。

5）其他护理：①术后应用支被架以避免肢体受压。②绷带松紧适中。③定时协助患者做床上被动、主动活动，每日 1~2 次，每次不少于 15 分钟。

知识点10：动脉栓塞的健康指导　　　　　　　　副高：掌握　正高：掌握

（1）继续治疗原发病：嘱患者积极治疗动脉硬化，控制血糖至相对正常范围，治疗风湿性心脏病，遵医嘱按时按量用药，控制原发病。

（2）饮食指导：嘱咐患者采取低盐、低脂、高蛋白饮食，少喝或不喝咖啡、浓茶、酒等促使血管收缩不利于血液循环的刺激性饮料，嘱患者及其家属戒烟。

（3）运动指导：嘱患者循序渐进运动，糖尿病者防止低血糖。适当活动可以防止制动后深静脉血栓的发生。发病后遗留后遗症者，应在专业人员指导下进行康复性运动。

（4）用药指导：按时服药，防止再血栓。使用抗凝药、溶栓药如华法林等，用药后观察有无牙龈出血，身体皮肤有无淤血、瘀斑及粪便颜色，嘱患者定期复查出凝血时间，教会患者及家属观察患肢皮肤的颜色、皮肤温度及动脉搏动的情况，若有异常立即到医院就诊，定期到门诊复诊。

第三节　深静脉血栓形成

深静脉血栓形成患者的护理

深静脉血栓形成（DVT）是指血液在深静脉内不正常地凝结、阻塞管腔，导致静脉回流障碍。全身主干静脉均可发病，多发于下肢静脉。血栓脱落可引起肺栓塞（PE），DVT和PE合称为静脉血栓栓塞症（VTE）。若未给予及时治疗，将造成程度不一的慢性深静脉瓣功能不全，影响生活和工作，甚至致残。

深静脉血栓主要由静脉血流淤滞、血液高凝状态以及静脉壁损伤引起，先天性原因和后天获得性因素均可导致DVT。

（1）血液淤滞状态：血流缓慢，血小板与血管内膜接触机会增多，血小板沉积、黏附在血管内膜上，构成血栓形成的核心。长时间制动、卧床、手术后、偏瘫、截瘫患者容易发生DVT。

（2）血液高凝状态：创伤、手术后、大面积烧伤、妊娠、肿瘤、长期口服避孕药及血液中凝血因子异常等。

（3）静脉壁损伤：包括机械损伤、化学损伤、感染性损伤等，如静脉输注刺激性药物、外伤和感染均可造成静脉壁损伤，静脉壁损伤后所发生的各种改变都可引起局部血小板黏附、聚集，纤维蛋白及红细胞沉积，最后形成血栓。

静脉血栓以红血栓（凝固血栓）最常见。血栓形成后可向主干静脉近端和远端滋长蔓延，然后在纤维溶解酶的作用下血栓可溶解消散或血栓与静脉壁粘连并逐渐纤维机化，形成边缘毛糙、管径粗细不一的再通静脉。同时静脉瓣膜遭破坏，造成继发性深静脉瓣膜功能不全。

主要表现为血栓静脉远端回流障碍症状，可出现肢体肿胀、疼痛、浅静脉曲张、发热等。

（1）患肢肿胀：是下肢深静脉血栓形成后最常见的症状。急性期患肢组织张力高，呈非凹陷性水肿。皮色泛红，皮温较健侧高。肿胀严重时，皮肤可出现水疱。血栓部位不同，肿胀部位也有差异。①髂-股静脉血栓形成者，整个患侧下肢肿胀明显。②小腿静脉丛血栓形成者，肿胀仅局限在小腿。③下腔静脉血栓形成者，双下肢均出现肿胀。

（2）疼痛、压痛和发热：疼痛的原因主要有以下两方面。①血栓在静脉内引起炎症反应，使患肢局部产生持续性疼痛。②血栓堵塞静脉，使下肢静脉回流受阻，患侧肢体胀痛，直立时疼痛加重。压痛主要局限在静脉血栓产生炎症反应的部位，如股静脉或小腿处。小腿腓肠肌压痛又称 Homans 征阳性。急性期因局部炎症反应和血栓吸收可出现低热。

（3）浅静脉扩张：属于代偿性反应，主干静脉堵塞后，下肢静脉血通过浅静脉回流，浅静脉代偿性扩张。

（4）股青肿：是下肢静脉血栓中最严重的一种表现。患肢剧烈疼痛，皮肤发亮，伴有水疱或血疱，皮色呈青紫色，皮温低，足背动脉、胫后动脉搏动不能扪及。患者全身反应强烈，伴有高热、神志淡漠，有时有休克表现。

知识点5：深静脉血栓形成的辅助检查　　　　　　　副高：掌握　　正高：熟练掌握

（1）实验室检查

1）血浆 D-二聚体测定：深静脉血栓形成时，血液中 D-二聚体的浓度会升高。但其敏感性较高而特异性差。可用于特殊情况下 DVT 的诊断。

2）血常规、蛋白电泳：红细胞增多症、血小板升高、巨球蛋白血症等是深静脉血栓的高危因素，血常规、蛋白电泳检查可帮助诊断是否存在这些情况。

（2）影像学检查

1）血管超声检查：是诊断 DVT 的首选方法。对近端 DVT 的诊断阳性率可达95%，但对远端者诊断敏感性仅为50%~70%，而特异性可达95%。

2）CT 静脉造影：可同时检查腹部、盆腔和下肢深静脉血栓情况。

3）深静脉造影：须从足部浅静脉内注入造影剂，使造影剂直接进入深静脉系统。如果出现静脉充盈缺损，即可作出定性及定位诊断，目前，仍是诊断 DVT 的"金标准"。但缺点是有创、须使用造影剂，临床上已逐步用超声检查来部分代替静脉造影。

（3）特殊检查

1）静脉压测定：监测血管阻塞的方法之一，患肢静脉压升高，提示测压处近心端静脉有阻塞。

2）放射性核素检查：[125]I 纤维蛋白原扫描偶用于本病的诊断。此检查适用于膝关节以下的静脉血栓定位检查，不适用于腹股沟韧带以上的静脉血栓检查。

3）阻抗容积描记法和静脉血流描记法：这种检查对近端 DVT 诊断的阳性率可达90%，但对远端者诊断敏感性明显降低。

知识点6：深静脉血栓形成的治疗要点　　　　　　　副高：掌握　　正高：熟练掌握

本病治疗以抗凝治疗、溶栓治疗、血管介入治疗及手术治疗为主。治疗的主要目的是预防肺栓塞。急性期治疗越早越好，确诊后应尽快给予抗凝治疗，同时根据病情进一步考虑溶栓、碎栓、吸栓和取栓等治疗。

（1）一般治疗

1）卧床：卧床休息并抬高患肢超过心脏水平，可减轻疼痛并有利于静脉回流，促进肿胀消退。

2）抗凝治疗：抗凝是深静脉血栓形成的基本治疗，可抑制血栓蔓延，有利于血栓自溶和管腔再通，以及降低肺栓塞的发生率和病死率。

3）溶栓治疗：溶栓方式包括导管溶栓及全身溶栓。①导管溶栓：应用溶栓导管将溶栓药直接注入血栓部位的一种治疗方法，具有血栓溶解率高、治疗时间短、出血量少、血栓后综合征发生率低及并发症少等优势，为临床溶栓治疗首选。②全身溶栓：全身静脉用药。

4）血管介入治疗：深静脉血栓形成的血管介入治疗主要包括导管溶栓和经皮机械血栓清除术，经皮机械血栓清除术通常与溶栓相结合。

（2）药物治疗：口服或静脉注射抗凝药可防止血栓增大，阻止新血栓形成，常用的抗凝药包括肝素、华法林、达比加群酯和利伐沙班等。

（3）外科血栓清除术：对于出现静脉性坏疽或股青肿的患者，若不适宜导管溶栓可进行外科静脉血栓清除术。

1）适应证：①急性髂股深静脉血栓首次发作。②症状持续时长＜14天。③低出血风险者。④可自主活动、具有良好功能和可接受的预期寿命。

2）禁忌证：①合并瘤栓的DVT患者。②有明确的严重出血风险、无法接受抗凝治疗者。③预期寿命＜1年者。④无法耐受手术者。⑤严重肾功能不全者。

3）术前准备：实验室检查，特别注意肾功能、凝血功能，建议术前进行有效的抗凝治疗。术前需了解下腔静脉和髂静脉的情况，必要时行CT静脉成像（CTV）检查确认。

4）术后并发症：术后可能会出现肾功能障碍、出血、肺栓塞、血红蛋白尿、肿胀等并发症。

（4）其他治疗：为防止血栓脱落引起肺栓塞或在进行深静脉血栓溶栓、碎栓或其他治疗时，可进行下腔静脉滤网置入术，减少肺栓塞的发生风险。

（5）前沿治疗：近年来，随着介入技术的发展，经皮导管机械性血栓抽吸术在急性DVT中起到越来越重要的作用。血栓清除有效、微创、手术时间短、恢复快都是其优势，逐渐成为深静脉血栓清除的主要手术方式。

知识点7：深静脉血栓形成的护理评估　　　　*副高：掌握　　正高：熟练掌握*

（1）健康史：评估患者有无长期卧床史，是否有外伤、手术、妊娠分娩、感染史，有无出血性疾病。

（2）身体状况：评估患者是否有一侧肢体突然发生肿胀、胀痛，指（趾）有无活动受限。有无面颈部肿胀、头痛等。

（3）心理－社会状况：评估患者及其家属对疾病的认识，以及对治疗的态度。

　　知识点8：深静脉血栓形成的护理诊断　　　　　　　　副高：掌握　正高：熟练掌握

（1）急性疼痛：与深静脉回流障碍或手术创伤有关。

（2）自理缺陷：与急性期须绝对卧床休息有关。

（3）潜在并发症：出血、肺动脉栓塞。

　　知识点9：深静脉血栓形成的护理措施　　　　　　　副高：熟练掌握　正高：熟练掌握

（1）术前护理

1）休息与缓解疼痛：急性期嘱患者10~14天内绝对卧床休息，床上活动时避免动作幅度过大；禁止热敷、按摩患肢，以防血栓脱落。患肢宜高于心脏平面20~30cm，可促进静脉回流并降低静脉压，减轻疼痛与水肿。必要时给予镇痛药。

2）病情观察：密切观察患肢疼痛的时间、部位、程度、动脉搏动、皮肤温度、色泽和感觉；每日测量比较并记录患肢不同平面的周径，测量部位固定，以便进行对比。

3）饮食护理：宜进食低脂、富含纤维素的食物，以保持排便通畅，尽量避免因排便困难引起腹内压增高而影响下肢静脉回流。

4）体位与活动：①卧床休息1~2周，禁止热敷、按摩，避免活动幅度过大，避免用力排便，以免血栓脱落。②休息时患肢高于心脏平面20~30cm，改善静脉回流，减轻水肿和疼痛。③下床活动时，穿医用弹力袜或用弹力绷带，使用时间因栓塞部位而异，周围型血栓形成使用1~2周，中央型血栓形成，可用3~6个月。

5）用药护理：遵医嘱应用抗凝、溶栓、祛聚等药物，对于初次原发者，服抗凝药6~12个月或更长时间。对于初次继发于一过性危险因素者，至少服用3个月。用药期间避免碰撞及跌倒，刷牙选用软毛牙刷。

（2）术后护理

1）病情观察：观察生命体征的变化；观察伤口敷料有无出血、渗血；观察患肢远端皮肤的温度、色泽、感觉和搏动强度，以判断术后血管的通畅程度、肿胀消退情况等。

2）体位护理：患肢宜高于心脏平面20~30cm，膝关节微屈，行足背伸屈运动。恢复期患者逐渐增加活动量，以促进下肢深静脉再通和侧支循环的建立。

3）用药护理及饮食护理同术前护理。

4）并发症的观察与护理：①出血。是抗凝、溶栓治疗最严重的并发症。应用抗凝药期间，观察患者有无创口渗血或血肿，有无牙龈、消化道或泌尿道出血等抗凝过度的现象，发现异常立即通知医师，并予鱼精蛋白或维生素 K_1 静脉注射，必要时输注新鲜血液。②肺动脉栓塞。若患者出现胸痛、呼吸困难、血压下降等异常情况，提示可能发生肺动脉栓塞，立即嘱患者平卧，避免深呼吸、咳嗽及剧烈翻动，同时给予高浓度氧气吸入，并报告医师，配合抢救。

知识点 10：深静脉血栓形成的健康指导　　　　副高：掌握　正高：掌握

（1）保护患肢：指导患者正确使用弹力袜或弹力绷带以减轻症状。避免久坐及远距离行走，患肢肿胀不适时及时卧床休息，并抬高患肢高于心脏水平 20~30cm。

（2）饮食指导：采取低脂、高纤维素饮食；保持排便通畅，避免腹内压升高，影响下肢静脉血液回流；绝对戒烟，防止烟草中尼古丁刺激引起血管收缩。

（3）适当运动：鼓励患者加强日常锻炼，促进静脉回流，预防静脉血栓形成。避免因膝下垫硬枕、过度屈髋、用过紧的腰带和穿紧身衣物而影响静脉回流。

（4）定期复诊：出院 3~6 个月后到门诊复查，告知患者若出现下肢肿胀、疼痛，平卧或抬高患肢仍不缓解，及时就诊。

第四节　胸腹主动脉瘤

知识点 1：胸腹主动脉瘤的概念　　　　副高：掌握　正高：熟练掌握

主动脉瘤是由于主动脉壁中层弹性纤维变性、断裂或坏死，导致局部管壁脆弱，经主动脉内高压血流冲击，动脉局部向外膨胀、扩大，形成动脉瘤。胸腹主动脉瘤是指同时累及胸腔段和腹腔段的主动脉以及侵犯到肾动脉以上的腹主动脉瘤。主动脉直径大小是诊断和治疗胸主动脉瘤的重要参数。正常成人主动脉根部直径 <40mm，升主动脉 <35mm，降主动脉 <28mm。主动脉直径超过正常直径 1.5 倍即诊断为动脉瘤，而临床上升主动脉直径 >50mm、降主动脉直径 >40mm，腹主动脉直径 >30mm，即可诊断为胸腹主动脉瘤。本病自然预后极差，一经确诊后应积极治疗。

知识点 2：胸主动脉瘤的病因　　　　副高：掌握　正高：熟练掌握

胸主动脉瘤病因以高血压、动脉粥样硬化和马方综合征常见，少数病例是因先天发育不良、感染及外伤所致。

知识点 3：胸腹主动脉瘤的分类　　　　副高：掌握　正高：熟练掌握

（1）胸主动脉瘤分类

1）按部位分类：①主动脉根部瘤。病变累及主动脉瓣环、主动脉窦、窦管交界和近端升主动脉。常合并冠状动脉开口上移、主动脉瓣关闭不全，以及左心室扩大和心肌肥厚。②升主动脉瘤。单纯升主动脉瘤比较少见，多数为主动脉瓣狭窄后扩张所致。③弓部动脉瘤。累及主动脉弓部和头臂血管，常由动脉粥样硬化和先天性因素所致。以远端弓部瘤多见。④降主动脉瘤。病因以高血压和动脉硬化多见，累及范围较广。

2）按病因分类：①动脉粥样硬化性动脉瘤。是胸主动脉瘤最常见的病因，占50%以上，病变范围广，多见于老年人，多位于胸降主动脉，伴全身动脉硬化，常合并冠心病和周围血管阻塞性疾病。②先天性动脉瘤。包括先天性主动脉窦瘤和降主动脉瘤。多见于青壮年，常合并先天性心内畸形、主动脉缩窄和弓发育不良。③感染性动脉瘤。在手术、创伤或原有病变的基础上发生。金黄色葡萄球菌是最常见的致病菌，近年来梅毒感染增加，临床上应警惕梅毒性胸主动脉瘤。④遗传性动脉瘤。以马方综合征多见，常累及主动脉根部和主动脉瓣环，导致心力衰竭和主动脉夹层。⑤外伤性动脉瘤。胸部钝性外伤导致的主动脉损伤，形成假性动脉瘤和主动脉夹层。⑥自身免疫性动脉瘤。常见的有大动脉炎、贝赫切特综合征等。前者常引起主动脉根部损害，造成冠状动脉供血障碍和心脏瓣膜置换术后瓣周漏，后者常导致假性动脉瘤形成。

3）按病理形态分类：①真性动脉瘤。临床上最多见，瘤壁具有全层动脉结构，虽然组织学上有破坏，但可辨认出3层组织结构。②假性动脉瘤。是指动脉壁全层结构破坏，血液溢出血管腔外被周围组织包裹，其瘤壁无动脉壁结构。③主动脉夹层。由于主动脉中层囊性坏死、弹性纤维和平滑肌断裂，形成纤维化和玻璃样变性，致主动脉内膜与中层的附着力下降，在内外力作用下导致内膜撕裂，血液流入内膜与中层之间，使之剥离，向周径及长径方向发展，形成主动脉夹层。高血压、遗传因素、主动脉中层退行性变为常见致病因素。

（2）腹主动脉瘤分类

1）腹主动脉瘤：累及肾动脉水平以下的主动脉瘤，约占95%以上。

2）胸腹主动脉瘤：累及肾动脉水平以上的主动脉瘤。

知识点4：胸腹主动脉瘤的病理生理　　　　　　　　　副高：掌握　正高：熟练掌握

（1）动脉瘤增大和破裂：主动脉壁的张力与血压和生动脉腔半径成正比，故高血压和增大的主动脉半径可进一步促进主动脉扩张。升主动脉破裂时造成急性心脏压塞，导致患者猝死；主动脉弓部夹层破裂引起纵隔血肿；胸降主动脉夹层破裂引起大量胸腔积血；腹主动脉瘤破裂中，约20%直接破入腹腔，表现为突发休克和死亡，约80%破入腹膜后间隙致腹膜后血肿。

（2）主动脉瓣关闭不全和主动脉夹层：窦管交界和瓣环的扩大导致主动脉瓣关闭不全和心功能不全，主动脉夹层加速动脉的扩张和破裂，夹层内膜还可导致冠状动脉、头臂血管及腹腔主要分支的供血障碍。

（3）局部压迫：主动脉弓部瘤压迫气管和/或支气管，使管腔变窄、管壁塌陷或移位，出现咳嗽、呼吸困难；弓降部动脉瘤压迫喉返神经出现声嘶；压迫食管出现吞咽困难；升弓部动脉瘤压迫上腔静脉导致上腔静脉回流受阻，出现静脉怒张或头面部及上肢水肿；腹主动脉瘤压迫十二指肠及空肠上段，可发生肠梗阻；向椎体侵蚀引起腰痛；压迫静脉引起静脉血栓形成；压迫输尿管引起肾盂积水等。

（4）重要脏器供血障碍：主动脉夹层累及主动脉分支血管的开口，造成相应脏器的供血障碍，如冠状动脉、头臂干、肋间动脉、肾动脉、腹腔动脉、肠系膜动脉、髂动脉等，严重者引起脏器缺血坏死，导致功能衰竭。

（5）血栓和栓塞：动脉瘤局部血流产生涡流，促进血栓形成，同时增加栓塞的机会。动脉瘤内斑块和附壁血栓脱落引起下肢动脉栓塞，出现下肢急性或慢性缺血症状。

知识点5：胸腹主动脉瘤的临床表现	副高：掌握　正高：熟练掌握

（1）疼痛：肾区疼痛最常见，胸痛为不剧烈的胀痛或跳痛，间歇或持续，动脉瘤有感染、夹层形成或趋于破裂时，疼痛骤然加重至撕裂样。腹痛多为钝痛或胀痛不适。

（2）局部压迫：动脉瘤逐渐增大可压迫邻近的组织和脏器。升弓部动脉瘤压迫气管导致咳嗽、呼吸困难；压迫喉返神经引起声音嘶哑；压迫膈神经导致膈肌麻痹。弓降部动脉瘤可压迫食管引起吞咽困难；压迫上腔静脉导致上半身血液回流受阻。腹主动脉瘤压迫十二指肠及空肠上段，可发生肠梗阻，压迫输尿管引起肾盂积水等。

（3）局部组织缺血：由动脉瘤囊内形成附壁血栓、主动脉夹层内膜阻挡、血栓脱落、动脉本身狭窄或闭塞所致。脑缺血可致昏厥、耳鸣、昏迷甚至瘫痪；冠状动脉缺血可引起心绞痛、心肌梗死。

（4）心功能不全：长期高血压心肌受累，主动脉夹层累及冠状动脉或主动脉瓣关闭不全，导致患者出现心悸、气短及心力衰竭等。

（5）出血：主动脉瘤突然破裂出血可以致命。胸主动脉瘤破入气管可引起大咯血、窒息；破入食管出现大量呕血；升主动脉瘤破裂可出现心脏压塞；腹主动脉瘤破入十二指肠可导致上消化道出血。

（6）体征：①搏动性肿块。动脉瘤典型体征，为诊断的可靠依据。肿块表面光滑，搏动与心率一致。腹部搏动性包块是腹主动脉瘤最主要的体征，胸主动脉瘤少见。②杂音。降主动脉瘤可在背部听到血管杂音，合并主动脉瓣病变者，主动脉瓣区可闻及心脏杂音。③压迫体征。上腔静脉或无名静脉受压，出现颈静脉怒张、颜面水肿，喉返神经受压出现声带麻痹等。④马方综合征。患者可有四肢细长、蜘蛛指（趾）、身材高大、晶状体脱位、高度近视等体征。

知识点6：胸腹主动脉瘤的辅助检查	副高：掌握　正高：熟练掌握

（1）X线片：胸主动脉升、弓部或降部呈梭形或/和囊状扩张，气管、支气管及食管被压迫可引起移位及管腔狭窄，X线片还可观察主动脉壁钙化。

（2）超声心动图：对主动脉根部、升主动脉和主动脉弓的病变诊断准确。经食管超声心动图（TEE）还可区别主动脉瘤血管内病变如血栓、粥样硬化斑块及夹层内膜片。

（3）主动脉造影及数字减影血管造影（DSA）：是目前公认的最好检查，可显示瘤体位置和形态大小，瘤体两端主动脉管腔情况，瘤体周围主动脉分支的变化，显示主动脉内膜破口、内膜片、主动脉瓣狭窄或关闭不全。

（4）CT及MRI：二者可提供精确的心脏大血管的形态变化如动脉瘤直径、范围的变化趋势。CT还用于无症状动脉瘤和动脉瘤术后的评价。近年发展的CT三维成像技术能提供更直观的瘤体立体影像。MRI能提供与CT相同的影像结果，避免了电离辐射及影像增强剂，可评价主动脉血流方向速度和心肌功能。

知识点7：胸腹主动脉瘤的治疗要点	副高：掌握　正高：熟练掌握

（1）药物治疗：硝普钠静脉泵入或口服降压药；β受体阻断药；镇静药、镇痛药。

（2）介入治疗：主动脉内覆膜支架植入术。

（3）手术治疗：动脉瘤切除+人工血管置换术，根据病变程度、范围选择手术方法，常见手术方法有升主动脉替换术、主动脉根部替换术（Bentall手术、Cabrol手术、David手术、Wheat手术）、主动脉弓部人工血管替换术（全主动脉弓替换/半弓替换术）、支架象鼻术、胸降主动脉人工血管替换术、胸腹主动脉人工血管替换术、腹主动脉人工血管替换术。

（4）杂交手术：同期介入治疗+手术治疗。

非手术治疗适应证：①高龄。②直径<5cm的无症状性胸腹主动脉瘤。③有伴随疾病，限制短期内手术的病例。④患其他疾病致生存期较短者。采用非手术治疗的患者，应积极使用β受体阻断药，控制血压并戒烟。

手术治疗适应证：①有症状的胸腹主动脉瘤，不考虑动脉瘤大小均应手术治疗。②动脉瘤直径>5cm。③明显的慢性阻塞性肺疾病（COPD）、动脉瘤膨胀速度快、女性患者和肾功能不全等都是与动脉瘤破裂的危险因素，应综合考虑手术危险及破裂的可能性再予决定。

知识点8：胸腹主动脉瘤的护理评估	副高：掌握　正高：熟练掌握

（1）健康史：了解患者既往有无心电图及X线检查的异常。

（2）身体状况：评估患者有无胸骨的疼痛。

（3）心理-社会状况：评估患者及其家属对疾病的认识及其对治疗的态度。

知识点9：胸腹主动脉瘤的护理诊断	副高：掌握　正高：熟练掌握

（1）急性疼痛：与肋骨、胸骨、脊椎受动脉瘤侵蚀，以及脊椎神经受压迫有关。

（2）恐惧：与病情凶险及对疾病预后的不确定性有关。

（3）低效性呼吸形态：与手术、麻醉、应用呼吸机、体外循环、术后伤口疼痛等有关。

（4）潜在并发症：出血、感染、动脉瘤破裂、电解质失衡等。

知识点10：胸腹主动脉瘤的护理措施	副高：熟练掌握　正高：熟练掌握

（1）术前护理措施

1）心理护理：向患者解释手术是腹主动脉瘤唯一有效的治疗方法，解释术前各种治疗和护理的目的及必要性，说明手术的安全性和必要性，以取得患者的合作，鼓励患者树立战胜疾病的信心。

2）防止破裂：嘱患者卧床休息，避免剧烈咳嗽、用力排便、排尿等突然加大腹压的运动，避免突然坐起、强烈扭转上身、突然弯腰等身体大幅度活动。

3）观察双下肢血运：防止附壁血栓脱落造成下肢缺血。

4）训练床上排便排尿：防止术后因体位改变而发生尿潴留及便秘。

5）饮食指导：给予高蛋白、高热量、高维生素、低脂、易消化饮食。

6）术前准备：置胃管、尿管。

（2）术后护理措施

1）体位与活动：术后24小时内取平卧位，24小时后可采取低半卧位，床头抬高15°。翻身时采用轴线翻身法，以防人工血管扭曲、牵拉、受压，术后10天内绝对卧床，进行下肢的屈伸运动。可行双下肢气压治疗，预防深静脉血栓形成。11~14天床上活动，14天后病情允许时可协助患者离床活动，术后1个月内避免剧烈活动。

2）饮食护理：禁食，待肛门排气后进少量流食，然后逐渐过渡到半流食、普食。记录24小时出入量。

3）预防肺部感染：定时翻身、叩背、雾化吸入，指导并鼓励患者做有效的咳嗽排痰。

4）保持胃肠减压通畅：注意观察引流液的性状、颜色和量，常规给予抗酸药，防止应激性溃疡发生。

5）监测内出血情况：密切观察患者的生命体征变化，测定中心静脉压，观察腹腔引流液的性状、颜色和量。避免患者剧烈咳嗽，患者躁动时，可适当给予镇静药。

6）预防肾衰竭：腹上动脉瘤手术须阻断肾动脉，应注意防止肾衰竭；术后留置尿管，准确记录尿量，每小时不少于25ml。

7）密切观察双下肢血运情况：观察足背动脉的搏动、皮肤温度、颜色及感觉运动情况。

8）用药护理：用药期间应注意凝血机制的监测，严密观察有无出血倾向。

9）基础护理：严格口腔和尿道管理，防止口腔和尿路感染；应用气垫床，保持床单位整洁、干燥，防止发生压疮。

知识点11：胸腹主动脉瘤的健康指导　　　　　　　副高：掌握　　正高：掌握

（1）倡导健康的生活方式：①合理饮食，进低盐、低胆固醇和高蛋白饮食，多食蔬菜水果，保持均衡饮食。少食多餐，切忌暴饮暴食，保持大便通畅。②控制体重，养成定期锻炼的习惯。③了解压力时生理和心理的表现，用积极应对来缓解压力，学会放松的技巧。④养成良好的生活习惯，戒烟，少饮酒，不熬夜，规律作息。

（2）用药指导：了解用药目的，遵医嘱规律服药。服用降压药时，监测血压水平，根据血压调整药物剂量和种类。

（3）休息与活动：保证休息，避免劳累；术后心功能Ⅰ~Ⅱ级的患者，可恢复适当的学习、工作；坚持康复锻炼，应避免重体力劳动和剧烈运动。

（4）定期复查：患者若出现心悸、胸背部疼痛等不适应及时就诊。

第二十四章　泌尿系统损伤患者的护理

第一节　尿道损伤

知识点 1：尿道损伤的概念　　　　　　　　　　　副高：掌握　正高：熟练掌握

尿道损伤是泌尿系统最常见的损伤，多见于男性青壮年，以尿生殖膈为界分为前尿道损伤和后尿道损伤两类，多发生于外伤伴骨盆骨折后。最常见的损伤部位是尿道球部和膜部，表现为会阴部淤血肿胀、尿道滴血、排尿困难等。急诊处理是稳定生命体征、保障尿液引流通畅。

知识点 2：尿道损伤的病因及分类　　　　　　　　副高：掌握　正高：熟练掌握

（1）按尿道损伤的部位分类

1）前尿道损伤：多发生于球部，球部尿道固定在会阴部。会阴部骑跨伤时，将尿道挤向耻骨联合下方，引起尿道球部损伤。

2）后尿道损伤：多发生于膜部，膜部尿道穿过尿生殖膈，当骨盆骨折时，附着于耻骨下支的尿生殖膈突然移位，产生剪切样暴力，使薄弱的膜部尿道撕裂。

（2）按致伤原因分类

1）开放性损伤：因弹片、锐器伤所致，伴有阴茎、阴囊、会阴贯通伤。

2）闭合性损伤：因外来暴力所致，多为挫伤或撕裂伤。

知识点 3：尿道损伤的病理生理　　　　　　　　　副高：掌握　正高：熟练掌握

尿道损伤病理变化比较复杂，了解其特点和变化规律，对诊断和治疗十分重要。

（1）损伤程度

1）尿道挫伤：尿道内层损伤，阴茎和筋膜完整，仅有水肿和出血，可以自愈。

2）尿道裂伤：尿道壁部分断裂，引起尿道周围血肿和尿外渗，愈合后可引起瘢痕性尿道狭窄。

3）尿道断裂：尿道完全离断，断端退缩、分离，尿道周围血肿和尿外渗明显，可发生尿潴留。①尿道球部断裂：血液及尿液渗入会阴浅筋膜包绕的会阴袋，使会阴、阴茎、阴囊肿胀淤血，有时向上扩展至下腹壁。若处理不当或不及时，可发生广泛的皮肤及皮下组织坏死、感染和脓毒血症。②尿道膜部断裂：由骨盆骨折及盆腔血管丛损伤引起大量出血，在前列腺和膀胱周围形成大血肿。当后尿道断裂后，尿液沿前列腺尖处外渗至耻骨后间隙和膀胱周围，若同时有耻骨前列腺韧带撕裂，前列腺向后上方移位。

（2）病理分期

1）损伤期：72小时内的闭合性损伤，主要的局部病变未出血，组织破坏及缺损、细胞浸润创伤性反应轻，争取手术。

2）炎症期：闭合性损伤超过72小时，或开放性损伤未到72小时但有感染迹象，炎症反应重，应控制感染、引流。

3）狭窄期：损伤3周以上，炎症逐渐消退，纤维组织增生，瘢痕形成导致尿道狭窄。完全断裂，尿道缺损长者，膀胱造口，3个月后手术。

知识点4：尿道损伤的临床表现　　　　　　　　副高：掌握　　正高：熟练掌握

大多数患者有生殖器损伤、会阴部外伤、骨盆骨折或医源性损伤等病史，当出现尿道外口出血、尿潴留、尿外渗等临床体征及表现时，应考虑尿道损伤。

（1）疼痛：尿道球部损伤时受伤处疼痛，可放射到尿道口，尤以排尿时为甚。后尿道损伤表现为下腹部疼痛，局部肌紧张并有触压痛。

（2）尿道出血：前尿道损伤时，最常见的症状是尿道外口滴血，血尿；后尿道破裂时，无尿道口流血或仅少量血液流出。

（3）排尿困难：尿道挫裂伤后，因局部水肿或疼痛性括约肌痉挛，尿液排出受阻，发生排尿困难。尿道断裂时，可发生尿潴留。

（4）并发症：①休克。多见于骨盆骨折致后尿道损伤，常因合并大出血，引起创伤性、失血性休克。②尿外渗及血肿。尿道断裂后，用力排尿时尿液可从裂口处渗入周围组织，形成尿外渗，并发感染时出现脓毒血症；尿道膜部损伤致尿生殖膈撕裂时，会阴、阴囊部出现尿外渗及血肿。

知识点5：尿道损伤的辅助检查　　　　　　　　副高：掌握　　正高：熟练掌握

（1）实验室检查：应行全血细胞计数、血红蛋白检测等检查。患者血红蛋白、血细胞比容降低，提示存在出血；如患者白细胞比容升高，提示有继发感染等。

（2）影像学检查：逆行尿道造影是诊断尿道损伤的最直接有效方法，能显示尿道损伤的部位和严重程度，是确诊尿道损伤的重要依据。若造影剂有少许溢出提示有尿道部分裂伤；若造影剂大量外溢，提示有严重断裂伤。有骨盆骨折时，应先摄X线平片，了解骨盆骨折情况及是否存在结石等异物，行尿道造影时，取30°斜坡摄片。

（3）内镜检查：有条件的医院考虑对球部尿道损伤的男性患者行尿道镜检查，对尿道部分断裂者可行尿道会师术，使诊断与治疗融为一体。但是在骨盆骨折导致的后尿道损伤的早期不推荐采用，因它有可能使部分裂伤变为完全断裂，加重损伤。女性患者尿道较短，可试行尿道镜检查以判断尿道损伤的存在和程度。

| 知识点6：尿道损伤的治疗要点 | 副高：掌握　正高：熟练掌握 |

尿道损伤严重程度不一，从轻微的尿道挫伤到尿道完全断裂，可合并全身多处损伤、骨折、腹腔内脏器官损伤、失血性休克等症状。首先应稳定患者生命体征、优先处理危及生命的严重创伤。保障尿液引流通畅。损伤轻微的患者，仅需镇静、镇痛、预防感染，观察病情变化；尿道挫裂伤或尿道不完全断裂患者可增加插入导尿管引流尿液；插尿管失败的患者不能勉强地反复插管，以免加重损伤以及形成尿道假道，可行膀胱造口术引流尿液。尿道狭窄及尿道闭锁是远期并发症。可留待创伤急性期过后再择期手术修复。

（1）紧急处理：严重损伤合并休克者首先应抗休克治疗。骨盆骨折患者须平卧，勿随意搬动，以免加重损伤。尿潴留不宜导尿或未能立即手术者，可行耻骨上膀胱穿刺。

（2）非手术治疗：①嘱患者卧床休息、减轻活动度，有助于伤口恢复。②镇静、镇痛、止血、预防感染、促进局部愈合。③症状轻、无尿外渗或尿外渗的量少、局部无感染的患者，留置导尿管引流尿液后1~2周后，局部损伤可愈合，可拔除导尿管试行排尿。④观察并记录排尿情况：如颜色、性状、总量、尿流粗细、尿程远近等，并复查尿常规，辅助判断愈合情况及是否出现远期并发症。⑤闭合性损伤应首先在严格无菌条件下试插导尿管，如试插成功，应留置导尿管作为支架，以利于尿道的愈合。⑥药物治疗以预防感染和对症治疗为主。在医师指导下，尽早选用广谱抗生素进行治疗，防止继发感染。若患者有剧烈疼痛、出血症状，可适当给予镇痛药、止血药。

（3）手术治疗：急诊手术应保障尿液能够排出体外。根据伤情与当时的手术条件进行手术。择期（二期）手术力争恢复尿道连续性及尿道的通畅，解决远期并发症。

1）经会阴尿道修补术：尿道损伤修复手术大部分选用经会阴入路。无论是急诊手术还是择期手术，经会阴手术具有显露清晰、便于操作、副损伤少、恢复快的优点。术中清除严重挫伤、坏死的组织，尿道旁瘢痕组织，尿道闭锁的组织，取出骨折碎片，显露较正常的尿道组织进行吻合，恢复尿道的连续性、掌握尿道的通畅程度。

2）膀胱造口术：是尿道破损严重、尿潴留、休克患者的临时性治疗方法，在局麻下于耻骨上方经皮肤向膀胱置入造口管，使尿液经造口排出，3个月后需再次进行二期尿道修补或断端吻合。

3）尿道会师术：这是急诊手术，适用于后尿道严重损伤、难以经受大手术的患者。术中在尿道内置入导尿管恢复尿道的连续性、持续牵拉导尿管，通过导尿管的气囊压迫作用，使尿道两断端尽量互相靠近，促进尿道的愈合。但术后尿道狭窄的并发症较常见，术后需要长期、反复、痛苦的尿道扩张术。故目前较少采用。

| 知识点7：尿道损伤的护理评估 | 副高：掌握　正高：熟练掌握 |

（1）健康史：了解患者的年龄、饮食习惯、营养状况等。了解患者既往有无外伤史、手术史、过敏史。

（2）身体状况：评估患者有无尿道口滴血、排尿困难、下腹部疼痛、尿外渗等症状。评估患者有无腹部疼痛、心率增快、呼吸增快、脉搏细数、四肢厥冷等休克症状。

（3）心理-社会状况：评估患者及其家属的心理承受能力、对疾病认知程度及社会支持系统等。

知识点 8：尿道损伤的护理诊断　　　　　　副高：掌握　　正高：熟练掌握

（1）疼痛：与创伤性疼痛和膀胱过度充盈有关。

（2）恐惧与焦虑：与外伤打击、害怕手术和担心预后有关。

（3）组织灌流量改变：与创伤、骨盆骨折引起的大出血有关。

（4）排尿困难：与尿道损伤引起的局部水肿或尿道括约肌痉挛、尿道狭窄有关。

（5）潜在并发症：感染。

知识点 9：尿道损伤的护理措施　　　　　　副高：熟练掌握　　正高：熟练掌握

（1）心理护理：患者大多为男性患者，患部又都是性器官，常会因尿道外口出血，疼痛，尿外渗感到紧张、焦虑，会对今后是否恢复生理功能感到恐惧，护士应针对患者的心理反应，向患者介绍手术的必要性，使其了解治疗方法与过程，消除患者的紧张情绪，增强患者的信心；同时应取得家属的密切配合，给予情感支持，帮助患者重新认识和自我评价。必要时可咨询男科医师。

（2）术前护理

1）尿道损伤伴休克应迅速输液、交叉配血、镇痛、纠正休克。合并骨盆骨折的患者应卧硬板床，并做好防压疮护理。

2）持续心电监护和吸氧，严密监测患者的神志、生命体征。

3）解除急性尿潴留，观察排尿障碍的程度，对症处理。对尿道损伤者应先试插导尿管排尿，并保留尿管 4 周。如无法插入导尿管应行耻骨上膀胱穿刺抽尿。

4）观察尿液的颜色、性状和量的变化。

5）维持电解质平衡及有效的血容量，卧床期间加强基础护理，预防并发症的发生。

6）观察抗生素、止血、镇痛药的效果及不良反应。

7）有手术指征者，在抗休克的同时，积极进行各项术前准备。完善常规检查，并注意患者的凝血功能是否正常。备皮、配血，条件允许时，术前行肠道清洁。

（3）术后护理

1）卧位与活动：尿道狭窄成形术后遵医嘱需要平卧 5~7 天，应用支被架保护手术部位，以防摩擦造成疼痛。术后 6 小时可在床上翻身活动，注意受压部位皮肤情况，注意妥善固定各引流管，勿打折或牵拉，防止引流管滑脱。

2）引流管护理：留置管道应妥善固定，标明管道名称，保持管道通畅。对术后留置导尿管或膀胱造口管者，严密观察引流液的颜色、性状、量，尿道口消毒 2 次/日，抗反流尿袋每周更换 1 次，防止逆行感染，下床活动时应将引流袋固定在低于膀胱水平的位置，勿牵拉、打折。

3）饮食护理：术后禁食，待肛门排气后进流质饮食，逐渐过渡到普食。饮食营养丰富；嘱多饮水，保持尿量 24 小时＞2000ml，达到内冲洗的作用。

4）定时观察体温，了解血、尿白细胞计数的变化，及时发现感染征象；留置导尿管者，每日尿道口护理 2 次，保持手术切口清洁、干燥；加强损伤局部的护理，严格无菌操作；使用抗生素，预防感染的发生。

5）保持手术切口敷料及造口周围皮肤清洁干燥；保持尿管及膀胱造口管引流通畅，妥善固定；观察引流液的颜色、性状和量。

6）术后给予患者及其家属心理上的支持，介绍目前治疗的意义及如何配合医护人员、以尽快康复。

知识点 10：尿道损伤的健康指导	副高：掌握　正高：掌握

（1）定期行尿道扩张术：经手术修复后，尿道损伤患者尿道狭窄的发生率较高，需要定期进行尿道扩张以避免尿道狭窄。尿道扩张术较为痛苦，应向患者说明该治疗的意义，鼓励患者定期复诊行尿道扩张术。

（2）留置管道出院的患者，向其讲解导尿管、尿袋的使用、清洁及更换方法。每日用温水清洁尿道口，注意保持个人卫生，抗反流尿袋每周更换 1 次，遵医嘱定期更换尿管。妥善固定引流管，防止扭曲、打折、脱落。保持造口管周围皮肤的清洁干燥。

（3）嘱患者多饮水，保持每日尿量在 1500ml 以上，预防尿路感染。

（4）尿道成形术后的患者应注意观察，如有旁道出尿和尿线变细、排尿困难等症状时应及时就诊，以免延误治疗。

（5）指导患者进食高蛋白、高营养、粗纤维易消化饮食，保持大便通畅，防止便秘。

第二节　肾　损　伤

知识点 1：肾损伤的概念	副高：掌握　正高：熟练掌握

肾深埋于肾窝，解剖位置较隐蔽，受到肋骨、腰肌、脊椎和腹壁、腹腔内脏器、膈肌的保护，不易受损。但肾质地脆、包膜薄，受暴力打击易引起损伤。肾损伤是严重多发性损伤的一部分，多见于 20~40 岁成年男性。

知识点 2：肾损伤的病因	副高：掌握　正高：熟练掌握

（1）开放性损伤：因弹片、枪弹、刀刃等锐器所致损伤，伴有胸部、腹部等其他脏器损伤，病情复杂而严重。

（2）闭合性损伤：临床上最多见，为直接暴力（如撞击、跌倒、挤压、肋骨骨折等）或间接暴力（如对冲伤、突然暴力扭转等）所致。直接暴力时，上腹部或腰背部受到外力撞击或挤压是肾损伤最常见的原因。

（3）医源性损伤：在医疗操作中，如应用腔内泌尿器械检查或治疗、肾穿刺、体外冲击波碎石（ESWL）等，均有可能引起肾损伤。

知识点3：肾损伤的病理类型	副高：掌握　正高：熟练掌握

（1）肾挫伤：肾实质轻微受损，肾包膜完好，形成包膜下血肿，肾损伤涉及肾集合系统时可有少量血尿，多数患者属此类损伤，一般症状轻微。

（2）肾部分裂伤：肾实质部分裂伤伴肾包膜破裂或肾盂、肾盏黏膜破裂，可形成肾周血肿或明显的血尿。大多数患者属于此类损伤，通常经非手术治疗可自行愈合。

（3）肾全层裂伤：肾实质、包膜以及肾盂、肾盏黏膜均受损，引起广泛的肾周血肿、严重血尿和尿外渗。这类损伤临床症状明显，后果严重，通常须手术治疗。

（4）肾蒂损伤：肾蒂血管部分或全部撕裂时可引起严重大出血、休克，常来不及诊治即已死亡。如从高处坠落、车祸时发生的对冲力，引起肾急剧移位，肾蒂血管受到猛烈牵拉，致弹性差的肾动脉内膜断裂，形成血栓。此类损伤多发生于右肾，易被忽略，若不迅速确诊并施行手术，常造成肾功能丧失。

知识点4：肾损伤的临床表现	副高：掌握　正高：熟练掌握

（1）休克：严重肾裂伤，肾蒂裂伤或合并其他脏器损伤时，因创伤和失血常发生休克，甚至危及生命。

（2）血尿：是肾损伤的常见症状，肾挫伤时血尿轻微，严重肾裂伤呈大量肉眼血尿。血尿与损伤程度可不一致。损伤后第2~3周，可因感染或过早起床活动而出现继发性血尿。

（3）疼痛：肾包膜张力增加、肾周围软组织损伤、出血或尿外渗引起患侧腰腹部疼痛。血块通过输尿管时可发生肾绞痛。血液或尿液渗入腹腔或合并腹内脏器损伤时，出现全腹疼痛和腹膜刺激症状。

（4）腰腹部肿块：肾周围血肿和尿外渗使局部形成肿块，有明显触痛和肌紧张。

（5）发热：肾损伤后吸收热；尿外渗易继发感染并形成肾周脓肿，出现全身中毒症状。

知识点5：肾损伤的辅助检查	副高：掌握　正高：熟练掌握

（1）实验室检查

1）血液检查：血红蛋白、红细胞计数、血细胞比容测定，持续的血细胞比容降低提示大量失血。

2）尿液及沉渣检查：多可见大量红细胞，受伤后不能自行排尿者应进行导尿检查。

3）血清肌酐测定：伤后1小时内的测定结果主要反映受伤前的肾功能情况。

（2）影像学检查

1）腹部X线片：重度肾损伤可见肾影模糊不清，腰大肌影不清楚，有时可见合并肋骨或腰椎骨折。

2）B超：在肾损伤临床分类评估中的作用尚有争议。适应证：①对伤情做初步评估。②连续监测腹膜后血肿及尿外渗情况。

3）静脉尿路造影（IVU）：对肾损伤伤情分类较重要，并了解对侧肾情况。建议行大剂量静脉造影。对血压不稳定需要急诊手术探查的患者可在手术室行术中IVU检查。

4）CT增强扫描：是肾损伤影像学检查的"金标准"，能迅速准确了解肾实质损伤情况，尿外渗、肾周血肿范围等。必要时可重复CT检查评估伤情变化。

5）MRI：对造影剂过敏的患者可选择MRI检查。

6）肾动脉造影：仅在怀疑有肾动脉分支损伤导致持续或继发出血，并有条件行选择性动脉栓塞时进行该检查。

知识点6：肾损伤的治疗要点　　　　　　　　副高：掌握　正高：熟练掌握

肾损伤的治疗目的是保存肾功能和降低病死率。

（1）防止休克：患者入院时尽快建立输液通道，并给予镇静、镇痛，绝对卧床休息。对休克者须迅速进行抢救，同时确定有无其他脏器损伤，做好手术探查的准备。

（2）非手术治疗：是首选的治疗方法，适用于肾挫伤或轻度撕裂伤。给予抗感染、止血药等治疗，严格限制活动至少2周，保持排便通畅，预防呼吸道感染，避免腹压突然增高导致继发性出血。

（3）手术治疗

1）适应证：①开放性肾创伤。②急性大出血，腰部肿块继续增大。③血尿持续24小时未见减轻，血红蛋白下降；经输血治疗血压不能维持者。④伴有其他脏器损伤或出血或有腹膜炎症状。⑤肾周围血肿发生感染，药物不能控制。⑥严重继发性出血。

2）手术方式：肾损伤的处理原则是止血和尽可能保留肾，决定肾切除前应了解对侧肾情况。①肾周围引流术：适用于开放性肾损伤，异物、血块存留，血尿外渗或并发感染者。②肾修复术或肾部分切除术：根据肾裂伤程度和范围，小的裂伤采用局部缝合止血；多处裂伤，缝合修补困难，可采用织网紧束肾压迫止血，大网膜包裹修补；缝合困难的上下极损伤，可行肾部分切除术。③肾切除术：严重肾全层裂伤或肾蒂损伤可行肾切除术。④肾血管修复术：肾蒂血管伤可行缝合、血管吻合、去除血栓等手术。此术式应在伤后早期进行，受伤时间过长者，手术修复血管已无实际意义。

3）预后：多数较好，少数出现高血压、肾积水、结石等晚期并发症。随访很重要。

知识点7：肾损伤的护理评估　　　　　　　　副高：掌握　正高：熟练掌握

（1）健康史：了解患者的性别、年龄、家族史等。了解患者有无肾积水、肾结石、肾炎、肾功能不全史及过敏史。

（2）身体状况：了解患者的受伤史、暴力作用的部位、有无开放性损伤。对患者进行全面的体格检查，了解患者血尿程度、疼痛的部位及性质、有无发热等。

（3）心理-社会状况：评估患者及其家属对伤情的认知程度，对突发事故及预后的心理承受能力，对治疗费用的承受能力和对疾病治疗的知晓程度。

知识点8：肾损伤的护理诊断	副高：掌握　正高：熟练掌握

（1）疼痛：与肾损伤有关。

（2）焦虑：与外伤打击、害怕手术和担心预后不良等有关。

（3）组织灌流量改变：与肾裂伤、肾蒂裂伤或其他脏器损伤引起的大出血有关。

（4）潜在并发症：休克、感染。

知识点9：肾损伤的护理措施	副高：熟练掌握　正高：熟练掌握

（1）术前护理

1）心理护理：肉眼血尿可导致患者产生恐惧心理，耐心向患者解释。对患者提出的问题给予明确、有效和积极的信息，建立良好的治疗性联系，使患者消除恐惧，增强治疗信心。

2）体位护理：肾挫伤保守治疗需绝对卧床2~4周，待病情平稳，血尿消失后才能起床活动，过早活动可能再度引起出血，加重肾脏损害。卧床期间，加强皮肤护理，预防压疮发生。

3）密切观察病情变化：①监测生命体征。每隔1~2小时测血压、脉搏、呼吸、体温1次，有休克者按休克护理。②监测血红蛋白和血细胞比容。③观察肾区包块有无增大；腰痛是否加剧，有无腹膜刺激征出现，积极做好术前准备。④观察尿色。对血尿患者定时留取尿标本，观察尿色深浅变化以判断血尿有无进行性加重。⑤维持体液平衡，保证组织有效灌注量，建立1~2条静脉通道，输液、输血，维持有效循环血量。⑥对症处理。高热患者给予物理降温或药物降温，腰腹疼痛明显者给予镇痛、镇静治疗。

（2）术后护理

1）病情观察：密切注意有无术后出血及休克表现，观察伤口敷料有无渗血。保持引流管通畅，观察色、质、量是否正常，当引流液颜色鲜红且量>100ml/h时，立即通知医师进行处理。

2）肾功能的观察：准确记录尿量，静脉输液维持体液平衡，防止水、电解质紊乱，调节输液速度，避免加重健侧肾脏负担。

3）体位护理：不同手术方式卧床休息时间不同，肾部分切除术、肾修补术、肾周引流术后需绝对卧床休息2~4周。肾切除术后取平卧位，血压平稳后可改半卧位。

4）饮食护理：术后肛门排气后，鼓励患者进食高蛋白、富含维生素、易消化、营养丰富的食物，改善全身营养状况。保持大便通畅，防止便秘，因费力排便可引起继发性出血。

5）预防感染：密切观察体温的变化，观察伤口有无外渗，及时更换敷料。感染是继发性出血的原因之一尽早使用抗生素。加强导尿管的护理，保持引流通畅以及会阴护理每天2次。如有咳嗽、痰多、不易咳出时，可遵医嘱给予雾化吸入，2~3次/天。

知识点10：肾损伤的健康指导	副高：掌握　正高：掌握

（1）绝对卧床休息有利于预防肾再度出血。因为肾挫裂伤4~6周肾组织趋于愈合，过早活动易使血管内凝血块脱落，发生继发性出血。恢复后2~3个月不易从事重体力劳动，不易做剧烈运动。

（2）多饮水，保持尿路通畅，减少尿液对损伤创面的刺激。

（3）观察尿液颜色、排尿通畅程度及伤侧肾局部有无胀痛，发现异常及时复查。

（4）血尿停止，肿块消失，5年内定期进行尿液及肾功能的检查，以便及时发现并发症。

（5）严重损伤致肾脏切除后，患者应注意保护对侧肾脏，尽量不服用对肾脏有损害的药物，以免造成健侧肾功能损害。

第二十五章 尿路结石患者的护理

第一节 概　　述

| 知识点 1：尿路结石的概念 | 副高：掌握　正高：熟练掌握 |

尿路结石又称尿石症，是泌尿外科最常见的疾病之一。按部位可分为上尿路结石（肾、输尿管结石）和下尿路结石（膀胱结石、尿道结石）；按病因分为代谢性结石、感染性结石、药物性结石和特发性结石；按结晶成分可分为含钙结石与不含钙结石。

| 知识点 2：尿路结石的病因及发病机制 | 副高：掌握　正高：熟练掌握 |

多数结石的形成原因不清，与多种因素有关。尿中形成结石晶体的盐类呈超饱和状态，尿中抑制晶体形成物质不足和核基质的存在是形成结石的主要因素。结石成分有草酸钙、磷酸钙、磷酸镁铵、尿酸、胱氨酸等。

（1）流行病学因素：年龄、性别、职业、饮食成分和结构、水分摄入量、气候、代谢和遗传等因素可影响尿路结石的形成。

（2）尿液因素：①尿液中形成结石的物质增加。尿液中钙、草酸或尿酸量增加；长期卧床、甲状旁腺功能亢进者尿钙增加；痛风患者、使用抗结核和抗肿瘤药物者的尿酸排出增加。②尿 pH 改变。在碱性尿中易形成磷酸盐及磷酸镁铵沉淀，在酸性尿中易形成尿酸结石和胱氨酸结晶。③尿液浓缩。尿中盐类和有机物质的浓度增高。④尿中抑制晶体形成物如枸橼酸、焦磷酸盐、酸性黏多糖等含量减少。

（3）泌尿系局部因素：①尿液淤滞。机械性因素导致尿路梗阻、尿动力学改变、肾下垂等均可引起尿液淤滞，促使结石形成。②尿路感染。泌尿系统感染时，细菌、坏死组织、脓块等均可成为结石的核心，尤其与磷酸镁铵和磷酸钙结石的形成有关。③尿路异物。长期留置导尿管、小线头等成为结石的核心而逐渐形成结石。

| 知识点 3：尿路结石的病理生理 | 副高：掌握　正高：熟练掌握 |

病理变化的特点和程度取决于结石的性质、部位、大小、数量、形状、活动度及尿液引流的影响，有无感染和增大速度对肾的病理变化关系亦较密切。结石可造成尿路阻塞，并发感染，而梗阻和感染又易造成结石产生，同时又是损害肾脏的两个主要原因。梗阻引起积水，积水易引发感染，感染又可加重梗阻。如此反复恶化可使肾实质遭到破坏，最后导致肾

衰竭。但结石的大小与梗阻程度不一定成正比。

此外，多发性结石在继发感染的基础上可发生癌变，且多为鳞状上皮癌。

第二节　上尿路结石

知识点1：上尿路结石的概念　　　　　　　　　副高：掌握　正高：熟练掌握

上尿路结石是指肾和输尿管结石，主要症状是疼痛和血尿，其程度和结石部位、大小、活动与否以及有无损伤、感染、梗阻等均有关，上尿路结石男性青壮年多见。肾结石位于肾盂和肾盏中，较小的结石聚集在肾下盏。输尿管结石多来自肾，由于输尿管内径自上而下由粗变细，结石常停留在输尿管的3个解剖狭窄部位。肾和输尿管结石单侧为多，双侧占10%。

知识点2：上尿路结石的病因及发病机制　　　　副高：掌握　正高：熟练掌握

多种因素影响尿路结石的形成。尿中形成结石晶体的盐类呈超饱和状态、抑制晶体形成物质不足和核基质的存在是形成结石的主要因素。上尿路结石以草酸钙结石多见。

（1）代谢异常

1）尿液酸碱度：因某些身体代谢异常，尿液酸碱度超出正常范围，易导致不同的离子和化合物沉积，形成各种类型的结石晶体。

2）高钙血症：甲状旁腺功能亢进症、乳碱综合征、结节病或类肉瘤病、维生素D中毒、服用噻嗪类利尿药、急性肾小管坏死恢复期、多发性骨髓瘤、甲状腺功能减退和维生素A中毒等均可引起高钙血症，且易导致含钙结石形成。

3）高钙尿症。

（2）局部因素：易诱发结石形成的主要局部因素包括尿路梗阻、感染和尿路中存在异物。梗阻可导致感染和结石形成，而结石本身也是尿路中的异物，可加重梗阻与感染的程度。

（3）药物相关因素：药物引起的肾结石占所有结石的1%~2%。相关药物分为2类：①尿液的浓度高而溶解度比较低的药物，如氨苯蝶啶、硅酸镁和磺胺类药物等，这些药物本身就是结石的成分。②能够诱发结石形成的药物，如乙酰唑胺、维生素D、维生素C和皮质激素等，这些药物在代谢的过程中导致了其他成分结石的形成。

知识点3：上尿路结石的临床表现　　　　　　　副高：掌握　正高：熟练掌握

（1）疼痛：结石多表现为肾区的钝痛、胀痛或没有疼痛；输尿管结石可以出现典型的肾绞痛（患侧腰腹部阵发性剧烈绞痛，辗转不安、大汗、恶心、呕吐、腹胀、外阴放射痛），典型肾绞痛可以引起强迫体位。

（2）血尿：根据结石对黏膜损伤的程度可表现为镜下血尿或肉眼血尿，以后者更为常见。有时活动后镜下血尿是上尿路结石的唯一临床表现。

（3）恶心、呕吐、腹胀：输尿管结石引起尿路梗阻，导致局部管壁扩张、痉挛、缺血，刺激腹膜后的神经丛后引发。

（4）感染：结石伴感染时，可有膀胱刺激征，继发急性肾盂肾炎或肾积脓时，可有发热、畏寒、寒战等全身症状。

（5）尿闭：双侧上尿路结石引起双侧完全性梗阻或独肾上尿路结石完全性梗阻时，可导致无尿，称尿闭。

（6）并发症的表现：单纯肾结石导致并发症相对少见。输尿管结石可以并发急性肾盂肾炎、肾积水、尿毒症。

（7）体征

1）全身检查。①肾功能不全：贫血、水肿、高血压、代谢性酸中毒等。②痛风：痛风结节、关节炎。③甲状旁腺功能亢进症：颈部肿块。④原发性高草酸尿、肾小管性酸中毒、佝偻病严重发育迟缓。

2）局部检查。①肾绞痛：肌肉痉挛，保护性肌紧张，脊肋角压痛叩击痛。②肾积水：肾区触及包块。③输尿管末端结石：直肠（阴道）指检触及包块。

知识点4：上尿路结石的辅助检查　　　　　副高：掌握　正高：熟练掌握

（1）实验室检查

1）尿液检查：有镜下血尿，合并感染时可见脓细胞。尿液生化检查测定钙、磷、尿酸、草酸等，有助于分析结石原因。

2）血液检查：测定肾功能、血钙、磷、镁、尿酸和蛋白等。

3）结石成分分析：可确定结石性质，也是制定结石预防措施和选用溶石疗法的重要依据。包括定量分析和定性分析，常见结石成分有含钙结石，包括草酸钙类结石、磷酸钙类结石；感染性结石，包括磷酸镁铵类结石、尿酸类结石、胱氨酸类结石等。

（2）影像学检查

1）泌尿系统 X 线平片：90% 以上的结石能在正、侧位 X 线平片中发现。

2）排泄性尿路造影：显示结石所致的尿路形态和肾功能改变，有无结石形成的局部因素。在 X 线平片上不被显示的尿酸结石表现为充盈缺损。

3）B 型超声检查：是常见检查方式，除了能发现 X 线平片不能显示的小结石和透 X 线结石，还能显示肾结构改变和肾积水情况。

4）逆行肾盂造影：用于其他方法不能确诊时，可发现 X 线不显影的结石，明确结石的位置、双肾功能情况及确定肾积水程度。

5）肾图：判断尿路梗阻程度及双侧肾功能。

（3）输尿管镜检查、膀胱镜检查：可直接观察到结石，适用于其他方法不能确诊或同时进行治疗时。

知识点5：上尿路结石的治疗要点 　　　　　　　　　　副高：掌握　正高：熟练掌握

（1）非手术治疗：适用于结石 <0.6cm，光滑、无尿路梗阻或感染、肾功能正常者。①镇痛：肾绞痛发作时通过单独或联合药物应用如注射阿托品、哌替啶，钙离子通道阻滞药、黄体酮等缓解肾绞痛。②大量饮水：保持每日尿量在 3000ml 以上，可降低尿内形成结石无机盐的浓度，减少沉淀成石的概率，也利于感染引流的排出，有利于结石排出。③控制感染：根据尿细菌培养及药物敏感试验选用抗生素。④调节尿 pH：根据结石的成分碱化或酸化尿液，口服枸橼酸钾或氯化铵等。⑤饮食调节：根据结石成分调节饮食。⑥中西医结合疗法：包括药物、解痉、利尿、针刺等，可促进排石。⑦应用影响代谢的药物：别嘌醇可降低血和尿的尿酸含量。

（2）体外冲击波碎石（ESWL）：在 X 线、B 超定位下，将冲击波聚焦后作用于结石使之粉碎，然后随尿流排出。多数上尿路结石适用此法，最适宜于直径 <2.5cm 的结石。适应证：①肾结石，单个结石 ≤2.0cm；结石 2~3cm，碎石前可留置双 J 形管；铸型或多发结石，综合治疗，即经皮肾镜碎石取石术（PCNL）＋ ESWL ＋经尿道输尿管镜碎石取石术（URS）；下盏结石 ≤1cm；难碎结石（胱氨酸、草酸钙结石）<1.5cm；孤立肾结石 >1.5cm，术前放置双 J 形管。②输尿管结石 <1cm。③膀胱结石，病情不允许或拒绝手术者。④尿道结石，尿道结石不能推入膀胱或缺腔内碎石设备或拒绝手术者。两次治疗间隔时间超过 7 天。

（3）手术治疗

1）非开放手术：①输尿管肾镜取石或碎石术适用于因肥胖、结石硬、停留时间长而不能用 ESWL 的中下段输尿管结石。②经皮肾镜取石或碎石术适用于直径 >2.5cm 的肾盂结石及下肾盏结石，可与 ESWL 联合应用治疗复杂性肾结石。

2）开放手术：仅少数结石远端存在梗阻、部分泌尿系畸形、结石嵌顿紧密及非手术治疗失败、肾积水感染严重或病肾无功能等患者，需要开放手术治疗。包括肾盂切开取石术、肾实质切开取石术、肾切除术等。但因腔内手术的开展，现已很少采取开放手术。

知识点6：上尿路结石的护理评估 　　　　　　　　　　副高：掌握　正高：熟练掌握

（1）健康史：了解患者的性别、年龄、家族史等，重点了解患者的饮食习惯。了解患者既往有无阵发性腰部绞痛或血尿及类似发病史；有无过敏史。

（2）身体状况：评估疼痛部位、肾功能状态和营养状况；评估患者有无其他合并疾病的体征。

（3）心理-社会状况：评估患者是否担心尿路结石的预后；是否了解该病的治疗方法；患者及家属是否知晓尿路结石的预防方法。

知识点7：上尿路结石的护理诊断　　　　　　　　副高：掌握　正高：熟练掌握

（1）急性疼痛：与结石刺激引起的炎症、损伤及平滑肌痉挛有关。

（2）焦虑：与结石疾病反复发作，担心预后等有关。

（3）知识缺乏：与缺乏预防尿路结石的知识有关。

（4）潜在并发症：血尿、感染。

知识点8：上尿路结石的护理措施　　　　　　　副高：熟练掌握　正高：熟练掌握

（1）术前护理

1）发作期指导患者卧床休息，取舒适卧位；加强生命体征和疼痛的部位、性质、程度、伴随症状的观察；指导患者采用分散注意力、深呼吸等非药物方法缓解疼痛，不能缓解时使用镇痛药，并评估其效果。

2）患者常担心手术后肾功能的恢复情况，残余结石、切口感染等问题，护理人员需给予解释和心理支持与鼓励。

3）术前宣教，指导患者做好术前准备工作，告知患者手术方式，消除其疑虑和恐惧。术晨禁食、禁水。手术当日晨，拍摄泌尿系统 X 线片，确定结石的位置是否有移动，作为选择切开部位的参考。

（2）术后护理

1）全麻术后患者清醒后予以卧枕，严密观察生命体征，维持呼吸道通畅。

2）氧气低流量持续吸入 4~6 小时。

3）鼓励患者早期下床活动。

4）施行肾脏及上段输尿管切开取石术必须留置肾周引流管，以引流肾脏内及其周围的渗出液；根据手术方式不同留置不同的引流管如肾造口管、输尿管支架引流管、膀胱造口管等。

5）观察尿液排出情况：①手术后需仔细观察尿液排出情况，以确定肾功能和引流是否适当。②每小时尿量至少维持在 50ml。如摄入量充足而每小时尿量仅 20~30ml，各导管引流通畅时，需立即通知医师。③尿量包括由肾造口管、膀胱造口管或导尿管引流出尿液量和渗湿敷料估计量的总和。④注意尿液的颜色，术后 12 小时尿液大多带有血色，若出现鲜红而浓的血尿时，考虑有出血，应立即通知医师处理。

6）术后当日静脉输液，予以抗感染及维持水、电解质平衡。

7）经皮肾镜（PCN）穿刺患者保持伤口敷料干燥和无菌，有渗液应及时更换。

8）手术后禁食 6 小时，之后可进普食。

9）全麻插管术后常感咽喉部不适，可以口含银黄含片，1~3 天症状慢慢恢复。

| 知识点9：上尿路结石的健康指导 | 副高：掌握　正高：掌握 |

（1）大量饮水：可以增加尿量、稀释尿液，从而减少尿中晶体沉积。成人保持每日尿量 >2000ml，尤其是睡前及夜间饮水，效果更好。

（2）活动与休息：饮水后多活动，以利于结石排出。

（3）饮食指导：根据结石成分调节饮食结构。补充维生素 A、维生素 C，多吃新鲜蔬菜和水果，低钙低磷饮食，合理选择酸性、碱性食物，禁食高嘌呤食物，饮水应适量。

（4）拔管后护理：一般造口管拔除后待伤口闭合可以淋浴，浴后将伤口擦拭干净，保持伤口干燥清洁。如伤口处糜烂、破溃、化脓、皮肤变黑或有异味应及时就诊。

（5）解除相关因素：尽早解除尿路梗阻、感染、异物等因素，可减少结石形成。

（6）药物预防：根据结石成分，血、尿钙磷、尿酸、胱氨酸和尿 pH，应用药物降低有害成分、碱化或酸化尿液，预防结石复发。

（7）预防骨脱钙：鼓励长期卧床者功能锻炼；伴甲状旁腺功能亢进症者，必须手术摘除腺瘤或增生组织。

（8）复诊：定期行尿液检查、X 线或 B 超检查，观察有无复发及残余结石情况。若出现剧烈肾绞痛、恶心、呕吐、寒战、高热、血尿等症状，及时就诊。

（9）留置双 J 形管的护理：留置双 J 形管的患者，应定时排尿，避免憋尿，以防尿液外流引起尿路感染。在双 J 形管留置期间避免剧烈运动以防双 J 形管滑脱。告知患者出院后由于留置双 J 形管可能会引起腰酸腰胀。一般双 J 形管在术后 2~4 周拔除，拔除前需拍摄腹部 X 线平片确诊无残留结石方可拔除。

（10）出院指导：告知患者出院后会有轻微血尿或尿痛，是由于留置双 J 形管或是碎石排出时损伤尿道所致，一般多饮水即可。如有异常及时来医院复诊。

第三节　下尿路结石

| 知识点1：下尿路结石的概念 | 副高：掌握　正高：熟练掌握 |

下尿路结石是指发生在尿路下段的结石，包括膀胱结石和尿道结石。膀胱结石男性多于女性，女性仅占2%。任何年龄都可能发病，但一般多见于儿童或老年男性。尿道结石亦多发于男性。

| 知识点2：下尿路结石的病因及发病机制 | 副高：掌握　正高：熟练掌握 |

原发性膀胱结石少见，多见于贫困地区 5 岁以下的儿童，这与断奶后的营养不良、低蛋白饮食有关。继发性膀胱结石多见于老年男性，常见的病因有上尿路结石排入膀胱内，下尿路梗阻使尿液滞留、感染、异物等。原发性尿道结石较少见，多数是来自肾和膀胱的结石排

出时嵌于尿道所致，也有少数原发性尿道结石是由于尿道狭窄、感染、黏膜损伤、潴留性囊肿、异物或憩室造成的。

知识点 3：下尿路结石的临床表现　　　　　　　　　副高：掌握　　正高：熟练掌握

（1）排尿疼痛：疼痛可由结石对膀胱黏膜的刺激引起。表现为下腹部和会阴部的钝痛，也可为明显或剧烈的疼痛。活动后疼痛加重，改变体位可使疼痛缓解，排尿终末时疼痛加剧。儿童患者常因排尿时的剧烈疼痛而拽拉阴茎，哭叫不止，大汗淋漓。患儿为了避免排尿时疼痛，会采取特殊的体位排尿，即站立时双膝前屈、躯干后仰 30°。

（2）排尿困难：膀胱结石常有典型的排尿中断现象；尿道结石表现为排尿困难，呈滴沥状，有时出现尿流中断及尿潴留。

（3）血尿、脓尿：大多为终末血尿。膀胱结石合并感染时，可出现膀胱刺激症状和脓尿。

（4）尿道压痛及硬结：多数尿道结石患者在尿道结石局部触到硬结并有压痛，后尿道结石可通过直肠指诊触及。尿道憩室内的多发性结石可触到结石的沙石样摩擦感。

知识点 4：下尿路结石的辅助检查　　　　　　　　　副高：掌握　　正高：熟练掌握

（1）实验室检查：尿液中的白细胞计数可能升高；合并感染时尿细菌培养阳性；其他尿液和血液生化检查有助于分析结石成分。

（2）腹部仰卧平片（KUB）：可发现 90% 左右不透过 X 线的结石，能大致确定结石的位置、形态、大小和数量，并初步提示结石的化学性质；静脉尿路造影（IVU）应在 KUB 的基础上进行，其价值在于了解尿路的解剖，确定结石在尿路的位置。

（3）B 超检查：简便、经济、无创伤，是结石的常规检查方法，尤其在肾绞痛时可作为首选检查方法，可发现直径 2mm 以上的结石，对膀胱结石，能同时观察膀胱和前列腺，寻找结石形成的诱因和并发症。还可以了解结石以上尿路的扩张情况。

（4）膀胱镜检查：必要时可做，以协助诊断或排除输尿管、膀胱等其他疾病。

知识点 5：下尿路结石的治疗要点　　　　　　　　　副高：掌握　　正高：熟练掌握

（1）ESWL：儿童的膀胱结石可选择 ESWL；成人结石直径 30mm 可采用 ESWL。

（2）腔镜手术：经尿道膀胱结石的腔内治疗是目前治疗下尿路结石的主要方法，可以同时处理尿路梗阻病变如尿道狭窄、前列腺增生等。首选经尿道激光碎石术。

（3）开放性手术：开放性手术不应作为膀胱结石的首选治疗方法，仅适用于需要同时处理下尿路其他病变的病例使用。

| 知识点6：下尿路结石的护理评估 | 副高：掌握　正高：熟练掌握 |

（1）健康史：了解患者的性别、年龄、家族史等，重点了解患者的饮食习惯、饮水习惯。了解患者既往有无尿路梗阻及类似发病史，有无过敏史、糖尿病、高血压，既往是否长期服用药物如镇痛药、钙剂等。

（2）身体状况：评估患者有无排尿疼痛、排尿困难；评估患者排尿疼痛的诱因、性质，疼痛与排尿过程及体位的关系；评估患者有无血尿、尿频、尿急、尿痛等膀胱刺激症状，是否触及尿道硬结并有压痛；评估患者有无腹胀、腹痛等不适；有无体温升高、脉搏加速等感染征象。

（3）心理-社会状况：评估患者及其家属的心理承受能力，对疾病的认知程度及社会支持系统等。

| 知识点7：下尿路结石的护理诊断 | 副高：掌握　正高：熟练掌握 |

（1）排尿形态异常：与结石引起尿路梗阻有关。

（2）知识缺乏：与缺乏有关结石防治知识有关。

（3）潜在并发症：术后出血、感染。

| 知识点8：下尿路结石的护理措施 | 副高：熟练掌握　正高：熟练掌握 |

（1）术前护理

1）常规护理：术前1天沐浴，常规备皮，抗生素皮试，做好肠道准备。指导患者进行手术体位练习，完善术前常规检查，术前拍摄X线片定位，确定结石位置。

2）心理护理：解除思想顾虑，了解患者的饮食、饮水习惯及特殊爱好等，以取得患者的信任。特别是年老体弱、反复发作者，容易对治疗失去信心，意志消沉，情绪低落，护士要经常与患者沟通，指导其正确对待疾病，增强信心，以愉快的心情接受治疗。

（2）术后护理

1）麻醉后护理常规：嘱患者去枕平卧6小时，禁食水。

2）生命体征的观察：定时测量体温、呼吸、脉搏、血压、血氧饱和度，并进行记录。

3）切口护理：观察切口或造口渗血、渗液情况，如有异常，及时通知医师。保持切口或造口清洁、干燥。

4）留置导尿管的护理：①导尿管一般术后放置1天，应持续开放，引流通畅，减轻膀胱内压力，减少膀胱尿液反流至肾盂的机会。②妥善固定，做好双固定，固定时应预留一定长度以防患者翻身时牵拉导尿管，引流袋的位置不得高于尿道口平面，防止逆行感染。③密切观察尿液的色、质、量。轻微的出血予以适当抗感染治疗，嘱患者多饮水即可。如出血未能缓解并持续加重，应立即通知医师，根据患者实际病情进行处理。④定期挤压导尿管，防止小血块堵塞。⑤做好尿道口护理。

5）疼痛护理：疼痛时给予镇痛药。

6）饮食指导：非全麻及开放手术者，在麻醉期后恢复正常饮食；全麻及开放手术者应在肠道排气后开始进食，先给予流食，逐步恢复为半流食、普食。

7）其他护理：术后第1天拍 KUB，了解结石取出情况，嘱患者晨起禁食。

8）术后并发症的护理：①出血。定时观察患者术后病情变化及引流液的颜色、性质、量，如出现四肢湿冷、脉搏加快、血压下降、血性引流液增加等，及时通知医师给予处理。②发热。术后常见并发症，给予对症处理，并嘱患者多饮水，监测体温变化。③漏尿。观察患者主诉及腹痛、压痛、板状腹等急腹症症状。

知识点9：下尿路结石的健康指导　　　　　　　　副高：掌握　正高：掌握

（1）遵医嘱定期复查，及时发现有无结石复发。如出现肾区胀痛（或绞痛）、尿频、尿急、尿痛、血尿、发热等症状应及时就诊。

（2）饮食指导：尿路结石以预防为主，应向患者讲解饮食结构与结石的相互关系。①高钙结石：不宜食用牛奶、奶制品、巧克力、坚果等。②草酸结石：不宜饮浓茶及进食番茄、菠菜、芦笋，多食用含纤维丰富的食物。③尿酸结石：不宜食用高嘌呤食物，如动物内脏，应进食碱性食品。④感染性结石：建议进食酸性食物，酸化尿液。

（3）饮水、运动：每日饮水 2500~3000ml，适当运动，尿量保持 2000~3000ml/d，使尿液稀释，促进尿中晶体物质排出，同时起到冲洗尿路、减少感染发生的作用。

（4）术后留置双J形管的患者，部分会出现尿痛、腰痛、尿频、血尿等情况，多为双J形管刺激所致。应注意多休息，避免剧烈活动。多饮水，不憋尿，如出现排尿困难、发热，尿大量血块等及时就诊。

第二十六章　泌尿系统结核患者的护理

第一节　肾　结　核

知识点 1：肾结核的病因及发病机制　　　　　　　　副高：掌握　正高：熟练掌握

肾结核是由结核分枝杆菌引起肾的慢性、进行性、破坏性病变。原发病灶多在肺部，其次在骨、关节、淋巴及肠道。结核分枝杆菌经血行或淋巴途径进入肾脏后，引起双侧肾皮质的病变。如果机体抵抗力较强，结核灶可以愈合，形成微小的瘢痕而不产生临床症状，称为病理型肾结核。但当机体抵抗力降低、细菌量大、毒性强时，结核结节增大，病变可破入肾小管，抵达肾髓质层，继而侵犯肾乳头，到达肾盂、肾盏，出现一系列临床症状，称为一侧或双侧临床型肾结核。据临床资料统计，肾结核约 90% 为单侧性病变，10% 为双侧性病变。本病常发生于 20~40 岁的青壮年，男性多于女性，儿童和老年人发病较少。其典型症状是尿频、尿急、尿痛，也可出现血尿、腰痛。如未能及时治疗，可产生严重的并发症，如输尿管、膀胱结核、对侧肾积水、肾衰竭等。

知识点 2：肾结核的病理生理　　　　　　　　　　　副高：掌握　正高：熟练掌握

病理型肾结核发展至临床型肾结核历时较长，一般长达数年。肾结核早期病变为结核结节，结节可彼此融合，中心发生坏死，形成干酪样组织。这种坏死、破溃一般发生在肾乳头处，干酪样物质液化后可排入肾盂形成空洞，一旦空洞形成多不能自行愈合而将逐渐扩大。肾盏及肾盂黏膜上的结核，也在肾内经淋巴、血行或直接蔓延，从肾的一部分扩散到其他部分，最后形成多数空洞、肾积脓，使整个肾脏遭到破坏。肾结核另一病理特点为高度纤维化，即纤维组织增生和钙盐沉着。全肾钙化时，输尿管完全闭合，患肾的尿液不能进入膀胱，膀胱结核逐渐好转、愈合，形成所谓的"自截肾"。

肾结核破坏严重时，偶可形成肾周围脓肿。肾结核愈合过程中的纤维化，可引起不同程度的梗阻，梗阻可加重原有结核的发展，使梗阻以上的病变破坏加快，常见的梗阻部位在肾盏、肾盂输尿管连接部及输尿管膀胱壁段。

结核可侵犯输尿管黏膜、黏膜下层及肌层，引起纤维组织增生，使输尿管增粗、变硬，呈一僵直的条索，管腔成结节性狭窄或完全阻塞，输尿管口已经失去瓣膜作用。

膀胱结核病变最初发生在患侧输尿管口附近的膀胱三角区，表现为黏膜充血、水肿及结核结节形成，然后发生溃疡、肉芽肿、纤维化。如病变侵入肌层，则可引起严重纤维组织增生及瘢痕收缩-膀胱挛缩。由于膀胱挛缩，可使对侧输尿管口发生狭窄或因破坏了输尿管口处括约肌的活瓣作用，而导致尿液反流，进而引起对侧肾积水。

知识点3：肾结核的临床表现	副高：掌握　正高：熟练掌握

肾结核病灶在肾，症状在膀胱，多数患者的最初症状为膀胱刺激征。早期肾结核仅尿中有少量白细胞和结核分枝杆菌。病变进一步发展，可有血尿、胀尿、腰痛、腰部肿块等明显症状。

（1）膀胱刺激征：尿频是肾结核患者最早、最重要也是最主要出现的症状，开始是含结核分枝杆菌的酸性脓尿刺激膀胱所致，膀胱结核病变引起溃疡，尿频加重，同时有尿急、尿痛。晚期膀胱挛缩，严重尿频，每天可达数十次，甚至有尿失禁。

（2）血尿：是另一重要症状，为终末血尿，是由于有结核性炎症及溃疡的膀胱排尿终末时收缩引发。少数肾结核因侵及血管，也可出现全程肉眼血尿。出血严重时，血块通过输尿管可出现肾绞痛。

（3）脓尿：是常见症状，肾脏和膀胱的结核性炎症造成组织破坏，尿液中出现大量脓细胞，在尿液内亦可混有干酪样物质，使尿液浑浊不清，严重者呈米汤样脓尿。脓尿的发生率为20%。

（4）肾区疼痛和肿块：肾结核一般无明显腰痛。患侧腰痛常在晚期形成结核性脓肾或病变延及肾周围时出现。并发对侧肾积水时可出现对侧腰痛。结核性脓肾时可出现腰部肿块。

（5）全身症状：表现贫血、消瘦、低热、盗汗、食欲缺乏、红细胞沉降率加快，晚期患者可出现对侧肾积水，进而导致尿毒症。

知识点4：肾结核的辅助检查	副高：掌握　正高：熟练掌握

（1）尿液检查：尿液多呈酸性，常规检查可见少量蛋白、白细胞和红细胞。尿沉渣涂片抗酸染色，50%~70% 的病例可找到结核分枝杆菌，以清晨第1次尿液检查阳性率最高，至少连续检查3次。尿结核分枝杆菌培养对肾结核诊断有决定性意义，阳性率可高达90%，但费时较长（4~8周）。

（2）B超检查：早期无异常发现。肾组织明显破坏时，多出现异常波形并伴有肾体积增大。结核性脓肾时在肾区出现液平段。

（3）X线检查：在确定肾结核的诊断，明确病变的部位、范围、程度及对侧肾脏情况等方面有决定性意义。肾结核有钙化时在尿路X线平片上显示斑点状钙化或全肾钙化阴影。肾结核在尿路造影上的表现为早期肾盏边缘呈鼠咬状。病变进展即可出现肾皮质脓肿和空洞形成，表现为不规则的造影剂充填区。晚期肾结核致肾功能损伤或肾自截时表现为肾不显影。输尿管结核表现为边像不光滑，多处狭窄或输尿管僵直。

（4）CT和MRI：IVU显影不良时有助诊断。病变后期，CT能直接显示扩大的肾盏肾盂、皮质空洞及钙化灶，三维成像可显示输尿管全长病变。MRI对了解上尿路积水有特殊意义。

（5）膀胱镜检查：可见膀胱黏膜呈现炎性充血、水肿、浅黄色结节、结核性溃疡、肉芽肿及瘢痕等病变，膀胱三角区和患侧输尿管口周围明显。晚期膀胱结核使整个膀胱充血、水肿。必要时可取活组织检查明确诊断。

知识点5：肾结核的治疗要点　　　　　　　　　副高：掌握　正高：熟练掌握

肾结核为进行性疾病，不能自愈，且病死率较高，主要治疗方法为多药联合的规范抗结核治疗，若药物治疗无效，或肾脏破坏严重，需要进行手术治疗。

（1）一般治疗：肾结核是全身性疾病，在治疗中必须重视全身治疗。应劳逸适度，宜进高蛋白、高热量、高维生素饮食，忌食肥腻及辛辣刺激性食物，忌偏食、暴食及过热食物；有条件者，可少食多餐，并注意饭菜多样化和色、香、味俱佳，以促进食欲，补充足够的营养，以增强体质及抗病能力。

（2）药物治疗

1）治疗原则：必须早期、联合、足量、全程规律用药。

2）抗结核药物适应证：①临床前期肾结核。②病变局限在1~2个肾盏以内且无输尿管梗阻者。③孤立肾肾结核。④伴有身体其他部位的活动性结核暂时不宜手术者。⑤双侧重度肾结核而不宜手术者。⑥肾结核兼有其他部位的严重疾病暂时不宜手术者。⑦配合手术治疗，作为手术前用药。⑧肾结核手术后的常规用药。

3）药物治疗方案：①长程疗法。持续用药18~24个月，在用药的同时辅以维生素 B_6 每日100mg，可防止异烟肼的神经系统不良反应。常用药物有异烟肼，每次300mg，1次/日；利福平，每次450~600mg，1次/日；吡嗪酰胺，每次1.0g，1次/日；乙胺丁醇，每次750mg，1次/日。一般选用2种或3种药物联合应用。术前抗结核治疗3个月，最少不得少于2周。②短程疗法。其基本目的是尽快杀灭结核病灶中的结核分枝杆菌，使病变组织修复，取得持久的临床治愈。短程疗法4个月方案：最初2个月为吡嗪酰胺25mg/（kg·d）（每日最大剂量为2.0g），异烟肼300mg/d，利福平400mg/d，如肾和膀胱病变严重，则可加用链霉素肌内注射，每日1.0g；后2个月为异烟肼600mg每周3次，利福平900mg每周3次。

4）抗结核药物停药标准：①全身情况明显改善，红细胞沉降率正常，体温正常。②排尿症状完全消失。③反复多次尿常规检查正常。④尿浓缩法查抗酸杆菌，长期多次检查皆阴性。⑤尿液培养、动物接种和聚合酶链反应检测皆为阴性。⑥尿路X线平片及泌尿系造影检查病灶稳定或愈合。⑦全身检查无其他结核病灶。

（3）手术治疗：对中、晚期患者，手术仍是治愈的有效方法。手术前服用抗结核药不少于2周，术后继续服药。

1）肾切除术：适用于肾结核破坏严重，对侧肾功能正常或对侧肾结核病变较轻且经药物治疗一段时间后。肾结核对侧肾积水、肾功能不良应先引流肾积水挽救肾功能后再切除结核病肾。

2）保留肾组织的肾结核手术：适用于局限的结核性脓尿或闭合性空洞。结核病灶清除术、部分肾切除术可作为药物治疗的补充。膀胱挛缩的患者可行膀胱扩大术。

3）肾病灶清除术适应证：适用于个别范围不大的闭合性肾结核空洞而长期不愈者。肾结核在行肾病灶清除和肾部分切除之前，宜应用抗结核药物治疗半年以上；行肾切除者，用药 2 周以上即可。术后根据病情均需继续用药 6 个月至 1 年。

4）并发症治疗：①膀胱挛缩。膀胱挛缩时因输尿管口狭窄及反流引起肾功能不全，肌酐清除率不小于 15 毫升/分，可行膀胱扩大手术。对尿失禁及膀胱颈、尿道狭窄者不宜行肠膀胱扩大手术，而应行尿流改道手术。在有效的抗结核药物治疗的基础上，膀胱感染或未愈合的结核不列为膀胱扩大手术的禁忌证。膀胱扩大术常采用的材料为回盲肠或结肠。术前患者至少接受 4 周的抗结核药物治疗。②对侧肾积水。输尿管结核的病变引起管腔狭窄而导致肾积水时，若肾结核病变较轻且已稳定，肾功能良好，输尿管狭窄段局限，可切除狭窄段行端端吻合术，内置双 J 形管作为支架管，导管留置 4~6 周；如狭窄邻近膀胱，施行输尿管膀胱吻合术。

知识点6：肾结核的护理评估　　　　　　　副高：掌握　　正高：熟练掌握

（1）健康史：了解患者的年龄、性别、职业，有无吸烟、饮酒史；发病前有无劳累、情绪波动等；既往有无肺结核以及患结核病后是否接受全程的抗结核化疗，有无与结核患者密切接触史。

（2）身体状况：了解患者有无尿频、尿急、尿痛、血尿、脓尿、腰痛等症状，有无低热、贫血、乏力、消瘦等全身中毒症状。

（3）心理-社会状况：了解患者和家属对该病的治疗方法及其预后的认知程度，家庭经济状况及社会支持系统等。

知识点7：肾结核的护理诊断　　　　　　　副高：掌握　　正高：熟练掌握

（1）恐惧与焦虑：与病程长、病肾切除、担心预后有关。
（2）排尿障碍：与结核性膀胱炎、膀胱挛缩有关。
（3）潜在并发症：出血、感染、尿瘘、肾衰竭、肝功能受损。

知识点8：肾结核的护理措施　　　　　　　副高：熟练掌握　　正高：熟练掌握

（1）术前护理

1）心理护理：告知患者该病的临床特点及规范抗结核治疗的意义，解释各项检查及手术的方法和治疗效果，解除其恐惧、焦虑等不良情绪，增强患者战胜疾病的信心，使其更好地配合治疗。

2）休息与营养：卧床休息为主，适当活动，避免劳累。指导患者进食高热量、高蛋白、高维生素及易消化的食物，必要时通过静脉途径补充营养，改善营养状态。

3）用药护理：指导患者按时、足量、足疗程服药。药物多有肝损害等不良反应，遵医嘱使用药物保护肝脏，并定期检查肝功能。链霉素对第Ⅷ对脑神经有损害，影响听力，一旦发现立即通知医师停药、换药。勿用和慎用有肾毒性的药物如氨基糖苷类、磺胺类药物等，尤其是双肾结核、孤立肾结核、肾结核双肾积水的患者。

4）完善术前准备：完善尿培养、尿涂片及 IVU 等检查；术前 1 天备皮、配血，术前晚行肠道清洁灌肠。肾积水的患者须经皮留置引流管处理肾积水，待肾功能好转后再行手术治疗，因此，应做好引流管及皮肤护理。

（2）术后护理

1）休息与活动：患者术后 6 小时生命体征平稳后，协助患者翻身，取健侧卧位，肩及髋部垫枕，减轻腹部张力，有利于伤口引流。避免过早下床，肾切除术后须卧床 3～5 天，部分肾脏切除手术的患者须卧床 1～2 周。

2）预防感染：密切观察体温、白细胞计数、手术切口及敷料情况，合理使用抗生素，保持切口敷料清洁、干燥。

3）管道护理：妥善固定引流管和导尿管，保持引流管通畅，密切观察并记录引流液的颜色、量和性状。

4）并发肾衰竭的观察与护理：术后准确记录 24 小时尿量，若手术后 6 小时仍无尿或24 小时尿量较少，可能发生肾衰竭，及时报告医师并协助处理。

5）并发尿漏的观察与护理：保持肾窝引流管、双 J 形管及导尿管等引流通畅，指导患者避免憋尿及减少腹部用力。若出现肾窝引流管和导尿管引流量减少、切口疼痛、渗尿、触及皮下有波动感等情况，提示可能发生尿漏，应及时报告医师并协助处理。

知识点9：肾结核的健康指导　　　　　　　　　　　　副高：掌握　　正高：掌握

（1）运动锻炼：术后适当锻炼，注意休息，加强营养，增强体质，促进康复。有肾造口者应教会其自身护理，防止继发感染。

（2）用药指导：术后继续抗结核化疗 6 个月以上，以防结核复发。用药应坚持联合、足量、规律、全程，不可间断、减量，不规律用药可产生耐药性而影响治疗效果；用药期间注意药物不良反应，定期复查肝肾功能，监测听力、视力等。若出现恶心、呕吐、耳鸣、听力下降等症状应及时就诊；禁用和慎用有肾毒性的药物，尤其是双肾结核、孤立肾结核、肾结核对侧肾积水的患者更应注意用药安全。

（3）早期治疗：应早期治疗肾结核，防止发生严重的膀胱结核及肾积水，若无肾功能减退及继发感染可预后良好。若并发膀胱挛缩症，应抗结核治疗，待膀胱症状缓解后再行手术治疗，同时应加强支持疗法，保护肾功能。

（4）定期复查：单纯药物治疗者必须每月进行尿液检查及泌尿系统造影检查，注意其有无变化。手术后应每月检查尿常规和尿结核分枝杆菌，连续 3～6 个月尿中无结核分枝杆菌称为稳定阴转。5 年不复发可认为治愈。

第二节　男性生殖系统结核

知识点 1：男性生殖系统结核的概念　　　　副高：掌握　正高：熟练掌握

男性生殖系统结核主要来源于其他部位结核灶的血行感染，少数继发于泌尿系统结核。50%~70% 泌尿系统结核合并男性生殖系统结核。附睾、前列腺和精囊结核可同时存在。

知识点 2：附睾结核的病因　　　　副高：掌握　正高：熟练掌握

附睾结核是一种感染性疾病，由于结核分枝杆菌侵入附睾所致，大多数继发于肾结核。根据结核分枝杆菌的传播途径，可分为下行感染和血行感染。

（1）下行感染：结核分枝杆菌从原发感染部位（如肺结核、骨关节结核等）通过血液播散至肾，引发肾结核。若治疗不及时，结核分枝杆菌可通过尿流播散，导致输尿管结核、膀胱结核等，还可继续沿前列腺导管、射精管进入男性生殖系统，继而引发前列腺、附睾和睾丸等部位结核。

（2）血行感染：结核分枝杆菌直接播散至附睾而引起附睾结核。

知识点 3：附睾结核的病理生理　　　　副高：掌握　正高：熟练掌握

附睾结核是临床上最常见的男性生殖系统结核，附睾结核病理改变包括肉芽肿、干酪样变和纤维化等，钙化少见。附睾结核一般从附睾尾部开始，此处血供丰富，结核分枝杆菌易在此停留。病变依次向附睾体、附睾头部蔓延并最终破坏整个附睾。附睾结核可形成寒性脓肿，阴囊皮肤破溃形成窦道。血-睾屏障阻止了结核分枝杆菌的血运传播，睾丸结核几乎全部继发于附睾结核，病变先从与附睾连接处开始，逐渐破坏睾丸组织。输精管受累后可出现肉芽肿和纤维化等改变，管腔可因破坏而闭塞。

知识点 4：附睾结核的临床表现　　　　副高：掌握　正高：熟练掌握

附睾结核一般发病缓慢，表现为阴囊部肿胀不适或下坠感，附睾尾或整个附睾呈硬结状，疼痛不明显，形成寒性脓肿，与阴囊皮肤粘连，破溃后形成窦道经久不愈，流出黄色脓液。病变侧输精管变粗硬，有串珠样小结节。双侧病变者失去生育能力。

（1）局部症状

1）缓慢起病：多数患者一般起病缓慢，早期主要表现为附睾逐渐变大、变硬，一般无明显疼痛或呈微痛，可有持续性阴囊酸胀感，疲劳时加重，肿大的附睾与阴囊皮肤粘连，硬结破溃后流出液体，形成窦道，经久不愈。

2）急性起病：少数患者为急性起病，表现为高热、附睾局部肿痛明显，症状类似急性附睾炎，待炎症消退后，留下硬结，形成窦道。

（2）全身症状：患者病程久时还可出现盗汗、低热、消瘦和全身无力等全身症状。

知识点 5：附睾结核的辅助检查　　　　　　　　　副高：掌握　正高：熟练掌握

（1）实验室检查

1）血常规：可出现淋巴细胞占比增高，红细胞沉降率加快，提示有感染存在。

2）结核菌素试验及结核感染 T 细胞试验（T-SPOT）：呈强阳性，显示有结核分枝杆菌感染。

3）尿常规：可见白细胞，多次24 小时尿液沉淀涂片可查得抗酸杆菌，结核分枝杆菌培养阳性。怀疑有生殖系统结核应进一步做尿结核分枝杆菌检查、尿结核分枝杆菌培养及静脉尿路造影，以判断是否有肾结核。

4）精液检查：可见精液量减少，精子数目减少，活动力减低，甚至出现无精子症。前列腺液、精液涂片可查得抗酸杆菌，结核分枝杆菌培养阳性，显示有结核分枝杆菌感染。

（2）影像学检查：使用超声、CT 或 MRI 检查，可明确肿块性质，显示病变位置，又能显示附睾结核的侵犯范围，用于早期诊断。

知识点 6：附睾结核的治疗要点　　　　　　　　　副高：掌握　正高：熟练掌握

附睾结核以药物治疗为主，确诊后应当遵循早期、规律、全程、适量、联合的原则使用抗结核药。早期可治愈。但当患者出现脓肿或窦道，经抗结核化疗无效时，或者肿块逐渐增大与肿瘤无法鉴别时，需手术治疗。

（1）化疗：附睾结核的化疗使用标准短程化疗方案。

1）强化期：指确诊后前 2 个月，应每口服异烟肼、利福平和吡嗪酰胺，具体用药遵医嘱。

2）巩固期：指强化期治疗后 4 个月，每日口服异烟肼和利福平，具体用药遵医嘱。而复发性结核巩固期应为后 6 个月。

注意事项：治疗过程中应当定期复查血常规、尿常规、肝功能、静脉尿路造影、细菌学检查及超声检查等，于判断治疗效果。一般情况下，尿中结核分枝杆菌在化疗 2～3 周后转阴。

（2）手术治疗：可选择做附睾切除术。当病变侵及睾丸时，须切除部分的病变睾丸，尽量保留正常睾丸组织。术前应至少服用抗结核药 2 周，术后使用抗结核药 3 个月以上。

知识点 7：附睾结核的护理评估　　　　　　　　　副高：掌握　正高：熟练掌握

（1）健康史：了解患者的发病时间，既往有无肺结核及骨关节结核病史。

（2）身体状况：了解肿块位置、大小、数量，肿块有无触痛、活动度情况；评估患者是否有膀胱刺激征及血尿等表现，有无结核症状。

（3）心理－社会状况：了解患者和家属对该病的治疗方法及其预后的认知程度，家庭经济状况及社会支持系统等。

知识点 8：附睾结核的护理诊断 副高：掌握 正高：熟练掌握

（1）恐惧与焦虑：与担心影响性功能及生育能力等有关。
（2）潜在并发症：细菌感染、不育。

知识点 9：附睾结核的护理措施 副高：熟练掌握 正高：熟练掌握

（1）心理护理：对患者要给予特别的关心，针对此病的特异性及可能发生的并发症进行耐心解释，告知结核病是可以治愈的，随原发病的治愈，其并发症也可避免，以增强患者的信心，减轻恐惧及焦虑，积极配合治疗。

（2）预防继发细菌感染：加强局部护理，附睾结核形成窦道者，应保持局部清洁、干燥，及时更换敷料。合理使用抗生素。

（3）积极应对不育：生育期患者继发不育时，应积极寻找原因，并协助医师进行治疗，争取使患者尽快恢复生育能力。

知识点 10：附睾结核的健康指导 副高：掌握 正高：掌握

（1）康复指导：加强营养，注意休息，适当活动，避免劳累，以增强机体抵抗力，促进恢复。

（2）用药指导：①术后继续抗结核治疗 6 个月，以防复发。②用药要坚持联合、规律、全程，不可随意间断或减量、减药，不规则用药可产生耐药性而影响治疗效果。③用药期间注意药物不良反应，定期复查肝肾功能、听力、视力等，如有恶心、呕吐、体力下降、耳鸣等症状，及时就诊。④勿用和慎用有肾毒性的药物如氨基糖苷类、磺胺类药物等，尤其是双侧肾结核、孤立肾结核、肾结核对侧肾积水的患者更应注意。

（3）定期复查：单纯药物治疗者必须重视尿液检查和泌尿系统造影的变化。术后也应每月检查尿常规和尿结核分枝杆菌，连续 6 个月尿中无结核分枝杆菌称为稳定转阴。

（4）饮食护理：进食高热量、高蛋白，富含维生素易消化饮食，加强营养，多饮水，增强抵抗力。

知识点 11：前列腺、精囊结核的病理生理 副高：掌握 正高：掌握

前列腺结核和精囊结核病变早期位于前列腺和精囊的血管或射精管附近，然后向附近的其他部位扩展。病理改变同其他器官结核类似，但纤维化较重。前列腺结核和精囊结核一般

同时存在。前列腺结核有时形成寒性脓肿及不同程度的钙化。病变可向会阴部破溃形成窦道。

知识点12：前列腺、精囊结核的临床表现　　　　　　　　　　副高：掌握　正高：掌握

病变轻者表现不明显，偶感会阴和直肠内不适；严重者表现为精液减少、脓血精、性功能障碍、不育等。

知识点13：前列腺、精囊结核的辅助检查　　　　　　　　　　副高：掌握　正高：掌握

（1）尿、精液检查：少数患者尿液见大量的红细胞、白细胞。前列腺液或精液中有时可发现结核分枝杆菌。

（2）造影检查：尿道造影见前列腺变形或扩大，严重者有空洞破坏。精囊造影可显示输精管、精囊病变，但意义不大，极少应用。

知识点14：前列腺、精囊结核的治疗要点　　　　　　　　　　副高：掌握　正高：掌握

前列腺、精囊结核多数应用抗结核药治疗，不需要手术。

第二十七章　前列腺增生患者的护理

前列腺增生也称良性前列腺增生，俗称前列腺肥大，是引起老年男性排尿障碍最为常见的一种良性疾病。前列腺增生是一个缓慢进展的过程，50岁以上男性的发病率较高。

病因仍不完全明确。目前公认老龄和有功能的睾丸是发病的两个重要因素。组织学上前列腺增生的发病率随年龄的增长而增加。前列腺间质细胞和腺上皮细胞的相互影响，各种生长因子的作用，随年龄增长而出现的睾酮、双氢睾酮及雌激素水平的改变和失去平衡是前列腺增生的重要因素。

前列腺增生主要发生在前列腺尿道周围移行带。增生的腺体将外围的腺体挤压萎缩形成了前列腺外科包膜，与增生的腺体有明显界限。增大的腺体压迫尿道使之弯曲、伸长、变窄，尿道阻力增加，引起排尿困难。此外，前列腺内围绕膀胱颈部增生的、含丰富α肾上腺素能受体的平滑肌收缩是引起排尿困难的又一因素。

如梗阻长期未能解除，逼尿肌收缩力增强，逐渐代偿性肥大，加之长期膀胱内高压，膀胱壁黏膜面出现小梁、小室或假性憩室。逼尿肌代偿性肥大可发生逼尿肌不稳定收缩，出现尿频、尿急和急性尿失禁等症状。如逼尿肌失代偿，导致膀胱不能排空而出现残余尿，严重时膀胱收缩无力，出现充盈性尿失禁。长期排尿困难使膀胱高度扩张或膀胱内高压，尿液反流引起上尿路积水和肾功能损害。梗阻引起膀胱尿潴留，易继发感染和结石。

前列腺增生多在50岁以后出现症状，60岁左右症状更加明显，其严重程度取决于增生所引起的尿路梗阻程度、病变进展速度以及是否有并发症等。

（1）尿频、尿急：夜间排尿次数增多是前列腺增生最早出现的症状。有些患者因前列腺充血刺激而出现排尿不尽或尿急等症状。老年人出现1~2次夜尿，反映早期梗阻的来临，夜尿从每夜2次发展至每夜4~5次，甚至更多，说明了病变的发展和加重。

（2）排尿困难：进行性排尿困难是前列腺增生最重要的症状，发展缓慢。随着梗阻程度的加重，排尿困难由轻到重。典型表现是排尿时间延长、尿细而无力、射程缩短、终末滴沥，有时从尿道口线样滴沥而下。

（3）血尿：增大的前列腺表面有许多血管，这些血管在压力增高的情况下，发生破裂，使得尿液中带血即为血尿，又称尿血。

（4）尿潴留、充盈性尿失禁：严重梗阻者膀胱残余尿增多，长期导致膀胱无力，发生尿潴留或充盈性尿失禁。前列腺增生较重的晚期患者，梗阻严重时可因着凉、饮酒、憋尿时间过长或感染等原因导致尿液无法排出而发生急性尿潴留。

（5）体征：直肠指诊可触到增大的前列腺，表现光滑、质韧、有弹性、边缘清楚，中间沟变浅或消失。

知识点5：前列腺增生的辅助检查　　　　　　　　　　副高：掌握　正高：熟练掌握

（1）尿流率检查：可确定前列腺增生患者排尿的梗阻程度。检查时要求排尿量在150~200ml，如最大尿流率<15ml/s提示排尿不畅；最大尿流率<10ml/s提示梗阻严重，为手术指征之一。如果排尿困难是由于逼尿肌功能失常引起的，应行尿流动力学检查，以确定有无下尿路梗阻及评估逼尿肌功能。

（2）B超：通过B超可测量残余尿，残余尿测定作为诊断前列腺增生的重要指标广泛应用于临床，它对判断梗阻程度和了解膀胱功能有重要意义。残余尿正常应<10ml，一般残余尿达50ml以上即提示膀胱逼尿肌已处于早期失代偿状态，可作为手术指征之一。

（3）前列腺特异性抗原（PSA）测定：是诊断前列腺癌的特异性指征，正常为0~4ng/ml，前列腺体积较大、有结节或较硬时，应测定血清PSA，以排除合并前列腺癌的可能性。

（4）尿动力学检查：可明确有无下尿路梗阻及评估膀胱逼尿肌功能。适用于膀胱逼尿肌功能失常引起的排尿困难患者，如神经源性膀胱等。

（5）尿道膀胱镜检查：通过尿道插入膀胱镜，观察尿道和膀胱内部情况，适用于怀疑尿道狭窄及膀胱内肿瘤的患者。

知识点6：前列腺增生的治疗要点　　　　　　　　　　副高：掌握　正高：熟练掌握

因尿路梗阻的程度不同，下尿路症状的严重程度也不相同，应根据患者病情针对性地选择治疗方案。梗阻较轻或难以耐受手术的，可以采取非手术治疗法或姑息性手术。膀胱残余尿>50ml或曾经出现过急性尿潴留的患者应手术治疗。

（1）药物治疗

1）α受体阻断药：具有松弛尿道平滑肌，从而达到缓解膀胱出口梗阻的作用，适用于伴有中-重度下尿路刺激症状的患者。常用药包括选择性$α_1$受体阻断药（如多沙唑嗪、特拉唑嗪）和高选择性$α_1$受体阻断药（如坦索罗辛）等。

2）5α-还原酶抑制剂：通过降低前列腺内的双氢睾酮含量，从而缩小前列腺体积，适用于治疗前列腺体积较大，同时伴有中-重度下尿路症状的患者。常用药物有非那雄胺和度他雄胺等。

3）M 受体阻断药：可缓解逼尿肌过度收缩，降低膀胱敏感性，从而改善前列腺增生患者的尿频、尿急或急迫性尿失禁等症状，适用于前列腺体积较小，尿路梗阻不严重的患者。常用药物有托特罗定、索利那新、奥西布宁等。

4）植物药和中药：可有效缓解下尿路症状，没有明显副作用。但其作用机制复杂，目前难以判断具体成分的生物活性和疗效的相关性。

（2）介入性治疗：前列腺增生老年人因年龄过大，体质衰弱或合并较重的心肺疾病，难以耐受手术创伤，而药物治疗效果不佳者可通过物理、化学、机械等方式作用于前列腺局部以解除梗阻，这些方法包括局部热疗、激光、微波、射频、化学消融、支架等。

1）经尿道针刺消融术（TUNA）：在内镜下，将射频机的金属针插入前列腺内，通过射频消融作用使前列腺组织坏死。适用于前列腺体积 <75ml，不能接受外科手术的高危患者，不推荐作为一线治疗方法。

2）经尿道微波治疗（TUMT）：通过加热使前列腺组织发生坏死，从而减少尿路梗阻。适用于药物治疗无效和不愿意长期服药或手术的患者，以及反复尿潴留而又不能接受外科手术的高危患者。

3）前列腺支架：通过内镜在前列腺部尿道放置金属支架，以缓解前列腺增生所致下尿路症状（如尿频、尿急、尿不尽等）。仅适用于反复尿潴留又不能接受外科手术的高危患者，作为导尿的一种替代治疗方法。

（3）手术治疗：对于中、重度前列腺增生患者，下尿路症状已明显影响生活质量者，尤其是药物治疗效果不佳或者发生至少一次以上尿潴留的患者，可考虑采用手术治疗，常见的手术方式如下。

1）经尿道前列腺电切术（TURP）：经过尿道插入电切镜来切除增生的前列腺组织，目前 TURP 仍是前列腺增生治疗"金标准"，可迅速缓解排尿困难等症状，患者术后尿流率明显改善。

2）经尿道前列腺切开术（TUIP）：经过尿道插入电切镜，在前列腺上做几个小切口使尿液更易通过尿道。适用于小体积或高龄高危的前列腺增生患者，与 TURP 相比，并发症更少，手术及住院时间缩短，但远期复发率较 TURP 高。

3）开放性前列腺摘除术：主要适用于前列腺显著增大的患者，特别是合并膀胱结石或膀胱憩室一期手术者。因出血量、输血率和住院时间高于 TURP，故已较少使用。

4）经尿道激光手术：通过激光切割等特性，汽化、切除或剜除前列腺组织，从而解除梗阻。近年来，该手术已成为重要的治疗方式，适合于绝大部分前列腺患者，尤其是高危因素的患者（如高龄、贫血、重要脏器功能减退等），有取代 TURP 手术的趋势。

5）经尿道前列腺电汽化术（TUVP）：在 TURP 基础上，利用电流的热效应，与前列腺组织接触时使组织汽化。适用于凝血功能较差的和前列腺体积较小的前列腺增生患者。TUVP 止血效果更好，远期并发症和 TURP 相似。

6）经尿道前列腺等离子双极电切术（TUPKP）：使用等离子双极电切系统，通过尿道插入的电切镜，利用等离子双极切除前列腺。具有术中及术后出血少，降低输血率和缩短术后导尿时间等优点。

7）经尿道等离子前列腺剜除术（TUKEP）：可将前列腺于包膜内切除，具有切除前列腺增生组织更完整、术后复发率低、术中出血少等特点。

知识点 7：前列腺增生的护理评估　　　　　　　副高：掌握　　正高：熟练掌握

（1）健康史：了解患者的性别、年龄、家族史等，重点了解患者的饮食习惯、饮水习惯，摄入是否足够。了解患者既往有无尿路梗阻病史，近期有无因着凉、劳累、久坐、辛辣饮食、情绪变化、应用解痉药等而发生过尿潴留；有无高血压、糖尿病、心血管疾病；有无过敏史。

（2）身体状况：评估患者前列腺是否增大，表面是否光滑，是否有痔疮或疝形成；评估患者有无合并感染的征象；观察重要内脏器官功能情况和营养状况，以评估患者对手术的耐受力。

（3）心理-社会状况：评估患者是否有焦虑及生活不便。了解患者及其家属的心理承受能力、对疾病的认知程度及社会支持系统等。

知识点 8：前列腺增生的护理诊断　　　　　　　副高：掌握　　正高：熟练掌握

（1）排尿障碍：与膀胱出口梗阻有关。
（2）急性疼痛：与逼尿肌功能不稳定、导尿管刺激、膀胱痉挛有关。
（3）有感染的危险：与尿路梗阻与留置尿管有关。
（4）潜在并发症：经尿道前列腺电切术综合征（TUR 综合征）、出血、尿失禁。

知识点 9：前列腺增生的术前护理措施　　　　　副高：熟练掌握　　正高：熟练掌握

（1）心理护理：护士应帮助患者适应前列腺增生给生活带来的不便，给患者解释前列腺增生的主要治疗方法，使患者增加对疾病的了解，鼓励患者树立战胜疾病的信心。

（2）急性尿潴留的预防与护理：急性尿潴留多因着凉、过度劳累、饮酒、便秘引起的。鼓励患者多饮水、勤排尿、不憋尿；冬天注意保暖，防止着凉；多摄入粗纤维食物，忌辛辣食物，以防便秘；急性尿潴留者应及时留置导尿管引流尿液，恢复膀胱功能，预防肾功能损害。插尿管时，若普通导尿管不易插入，可选择尖端细而稍弯的前列腺导尿管。如无法插入导尿管，可行耻骨上膀胱穿刺或造口以引流尿液。同时做好留置导尿管或膀胱造口管的护理。

（3）药物治疗的护理：观察用药后排尿困难的改善情况及药物的不良反应。α 受体阻断药的不良反应有头晕、直立性低血压等，应在睡前服用，用药后卧床休息，以防跌倒。服药期间定时测量血压，并观察药物的不良反应。服药后如出现头晕、头痛、恶心等症状须及时告知医师。5α-还原酶抑制剂起效缓慢，需在服药 4~6 个月才有明显效果，停药后症状易复发，告知患者应坚持长期服药。

（4）术前准备：①前列腺增生患者大多为老年人，常合并慢性病，术前应协助做好心、脑、肝、肺、肾等重要器官功能的检查，评估其对手术的耐受力。②慢性尿潴留者，应先留置尿管引流尿液，改善肾功能；尿路感染者，应用抗生素控制炎症。③术前指导患者有效咳嗽、排痰的方法；术前晚灌肠，防止术后便秘。

（5）其他：夜尿频繁者，嘱患者白天多饮水，睡前少饮水，睡前在床边准备便器。如需起床如厕，应有家属或护士陪护，以防跌倒。

知识点 10：前列腺增生的术后护理措施　　　　　副高：熟练掌握　　正高：熟练掌握

（1）观察病情：持续心电监护，密切观察患者意识、体温、脉搏、血压、呼吸等的变化。

（2）饮食护理：术后 6 小时无恶心、呕吐者即可进流食。次日协助下床活动，预防深静脉血栓的发生。患者宜进食易消化、富含营养与纤维的食物，以防便秘。留置导尿管期间鼓励患者多饮水以稀释尿液、预防感染。

（3）膀胱冲洗的护理：术后遵医嘱给予持续膀胱冲洗 3~7 天，直至冲洗液清亮为止。冲洗速度可根据冲洗液颜色而定，色深则快，色浅则慢；保持冲洗管道通畅，如有血块阻塞，及时以冲洗器或注射器抽出血块，以免造成膀胱充盈、膀胱痉挛而加重出血。准确记录 24 小时液体出入量，保持出入平衡。

（4）膀胱痉挛的护理：指导患者分散注意力，以听音乐、交谈等方法减轻疼痛；适当调整气囊导尿管牵引的力量、位置，教会患者正确翻身，消除引起疼痛的因素；膀胱痉挛也可引起阵发性剧痛，多因逼尿肌不稳定、导管刺激、血块阻塞等原因引起，给予口服盐酸黄酮哌酯片，肌内注射山莨菪碱或吲哚美辛栓纳肛解痉处理。

（5）并发症的观察与护理

1）TUR 综合征：行 TURP 的患者因术中大量冲洗液被吸收，血容量急剧增加，出现稀释性低钠血症。患者在几小时内出现烦躁、恶心、呕吐、抽搐、昏迷，严重者出现肺水肿、脑水肿、心力衰竭等，称为 TUR 综合征。术后加强病情观察，注意监测电解质变化。一旦出现，立即予氧气吸入，给予利尿药、脱水药，减慢输液速度，静脉滴注 3% 氯化钠纠正低血钠等。

2）尿失禁：拔尿管后尿液不随意流出。术后尿失禁的发生与尿道括约肌功能受损、膀胱逼尿肌不稳定和膀胱出口梗阻等因素有关。多为暂时性，无须药物治疗，可行膀胱区及会阴部热敷、针灸等，多数尿失禁症状可逐渐缓解。指导患者做提肛训练与膀胱训练以预防术后尿失禁。

3）出血：指导患者术后逐渐离床活动；保持排便通畅，预防粪便干结及用力排便时腹内压增高引起出血；术后早期禁止灌肠或肛管排气，以免造成前列腺窝出血。

（6）引流管护理

1）导尿管：术后利用导尿管的水囊压迫前列腺窝与膀胱颈，可起到局部压迫止血的目的。护理：①妥善固定导尿管。取一粗细合适的无菌小纱布条缠绕导尿管并打一活结置于尿道外口，将纱布结往尿道口轻推，直至压迫尿道外口，注意松紧度合适；将导尿管固定于股内侧，稍加牵引，防止因坐起或肢体活动致气囊移位，影响压迫止血效果。②保持导尿管引流通畅。防止导尿管受压、扭曲、折叠。③保持会阴部清洁，用聚维酮碘擦洗尿道外口，每日 2 次。

2）各导管的拔管时间：①TURP 术后 5~7 天尿液颜色清澈，即可拔除导尿管。②耻骨后引流管术后 3~4 天，待引流量少时拔除。③耻骨上前列腺切除术后 7~10 天拔除导尿管。④膀胱造口管通常留置 10~14 天后拔除。

知识点 11：前列腺增生的健康指导	副高：掌握　正高：掌握

（1）生活指导：①前列腺增生采用药物或其他非手术疗法者应避免因着凉、劳累、饮酒、便秘而引起急性尿潴留。②前列腺增生术后进食易消化、含纤维多的食物，预防便秘，必要时可服缓泻药。③术后 1~2 个月避免剧烈活动如提重物、跑步、骑自行车、性生活等，防止继发出血。

（2）康复指导：①术后前列腺窝修复需 3~6 个月，术后可能有排尿异常现象，应多饮水，定期化验尿、复查尿流率及残余尿量。②如有尿失禁，指导患者进行肛提肌锻炼，以尽快恢复尿道括约肌功能。方法：吸气时缩肛，呼气时放松肛门括约肌。

（3）心理指导：前列腺切除术后会出现逆行射精。原则上，经尿道前列腺电切术后 1 个月，经膀胱前列腺切除 2 个月后可恢复性生活，少数患者出现勃起功能障碍，可先采取心理治疗，同时查明原因，进行针对性治疗。

（4）复诊指导：告知术后 2~30 天术区凝固坏死的组织脱落，5% 患者出现血尿，可自行消失。如出血严重，血块阻塞尿道，及时到医院就诊。

第二十八章　泌尿、男性生殖系统肿瘤患者的护理

第一节　肾　肿　瘤

| 知识点 1：肾肿瘤的概念 | 副高：掌握　正高：熟练掌握 |

肾肿瘤是泌尿系统常见肿瘤之一，发病率居第 2 位，仅次于膀胱肿瘤。按肿瘤的生物学特性分为良性肿瘤和恶性肿瘤两类，绝大多数肾肿瘤为恶性肿瘤。肾细胞癌（RCC）简称肾癌，是最常见的肾肿瘤。

| 知识点 2：肾癌的病因 | 副高：掌握　正高：熟练掌握 |

肾癌的病因至今尚不清楚，肾癌的患病风险随年龄增长而升高，已知的危险因素包括吸烟、家族遗传、肥胖、长期透析和接触某些化学物质等。

| 知识点 3：肾癌的病理生理 | 副高：掌握　正高：熟练掌握 |

肾癌常累及一侧肾，多单发，双侧发病者仅占 2% 左右。瘤体多数为类圆形的实性肿瘤，外有假包膜。

（1）组织学类型：肾癌有 3 种细胞类型，即透明细胞、颗粒细胞和梭形细胞，均来源于肾小管上皮细胞，单个癌内可有多种细胞。以透明细胞癌最多见，占 60%~85%；梭形细胞较多的肾癌恶性程度高、预后差。其他病理类型有嗜色细胞癌、嫌色细胞癌、肾集合管癌和未分类肾细胞癌。

（2）转移途径：肾癌穿透假包膜后直接侵犯肾筋膜和邻近器官组织，向内侵及肾盂、肾盏，也可以通过肾静脉、下腔静脉形成癌栓，经血液和淋巴途径转移。最常见的转移部位是肺，其他为肝、骨骼、脑、肾上腺等。淋巴转移最先到肾蒂淋巴结。

| 知识点 4：肾癌的临床表现 | 副高：掌握　正高：熟练掌握 |

（1）肾癌三联征：即血尿、腰痛、肿块。间歇无痛肉眼血尿为常见症状，表明肿瘤已侵及肾盏、肾盂。疼痛常为腰部钝痛或隐痛，血块通过输尿管时可发生肾绞痛。肿瘤较大时在腹部或腰部易被触及。多数患者仅出现上述症状的 1 项或 2 项，3 项都出现者仅占 10% 左右，出现上述症状中任何 1 项都说明病变发展到晚期。

（2）副瘤综合征：10%~40%的肾癌患者可出现副瘤综合征，表现为发热、高血压、红细胞沉降率增快、高钙血症、高血糖、红细胞增多、肝功能异常、消瘦、贫血、体重减轻及恶病质等。同侧阴囊内发现精索静脉曲张，平卧位不消失，提示深静脉或下肢静脉内癌栓形成。

（3）转移症状：临床上有25%~30%的患者因转移症状如病理性骨折、咳嗽、咯血、神经麻痹等就诊，还会出现颈部淋巴结肿大、继发性精索静脉曲张及双下肢水肿等表现。在转移性肾癌患者中，常见的转移依次为肺转移、骨转移、肝转移、肾上腺转移、皮肤转移、脑转移和其他部位转移等。

知识点5：肾癌的辅助检查　　　　　　　　　　　副高：掌握　　正高：熟练掌握

（1）B型超声检查：是发现肾肿瘤最简便和常用的方法，能检出直径1cm以上的肿瘤，为低回声，境界不清晰。适用于慢性肾衰竭或碘过敏而不适宜进行增强CT扫描的肾肿瘤患者，以及复杂性肾囊肿患者的鉴别诊断。

（2）CT扫描：为目前肾肿瘤术前的常规检查，征象为肾形扩大，肿瘤向肾外突出，平扫时肿瘤密度比实质密度略低。此检查可对大多数肾肿瘤进行定性诊断，具有较高的诊断敏感度和特异度。

（3）静脉肾盂造影：可以了解双侧肾脏的功能以及肾盂、输尿管和膀胱的情况，对治疗有参考价值。

（4）MRI：应用MRI进行肾癌临床分期正确率达90%。肾门和肾周围间隙脂肪产生高信号强度，肾外层皮质为高信号强度，中部髓质为低信号强度。

（5）肾动脉造影及栓塞：肾动脉造影对肾囊肿与肾肿瘤的鉴别有重要作用。一旦确诊肾癌，造影同时即行肾癌动脉栓塞。动脉栓塞后可使瘤体缩小，术中减少出血及癌栓扩散，亦可降低手术难度。

知识点6：肾癌的治疗要点　　　　　　　　　　　副高：掌握　　正高：熟练掌握

根据影像学检查结果等，确定肿瘤的临床分期，利用辅助检查评估患者对治疗的耐受能力，根据临床分期并结合患者的耐受力，选择恰当的治疗方式。

（1）手术治疗：肾癌一经确诊，应尽早行肾癌根治性切除术。手术切除范围包括患肾、肾周围的正常组织、同侧肾上腺、近端1/2输尿管、肾门旁淋巴结。手术入路取决于肿瘤分期和肿瘤部位等。近年开展了腹腔镜肾癌根治性切除术，此方法具有创伤小、出血少、恢复快等优点，已成为肾癌根治性切除术的首选方法。

1）根治性肾切除术：是局限性肾癌外科治疗的"金标准"。适应证：①局限性肾癌，无明确转移者。②肾静脉、下腔静脉瘤栓形成，无远处转移者。③肿瘤侵犯相邻器官，无远处转移，术前评估肿瘤可彻底切除者。腹腔镜根治性肾切除术或肾部分切除术已得到广泛应用。

对符合下列条件的患者，行根治性肾切除术时常选择保留同侧肾上腺：①临床分期为Ⅰ期或Ⅱ期。②肿瘤位于肾中、下部分。③术前 CT 显示肾上腺正常。

如手术中发现同侧肾上腺异常，应当予以切除。根治性肾切除术时，一般不常规进行区域或广泛淋巴结清扫。若术前影像学检查显示区域淋巴结肿大或术中触及肿大淋巴结，可行区域淋巴结清扫术或切除以明确病理分期。

2）保留肾单位手术：根治性肾切除术后患者仅剩一侧肾脏，可能会导致肾功能下降，增加慢性肾功能不全和透析发生的风险。慢性肾功能不全会增加患者发生心血管事件的风险，提高总体死亡率。

对于局限性肾癌患者，如技术上可行，临床分期为 T_{1a} 的肾癌患者，推荐保留肾单位手术，对于 T_{1b} 期甚至 T_2 期，也可考虑。

（2）激素治疗：黄体酮、睾酮对转移性肾癌具有缓解病情的作用。

（3）免疫治疗：卡介苗、转移因子、免疫 RNA、干扰素、白细胞介素等对预防复发或缓解病情发展有一定用处。

（4）放疗：主要用于肾癌的姑息治疗，适用于局部瘤床复发、区域或远处淋巴结转移、骨转移、脑转移或肺转移患者，可缓解疼痛、改善生存质量。

知识点 7：肾癌的护理评估	副高：掌握　正高：熟练掌握

（1）健康史：了解家族中有无肾癌发病者，初步判断肾癌的发生时间。

（2）身体状况：了解患者有无血尿、血尿程度，有无排尿改变和经常性腰部疼痛。评估肿块位置、大小、数量，肿块有无触痛、活动度情况。评估全身重要脏器功能状况，有无转移灶的表现及恶病质。

（3）心理-社会状况：评估患者和家属对该病的治疗方法及其预后的认知程度，家庭经济状况及社会支持系统等。

知识点 8：肾癌的护理诊断	副高：掌握　正高：熟练掌握

（1）营养失调，低于机体需要量：与长期血尿、癌肿消耗、手术创伤有关。

（2）恐惧与焦虑：与对疾病和手术的恐惧、担心疾病预后有关。

（3）潜在并发症：出血、感染。

知识点 9：肾癌的护理措施	副高：熟练掌握　正高：熟练掌握

（1）术前护理

1）消除患者紧张悲观心理，帮助其树立治疗信心。

2）做好低热原因的鉴别与观察。

3）注意患者尿液颜色的变化。

4）做好患者疼痛性质的观察，有无突然肾绞痛及腰部持续疼痛的发生。

5）如肿瘤过大，协助做好肾动脉栓塞术及肾动脉插管化疗的护理。

6）对贫血患者保证营养的摄入，给予输血等支持治疗。

7）按术前常规护理，术前1天沐浴、备皮、抗生素皮试及肠道准备。对巨大肿瘤需要开腹探查或可能术中伤及肠道的患者，遵医嘱给予特殊肠道准备：术前3天少渣半流食，开始口服肠道抗生素，术前2天流食，术前1天禁食，口服肠道营养液和泻药，术前晚及术晨清洁灌肠。术前1天晚10点后禁食水，术晨除去身上饰物、义齿、衣袜，更换新病号服，准备迎接手术。

（2）术后护理

1）观察生命体征。较大肾肿瘤行肾癌根治性切除术后，由于手术切除了肾脏、肾上腺、肾周围脂肪及肾门淋巴结，手术创面大，渗血较多。因此，应严密观察生命体征、出血倾向，保证输血、输液通畅。

2）做好伤口引流管的观察和护理。

3）根治性肾切除术患者术后麻醉期已过、血压平稳，可取半卧位8小时，恶心、呕吐时头偏向一侧。肾部分切除的患者应卧床3~7天，以防出血。

4）监测肾功能，准确记录24小时尿量。

5）注意观察患者有无憋气、呼吸困难等症状，以及早发现有无胸膜破裂的可能，发现异常及时通知医师。

6）术后禁食，待肠功能恢复后可进食，加强营养，增强机体抵抗力。

7）适当应用镇痛药减轻疼痛，利于活动及有效咳嗽和排痰。

8）皮肤护理：术后要立即观察患者骶尾部皮肤有无破损，麻醉期后鼓励患者侧卧位床上活动，防止压疮。过于消瘦或已经发生压红的患者，局部给予适当保护，做好交接班。

9）活动指导：指导未过麻醉期患者活动四肢，麻醉期后鼓励患者床上活动，术后第2天协助床旁活动。尽早活动可促进胃肠功能恢复、预防下肢静脉血栓。

10）预防肺部及泌尿系感染：留置尿管患者用0.25‰聚维酮碘（碘伏）清洁尿道口，2次/日，抗反流尿袋每周更换1次，每日更换切口引流袋，更换时注意无菌操作。术前吸烟、老年患者注意协助叩背咳痰，必要时给予雾化吸入。

知识点10：肾癌的健康指导　　　　　　　　　　　　　　　副高：掌握　　正高：掌握

（1）观察尿液颜色的变化，如出现血尿，及早到医院就诊。

（2）嘱患者慎用对肾功能有损害的药物，保护健侧肾功能。

（3）告知患者复查的意义，遵医嘱定期复查。定期复查胸部X线，可及早发现肺部转移灶。

（4）指导患者定时进行生物治疗及免疫治疗，给予药物指导。

第二节　输尿管肿瘤

| 知识点1：输尿管肿瘤的概念 | 副高：掌握　正高：熟练掌握 |

输尿管肿瘤是尿路上皮肿瘤，较少见，近年来发病有增加趋势，男性发病率几乎为女性的2倍，40岁以前发病较少见，输尿管下1/3段占75%，作为尿路上皮肿瘤的一部分，输尿管肿瘤的多中心性生长常见，同时或先后出现尿路其他部位癌者可达1/2以上。

输尿管肿瘤分原发性和继发性两种。原发性肿瘤起源于输尿管本身，继发性则来自肾及膀胱肿瘤的输尿管种植或者来自身体其他部位肿瘤的输尿管转移。来自直肠、子宫颈等附近部位肿瘤的输尿管浸润不属于输尿管肿瘤的范围。

| 知识点2：输尿管肿瘤的病因 | 副高：掌握　正高：熟练掌握 |

输尿管肿瘤的病因尚未完全明了。一般认为和其他部位的尿路上皮肿瘤一样，与局部炎症、结石、化学致癌物质等刺激或诱发因素有密切关系，包括外源性化学物质苯胺类、内在性色氨酸代谢的异常、输尿管炎、结石诱发、寄生虫感染等。继发性与泌尿系统其他肿瘤如肾实质肿瘤、肾盂肿瘤、膀胱肿瘤的种植与蔓延或者身体其他部位肿瘤有关。

| 知识点3：输尿管肿瘤的病理类型 | 副高：掌握　正高：熟练掌握 |

输尿管良性肿瘤少见，主要为尿路上皮癌（旧称移行上皮细胞癌），鳞状细胞癌、腺癌少见。

| 知识点4：输尿管肿瘤的临床表现 | 副高：掌握　正高：熟练掌握 |

输尿管肿瘤患者中40~70岁占80%，平均55岁。血尿为最常见初发症状，肉眼血尿、腰痛及腹部包块是输尿管肿瘤常见的3大症状，均为非特异性表现，极易同肾、膀胱肿瘤和输尿管结石、肾积水等疾患相混淆。

（1）血尿：最常见，多数患者为无痛性肉眼血尿，间歇发生，有时尿中可见条索状血块。

（2）疼痛：为腰区钝痛或绞痛，疼痛可以是轻微的，少数患者由于血尿通过输尿管而引起严重的肾绞痛或排出条状血块。如扩散至盆腔或腹部器官，可引起相应部位疼痛，呈广泛而恒定的刀割样痛，这样的疼痛往往是晚期的表现。

（3）肿块：输尿管肿瘤可扪及肿块者占25%~30%，输尿管肿瘤本身能扪及肿块是罕见的，大部分患者扪及的肿块为输尿管梗阻发生肾积水而扪及的包块。

（4）其他：10%~15%患者诊断时无任何症状。少见症状有尿频、尿痛、体重减轻、食欲缺乏和乏力等。如有反复发作的无痛性肉眼血尿伴有右侧精索静脉曲张，要高度怀疑右侧输尿管肿瘤。

知识点5：输尿管肿瘤的辅助检查	副高：掌握　正高：熟练掌握

（1）影像学检查

1）静脉肾盂输尿管造影（IVP）：典型表现为肾盂充盈缺损及扩张积水，充盈缺损外形毛糙、不规则。

2）逆行肾盂输尿管造影：IVP患侧肾、输尿管未显影或显影质量不佳时，可选用逆行造影，当出现充盈缺损远端继发扩张时（Bergman征），对诊断有意义，结石等良性梗阻的远端输尿管不扩张。

3）CT、MRI检查：对其他影像学检查可疑的部位进行3mm薄扫，可发现输尿管肿瘤，了解肿瘤浸润范围并进行分期。在输尿管出现梗阻积水时，MRI可显示梗阻的部位。

（2）内镜检查

1）膀胱镜检查：可发现患侧输尿管口向外喷血，并可观察到下段输尿管肿瘤向膀胱内突出及伴发的膀胱肿瘤等。

2）输尿管镜检查：可直接观察到肿瘤的形态、位置及大小，并可取活组织检查。

知识点6：输尿管肿瘤的治疗要点	副高：掌握　正高：熟练掌握

基本治疗方法是根治性肾输尿管全切术。切除范围包括患侧肾脏、全段输尿管，以及输尿管在膀胱的开口周围部分膀胱。是否行区域性淋巴结清扫尚有争议。低级别低分期的原发性输尿管癌，可行经输尿管镜电灼或切除术，也可行输尿管节段切除再吻合或输尿管膀胱吻合。孤立肾或者双肾病变患者，有时候只能采取保守手术以尽可能保留肾功能。原发性输尿管癌化疗或放疗效果均不理想。

（1）输尿管癌原则上将肾及输尿管全长切除，包括输尿管口在内的2cm直径膀胱壁。

（2）输尿管癌浸润周围组织时可行放射治疗，使病变缩小，有可能切除者再行手术切除。

（3）手术治疗

1）多数输尿管肿瘤为恶性，即使良性的乳头状瘤也有较多恶变的机会，所以对于对侧肾功能良好的病例，一般都主张根治性手术切除，切除范围包括该侧肾、全长输尿管及输尿管开口周围的一小部分膀胱壁，尤其强调输尿管开口部位膀胱壁的切除。

2）保守性手术治疗：①适应证。绝对指征：伴有肾衰竭、孤立肾、双侧输尿管肿瘤。相对指征：肿瘤很小，无周围浸润；肿瘤有狭小的蒂或基底很小；年龄较大的患者；确定为良性输尿管肿瘤的患者。②双侧输尿管肿瘤的处理：如果是双侧下1/3段输尿管肿瘤，可采取一次性手术方法，切除双侧病变，分别行输尿管膀胱再植术；双侧上1/3段输尿管肿瘤，采取双侧输尿管切除，双侧肾盂肠襻吻合术或双侧自体肾移植；一侧上段输尿管肿瘤，另一侧为下段输尿管肿瘤，视病变情况，根治病情严重的一侧，或做上段一侧的肾、输尿管及部分膀胱切除，另一侧做肠代输尿管或自体肾移植术。

（4）放疗：因输尿管位于腹、盆腔，术前难以精确地评估肿瘤分期，同时，输尿管癌对放疗不敏感，且腹盆腔存在小肠、膀胱等重要脏器，均限制其应用。

（5）化疗：临床上常用的化疗方案类似于膀胱癌化疗，包括新辅助化疗和辅助化疗。目前，常用的化疗方案有 GC 方案和 MVAC 方案。

1）新辅助化疗就是在确定局部性治疗（如手术或放疗）之前，采用的一种辅助性化疗。术前进行新辅助化疗，可有效地缩小肿瘤体积、增加手术切除率、降低手术风险或减少手术损伤、降低手术并发症，并且可消除或抑制可能存在的微转移灶、减少不良预后因素。术前化疗对肿瘤细胞的杀伤最为有效，肿瘤的血管床未被破坏，这有利于化疗药物的渗入，术前化疗可使手术时肿瘤细胞活力降低，肿瘤细胞不易播散入血。

2）辅助化疗是对肿瘤晚期有转移无法手术的患者或患者肿瘤切除术后采用的化疗。

知识点 7：输尿管肿瘤的护理评估　　　　　　　　副高：掌握　　正高：熟练掌握

（1）健康史：了解患者的一般情况，包括家族中有无输尿管癌患者，初步判断输尿管肿瘤的发生时间，了解患者有无血尿及血尿程度，有无排尿改变和疼痛，有无对生活质量的影响及发病特点。

（2）身体状况：了解肿块位置、大小、数量，肿块有无触痛、活动度情况。重要脏器功能状况，有无转移灶的表现及恶病质。

（3）心理-社会状况：了解患者和家属对该病的治疗方法及其预后的认知程度，家庭经济状况及社会支持系统等。

知识点 8：输尿管肿瘤的护理诊断　　　　　　　　副高：掌握　　正高：熟练掌握

（1）营养失调，低于机体需要量：与长期血尿、癌肿消耗、手术创伤有关。
（2）恐惧和焦虑：与对疾病和手术的恐惧、担心疾病预后有关。
（3）潜在并发症：出血、感染。

知识点 9：输尿管肿瘤的护理措施　　　　　　　　副高：熟练掌握　　正高：熟练掌握

（1）术前护理
1）术前准备：术前 1 天做抗生素皮试，备皮，肠道准备，术前指导练习咳痰。
2）心理护理：患者因肉眼血尿、疼痛产生紧张、恐惧、焦虑情绪，护士应理解患者的心理变化，关怀体贴患者，与患者建立良好的护患关系。向患者讲解手术必要性，介绍手术过程及方法，消除患者紧张焦虑情绪，保持良好的心理状态，积极配合治疗，增强患者对手术治疗的信心，保证手术顺利进行。

（2）术后护理

1）基础护理：保持床单位整洁，每日做好引流管、会阴等基础护理。

2）生命体征监测：术后每 30~60 分钟监测生命体征 1 次，待血压平稳 6 小时后改为每 2 小时监测 1 次，严格记录。

3）预防感染：定时监测体温，观察有无感染的发生，若痰液黏稠给予叩背咳痰，雾化吸入。

4）引流管护理：妥善固定各种管路，标明各管道的名称。①行肾盂输尿管全长膀胱袖状切除术术后患者留置切口引流管，在留置管道期间准确记录 24 小时尿量和引流量，观察引流液的颜色和性质，保持各引流管通畅，勿挤压、扭曲、打折，将引流袋固定在低于引流口以下的位置，勿将引流袋放置在地上，防止逆行感染。②行保留肾单位手术术后留置输尿管的支架管起到支撑输尿管引流尿液作用，支架管拔管时间要遵医嘱执行。

5）饮食指导：未排气前禁食水，排气后进清淡易消化饮食，禁食辛辣食物，保持排便通畅，便秘时口服缓泻药。

6）活动护理：术后 6 小时给予半卧位并鼓励患者床上活动，术后第 2 天鼓励患者下床活动，应根据患者情况循序渐进。下地活动时将引流袋置于低于引流水平位置。

知识点 10：输尿管肿瘤的健康指导　　　　　　　　　　副高：掌握　　正高：掌握

（1）出院前向患者及家属详细介绍出院后有关事项，并将有关资料交给患者或家属，告知患者出院后 1 个月来院复诊。

（2）嘱患者继续免疫治疗。

（3）嘱患者术后尽量慎用有肾毒性的药物。

（4）告知患者术后注意劳逸结合，避免过度劳累，适当进行户外活动及轻度体育锻炼以增强体质，防止感冒及其他并发症，戒烟、禁酒。

（5）保持心情舒畅和充足的睡眠，每晚持续睡眠应达到 6~8 小时。

（6）多吃含有维生素丰富的食物，少量多餐，多饮水。

（7）告知患者，如有异常情况应及时来院就诊。

第三节　膀　胱　癌

知识点 1：膀胱癌的概念　　　　　　　　　　　　　副高：掌握　　正高：熟练掌握

膀胱癌是指发生在膀胱黏膜的恶性肿瘤，在我国泌尿生殖系统肿瘤中占第 1 位，高发年龄为 50~70 岁，男女比为 4：1。多数患者的肿瘤仅局限于膀胱，15%~20% 有区域淋巴结转移或远处转移。治疗以手术为主，辅以其他治疗。

| 知识点2：膀胱癌的病因 | 副高：掌握 正高：熟练掌握 |

膀胱癌病因复杂且不清楚，既有内在遗传因素，又有外在环境因素，其发生发展受多因素影响。目前比较公认的相关因素包括环境和职业因素、吸烟、色氨酸代谢异常、慢性感染与异物刺激、染色体和基因改变、某些药物作用、盆腔放射治疗等。

| 知识点3：膀胱癌的病理生理 | 副高：掌握 正高：熟练掌握 |

（1）病理类型：膀胱癌包括尿路上皮（移行）细胞癌、鳞状细胞癌和腺细胞癌，其次还有较少见的小细胞癌、混合型癌、癌肉瘤及转移性癌等。

（2）生长方式：分为原位癌、乳头状癌和浸润性癌。①原位癌局限在黏膜内，无乳头亦无浸润基膜现象。②移行细胞癌多为乳头状，低分化者常有浸润。③鳞癌和腺癌为浸润性癌。不同生长方式可单独或同时存在。

（3）浸润深度：是肿瘤临床（T）和病理（P）分期的依据。根据癌浸润膀胱壁的深度（乳头状瘤除外），采用TNM分期标准。T_{is}：原位癌。T_a：无浸润的乳头状癌。T_1：浸润黏膜固有层。T_2：浸润肌层，又分为T_{2a}，浸润浅肌层（肌层内1/2）；T_{2b}，浸润深肌层（肌层外1/2）。T_3，浸润膀胱周围脂肪组织，又分为T_{3a}，显微镜下发现肿瘤侵犯膀胱周围组织；T_{3b}，肉眼可见肿瘤侵犯膀胱周围组织。T_4：浸润前列腺、子宫、阴道及盆腔等邻近器官。临床上习惯将T_{is}、T_a和T_1期肿瘤称为表浅膀胱癌。病理分期（P）同临床分期（T）。

（4）转移途径：淋巴转移最常见。约50%浸润至浅肌层者淋巴管内有癌细胞。血行转移多发生在晚期，膀胱癌主要向深部浸润扩散，直至膀胱外组织，侵犯前列腺或后尿道。

| 知识点4：膀胱癌的临床表现 | 副高：掌握 正高：熟练掌握 |

患者大多可见无痛血尿，也可有尿频、尿急、尿痛、排尿困难等症状，肿瘤侵袭或转移可引起累及系统的相关症状。

（1）无痛性肉眼血尿：是本病重要的临床特征，大多数患者以肉眼血尿为首发症状，典型血尿为无痛性和间歇性，可持续数日到数月不等，开始时间隔较长，随疾病进展，间隔期越来越短。可自行停止，也可应用抗炎药后缓解。

（2）膀胱刺激症状：是膀胱癌的第二常见临床特征，包括尿频、尿急和尿痛，多为本病晚期表现，并可同时伴有血尿。

（3）排尿困难或尿潴留：肿瘤长在膀胱颈或靠近膀胱颈、膀胱三角区或累及前列腺的肿瘤，易引起排尿困难，大块脱落的肿瘤坏死组织、血块等也可阻塞膀胱颈引起症状，当症状程度加重时可出现尿潴留。

（4）上尿路梗阻症状：输尿管口旁的肿瘤或肿瘤浸润阻塞输尿管口，可引起输尿管扩张和肾积水，出现腰部酸痛不适的症状，梗阻时间长、程度严重或双侧输尿管受累时会导致肾功能受损，出现肾功能不全的症状。

（5）体征：多数患者无明显体征。肿瘤增大到一定程度，可触到下腹部肿块。发生肝转移或淋巴结转移时，可扪及肿大的肝或锁骨上淋巴结。

| 知识点5：膀胱癌的辅助检查 | 副高：掌握　正高：熟练掌握 |

（1）影像学检查：超声检查不仅可以发现膀胱癌，还有助于膀胱癌分期；泌尿系统X线平片和静脉尿路造影可发现并存的上尿路肿瘤；胸部X线检查可以了解有无肺部转移；MRI检查有助于检查扩散至邻近脂肪的肿瘤、淋巴结转移以及骨转移情况。MRI在检查肿瘤是否浸润肌层以及是否存在周围器官侵犯方面优于其他检查；全身骨显像主要用于检查有无骨转移，明确肿瘤分期。正电子发射计算机断层显像（PET-CT）有助于发现淋巴结转移和全身远处转移。

（2）尿细胞学检查：尿细胞学阳性意味着泌尿道的任何部分包括肾盂、肾盏、输尿管、膀胱和尿道存在尿路上皮癌的可能。尿细胞学检测膀胱癌的敏感性为13%~75%，特异性为85%~100%。核基质蛋白22（NMP22）与膀胱肿瘤抗原（BAT）作为尿液中膀胱肿瘤指标，对早期膀胱癌的诊断有一定的辅助作用。

（3）膀胱镜检查和活检：膀胱镜检查是诊断膀胱癌最可靠的方法，活检病理结果是诊断膀胱癌的金标准。

（4）诊断性经尿道电切术（TUR）：如果影像学检查发现膀胱内有非肌层浸润的肿瘤占位病变，可直接行TUR，不仅可以切除肿瘤，还可以明确肿瘤的病理诊断和分级、分期。

| 知识点6：膀胱癌的治疗要点 | 副高：掌握　正高：熟练掌握 |

采用以手术治疗为主，联合其他治疗方式的综合治疗。在临床上可将膀胱癌根据局部肿瘤浸润深度分为非肌层浸润性膀胱癌（NMIBC）和肌层浸润性膀胱癌（MIBC），依据分期、分级及全身情况采用个体化治疗方案。

（1）手术治疗：原则上 T_a、T_1 及局限的 T_2 期肿瘤可采用保留膀胱的手术；较大、多发、反复发作的 T_2 期，以及 T_3、T_4 期肿瘤应行膀胱全切除术。

1）经尿道膀胱肿瘤切除术（TURBt）：微创手术。适用于表浅膀胱肿瘤（T_a、T_1 期）的治疗，切除范围包括肿瘤基底部分周边2cm的膀胱黏膜。术后需辅助膀胱灌注化疗或全身化疗，以降低复发率。

2）膀胱部分切除术：适用于 T_2 期分化良好、局限的膀胱肿瘤。切除范围包括距离肿瘤缘2cm以内的全层膀胱壁，如肿瘤累及输尿管口，切除后须做输尿管膀胱吻合术。目前应用较少。

3）根治性膀胱全切术：适用于复发、多发或侵犯膀胱颈、三角区的膀胱肿瘤。切除范围包括膀胱、前列腺和精囊。膀胱切除术后须行尿流改道和膀胱替代。最常用的是回肠或结肠代膀胱术，分非可控性和可控性，后者又分为异位可控和正位可控性肠代膀胱术（如原位新膀胱术）。

（2）化学治疗：有全身化疗及膀胱灌注化疗等方式。全身化疗多用于有转移的晚期患者，药物可选用甲氨蝶呤、长春新碱、多柔比星、顺铂及氟尿嘧啶等。为预防复发，对保留膀胱的患者，术后可采用膀胱内灌注化疗药物，常用药物有卡介苗（BCG）、丝裂霉素、吡柔比星、表柔比星、多柔比星及羟喜树碱等。原则上维持每周灌注 1 次，8 次后改为每月 1次，共 1~2 年。

（3）放射治疗：单独采用效果不理想。适用于肌层浸润性膀胱癌患者在某些情况下，为保留膀胱不愿意接受根治性膀胱切除术或患者全身条件不能耐受根治性膀胱切除术，或根治性手术已不能彻底切除肿瘤者，可选用膀胱放射治疗或化疗 + 放射治疗。

知识点 7：膀胱癌的护理评估　　　　　　　　副高：掌握　正高：熟练掌握

（1）健康史：了解患者的年龄、性别、吸烟史，以及是否有喝咖啡、食用腌制品等习惯，是否为橡胶、印刷、塑料、皮具、燃料等行业的工作人员；既往是否有过血尿、膀胱炎、血吸虫病、宫颈癌等疾病；有无泌尿系统肿瘤的家族史。

（2）身体状况：了解患者发现肉眼血尿的时间，为间歇性还是持续性血尿，有无血块，血块形状；有无排尿困难、尿路刺激症状、耻骨后疼痛、腰痛等表现；评估患者有无消瘦、贫血等营养不良的表现，重要脏器功能状况，有无转移的表现及恶病质。

（3）心理-社会状况：评估患者对疾病是否知情以及是否能接受患病的事实，家属对患者的支持情况；评估患者与家属对采取的手术方式、尿流改道、手术并发症的认知程度与接受情况，以及家庭经济的承受能力。

知识点 8：膀胱癌的护理诊断　　　　　　　　副高：掌握　正高：熟练掌握

（1）恐惧与焦虑：与恐惧癌症、害怕手术、担心疾病预后有关。
（2）自我形象紊乱：与膀胱全切除、尿流改道术后排尿方式改变有关。
（3）潜在并发症：出血、感染、尿瘘。

知识点 9：膀胱癌的术前护理措施　　　　　　副高：熟练掌握　正高：熟练掌握

（1）心理护理：解释手术、尿流改道术对于疾病治疗的重要性，告知患者术后尿流改道可自行护理且不影响日常生活，同时鼓励家属多关心支持患者，消除思想顾虑，增强患者应对疾病的信心。

（2）饮食护理：进高热量、高蛋白、高维生素及易于消化的饮食，必要时通过静脉补充营养，纠正营养失调的状态。多饮水稀释尿液，以免血块堵塞尿道。做全膀胱切除时，术前 3 天进无渣饮食。

（3）肠道准备：行肠道代膀胱术者，进行肠道准备。术前 3 天进少渣半流质饮食，术前1~2天起进无渣流质饮食，口服肠道不吸收抗生素，术前1天及术晨进行肠道清洁。

（4）其他：术前2周戒烟，积极处理呼吸道感染。对拟行造口的患者，协助医师/造口治疗师选定好造口位置，并做好标记。

| 知识点10：膀胱癌的术后护理措施 | 副高：熟练掌握　正高：熟练掌握 |

（1）病情观察：密切观察生命体征、意识与尿量的变化。生命体征平稳后，患者取半坐卧位，以利伤口引流及尿液引流。

（2）引流管护理：①输尿管支架管。术后双侧输尿管放置支架管的目的是支撑输尿管、引流尿液。护理时应妥善固定，定时挤捏代膀胱的引流管以保持引流通畅，引流袋位置低于膀胱以防止尿液反流。观察引流尿液颜色、量、性状，发现异常立即通知医师处理。输尿管支架管一般于术后10~14天拔除。②代膀胱造口管。原位新膀胱术后留置代膀胱造口管的目的是为引流尿液及代新膀胱冲洗。术后2~3周，经造影新膀胱无尿瘘及吻合口无狭窄后可拔除。③导尿管。原位新膀胱术后常规留置导尿管，目的是引流尿液、代膀胱冲洗及训练新膀胱的容量。护理时应经常挤压，避免血块及黏液堵塞。待新膀胱容量达150ml以上可拔除。④盆腔引流管。目的是引流盆腔的积血、积液，也是观察有无发生活动性出血与尿瘘的重要途径，一般术后3~5天拔除。

（3）代膀胱冲洗护理：为预防代膀胱的肠黏液过多引起管道堵塞，一般术后第3天开始行代膀胱冲洗，每日1~2次，肠黏液多者可适当增加次数。冲洗速度可根据尿色而定，色深则快，色浅则慢。方法：患者取平卧位，用生理盐水或5%碳酸氢钠溶液作冲洗液，温度控制在36℃左右，每次用注射器抽取30~50ml溶液，连接代膀胱造口管注入冲洗液，低压缓慢冲洗，并开放导尿管引出冲洗液。如此反复多次，至冲洗液澄清为止。

（4）膀胱痉挛的护理：嘱患者放松、深呼吸缓解疼痛症状，必要时遵医嘱给予口服或注射解痉药。

（5）卧位与活动：TURBt术后6小时给予半卧位并鼓励患者床上活动，停止膀胱冲洗后，鼓励患者下床活动；尿流改道术后6小时指导患者床上定时翻身，术后第2天协助床边活动，根据患者情况逐渐增加活动量。

（6）饮食指导：TURBt术后以营养丰富、粗纤维饮食为主，禁止食用辛辣食物，保持大便通畅，如发生便秘可遵医嘱服用缓泻药并鼓励患者多饮水，2000ml/d以上。尿流改道术后待胃肠功能恢复，遵医嘱拔除胃管、停止胃肠减压，并开始进糖水、米汤，每次50~100ml，每2小时交替1次，然后逐日增加逐渐过渡到流食半量、流食、半流食、软食、普食。做好饮食指导，观察患者进食后有无腹胀。

（7）造口护理：及时清理造口及周围皮肤黏液，使尿液顺利流出。术后造口周围皮肤表面常可见有白色粉末状结晶物，是细菌分解尿酸而成。先用白醋清洗，再用清水清洗。

（8）并发症的观察与护理

1）出血：膀胱全切术创伤大，术后易发生出血。密切观察病情，若患者出现血压下降、脉搏加快，引流管内引出鲜血，每小时>100ml且易凝固，应警惕有活动性出血，应及时报告医师处理。

2）感染：监测体温变化，保持伤口清洁、干燥，敷料渗湿时及时更换，保持引流管固定良好，引流通畅，更换引流袋严格执行无菌技术。应用抗生素。若患者体温升高、伤口处疼痛、引流液有脓性分泌物或有恶臭，并伴有血白细胞计数增多、中性粒细胞比例升高、尿常规示有白细胞时，多提示有感染，应及时通知医师并协助处理。

3）尿瘘：术后代膀胱若分泌黏液过多易堵塞导尿管，导致贮尿囊压力增大，易发生尿瘘。此外，尿瘘的发生还与手术操作及腹压增高等因素有关。尿瘘常发生的 3 个部位是输尿管与新膀胱吻合处、贮尿囊、新膀胱与后尿道吻合处。①表现：尿瘘一旦发生，表现为盆腔引流管引流出尿液、切口部位渗出尿液、导尿管引流量减少，患者出现体温升高、腹痛、白细胞计数增多等感染征象。②护理措施：嘱患者取半坐卧位，保持各引流管通畅，通过盆腔引流管进行低负压吸引，同时使用抗生素。采取上述措施后尿瘘通常可愈合。仍不能控制者，协助医师手术处理。

（9）膀胱灌注化疗的护理：膀胱灌注化疗用于保留膀胱的患者，术后 1 周开始，每周 1 次。8 次后改为 1 月 1 次，持续 1~2 年。嘱患者灌注前 4 小时禁饮水，排空膀胱。常规消毒外阴及尿道口，置入导尿管，将化疗药物或 BCG 溶于生理盐水 30~50ml 经导尿管注入膀胱，再用 10ml 空气冲出管内残留的药液，然后钳夹导尿管或拔出。药物需保留在膀胱内 1~2 小时，协助患者每 15~30 分钟变换 1 次体位，分别取俯、仰、左、右侧卧位。灌注后嘱患者多饮水，每日饮水 2500~3000ml，起到生理性膀胱冲洗的作用，减少化疗药物对尿道黏膜的刺激。

知识点 11：膀胱癌的健康指导　　　　　　　　副高：掌握　正高：掌握

（1）指导患者保持心情愉快，祛除膀胱癌发病的诱因。

（2）指导患者采取高蛋白、高营养、粗纤维、易消化饮食，多饮水，2000ml/d 以上，少食易导致腹胀的食物，防止粪便干燥及便秘。

（3）指导尿流改道术患者学会佩戴造口袋及自行导尿方法。

（4）膀胱肿瘤电切术患者术后 1 个月内观察尿液的颜色，及时发现结痂脱落引起的出血，并及时就医。

（5）膀胱肿瘤电切术患者定期到门诊进行膀胱灌注。

（6）向患者说明膀胱癌的发病特点，指导其定期复查。

（7）向患者讲解术后常见的并发症及处理方法。

第四节　前列腺癌

知识点 1：前列腺癌的概念　　　　　　　　　　副高：掌握　正高：熟练掌握

前列腺癌是泌尿外科常见的男性恶性肿瘤之一，是一种进展非常缓慢的癌症，但一旦前列腺癌开始快速生长或扩散到前列腺外，病情则比较严重。本病不具有传染性，但具有一定的遗传倾向。其发病率有明显的地区差异，欧美国家发病率最高，亚洲国家发病率较低，但近年来呈显著增长趋势。前列腺癌发病年龄多在 50 岁以上，发病率随年龄的增长而增高。

知识点2：前列腺癌的病因　　　　　　　　副高：掌握　正高：熟练掌握

引起前列腺癌的病因至今尚未明确，其发病可能与年龄、遗传、性激素分泌、职业与环境、感染、高脂饮食等因素有关，其中遗传是前列腺癌发展成临床型的重要危险因素，外源性因素对这种危险可能有重要的影响。

知识点3：前列腺癌的病理生理　　　　　　副高：掌握　正高：熟练掌握

（1）分级：目前应用最广的是 Gleason 分级，按照前列腺癌细胞的分化程度由高到低分为 1~5 级。在此基础上建立 Gleason 评分系统，一般为 2~10 分，分数越高则分化越差。2~4 分属于分化良好癌；5~7 分属于中等分化癌；8~10 分为分化差癌或未分化癌。

（2）分期：最常采用 2002 年 AJCC 的 TNM 分期系统：T_0 期：没有原发瘤的证据。T_1 期：不能被扪及和影像发现的临床隐匿肿瘤。T_2 期：肿瘤局限于前列腺内。T_3 期：肿瘤穿透前列腺包膜。T_4 期：肿瘤固定或侵犯精囊以外的组织。N、M 代表有无淋巴结转移或远处转移。

（3）转移途径：前列腺癌可侵犯膀胱颈、精囊和尿道，常见的转移途径是淋巴转移及血行转移，可转移至骨骼。

知识点4：前列腺癌的临床表现　　　　　　副高：掌握　正高：熟练掌握

前列腺癌起病转为隐匿，生长转为缓慢，故早期多数没有明显症状。病情发展后可出现尿频、尿急、排尿困难、尿线变细、分叉和无力等下尿路梗阻症状。骨转移时可出现腰痛、骶部、髋部及坐骨神经痛；压迫直肠可导致粪便变细及排便困难；肺转移时可出现咳嗽及咯血；压迫脊髓可导致下肢瘫痪。晚期会出现食欲缺乏、消瘦、贫血及全身乏力等症状。

知识点5：前列腺癌的辅助检查　　　　　　副高：掌握　正高：熟练掌握

（1）实验室检查：前列腺特异性抗原（PSA）是一种敏感的前列腺癌的肿瘤标志物，其正常值上限为 4ng/ml，PSA > 22.8ng/ml 可作为前列腺癌的诊断标准。PSA 有助于早期发现前列腺癌。

（2）影像学检查：①经直肠超声检查（TRUS）。在 TRUS 上典型的前列腺癌的征象是在外周带的低回声结节。目前 TRUS 最主要的作用是引导进行前列腺系统性穿刺活检。②CT 检查。目的是协助肿瘤的临床分期。③MRI 检查。可以显示前列腺包膜的完整性、是否侵犯前列腺周围组织及器官，还可以显示盆腔淋巴结受侵犯的情况及骨转移的病灶，在临床分期中具有重要作用。④全身核素骨显像检查（ECT）。显示骨转移情况。⑤B超。经腹部、会阴、直肠检查，其中经直肠最清楚，可发现直肠指诊未发现的结节。

（3）病理检查：前列腺穿刺活检是诊断前列腺癌最可靠的检查。

知识点6：前列腺癌的治疗要点	副高：掌握　正高：熟练掌握

早期（肿瘤仅位于前列腺包膜以内）患者可通过根治性手术或者根治性放疗等方式，达到良好的治疗效果，甚至治愈。因肿瘤生长缓慢，部分低危、高龄患者也可根据具体情况选择主动监测，待病情进展再进一步治疗。

局部进展期（肿瘤突破前列腺包膜但未发生转移）和转移性患者，一般选择雄激素去除治疗，以期延长患者生存期，改善生活质量。部分患者可选择手术切除，或在放疗基础上进行多手段综合性治疗。

（1）手术治疗

1）前列腺癌根治术：是最有效的方法。适用于预期寿命超过10年，分期为A期及B期的前列腺癌。采用腹腔镜或开放性手术途径，切除范围包括前列腺、前列腺包膜、精囊及膀胱颈。如有盆腔淋巴结转移应包括淋巴结清扫。膜部尿道直接与膀胱吻合。该手术可能出现勃起功能障碍、尿失禁、直肠损伤等并发症。

2）睾丸切除：双侧睾丸切除可直接减少睾酮的生成，使雄激素依赖性前列腺癌生长缓慢或消退。手术简单，但不易被患者接受。

（2）内分泌治疗：前列腺癌细胞多数依赖于雄激素，内分泌治疗直接去除雄激素，可抑制前列腺癌细胞生长。分化好的前列腺癌对雄性激素依赖比较明显，未分化癌及导管癌不依赖雄激素，内分泌治疗无效。目前临床常用的内分泌治疗包括手术或药物去势、促黄体激素释放激素（LHRH）类似物治疗、抗雄激素药物治疗等。

（3）放射治疗

1）外放射治疗：根据治疗目的的不同分为根治性放疗、辅助性放疗和姑息性放疗3大类。

2）内放射治疗（前列腺粒子植入术）：体内照射采用^{125}I钛囊，手术中将放射性核素经耻骨后会阴或直肠等途径植入前列腺癌的部位，能缓解肿瘤导致的下尿路梗阻或输尿管梗阻等并发症，全身反应较小。

（4）化学治疗：使用药物杀死快速生长的细胞，包括癌细胞，适用于已经发生转移的或者对激素治疗反应性低的患者。化疗可通过手臂静脉注射给药，也可通过药丸或两者同时进行。常用的前列腺癌化疗药物有甲氨蝶呤、环磷酰胺、5-氟尿嘧啶等。化疗药物单独应用不可能取得满意的疗效，一般作为手术后的辅助治疗，以延长患者的生存期。

知识点7：前列腺癌的护理评估	副高：掌握　正高：熟练掌握

（1）健康史：了解患者家族中有无前列腺癌发病者，初步判断前列腺癌的发生时间。

（2）身体状况：了解患者有无排尿困难、尿潴留、刺激症状，有无骨痛、排便失禁；有无骨转移、肿瘤是否侵及周围器官；评估肿块位置、大小、是否局限在前列腺内。

（3）心理-社会状况：评估该病是否影响患者的生活质量。了解患者和家属对该病的治疗方法及其预后的认知程度，以及家庭经济状况及社会支持系统等。

知识点8：前列腺癌的护理诊断　　　　　副高：掌握　正高：熟练掌握

（1）营养失调，低于机体需要量：与癌肿消耗、手术创伤有关。

（2）恐惧与焦虑：与对癌症的恐惧、害怕手术及手术引起性功能障碍等有关。

（3）潜在并发症：术后出血、感染、尿失禁、勃起功能障碍及内分泌治疗不良反应等。

知识点9：前列腺癌的护理措施　　　　　副高：熟练掌握　正高：熟练掌握

（1）术前护理

1）营养支持：保证丰富的膳食营养，尤其多食富含多种维生素的食物，必要时给予肠内外营养支持。

2）心理护理：前列腺癌恶性程度属中等，多与患者沟通，解释病情，从而减轻患者的思想压力，缓解患者的焦虑与恐惧。

3）肠道准备：为避免术中损伤直肠，须做肠道准备，术前3天进少渣半流质饮食，术前1~2天进无渣流质饮食，口服肠道不吸收抗生素，术前晚及术晨进行肠道清洁。

（2）术后护理

1）密切观察病情变化：每30~60分钟测量生命体征1次，密切观察患者意识和肌力恢复情况，待血压平稳6小时后改为每2小时测量1次。

2）引流管护理：妥善固定各种引流管，标明各管道名称，保持各引流管通畅，防止扭曲、打折、脱落。密切观察引流液的颜色、性状、量，并准确记录引流量，发现异常及时通知医师。引流袋应固定在低于引流口水平的位置，防止逆行感染。前列腺粒子置入术后2~3天拔除尿管，拔管后注意观察患者排尿情况。前列腺癌根治术后，耻骨后引流管一般在术后3~5天无引流液时拔除，尿管术后一般3周左右拔除。

3）卧位与活动：患者术后麻醉期已过，如血压平稳可取半卧位，鼓励患者床上翻身活动，前列腺粒子植入术术后第1天协助患者下床活动。前列腺癌根治术因手术时间长、出血较多，并且患者年龄较大，一般术后需卧床1~2天，卧床期间嘱患者在床上做下肢屈伸运动，促进下肢血液循环，防止下肢静脉血栓形成。

4）饮食指导：前列腺粒子植入术后第1天可进普食。前列腺癌根治术后，待患者胃肠功能恢复后，遵医嘱开始进流食、半流食，逐渐过渡到普食，观察患者进食后有无腹胀。术后以营养丰富、清淡易消化、粗纤维饮食为主，禁止食用辛辣刺激性食物，保持大便通畅，如发生便秘时可遵医嘱服用缓泻药。

5）膀胱痉挛：患者留置尿管期间易出现膀胱痉挛，发作时，嘱患者放松、深呼吸以缓解痉挛症状，必要时遵医嘱给予口服或肛塞解痉药。

6）基础护理：留置导尿管期间用 0.25‰的聚维酮碘（碘伏）溶液消毒尿道口，每天 2 次，保持会阴部及床单位清洁干燥，预防感染；定时协助叩背咳痰，若痰液黏稠给予雾化吸入，预防肺部并发症的发生。

7）前列腺粒子植入术：术后第 1 天拍 X 线片，明确粒子分布以及位置有无移动。

8）盆底肌肉训练：指导患者平卧床上以降低腹压，增加尿道闭合压，同时进行收缩肛门的动作，每天 4 组，每组 10 次左右，每次收缩 10 秒。

9）并发症的观察与护理：①尿失禁。为术后常见的并发症，大部分患者在一年内可改善，部分患者一年后仍存在不同程度的尿失禁。指导患者处理尿失禁，坚持盆底肌肉训练及电刺激、生物反馈治疗等措施进行改善。②预防感染。密切监测体温变化，保持切口清洁，敷料渗湿及时更换，保持引流管通畅。应用广谱抗生素预防感染。发现感染征象及时报告医师处理。③勃起功能障碍也是术后常见的并发症，使用西地那非（万艾可）治疗，期间注意观察有无心血管并发症。

> **知识点 10：前列腺癌的健康指导**　　　　　　　　　　副高：掌握　　正高：掌握

（1）出院前向患者及家属详细介绍出院后有关事项，并将有关资料交给患者或家属，告知患者出院后 1 个月来院复诊。

（2）行前列腺癌根治术后患者每月检测 PSA，预防复发，若 PSA 出现进展，应采用内分泌治疗或早期放疗。若有骨痛，即查骨扫描。指导患者学会导尿管的护理，每日饮水需 >2500ml，每日至少做盆底肌功能锻炼 30~45 次，每次持续 10 秒左右，可以由每次 2~3 秒开始，逐步达到 10 秒。并告知拔导尿管的时间。

（3）嘱患者避免高脂肪饮食，特别是动物脂肪，红色肉类是前列腺癌的危险因素；豆类、谷物、蔬菜、水果、绿茶对预防本病有一定作用。

（4）告知患者术后注意劳逸结合，避免过度劳累，适当进行户外活动及轻度体育锻炼以增强体质，防止感冒及其他并发症，戒烟、禁酒。

（5）定期体检，检测 PSA 水平，如 PSA 超过正常值，再做直肠指诊或超声等检查，可有效检查出早期局限性前列腺癌并及早进行治疗。

第二十九章　肾上腺疾病患者的护理

第一节　儿茶酚胺增多症

知识点1：儿茶酚胺增多症的概念	副高：掌握　正高：熟练掌握

儿茶酚胺增多症是肿瘤或肾上腺髓质的嗜铬细胞分泌过量的儿茶酚胺引起以高血压、高代谢、高血糖为主要表现的疾病。包括肾上腺嗜铬细胞瘤（PHEO）、副神经节瘤（PGL）（肾上腺外嗜铬细胞瘤）与肾上腺髓质增生。多见于青壮年。

知识点2：儿茶酚胺增多症的病理生理	副高：掌握　正高：熟练掌握

90%以上肿瘤为良性，大体标本切面呈棕黄色，血管丰富，常有出血。镜下见肿瘤细胞较大，为不规则多角形，细胞可被铬盐染色，因此称为嗜铬细胞瘤。恶性嗜铬细胞瘤可转移到淋巴结、肝、肺、骨等器官。嗜铬细胞瘤分泌大量儿茶酚胺，以去甲肾上腺素为主，并有少量肾上腺素。

知识点3：儿茶酚胺增多症的临床表现	副高：掌握　正高：熟练掌握

（1）高血压：表现为3种类型，即阵发性高血压、持续性高血压、持续性高血压阵发性发作。阵发性高血压临床表现典型，可由突然的体位变化、取重物、咳嗽、情绪波动等因素引发，表现为剧烈头痛、面色苍白或潮红、四肢发冷、恶心、呕吐、大量出汗、心悸、心率加快、视物模糊等，严重者可因心力衰竭、肺水肿、脑出血而死亡。持续性高血压阵发性发作时，由于血管过度收缩，血压过度升高，甚至用一般血压计不能测得。另一种特殊类型表现为儿茶酚胺导致心肌病变，极易误诊。

（2）代谢紊乱：肝糖原分解加速抑制胰岛素分泌，患者可出现高血糖、糖尿及糖耐量试验呈糖尿病样改变；脂肪代谢加速使血中胆固醇水平升高、体重下降，并诱发血管硬化或合并视网膜血管出血等。

（3）小儿嗜铬细胞瘤：多为双侧多发肿瘤，以持续性高血压多见，易发生高血压脑病和心血管系统损害。

（4）膀胱嗜铬细胞瘤：表现为每次膀胱胀满或排尿时，出现阵发性高血压，伴脉搏加快、头晕、头痛等症状，膀胱排空后症状缓解，肿瘤穿透膀胱，可引起血尿及膀胱刺激征。

（5）其他临床表现：高血压危象、休克、急性心力衰竭、肺水肿、心肌梗死、严重心律失常、急性肾功能不全、高热等，常以急症形式出现。

知识点4：儿茶酚胺增多症的辅助检查 副高：掌握 正高：熟练掌握

（1）血浆肾上腺素和去甲肾上腺素测定：测定前停用所有降压药，患者应避免焦虑和紧张。多数嗜铬细胞瘤者血浆肾上腺素和去甲肾上腺素水平比正常人高5倍以上，腔静脉分段取血测定肾上腺素和去甲肾上腺素有助于诊断。

（2）尿儿茶酚胺、香草扁桃酸（VMA）测定：嗜铬细胞瘤患者尿儿茶酚胺和VMA水平升高，单项升高的诊断率达70%，两者均升高诊断率可达80%~90%。收集尿标本前停止服用所用药物。

（3）酚妥拉明试验：酚妥拉明为α受体阻断药，可使因儿茶酚胺水平升高引起的高血压迅速下降。

（4）B超检查：在肾上腺占位病变中可作为初始检查手段，但对于直径<1.0cm的占位检出率低。

（5）CT与MRI检查：是首选检查方法，诊断准确率可达90%以上。MRI诊断同CT，在肾上腺肿瘤较大与肾上极重叠，或对肿瘤的来源是肾上极还是肾上腺有怀疑时，MRI有独特的鉴别效果。

知识点5：儿茶酚胺增多症的治疗要点 副高：掌握 正高：熟练掌握

（1）良性PHEO/PGL的治疗：多数嗜铬细胞瘤为良性，手术治疗是PHEO/PGL最有效的治疗方法。①腹腔镜手术：是PHEO推荐首选的手术方式。②开放手术：适用于肿瘤巨大、怀疑恶性、PGL、多发须探查者；膀胱PGL有恶性倾向者，根据肿瘤部位和大小行膀胱部分或全膀胱切除术。单侧散发的PHEO推荐肾上腺切除。双侧、家族性或有遗传背景者推荐保留正常肾上腺组织。

（2）恶性PHEO/PGL的治疗：多种病理学指标用于预测PHEO/PGL的恶性行为，但迄今最具预测价值的是定位于肾上腺外、肿瘤大小和SDHB基因突变。血、尿多巴胺和去甲肾上腺素水平显著升高亦提示恶性可能。

1）手术治疗：手术切除原发或转移病灶是主要治疗手段。手术去瘤虽不能延长生命，但有助于控制血压等相关症状，有利于术后放化疗或核素治疗。

2）放射性核素治疗：用于无法手术或有多发转移的患者，常用药物是I-间位碘苄胍（I-MIBG），肿瘤直径应<2cm，大剂量I-MIBG治疗短期效果良好，长期效果欠佳，2年内均有复发或转移，不良反应是骨髓抑制。

3）放疗和化疗：外放射治疗适用于无法手术切除的肿瘤和缓解骨转移所致疼痛，但可能加重高血压。化疗常用CVD方案（环磷酰胺＋长春新碱＋氮烯唑胺），多于2年内复发。

4）处理儿茶酚胺增多症：对于恶性或不能手术者推荐α受体阻断药、β受体阻断药等控制高血压。

知识点6：儿茶酚胺增多症的护理评估　　　　　　　　副高：掌握　正高：熟练掌握

（1）健康史：询问患者有无疾病的家族史。询问疾病起病情况与发作形式，有无诱因，主要症状及其特点，血压升高是阵发性还是持续性等；询问患者有无头痛、心悸和多汗三联征等。询问患病后检查和治疗经过，当前用药情况等。

（2）身体状况：评估患者高血压的水平，观察心、脑、肺有无继发性的损害，定期监测血压。评估患者全身状况能否耐受手术。阵发性高血压患者评估发作的诱因。

（3）心理-社会状况：评估患者对疾病的认知程度、心理承受程度等。评估患者情绪状态，能否正确面对疾病，是否有信心配合治疗。

知识点7：儿茶酚胺增多症的护理诊断　　　　　　　　副高：掌握　正高：熟练掌握

（1）组织灌注无效：与去甲肾上腺素分泌过量致持续性高血压有关。

（2）疼痛：与血压升高致头痛有关。

（3）睡眠形态紊乱：与疼痛、焦虑及环境改变有关。

（4）活动无耐力：与疾病、医疗限制有关。

（5）自理能力缺陷：与视力下降、听力下降有关。

（6）便秘：与儿茶酚胺增高使肠蠕动及张力减弱有关。

（7）焦虑：与患病早期病因诊断不明、担心疾病治疗及预后有关。

（8）潜在并发症：心肌梗死、脑血管意外。

知识点8：儿茶酚胺增多症的护理措施　　　　　　　　副高：熟练掌握　正高：熟练掌握

（1）术前护理

1）心理护理：创造安静、整洁、舒适的住院环境，做好疾病知识的宣教，使患者对疾病有充分了解，了解手术的重要性，消除恐惧心理，树立战胜疾病的信心。术前要调整患者心理达到最佳状态，积极配合手术。

2）监测血压：监测血压和脉搏，每天4次，控制至正常范围1周以上才能手术。

3）合理用药：本病以高血压为主要特征，故术前常规口服α受体阻断药（如酚苄明）控制血压。护士做好用药指导，嘱患者不可随意停药或间断服药。用药期间严密观察血压、心率改变，服药后要有人在旁边照顾，不要随意下床活动，以免发生直立性低血压，护士要多巡视患者。

4）避免不良刺激：肿瘤受到按摩或挤压等刺激时，贮存于瘤体内的儿茶酚胺大量释放，导致血压骤升。对患者进行各种检查操作时，要避免刺激肿瘤区。提示患者适量运动，避免剧烈运动，变换体位时动作应缓慢，以防血压骤升。

5）预防腹压增高：提重物、大声咳嗽、用力排便会刺激瘤体导致血压升高。嘱膀胱嗜铬细胞瘤患者不要憋尿，排尿时一定要有家属或护士在旁陪伴。便秘患者，要及时给予缓泻药。

6）饮食护理：嗜铬细胞瘤患者大部分有基础代谢率升高、糖代谢紊乱，应根据血糖水平和糖耐量试验结果调整饮食。此类患者宜进低糖、低盐、高蛋白、富含维生素、易消化的饮食，以缓解由于基础代谢率升高、糖原分解加速、脂代谢紊乱所致的肌肉减少、乏力、体重减轻等。

7）术前常规护理：术前1天沐浴，常规备皮，术晨更衣准备手术。

（2）术后护理

1）严密观察血压：切除肿瘤后，由于血浆儿茶酚胺相对不足，血管因张力减低而容积增大，血容量相对不足，易出现术后低血压、心动过速等休克症状。故术后应密切监测血压、脉搏和心率的变化，每15~30分钟1次，出现异常及时处理。

2）保持导尿管通畅：尿量可反映肾功能情况，准确记录24小时输入液量及尿量，保持出入量平衡。出入量平衡对于调整药物剂量、输液和输血量具有重要意义。

3）饮食及活动：术后8小时生命体征平稳后，鼓励并协助患者适当地翻身及活动，有利于引流和改善呼吸功能。患者无腹胀、肠鸣音正常，肛门排气即可进食。

4）术后并发症的观察和处理：①出血。术后24小时内要观察切口处有无渗血，尤其要注意腹膜后引流液的颜色及引流量。如发生活动性出血，不仅引流量明显增多，还可出现面色苍白、心悸、气短、心率加快、四肢湿冷、烦躁不安等出血性休克表现。如血压下降、中心静脉压降低、血红蛋白减少等，应立即通知医师并配合处理。②腹胀。腹膜后和腹腔手术常因肠麻痹产生腹胀；术后禁食因发生低钾也导致腹胀。腹胀使伤口张力增高，影响切口愈合，并使膈肌升高，影响呼吸功能。术后8小时后可协助患者翻身或改半卧位，鼓励患者床上活动，术后2~3天协助患者下地活动，促进排气、排便，减轻腹胀。③肺部感染。此类患者多采用气管内插管麻醉。术后气管内分泌物多，加之切口处疼痛，易并发肺部感染。应鼓励患者咳嗽，给予翻身、叩背，必要时给予雾化吸入帮助痰液排出。

知识点9：儿茶酚胺增多症的健康指导　　副高：掌握　正高：掌握

（1）心理指导：向患者介绍与本病相关的知识，使患者认识到保持稳定的情绪、坚持长期配合在治疗中的重要性。

（2）自我护理：肾上腺疾病者应预防外伤和感染，尽力避免突然的体位变化、取重物、咳嗽、情绪激动、挤压腹部等诱发因素，学会自我护理。

（3）用药指导：手术后需肾上腺皮质激素替代治疗者应坚持遵医嘱服药，在肾上腺功能恢复的基础上，逐渐减量，切勿自行加减药量。

（4）自我观察：少数患者术后血压仍高，可能是长期高血压使血管壁弹性降低所致，要观察血压变化，血压不稳定时，应及时到医院就诊，并根据医嘱服用扩张血管药以调整血压。

（5）定期复查：术后定期到医院复查血压、血液及儿茶酚胺等指标，了解病情变化。

第二节 原发性醛固酮增多症

知识点1：原发性醛固酮增多症的概念　　　副高：掌握　正高：熟练掌握

原发性醛固酮增多症（PHA）简称原醛症，又称 Conn 综合征，是肾上腺皮质分泌过量的醛固酮所致，典型表现为高血压、高醛固酮、低血钾、低血肾素、碱中毒、肌无力或周期性瘫痪等。PHA 发病年龄高峰在 30~50 岁，女性较男性多见。药物治疗可控制症状，手术治疗可能治愈。

知识点2：原发性醛固酮增多症的病因与分型　　　副高：掌握　正高：熟练掌握

病因不明，可能与遗传有关。根据分泌醛固酮的病因或病理改变，将 PHA 分为以下 6 种亚型。

（1）特发性醛固酮增多症（IHA）：最常见的临床亚型，病理为双侧肾上腺球状带增生。醛固酮分泌及临床表现一般较腺瘤轻。

（2）醛固酮瘤（APA）：临床表现典型。醛固酮不受肾素及血管紧张素 II 的影响。肿瘤呈圆形、橘黄色，多为单侧，一般较小，直径仅 1~2cm。

（3）单侧肾上腺增生（UNAH）：具有典型的原发性醛固酮症的表现，病理多为单侧或以一侧肾上腺结节性增生为主。

（4）分泌醛固酮的腺癌：肾上腺醛固酮癌罕见。肿瘤直径 >5cm，形态不规则。对手术、药物和放射治疗疗效均不理想。

（5）家族性醛固酮症（FH）：是一种常染色体显性遗传病。高血压与低血钾不十分严重，常规降压药无效。醛固酮分泌受促肾上腺皮质激素（ACTH）的调节，而不受肾素-血管紧张素系统影响。

（6）异位分泌醛固酮的肿瘤：罕见，可发生于肾内的肾上腺残余或卵巢肿瘤。

知识点3：原发性醛固酮增多症的病理生理　　　副高：掌握　正高：熟练掌握

过量的醛固酮作用于肾远曲小管，导致钠-钾交换增加，水钠潴留、低血钾，出现高血压和碱中毒；长期缺钾引起近曲小管、远曲小管和集合管上皮细胞变性，严重者出现散在性肾小管坏死，肾小管功能重度受损；继发肾盂肾炎，长期高血压可导致肾小球动脉硬化。

知识点4：原发性醛固酮增多症的临床表现　　　副高：掌握　正高：熟练掌握

典型临床表现为高血压伴低血钾，但半数以上的原醛症患者血钾正常，部分患者血钾轻度下降或呈间歇性低血钾或在某种诱因下（如用利尿药）出现低血钾。

（1）高血压：血压升高的相关症状是最早且最常见的，如头痛、头晕等。随着病情进展，血压渐高，常用降压药效果不佳，部分患者可呈难治性高血压。醛固酮瘤的血压一般较特发性醛固酮增多症更高。

（2）低血钾：早期血钾可正常或处于正常低限，中晚期可出现低血钾，表现为肌无力、周期性瘫痪、肢端麻木，甚至出现呼吸、吞咽困难。在劳累、使用利尿药、腹泻等情况时出现，并随着疾病进展可表现为持续低钾，并出现相应症状。

（3）失钾性肾病：因慢性、长期失钾，使肾浓缩功能减退，患者可表现为多尿、口渴、多饮，尤其夜尿增多，可有尿蛋白增多，少数可发生肾功能减退。

知识点 5：原发性醛固酮增多症的辅助检查　　　　副高：掌握　正高：熟练掌握

（1）实验室检查

1）血常规：为常规检查，一般无明显异常。

2）肝肾功能：用于评估高血压是否导致了肾脏功能损害，疾病早期可无明显异常。

3）血电解质、24 小时尿电解质：主要用于了解血钾水平及变化规律，约 50% 的原醛症患者血钾水平异常。

4）原醛确诊试验：包括盐水负荷试验、高钠负荷试验、卡托普利抑制试验、氟氢可的松抑制试验。一般做 1~2 项即可。

5）血醛固酮、肾素测定：以晨起立位 2 小时血浆醛固酮/肾素比值（ARR）筛查原醛症。立位血浆醛固酮浓度（ng/dl）/血浆肾素活性［ng/（ml·h）］比值大于 30，或立位血浆醛固酮浓度（ng/dl）/血浆肾素浓度（μIU/ml）比值大于 2.0 提示原醛症可能。

（2）影像学检查：①B 超能显示直径 >1cm 的肾上腺肿瘤。②CT 能显示直径 1cm 以下的肾上腺肿瘤。③MRI 分辨率低于 CT，可用于 CT 造影剂过敏者。④^{131}I–19–碘胆固醇肾上腺核素显像对肾上腺肿瘤诊断率较高，但不作为常规检查。

（3）螺内酯（安体舒通）试验：螺内酯每天 1 次，每次 100mg 口服，共 7 天，每日测血钠、血钾、pH，观察血压及临床症状。原醛症患者服药 1 周后尿钾减少，尿钠增多，血钾上升，血钠下降，血 CO_2 结合力下降，尿 pH 呈酸性，症状改善，血压有不同程度下降。

知识点 6：原发性醛固酮增多症的治疗要点　　　　副高：掌握　正高：熟练掌握

（1）药物治疗：适用于特发性肾上腺皮质增生、有手术禁忌证的原醛症、不能根治切除的肾上腺皮质癌、糖皮质激素可控制的原醛症。常用药物有螺内酯、氯胺吡咪、氨苯蝶啶、卡托普利等。

对于不能手术的肿瘤患者及特发性醛固酮增多症患者，用螺内酯治疗，起始治疗剂量为 20mg/d，如病情需要，可逐渐增加剂量（最大不宜超过 100mg/d）。开始服药后可逐渐停止补钾，定期需监测血钾，根据血钾水平调整螺内酯剂量。必要时加用其他抗高血压药。长期应用螺内酯出现不良反应时，可换用依普利酮。肾功能不全患者慎用，以避免高钾血症。

糖皮质激素可抑制性醛固酮增多症患者可用糖皮质激素治疗，通常成人用地塞米松，一般血钾上升较快而高血压较难纠正，可加用其他抗高血压药治疗，如钙拮抗药等。儿童期患者可用氢化可的松，对儿童生长发育的影响较小。

（2）手术治疗：肾上腺皮质腺瘤单纯切除后有望完全恢复，腺瘤以外的腺体有结节性改变时宜将该侧肾上腺切除。单侧原发性肾上腺皮质增生可做同侧肾上腺切除或肾上腺次全切除。肾上腺皮质癌及异位产生醛固酮的肿瘤应尽量切除原发病灶。随着腹腔镜技术的发展及完善，利用腹腔镜对诊断明确的患者行肿瘤及肾上腺摘除，创伤小，效果满意。

知识点7：原发性醛固酮增多症的护理评估　　副高：掌握　正高：熟练掌握

（1）健康史：了解患者有无家族史，有无血压升高、乏力、肌肉麻痹、夜尿增多，严重时患者出现周期性麻痹等高血压、低血钾病史。

（2）身体状况：评估患者是否有阵发性肌无力和麻痹、阵发性手足搐搦及肌肉痉挛等症状，评估患者是否有期前收缩、阵发性室上性心动过速等较常见心脏表现，是否有烦渴、多饮、尿量增多等泌尿系统表现。

（3）心理-社会状况：评估患者是否存在对疾病的恐惧、无助感。评估患者对疾病的认知程度、心理承受程度等。

知识点8：原发性醛固酮增多症的护理诊断　　副高：掌握　正高：熟练掌握

（1）体液过多：与醛固酮过量引起水钠潴留有关。

（2）体液不足：与术后激素突然减少引起血管扩张，水、电解质平衡紊乱有关。

（3）有跌倒的危险：与醛固酮保钠排钾、低钾性肌麻痹引起软瘫及服用抗高血压药引起直立性低血压等有关。

知识点9：原发性醛固酮增多症的护理措施　　副高：熟练掌握　正高：熟练掌握

（1）饮食护理：过量醛固酮引起体内高钠、低钾，血容量增多，血压升高，心脏负荷增加。故应减少钠盐摄入，每日钠摄入量限制在80mmol左右。多吃新鲜蔬菜、多饮牛奶，补充钙和钾盐。减少脂肪摄入。限制饮酒。

（2）运动指导：由于血压升高，患者常诉头晕、头痛，病程长者可出现脑、心、肾并发症。肌无力及周期性瘫痪与血钾降低程度平行，血钾愈低肌肉受累愈重，尤其是在劳累或服用氢氯噻嗪、呋塞米等促进排钾的利尿药后症状更重。麻痹以下肢多见，严重时累及四肢。低钾严重时，由于神经肌肉应激性降低，手足搐搦可较轻或不出现，补钾后，手足搐搦明显。护理上应注意评估患者病情和活动能力，根据病情适当休息，保持病室安静。患者应保证充足的睡眠。根据年龄和身体状况选择合适的运动，避免剧烈运动和情绪激动。

（3）病情观察：患者典型的临床表现为高血压和低血钾，要注意观察相关症状和体征。

定期监测血压，观察血压是否存在昼夜节律。观察患者有无头晕、头痛、肌无力、呼吸及吞咽困难等。及时留取各种标本，做电解质及体位试验、赛庚啶试验、地塞米松抑制试验等检查。

（4）口服药物的护理：①正确服用螺内酯。螺内酯可纠正低血钾，减轻高血压，是治疗原醛症的一线药物。长期应用可出现男子乳腺发育、勃起功能障碍、女性月经不调等不良反应。在服药过程中要监测患者的高血压和低血钾是否得到改善，及时留取患者的血、尿标本复查电解质。不良反应明显者告知医师，必要时改为氨苯蝶啶或阿米洛利，以助排钠潴钾。②部分患者需同时使用钙离子通道阻滞药、血管紧张素转换酶抑制药或糖皮质激素治疗，要严格遵医嘱用药，监测血压和不良反应。

（5）术前护理：①低盐饮食。②遵医嘱螺内酯治疗，以纠正低血钾，减轻高血压，每日螺内酯120~240mg，分次服用，待血钾正常，血压下降后，减至维持量时即进行手术。注意静脉补钾时应严格监测补钾总量、速度、浓度及尿量情况，并随时检测患者的血钾变化。

（6）术中护理：静脉滴注氢化可的松100~300mg。

（7）术后护理：逐步递减氢化可的松用量，直至停药。观察血压和电解质紊乱是否纠正。

（8）心理护理：①医护人员充分理解和尊重患者。②引导患者面对现实，进行自我心理调节，使患者树立战胜疾病的信心，以最佳的心理状态接受治疗。③告知患者家属和亲友，要关心爱护患者，给予患者精神和经济上的支持，减轻患者的心理压力。

知识点10：原发性醛固酮增多症的健康指导　　　　　**副高：掌握　　正高：掌握**

（1）根据家属和患者的心理承受能力，以适当的方式和语言与患者讨论病情，对手术患者进行术前和术后健康指导，向患者讲解手术治疗的必要性，术前应做的准备如服用药物控制血压，保证水、电解质平衡，补钾治疗，用药后的不良反应及监测等。使患者配合治疗。

（2）指导长期服用药物治疗的患者遵医嘱用药，定时随诊，监测肝功能、肾功能和电解质，对长期服用激素治疗的患者讲解激素治疗的不良反应等。如出现变态反应、高血压、感染等现象，应及时停药，及时就医。

（3）指导患者进行适当的功能锻炼，与患者一起制订活动计划。

第三十章　骨与关节创伤患者的护理

第一节　股骨颈骨折

| 知识点1：股骨颈骨折的概念 | 副高：掌握　正高：熟练掌握 |

股骨颈骨折是指股骨头下端至股骨颈基底部之间的骨折。多发生在中、老年人，与骨质疏松导致的骨质量下降有关，后期可合并股骨头缺血坏死。

| 知识点2：股骨颈骨折的病因及发病机制 | 副高：掌握　正高：熟练掌握 |

老年人因骨质疏松、骨的脆性增加，使患者在遭受轻微扭转暴力时即发生骨折。患者多在走路时滑倒，身体扭转倒地，间接暴力传导致股骨颈发生骨折。青少年股骨颈骨折较少见，多由高能暴力所致，且多为不稳定型。

| 知识点3：股骨颈骨折的分类 | 副高：掌握　正高：熟练掌握 |

（1）按移位程度：目前，应用最广泛的股骨颈骨折分型是 Garden 分型，根据股骨近端正位 X 线平片上骨折移位程度分为4型。

Ⅰ型：股骨颈不完全骨折，这种骨折容易愈合。

Ⅱ型：完全骨折无移位。股骨颈虽然完全断裂，但对位良好。如系股骨头下骨折，仍有可能愈合。但股骨头坏死变形常有发生，如为股骨颈中部或基底部骨折，骨折容易愈合，股骨头血供良好。

Ⅲ型：股骨颈为完全性部分移位性骨折，多属远折端向上移位或远折端的下角嵌插在近折端的断面内形成股骨头向内旋转移位，颈干角变小。

Ⅳ型：为完全性移位性骨折，骨折近端可产生旋转移位，容易造成股骨头缺血性坏死。

（2）按骨折线的部位分

1）股骨头下骨折：骨折线位于股骨头下，股骨头仅有小凹动脉很少量的血供，致使股骨头严重缺血，故发生股骨头缺血坏死的机会很大。

2）经股骨颈骨折：骨折线位于股骨颈中部，股骨头亦有明显供血不足，易发生股骨头缺血坏死，或骨折不愈合。

3）股骨颈基底骨折：骨折线位于股骨颈与大、小转子间连线处。由于有旋股内、外侧动脉分支吻合成的动脉环提供血液循环，对骨折部血液供应的干扰较小，骨折容易愈合。

（3）按骨折线方向分

1）内收骨折：远端骨折线与两侧髂峰连线的夹角（Pauwels 角）>50°，为内收骨折。由于骨折面接触较少，容易再移位，故属于不稳定性骨折。

2）外展骨折：远端骨折线与两侧髂峪连线的夹角<30°，为外展骨折。由于骨折面接触多，不容易再移位，故属于稳定性骨折。但若处理不当，如过度牵引、外旋、内收或过早负重等，也可发生移位，成为不稳定骨折。

知识点4：股骨颈骨折的临床表现　　　　　　副高：掌握　正高：熟练掌握

（1）疼痛：老年人跌倒后诉髋部疼痛，且局部压痛明显，不敢站立和行走，应考虑股骨颈骨折的可能。髋部除有自发疼痛外，移动患肢时疼痛更为明显。叩击足跟部或大粗隆部时髋部疼痛，在腹股沟韧带中点下方有压痛。

（2）畸形：患肢有轻度屈髋、屈膝及45°~60°外旋畸形。

（3）肿胀：骨折后如出血不多，有关节囊和肌群包围，外观上不易看到肿胀。

（4）功能障碍：移位骨折患者伤后不能站立或行走，但嵌插骨折的患者伤后仍能行走或骑自行车，易造成漏诊，使无移位的稳定骨折变成移位的不稳定骨折。

（5）患肢短缩：移位骨折，患者远端受肌群牵引向上移位，患肢变短。

知识点5：股骨颈骨折的辅助检查　　　　　　副高：掌握　正高：熟练掌握

（1）X 线检查：髋部正侧位 X 线片可明确骨折的部位、类型、移位情况，是选择治疗方法的重要依据。

（2）CT 检查：当 X 线无法清楚显示骨折线时需行 CT 扫描进一步检查，CT 扫描比 X 线更为敏感，并且对股骨颈骨折的手术治疗有着重要的意义。

（3）MRI 检查：当 X 线和 CT 都无法清楚显示骨折线时，切不可轻易否认骨折存在，此时应进行 MRI 检查，MRI 对于隐匿性骨折的诊断灵敏度较高。

知识点6：股骨颈骨折的治疗要点　　　　　　副高：掌握　正高：熟练掌握

目前以手术治疗为主，对于身体情况较差、无法耐受手术者，可采取非手术治疗。

（1）非手术治疗：无明显移位的骨折、外展型或嵌插型稳定性骨折者，年龄过大、全身情况差或合并有严重心、肺、肾、肝等功能障碍者，可选择非手术治疗。患者可穿防旋鞋，下肢30°外展中立位皮肤牵引，卧床6~8周。全身情况很差的高龄患者应以挽救生命和治疗并发症为主，骨折可不进行特殊治疗。尽管可能发生骨折不愈合，但患者仍能扶拐行走。治疗过程中应注意：①内固定治疗的患者，术后一年内要尽量避免负重，否则可能会出现股骨头缺血坏死。②人工关节置换的患者，术后要早期进行康复治疗，髋关节多活动，否则可能会出现粘连，限制关节活动。③非手术治疗的患者，因长期卧床，要注意预防压疮，进行骨牵引的患者，要预防牵引部位的局部感染。

（2）手术治疗：对内收型骨折和有移位的骨折，65岁以上老年人的股骨头下型骨折、青少年股骨颈骨折、股骨颈陈旧骨折不愈合以及影响功能的畸形愈合等，应采用手术治疗。

1）闭合复位内固定：所有股骨颈骨折患者均可进行闭合复位内固定术。在硬膜外麻醉下，患者仰卧于骨科手术牵引床或用双反牵引复位器复位，复位成功后3枚空心拉力螺钉微创置入固定，或动力髋螺钉固定。若置钉时股骨头有旋转，也可将螺钉与动力髋螺钉联合应用。对于常规闭合复位失败的病例，术中可采用头干互动三维复位法，尽量避免切开复位。

2）切开复位内固定：适用于手法复位失败或固定不可靠，或青壮年的陈旧骨折不愈合的患者。经前外侧切口显露骨折后，清除骨折端的硬化组织，直视下经大转子打入空心拉力螺钉，也可同时切取带旋髂深血管蒂的髂骨块植骨，或用旋股外血管升支的髂骨块植骨，或带缝匠肌蒂的髂骨块植骨，促进骨折愈合，防止股骨头缺血坏死。若采用后外侧切口进行复位内固定，也可用带股方肌蒂骨瓣转位移植术治疗。内固定手术包括拉力螺钉固定和动力髋螺钉固定，临床医师结合患者的具体情况选择内固定方式。

3）人工关节置换术：全身情况尚好的高龄患者股骨头下型骨折，已合并骨关节炎或股骨头坏死者，可选择单纯人工股骨头置换术或全髋关节置换术。将损伤的股骨颈，包括股骨头用人工关节进行替换；术前全面检查，判断患者是否能进行关节置换术；术后要早期在助行器辅助下进行活动，防止关节粘连；住院时间2~4周，出院后每隔3个月进行1次X线检查；术后1年内避免过度负重，防止出现关节假体松动。

知识点7：股骨颈骨折的护理评估　　　　　　　　　　副高：掌握　　正高：熟练掌握

（1）健康史：了解患者受伤的原因、时间、受伤的姿势、外力的方式、性质及骨折的轻重程度；了解患者受伤时的身体状况及病情发展情况；了解伤后急救处理措施。

（2）身体状况：评估患者的意识、体温、脉搏、呼吸、血压等全身情况，观察有无休克和其他损伤；评估牵引、石膏固定或夹板固定是否有效，观察患者有无对胶布变态反应、针孔感染、压疮、石膏变形或断裂及夹板或石膏固定的松紧度是否适宜等情况；评估患者自理能力、患肢活动范围及功能锻炼情况；评估开放性骨折或手术伤口有无出血、感染征象。

（3）心理-社会状况：评估患者的心理状况，了解患者及家属对疾病、治疗及预后的认知程度，家庭的经济承受能力，对患者的态度及其他社会支持系统情况。

知识点8：股骨颈骨折的护理诊断　　　　　　　　　　副高：掌握　　正高：熟练掌握

（1）有体液不足的危险：与创伤后出血有关。

（2）疼痛：与损伤、牵引有关。

（3）有周围组织灌注异常的危险：与神经、血管损伤有关。

（4）有感染的危险：与损伤有关。

（5）躯体移动障碍：与骨折脱位、制动、固定有关。

（6）焦虑：与担心骨折预后有关。

（7）知识缺乏：与缺乏康复锻炼知识有关。

（8）潜在并发症：脂肪栓塞综合征、骨筋膜隔室综合征、关节僵硬等。

| 知识点9：股骨颈骨折的护理措施 | 副高：熟练掌握　正高：熟练掌握 |

（1）术前护理

1）心理护理：给予患者耐心地开导，介绍骨折的特殊性及治疗方法，并给予悉心的照顾，以减轻或消除心理问题。

2）体位护理：①卧硬板床休息，患肢制动，穿"丁"字鞋保持患肢于外展、旋转中立位，防外旋，不侧卧。在两股之间放一软枕，防止患肢内收。②避免搬动髋部，如若搬动，平托髋部与肢体。③松开皮肤牵引套检查足跟及内外踝等部位有无压疮时，应妥善牵拉以固定肢体；尽量在床旁复查X线片，以防骨折移位加重。

3）加强观察：①创伤的刺激，可诱发或加重心脏病、高血压、糖尿病、脑血管意外，应多巡视，尤其是夜间。若患者出现头痛、头晕、四肢麻木、口眼歪斜、健肢活动障碍、心前区疼痛、脉搏细速、血压下降等症状，及时报告医师紧急处理。②观察患肢血液循环的变化，包括患肢的颜色、温度、肿胀程度、感觉等，如发现患肢苍白、厥冷、发绀、疼痛、感觉减退及麻木，应通知医师及时处理。

（2）术后护理：术后给予心电监护，密切观察患者意识，监测血压、脉搏、呼吸，经皮血氧饱和度，防止窒息、失血性休克、心律失常的发生。

1）引流管护理：术后保持引流管通畅，防止扭曲、折叠和堵塞；密切观察引流液的色、质、量，每30分钟挤压并记录；观察腹股沟、髋部和股外侧有无肿胀，防止引流液积聚在创腔。

2）体位护理：术后6小时取仰卧位。患肢用软枕抬高15~20cm，保持外展中立位，禁止患侧侧卧。必要时穿"丁"字鞋，防止髋关节外旋和内收。

3）患肢观察：观察患肢感觉运动功能及有无下肢神经损伤、感觉障碍、肢体肿胀等情况。

4）并发症护理：①切口感染。观察切口皮肤有无红、肿、热、痛等感染迹象，体温、血常规、红细胞沉降率是否正常。②下肢深静脉血栓。为最常见的并发症，术后应预防深静脉血栓形成，观察肢体有无肿胀，肢端皮肤颜色、温度及有无异常感觉，有无被动牵拉足趾痛，有无胸闷、呼吸困难，发现以上情况应警惕下肢深静脉血栓形成或继发肺栓塞。可使用弹力绷带、弹力袜、下肢静脉泵、足底泵或皮下注射低分子肝素加以预防。③脱位。观察双下肢是否等长、肢体有无内旋或外旋、局部有无疼痛和异物突出感，如有，说明可能发生脱位，应及时报告医师，及时给予复位。搬运患者及使用便盆时应将骨盆整个托起，切忌屈髋动作。指导患者翻身、取物、下床时避免内收屈髋。告知患者应避免盘腿、下蹲、跷二郎腿、跪姿、过度弯腰拾物、坐矮凳、坐沙发、交叉腿站立等动作；侧卧时患肢在上，健肢在下，并在两腿间夹枕头；用坐便器排便，上楼时健肢先上，下楼时患肢先下。

知识点10：股骨颈骨折的健康指导　　　　　　　　副高：掌握　正高：掌握

（1）体位护理：保持患肢外展中立位，不侧卧、不盘腿，嘱患者3个月内不负重，以免影响骨折愈合。

（2）饮食指导：饮食要清淡、易消化，多食含钙丰富的食物，补充维生素D，多晒太阳，防止骨质疏松，促进骨折愈合。

（3）功能锻炼：循序渐进进行功能锻炼，活动范围由小到大，幅度和力量逐渐加大。

（4）复查：遵医嘱每月复查1次，完全康复后，每年复诊1次。

第二节　脊柱骨折与脊髓损伤

知识点1：脊柱骨折的概念　　　　　　　　　　　副高：掌握　正高：熟练掌握

脊柱骨折又称脊椎骨折，占全身骨折的6.4%，以胸腰段脊柱骨折最多见，其次为颈，腰椎，胸椎最少。脊柱骨折特别是颈椎骨折可以并发脊髓或马尾神经损伤。脱位合并有脊髓损伤者，能严重致残甚至致命。

知识点2：脊柱骨折的病因　　　　　　　　　　　副高：掌握　正高：熟练掌握

多数脊柱骨折因间接暴力引起，多见于从高处坠落后头、肩、臀或足部着地，冲击性外力传导致脊柱造成骨折。少数为直接暴力引起，多见于火器伤、爆炸伤、汽车轧撞伤等。

知识点3：脊柱骨折的病理生理　　　　　　　　　副高：掌握　正高：熟练掌握

脊柱受到外力包括多种，只是其中1种或2种外力产生脊柱损害。作用于胸、腰椎的外力包括压缩、屈曲、侧方压缩、屈曲-旋转、剪切、屈曲-分离、伸展。

知识点4：脊柱骨折的临床表现　　　　　　　　　副高：掌握　正高：熟练掌握

根据骨折程度、部位、轻重不同，临床症状也不相同，常以疼痛、活动受限、畸形为主要症状，合并脊髓和神经损伤者，会出现不同程度的感觉障碍、运动障碍等。

（1）脊柱骨折局部表现：局部疼痛；压痛、叩击痛；椎旁肌紧张；腰椎活动受限，不能翻身起立；受损部位棘突后凸或出现成角畸形。颈部骨折患者可出现头部前倾、张口受限、吞咽困难、颈部不稳用手托头。

（2）全身症状：如合并脊髓损伤，可出现以下情况。①损伤呼吸中枢，患者在损伤现场死亡。②脊髓损伤平面以下的感觉、运动、反射、括约肌和自主神经功能均出现障碍，脊髓损伤的部位与所造成的残障程度有着密切的关系。③损伤后一过性神经损伤，表现为短暂肢体瘫痪或肢体无力，但能迅速好转。

（3）胸腰椎骨折所致的后腹膜血肿：刺激腹腔神经丛引起腹肌反射性紧张或痉挛，出现腹胀、腹痛等腹膜刺激征。

> **知识点 5：脊柱骨折的辅助检查**　　　　　　　　副高：掌握　正高：熟练掌握

（1）X 线检查：是首选的检查方法，可显示骨折部位、类型和程度及关节脱位、棘突间隙改变等。①侧位片：椎体前上部有楔形改变或整个椎体被压扁，椎体前方边缘骨的连续性中断或有碎骨片；粉碎压缩骨折者，椎体后部可向后呈弧形突出；骨折合并脱位者，椎体与椎体间有前后移位，关节突的解剖关系有改变或有关节突骨折。②正位片：椎体变扁或一侧呈楔形，其两侧的骨连续线中断或有侧方移位，还可见椎板、关节突或横突的骨折等变化。

（2）CT 检查：凡有脊柱损伤或有神经症状者均须做 CT 检查，可以显示椎体的骨折情况、椎管内有无出血和碎骨片。

（3）MRI 检查：可以清楚地显示脊髓和软组织图像，辨别椎间盘损伤、硬膜外血肿、脊髓水肿、软组织损伤等情况。

> **知识点 6：脊柱骨折的治疗要点**　　　　　　　　副高：掌握　正高：熟练掌握

脊柱骨折以手术治疗和康复治疗为主，轻度无脊髓损伤患者无须特殊整复和固定，行康复疗法，一般预后良好；伴有脊髓损伤的患者，应给予整复和固定，再选择康复治疗，预后与患者病情相关。

（1）胸、腰椎骨折

1）单纯压缩骨折：①椎体压缩不足 1/5 的或老年患者不能耐受复位和固定者，卧硬板床，骨折部位加厚枕，使脊柱过伸，3 天后开始腰背肌锻炼。初起臀部不离床左右移动，以后背伸臀部离开床面，逐渐加大力度，3 个月后逐渐增加下床活动时间。②椎体压缩 >1/5 的年轻患者，可用两桌法或双踝悬吊法过伸复位，给患者麻醉后，应用高低桌或双踝悬吊复位，复位后石膏背心固定 3 个月，固定期间坚持每日背肌锻炼。

2）爆破型骨折：①无神经症状，经 CT 检查确无骨折片挤入椎管内的可用双踝悬吊法复位。②有神经症状和有骨折片挤入椎管内的手术治疗。

（2）颈椎骨折

1）稳定型骨折：牵引复位，复位后石膏固定。①枕颌带牵引：轻度压缩骨折采用枕颌带卧位牵引复位，牵引重量 3kg，复位后用头颈胸石膏固定 3 个月，石膏干涸后可起床活动。②颅骨牵引：压缩明显或双侧椎间关节脱位采用持续颅骨牵引复位，牵引重量 3~5kg，复位后再牵引 2~3 周，头颈胸石膏固定 3 个月。

2）爆破型骨折：伴有神经症状时，原则上手术治疗，一般经前路手术，去除骨片、减压、植骨融合及内固定。该类损伤一般病情严重，若存在严重并发伤，待病情稳定后再行手术。

知识点7：脊柱骨折的护理评估　　　　副高：掌握　　正高：熟练掌握

（1）健康史：了解患者的年龄、性别、有无过敏史等。了解患者有无脊柱外伤、畸形、退行性病变。

（2）身体状况：评估患者受伤脊椎是否有压痛、肿胀和局限性后凸畸形，患者是否有腹痛、腹胀等表现，是否有脊髓损伤的相应症状和体征。患者有无休克、呼吸困难和生命体征的变化。开放创口的部位、形状、有无组织外漏、创口有无异物残留。

（3）心理-社会状况：评估患者及家属对疾病的认知程度，心理承受能力及社会关系支持等。

知识点8：脊柱骨折的护理诊断　　　　副高：掌握　　正高：熟练掌握

（1）疼痛：与骨折有关。
（2）引起或加重脊髓损伤：与脊柱骨折可能压迫脊髓有关。
（3）躯体移动障碍：与疼痛及神经损伤有关。
（4）有皮肤完整性受损的危险：与活动障碍和长期卧床有关。
（5）知识缺乏：与缺乏有关功能锻炼的知识有关。
（6）恐惧：与担心疾病可能导致残疾有关。
（7）潜在并发症：脊髓损伤、压疮、肺部感染、泌尿系统感染。

知识点9：脊柱骨折的护理措施　　　　副高：熟练掌握　　正高：熟练掌握

（1）术前护理

1）体位护理：平卧硬板床，维持脊柱的稳定性，移动患者时应3人分别扶托患者头部、腰骶部及双下肢，维持脊柱水平位。

2）心理护理：耐心倾听患者主诉，根据情况给予相关的指导，讲解有关疾病、手术的基础知识，给予患者心理支持和鼓励。

3）饮食护理：少食多餐，给予高热量、高蛋白、粗纤维的食物，禁食胀气的食物。忌烟忌酒，忌浓茶。

4）皮肤护理：做好皮肤清洁，每2小时轴线翻身，防止压疮发生。

5）术前常规准备：①术前行备血、皮试准备，术前1天晚24：00开始禁食、禁水。②术前做深呼吸，有效的咳嗽、咳痰，床上排便、排尿练习。③术前剔除手术区域的毛发，清洁手术区域的皮肤。

（2）术后护理

1）体位护理：①颈椎骨折者，术后24小时内，颈部两侧各放置沙袋1个，24小时后改用颈围制动。胸、腰椎骨折者躯干保持轴线平直，避免扭曲。②搬运患者时，颈部自然中立位，切忌前屈、扭转或过伸，有石膏床者，将患者卧于石膏床上搬动，成轴线翻身。体位变化时也一定要采取平轴翻身。

2）病情观察：①脊柱手术患者术中失血过多，易出现血容量不足，应给予心电监护，监测血压、脉搏的变化，并以此来调节输液、输血的速度。②术后常规给予吸氧，观察患者呼吸的变化。若颈椎前路手术后出现呼吸困难，多为喉头水肿引起，应气管切开或紧急手术切除血肿。③观察切口渗血、渗液情况。若渗出液较多，应及时更换敷料，以减少感染的机会。④颈椎术后的患者，应注意其吞咽及进食的情况。喉头水肿的患者，应合理采用雾化吸入，以缓解喉头黏膜水肿。

3）饮食护理：①脊柱手术后6小时，若患者无恶心、呕吐，可进食，在48小时内应以流食或半流食为宜，逐步过渡到普食。②颈椎术后的患者，在患者可耐受的情况下，适当吃冷食物如冰淇淋等，以减少咽部水肿与渗血，但饮食应以流食和半流食为宜。忌辛辣、油腻饮食。

4）日常护理：加强生活护理，睡硬板床，经常翻身，积极防止压疮、呼吸道和泌尿系统感染、便秘、腹泻等并发症的发生。

5）功能锻炼：①为防止肌肉萎缩和关节僵直，应改善并促进肢体的血液循环，并进行肌肉按摩。②可做下肢关节的内收外展运动，踝关节的背伸、跖屈和旋转活动。练习手指的伸、屈、握拳、捏、握等动作，肢体挛缩的患者在做被动活动时，禁忌粗暴，以免造成与挛缩相对抗方向的运动，引起骨折或软组织损伤。

知识点10：脊柱骨折的健康指导　　　　　　　　副高：掌握　　正高：掌握

（1）加强腰背肌肌肉锻炼，术后4~6周可协助患者离床活动。

（2）嘱患者勿弯腰，逐步增加运动量，给予腰围保护。

（3）截瘫恢复为慢性过程，帮助患者建立信心。

（4）加强营养，增强机体抵抗力。

（5）定期复查，出现不适随时就诊。

知识点11：脊髓损伤的概念　　　　　　　　　　副高：掌握　　正高：掌握

脊髓损伤是脊柱骨折或脱位直接导致的后果，好发部位为中下段颈椎和胸腰交界部。脊髓损伤的程度取决于椎体受伤移位压迫的情况。当椎体骨折脱位或附件骨折时，移位的椎体、碎骨片、椎间盘等组织突入椎管，可直接压迫脊髓或马尾神经，引起局部水肿和缺血变性等改变。损伤可造成不完全瘫痪或完全性瘫痪。

知识点 12：脊髓损伤的病因及发病机制　　　　副高：掌握　正高：掌握

间接暴力损伤是导致脊髓损伤的最主要的原因，脊髓损伤可以是继发于脊柱的骨折脱位，也可以是无骨折脱位型脊髓损伤。外来的暴力并不直接作用于脊髓，而是通过严重的暴力作用于脊柱，导致脊柱脱位或无骨折脱位的损伤，间接作用于脊髓导致损伤。根据发病机制分为原发性脊髓损伤和继发性脊髓损伤两种。

知识点 13：脊髓损伤的病理生理　　　　副高：掌握　正高：熟练掌握

（1）脊髓震荡：与脑震荡相似，脊髓受到强烈震动，脊髓仍保持完整，组织形态学上无病理改变，只是出现暂时性的功能障碍，短时即可恢复，是最轻的一种脊髓损伤。

（2）脊髓挫伤：外观似完整，但内部有不同程度的改变，轻者点状出血、轻度水肿，重者大出血、细胞破坏、神经传导纤维断裂等，可引起脊髓软化或瘢痕形成。

（3）脊髓受压：骨折脱位，移位的椎骨、碎骨片、破碎的椎间盘、血肿及黄韧带都可突入椎管或直接压迫脊髓，引起脊髓的改变，及时去除压迫，脊髓功能有可能恢复，若压迫时间过久，脊髓变性、软化坏死，不易恢复。

（4）脊髓断裂：损伤重，脊髓的连续性中断，可为不完全断裂和完全断裂，前者常伴有挫伤，称为脊髓挫裂伤。脊髓断裂恢复无望。

（5）马尾神经损伤：第 2 腰椎以下脊椎骨折脱位可导致马尾神经损伤，受伤平面以下弛缓性瘫痪，马尾神经很少发生完全断裂。

知识点 14：脊髓损伤的临床表现　　　　副高：掌握　正高：熟练掌握

因脊髓损伤平面不同，临床症状也不相同。常会出现损伤平面以下的运动、感觉和括约肌功能障碍，损伤部位疼痛，骨折部位椎体、棘突压痛及局部肿胀，严重骨折或脱位后伴后凸畸形，最终导致截瘫或四肢瘫痪。

（1）脊髓震荡：损伤后短暂的功能障碍，表现为弛缓性瘫痪，损伤平面以下的感觉、运动、反射及括约肌功能丧失，数分、数小时或稍长时间感觉和运动功能逐渐恢复，不留后遗症。

（2）脊髓挫伤和脊髓受压：伤后出现损伤平面以下的感觉、运动、反射及括约肌功能部分或完全丧失，可以是单侧，也可双侧，双侧多在同一平面。预后取决于脊髓损伤的程度、受压解除的时间。2~4 周逐渐演变为痉挛性瘫痪，肌张力增高、腱反射亢进，出现病理性锥体束征。胸段脊髓损伤表现为截瘫，颈段损伤表现为四肢瘫，上颈段损伤表现为四肢痉挛性瘫痪，下颈段损伤表现为上肢弛缓性瘫痪，下肢为痉挛性瘫痪。

（3）脊髓半切征：损伤平面以下同侧肢体的运动和深感觉丧失，对侧肢体的痛觉和温度觉丧失。

（4）脊髓断裂：损伤平面以下的感觉、运动、反射和括约肌功能完全丧失。

（5）脊髓圆锥损伤：成人脊髓终止于第 1 腰椎体的下缘，当第 1 腰椎骨折损伤脊髓圆锥，表现为会阴部皮肤鞍状感觉消失、括约肌功能及性功能障碍，双下肢的感觉和运动功能保持正常。

（6）马尾神经损伤：表现为损伤平面以下弛缓性瘫痪，有感觉及运动功能障碍及括约肌功能丧失，肌张力降低，腱反射消失。

知识点 15：脊髓损伤的辅助检查　　　　　　副高：掌握　　正高：熟练掌握

（1）实验室检查：除检查血、尿、便常规外，要进行血、尿的生化检查，包括血 pH 值、钾、钠、氯、磷、尿素氮、磷酸酶、动脉血氧分压和二氧化碳分压等。

（2）X 线检查：尽早拍 X 线片，包括整个脊柱的正、侧位，必要时拍斜位片，观察骨折、脱位及移位情况。脊髓造影经颅底穿刺，注入造影剂，观察造影剂下流是否受阻。可发现骨折、脱位、脊柱成角畸形、突入椎骨内的骨片、椎间隙变窄、脊椎附件骨折等。

（3）CT 检查：可显示脊柱损伤节段骨质结构变化，特别是对椎体压缩程度、椎弓骨折及碎骨片的位置、脊椎关节突交锁均可清楚显示。

（4）脊柱 MRI 检查：是目前诊断脊髓损伤最理想的方法。可从多方位准确、敏感、直观地判断脊髓损伤的程度和类型。可观察脊髓外形、脊髓信号强度、脊髓损伤的范围、脊椎骨质结构、周围韧带软组织包括椎间盘损伤情况等。

（5）体感诱发电位（SEP）：可测定脊髓传导功能是否正常，对脊髓病变的定位、脊髓损伤评估及脊髓功能预后有指导意义。

知识点 16：脊髓损伤的治疗要点　　　　　　副高：掌握　　正高：熟练掌握

脊髓损伤患者必须及时治疗，早期正确的治疗直接关系到患者的生命安全和脊柱脊髓功能的恢复程度，常见的治疗方法包括手术治疗和非手术治疗。

（1）手术治疗：主要针对伴有神经功能损害和脊柱失稳的病例，但无法恢复损伤脊髓的功能。手术原则包括复位、神经组织减压和受损节段的固定。

（2）非手术治疗：伤后 6 小时是关键期，24 小时内为急性期，应遵循 ABC 抢救原则，即维持呼吸道通畅、恢复通气、维持血液循环稳定。目前常用的非手术治疗方法有以下几种。

1）心理治疗：帮助患者了解病情，增加信心，避免或减轻患者的心理创伤。

2）卧床休息、颈椎 Glisson 枕颌带牵引、颅骨牵引法、局部按摩、功能锻炼等。

3）药物治疗及高压氧治疗：大剂量的甲泼尼龙伤后 8 小时冲击疗法，有减轻脊髓损伤的作用。能上调抗炎细胞因子的释放，减轻氧化应激反应，提高神经细胞的存活度。①脱水药：治疗脊髓水肿，常用的有甘露醇、呋塞米。②改善微循环药物：调整微循环，改善脊髓内部的微环境，促进受压脊髓的血液供应。③神经营养药物：可促进轴突再生，保护神经细胞，促进脊髓修复，常用的有维生素 B_{12} 等。

4）及早进行并发症的防治：伤后早期开始肢体被动活动和补钙，以促进血液循环，预防关节僵硬，挛缩及骨质疏松，维持肌肉长度，促进康复。对于急性颈椎、颈髓损伤并发MODS，消除诱因并对可能发生或已发生功能不全的器官进行有效的功能支持，才能降低脊髓损伤后 MODS 的发生率、病死率。

知识点 17：脊髓损伤的护理评估　　　　　　副高：掌握　正高：熟练掌握

（1）健康史：了解患者受伤的时间、原因和部位，受伤时的体位、症状和体征，搬运方式、现场及急诊室急救情况；有无昏迷和其他部位复合伤等；评估患者既往健康状况，有无脊柱受伤或手术史，近期是否因其他疾病而服用激素类药物，以及应用的剂量、时间和疗程。

（2）身体状况：评估脊柱受伤部位有无肿胀、畸形、疼痛，以及有无开放性伤口、脊髓组织外漏或脑脊液漏；评估患者有无疼痛、压痛、畸形，以及有无运动功能障碍、尿失禁、尿潴留、便失禁或便秘，患者有无休克、呼吸困难和生命体征的变化。

（3）心理-社会状况：评估患者和家属对疾病的心理承受能力，以及对相关康复知识的认知和需求程度。

知识点 18：脊髓损伤的护理诊断　　　　　　副高：掌握　正高：熟练掌握

（1）疼痛：与外伤有关。
（2）低效性呼吸形态：与脊髓损伤、呼吸肌无力、呼吸道分泌物潴留有关。
（3）体温过高或体温过低：与脊髓损伤、自主神经功能紊乱有关。
（4）尿潴留：与脊髓损伤，逼尿肌无力有关。
（5）便秘：与脊髓神经损伤、液体摄入不足、饮食和活动受限有关。
（6）有皮肤完整性受损的危险：与肢体感觉及活动障碍有关。
（7）体象紊乱：与受伤后躯体运动障碍或肢体萎缩变形有关。
（8）自主清理呼吸道无效：与神经麻痹导致气体交换受损有关。
（9）恐惧：与担心疾病可能导致残疾有关。
（10）潜在并发症：压疮、便秘、泌尿系统感染、肺部感染等。

知识点 19：脊髓损伤的护理措施　　　　　　副高：熟练掌握　正高：熟练掌握

参见"脊柱骨折的护理措施"。

知识点 20：脊髓损伤的健康指导　　　　　　副高：掌握　正高：掌握

（1）预防并治疗压疮、尿潴留、肺部感染及泌尿系统感染等并发症，维持正常的胃肠道和心肺功能，通过向心按摩、抬高患肢和电刺激等改善瘫痪肢体的静脉回流，以维持肢体的有效循环，避免发生血栓性静脉炎。

（2）增加饮水量，保持尿液通畅，控制泌尿系统感染，防止尿路结石发生。

（3）截瘫恢复为慢性过程，帮助患者建立康复的信心，强化心理治疗，消除悲观急躁的情绪，鼓励患者增强战胜疾病的信心和决心。

（4）饮食要定时、定量，多食含纤维素较多的食物如蔬菜和水果，刺激肠蠕动，促进排便。忌吃辛辣、刺激性食物。多饮水，防止粪便干燥。

（5）长期卧床或坐轮椅的患者保持床铺平整、柔软、清洁干燥，无皱褶，无渣屑，患者舒适。注意皮肤清洁及干燥，每日用温水清洁皮肤 2 次。

（6）定期复查，不适就诊。

第三节　骨盆骨折

知识点 1：骨盆骨折的概念	副高：掌握　正高：熟练掌握

在躯干骨损伤中，骨盆骨折的发生率仅次于脊柱损伤，常合并静脉丛和动脉大量出血以及盆腔内脏器的损伤。

知识点 2：骨盆骨折的病因及发病机制	副高：掌握　正高：熟练掌握

（1）直接暴力：是引起骨盆骨折的主要原因，如交通事故、砸伤及高处坠落等。也可以因肌肉强力收缩引起髂前上棘、髂前下棘、坐骨结节等处骨折。

（2）应力暴力：应力暴力作用于骨盆侧方，先使前环薄弱处耻骨上下支发生骨折，应力继续，使髂骨翼向内（或内翻），在后环骶髂关节或邻近发生骨折或脱位。侧方的应力使骨盆向对侧挤压并变形；当暴力作用于骨盆后方，使髂骨翼向外翻，先使前环耻、坐骨支骨折或耻骨联合分离，应力继续，髂骨继续向外翻，使骶髂关节或邻近组织发生损伤，骨盆环变形使伤侧髂骨翼向内翻或扭转，与对侧半骨盆分开。

知识点 3：骨盆骨折的分型	副高：掌握　正高：熟练掌握

骨盆骨折应根据损伤的暴力机制（侧方暴力、前后方暴力、垂直方向暴力及混合暴力）、骨折的部位和稳定性进行分型。

（1）按照损伤暴力：Young-Burgess 分型，可分为前后挤压型（APC）、侧方挤压型（LC）、垂直剪力损伤（VS）、混合暴力损伤（CM）。

（2）按骨盆环的稳定性：AO 分类，可分为稳定型（A 型）、旋转不稳定型（B 型）、垂直不稳定型（C 型）；根据严重性程度再将每一型分成 3 个亚型（1 亚型、2 亚型、3 亚型），每个亚型还可再分成 3 个更小的亚型，也用数字表示。

（3）骶骨骨折 Dennis 分型：根据骶骨解剖将骶骨分为 3 个区。Ⅰ区，骶骨翼骨折；Ⅱ区，骶孔骨折；Ⅲ区，骶管骨折。

知识点4：骨盆骨折的临床表现　　　　　　　　　　副高：掌握　正高：熟练掌握

（1）症状：患者髋部肿胀、疼痛，不敢坐起或站立。大出血或严重内脏损伤者可有面色苍白、出冷汗、脉搏细数、烦躁不安等低血压和休克早期表现。①稳定性骨折：主要表现为局部疼痛，活动时加重，如髂前上棘撕脱骨折、坐骨结节撕脱骨折。②不稳定性骨折：常有耻骨联合分离、耻骨支骨折移位、骨骶髂关节骨折脱位、骶骨骨折移位；局部淤血、压痛，肢体不等长，翻身困难，活动受限。

（2）体征

1）骨盆分离试验与挤压试验阳性：患者呈仰卧位，检查者双手交叉轻轻推开两髂嵴，两骶髂关节的关节面紧贴，而骨折的骨盆前环产生分离，如出现疼痛即为骨盆分离试验阳性。检查者用双手挤压患者的两侧髂嵴，伤处出现疼痛为骨盆挤压试验阳性。在做上述两项检查时偶尔会感到骨擦音。

2）肢体长度不对称：用皮尺测量胸骨剑突与两髂前上棘之间的距离，骨盆骨折向上移位的一侧长度较短。也可测量脐孔与两侧内踝尖端的距离。

3）会阴部瘀斑：是耻骨和坐骨骨折的特有体征。

知识点5：骨盆骨折的辅助检查　　　　　　　　　　副高：掌握　正高：熟练掌握

（1）实验室检查：可表现为血红蛋白降低，白细胞计数增多，血生化异常。

（2）影像学检查

1）X 线片：为常规检查方式，包括骨盆前后位、入口位和出口位 3 种类型，有时还可加摄骶髂关节切线位。骨盆入口位 X 线片能显示真正的骨盆环上口，对骨盆环形结构的完整性诊断有重要意义；而骨盆出口位 X 线片可清晰显示全部骶骨平面，对于判断骶骨骨折及神经损伤有重要意义。

2）CT：可准确地反映骨盆情况，尤其对于骨后方骨与韧带结构损伤的诊断，CT 三维成像技术可通过三维立体的模式直观显现复杂骨折的类型和移动方向。

3）MRI：不是必检项目，因骨盆骨折常合并严重软组织损伤，造成的大面积血肿会影响 MRI 检查对于软组织损伤情况的判断。

（3）其他检查

1）血管造影：盆腔大出血时做血管造影，可明确血管损伤情况，并可根据造影结果进行血管栓塞治疗。

2）尿路造影：可明确膀胱及尿道损伤情况。

知识点6：骨盆骨折的治疗要点　　副高：掌握　正高：熟练掌握

稳定性骨折多为单处简单骨折，通常采取非手术治疗。而不稳定型骨折，可能造成大量失血，同时常合并有脏器损伤，病情凶险，因此治疗的关键是及时进行急救处理，稳定骨盆骨折，控制出血，液体复苏，高级创伤生命支持等。即先处理休克和各种危及生命的并发症，再处理骨折。

（1）非手术治疗

1）卧床休息：骨盆边缘性骨折、骶尾骨骨折和骨盆环单处骨折时无移位，卧床休息3~4周或至症状缓解。骨盆环单处骨折患者为减轻疼痛可用多头带作骨盆环形固定。

2）牵引：单纯性耻骨联合分离且较轻者可用骨盆兜带悬吊固定，由于治疗时间较长，目前大都主张手术治疗。

（2）手术治疗：对骨盆环双处骨折伴骨盆变形者，主张手术复位及内固定，再加上外固定支架。

1）外固定技术治疗：是常用方法，常作为骨盆骨折的临时固定，但不是最终的固定方法。适用于多发创伤患者的早期固定，可稳定骨盆并减轻疼痛。

2）内固定技术治疗：是治疗不稳定骨盆骨折的主要选择。可实现骨盆骨折的解剖复位和坚强固定，在生物力学上比外固定更稳定，避免了外固定架给患者生活带来的不便。类型包括微创闭合复位内固定和切开复位内固定，微创闭合复位内固定包括闭合复位耻骨支螺钉、耻骨联合螺钉、骶髂螺钉、前环经皮内固定支架固定等。切开复位内固定适用于闭合复位不满意患者，合并神经损伤需手术探查以及陈旧性骨盆骨折等患者，主要方式为切开复位骨折钢板螺钉固定。

知识点7：骨盆骨折的护理评估　　副高：掌握　正高：熟练掌握

（1）健康史：了解患者有无骨盆部位遭受高能量外伤史。了解患者有无各种基础疾病及药物过敏史。

（2）身体状况：评估疼痛的部位、性质、程度；评估患者的意识、生命体征（特别是血压）等情况；观察局部肿胀程度、肢端感觉、活动、血运变化。

（3）心理-社会状况：评估患者及家属的心理状况，对疾病的认识需求程度及心理承受能力。

知识点8：骨盆骨折的护理诊断　　副高：掌握　正高：熟练掌握

（1）组织灌注量不足：与骨盆损伤、出血有关。

（2）潜在并发症：出血性休克、膀胱损伤、尿道损伤、直肠损伤或神经损伤等。

知识点9：骨盆骨折的护理措施　　　　　　　　　副高：熟练掌握　　正高：熟练掌握

（1）急救护理

1）迅速在上肢或颈部建立2条静脉通路，及时输血、输液，必要时应行静脉切开，可快速、有效地补充液体。

2）尽量减少搬动。必须搬动时，为避免增加出血及加重休克，应将患者置于平板担架上，3~4人动作协调一致且平缓搬运。

3）患者并发休克时，会出现不同程度的低氧血症，应及时给予面罩吸氧，改善缺氧。

4）加强生命体征、中心静脉压和尿量的监测，必要时检测中心静脉压、血红蛋白、红细胞计数和血细胞比容等各项指标，以确定是否有休克及其程度。如出血量达到1000ml以上时，可能合并有腹腔脏器损伤出血；合并髂内、外动脉或股动脉损伤时，可引起盆腔内更严重出血，甚至因失血过多而死亡。应迅速高流量给氧、快速补液输血、保暖、提高室温。

5）迅速进行有效的止血、镇痛，这是抢救的关键。骨盆骨折的患者常出现失血性休克，应及时对骨折部位进行复位固定，防止血管加重损伤，减轻疼痛。

6）合并伤的观察与护理

腹膜后血肿护理：观察有无腹痛、腹胀、呕吐、肠鸣音及腹膜刺激征，并定时测量腹围，以判断是否合并有腹膜后血肿、腹腔脏器损伤和膀胱损伤。如有腹膜后血肿，不仅可造成失血性休克，还可引起麻痹性肠梗阻；严重创伤时可合并腹腔脏器损伤，出现腹腔内出血，表现为腹痛、腹肌紧张，腹腔穿刺抽出不凝血；膀胱破裂时，可表现为腹痛明显，并有明显的腹肌紧张、压痛、反跳痛，腹腔可抽出血性尿液。如在病情稳定后，患者又出现腹胀、腹痛等症状，多为腹腔内血肿刺激引起肠麻痹或神经紊乱所致，应给予禁食、肛管排气、胃肠减压等处理来缓解症状，同时还应密切观察病情变化。

膀胱、尿道损伤护理：观察患者有无血尿、排尿困难或少尿、无尿，以判断其膀胱、尿道损伤情况。若膀胱颈部或后壁破裂，尿液流入腹膜腔，会有明显的腹膜刺激征，导尿时无尿液流出；若发生尿道断裂情况，患者常表现为尿道出血、排尿障碍和疼痛等。应妥善固定导尿管，防止脱落。导尿管和尿袋应低于身体，每天更换尿袋，每周更换导尿管，以防感染。保持导尿管引流通畅，每日用250~500ml生理盐水进行膀胱冲洗1~2次，防止血块和分泌物堵塞尿管。鼓励患者多饮水，利于尿液排出。尿道不完全撕裂时，留置导尿管2周并妥善固定；行膀胱造口患者需保持引流管通畅，防止扭曲或折叠。造口管一般留置1~2周，拔管前先夹管，观察能否自行排尿，如排尿困难或切口处有漏尿则延期拔管。

会阴损伤护理：每天用温水擦洗会阴部，并每天2次用聚维酮碘（活力碘）棉球消毒尿道外口。会阴部软组织有开放性损伤的患者，在分泌物多时，可用0.5%聚维酮碘（PVP-Ⅰ）冲洗擦干，及时更换敷料。

直肠肛门损伤护理：检查肛门有无疼痛、触痛、出血，必要时做肛门指诊，以确定直肠损伤的部位。患者应严格禁食，并遵医嘱应用抗生素预防感染。若行结肠造口术，应保持造口周围皮肤清洁干燥，观察有无局部感染征象。

神经损伤护理：注意有无会阴区、下肢麻木和运动障碍，判断有无腰骶和坐骨神经损伤。应及早鼓励并指导患者做肌肉锻炼，定时按摩、理疗，促进局部血液循环，防止失用性肌萎缩；对有足下垂的患者穿"丁"字鞋或应用衬垫支撑，保持踝关节功能位，防止跟腱挛缩畸形。同时，辅以神经营养药物以促进神经恢复。

（2）术前护理

1）体位护理：不影响骨盆环完整的骨折，取侧卧与仰卧交替，侧卧时健侧在下，严禁坐立。影响骨盆环完整的骨折，伤后应平卧硬板床，并减少搬动。必须搬动时由多人平托，以免引起疼痛、增加出血。尽量使用气垫床。

2）心理护理：因患者伤势较重，易产生恐惧心理。应给予心理支持，并以娴熟的抢救技术控制病情发展，减少患者的恐惧。

3）饮食护理：术前加强饮食营养，宜食用高蛋白、高维生素、高钙、高铁、粗纤维和果胶成分丰富的易消化食物，以补充失血过多导致的营养失调。根据受伤程度决定膳食种类，若合并直肠损伤或腹胀腹痛，应酌情禁食。必要时静脉高营养治疗。

4）指导床上大小便：使用便盆时不可随意抬高床头或取坐位，两人抬臀后在患者腰骶部垫以 5cm 厚软枕，再放置便盆。

5）常规准备：患者病情稳定后，根据骨盆损伤的部位，制定合适的手术方案。术前准备充足的血，会阴区备皮、常规禁食禁饮，术前晚给予 0.1%~0.2% 肥皂水 500ml 进行不保留灌肠，以清洁肠道，促进肠蠕动。有效预防术后便秘、肠梗阻的发生。手术日准备一张有牵引架的病床，利于患者术后功能锻炼。床边备齐监护仪、吸引器、氧气等抢救物品。

（3）术后护理

1）生命体征观察：术后切口用腹带加压包扎48小时，严密观察生命体征变化，及时记录，床边使用多功能监护仪监护，每30分钟监测1次血压、脉搏、氧饱和度，正确记录引流量，及时观察切口敷料有无渗血、渗液，如患者早期出现烦躁、打哈欠、出汗、脉搏快速、尿量减少等血容量不足症状，或切口大量渗血、每小时引流量 >100ml 等情况及时汇报医师，警惕低血容量性休克发生。

2）切口观察：观察切口敷料情况，保持敷料清洁干燥，若有渗血、渗液情况，应及时更换，以防感染。观察患肢的血液循环情况。妥善固定引流管，防止扭曲、折叠、脱落，保持负压引流瓶适当负压，以便及时引流出切口积血，密切观察引流液的颜色、量和性状，并做好记录。

3）体位护理：术后取平卧位，双下肢抬高30°，外展中立位，皮牵引制动，防止患肢外旋内收，小腿处垫一软枕，有利于患肢肿胀消退。尽量减少大幅度搬动患者，防止内固定断裂、脱落。

4）预防腹胀：术后当天禁食，第2天开始进半流质饮食，少量多餐，避免胀气和不消化食物，注意观察肛门排气及肠鸣音、有无腹胀加重情况，协助左、右侧卧位，每2小时更换1次，并予腹部顺时针按摩，每次10分钟，2次/日，促进肠蠕动。

5）并发症的观察与处理

压疮：使用气垫床，适当减少翻身次数，翻身前向患者做好充分解释，动作轻、柔、稳，指导深呼吸放松肌肉，采用平卧位与健侧卧位交替卧位，为防止骨折处受压应避免患侧卧位，每2~3小时更换1次。对于骨盆环不稳定患者，可采用抬臀法，即在患者的髋部垫上90cm×45cm浴巾，护士各站病床两侧抓住浴巾四角，一致用力托起臀部，使身体略离床面后垫上38cm×48cm凉液垫，每2~3小时更换1次，按摩骶尾部皮肤，既可缓解局部皮肤受压，又避免了受压皮肤受温热潮湿的刺激。

便秘：鼓励患者多饮水，2000~3000ml/d，多进食含粗纤维丰富的蔬菜、水果；经常按摩腹部，促进肠蠕动，必要时服用缓泻药，利于排便。术前必须排除肠道内淤积的大便，以利手术操作，减轻术后腹胀。

神经损伤：术后需注意观察患肢有无麻木及足背伸活动情况。一旦损伤可给予穿丁字鞋固定，患肢摆放中立位，防止外旋造成腓总神经受压迫。膝部给予垫软枕，使膝关节屈曲在60°以上，避免对损伤神经的过度牵拉。早期指导患者做足背伸，跖屈功能锻炼，口服或肌内注射甲钴胺营养神经。

深静脉血栓形成：①抬高患肢30°，以利于静脉血液回流。②每日测量比较腿周长，观察患肢肿胀、疼痛程度、皮肤颜色、温度、感觉及肢端动脉搏动情况，术后早期指导患者做踝关节背伸和屈曲运动，以及股四头肌的静止性收缩锻炼，定时按摩小腿肌肉及足部。③使用充气式下肢静脉泵治疗，2次/日，每次30分钟，以清除静脉向的淤滞。④下肢静脉血栓形成高风险患者术前3天及术后7天内可予低分子肝素针0.4ml皮下注射，1次/日，并加强出凝血时间、凝血酶原时间监测。观察有无突然呼吸困难、胸痛、咳嗽等症状，警惕肺栓塞的发生。⑤静脉血栓形成早期，予积极改善微循环、溶栓、活血治疗，症状可好转。

6）功能锻炼

早期（术后第1周）：24小时开始指导患者进行股四头肌等长收缩锻炼、踝关节跖屈背伸锻炼，以促进患肢血液循环，减轻肌肉萎缩，预防深静脉血栓形成。

活动适应期（术后第2周）：利用牵引架进行床上髋、膝关节屈伸活动锻炼，也可采用下肢功能锻炼器（CPM）进行持续被动关节活动，以利骨折的修复。应根据术中情况及个体差异指导患者适量进行锻炼，同时配合股四头肌的等长收缩锻炼及抬臀练习。

主动锻炼期（术后第6周）：嘱患者出院后应继续逐步加强功能锻炼。X线复查时若骨折线模糊，嘱其继续加大功能锻炼的强度，进行屈髋、外展肌群的锻炼，并逐渐加大外展活动度。协助患者坐卧，进行双髋、关节屈曲、膝关节屈伸锻炼。

下床期（术后第8~10周）：X线复查时若骨折线进一步模糊，应指导患者扶双拐行走，遵循避免负重部分全部负重、循序渐进的原则。避免或减少骨关节炎和股骨头坏死等并发症的发生。

知识点10：骨盆骨折的健康指导　　　　　　　　　　　副高：掌握　　正高：掌握

（1）加强交通事故预防的宣传，户外活动应注意安全。

（2）加强对高空作业及井下作业人员的宣教，注意施工的安全性和规范性操作，减少危险的发生。

（3）在现场抢救及搬运患者时，应注意对局部的保护，给予妥善固定，以免加重创伤。

（4）向患者宣教医疗常识，解释自我护理的意义，消除过分依赖的心理，极大程度地调动患者的主观能动性，恢复自理能力。给予患者详细而具体的如吃饭、洗脸、刷牙等自理指导。

（5）遵医嘱继续合理用药；定期复诊，不适随诊。

（6）合理安排饮食，补足营养，提高体质，促进骨折愈合。

（7）继续功能锻炼，预防肌肉萎缩和关节僵直。未影响骨盆环完整的骨折早期可在床上做上肢伸展运动及下肢肌肉收缩活动；1周后可进行半卧位及坐立练习，同时做髋关节、膝关节的伸屈运动；4~6周后下床站立并缓慢行走，逐日加大活动量，然后再练习正常行走及下蹲。影响骨盆环完整的骨折伤后无并发症者卧硬板床，同时进行上肢锻炼；2周后开始练习半卧位，并进行下肢肌肉收缩的锻炼，以保持肌力，预防关节僵硬；3周后在床上进行髋关节、膝关节的锻炼，由被动锻炼逐渐过渡到主动锻炼；6~8周拆除牵引固定，扶拐行走；12周后逐渐弃拐行走。

（8）出院后1个月、3个月复查，检查内固定有无移位及骨折愈合等情况。

第四节　膝关节半月板损伤

| 知识点1：膝关节半月板损伤的概念 | 副高：掌握　正高：熟练掌握 |

膝关节半月板损伤是膝常见的损伤，是指外伤、退变等原因造成半月板撕裂、破损而产生的一系列临床症状。由于年龄、职业和运动情况不同，半月板损伤的特点和类型也各有差别。运动员、舞蹈演员、青年人发病率较高。

| 知识点2：膝关节半月板损伤的病因及发病机制 | 副高：掌握　正高：熟练掌握 |

半月板损伤包括两种病理基础，即外伤性和退变性。外伤性损伤是由于载荷大于半月板承受力和关节处于部分屈曲位时遭受旋转性外力所致。退变性半月板撕裂被认为是生理载荷作用于退变的半月板所致。

| 知识点3：膝关节半月板损伤的临床表现 | 副高：掌握　正高：熟练掌握 |

（1）症状：患者多有明确的外伤史，主要表现为急性期膝关节肿痛，活动受限，膝交锁时不能自行解锁；慢性期膝关节不稳，无力、"打软腿"及关节交锁。在关节活动时有弹响，偶尔伴有疼痛发生关节交锁时能自行解锁，股四头肌萎缩。

（2）体征：伤侧半月板所在关节间隙压痛明显。麦氏征（McMurray征）检查：将小腿外展、外旋或内收、内旋，再缓慢伸膝时，损伤侧半月板有弹响和痛感。

知识点4：膝关节半月板损伤的辅助检查　　　　　副高：掌握　正高：熟练掌握

（1）X线片：包括膝关节前后位、负重的前后位和侧位片，可观察膝关节间隙情况，用于鉴别诊断，排除膝关节周围骨折损伤，也能显示退行性改变、骨软骨缺损、半月板钙化或钙化的游离体等。外侧盘状半月板可看到患侧关节间隙增大，股骨髁变平。

（2）MRI：可显示半月板内部实质结构，是目前诊断价值最高的影像学检查方法，现已广泛应用。据MRI所出现的信号不同，Stroller将半月板损伤分为4级：0级是正常的半月板形态规则，表现为均匀一致的低信号；Ⅰ级指半月板内部出现局灶性的类圆形信号增高影，未达半月板表面，组织学表现为半月板内局限性早期黏液样变性，多代表退行性改变；Ⅱ级指半月板内部出现线形的中等信号增高影，可延伸至半月板的关节囊缘，未达半月板表面，是Ⅰ级信号改变的延续，也代表退行性改变；Ⅲ级指半月板内的高信号达到半月板的关节面，通常代表半月板撕裂。

（3）超声检查：可评价半月板的完整性，其外凸程度提示相应的损伤。

（4）关节镜检查：是半月板损伤诊断的金标准，可动态地检查半月板损伤部位、形态、性质进行综合判断，也是目前最理想的治疗手段。

（5）关节积液检查：膝关节穿刺抽液是关节积液的确定性检查。膝关节可能存在感染时需行关节穿刺抽液，对于迅速产生大量关节积液的患者，关节穿刺抽液也可能有助于排除关节积血。单纯半月板撕裂如有关节积血，应怀疑合并前交叉韧带撕裂或关节内骨折，穿刺液中存在脂肪小球提示可能骨折。

知识点5：膝关节半月板损伤的治疗要点　　　　　副高：掌握　正高：熟练掌握

早期诊治可避免加重半月板损伤，治疗关键是恢复半月板的完整性及稳定性。主要以手术治疗为主，半月板手术处理前，必须通过关节镜检查明确半月板损伤的部位、类型等情况，判断是否能够进行半月板修复，手术主要采取关节镜下半月板缝合、关节镜下半月板成形、半月板移植等方式，术后的积极康复训练也是最终恢复效果的决定性因素之一。

（1）非手术治疗：局部冷疗，石膏托或膝关节固定器固定。对于膝关节疼痛、肿胀明显的患者，可外用消炎镇痛凝胶或者膏药、口服消炎镇痛药、消肿镇痛及营养软骨的药物进行对症治疗。

（2）手术治疗：如半月板损伤严重，有固定位置的剧烈疼痛，伴关节交锁、活动受限等症状时应尽早于医院就诊。根据关节镜下半月板损伤的具体情况选择手术方式：关节镜下半月板缝合、半月板部分切除、半月板次全切除或者半月板切除等。

目前，很多关节镜下的半月板手术，都可通过日间手术进行，对于半月板缝合术及半月板移植术后的治疗，为避免术后感染，可能会预防性使用抗生素。但一般的半月板成形手术不建议术后滥用抗生素。同时建议患者穿弹力袜，防止术后血栓形成的可能。

1）半月板缝合术：可最大可能地保留损伤半月板的结构与功能，术后需要支具保护，康复过程较半月板成形术缓慢。根据半月板撕裂的类型、位置、质地、是否稳定等因素确定是否进行缝合。

2）半月板成形术：主要包括关节镜下半月板的部分切除、次全切或者半月板切除，术中根据半月板的具体损伤情况，切除损伤的、无法缝合的损伤半月板组织，导致骨关节炎的发生风险较半月板缝合术高。

3）半月板置换术：适合半月板毁损性损伤，或者曾进行半月板全切除或次全切除半月板的整体环状结构消失的患者，一般要求患者年龄低于 50 岁且活动量需求比较大的患者，同时患膝软骨良好、关节稳定、下肢力线正常，如果出现患侧膝关节间隙疼痛，可考虑进行半月板移植手术。

知识点 6：膝关节半月板损伤的护理诊断　　　　　副高：掌握　　正高：熟练掌握

（1）自理缺陷：与急性期需绝对卧床休息有关。
（2）疼痛：与出血、肿胀、运动有关。
（3）膝关节交锁：与半月板损伤、关节内游离体、滑膜病变有关。
（4）潜在并发症：股四头肌萎缩。

知识点 7：膝关节半月板损伤的护理措施　　　　　副高：熟练掌握　　正高：熟练掌握

（1）术前护理
1）心理护理：向患者介绍手术的方法、优点、半月板的结构和功能，以及手术的具体操作，让患者了解手术的基本过程，以解除其心理压力，消除顾虑、恐惧和不安情绪，增强治疗信心，积极配合手术治疗。

2）术前准备：按术前常规护理，检查患肢的皮肤情况，皮肤如有破损、疖肿、毛囊炎等均不能手术。糖尿病患者在做饮食指导并控制血糖后再手术。术前密切观察各项生命体征。

3）功能锻炼：详细介绍练习股四头肌力量的方法、时间和次数，并教会患者，为患者术后功能恢复打下良好基础。

（2）术后护理：按麻醉术后护理常规要求，检查麻醉穿刺处有无渗出，去枕平卧 6 小时。密切观察麻醉反应，观察麻醉平面消失情况，发现异常及时通知医师处理。

1）肢端血供观察：术后用大棉垫加压包扎膝部和股，患肢用软枕抬高 20cm，促进静脉回流、肿胀的吸收。严密观察患肢远端血供、皮肤色泽、温度、肿胀及运动感觉情况，发现异常及时报告医师处理。

2）对症护理：术区行冰袋冷敷，冰袋置于膝关节两侧，2 次/天，每次 30 分钟，因冷敷能够使局部血管收缩，并使痛觉神经末梢的敏感性降低。疼痛剧烈者可遵医嘱给镇痛药。

3）切口护理：保持切口敷料清洁干燥，如有渗血、渗液，应在无菌操作下及时换药。如术后关节肿胀明显，进行关节腔穿刺，换药后用弹力绷带包扎患膝，术后第 3 天停用。严密观察患者体温情况，手术1~2天如体温>38.5℃，切口处有针刺样痛，及时告知医师处理。

4）并发症的护理：①关节积液。因操作粗暴、止血不彻底或术后下地负重活动太早引起。一般通过加强股四头肌抗阻力等张收缩，避免伸屈膝活动，晚负重即可消退。如积液较多，在严格无菌操作下抽出液体后用弹力绷带加压包扎。②关节积血。多见于外侧半月板切除术中损伤膝外下动脉或因膝部包扎过紧、静脉回流受阻引起。未凝固的血可抽出，凝固的血块要切开清除，对损伤的血管结扎止血。③关节感染。一旦感染后果严重，原因可为操作不当或体内有感染灶。处理的方法是早期全身应用抗生素的同时，穿刺排脓，用抗生素溶液冲洗。晚期患者须切开排脓，冲洗干净后用抗生素溶液冲洗，停止关节活动，待感染消退后再开始活动。

知识点8：膝关节半月板损伤的健康指导　　　　　　　　　　副高：掌握　正高：掌握

（1）合理安排作息时间，注意劳逸结合，避免过度劳累引起关节腔内积液。

（2）多食高蛋白（如奶制品、豆制品、肉类等）、高钙（如海产品、奶制品等）、高纤维素（如芹菜、韭菜等）食物，多食水果，多饮水，增强机体抵抗力，促进恢复。

（3）出院2周到门诊复查，以后定期门诊复查至术后2个月。

（4）指导患者进行股四头肌锻炼。在条件允许的情况下，指导患者从患肢不负重到完全负重的行走运动。教会患者拐杖及助步器的使用。加强膝关节本体感觉训练，如闭眼单脚站立。

第三十一章　关节置换术患者的护理

第一节　人工髋关节置换术

人工髋关节由人工髋臼和人工股骨头组成。人工髋关节置换术就是利用生物相容性与机械性能良好的人工材料，将病损的人体股骨头或股骨头和髋臼进行置换。人工髋关节置换现已成为治疗髋关节骨关节炎、类风湿关节炎、强直性脊柱炎、股骨头坏死等疾病的重要手段。具有解除关节疼痛、保持关节活动度、维持关节稳定性、不影响且能修复肢体长度的优点。人工髋关节置换术的治疗效果已经得到充分的肯定并已经发展成为一种可靠的治疗手段。

适应证：①陈旧性股骨颈骨折不愈合或老年股骨颈骨折头下型愈合困难。②股骨头无菌性坏死晚期。③类风湿关节炎及强直性脊柱炎。④骨性关节炎或退行性关节炎的晚期。⑤先天性髋关节脱位所致髋关节疼痛或腰痛。⑥陈旧性髋关节感染或结核致髋关节畸形和融合。⑦髋关节部位的骨肿瘤。⑧其他非手术治疗失败后为挽救髋关节功能者。

禁忌证：①脑瘫。②局部或全身的活动性感染。③严重骨质疏松。④极度衰弱者。⑤外展肌力丧失。⑥肥胖者。

（1）健康史：了解患者年龄、职业、身高、体重、一般健康状况；有无吸烟或饮酒史；有无糖尿病、高血压、心脏病、脑血管疾病、肺脏疾病、肾脏疾病、皮肤病等伴发疾病；甾体或非甾体药物应用情况。

（2）身体状况：了解行人工髋关节置换的原发疾病，如果是股骨颈骨折，要了解受伤的部位及程度，骨折的时间；如果是髋关节骨病，要了解疾病的性质，髋关节疼痛程度，屈曲、内收、旋转情况，股四头肌肌力，畸形的程度，患肢有无肿胀。评估患者的生命体征是否稳定；患者的营养状况，有无骨质疏松；肢体活动受限程度；全身有无急、慢性感染及心肺功能状况等。

（3）心理-社会状况：评估患者的心理状态及家属对人工髋关节置换术的了解程度，评估患者的家庭及社会支持系统。

知识点5：人工髋关节置换术的护理诊断　　　　　副高：掌握　正高：熟练掌握

（1）焦虑/恐惧：与担心人工全髋关节置换后功能恢复程度和治疗费用有关。

（2）自理能力缺陷：与骨折牵引后活动受限或人工髋关节置换后卧床有关。

（3）体液不足：与人工髋关节置换伤口出血、渗液有关。

（4）疼痛：与骨折、髋关节骨病及术后创伤有关。

（5）有皮肤完整性受损的危险：与长期卧床有关。

（6）便秘：与长期卧床、活动受限、饮食缺乏有关。

（7）知识缺乏：与缺乏人工关节置换和康复锻炼的相关知识有关。

（8）潜在并发症：术后出血、深静脉血栓形成、感染、假体松动、假体脱落。

知识点6：人工髋关节置换术的术前护理措施　　　　副高：熟练掌握　正高：熟练掌握

（1）心理护理：根据患者的不同年龄、文化程度、职业，有针对性地耐心与患者交谈，用适当的语言向患者及家属介绍手术的必要性及术后康复程序，术前应做的准备、注意事项，让患者理解手术的目的、过程及并发症，术中配合和术后注意要点。对有吸烟或饮酒史的患者，应劝其在术前1周停止吸烟或饮酒。经常与患者交流和沟通，打消其思想顾虑，积极配合治疗，树立战胜疾病、早日康复的信心。

（2）饮食护理：调整患者心态，给予合理的饮食指导，根据患者的习惯，与患者及家属一起制订饮食计划，注意饮食的色、香、味及食物的多样性，给予并鼓励患者每日进食高蛋白、高钙、高热量、易消化、富含维生素的食物，以提高患者对手术的耐受力，减少并发症的发生。

（3）排尿、排便护理：每天指导患者或家属对其腹部顺时针按摩数次，每天饮水量应不＜2000ml，多吃蔬菜水果，每天早晚喝1杯蜂蜜水，以利于润滑肠道。告诉患者大、小便器使用方法，排便时患者思想尽量放松，减少病房内人员活动，便秘者可用开塞露润滑肠道或口服缓泻药。

（4）术前准备：①术前1日进行皮肤准备，注意防止损伤皮肤。洗头、理发、剪指（趾）甲、沐浴。②备血，完善各项检查。③为预防感染，术前1~2小时双侧同时行髋关节置换手术的病例在第2侧手术前开始前加用1次抗生素。④进行深呼吸及有效排痰锻炼。术前一日晚用0.1%~0.2%肥皂水灌肠，排空肠腔内粪便，术前12小时起禁食，4小时起禁水。⑤术前指导患者练习床上排尿排便，使用便器，以免术后出现排便、排尿困难，避免粪尿污染引起皮肤破溃或伤口感染；教会患者使用牵引床上的辅助工具，进行床上功能锻炼；

教会患者正确卧床体位及上、下床姿势，教会患者助行器及拐杖的使用方法，防止因体位不当引起人工关节脱位。

知识点7：人工髋关节置换术的术后护理措施　　副高：熟练掌握　正高：熟练掌握

（1）体位护理：术后给予平卧位，患肢保持外展15°~30°中立位，穿"丁"字鞋，以防患肢外旋、内收，防止髋关节脱位。

（2）饮食护理：少食高糖、高胆固醇食物，多食高热量、高蛋白、高维生素食物。尤其老年患者，胃肠功能弱，应遵循高钙、易消化吸收、少食多餐原则，多食膳食纤维，以防便秘。

（3）疼痛护理：重视术后的疼痛控制，采取镇痛措施，可适当应用镇痛药或镇痛泵。

（4）病情观察：①生命体征观察。重视心血管功能变化，使用心电监护仪，持续14~16小时，随时观察血压、脉搏、呼吸变化。如有血压异常、心律失常等情况，报告医师给予处理。②输液观察。根据患者血压、心率、引流量、尿量变化，控制输液速度，以防止急性心力衰竭和肺水肿的发生。③尿量观察。密切观察并记录24小时尿量及尿的颜色变化，必要时记录每小时尿量。④患肢血运观察。术后48小时内密切观察患肢末梢血运。若患肢皮肤发绀、皮温低、足背动脉搏动减弱或消失，应及时处理。术后3~5天拍摄X线片，了解人工关节置换的情况。⑤患肢感觉运动观察。全髋关节置换术能引起坐骨神经、股神经、闭孔神经和腓神经损伤，其中以坐骨神经受损最常见。⑥伤口和引流的观察。手术创口大，术后应充分引流，以免局部血液淤滞。观察引流液的量、色，正常量为50~250ml，色淡红。如伤口敷料渗血或被污染应及时更换，保持切口干燥和清洁。

（5）并发症的预防护理：①预防下肢静脉血栓形成及肺栓塞。深静脉血栓是术后最常见的并发症，在血栓形成和演变过程中，有一部分处于浮游状态，未与血管壁粘连，有可能脱落形成肺栓塞。术后麻醉作用消失后立即鼓励患者做踝、膝关节的被动屈伸活动，深呼吸及咳嗽动作，尽可能早离床活动，可穿加压弹力袜。②预防局部感染。观察切口有无红、肿、热、痛等局部感染症状和功能障碍表现，更换引流瓶时注意无菌操作，伤口血肿形成时通知医师及时处理。如术后体温持续增多，3天后切口疼痛加剧，血常规白细胞计数增多，红细胞沉降率加快。胸部X线显示正常，可考虑切口感染，根据渗出液涂片检查及培养结果，使用敏感抗生素的同时，加强切口换药，必要时行关节穿刺或局部组织培养。③预防髋关节脱位。及早向患者宣教预防髋关节脱位的重要性，使之从思想上提高认识并告之具体注意事项，如患肢不能过度屈曲、内收和内旋。加强防范意识。

（6）功能锻炼：①术后3天内进行早期的功能锻炼，目的是保持关节稳定性和肌肉张力，防止出现关节僵直和肌肉萎缩。进行股四头肌训练，踝关节跖屈、背伸运动，臀肌收缩运动，髌骨推移运动，上肢肌力练习，深呼吸练习。②术后4~7天进行中期功能锻炼，加强肌肉的等张收缩和关节运动。进行直腿抬高运动，屈髋、屈膝运动，抬臀运动，步行练习。③术后第8天开始进行后期功能锻炼，患者疼痛已经减轻或消失，假体周围的肌肉和韧带开始修复，可循序渐进地活动，以离床训练为主。但是非骨水泥型的患者该时期的训练应在术后14天以后或更长时间进行。进行侧卧位外展，卧位到坐位训练，坐位到站位训练，站位到行走训练。

知识点8：人工髋关节置换术的健康指导　　　　　　　　副高：掌握　正高：掌握

（1）体位指导：取平卧或半卧位，3个月内避免侧卧。术后3周内屈髋 <45°。以后根据病情逐渐增加屈髋度，但不可 >90°。遵循"三不"原则：不交叉双腿，不坐矮椅或沙发，不屈膝而坐。

（2）功能锻炼指导：术后第1~2个月使用助行器或双拐，第3个月使用单拐，3个月后弃拐或使用手杖，负重的力量逐渐递增，从开始的20~30kg（不超过自身体重的50%）直到可以完全负重。

（3）日常活动指导：坐位时不前倾，不弯腰拾东西，不穿需要系带的鞋；如厕用坐式便器而不用蹲式便器；避免增加关节负荷的运动如爬梯、跑步、跳跃等。

（4）饮食指导：嘱患者加强营养，多进食含蛋白质、维生素、钙、铁丰富的食物，增加自身抵抗力，但要控制体重的增加，以减少关节的负重。

（5）复诊指导：术后3个月内，每月复诊1次；术后6个月内，每3个月复诊1次；以后每6个月复诊1次。若有髋部疼痛或活动后严重不适，随时就诊。

第二节　人工膝关节置换术

知识点1：人工膝关节置换术的概念　　　　　　　　　副高：掌握　正高：熟练掌握

人工膝关节置换术主要用于严重的关节疼痛、畸形，是通过手术方法用人工关节置换被疾病或损伤所破坏的关节面，目的是切除病灶、清除疼痛，恢复关节的活动与原有的功能。关节置换手术以后膝关节应能够负重、伸屈，并有良好的稳定性。

知识点2：人工膝关节置换术的适应证　　　　　　　　副高：掌握　正高：熟练掌握

适应证：①严重的风湿性关节炎、血友病性关节炎、骨性关节炎晚期等炎症性膝关节炎。②胫骨高位截骨术失败后的骨性关节炎。③部分创伤性关节炎和部分老年人的髌骨关节炎。④静息的感染性关节炎（包括结核）。⑤部分原发的或继发性骨软骨坏死性疾病。⑥股骨下端或胫骨上端良性肿瘤或低度恶性肿瘤曾行病骨切除者。

知识点3：人工膝关节置换术的禁忌证　　　　　　　　副高：掌握　正高：熟练掌握

禁忌证：①全身和局部关节的任何活动性感染。②膝关节周围肌肉瘫痪。③膝关节已长时间融合于功能位，无疼痛和畸形等症状。

知识点4：人工膝关节置换术的护理评估　　　　副高：掌握　　正高：熟练掌握

（1）健康史：了解患者的年龄、职业、身高、体重，既往有无吸烟或饮酒史，有无糖尿病、高血压、心脏病、脑血管疾病、皮肤病等伴发疾病、以往的治疗方法及效果。

（2）身体状况

1）局部：了解患者行人工膝关节置换的原发疾病病程及治疗效果，了解受累膝关节的关节活动度（ROM），股四头肌和腘绳肌力，局部软组织及血液循环情况，膝关节评分。

2）全身：评估患者的营养状况，生命体征是否稳定，有无严重骨质疏松，全身有无急、慢性感染，心肺功能状况，有无糖尿病、高血压、心脏病等。

（3）心理-社会状况：评估患者及家属对疾病的认识程度、对人工膝关节的认识及接受程度、患者的心理及精神状态，评估患者的家庭及社会支持系统对患者的支持帮助能力等。

知识点5：人工膝关节置换术的护理诊断　　　　副高：掌握　　正高：熟练掌握

（1）焦虑/恐惧：与担心预后及手术有关。

（2）疼痛：与膝关节骨病及术后创伤有关。

（3）躯体移动障碍：与疼痛、术后卧床有关。

（4）康复欲望低下：与术后疼痛及患者意志力薄弱有关。

（5）有失用综合征的危险：与卧床、缺乏锻炼有关。

（6）知识缺乏：与缺乏人工关节置换和康复锻炼的相关知识有关。

（7）潜在并发症：术后出血、伤口愈合不良、血栓形成和栓塞、感染、关节不稳、假体松动等。

知识点6：人工膝关节置换术的术前护理措施　　　　副高：熟练掌握　　正高：熟练掌握

（1）饮食护理：加强饮食护理，并说明营养对手术成败、术后伤口愈合均起着重要作用。给予患者高蛋白、高热量、高维生素、易消化饮食，以增强机体抵抗力、耐受手术能力，促进康复。

（2）心理护理：热情接待患者，耐心听取患者主诉，与患者交流和沟通，掌握其思想动态，帮助患者解决实际困难。针对不同个体采取积极的态度，耐心向患者解释有关知识，介绍手术的必要性和手术的过程及如何配合，术后可能要注意的问题，介绍成功病例，消除患者的心理负担。

（3）术前准备：①术前一日备皮，并用软肥皂清洗。更换消毒衣裤，备皮时一定不可损伤皮肤，这对预防伤口感染有重要意义。②常规备血，完善各项检查。③为预防感染，术前1~2小时或双侧同时行膝关节置换术的病例在第2侧手术开始前加用一次抗生素。④术前常规禁食水。⑤术前适应性训练，术前指导患者做股四头肌及腘绳肌的等长收缩练习，教会患者坐在床上练习患肢直腿抬高运动，使用手杖行走。练习床上排尿、排便。

知识点7：人工膝关节置换术的术后护理措施　　副高：熟练掌握　正高：熟练掌握

（1）生命体征的观察：给予床边心电监护，监测血压、脉搏、呼吸、经皮血氧饱和度。24 小时内应密切观察患者意识、面色、生命体征、尿量的变化，并详细记录，若有异常及时对症处理。

（2）切口引流管的护理：密切观察切口敷料的渗血情况和引流液的色、质、量。一般手术当天采用非负压引流，减少出血量。术后 1 天改为负压引流 24～48 小时，引流量 <50ml/24h 即予拔管。在引流过程中要保持引流管通畅，防止扭曲、折叠和堵塞，每 30 分钟挤压并记录 1 次，如发现引流液流速过快（>100ml/h），应通知手术医师，必要时给予夹管 30 分钟后放开，减少切口出血。

（3）体位护理：患肢膝后垫软枕予抬高，保持中立位，避免小腿腓肠肌和腓总神经过度受压，造成小腿腓肠肌静脉丛血栓形成和腓总神经损伤。

（4）患肢肢端血液循环的观察：密切观察患肢感觉和肢端皮温、肤色、足背动脉搏动情况、患肢肿胀情况及有无异常感觉，有无被动牵拉足趾痛。一旦出现异常及时通知医师处理。

（5）疼痛护理：疼痛是术后最常见的症状，除造成患者痛苦不安外，还会影响患者血压、心率、睡眠及手术关节的功能恢复，可用镇痛药或连续性镇痛泵，使用镇痛药后应注意用药反应，尽量保证患者舒适。也可以对小腿局部进行按摩或针灸，可有效缓解疼痛。

（6）术后并发症的护理

1）血栓形成和栓塞：下肢深静脉栓塞（DVT）和肺栓塞是术后常见的并发症，同时也是术后早期的致死原因。预防方法：患肢穿弹力袜、使用足底静脉泵、下肢持续被动活动（CPM）、踝关节屈伸活动，以及服用小剂量华法林、阿司匹林或低分子肝素等预防性药物。避免使用促凝药物。加强巡视，观察患肢有无肿胀。可局部冰敷，观察皮肤颜色改变、皮温是否升高，表浅静脉是否充盈，足背动脉搏动是否良好，早期诊断可借助多普勒超声检查、静脉血流图及静脉造影。

2）感染：是膝关节置换术后具有灾难性的并发症。预防方法：要保持切口敷料清洁干燥和引流通畅，一旦污染及时更换，密切观察切口有无红、肿、热、痛等局部感染症状；抬高患肢，早期指导行患肢肌肉的静力收缩运动，以促进患肢血液循环，利于消肿和切口愈合。预防术后感染要严格执行手术操作和手术室环境规范，围手术期正规使用抗生素，尽量避免或缩短留置导尿管时间；出院时告知患者，要防止膝关节的远期感染，及时治疗牙周炎、扁桃体炎、呼吸道感染，泌尿生殖系统感染和皮肤感染。感染的治疗措施包括：单纯抗生素治疗、切开清创引流、关节切除成形术、一期或二期行假体再置换术。

3）假体松动：松动是人工膝关节返修术的主要原因。预防方法：除改进假体设计、手术医师提高手术精确性外，还要加强健康教育，体胖者劝其减肥。避免跑、跳、背重物等活动，防止膝关节假体承受过度应力。

4）骨折：术后可发生胫骨干骨折、股骨干骨折、胫骨髁或股骨髁骨折。摔倒等轻微外伤是诱发骨折的原因。要预防骨质疏松，功能锻炼期间要用力适当，不要穿拖鞋，离床活动时有家属保护，以免摔倒，按摩时，用力要适当，以免造成骨折。

知识点8：人工膝关节置换术的健康指导	副高：掌握　正高：掌握

（1）功能锻炼指导：告诉患者，出院后将有半年或更长时间的康复锻炼过程，为其制订合理的锻炼计划，使家属熟悉和了解锻炼的细节，以协助配合患者锻炼。可以继续加强股四头肌力练习，加强膝关节活动度锻炼，如下蹲、踏车、上下楼等。

（2）自我保护指导：避免剧烈运动，不要做跳跃运动，行走时不可急停或骤然旋转，最大限度地延长假体的使用寿命。及时预防并控制感染，防止细菌血源性传播引起关节感染。天气变凉时应随时添加衣服，避免感冒。减少对人工关节的磨损，防止跌倒。患者最好终身使用手杖，特别是在外出时，以求得周围人帮助。

（3）饮食指导：嘱患者加强营养，多食高蛋白、易消化的、含钙丰富的食物，但应保持合适的体重。适当进行户外活动，多晒太阳，以防骨质疏松。

（4）术后随诊时间指导：半年内每月1次随诊。若关节有疼痛等不适情况，应随时就诊。

第三十二章 骨感染性疾病患者的护理

第一节 急性化脓性骨髓炎

急性化脓性骨髓炎是因化脓性细菌所引起骨质、骨膜和骨髓的感染性炎症。骨髓炎常发生于长骨干骺端，下肢发病率高，以胫骨两端、股骨下端常见，桡骨、肱骨、脊椎、髂骨也可发生。如果治疗不及时、不彻底，会转变为慢性骨髓炎，影响肢体功能，严重影响健康甚至危及生命。

病原菌以溶血性金黄色葡萄球菌最多见（占 80%~90%），其次为链球菌和大肠埃希菌。一般进入骨骼的途径有以下 3 种。

（1）血源性：化脓性细菌通过血液循环在骨质某个部位发生病变，即为血源性骨髓炎，如扁桃体炎、中耳炎、疖、痈等是常见的原发感染病灶。

（2）外伤性：系直接感染，火器伤或外伤引起的开放性骨折、伤口污染，未经及时彻底清创发生感染，为外伤性骨髓炎。骨与关节手术时，无菌操作不严，也可引起化脓性感染。

（3）骨骼附近软组织感染扩散：如脓性指头炎若不及时治疗，可以引起指骨骨髓炎。

综合以上，血源性骨髓炎常见的发病情况：①多发于营养不良，发烧初愈的儿童。②常有疖、痈、扁桃腺炎等病灶。③骨髓炎常起于长骨干骺端。④男孩发病较多。

骨髓炎的发生必须具备外在因素和内在因素两个条件。高度感染力的细菌侵入人体是外在因素，全身或局部骨骼的抗菌力降低是内在因素。以血源性化脓性骨髓炎为例说明其发生过程。

急性骨髓炎早期以骨质吸收、破坏为主，晚期以新生骨形成为主。早期，若脓液进入骨膜下，再穿破皮肤，骨质破坏较少。脓肿常沿中央管在髓腔内蔓延，其张力较大，若脓液穿过骨皮质进入骨膜下间隙而形成骨膜下脓肿，以后大片骨膜剥离，使该部位骨皮质失去营养骨膜的血供，引起骨坏死。骨膜剥离，骨膜深层的成骨细胞受炎症刺激而生成大量新骨，包于死骨之外，形成包壳，代替病骨，起支持作用，包壳上有许多孔洞，通向伤口形成窦道。伤口长期不愈，发展为慢性骨髓炎。

知识点4：急性化脓性骨髓炎的临床表现　　　副高：掌握　正高：熟练掌握

（1）全身症状

1）急性血源性骨髓炎：起病急骤，全身症状严重，前驱症状有全身倦怠，继以全身酸痛、食欲缺乏、畏寒、严重者可有寒战，多有弛张性高热，可达39~41℃，烦躁不安、脉搏快而弱，甚至有谵妄、昏迷等败血症表现，亦可出现脑膜刺激症状。患者往往有贫血、脱水和酸中毒。

2）外伤后引起的急性骨髓炎：除非有严重并发症或大量软组织损伤及感染等，一般全身症状较轻，感染多较局限而少发生败血症，但应注意并发厌氧菌感染的危险。

（2）局部症状

1）血源性骨髓炎：早期有局部剧烈疼痛和跳痛，肢体不敢活动，肌肉有保护性痉挛。患部肿胀及压痛明显。病灶如接近关节，关节肿胀，压痛不明显。当脓肿穿破骨质、骨膜至皮下时，可有波动，穿破皮肤后，形成窦道，难以愈合。

2）外伤性骨髓炎：根据局部损伤程度、感染范围而有不同表现。如感染经过血液循环影响心肺时，也可引起心包炎、心肌炎及肺脓肿等并发症。

知识点5：急性化脓性骨髓炎的辅助检查　　　副高：掌握　正高：熟练掌握

（1）实验室检查：白细胞计数明显增多（20~30）×10^9/L、中性粒细胞>0.7、红细胞沉降率快、血清C反应蛋白升高。其中C反应蛋白试验灵敏度高，可作为观察病情的发生与好转的有效指标。血细菌培养可为阳性，最好在高热寒战时抽血检查阳性率高。若有骨膜下脓肿，可穿刺抽脓，进行脓液培养及药物敏感试验。

（2）X线检查：早期无明显骨质改变，发病3周左右可有骨质脱钙、破坏，少量骨膜增生以及软组织肿胀阴影等表现。数周后可见死骨和骨壳形成。有时出现病理性骨折。

（3）超声检查：发病4天左右显示骨膜抬高及少量积液，10天后显示骨质破坏。

（4）CT检查：发病7天左右出现骨密度不均，10天左右显示骨膜反应。

（5）MRI检查：对骨和软组织的炎症敏感性超过X线平片、CT和核素检查。

知识点6：急性化脓性骨髓炎的治疗要点　　　副高：掌握　正高：熟练掌握

治疗原则是早期诊断、及时治疗，积极控制并防止突症扩散，局部制动、全身辅助支持治疗。

（1）应用抗生素：按照及时、足量、有效、联合用药的原则。选用广谱抗生素静脉给药，根据血液培养和细菌对抗生素的敏感程度以及临床疗效调整抗生素。

（2）支持疗法和对症治疗：给以能量补充，可多次少量输血、输液纠正水、电解质、酸碱平衡紊乱。注意休息，增加营养，根据需要应用镇静、镇痛及解热药物。

（3）手术：切开引流是常用有效的治疗方法。手术宜早，如用大剂量抗生素2~3天，体温不下降，中毒症状不减轻，反而有加剧趋势者，应争取早期手术。手术先排除软组织和骨膜下脓肿，然后在骨质上钻孔或用骨凿开窗，引流骨髓腔脓液，用生理盐水冲洗髓腔，在骨髓腔内滴入抗生素。根据病灶及髓腔大小，选用内径为3~4mm的硅胶管2~3根放置于切口内，硅胶管周围剪有侧孔，1根作为冲洗管，另外2根作为引流管。

（4）局部制动：用石膏、夹板或牵引使患肢制动，防止感染扩散，有利于炎症吸收和减轻疼痛。

知识点7：急性化脓性骨髓炎的护理评估　　　　副高：掌握　正高：熟练掌握

（1）健康史：了解患者有无其他部位感染和受伤史，病程长短，采取过哪些治疗措施，治疗效果如何。疾病有无反复，既往有无药物过敏史和手术史等。

（2）身体状况：评估患者有无高热、寒战、脉快、口干、头痛、烦躁不安、呕吐、意识障碍或惊厥等全身中毒或休克症状；了解疼痛的部位、性质和持续时间，诱发和缓解的因素；评估患者有无局部红、肿、热、痛；有无窦道；关节是否处于屈曲位，有无关节强直；局部制动及固定效果；肢体的感觉和运动功能有无改变。

（3）心理–社会状况：评估患者和家属对疾病的发展过程、治疗和护理的了解和期望程度，以及对此病预后的心理承受能力。

知识点8：急性化脓性骨髓炎的护理诊断　　　　副高：掌握　正高：熟练掌握

（1）体温过高：与化脓性感染有关。
（2）疼痛：与化脓性感染和手术有关。
（3）焦虑：与疾病反复发作，迁延不愈，担心功能障碍有关。
（4）躯体移动障碍：与疼痛和固定体位有关。
（5）营养失调，低于机体需要量：与恶心、呕吐、全身不适引起患者食欲缺乏，高热、能量消耗增加有关。
（6）组织完整性受损：与化脓性感染和骨质破坏有关。
（7）有受伤的危险：与骨质破坏，容易发生病理性骨折有关。
（8）潜在并发症：失用综合征。

知识点9：急性化脓性骨髓炎的术前护理措施　　　　副高：熟练掌握　正高：熟练掌握

（1）心理护理：该疾病最常见于儿童和青少年，护士要理解患儿家属的心情，尽量满足家属及患儿的要求，对患儿多加鼓励，不要训斥，保护儿童的自尊心，请病友现身说法，以增加对疾病及手术的认识和信心，取得在治疗上的配合。善于观察儿童的身心变化，发现问题及时处理，采取有效措施，防止事故发生。

（2）术前检查：做好术前常规检查，包括血、便常规，肝、肾功能，血电解质、空腹血糖、出凝血时间、红细胞沉降率、C 反应蛋白、心电图、胸部 X 线片、X 线摄片定位检查，以及根据内科病史所需要的特殊检查。

（3）全身应用抗生素：术前或术中常规取关节液培养加药敏，在未得到培养结果前采用对金黄色葡萄球菌敏感的抗生素。细菌培养阳性者根据药敏结果采用敏感抗生素治疗。

（4）疼痛的护理：根据医嘱合理使用镇痛药，缓解疼痛。局部制动，保护患肢，搬动时动作轻、稳，减少刺激。

（5）高热的护理：严密监测体温变化，每日测体温 6 次。若体温 >39℃，应给予物理降温或药物降温。降温过程中观察患者有无大汗、血压下降、脉搏细速、虚脱等表现，鼓励患者多饮水，每日入液水量达 2500~3000ml 为宜，以补充高热消耗的大量水分，也可促进毒物和代谢产物的排出。

（6）营养支持：给予高蛋白质和高热量饮食，注意食物的色、香、味，鼓励少食多餐，必要时输新鲜血或人血白蛋白，增加抵抗力。

（7）口腔护理：密切注意患者用药的不良反应，警惕双重感染发生，如发生真菌性口腔炎，做好口腔护理，每日 2 次，预防口腔感染，促进食欲。

知识点 10：急性化脓性骨髓炎的术后护理措施　　副高：熟练掌握　　正高：熟练掌握

（1）病情观察：注意观察切口有无渗血，局部有无红、肿、热、痛，及时换药，保持伤口敷料干燥。密切观察患肢有无苍白、发绀、肿胀，局部有无压痛、感觉减退或麻木等，同时观察局部邻近关节是否出现红、肿、热、痛等炎症表现。

（2）石膏固定护理：①石膏未干前应用手掌平托石膏固定肢体，不可用手抓、捏、压，可将患肢置于通风处待干或用烤灯促使石膏干燥。②保持石膏清洁干燥，污染严重的石膏及时更换，保持固定效果，防止关节畸形和病理性骨折。③密切观察固定肢体远端的血液循环，防止肢体缺血性坏死。

（3）患肢体位护理：术后平卧，用软枕抬高患肢 20°，以利于静脉血液和淋巴回流，减轻肿胀。患肢膝后垫一软枕，保持屈曲 10°~30°，注意观察患肢血供及感觉情况。局部固定后，保持患肢功能位。

（4）切口持续冲洗的护理：①常规骨膜钻孔开窗引流术后，行生理盐水 1500~2000ml 加庆大霉素 24 万~32 万 U 持续切口滴注冲洗和引流，置于低位的引流管接负压吸引器引流，并保持通畅，避免管道扭曲、受压。②观察局部冲洗引流液的量、颜色、性状并做好出入量记录。③观察切口敷料渗液情况，若有渗液或潮湿，患者切口胀痛等，应立即通知医师，及时检查处理。患肢可用小支架罩上，以免被服、衣物压迫切口。④妥善固定引流管，搬动患者、抬患肢、翻身时，应防止管道受压、弯曲、打折或脱出。⑤及时更换吸引器，并严格执行无菌操作规程，防止引流液反流。⑥加强巡视观察，尤其是患者夜间熟睡后，易使引流管扭曲而致冲洗管受阻，可协助患者变换体位或轻轻旋转引流管，保持冲洗管通畅。为患者翻身时，角度不可过大，以45°为宜，后背垫一软枕，患肢取10°~30°屈曲位，避免引流管牵拉移位，造成冲洗引流不畅。⑦拔管指征：切口冲洗时间一般为5~7天，若患者全身症状消失，血常规及体温稳定于正常范围，局部肿胀明显消退，关节疼痛缓解，连续24小时引流液清澈透明，即可考虑拔管。拔管前1天停止注入冲洗液，继续负压吸引。次日如患者无明显发热、疼痛、肿胀现象，可拔管，拔管后切口处需换药至切口愈合。

（5）并发症的护理

1）休克：观察生命体征的变化，如果患者体温骤升至39℃或者骤降至36℃以下，出现寒战、面色苍白、烦躁不安、脉搏细速或皮肤湿冷、末梢循环差，尿量明显减少或少尿等情况应立即通知医师做好抗休克准备。建立静脉通路，恢复有效循环血量，纠正酸碱平衡失调，合理应用血管活性药物，改善组织灌注，低流量吸氧，床边心电监护，监测中心静脉压，采血气分析，留置导尿，观察并记录尿量，积极抗感染治疗。

2）关节功能障碍：化脓性关节炎是临床易致关节功能障碍的疾病之一，术后患肢局部需要固定，保持其功能位，以防止畸形。石膏固定期间，鼓励患者加强肌肉的等长收缩锻炼，防止肌肉萎缩和关节僵硬。

3）压疮：石膏固定期间，患者出现局部持续性疼痛，不要轻易用镇痛药，必要时应开窗检查，否则会导致皮肤溃疡坏死。用镇痛泵的患者因痛觉不灵敏，易导致压疮，应加强观察石膏边缘及骨隆突处皮肤有无局部皮肤红肿、摩擦伤等。若石膏内有异味，提示石膏内有压疮并已形成溃疡、皮肤坏死，应立即报告医师进行处理。

4）病理性骨折：在骨髓炎急性期由于骨质吸收及手术钻孔开窗引流，易发生病理性骨折。因此，肢体要给予妥善固定，搬动要轻柔，避免暴力，早期限制活动和负重。

知识点11：急性化脓性骨髓炎的健康指导	副高：掌握　正高：掌握

（1）加强营养，增强机体抵抗力：向患者及家属讲解多饮水和饮食营养的重要性，给予高蛋白质和高热量饮食，注意食物的色、香、味，增强抵抗力和应激力。鼓励患者多饮水，每日入液量达2500~3000ml为宜，可促进毒物和代谢产物的排出。

（2）保持皮肤清洁：勤擦洗、勤换衣，保持床铺清洁干燥。向患者及家属强调皮肤护理的重要性，有切口者，开窗换药，防止化脓性皮炎。有窦道者，保持窦道口周围皮肤清洁。

（3）休息与运动：适当休息，适量劳动，劳逸结合。配合红外线治疗，出院后继续功能锻炼，直至关节恢复正常功能。带石膏托固定者，维持功能位置，观察末端血供。

（4）用药指导：遵照医嘱，继续按时服药。化脓性骨髓炎早期治疗需要应用大量抗生素4~6周。继续进行功能锻炼。

（5）复查：定期到医院门诊复查，如有局部红、肿等感染现象应立即就诊。

第二节　慢性骨髓炎

知识点1：慢性骨髓炎的概念　　　　　副高：掌握　正高：熟练掌握

慢性骨髓炎多数是由于急性骨髓炎治疗不当或不及时、不彻底而使病情反复发作，最终遗留下死骨、死腔及窦道的结果。如致病菌菌毒力较低，起病开始即为亚急性或慢性骨髓炎，无明显急性期症状。慢性骨髓炎为多种细菌的混合感染，金黄色葡萄球菌多见，革兰阴性杆菌约有50%。

知识点2：慢性骨髓炎的病因及发病机制　　　副高：掌握　正高：熟练掌握

急性骨髓炎形成慢性骨髓炎常见的原因如下：①在急性期未能及时和适当治疗，有大量死骨形成。②有死骨或弹片等异物和死腔的存在。③局部广泛瘢痕组织及窦道形成，循环不佳，利于细菌生长，而抗菌药物又不能到达。

知识点3：慢性骨髓炎的临床表现　　　　　副高：掌握　正高：熟练掌握

慢性骨髓炎者通常在静止期症状较轻，有反复发作病史；患肢增粗、变形，儿童发病者，由于骨骺破坏而影响骨骼生长发育，使患肢出现缩短或内、外翻畸形，并有不同程度的肌肉萎缩和功能障碍；患部皮肤薄且色泽暗，易破损引起经久不愈的溃疡或窦道，窦道口流出臭味脓液；如果急性发作，局部出现红、肿、热、痛表现，同时出现消瘦、贫血等慢性中毒症状。

知识点4：慢性骨髓炎的辅助检查　　　　　副高：掌握　正高：熟练掌握

X线检查显示骨干失去原有外形，增粗、不规则、密度不均。掀起骨膜有新生骨形成，可见三角状或葱皮样骨膜反应。骨质硬化，轮廓不规则，髓腔变窄甚至消失，骨干内可见致密的死骨，边缘不整齐，死骨周围有透亮的死腔。发育过程中的儿童可见骨干短缩或发育畸形。

知识点5：慢性骨髓炎的治疗要点　　　　　副高：掌握　正高：熟练掌握

慢性化脓性骨髓炎以手术治疗为主，治疗原则是应尽可能彻底清除病灶，摘除死骨，消灭死腔，改善局部血液循环，促进创面愈合。

（1）手术适应证：①骨髓炎处于静止期，局部肿痛不明显，窦道有少量脓液流出。②脓肿形成，骨髓内脓肿。③瘘孔形成。④死骨、畸形。⑤骨不愈合及假关节。⑥异物如钢板、髓内钉等存留。

（2）手术禁忌证：①在慢性骨髓炎急性发作时仅可行切开引流术而不宜做骨的其他手术。②包壳未充分形成前，过早摘除大块死骨容易发生病理性骨折，此外还可导致骨质缺损。③开放性骨折合并感染，在骨折未愈合前不宜摘除死骨，否则造成骨质缺损。

（3）手术方法

1）病灶清除术：彻底去除窦道、瘢痕组织、死骨、异物，刮除死腔中的肉芽组织，切除不健康的骨质及空腔边缘。不可去除过多骨质，以免发生骨折。

2）彻底清除病灶，持续引流：彻底清除病灶后置入冲洗引流管，持续冲洗引流。伤口充分冲洗引流，感染容易控制，创面多能一期愈合，随着骨髓腔凝血机化、骨化而修复骨缺损。

3）消灭死腔：股骨、胫骨慢性化脓性骨髓炎在病灶清除术后如死腔很大，可用带蒂大网膜或肌瓣充填死腔。肌瓣不宜太大，避免蒂部扭转及受压。

4）病骨切除：有些部位如肋骨、腓骨中上段、髂骨和股骨大粗隆等的慢性骨髓炎，因对功能影响不大，可手术切除病骨。

5）截肢：病程较长的慢性骨髓炎骨质受累广泛，患肢功能完全丧失、失用或周围皮肤恶变；如严重感染不能控制，甚至危及患者生命时，可考虑截肢。

6）应用庆大霉素–聚甲基丙烯甲酯链珠：病灶清除后以庆大霉素–聚甲基丙烯甲酯链珠填充于骨缺损局部，通过局部高浓度抗生素的逐步释放治疗骨髓炎，疗效满意，5~7天逐步抽出，对缺损较大者可于感染控制后二期植骨时取出。

知识点6：慢性骨髓炎的护理评估　　　　　　　　　副高：掌握　正高：熟练掌握

（1）健康史：了解患者有无其他部位感染史和受伤史，病程长短；采取过哪些治疗措施，治疗效果如何；疾病有无反复，既往有无药物过敏史和手术史等。

（2）身体状况：评估患者在静止期有无患肢局部变粗、变形，关节僵硬的症状；周围皮肤是否菲薄，易破裂，出现瘢痕或窦道。窦道口是否有肉芽组织增生，流出臭味脓液，不断有死骨产生；评估患者全身情况，是否出现衰弱、贫血等慢性中毒表现。

（3）心理–社会状况：评估患者和家属对疾病的发展过程、治疗和护理的了解和期望程度，以及对此病预后的心理承受能力。

知识点7：慢性骨髓炎的护理诊断　　　　　　　　　副高：掌握　正高：熟练掌握

（1）焦虑：与炎症反复发作迁延不愈有关。

（2）营养失调，低于机体需要量：与疾病长期消耗有关。

（3）躯体活动障碍：与关节变形、活动受限有关。

知识点 8：慢性骨髓炎的术前护理措施　　　　　副高：熟练掌握　正高：熟练掌握

（1）心理护理：理解患者的心情，尽量满足患者的要求。对患者要多加鼓励，做好心理辅导，增加对疾病及手术的认识和信心。

（2）术前检查：根据患者的年龄、全身伴随症状，评估患者对手术的耐受情况，术前做好各项常规检查包括血、便常规，肝、肾功能，血电解质，空腹血糖，出凝血时间，红细胞沉降率，C 反应蛋白，心电图，胸部 X 线片，X 线摄片定位检查及其他特殊检查，有心血管疾病者进一步检查心脏功能。

（3）药敏试验：手术前应先取窦道溢液做细菌培养和药敏试验，手术前 2 天开始应用抗生素，使手术部位有足够的抗生素浓度。

（4）皮肤准备：做好切口周围的皮肤清洁、消毒，加强对切口换药，控制创面炎症。自体髂骨植骨、皮瓣移植者，要求供区无瘢痕、无皮肤病。

（5）增加营养：慢性骨髓炎为长期消耗性疾病，体质虚弱，应多食高蛋白、高维生素、高热量、易消化食物。必要时给予静脉高营养输入，输新鲜血、人血白蛋白、氨基酸等营养物质，增强机体抵抗力。

知识点 9：慢性骨髓炎的术后护理措施　　　　　副高：熟练掌握　正高：熟练掌握

（1）生命体征的观察：术后去枕平卧 6 小时，给予床边心电监护，严密观察生命体征的变化。及时复查血常规、电解质，根据病情给予补液、补充热量；血红蛋白、白蛋白低时，输血、血浆及人血白蛋白，增强患者的抵抗力；根据血培养及切口分泌物的细菌培养结果，足量合理使用抗生素，现配现用，按时给药，保证抗生素的效用。观察患者用药后、体温变化及局部疼痛、红肿等情况。

（2）体位护理：患肢抬高 30°~45°，略高于心脏水平，敷料包扎不宜过紧，预防和减轻水肿。取舒适卧位，每隔 2 小时翻身 1 次，避免患肢受压。

（3）移植皮瓣的观察与护理：病灶清除术后，伤口因软组织缺失，难以闭合，目前常用局部随意皮瓣、带血管的皮瓣、游离皮肤肌肉瓣和复合组织瓣等方法治疗。观察皮瓣色泽、温度、肿胀、毛细血管充盈度的反应，如皮瓣苍白、局部温度下降、毛细血管充盈度时间延长，应考虑动脉供血不足；如有发绀、水疱、肿胀现象，应考虑静脉回流障碍，须报告医师及时处理。遵医嘱合理使用镇痛药，缓解疼痛，防止血管痉挛。皮瓣修复后须局部制动，保护患肢，搬动时动作易轻、稳，减少刺激。桥式交叉皮瓣术后，双下肢严格制动 6周，密切注意皮瓣蒂部，避免牵拉受压及扭曲。

（4）切口持续冲洗的护理：参见"急性化脓性骨髓炎的护理"。

（5）并发症的护理

1）切口出血、皮瓣坏死：观察皮瓣有无出血及肿胀，如切口周围有活动性出血，负压引流液过多，轻者可引起血肿，压迫皮瓣造成皮瓣血液循环危象。重者因失血过多而导致休克，密切观察病情，一旦发现立即通知医师及时处理，并做好手术探查准备。

2）肌肉萎缩、关节僵直：肢体因石膏固定而不能进行活动时，应抬高患肢，指导练习肌肉等长收缩运动，次数由少到多，强度由弱到强，每次以患者感觉肌肉轻微酸痛为度，循序渐进，不可用力过猛，防止病理性骨折。按摩患肢，未固定的关节应进行主动活动，做引体向上、抬臀、深呼吸活动，促进血液循环，减少并发症的发生。

3）压疮：详见本章第一节急性化脓性骨髓炎并发症护理。

4）病理性骨折：详见本章第一节"急性化脓性骨髓炎并发症护理"。

| 知识点10：慢性骨髓炎的健康指导 | 副高：掌握　正高：掌握 |

（1）向患者宣传疾病相关知识，使其勇于面对现实，保持心情舒畅，坚持系统而完整的治疗，消除悲观、绝望的情绪，树立战胜疾病的信心，积极配合治疗。

（2）增强机体抵抗力，加强营养，应进食鸡蛋、牛奶、瘦肉等优质蛋白，增加机体抵抗力。同时要求患者每日多饮水，多食新鲜蔬菜、水果，防止便秘。

（3）向患者交代服药方法，嘱其按时服药，并观察药物反应，避免双重感染，注意变态反应及毒性反应。

（4）嘱患者不能过早进行剧烈运动，避免意外损伤，防止病理性骨折。卧床时做引体向上、深呼吸等运动，改善血液循环，改善心、肺功能，减少并发症。

（5）保持患肢皮肤清洁，防止感染。加强营养，增强机体抵抗力。

（6）定期复查，如有不适及时就医。

第三节　脊柱结核

| 知识点1：脊柱结核的概念 | 副高：掌握　正高：熟练掌握 |

脊柱结核是结核分枝杆菌侵犯脊柱引起的一种继发性病变，因循环障碍正结核分枝杆菌感染引起，发病率高居全身骨关节结核的首位，其中以椎体结核占多数，多见于青壮年及10岁以下的儿童。根据所在部位的发病率由高到低依次为腰椎、胸椎、颈椎、骶椎和尾椎。脊柱结核合并截瘫的发病率约为10%，以胸椎发病率最高。以抗结核治疗和手术治疗为主。

| 知识点2：脊柱结核的病因及发病机制 | 副高：掌握　正高：熟练掌握 |

脊柱结核是由结核分枝杆菌感染引起，有结核接触史、免疫力低下者、不良生活习惯者易诱发。

（1）全身因素：结核分枝杆菌多数来源于肺部病灶，随血液到骨与关节组织后长期潜伏，伺机发作。已感染过结核分枝杆菌或已接种过卡介苗的人，抵抗结核的能力较强。过于劳累、营养不良、患有其他慢性疾病时抵抗力弱，遗传、某些激素可降低免疫力而易患结核。

（2）局部因素：慢性劳损和轻微外伤可降低局部抵抗力而诱发结核。椎体结核高发的原因可能与椎体负重大易损伤、椎体内以松质骨为主、椎体上很少有肌肉附着、椎体滋养动脉多为终末动脉等解剖因素有关。

| 知识点 3：脊柱结核的分型 | 副高：掌握 正高：熟练掌握 |

根据椎体结核病变初起部位不同，分中心型和边缘型两种。

（1）中心型：多见于 10 岁以下儿童，好发于胸椎。主要特征为骨质破坏，椎体被压成楔形。病变始于椎体中心松骨质，以骨质破坏为主，可出现死骨，死骨吸收后遗留空洞，空洞内充满脓液和干酪样物质，椎体可压缩成楔形。一般只侵犯 1 个椎体，也可侵及椎间盘和邻近椎体。

（2）边缘型：又称骨骺型。常见于成人，好发于腰椎。以溶骨性破坏为主，椎体上，下边缘的结核易侵犯椎间盘。

| 知识点 4：脊柱结核的临床表现 | 副高：掌握 正高：熟练掌握 |

起病缓慢，病程长，故发现较晚。少数患者在查体时偶然被发现。只有少数患者起病急剧，全身和局部症状明显。临床表现与年龄、健康状况、局部感染、病期，以及脓肿、窦道、神经受累与否有关。

（1）全身症状：早期可无症状，随着疾病进展，有全身不适、脉快、食欲缺乏、消瘦、贫血、午后低热、盗汗乏力等全身中毒症状。间歇发热，少数可达 39℃。部分患者无全身症状。

（2）局部症状

1）疼痛：是最常见症状，多为腰背部钝痛，休息时轻，劳累后加重，咳嗽、打喷嚏或持物时加重。疼痛可沿神经放射，如上颈椎放射到枕后部、下颈椎放射到肩或背。体格检查时局部有压痛及叩击痛。

2）强迫姿势：腰椎结核患者从地上拾物时出现拾物试验阳性，拾物时尽量屈膝屈髋，避免弯腰。颈椎结核患者头前倾、颈缩短，呈斜颈畸形等。

3）脊柱活动受限：胸椎因活动幅度小，受限影响较小。颈椎和腰椎如有病变，活动受限明显。

4）脊柱后凸畸形：胸椎及胸腰椎结核患者后凸畸形明显，颈椎后凸畸形不明显。

5）寒性脓肿和窦道形成：腰椎结核患者可有椎旁脓肿、腰大肌脓肿。颈椎结核患者可出现咽后壁脓肿及窦道。

6）截瘫：脊髓受压严重患者出现肢体感觉运动丧失，出现截瘫。

| 知识点 5：脊柱结核的辅助检查 | 副高：掌握 正高：熟练掌握 |

（1）实验室检查

1）红细胞沉降率：结核活动期对诊断有帮助，但不具特异性。

2）结核菌素试验：5岁以上大部分为阳性，对诊断帮助不大，出现强阳性应重视。5岁以下有帮助，因为阴性转为阳性表明感染时间不长。

3）结核分枝杆菌培养：留取痰液或抽取脓肿脓液，阳性率50%~60%，确诊率不高。

（2）X线检查：病变早期检查多为阴性，当椎体受累约50%时，有阳性发现。早期征象有椎体骨质稀疏，椎间隙变窄，随后有死骨和椎旁阴影扩大，椎体压缩呈楔形。中心型椎体结核者可见椎体中央骨质破坏，有小死骨或椎体楔状变形。边缘型椎体结核者，早期椎体上缘或下缘有骨质破坏，椎间隙变窄或消失。颈椎结核可有咽后壁脓肿阴影，胸椎结核可见椎旁脓肿阴影，腰椎结核可见腰大肌阴影增宽。

（3）CT检查：清晰显示病灶部位及有无空洞或死骨，特别是对X线不易获得满意结果的颈椎及外形不规则的骶骨等部位病变有重要诊断价值。可显示脊髓受压情况，并有助于确认感染是否累及神经结构本身。

（4）MRI检查：对软组织分辨率高，主要用于显示骨和软组织病变，观察脊髓有无受压或变性，有早期诊断价值。

（5）超声检查：脊柱结核可疑合并椎旁脓肿时可行超声检查，B超图像能确定脓肿的有无、大小、位置、数目和脓肿的性质。

知识点6：脊柱结核的治疗要点　　　　　　　副高：掌握　正高：熟练掌握

治疗目的是彻底清除病灶、脊髓或马尾神经充分减压、重建脊柱稳定性、矫正脊柱畸形。以全身抗结核治疗和手术治疗为主，还可进行微创手术治疗。

（1）非手术治疗

1）全身支持治疗：休息、改善营养状况。

2）局部制动：患者低热和腰背痛时，严格卧硬板床休息。病变已静止而脊柱不稳定者，可用支架、腰围、石膏固定、枕颌带或颅骨牵引，以防止脱位、病理性骨折和后凸畸形。

3）抗结核治疗：遵循早期、联用、适量、规律、全程原则。临床上常用且疗效较好的药物有异烟肼、利福平、乙胺丁醇、链霉素、卡那霉素等。一般联合应用3~4种药物，可减少耐药菌株。现在临床上将吡嗪酰胺与其他抗结核药物联合使用。无手术指征的患者应用拟定的抗结核药物治疗方案严格进行治疗。形成窦道及合并混合感染者，根据药敏试验结果，给予抗生素治疗。

（2）手术治疗

1）适应证：①脊柱结核有明显死骨或较大寒性脓肿。②窦道流脓经久不愈。③有脊髓压迫症或合并截瘫。④椎间植骨，预防脊柱后凸畸形。

2）手术方式：①病灶清除术。尽可能彻底清除病变组织，包括死骨和坏死的椎间盘，解除对脊髓的压迫；术后卧床3~6个月，继续全身支持疗法及抗结核治疗。②植骨融合术。以稳定脊柱、促进病灶的愈合。③矫形手术。纠正脊柱后凸畸形。

（3）微创手术：清除结核病灶的效果良好，如内镜下微创治疗、小切口病灶清除术、经皮椎弓根钉内固定术等。

（4）并发症治疗

1）寒性脓肿：如脓肿过大，宜先用穿刺法吸出脓液，注入链霉素，以免脓肿破溃、发生继发性感染，以及窦道形成。在适当时机应尽量进行病灶清除术和脓肿切除或刮除。

2）截瘫：预防为主。结核活动期不要负重，加强卧床休息和抗结核药物治疗等。如已发生截瘫应尽早手术治疗，脊柱前路植骨融合术、脊柱后路植骨融合术、脊柱病灶清除等是治疗本病及防止截瘫的常用方法，大多可获得良好的恢复。

知识点7：脊柱结核的护理评估　　　　　　　　　副高：掌握　正高：熟练掌握

（1）健康史：了解患者年龄、饮食和日常活动情况，此次发病诱因；既往有无结核病史或与结核患者密切接触史；采用的治疗方法和用药情况；有无药物过敏史和手术史等。

（2）身体状况：评估患者的生命体征及营养状态；评估疼痛的部位、性质、持续时间和诱因、是否向其他部位放射；评估抗结核药物治疗的效果及有无不良反应发生；评估患者脊柱和关节局部有无畸形；患者是否出现寒性脓肿及寒性脓肿的部位；是否出现窦道，窦道的部位；有无分泌物，分泌物的性状、颜色、气味和量；患者站立或行走时有无姿态异常；肢体的感觉、运动及括约肌功能有无改变，是否合并截瘫；局部切口愈合及引流情况；局部制动及固定是否有效。

（3）心理–社会状况：评估患者及家属对长期治疗的心理承受能力和康复期望，家属对患者的态度，患者家庭经济状况和支持度等。

知识点8：脊柱结核的护理诊断　　　　　　　　　副高：掌握　正高：熟练掌握

（1）疼痛：与骨关节结核病变和手术创伤有关。

（2）营养失调，低于机体需要量：与食欲缺乏和长期消耗有关。

（3）低效性呼吸形态：与胸膜损伤、颈椎结核及咽后壁寒性脓肿有关。

（4）躯体活动障碍：与疼痛、关节功能障碍、石膏固定、手术及截瘫有关。

（5）潜在并发症：抗结核药物毒性反应。

知识点9：脊柱结核的护理措施　　　　　　　　副高：熟练掌握　正高：熟练掌握

（1）缓解疼痛

1）环境和体位：保持病房整洁、安静、舒适，空气流通。疼痛程度较轻者，指导其采取合适体位，减少局部压迫和刺激以缓解疼痛。

2）局部制动：疼痛严重者，严格卧床休息，减少局部活动，进行轴线翻身。局部制动，以减轻疼痛，防止病理骨折、关节畸形和截瘫的发生及发展。

3）合理用药：抗结核治疗，控制病变发展。必要时给予药物镇痛。

4）心理护理：在患者身心处于极度痛苦的情况下，了解患者心理状态，解除患者的顾虑。使患者认识到积极抗结核治疗的重要意义。因脊柱结核手术关系到患者今后的生活能力，患者担心手术失败或预后不良等影响日后生活和工作，护士应耐心向患者及家属解释手术的意义，使患者增强对手术的信心，积极配合手术治疗。

（2）改善营养状况

1）饮食护理：鼓励患者进食高热量、高蛋白、高维生素食物，主要为维生素 B 和维生素 D。膳食结构均衡、多样化及保证色、香、味，增进患者食欲。为达到每日热量在 2000～3000kcal（1kcal≈4.2kJ），蛋白质 1.5～2.0g/（kg·d），多摄入牛奶、豆浆、鸡蛋、豆腐、鱼、瘦肉。

2）营养支持：若患者食欲差，经口摄入难以满足营养需要，可根据医嘱为患者提供肠内或肠外营养支持。

3）输血：有贫血或严重低蛋白血症的患者，给予分次输新鲜血或人血白蛋白，保持血红蛋白在 100g/L 以上；凝血功能障碍者，术前给予维生素 K 和卡巴克络等药物以改善凝血功能。

（3）维持有效的气体交换

1）加强病情观察：严密监测生命体征，若胸椎结核患者在病灶清除术后出现呼吸困难或发绀，应及时通知医师，并协助处理。

2）保持呼吸通畅：由于术后伤口疼痛，咳嗽时疼痛加剧，患者不愿咳嗽、咳痰，容易因呼吸道不畅而引发坠积性肺炎及窒息。指导患者正确咳嗽和有效咳痰，多饮水。病情允许的情况下定时翻身、拍背，以松动分泌物，使之易于咳出，或在拍背后给予雾化吸入。为呼吸困难患者及时提供氧气吸入。严重呼吸困难者，应行气管插管或切开、呼吸机辅助呼吸。

（4）抗结核药物治疗的护理

1）观察抗结核药物的效果：用药后是否体温下降、食欲改善、体重增加、局部疼痛减轻以及红细胞沉降率正常或接近正常，如有上述改变，说明药物有效，可进行手术治疗。

2）观察有无药物不良反应：异烟肼的不良反应是末梢神经炎、肝损害和精神症状；利福平的不良反应是胃肠道反应和肝损害；链霉素主要损害第Ⅷ对脑神经、肾，以及引起变态反应；乙胺丁醇不良反应为球后视神经炎和末梢神经障碍；吡嗪酰胺不良反应主要表现为肝损害和胃肠道反应。用药过程中若出现眩晕、口周围麻木、耳鸣、听力异常、肢端疼痛、麻木、恶心、胃区不适、肝功能受损等改变，及时通知医师调整药物。

（5）功能锻炼：活动量视患者病情和体力而定，循序渐进，持之以恒。术后当天切口疼痛，加之麻醉作用，患者感疲乏无力，鼓励其静养休息。指导患者术后第 2 天做主动膝关节伸屈运动，股四头肌等长收缩运动及踝关节趾屈背伸动作，预防肌肉萎缩和关节僵直。术后第 3 天切口引流管拔除后做直腿抬高练习，角度以能离开床面开始，逐渐增加，注意抬腿后维持高度数秒再放下，两腿交替进行，逐渐增加次数。1 周后做对抗性直腿抬高运动，外加阻抗力，增加运动强度及难度，以不疲劳和疼痛为度。1 个月后加强腰背肌锻炼，做双下肢直腿抬高或五点支撑，每天上、下午各 1 次。术后长期卧床者应主动活动非制动部位。合并截瘫或脊柱不稳制动者，鼓励患者做抬头、扩胸、深呼吸和上肢活动。

| 知识点10：脊柱结核的健康指导 | *副高：掌握　正高：掌握* |

（1）体位指导：防止胸腹部屈曲，以免术后植骨块脱落或移动。

（2）用药指导：向患者和家属讲解抗结核药物的剂量、用法、不良反应及保存方法。服药期间，注意监测药物的作用和不良反应，警惕肝功能受损及多发性神经炎的发生。用药过程中定期到医院复诊，若出现耳鸣、听力异常改变立即停药并及时复诊。

（3）功能锻炼指导：指导患者和家属进行出院后的功能锻炼。

（4）了解痊愈标准：避免过早中断治疗。治愈标准：①全身情况良好，体温正常，食欲好，红细胞沉降率正常。②局部无明显症状，无脓肿或窦道。③X线片示脓肿消失或钙化，无死骨或已被吸收、替代，骨质疏松好转，病灶边缘骨轮廓清晰或关节已融合。符合上述3项者表示病变已停止。起床活动1年或工作半年后仍能保持上述3项指标者，表示已基本治愈。若术后经过一段时间的活动后，一般情况变差，症状复发，红细胞沉降率增快，表示疾病未治愈，或静止后又趋于活动，仍应继续全身治疗。

第三十三章 腰腿痛和颈肩痛患者的护理

第一节 腰椎间盘突出症

| 知识点1：腰椎间盘突出症的概念 | 副高：掌握 正高：熟练掌握 |

腰椎间盘突出症是由于椎间盘变性、纤维环破裂、髓核突出刺激和压迫神经根、马尾神经所引起的一种综合征，是引起下腰痛和腰腿痛最常见的原因。突出部位以腰$_{4\sim5}$和腰$_5$至骶$_1$为主。可发生于任何年龄，最多见于中年人，20~50岁为多发年龄，男性多于女性。大部分患者经非手术治疗可获痊愈，只有不超过10%的患者需手术治疗。

| 知识点2：腰椎间盘突出症的病因及发病机制 | 副高：掌握 正高：熟练掌握 |

导致腰椎间盘突出的原因既有内因也有外因，内因主要是腰椎退行性变，是根本原因。外因包括外伤、劳损、受寒受湿等。

（1）椎间盘退行性变：随着年龄增长，纤维环和髓核含水量下降，髓核失去弹性，椎间盘变薄，易于脱出。

（2）长期震动：如汽车和拖拉机驾驶员在驾驶过程中，长期处于坐位及颠簸状态，腰椎间盘承受的压力过大，导致椎间盘退变和突出。

（3）过重负荷：当腰部负荷过重时，髓核向后移动，引起后方纤维环破裂。

（4）外伤：是腰椎间盘突出的重要因素，特别是儿童与青少年的发病与之密切相关。

（5）妊娠：妊娠期间韧带处于松弛状态，体重突然增加，腹压增高，易使椎间盘膨出。

（6）其他：遗传、吸烟及糖尿病等诸多因素。

| 知识点3：腰椎间盘突出症的病理生理 | 副高：掌握 正高：熟练掌握 |

腰椎间盘突出症的病理变化过程大致可分为3个阶段。

（1）突出前期：髓核因退变和损伤可变成碎块状物或呈瘢痕样结缔组织；变性的纤维环可因反复损伤而变薄变软或产生裂隙。患者可有腰部不适或疼痛，但无放射性下肢痛。

（2）突出期：外伤或正常的活动使椎间盘压力增加时，髓核从纤维环薄弱处或破裂处突出。突出物刺激或压迫神经根即发生放射性下肢痛，如压迫马尾神经可发生大小便功能障碍。老年患者可因椎间盘退变，纤维环整体变得软弱松弛，椎间盘可呈弥漫性向周围膨出。

（3）突出晚期：腰椎间盘突出后，病程较长者，椎间盘本身和其他邻近结构均可发生各种继发性病理改变。

| 知识点4：腰椎间盘突出症的临床表现 | 副高：掌握　正高：熟练掌握 |

95%以上的患者有腰痛和坐骨神经痛。临床常表现为腰痛，下肢放射性疼痛、麻木、无力，可表现为脊柱侧凸、腰椎活动度减少、肌肉萎缩或肌力下降等。重度椎间盘突出症患者将出现大小便障碍、鞍区感觉异常。

（1）腰痛：是大多数患者所具有的症状，常为首发症状，主要是由于变性的髓核进入椎体内或后纵韧带处，引起化学性和机械性神经根炎，以持续性腰背部钝痛为多见，痉挛性剧痛少见。部分患者腰痛与腿痛同时出现，也有部分患者只有腿痛而无腰痛。

（2）坐骨神经痛：是因为突出的椎间盘对坐骨神经根造成化学性和机械性刺激，表现为腰部至股及小腿后侧的放射性疼痛或麻木感。肢体麻木多与下肢放射痛伴发。有的患者为了减轻疼痛、松弛坐骨神经，常表现为行走时向前倾斜，卧床时取弯腰侧卧屈髋屈膝位。

（3）脊柱：活动受限。

（4）肢体冷感：少数患者自觉肢体发冷、发凉。

（5）间歇性跛行：是特异性表现，髓核突出继发椎管狭窄，行走时椎管内受阻的椎静脉丛扩张，加重对神经根压迫引起间歇性跛行。具体表现为患者行走时，随着距离增多出现腰背痛或患侧下肢放射痛或麻木加重，蹲着或坐着休息可减轻症状，但再行走一段距离后症状又会出现。

（6）肌肉麻痹：多因根性受损，使所支配的肌肉出现程度不同的麻痹症。

（7）马尾神经症状：表现为会阴部麻木和刺痛感，排便和排尿困难，急性发作时可作为急诊手术的指征。

（8）体格检查：出现腰椎生理曲度改变，腰背部压痛和叩痛，直腿抬高试验阳性。

| 知识点5：腰椎间盘突出症的辅助检查 | 副高：掌握　正高：熟练掌握 |

影像学检查是诊断腰椎间盘突出症的重要手段，但作出诊断应与临床表现、查体与影像学诊断相结合。

（1）腰椎X线平片：是基本检查，包括脊柱正位、侧位、动力位的X线片。通过X线检查可除外骨质破坏性病变，也可观察骨质增生、椎间隙狭窄、脊柱生理曲线的变化及椎间关节稳定性情况。此外，X线平片可发现有无结核、肿瘤等骨病，还可看到退变表现。

（2）造影检查：是有创操作。脊髓造影、硬膜外造影、椎间盘造影等方法可间接显示有无腰椎间盘突出及程度。目前临床应用较少。

（3）CT检查：是常用检查。可清晰显示骨组织结构及其轮廓，较清楚看到钙化组织，但对脊髓、神经根、椎间盘的影像显示较差，是鉴别其余腰椎疾病诊断的重要依据。

（4）MRI检查：对诊断具有重要价值，可很好地显示脊髓神经的病损及其轮廓，也可显示神经根的形态。可全面地观察腰椎间盘是否病变，清晰显示腰椎间盘突出的形态及其与硬膜囊、神经根等周围组织的关系，也可鉴别是否存在椎管内其他占位性病变。

（5）特殊检查（电生理检查）：肌电图、神经传导速度与诱发电位可协助确定神经损害的范围及程度，观察治疗效果。实验室检查主要用于推断神经受损的节段、排除一些疾病，起到鉴别诊断作用。

知识点6：腰椎间盘突出症的治疗要点　　　　　副高：掌握　正高：熟练掌握

以非手术治疗为主，对于症状较轻，病程较短的患者首选非手术治疗，包括生活管理、物理治疗及药物治疗等。对于非手术治疗无效的患者，可根据病情考虑进行脊柱微创技术治疗。而对于部分病情严重，无微创技术治疗适应证的患者，可考虑开放手术治疗。

（1）非手术治疗：适用于首次发病者、症状较轻者、病程较短、诊断不明者，以及全身与局部情况不宜手术者。发作期休息、制动，必要时绝对卧硬板床休息。也可以牵引、支具固定、推拿、理疗、按摩、封闭、做髓核溶解术。

（2）手术治疗：适用于诊断明确，经正规非手术治疗无效并影响工作和生活者；马尾神经损伤严重；症状虽不严重，但久治无效，影响步行和剧烈活动者；伴有椎管狭窄者。手术方式如下。①脊柱内镜下椎间盘髓核摘除术：适用于腰椎间盘部分突出或脱出患者。②单纯椎板间开窗髓核摘除术：适用于单纯型腰椎间盘突出症患者。通过切除黄韧带，经椎板间隙显露和切除突出的椎间盘。③半椎板切除术：适用于腰椎间盘突出合并明显退行性改变，需广泛探查减压者。④全椎板切除术：适用于同一间隙双侧突出，或中央型突出粘连较紧密伴钙化不易从一侧摘除，或合并明显退行性椎管狭窄需要双侧探查及减压者。⑤椎间融合术：适用于椎间盘突出合并腰椎不稳或因手术减压需要腰椎稳定性受到影响者，如椎间小关节内聚。目前临床上多采用各种融合器合并植骨融合。

知识点7：腰椎间盘突出症的护理评估　　　　　副高：掌握　正高：熟练掌握

（1）健康史：了解患者的性别、年龄、职业、营养状况，评估生活自理能力，压疮、跌倒/坠床的危险性评分；了解患者是否有先天性的椎间盘疾病，既往有无腰部外伤、慢性损伤史，是否做过腰部手术，有无冠心病、高血压、糖尿病和肝肾功能不良等疾病；评估患者有无急性腰扭伤或损伤史。询问受伤时患者的体位、外来撞击的着力点，受伤后的症状、腰痛的特点和程度、致腰痛加剧或减轻的相关因素、有无采取制动和治疗措施；了解患者家族中有无类似病史。

（2）身体状况：评估患者腰部疼痛的性质、部位、范围、诱发及加重的因素，缓解疼痛的措施及效果等；评估本次疼痛发作后治疗的情况，是否使用镇痛药、肌肉松弛药等；评估患者下肢的感觉、运动和反射情况，患者行走的姿势、步态，有无排尿排便失禁现象，并进行对比；了解患者有无腰痛、坐骨神经痛、间歇性跛行。合并神经根受压者，了解其程度及时间。

（3）心理-社会状况：评估患者的情绪，对疾病的了解程度，评估患者的家庭及支持系统对患者的支持帮助能力等。

知识点8：腰椎间盘突出症的护理诊断　　　　副高：掌握　　正高：熟练掌握

（1）慢性疼痛：与椎间盘突出压迫神经、肌肉痉挛及术后切开疼痛有关。

（2）焦虑：与患者对手术治疗不了解和对疾病的预后担忧等因素有关。

（3）自理能力缺陷：与下肢疼痛、牵引治疗和神经受压等因素有关。

（4）舒适的改变：与神经受压和肌肉痉挛等因素有关。

（5）排泄形态的改变：与马尾神经受压和长期卧床等因素有关。

（6）有牵引失效或效能降低的可能：与患者缺乏维持有效牵引方面的知识以及患者不配合等因素有关。

（7）有皮肤完整性受损的危险：与局部长期受压、牵引有关。

（8）潜在并发症：肌肉萎缩、神经根粘连、脑脊液漏等。

知识点9：腰椎间盘突出症的术前护理措施　　　副高：熟练掌握　　正高：熟练掌握

（1）卧硬板床：床头抬高20°，侧卧位时屈髋屈膝，双腿分开，上腿下垫枕，避免脊柱弯曲的"蜷缩"姿势，放松背部肌肉，以降低椎间盘压力，减小椎间盘后突倾向，减轻疼痛，增加舒适度。仰卧位时在膝、腿下垫枕，避免头前倾、胸部凹陷等不良姿势。俯卧位时在腹部及踝部垫枕，以放松脊柱肌肉。

（2）佩戴腰围：腰围能加强腰椎的稳定性，对腰椎起到保护和制动作用。卧床3周后，戴腰围下床活动。

（3）保持有效牵引：牵引前，在牵引带压迫的髂缘部位加减压保护贴，预防压疮。牵引期间观察患者体位、牵引带及重量是否正确。经常检查牵引带压迫部位的皮肤有无疼痛、红肿、破损、压疮等。

（4）有效镇痛：遵医嘱给予镇痛药等药物，缓解疼痛，保证充足睡眠。

（5）完善术前准备：术前常规戒烟、训练床上排便，向患者解释手术方式及术后可能出现的问题及采取的措施，增加其对手术及术后护理的认知度。

（6）心理护理：鼓励患者多与家属交流，使家属能够帮助他们克服困难；介绍患者与病友进行交流，以增加自尊和自信心。

知识点10：腰椎间盘突出症的术后护理措施　　　副高：熟练掌握　　正高：熟练掌握

（1）观察病情：包括生命体征、下肢皮肤温度、感觉及运动恢复情况；观察手术切口敷料有无渗液及渗出液的颜色、性状、量等，渗湿后及时通知医师更换敷料，以防感染；观察患者术后有无疼痛，疼痛严重者予以镇痛药或镇痛泵。

（2）体位护理：术后仰卧硬板床4~6小时，以减轻切口疼痛和术后出血，以后根据手术方法不同可以侧卧或俯卧位。翻身按摩受压部位，必要时加铺气垫床，避免压疮发生，翻身时保持脊柱平直勿屈曲、扭转，避免拖、拉、推等动作。

（3）切口引流管护理：观察切口敷料外观有无渗血及脱落或移位、切口有无红肿、缝线周围情况。术后一般需在硬膜外放置负压引流管，观察并准确记录引出液的色、性状、量。保持引流通畅，防止引流管扭曲、受压、滑出。引流量第1天应少于400ml，第3天少于50ml即可拔除引流管，一般术后48~72小时拔管。若引流量大、色淡，且患者出现恶心、呕吐、头痛等症状，应警惕脑脊液漏，应及时报告医师。

（4）饮食护理：术后给予清淡易消化富有营养的食物如蔬菜、水果、米粥、汤类。术后早期常有胃肠功能紊乱，禁食辛辣油腻易产气的豆类食品及含糖较高食物，待排便通畅后可逐步增加肉类及营养丰富的食物。

（5）尿潴留及便秘的护理：了解患者产生尿潴留的原因，给予必要的解释和心理安慰，给患者创造良好排尿环境，让患者听流水声及用温水冲洗会阴部，必要时采用穴位按摩排尿或导尿解除尿潴留。指导患者掌握床上排便方法，术后3天禁食辛辣及含糖量较高的食物，多食富含粗纤维的蔬菜、水果。便秘时顺结肠走向按摩腹部，每晨空腹饮淡盐水1杯，必要时用缓泻药解除便秘。

（6）并发症的护理：①脑脊液漏。由多种原因引起，如锐利的骨刺、手术时硬脊膜损伤。表现为恶心、呕吐和头痛。切口负压引流量大，色淡。给予去枕平卧，伤口局部用1kg沙袋压迫，同时减轻引流球负压，静脉输注林格液。必要时探查切口，行裂口缝合或修补硬脊膜。②椎间隙感染。是椎节深部的感染，多见于椎间盘造影、髓核化学溶解或经皮椎间盘切除术后，表现为背部疼痛和肌肉痉挛，并伴有体温升高，MRI是可靠的检查手段。一般采用抗生素治疗。

知识点11：腰椎间盘突出症的健康指导　　　　　　　　　　　　副高：掌握　　正高：掌握

（1）指导患者采取正确卧、坐、立、行和劳动姿势，减少急、慢性损伤发生的机会。

1）保持正确坐、立、行姿势：坐位时选择高度合适、有扶手的靠背椅，保持身体与桌子距离适当，膝与髋保持同一水平，身体靠向椅背，并在腰部衬垫一软枕；站立时尽量使腰部平坦伸直、收腰、提臀；行走时抬头、挺胸、收腹，利用腹肌收缩支持腰部。

2）变换体位：避免长时间保持同一姿势，适当进行原地活动或腰背部活动，以解除腰背肌疲劳。长时间伏案工作者，积极参加课间操活动，以避免肌肉劳损。勿长时间穿高跟鞋站立或行走。

3）合理应用人体力学原理：站位举起重物时，高于肘部，避免膝、髋关节过伸；蹲位举重物时，背部伸直勿弯；搬运重物时，宁推勿拉；搬抬重物时，弯曲下蹲髋膝，伸直腰背，用力抬起重物后再行走。

4）采取保护措施：腰部劳动强度过大的工人、长时间开车的司机，配戴腰围保护腰部。

（2）加强营养：加强营养可缓解机体组织及器官退行性变。

（3）佩戴腰围：脊髓受压的患者，可佩戴腰围，直至神经压迫症状解除。

（4）积极参加体育锻炼：适当的体育锻炼可以锻炼腰背肌，增加脊柱稳定性。参加剧烈运动前应有预备活动，运动后有恢复活动，切忌活动突起突止，应循序渐进。

第二节　颈　椎　病

知识点1：颈椎病的概念	副高：掌握　正高：熟练掌握

颈椎病是颈椎间盘退行性变、老化及继发性椎间关节退行性变所致颈脊髓、神经根、椎动脉或交感神经受到刺激、压迫而表现的相应症状及体征的疾病。颈椎病是50岁以上人群的常见病，男性多见，好发部位依次为颈$_{5\sim6}$、颈$_{6\sim7}$，约90%患者经过非手术治疗可获得痊愈或缓解。

知识点2：颈椎病的病因及发病机制	副高：掌握　正高：熟练掌握

（1）颈椎间盘退行性变：是颈椎病发生和发展最基本的原因。颈椎活动度大，随年龄增长，椎间盘逐渐发生退行性变，使椎间隙狭窄，关节囊、韧带松弛，脊柱活动时稳定性下降，进一步发展引起椎体、椎间关节及其周围韧带发生变性、增生、钙化，最后致相邻脊髓、神经、血管受到刺激或压迫。

（2）损伤：急性损伤使已退变的颈椎和椎间盘损害加重而诱发颈椎病；慢性损伤可加速其退行性变的发展过程。

（3）先天性颈椎管狭窄：颈椎管的矢状内径对颈椎病的发展有密切关系。先天性颈椎管矢状径小于正常（14~16mm）时，即使仅有轻微退行性变，也可出现临床症状和体征。

知识点3：颈椎病的临床表现	副高：掌握　正高：熟练掌握

（1）神经根型颈椎病：最常见，发病率占50%~60%，是由退变突出的椎间盘、增生的骨赘或肥大的关节突刺激或压迫神经根所致。症状为颈肩疼痛及僵硬，可向上肢放射，单侧或双侧上肢麻木、感觉过敏、无力或有放电样串痛，咳嗽、喷嚏、颈部活动时加重。体征为头偏向患侧，上肢相应神经根性感觉减退、过敏或感觉异常，肌力下降，腱反射减弱。臂丛牵拉试验阳性，做法是检查者一手扶患侧肩部，另一手握患侧腕部，两手向相反方向牵拉，如患肢出现放射痛或麻木感为阳性，是由牵拉刺激神经根所致。压头试验阳性，做法是患者端坐，头后仰并偏向患侧，检查者用手按压患者头顶，出现颈部疼痛和患侧上肢放射痛为阳性，是神经根受压所致。

（2）脊髓型颈椎病：发病率为颈椎病的第2位，占10%~15%，是脊髓受到后突的髓核、椎体后缘的骨赘、增生肥厚的黄韧带、钙化的后纵韧带的刺激或压迫所致。表现为四肢无力，握力弱，精细活动失调，步态不稳，有踩棉花样感觉，病情加重后出现上运动神经元损伤表现，四肢反射亢进，肌张力增强，出现病理征，躯体有感觉障碍平面，并可有括约肌功能障碍。

（3）椎动脉型颈椎病：是椎动脉供血不足所致，常由于颈椎退行性变、颈椎横突孔增生狭窄、上关节突增生肥大、周围韧带松弛或钙化对椎动脉刺激或压迫引起。表现为椎-基底动脉缺血症状，主要有颈性眩晕，即颈部活动尤其是仰头时引起眩晕、平衡障碍和共济失调，甚至猝倒。

（4）交感神经型颈椎病：此型是颈椎不稳定、刺激颈交感神经所致，表现为一系列交感神经症状。①交感神经兴奋症状：偏头痛、视物模糊、眼球胀痛、耳鸣、听力下降、心律失常、心前区疼痛、血压升高等。②交感神经抑制症状：畏光、流泪、头晕、视物模糊、血压下降等。

| 知识点4：颈椎病的辅助检查 | 副高：掌握　正高：熟练掌握 |

（1）X线检查：可明确是否有骨的破坏及颈椎畸形，观察有无骨刺、椎间隙狭窄以及颈椎后纵韧带骨化等表现。同时，颈椎过屈过伸侧位X线片是颈椎病诊断过程中最常规、最基本的检查措施。

（2）CT检查：可显示病变节段椎体前后缘、钩椎关节是否有质增生，以及是否存在后纵韧带骨化、黄韧带钙化或者骨化情况，为颈椎病的诊断提供依据。

（3）MRI检查：可清晰显示出椎管及脊髓受压部位和内部形态改变，对于神经根型颈椎病、脊髓型颈椎病与脊髓损伤、脊髓肿瘤、脊髓炎症的诊断和鉴别诊断具有重要价值。

（4）其他影像学检查：包括经颅彩色多普勒（TCD）、数字减影血管造影（DSA）、磁共振血管成像（MRA）检查等。可用来探查基底动脉血流、椎动脉颅内血流，是检查椎动脉血流情况的重要手段，是临床诊断颈椎病，尤其椎动脉型颈椎病的常用检查手段。

| 知识点5：颈椎病的治疗要点 | 副高：掌握　正高：熟练掌握 |

大多数患者可通过非手术治疗，如物理疗法、运动疗法、药物治疗等来控制症状，减少复发，提高患者生活质量，仅有少数严重压迫神经根或脊髓的患者需行手术治疗。患者出现头痛、颈痛症状时可服用非甾体抗炎药缓解症状。还可采取传统推拿、按摩、牵引、针灸等中医治疗，具体方法应当遵医嘱进行。

（1）非手术治疗：神经根型、椎动脉型和交感神经型颈椎病以非手术治疗为主。治疗方法：①颈椎牵引。②颈椎制动，包括石膏围领及颈围。③手法按摩。④避免不良体位如长时间低头者。⑤保持良好的睡眠休息体位，睡眠中保持正确的睡姿和睡枕的合适高度。⑥理疗、封闭疗法、针灸及药物外敷。

（2）手术治疗

1）手术适应证：①经保守治疗症状未改善或症状进一步加重者。②颈椎髓核突出及脱出者。③以椎体后缘骨质增生为主的颈椎病。④颈椎不稳定。⑤吞咽困难型颈椎病。⑥后纵韧带骨化症。

2）手术方法：依据颈椎病病理和临床决定行颈椎前路或颈椎后路手术。①前路手术：指在颈部前方或侧前方进行手术，手术步骤包括减压和重建稳定两大部分。减压是指切除突出的椎间盘、增生的骨赘或者大部分椎体、肥厚和骨化的后纵韧带，彻底解除脊髓、神经根的压迫。重建稳定包括融合与非融合技术。②后路手术：指在颈部后方进行的手术，主要包括椎管扩大、椎板成形术和椎板切除加固定融合术。通过扩大椎管的有效矢状径，实现解除脊髓压迫的目的。

知识点6：颈椎病的护理评估　　　　　副高：掌握　正高：熟练掌握

（1）健康史：了解患者的性别、年龄、职业等；了解患者有无颈肩部急、慢性损伤史和肩部长期固定史，以往的治疗方法和效果如何；了解患者家族中有无类似病史。

（2）身体状况：评估患者疼痛的部位、性质，诱发与加重疼痛的因素，以及缓解的措施和效果；评估患者有无四肢感觉、活动、肌力、反射异常及躯干部的紧束感；评估患者的意识状态和生命体征，生活自理能力、有无排尿排便失控或失禁现象。

（3）心理-社会状况：评估患者有无焦虑、恐惧等不良情绪；评估患者及家属对手术及术后康复过程、可能出现的后遗症等的认知程度；评估患者家庭及社会对患者的支持程度。

知识点7：颈椎病的护理诊断　　　　　副高：掌握　正高：熟练掌握

（1）焦虑、恐惧：与预感到健康受到威胁、形象受到破坏、不了解手术的程序、担心手术后的效果、不适应住院的环境等有关。

（2）舒适的改变：与神经根受压、脊髓受压、交感神经受刺激、椎动脉痉挛、颈肩痛及活动受限有关。

（3）有受伤的危险：与椎动脉供血不足引起的眩晕、神经功能受损、头痛等因素有关。

（4）知识缺乏：与缺乏功能锻炼及疾病预防的知识有关。

（5）躯体活动障碍：与颈肩痛及活动受限有关。

（6）低效性呼吸形态：与颈髓水肿、植骨块脱落或术后颈部水肿有关。

（7）潜在并发症：术后出血、呼吸困难。

知识点8：颈椎病的术前护理措施　　　　　副高：熟练掌握　正高：熟练掌握

（1）心理护理：向患者解释病情，术后恢复可能需要数月甚至更长时间，让患者做好充分的思想准备。向患者介绍治疗方案及手术的必要性，手术目的及优点，介绍目前的医疗护理情况和技术水平，使其产生安全感，愉快地、充满信心地接受手术。重视社会支持系统的影响，尤其是亲人的关怀和鼓励。

（2）术前训练

1）呼吸功能训练：术前指导患者练习深呼吸、行吹气泡或吹气球等训练，以增加肺的通气功能；脊髓型颈椎病患者老年人居多，因颈髓受压呼吸肌功能降低，加上有些患者长期吸烟或患慢性阻塞性肺病等，伴有不同程度的肺功能低下，表现为潮气量减少，肺的通气质量下降，肺活量降低，血氧分压在正常低限等，同时易引起肺部感染。因此，术前指导患者练习深呼吸，通过导管向盛有水的玻璃瓶内吹气或吹气球等肺功能训练，以增加肺的通气功能，增加肺活量。鼓励患者咳嗽咳痰，可用超声雾化吸入，以稀释痰液，利于痰液咳出，减少气管及肺内分泌物。术前1周戒烟。

2）气管、食管推移训练：适用于颈椎前路手术患者，以适应术中反复牵拉气管、食管的操作，避免术后出现呼吸困难、咳嗽、吞咽困难等并发症。指导患者用自己的2~4指插入切口侧的内脏鞘与血管神经鞘间隙处，持续将气管、食管向非手术侧推移。开始用力尽量缓和，训练中如出现局部疼痛、恶心、呕吐、头晕等不适，可休息10~15分钟后再继续，直至患者能适应。训练时间：术前3~5天开始，开始为每次10~20分钟，每日3次，以后逐渐增至每次30~60分钟，每日4次，使气管推移超过中线。训练时注意不要过于用劲，以免造成咽喉水肿、疼痛。

3）俯卧位训练：适用于后路手术患者，以适应术中长时间俯卧位并预防呼吸受阻。开始每次为30~40分钟，每日3次，以后逐渐增至每次3~4小时，每日1次。

（3）安全护理：患者存在肌力下降致四肢无力时应防烫伤和跌倒，指导患者不要自行倒开水，穿平跟鞋，保持地面干燥，走廊、浴室、卫生间等日常生活场所设置扶手，以防步态不稳摔倒；椎动脉型颈椎病患者避免头部过快转动或屈曲，以防猝倒。

知识点9：颈椎病的术后护理措施　　　　　副高：熟练掌握　正高：熟练掌握

（1）密切监测生命体征：术后严密观察生命体征，观察呼吸频率、深度的改变，脉搏节律、速率的改变，保持呼吸道通畅，低流量给氧。呼吸困难是前路手术最危急的并发症，多发生于术后1~3天。一旦患者出现呼吸困难、张口状急迫呼吸、应答迟缓、口唇发绀等表现，立即通知医师，并做好气管切开及再次手术的准备。

（2）饮食护理：因术中对咽、喉、食管、气管的牵拉刺激，常致喉头水肿、吞咽困难，进食时极易发生误吸及疼痛感。故术后6小时后以半流质饮食为主，温度不宜过高，吞咽速度不宜过快。

（3）体位护理：因颈椎手术的解剖特殊性，在接手术患者时应特别注意保持颈部适当的体位，尤其是上颈椎减压术后以及内固定不确实者。术后返回病房时也应保护颈部，术后3人同时将患者移至床上，动作要协调，一人固定头部，保持头、颈、胸在同一水平面，在搬运患者返回病床过程中应保持头颈部的自然中立位，切忌扭转、过屈或过伸，勿使颈部旋转，且轻搬轻放，减少搬动对内固定的影响，取仰卧位，枕部垫水垫，并以沙袋固定于颈部两侧制动。术后6小时可进行轴位翻身，翻身时保持头、颈及躯干呈一直线，防止颈部旋转，注意观察患者有无面色、口唇发绀、心悸、胸闷、四肢麻木等表现，如有则立即将患者置于平卧位，并测量血压、脉搏、呼吸，或报告医师进行处理。

根据手术方式决定卧床时限，颈椎内固定手术，只要固定妥当，术后第 2 天拔除引流管，在颈围固定下可采取半坐位并逐渐下床活动。上颈椎手术，如单纯植骨融合术，则卧床 3 个月，卧床期间，翻身时保持头颅与躯干呈一直线，不能扭曲颈部，以免术后植骨块移位而影响手术效果，可佩戴颈胸固定支具。下颈椎前路减压植骨术，未给予内固定或内固定不牢固时，必须卧床，且尽可能减少颈部活动。

（4）并发症的观察与护理

1）术后出血：颈深部血肿多见于术后当日，尤其是 12 小时内，术后应观察生命体征、伤口敷料及引流液。如 24 小时出血量 >200ml，检查是否有活动性出血；若引流量多且呈淡红色，考虑有脑脊液漏发生，及时报告医师处理；检查颈部软组织张力，若发现患者颈部明显肿胀，并出现呼吸困难、烦躁、发绀等表现，报告并协助医师剪开缝线、清除血肿。若血肿清除后呼吸仍不改善应实施气管切开术。

2）脊髓神经损伤：手术牵拉和周围血肿压迫均可损伤脊髓神经，患者出现声嘶、四肢感觉运动障碍以及排尿排便功能障碍。手术牵拉所致的神经损伤是可逆的，术后 1~2 天内明显好转或消失；血肿压迫所致的损伤为渐进的，应注意观察，以便及时发现问题并处理。

3）植骨块脱落、移位：多发生在手术后 5~7 天，是颈椎活动不当，椎体与植骨块间产生界面间的剪切力使骨块移动、脱出。所以，颈椎术后应重视体位护理，防止颈椎过度屈伸，禁止旋转，以减少椎间前方剪切力。患者平卧时保持颈中立位至过伸位，过伸位 10° 左右，沙袋固定颈两侧，侧卧时枕与肩宽同高，在搬动或翻身时，保持头、颈和躯干在同一平面，维持颈部的相对稳定。

（5）功能训练：指导能活动的患者做主动运动，以增强肢体肌肉力量；不能活动者，协助并指导做各关节的被动运动，以防肌肉萎缩和关节僵直。术后第 1 天，开始进行各关节的主被动功能锻炼；术后 3~5 天，引流管拔除后，可戴支架下地活动、坐位和站立位平稳训练及日常生活活动能力的训练。

知识点 10：颈椎病的健康指导　　　　　　　　　　副高：掌握　　正高：掌握

（1）纠正不良姿势：日常生活、工作、休息时注意纠正不良姿势，保持颈部平直，以保护头、颈、肩。

（2）保持良好睡眠体位：理想的睡眠体位应该是头颈部保持自然仰伸位，胸部及腰部保持自然曲度，双髋及双膝略呈屈曲，使全身肌肉、韧带及关节获得最大限度的放松与休息。长期伏案工作者，宜定时远视，以缓解颈部肌肉的慢性劳损。

（3）选择合适枕头：以中间低两端高、透气性好、长度超过肩宽 10~16cm、高度以头颈部压下后个拳头高为宜。

（4）避免外伤：行走或劳动时避免损伤颈肩部。一旦发生损伤，尽早诊治。

第三十四章　骨肿瘤患者的护理

第一节　骨巨细胞瘤

知识点1：骨巨细胞瘤的概念	副高：掌握　正高：熟练掌握

骨巨细胞瘤（GCT）是一种原发性潜在恶性骨肿瘤，常侵犯长胃造成偏心性溶骨性破坏，存在恶变和肺转移风险。青壮年好发，70%~80%的病例发生于20~40岁，女性发病率较高。好发部位依次是股骨远端、胫骨近端、桡骨远端、胫骨远端、肱骨近端、股骨近端及腓骨近端，极少病例发生于长骨骨干。骨巨细胞瘤也可见于骶骨骨盆、椎体及跗骨。骨巨细胞瘤经手术刮除后易局部复发，复发率为40%~60%。

知识点2：骨巨细胞瘤的病因	副高：掌握　正高：熟练掌握

骨巨细胞瘤的病因目前尚不清楚，也没有明显的诱发因素。

在某些情况下，骨巨细胞瘤可能与Paget骨病（畸形性骨炎）有关，Paget骨病是一种慢性骨骼疾病，导致骨骼变大变形。

在极少数情况下，肿瘤可能与甲状旁腺过度活动相关，这种状况称为"甲状旁腺功能亢进症"，简称甲旁亢。

知识点3：骨巨细胞瘤的病理类型	副高：掌握　正高：熟练掌握

骨巨细胞瘤是发生于骨松质的溶骨性肿瘤，源于骨髓结缔组织间充质细胞，由间质细胞和多核巨细胞构成，是介于良性和恶性之间的临界瘤。Campanacci等结合影像学表现和组织学基质细胞异型性进行分级，分为3级。

（1）Campanacci Ⅰ级：皮质骨尚未受到破坏。

（2）Campanacci Ⅱ级：皮质骨有累及破坏，且包含有动脉瘤样骨改变。

（3）Campanacci Ⅲ级：病变突破皮质，骨破坏严重。

知识点4：骨巨细胞瘤的临床表现	副高：掌握　正高：熟练掌握

本病最典型的症状是患处进行性的局部疼痛和与肿胀。早期多见疼痛，不剧烈。局部肿胀，皮肤温度升高，静脉显露。可触及肿块，肿块出现迟于疼痛症状。肿瘤浸润反应造成关

节功能障碍，发生于脊柱部位的骨巨细胞瘤引起椎体压缩骨折、脊髓损伤及截瘫。位于骶骨者可引起骶区疼痛、马鞍区麻木合并排尿排便障碍，肛门指诊可扪及骶前肿物。

知识点 5：骨巨细胞瘤的辅助检查　　　　　　　副高：掌握　正高：熟练掌握

（1）影像学检查

1）X 检查：是首选检查，对临床诊断至关重要。典型 X 线征象为骨端偏心性、囊性破坏而无骨膜反应，病灶因膨胀性生长，骨皮质变薄而呈"肥皂泡样"改变。

2）CT 检查：能明确病变范围，骨破坏程度。

3）MRI 检查：MRI 显示为不均质高信号，增强 MRI 则强化明显，若肿瘤合并动脉瘤样骨囊肿可见液–液平面的影像特征。

4）骨扫描排查：支持多发骨巨细胞瘤可能。

（2）组织病理学检查：可明确诊断。

（3）基因检测：组蛋白 H3.3 由位于第 1 号染色体上的 H3F3A 基因和第 17 号染色体上的 H3F3B 基因编码。位于 1 号染色体上的 H3F3A 基因基因突变导致的 G34W（34 位甘氨酸被色氨酸替代）见于 95%~100% 的长骨骨巨细胞瘤，为骨巨细胞瘤特异的诊断。

知识点 6：骨巨细胞瘤的治疗要点　　　　　　　副高：掌握　正高：熟练掌握

本病以手术治疗为主，一般不行放疗，放疗仅适用于手术不易完全清除病灶的部位。

（1）首选治疗是肿瘤囊内切刮，残腔灭活、骨水泥填充术。

（2）肿瘤的边缘切除和广泛切除：适用于侵袭性强、生长快、瘤体大或经囊内切刮后多次复发患者。因肿瘤常位于骨端，切除多包括骨的一端关节，故关节功能重建非常重要。

1）瘤骨骨壳灭活再植重建：采用将截下的带瘤骨段去除肿瘤组织后，残存的骨壳用 95% 乙醇浸泡 30 分钟灭活，骨水泥填充加固，灭活骨回植，钢板螺钉或髓内针固定。

2）异体骨移植重建：取超低温骨库冻存的同种异体骨，快速复温后，截成所需骨段，移植重建于缺损部，常用的有 1/2 关节、1/4 关节，应用钢板螺钉或髓内针固定于宿主骨。

3）人工假体置换重建：目前常用的假体材料通常是钛合金或钴铬钼合金。骨肿瘤常用的假体需根据病变的范围定制。

4）自体骨移植重建：肿瘤节段性切除后也可应用自体骨重建，利于骨愈合，避免了异体骨或人工假体的并发症。

（3）放疗：本病对放疗有中度敏感性，多应用于术前辅助治疗或手术困难部位。

（4）化疗：用多柔比星骨水泥缓释体替代一般的植骨。

知识点 7：骨巨细胞瘤的护理评估　　　　　　　副高：掌握　正高：熟练掌握

（1）健康史：了解患者的姓名、性别、年龄、民族、文化程度、工作性质等。了解患者有无肿瘤病史或手术治疗史；有无其他系统疾病及治疗史。了解患者家族中有无类似的肿瘤患者。

（2）身体状况：评估患者全身营养状况、重要脏器功能状态、心理状况；评估患者肢体的颜色、温度、肿胀、疼痛以及有无压迫、转移症状；评估患者是否因疼痛活动受限或完全不能活动，缓解疼痛的措施及效果。

（3）心理-社会状况：评估患者及其家属对疾病的认知程度、心理承受程度、心理状态以及经济承受能力。

知识点8：骨巨细胞瘤的护理诊断　　　　　　　副高：掌握　　正高：熟练掌握

（1）焦虑、恐惧：与肢体功能丧失及对预后的担心有关。

（2）疼痛：与肿瘤压迫周围组织有关。

（3）躯体移动障碍：与疼痛及肢体功能受损有关。

（4）潜在并发症：病理性骨折。

知识点9：骨巨细胞瘤的护理措施　　　　　　　副高：熟练掌握　　正高：熟练掌握

（1）术前护理

1）常规护理：术前缓解疼痛，避免贴敷膏药，避免按摩、挤压、热敷，预防病理性骨折，术前常规备皮、备血。

2）心理护理：了解疾病对患者和家庭带来的影响，向患者及家属介绍目前骨肿瘤的治疗方法和进展，鼓励患者积极配合治疗。介绍治疗成功患者与其交流，助其树立战胜疾病的信心。

（2）术后护理

1）观察生命体征：术后密切观察患者的意识、血压、脉搏、呼吸变化，及时观察引流液的量、颜色，切口有无出血，观察尿量及患者的面色、皮肤黏膜色泽，有无恶心、头晕、出冷汗、脉搏细速等症状并及时记录。如每小时引流液 >150ml，应及时通知医师处理。

2）保持正确的体位与活动：术后抬高患肢，预防肿胀。保持肢体功能位，预防关节畸形。①膝部术后，膝关节屈曲15°，距小腿关节屈曲90°。②髋部手术，髋关节外展中立或内旋，防止发生内收、外旋脱位。术后早期卧床休息，避免过度活动，以后可根据康复状况开始床上活动和床旁活动。

3）观察患肢血供：观察患肢远端血运情况、肢体肿胀、疼痛、色泽、温度的改变。①上肢手术后观察桡动脉搏动。②下肢手术后观察足背动脉搏动。

4）切口引流护理：切口引流管应妥善固定，防止折叠、扭曲、脱落。定时挤压引流管，保持有效负压。记录引流液的量和性状。引流液多时应及时报告医师处理。

5）功能锻炼：麻醉清醒后即开始做肌肉的等长收缩运动，促进血液循环，防止关节粘连，预防深静脉血栓形成。

知识点 10：骨巨细胞瘤的健康指导　　　　副高：掌握　正高：掌握

（1）坚持功能锻炼，定期复查：患者出院后自觉坚持功能锻炼，定期复查，术后 1 年内每月复查 1 次 X 线片；术后 1~2 年每 2 个月复查 1 次，以后每 3 个月复查 1 次，了解肿瘤切除部位骨修复情况以早期发现有无局部肿瘤复发。

（2）预防骨折：避免早期负重及剧烈运动，练习行走时不可跌倒，防止骨折。

（3）心理护理：消除不良情绪，鼓励患者对生活充满信心。

（4）经手术或放射治疗的患者，要长期随诊，注意有无局部复发、恶性改变及肺部转移。

第二节　骨　肉　瘤

知识点 1：骨肉瘤的概念　　　　副高：掌握　正高：熟练掌握

骨肉瘤是最常见的原发性恶性骨肿瘤，可表现为骨骼、关节疼痛和局部肿块。多见于 10~20 岁青少年，40 岁以上发病多为继发性。男性发病率高于女性。好发于四肢长管状骨骺端，如股骨远端、胫骨近端和肱骨近端的干骺端。瘤体一般呈梭形，恶性程度高，预后差。

知识点 2：骨肉瘤的病因及发病机制　　　　副高：掌握　正高：熟练掌握

骨肉瘤的病因不明，其发生与骨骼的活跃生长、放射线、遗传、病毒及良性骨疾患的恶变等因素有关。

知识点 3：骨肉瘤的疾病类型　　　　副高：掌握　正高：熟练掌握

（1）骨肉瘤分型：尚无非常统一的标准，可根据肿瘤在骨内的具体位置、肿瘤分化程度、肿瘤组织特征等多种因素进行分类。一般可分为传统型骨肉瘤（又称一般型骨肉瘤或经典型骨肉瘤）、髓内高分化骨肉瘤、骨旁骨肉瘤、骨膜骨肉瘤、毛细血管扩张型骨肉瘤、小细胞型骨肉瘤等。

（2）骨肉瘤分期：临床上遵循的是 Enneking 分期，将恶性骨肿瘤分为 Ⅰ 期、Ⅱ 期、Ⅲ 期。Enneking 分期系统的指标包括肿瘤的组织学分级（G）、解剖部位（T）、有无转移（M）。其中：①G 分为 G_0（良性）、G_1（低度恶性）和 G_2（高度恶性）。②T 分为 T_0（囊内）、T_1（囊外间室内）和 T_2（囊外间室外）。③M 分为 M_0（未转移）和 M_1（有转移）。

知识点 4：骨肉瘤的病理生理　　　　副高：掌握　正高：熟练掌握

骨肉瘤的切面呈多彩状，其外观取决于肿瘤性骨质及软骨的含量及出血、坏死等继发改变的程度。

知识点5：骨肉瘤的临床表现 副高：掌握 正高：熟练掌握

（1）疼痛：是骨肿瘤早期出现的症状，病初较轻，呈间歇性，可向远处放射。随病情的进展，疼痛逐渐加重，发展为持续性。多数患者夜间疼痛加剧以致影响睡眠，休息、制动、一般的镇痛药无法缓解。

（2）肿胀或肿块：位于骨膜下或表浅的肿瘤出现较早，可触及骨膨胀变形。如肿瘤穿破到骨外，产生固定的软组织肿块，表面光滑或者凹凸不平。

（3）畸形：肿瘤影响肢体骨骼的发育出现畸形，下肢明显。

（4）病理性骨折：肿瘤部位只要有轻微外力就出现骨折，骨折部位肿胀疼痛剧烈，脊椎病理性骨折常合并截瘫。

（5）压迫症状：盆腔肿瘤可压迫直肠与膀胱，造成排便及排尿困难；脊椎肿瘤可压迫脊髓而产生瘫痪。

（6）全身症状：骨肿瘤后期由于肿瘤消耗、毒素刺激和心理压力，患者可出现一系列全身症状如失眠、烦躁、食欲缺乏、精神萎靡、面色苍白、进行性消瘦、贫血、恶病质等。

知识点6：骨肉瘤的辅助检查 副高：掌握 正高：熟练掌握

（1）X线检查：病变多起于长骨干骺端，为成骨性、溶骨性或混合性骨质破坏。肿瘤生长顶起骨外膜，骨膜下产生新骨，表现为三角状骨膜反应阴影，又称Codman三角；若恶性肿瘤生长迅速，超出骨皮质，并血管随之长入，肿瘤与反应骨沿放射状血管方向沉积，表现为"日光射线"形态。

（2）放射性核素扫描：在骨肉瘤的定性和定位口有一定优势。活跃期显示广泛的放射性核素浓聚，范围超过X线片上所示的瘤巢范围。

（3）CT检查：能精确显示骨样骨瘤瘤巢的大小，表现为3~5mm的低密度阴影，周围有大量的高密度皮质骨包绕。进行CT增强后可显示肿瘤的血运状态以及肿瘤与血管的关系。

（4）实验室检查：血清碱性磷酸酶、乳酸脱氢酶升高，与肿瘤细胞的成骨活动有关。术后碱性磷酸酶可下降至正常水平。

（5）病理学检查：是诊断骨肉瘤的金标准，通常通过穿刺或切开进行活检。可通过病理学检查明确分类，指导后续治疗。可根据患者情况选择切开活检和穿刺活检。需要注意的是在活检时，应妥善固定病变骨，采取适当的措施防止病理性骨折的发生。活检的实施对于保肢手术非常重要，如果活检不当将会影响患者的预后。

知识点7：骨肉瘤的治疗要点 副高：掌握 正高：熟练掌握

手术治疗（截肢或保肢手术）仍是治疗的主要方式，治疗方案由术前化疗、手术切除病灶和术后化疗 3 个部分组成。

对于骨膜骨肉瘤，可先考虑化疗，再行广泛切除。对于高级别骨肉瘤（包括髓内型和表面型），均建议先行术前辅助化疗，化疗后进行评估再分期，对于可切除的肿瘤，应予广泛切除。当切缘阴性、化疗反应良好时，则继续化疗；而化疗反应差时，可考虑更改化疗方案。当切缘阳性、化疗反应良好时，则继续化疗，同时考虑其他局部治疗（手术、放疗等）；而化疗反应差时，可考虑更改化疗方案，同时考虑其他局部治疗（手术、放疗等）。

（1）手术治疗

1）保肢手术：是最常用的术式。保肢的手术方式包括肿瘤切除、肿瘤型关节置换术、异体骨移植、灭活再植、关节融合和旋转成形术等。手术的方式依据患者年龄、肿瘤部位、累及范围等情况决定。

2）截肢手术：是挽救措施，主要用于保肢术失败患者及肿瘤侵犯血管神经的患者。手术方式包括经骨的截肢术和关节离断术。

3）转移灶的手术清除：骨肉瘤易发生转移，常见转移部位是肺，目前肺转移灶的外科切除已成为骨肉瘤肺转移的标准治疗。主要适应证为原发灶已切除，肺转移灶数量较少的患者。

（2）化疗

1）术前辅助化疗：意义在于确定肿瘤对化疗的敏感性，调整不敏感者的术后化疗方案，以提高无瘤生存率。

2）术后辅助化疗：意义在于杀灭肺微小转移灶或延迟肺转移灶的出现时间。

（3）放疗：骨肉瘤对放疗不敏感，不能用单纯放疗来治愈。目前肢体骨肉瘤的标准治疗方法为新辅助化疗和手术的综合治疗。放疗的作用主要是辅助性治疗或者姑息治疗。局部放疗对以下情况有一定作用：①对于在骨盆、颅底、头颈部和柱等部位不能手术切除的病变、切除时切缘有肿瘤残留。②肿瘤对化疗反应差。③有病理性骨折。

（4）药物治疗：主要用于镇痛，良好的镇痛可减少治疗相关的不良反应、减少疼痛对活动的影响和其他疼痛相关症状（精神压抑、睡眠障碍、疲劳）。镇痛药应用原则应根据WHO 推荐的三阶梯镇痛方案：轻度镇痛药（如阿司匹林、布洛芬等）、中度镇痛药（如曲马多、氨酚羟考酮等）、重度镇痛药（如哌替啶、吗啡等）。遵循按阶梯用药、按时用药、首选口服用药及个性化原则。

知识点 8：骨肉瘤的护理评估　　　　　　　　　　　　　副高：掌握　　正高：熟练掌握

（1）健康史：了解患者的年龄、性别、职业、工作环境和生活习惯，有无发生肿瘤的相关因素；有无外伤和骨折史；是否有食欲缺乏、低热和疼痛等病史，肢体疼痛的性质、程度，加重或缓解的相关因素；既往有无其他部位肿瘤史，家族中有无类似病史者。

（2）身体状况：了解疼痛的部位，肢体有无肿胀、肿块和表面静脉扩张；局部有无压痛和皮温升高，肢体有无畸形，关节活动是否受限；有无肿块压迫和转移引起的局部体征；了解患者有无消瘦、体重下降、营养不良和贫血等恶病质表现；评估心、肺、肝、肾功能是否正常，能否耐受手术治疗和化疗。

（3）心理-社会状况：评估患者及家属对疾病的认知程度、心理承受程度、心理状态以及经济承受能力。

知识点9：骨肉瘤的护理诊断   副高：掌握   正高：熟练掌握

（1）恐惧：与担心肢体功能丧失和预后不良有关。
（2）疼痛：与肿瘤浸润压迫周围组织、病理性骨折、手术创伤、术后幻肢痛有关。
（3）躯体活动障碍：与疼痛、关节功能受限及制动有关。
（4）自我形象紊乱：与截肢有关。
（5）自理能力缺陷：与肢体疼痛有关。
（6）知识缺乏：与缺乏疾病知识有关。
（7）潜在并发症：病理性骨折。

知识点10：骨肉瘤的护理措施   副高：熟练掌握   正高：熟练掌握

（1）术前护理

1）心理准备：向患者及家属介绍当前骨肿瘤的治疗方法和进展、手术治疗和化疗的重要性，鼓励患者积极配合治疗。

2）缓解疼痛：相对制动以减轻疼痛，护理操作时避免加重患者疼痛，遵医嘱使用镇痛药，包括采用 WHO 推荐的癌性疼痛三阶梯镇痛方案。用药后应注意观察呼吸、血压、神志变化。一旦发生呼吸抑制，应用吗啡拮抗药纳洛酮静脉推注以改善呼吸。

（2）术后护理

1）体位及休息：①保持肢体功能位，预防关节畸形。股截肢术后易发生锁关节屈曲、外展挛缩畸形，小腿截肢术后要避免膝关节屈曲挛缩畸形，需通过摆放体位进行预防。②膝部手术后，膝关节屈曲15°，距小腿关节屈曲90°。髋部手术，髋关节外展中立或内旋，防止发生内收、外旋脱位。③术后48小时开始进行肌肉的等长收缩运动，促进血液循环，防止关节粘连。变换体位时，采取仰卧位和健侧卧位交替，防止皮瓣区受压影响血供。

2）截肢的护理：①幻肢痛的护理。幻肢痛是对已切除的肢体仍感疼痛或其他异常感觉，发生率不高，但一旦发生处理困难，让患者了解神经传导通路的基本知识，对长期顽固性疼痛可行神经阻断术。②残肢功能锻炼。指导患者进行残肢内收、外展和屈伸活动，早期功能锻炼可以消除水肿，促进残端成熟。鼓励患者使用手杖或助行器等辅助设备，早期下床活动，进行肌肉强度和平衡锻炼，为安装义肢做准备。

3）病理性骨折的护理：临床表现为休克、软组织损伤、出血、骨折等。移动患者时注意防护，防止造成再次损伤。下肢肿瘤的患者术前下地活动时，避免负重，以防发生病理性骨折和脱位。

4）术后化疗的护理：①心理护理。化疗后引起的脱发、消化道等不良反应对患者的心理影响较大，护理人员要给予有针对性的解释和安慰，可建议患者佩戴假发以维护外观形象。②观察药物不良反应。了解和掌握化疗药物的作用和不良反应，血小板减少时应注意观察皮肤黏膜有无出血点，白细胞减少时应采取保护性隔离措施防止交叉感染。③介入治疗的护理。术前向患者解释介入治疗的方法及意义，取得患者的配合，术后除密切观察生命体征外，还要特别注意介入导管插入部位的止血措施是否有效、肢端血运情况、介入药物的毒性反应。

5）术后并发症的护理

感染：是严重并发症。观察伤口有无渗血、渗液及红肿，疼痛，局部伤口有无波动感；保持切口引流管通畅及有效负压，防止折叠、脱落，每小时挤压 1 次并记录；同时保持切口敷料清洁干燥，防止粪及尿液污染；换药及更换切口引流负压球时严格无菌操作；指导、鼓励患者做深呼吸、有效咳嗽，定时翻身、叩背及时清除呼吸道分泌物；监测体温变化，注意观察热型并及时记录；遵医嘱合理应用有效抗生素；指导患者进食高蛋白、高能量、富含维生素的饮食，以增强机体的抵抗力。

血肿及切口不愈合：术中严格彻底止血，严密缝合各层组织；术后切口充分引流，局部用髋人字绷带加压包扎；观察伤口敷料渗血、渗液情况及引流液的量，局部皮肤是否紧绷、发亮并伴有疼痛，触诊是否有波动感，及时观察记录并报告医师；遵医嘱应用止血药，切口有渗血渗液通知医师及时换药，保持敷料清洁干燥；引流管一般放置时间 >72 小时，当引流液 <20ml/d 后拔除引流管。

坐骨神经损伤：肿瘤分离和切除时易损伤坐骨神经，可分为完全性坐骨神经损伤和以腓总神经损伤为主的坐骨神经损伤。前者表现为患肢运动、感觉功能完全丧失；后者表现为患肢踝关节、足趾背伸功能障碍，小腿、足背皮肤感觉下降。术后密切观察患肢神经功能变化，注意小腿处皮肤有无疼痛、麻木，嘱咐患者活动踝关节及足趾，以观察踝关节的背伸、跖屈、伸趾功能并与术前比较，及时记录。发现异常及时通知医师处理。

下肢深静脉血栓形成（DVT）：是下肢手术常见的并发症。术后应密切观察患肢皮肤的颜色、温度、活动、感觉、肿胀、疼痛等情况并及时记录，注意抬高患肢30°。患者麻醉清醒后立即指导患肢行足背伸、跖屈和股四头肌等长收缩，也可应用持续被动活动（CPM）仪器温和地持续被动活动髋、膝关节，2 次/日，每次 1 小时。健侧下肢行直腿抬高运动和膝关节伸屈运动，上肢可自由活动，利用牵引床双手上拉抬臂。卧床期间注意保持大便通畅，以减少因用力排便、腹压增高而致下肢静脉回流受阻，患肢避免行静脉穿刺。同时观察患者有无突然呼吸困难、胸痛、咳嗽等症状，警惕肺栓塞的发生。

知识点11：骨肉瘤的健康指导　　　　　　　　　　　　副高：掌握　　正高：掌握

（1）定期复查，至少每月拍摄胸部 X 线片 1 次，以了解肺部转移情况。第1、2 年每3 个月 1 次，第3 年每4 个月 1 次，第4、5 年每6 个月 1 次，随后每年 1 次。

（2）增加营养，给予高热量、高蛋白、高维生素、易消化饮食。纠正慢性贫血和营养不良。

（3）良性肿瘤大多施行局部切除、刮除植骨术或骨水泥填充，对关节功能影响较小，无须外固定，伤口愈合后即可下地进行功能锻炼。行人工关节置换术者，术后一般不需要外固定，2~3 周开始关节的功能锻炼。

（4）恶性肿瘤者术后 3 周可进行患处远侧和近侧关节的活动，逐渐加大活动范围。

（5）教会患者正确使用拐杖、轮椅以协助活动。

附录一 高级卫生专业技术资格考试大纲
（外科护理学专业——副高级）

一、专业知识

1. 本专业知识

（1）熟练掌握外科各类常见疾病的护理专业知识。

（2）熟练掌握体液代谢失衡的护理、外科重症监护、创伤急救与护理。

2. 相关专业知识

（1）掌握本专业疾病相关的基础护理学、解剖学、病理生理学及临床药理学的相关知识。

（2）掌握外科常见疾病的诊断和治疗方法。

（3）熟悉与本专业密切相关学科，如护理管理学、心理学、营养学、社区护理学、伦理学等的理论知识。

二、学科新进展

1. 熟悉本专业发展趋势，如肝肾移植、腔镜应用、急救进展等。

2. 了解外科手术治疗的新技术。

护理学总论

三、专业实践能力

1. 掌握本专业危重与疑难患者的抢救、治疗、观察与护理。

2. 掌握外科无菌技术、肠内营养、肠外营养、外科监护、造口护理技术及其他配合治疗的专科护理技术。

3. 掌握专科疾病的康复和健康教育的内容及方法。

附：本专业病种

1. 水、电解质、酸碱平衡失调

2. 休克

3. 外科营养

4. 创伤

5. 烧伤

6. 外科重症监护

7. 多器官功能障碍综合征

8. 器官移植概述

9. 肾移植

10. 肝移植

11. 肿瘤概论

12. 颅内压增高

13. 急性脑疝

14. 脑损伤

15. 颅内动脉瘤

16. 颅内肿瘤

17. 甲状腺功能亢进症的外科治疗

18. 甲状腺癌

19. 原发性甲状旁腺功能亢进症

20. 乳腺癌

21. 胸部创伤

22. 食管癌

23. 肺癌

24. 心血管病介入性诊疗技术及护理

25. 先天性心脏病的外科治疗

26. 后天性心脏病的外科治疗

27. 腹部损伤

28. 胃十二指肠溃疡的外科治疗

29. 胃癌

30. 急性出血性肠炎

31. 肠梗阻

32. 肠瘘

33. 结直肠癌

34. 胆道感染

35. 胆石症

36. 原发性肝癌

37. 原发性硬化性胆管炎

38. 胰腺癌和壶腹周围癌

39. 胰岛素瘤

40. 门静脉高压症患者的护理

41. 动脉硬化性闭塞症

42. 动脉栓塞

43. 深静脉血栓形成

44. 胸-腹主动脉瘤

45. 尿道损伤

46. 肾损伤

47. 尿路结石

48. 泌尿系统结核

49. 良性前列腺增生

50. 肾肿瘤

51. 输尿管肿瘤

52. 膀胱癌

53. 前列腺癌

54. 儿茶酚胺增多症

55. 原发性醛固酮增多症

56. 股骨颈骨折

57. 脊柱骨折与脊髓损伤

58. 骨盆骨折

59. 膝关节半月板损伤

60. 关节置换术

61. 急性化脓性骨髓炎

62. 慢性骨髓炎

63. 脊柱结核

64. 腰椎间盘突出症

65. 颈椎病

66. 骨巨细胞瘤

67. 骨肉瘤

附录二　高级卫生专业技术资格考试大纲
（外科护理学专业——正高级）

一、专业知识

1. 本专业知识

（1）熟练掌握外科各类常见疾病的护理专业知识。

（2）熟练掌握体液代谢失衡的护理、外科重症监护、创伤急救与护理。

2. 相关专业知识

（1）熟练掌握本专业疾病相关的基础护理学、解剖学、病理生理学及临床药理学的相关知识。

（2）熟练掌握外科常见疾病的诊断和治疗方法。

（3）掌握与本专业密切相关学科，如护理管理学、心理学、营养学、社区护理学、伦理学等的理论知识。

二、学科新进展

1. 掌握本专业发展趋势，如肝肾移植、腔镜应用、急救进展等。

2. 熟悉外科手术治疗的新技术。

护理学总论

三、专业实践能力

1. 熟练掌握本专业危重与疑难患者的抢救、治疗、观察与护理。

2. 熟练掌握外科无菌技术、肠内营养、肠外营养、外科监护、造口护理技术及其他配合治疗的专科护理技术。

3. 掌握专科疾病的康复和健康教育的内容及方法。

附：本专业病种

1. 水、电解质、酸碱平衡失调

2. 休克

3. 外科营养

4. 创伤

5. 烧伤

6. 外科重症监护

7. 多器官功能障碍综合征

8. 器官移植概述

9. 肾移植

10. 肝移植

11. 肿瘤概论

12. 颅内压增高

附录三　全国高级卫生专业技术资格考试介绍

为进一步深化卫生专业技术职称改革工作，不断完善卫生专业技术职务聘任制，根据中共中央组织部、人事部、卫生部《关于深化卫生事业单位人事制度改革的实施意见》（人发〔2000〕31 号）文件精神和国家有关职称改革的规定，人事部下发《加强卫生专业技术职务评聘工作的通知》（人发〔2000〕114 号），高级专业技术资格采取考试和评审结合的办法取得。

一、考试形式和题型

全部采用人机对话形式，考试时间为 2 小时（卫生管理知识单独加试时间为 1 小时）。考试题型为单选题、多选题和案例分析题 3 种，试卷总分为 100 分。

二、考试总分数及分数线

总分数 450~500 分，没有合格分数线，排名前 60% 为合格。其中的 40% 为优秀。

三、考试效用

评审卫生高级专业技术资格的考试是申报评审卫生高级专业技术资格的必经程序，作为评审卫生高级专业技术资格的重要参考依据之一，考试成绩当年有效。

四、人机对话考试题型说明

副高级：单选题、多选题和案例分析题 3 种题型。

正高级：多选题和案例分析题 2 种题型。

以实际考试题型为准。

五、考试报名条件

（一）正高申报条件

1. 取得大学本科以上学历后，受聘副高级职务 5 年以上。

2. 大学普通班毕业以后，受聘副高级职务 7 年以上。

（二）副高级申报条件

1. 获得博士学位后，受聘中级技术职务 2 年以上。

2. 取得大学本科以上学历后，受聘中级职务 5 年以上。

3. 大学普通班毕业后，受聘中级职务 5 年以上。

4. 大学专科毕业后，取得本科以上学历（专业一致或接近专业），受聘中级职务 7 年以上。

5. 大专毕业，受聘中级职务 5 年以上。

6. 中专毕业，受聘中级职务 7 年以上。

7. 护理专业中专毕业，从事临床护理工作 25 年以上，取得护理专业的专科以上学历，受聘中级职务 5 年以上，可申报副主任护师任职资格。